Rotinas em

Otorrinolaringologia

Conteúdos adicionais foram especialmente desenvolvidos para potencializar o estudo, estando disponíveis em www.grupoa.com.br.

Procure por este livro no site do Grupo A e, depois de cadastrado, acesse livremente os seguintes materiais:

- Casos clínicos com perguntas e respostas
- Fotos coloridas selecionadas

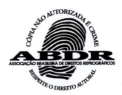

R848   Rotinas em ortorrinolaringologia / Organizadores, Otavio B. Piltcher, et al. – Porto Alegre : Artmed, 2015.
xix, 428 p. : il. ; 25 cm.

ISBN 978-85-8271-096-8

1. Otorrinolaringologia. I. Piltcher, Otávio B.

CDU 616.21

Catalogação na publicação: Ana Paula M. Magnus – CRB 10/2052

Rotinas em Otorrinolaringologia

Otavio B. Piltcher
Sady Selaimen da Costa
Gerson Schulz Maahs
Gabriel Kuhl

organizadores

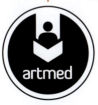

2015

© Artmed Editora Ltda., 2015

Gerente editorial
Letícia Bispo de Lima

Colaboraram nesta edição

Editora
Daniela de Freitas Louzada

Preparação de originais
Sandra da Câmara Godoy

Leitura final
Heloísa Stefan

Ilustrações
Gilnei da Costa Cunha e Leo Sekine (Figs. 6.8.1, 6.8.2, 6.15.4 e 6.15.5)

Capa
Paola Manica

Imagens da capa
©shutterstock.com/Full Nose, Human Sinuses Anatomy
©shutterstock.com/Adenoids, Ear

Projeto gráfico
Paola Manica

Editoração eletrônica
Armazém Digital Editoração Eletrônica – Roberto Carlos Moreira Vieira

---

Nota: A medicina é uma ciência em constante evolução. À medida que novas pesquisas e a própria experiência clínica ampliam o nosso conhecimento, são necessárias modificações na terapêutica, onde também se insere o uso de medicamentos. Os autores desta obra consultaram as fontes consideradas confiáveis, num esforço para oferecer informações completas e, geralmente, de acordo com os padrões aceitos à época da publicação. Entretanto, tendo em vista a possibilidade de falha humana ou de alterações nas ciências médicas, os leitores devem confirmar estas informações com outras fontes. Por exemplo, e em particular, os leitores são aconselhados a conferir a bula completa de qualquer medicamento que pretendam administrar, para se certificar de que a informação contida neste livro está correta e de que não houve alteração na dose recomendada nem nas precauções e contraindicações para o seu uso. Essa recomendação é particularmente importante em relação a medicamentos introduzidos recentemente no mercado farmacêutico ou raramente utilizados.

Reservados todos os direitos de publicação à
ARTMED EDITORA LTDA., uma empresa do GRUPO A EDUCAÇÃO S.A.
Av. Jerônimo de Ornelas, 670 – Santana
90040-340 Porto Alegre RS
Fone: (51) 3027-7000 Fax: (51) 3027-7070

É proibida a duplicação ou reprodução deste volume, no todo ou em parte,
sob quaisquer formas ou por quaisquer meios (eletrônico, mecânico, gravação,
fotocópia, distribuição na Web e outros), sem permissão expressa da Editora.

SÃO PAULO
Av. Embaixador Macedo Soares, 10.735 – Pavilhão 5
Cond. Espace Center – Vila Anastácio
05095-035 – São Paulo – SP
Fone: (11) 3665-1100 Fax: (11) 3667-1333

SAC 0800 703-3444 – www.grupoa.com.br

IMPRESSO NO BRASIL
PRINTED IN BRAZIL

Autores

Otavio B. Piltcher. Otorrinolaringologista, com área de atuação em rinologia. Professor adjunto do Departamento de Oftalmologia e Otorrinolaringologia da Faculdade de Medicina (FAMED) da Universidade Federal do Rio Grande do Sul (UFRGS). Mestre em Medicina pela Faculdade de Ciências Médicas da Santa Casa de São Paulo (FCMSCSP). Doutor em Medicina pela FCMSCSP e pela University of Pittsburgh School of Medicine, EUA.

Sady Selaimen da Costa. Professor associado IV do Departamento de Oftalmologia e Otorrinolaringologia da FAMED-UFRGS. Gestor do Serviço de Otorrinolaringologia e Cirurgia de Cabeça e Pescoço do Sistema Mãe de Deus, RS. Presidente eleito da Associação Brasileira de Otorrinolaringologia e Cirurgia Cérvico-Facial (ABORL-CCF).

Gerson Schulz Maahs. Otorrinolaringologista e cirurgião de cabeça e pescoço. Professor de Otorrinolaringologia da FAMED-UFRGS. Membro do Serviço de Otorrinolaringologia da Pontifícia Universidade Católica do Rio Grande do Sul (PUCRS) e do Hospital de Clínicas de Porto Alegre (HCPA). Mestre e Doutor em Cirurgia pela PUCRS.

Gabriel Kuhl. Otorrinolaringologista. Professor da FAMED-UFRGS. Chefe do Serviço de Otorrinolaringologia do HCPA.

Adriana Hachiya. Otorrinolaringologista. Médica assistente do Grupo de Laringologia e Voz do Hospital das Clínicas da Faculdade de Medicina da Universidade de São Paulo (HC-FMUSP). Doutora em Ciências pela USP.

Adriano Zenir Palma Chaves. Fonoaudiólogo clínico do Hospital Otorrinos, Feira de Santana, Bahia. Preceptor do Departamento de Fonoaudiologia da Residência Médica em Otorrinolaringologia do Hospital Otorrinos. Membro do Núcleo de Pesquisa em Câncer de Cabeça e Pescoço da Universidade Estadual de Feira de Santana (UEFS). Pós-graduado em Motricidade Orofacial: Disfagia.

Agricio Crespo. Otorrinolaringologista. Professor associado III da Universidade Estadual de Campinas (UNICAMP). Chefe do Departamento de Otorrinolaringologia: Cabeça e Pescoço da Faculdade de Ciências Médicas da UNICAMP. Mestre e Doutor em Otorrinolaringologia e Cirurgia de Cabeça e Pescoço pela Universidade Federal de São Paulo/Escola Paulista de Medicina (UNIFESP/EPM).

Alberto A. Nudelmann. Otorrinolaringologista. Professor do Curso de Pós-graduação em Medicina do Trabalho do Instituto de Administração Hospitalar e Ciências da Saúde (IAHCS). Preceptor da Residência de Otorrinolaringologia da PUCRS. Pós-graduado em Metodologia do Ensino Superior pela Universidade do Vale do Rio dos Sinos (UNISINOS). Mestre em Educação pela PUCRS. Membro do Comitê Nacional de Ruído e Conservação Auditiva. Membro do Comitê Brasileiro Multidisciplinar de Voz Ocupacional. Membro da Câmara Técnica de Otorrinolaringologia do CREMERS.

Aldo Stamm. Chefe do Centro de Otorrinolaringologia de São Paulo-Hospital Edmundo Vasconcelos. Mestre e Doutor pela UNIFESP/EPM.

Autores

Alessandra Zanoni. Otorrinolaringologista. Médica da equipe de implante coclear do Centro do Deficiente Auditivo (CDA) da UNIFESP. Mestre em Otorrinolaringologia pela UNIFESP/EPM.

Aline Silveira Martha. Médica. Residente de Otorrinolaringologia do Hospital São Lucas da PUCRS.

Andrei Borin. Otorrinolaringologista. Mestre e Doutor pela UNIFESP/EPM.

Ariel Rolnik. Médico radiologista. Especializando em Diagnóstico por Imagem em Cabeça e Pescoço e Otorrinolaringologia pela UNIFESP/EPM.

Arthur Guilherme L. Bettencourt S. Augusto. Professor assistente Doutor do Departamento de Otorrinolaringologia da FCMSCSP.

Arturo Frick Carpes. Otorrinolaringologista e cirurgião craniomaxilofacial. Especialista em Medicina do Sono. Doutorando da Divisão de Cirurgia Plástica e Queimaduras do HC-FMUSP.

Caio Selaimen. Odontólogo. Professor do Departamento de Prótese da PUCRS. Especialista em Disfunção Temporomandibular e Dor Orofacial pelo Conselho Federal de Odontologia do Rio Grande do Sul (CFORS). Especialista, Mestre e Doutor em Prótese Dentária pela PUCRS.

Camila Atallah Pontes da Silva. Otorrinolaringologista. *Fellowship* em Rinologia pela UNIFESP/EPM. Pós-graduanda da Disciplina de Medicina Interna e Terapêutica da UNIFESP/EPM.

Camila Degen Meotti. Otorrinolaringologista. *Fellowship* em Rinologia e Cirurgia Endoscópica de Base de Crânio pelo HCPA. Mestre em Ciências Cirúrgicas pela UFRGS.

Carlos Takahiro Chone. Otorrinolaringologista e cirurgião de cabeça e pescoço. Professor Doutor chefe do Serviço de Cabeça e Pescoço, docente do Departamento de Otorrinolaringologia: Cabeça e Pescoço da Faculdade de Ciências Médicas da UNICAMP.

Carolina Cincurá Barreto. Otorrinolaringologista. *Fellowship* em Rinologia e Cirurgia Endoscópica Nasal pelo Hospital Universitário Professor Edgard Santos (HUPES), da Universidade Federal da Bahia (UFBA). Doutoranda em Ciências da Saúde pela UFBA.

Celso Dall'Igna. Professor associado II da FAMED-UFRGS. Doutor em Medicina pela UFRGS.

Celso Gonçalves Becker. Otorrinolaringologista. Professor associado da Faculdade de Medicina da Universidade Federal de Minas Gerais (UFMG). Mestre em Otorrinolaringologia e Cirurgia de Cabeça e Pescoço pela UNIFESP. Doutor em Cirurgia pela Faculdade de Medicina da UFMG.

Claudia A. Eckley. Otorrinolaringologista. Professora do Departamento de Otorrinolaringologia da FCMSCSP. *Fellowship* em Voz Profissional pelo Eye and Ear Institute, da Thomas Jefferson University, Filadélfia, EUA. Doutora em Medicina pela FCMSCSP.

Cláudia Schweiger. Otorrinolaringologista. Preceptora da Residência Médica em Otorrinolaringologia do HCPA. *Fellowship* em Laringologia pelo Serviço de Otorrinolaringologia do HCPA. Mestre e Doutoranda do Programa de Pós-graduação em Saúde da Criança e do Adolescente da UFRGS.

Cristiane A. Kasse. Otorrinolaringologista. Professora do Programa de Mestrado Profissional em Reabilitação do Equilíbrio Corporal e Inclusão Social da Universidade Anhanguera de São Paulo (UNIAN). Mestre e Doutora em Ciências pela UNIFESP.

Daniel Cauduro Salgado. Otorrinolaringologista. Especialista em Otorrinolaringologia pela ABORL--CCF. Doutorando em Otorrinolaringologia pela FMUSP.

Daniela Preto da Silva. Otorrinolaringologista do Sistema de Saúde Mãe de Deus e do Hospital de Pronto-Socorro de Porto Alegre. Título de Especialista em Otorrinolaringologia pelo Ministério da Educação e Cultura (MEC) e pela ABORL--CCF. *Fellowship* pela Fundação Internacional Fisch de Microcirurgia Otológica, Suíça. Mestre em Cirurgia pela UFRGS.

Danielle Seabra Ramos. Otorrinolaringologista. Mestranda em Saúde da Comunicação Humana pela Universidade Federal de Pernambuco (UFPE).

Danilo Blank. Médico. Professor associado do Departamento de Pediatria da FAMED-UFRGS. Doutor em Saúde da Criança e do Adolescente pela UFRGS.

Davi Sousa Garcia. Otorrinolaringologista. Especialista em Rinologia pela FCMSCSP.

Débora Braga Estevão. Otorrinolaringologista. Médica colaboradora do Serviço de Otorrinolaringologia do Hospital Universitário Pedro Ernesto (HUPE), da Universidade do Estado do Rio de Janeiro (UERJ).

Denise Manica. Otorrinolaringologista. Médica contratada do HCPA. Título de Especialista pelo MEC e pela ABORL-CCF. *Fellowship* pelo HCPA. Mestre e Doutoranda do Programa de Pós-graduação em Saúde da Criança e do Adolescente da UFRGS.

Denise Rotta Ruttkay Pereira. Otorrinolaringologista. Especialista em Otorrinolaringologia pela ABORL-CCF. *Fellowship* em Otorrinolaringologia Pediátrica pelo HCPA. Mestranda em Pediatria pela UFRGS.

Domingos H. Tsuji. Otorrinolaringologista. Professor livre-docente e associado da Disciplina de Otorrinolaringologia da FMUSP. Médico assistente do HC-FMUSP.

Eduardo Macoto Kosugi. Otorrinolaringologista. Professor adjunto do Departamento de Otorrinolaringologia e Cirurgia de Cabeça e Pescoço da UNIFESP/EPM. Mestre e Doutor em Ciências pela UNIFESP/EPM.

Edwin Tamashiro. Otorrinolaringologista. Professor da Divisão de Otorrinolaringologia da Faculdade de Medicina de Ribeirão Preto (FMRP), USP. Doutor em Otorrinolaringologia pela FMRP-USP.

Elisabeth Araujo. Otorrinolaringologista. Coordenadora do Núcleo de Otorrinolaringologia do Hospital Moinhos de Vento (HMV). Mestre e Doutora em Medicina pela UFRGS.

Erica Ortiz. Otorrinolaringologista. Colaboradora do Setor de Rinologia da Disciplina de Otorrinolaringologia: Cabeça e Pescoço da UNICAMP. Mestre e Doutora em Ciências Médicas: Otorrinolaringologia pela Faculdade de Ciências Médicas da UNICAMP.

Eulalia Sakano. Otorrinolaringologista. Professora colaboradora da Disciplina de Otorrinolaringologia: Cabeça e Pescoço da UNICAMP. Responsável pelo Setor de Rinologia do Hospital de Clínicas da UNICAMP. Doutora em Ciências Médicas: Otorrinolaringologia pela UNICAMP.

Fabiana C. P. Valera. Professora associada da Otorrinolaringologia da FMRP-USP.

Fabio André Selaimen. Residente de Otorrinolaringologia do HCPA.

Fabio de Rezende Pinna. Médico do Grupo de Rinologia do HC-FMUSP. Doutor em Otorrinolaringologia pela FMUSP.

Fayez Bahmad Jr. Professor e orientador do Programa de Pós-graduação da Faculdade de Ciências da Saúde da Universidade de Brasília (UnB). Médico assistente do Departamento de Otorrinolaringologia do Hospital das Forças Armadas. Pesquisador associado do Departamento de Otologia da Massachusetts Eye and Ear Infirmary, Harvard Medical School. Especialista em Otorrinolaringologia pela Faculdade de Medicina da UnB. Doutor pelo Programa de Pós-graduação da Faculdade de Ciências Médicas da UnB. Membro da Academia Americana de Otorrinolaringologia. Membro da Sociedade Brasileira de Otologia. Editor In Chief do The International Tinnitus Journal. Editor da Revista Gestão e Saúde. Revisor da The Laryngoscope. Revisor da The International Archives of Otorhinolaringology. Revisor da Brazilian Journal of Otorhinolaryngology.

Felippe Felix. Médico assistente do Hospital Universitário Clementino Fraga Filho, da Universidade Federal do Rio de Janeiro (UFRJ), e do Hospital Federal dos Servidores do Estado do Rio de Janeiro. Mestre pela UFRJ.

Fernando Freitas Ganança. Otorrinolaringologista. Professor adjunto, chefe do Ambulatório de Otoneurologia e vice-chefe do Departamento de Otorrinolaringologia e Cirurgia de Cabeça e Pescoço da UNIFESP/EPM. Médico do corpo clínico do Hospital Sírio-Libanês. Presidente da ABORL-CCF (gestão 2014).

Filipe Trento Burigo. Otorrinolaringologista. *Fellowship* em Otologia e Implante Coclear pelo HCPA.

Francini G. M. Pádua. Otorrinolaringologista. Médica colaboradora da Disciplina de Otorrinolaringologia Pediátrica do Departamento de Otorrinolaringologia e Cirurgia de Cabeça e Pescoço da UNIFESP/EPM. Doutora em Ciências: Otorrinolaringologia pela FMUSP.

Francisco Carlos Zuma e Maia. Otorrinolaringologista. Mestre e Doutor em Cirurgia pela UFRGS.

Geraldo Druck Sant'Anna. Professor de Otorrinolaringologia da Universidade Federal de Ciências da Saúde de Porto Alegre (UFCSPA). Chefe do Serviço de Otorrinolaringologia da Irmandade da Santa Casa de Misericórdia de Porto Alegre. Presidente da Academia Brasileira de Laringologia e Voz (gestão 2005-2006).

Giliane Gianisella. Residente do Serviço de Otorrinolaringologia e Cirurgia de Cabeça e Pescoço da Universidade Luterana do Brasil (ULBRA).

Helena Maria Gonçalves Becker. Professora associada Doutora do Departamento de Otorrinolaringologia da Faculdade de Medicina da UFMG.

Inesângela Canali. Otorrinolaringologista do Sistema Mãe de Deus e do Serviço de Otorrinolaringologia e Cirurgia de Cabeça e Pescoço do Hospital São Lucas da PUCRS. Mestre pelo Programa de Pós-graduação em Saúde da Criança e do Adolescente da UFRGS.

Ivan Alexandre dos Santos Filho. Fonoaudiólogo. Especialista em Voz pelo Conselho Federal de Fonoaudiologia.

Ivo Bussoloti Filho. Professor adjunto da FCMSCSP.

Izabela Rodrigues Ávila. Residente do Serviço de Otorrinolaringologia da UFCSPA.

João Ferreira de Mello Jr. Professor livre-docente pela FMUSP.

Joel Lavinsky. Otorrinolaringologista. Membro do Grupo de Pesquisa em Otologia e Otoneurologia do CNPq/HCPA. *Fellowship* pela University of Southern California. Mestre em Cirurgia pela UFRGS.

Jose Antonio Pinto. Médico. Diretor do Núcleo de Otorrinolaringologia e Cirurgia de Cabeça e Pescoço e Medicina do Sono de São Paulo. Chefe do Serviço de Otorrinolaringologia do Hospital São Camilo, SP. Especialista em Otorrinolaringologia: Cirurgia de Cabeça e Pescoço e Medicina do Sono. Membro Diretor do Departamento de Medicina do Sono da ABORL-CCF.

José Eduardo Dolci. Otorrinolaringologista. Professor titular de Otorrinolaringologia da FCMSCSP. Diretor do Curso de Medicina da FCMSCSP. Mestre e Doutor em Otorrinolaringologia pela UNIFESP/EPM.

José Faibes Lubianca Neto. Otorrinolaringologista. Professor associado do Departamento de Clínica Cirúrgica da Faculdade de Medicina da UFCSPA. Chefe do Serviço de Otorrinolaringologia Pediátrica do Hospital da Criança Santo Antônio, do Complexo Hospitalar Santa Casa de Porto Alegre. Mestre e Doutor em Medicina pela UFRGS.

José Fernando Polanski. Otorrinolaringologista. Professor assistente de Otorrinolaringologia da Faculdade Evangélica do Paraná (FEPAR). Otorrinolaringologista do Hospital de Clínicas da Universidade Federal do Paraná (HC-UFPR). Mestre e Doutorando em Medicina: Otorrinolaringologia da UNIFESP/EPM.

Karen Fontes Luchesi. Fonoaudióloga da Secretaria de Urgência e Emergência da Prefeitura Municipal de Hortolândia, SP. Docente do Curso de Aprimoramento em Disfagia do Centro de Especialização em Fonoaudiologia Clínica (CEFAC). Mestre e Doutora em Saúde Coletiva: Epidemiologia pela UNICAMP.

Leonardo Balsalobre. Otorrinolaringologista do Centro de Otorrinolaringologia de São Paulo-Hospital Edmundo Vasconcelos. Mestre em Ciências da Saúde pela UNIFESP.

Leonardo Conrado Barbosa de Sá. Otorrinolaringologista. Coordenador do Setor de Rinossinusologia e Cirurgia da Base do Crânio do Serviço de Otorrinolaringologia do HUPE, da UERJ. Mestre em Cirurgia: Otorrinolaringologia pela UFRJ.

Letícia Petersen Schmidt Rosito. Otorrinolaringologista do HCPA. Especialista em Otologia pelo HCPA. Mestre e Doutora em Cirurgia pela UFRGS.

Ligia Morganti. Otorrinolaringologista. *Fellowship* em Otoneurologia pela UNIFESP/EPM.

Lucas Gerhard Peter Maahs. Acadêmico de Medicina da UFRGS.

Lucia Miranda Monteiro dos Santos. Anestesiologista, com área de atuação em Dor e Cuidados Paliativos. Mestre em Neurociências pela UFRGS.

Lucia Mourão. Fonoaudióloga. Professora adjunta do Curso de Fonoaudiologia da UNICAMP. Mestre e Doutora em Neurociências pela UNIFESP.

Luciane Steffen. Otorrinolaringologista e fonoaudióloga. Especialista em Voz pelo CEFAC, RS. Médica colaboradora do Serviço de Otorrinolaringologia e Cirurgia de Cabeça e Pescoço da PUCRS.

Luis Francisco de Oliveira. Otorrinolaringologista. Supervisor do Programa de Residência Médica em Otorrinolaringologia da Santa Casa de Limeira.

Luiz Lavinsky. Professor associado IV da FAMED-UFRGS. Mestre, Doutor e Pós-Doutor em Otorrinolaringologia. Membro titular da Academia Sul-Riograndense de Medicina.

Márcio C. Salmito. Otorrinolaringologista. Especialista em Otoneurologia. Mestrando em Ciências da UNIFESP/EPM.

Marcio Nakanishi. Otorrinolaringologista. Pesquisador associado do Programa de Pós-graduação da UnB. *Fellowship* em Rinologia pela Jikei University School of Medicine, Tóquio, Japão. Doutor em Ciências pela FMUSP.

Marcos Soares. Otorrinolaringologista e cirurgião de cabeça e pescoço. *Fellowship* em Otologia e Implante Coclear pelo HCPA.

Marcus Miranda Lessa. Otorrinolaringologista. Professor adjunto da Disciplina de Otorrinolaringologia da Faculdade de Medicina da UFBA. Pesquisador associado do Serviço de Imunologia do HUPES, UFBA. Doutor em Ciências da Saúde pela FMUSP.

Maria Antonia Zancanaro de Figueiredo. Cirurgiã-dentista. Professora titular de Estomatologia da Faculdade de Odontologia da PUCRS e do Programa de Pós- graduação em Odontologia da PUCRS. Chefe do Serviço de Estomatologia e Prevenção do Câncer Bucomaxilofacial do Hospital São Lucas da PUCRS. Doutora em Estomatologia pela PUCRS.

Maria Beatriz Rotta Pereira. Otorrinolaringologista. *Fellowship* em Otorrinolaringologia Pediátrica pela Universidade de Manitoba, Winnipeg, Canadá. Preceptora no Ambulatório de Otorrinolaringologia Pediátrica do Serviço de Otorrinolaringologia do Hospital São Lucas da PUCRS. Mestre em Pediatria pela UFRGS.

Mariana de Carvalho Leal. Otorrinolaringologista. Professora adjunta de Otorrinolaringologia da UFPE. Gerente do Serviço de Otorrinolaringologia do Hospital Agamenon Magalhães. Doutora pela USP.

Mariana Magnus Smith. Otorrinolaringologista. Preceptora da Residência Médica na Área de Via Aérea Pediátrica do Hospital São Lucas da PUCRS. Mestre em Pediatria pela UFRGS.

Maurício Noschang Lopes da Silva. Otorrinolaringologista. Especialista em Otologia e Cirurgia de Base do Crânio pelo HCPA. Mestre em Cirurgia pela UFRGS.

Maurício Schreiner Miura. Otorrinolaringologista. Professor colaborador de Otorrinolaringologia da UFCSPA. Coordenador do Programa de Implante Coclear do Complexo Hospitalar Santa Casa de Porto Alegre. Doutor em Ciências Médicas pela UFRGS. Pós-Doutor em Otorrinopediatria pela State University of New York, Downstate Medical Center.

Melissa A. G. Avelino. Otorrinolaringologista do Hospital da Criança de Goiânia. Professora adjunta de Otorrinolaringologia da Universidade Federal de Goiás (UFG) e da PUCGO. *Fellowship* em Otorrinopediatria pela UNIFESP. Pós-Doutora em Otorrinolaringologia pela UNIFESP/EPM.

Michelle Lavinsky Wolff. Otorrinolaringologista. Professora adjunta do Departamento de Otorrinolaringologia da UFRGS. Mestre em Cirurgia pela UFRGS. Doutora em Epidemiologia pela UFRGS.

Miriam Tomaz de Magalhães. Cirurgiã-dentista. Especialista em Cirurgia Bucomaxilofacial pela São Leopoldo Mandic. Mestre em Dentística pela São Leopoldo Mandic. Mestre em Laser na Odontologia pelo Instituto de Pesquisas Energéticas e Nucleares (IPEN)/Faculdade de Odontologia da USP.

Moacyr Saffer. Professor da UFCSPA. Membro da Sociedade Sul-Riograndense de Medicina.

Nédio Steffen. Otorrinolaringologista e cirurgião de cabeça e pescoço. Professor adjunto da Faculdade de Medicina da PUCRS. Chefe do Serviço de Otorrinolaringologia e Cirurgia de Cabeça e Pescoço do Hospital São Lucas da PUCRS. Mestre pela PUCRS. Doutor pela UNIFESP/EPM.

Olavo Mion. Otorrinolaringologista. Professor colaborador da Disciplina de Otorrinolaringologia da FMUSP. Médico assistente do Grupo de Alergia da Disciplina de Otorrinolaringologia da FMUSP. Especialista em Otorrinolaringologia pela ABORL-CCF. Doutor em Otorrinolaringologia pela FMUSP. Vice-presidente da Academia Brasileira de Rinologia.

Paulo de Tarso Roth Dalcin. Pneumologista. Professor associado do Departamento de Medicina Interna da FAMED-UFRGS. Mestre e Doutor em Pneumologia pela UFRGS.

Paulo Marostica. Pneumologista pediátrico. Professor associado do Departamento de Pediatria da Faculdade de Medicina da UFRGS (Unidade de Pneumologia Pediátrica/Unidade de Emergência Pediátrica). Preceptor da Residência em Pneumologia Pediátrica do Hospital São Lucas da PUCRS. Doutor em Medicina: Pneumologia pela UFRGS. Pós-Doutor em Pneumologia Pediátrica pela Indiana University.

Paulo Saraceni Neto. Otorrinolaringologista. Colaborador da Disciplina de Rinolaringologia da UNIFESP. *Fellowship* em Rinologia pela UNIFESP/EPM. Pós-graduando do Departamento de Otorrinolaringologia e Cirurgia de Cabeça e Pescoço da UNIFESP.

Paulo Sérgio Lins Perazzo. Otorrinolaringologista. Professor adjunto da Universidade do Estado da Bahia (UNEB). Diretor da Clínica Otorrino Center e do Hospital Otorrinos. Especialista em Voz. Mestre em Ciências Médicas pela FCMSCSP. Doutor em Medicina pela UNIFESP.

Rafael da Veiga C. Picon. Médico internista. Doutor em Cardiologia: Epidemiologia pela UFRGS.

Rafael Rossell Malinsky. Otorrinolaringologista responsável pelo Ambulatório de Ronco e Apneia do Sono do Serviço de Otorrinolaringologia e Cirurgia de Cabeça e Pescoço da ULBRA. Doutor em Ciências Médicas pela FMRP-USP.

Raphaella de Oliveira Migliavacca. Otorrinolaringologista. Preceptora da Residência Médica em Otorrinolaringologia do Grupo Hospitalar Conceição. Especialista em Rinologia pelo HCPA. Mestre em Medicina: Ciências Cirúrgicas pela UFRGS.

Raquel Stamm. Otorrinolaringologista do Centro de Otorrinolaringologia de São Paulo-Hospital Edmundo Vasconcelos.

Rebecca Maunsell. Otorrinolaringologista. Médica contratada do Hospital Estadual de Sumaré, da UNICAMP. Médica colaboradora do Centro Infantil Boldrini, Campinas, SP. Mestre e Doutora em Otorrinolaringologia pela Faculdade de Ciências Médicas da UNICAMP.

Renata C. Di Francesco. Otorrinolaringologista. Médica assistente responsável pela Otorrinolaringologia Pediátrica na Divisão de Clínica Otorrinolaringológica do HC-FMUSP. Professora livre-docente da Disciplina de Otorrinolaringologia da FMUSP. Doutora em Medicina pela FMUSP. Presidente da Academia Brasileira de Otorrinolaringologia Pediátrica.

Renata Santos Bittencourt Silva. Otorrinolaringologista colaboradora do Departamento de Otorrinolaringologia da Santa Casa de São Paulo.

Renato Cal. Otorrinolaringologista. Preceptor da Residência Médica em Otorrinolaringologia da Universidade Federal do Pará (UFPA). *Fellowship* em Otologia pela Universidade de Harvard.

Ricardo Neves Godinho. Otorrinolaringologista. Professor de Otorrinolaringologia da PUCMinas.

Chefe do Departamento de Medicina da PUCMinas. Diretor da Interamerican Association of Pediatric Otorhinolaryngology (IAPO). *Fellowship* em Otorrinopediatria pela Harvard Medical School, Massachusetts Eye and Ear Infirmary. Doutor em Pediatria pela UFMG.

Richard Louis Voegels. Professor associado e livre-docente da FMUSP. Diretor de Rinologia e chefe da Enfermaria do Hospital das Clínicas da FMUSP. Coordenador do Serviço de Otorrinolaringologia do Hospital Universitário da USP. Membro titular das Sociedades Americana e Europeia de Rinologia.

Rita Carolina Krumenauer. Otorrinolaringologista. Preceptora do Serviço de Otorrinopediatria do Hospital da Criança Santo Antônio, do Complexo Hospitalar Santa Casa de Porto Alegre. Mestre em Ciências da Saúde: Pediatria pela UFCSPA.

Roberto D. Angeli. Otorrinolaringologista. Professor do Curso de Medicina da ULBRA. *Fellowship* em Otologia e Cirurgia da Base do Crânio pelo Gruppo Otologico de Piacenza, Itália. Mestre em Otorrinolaringologia pela FAMED-UFRGS.

Roberto Eustáquio Santos Guimarães. Professor associado Doutor do Departamento de Otorrinolaringologia da Faculdade de Medicina da UFMG. Livre-docente pela FMRP-USP.

Rodrigo Cesar Silva. Otorrinolaringologista. Médico colaborador da Disciplina de Otoneurologia do Departamento de Otorrinolaringologia e Cirurgia de Cabeça e Pescoço da UNIFESP/EPM. *Fellowship* em Otoneurologia pela UNIFESP/EPM.

Rodrigo de Paula Santos. Otorrinolaringologista. Chefe de clínica do Setor de Rinologia e Cirurgia Endoscópica de Base de Crânio da UNIFESP/EPM. *Fellowship* em Rinologia pela Universidade de Graz, Áustria. Mestre e Doutor em Otorinorrinolaringologia pela UNIFESP/EPM.

Ronaldo Nunes Toledo. Otorrinolaringologista. Médico do Hospital do Câncer-A.C. Camargo Câncer Center, São Paulo, SP. Mestre em Otorrinolaringologia e Doutor em Ciências pela UNIFESP/EPM.

Ruchielli Loureiro Borghetti. Cirurgiã-dentista. Mestre e Doutoranda em Estomatologia da PUCRS.

Samuel Tau Zymberg. Médico. Professor adjunto da Disciplina de Neurocirurgia da UNIFESP. Professor orientador do Curso de Pós-graduação do Departamento de Otorrinolaringologia e Cirurgia de Cabeça e Pescoço da UNIFESP. Mestre em Ciências pela UNIFESP. Doutor em Neurocirurgia pela UNIFESP.

Sebastião Carlos Rodrigues da Silveira. Otorrinolaringologista. Especialista pela FMRP-USP. Doutor em Ciências Médicas pela FMRP-USP.

Shirley Pignatari. Otorrinolaringologista. Professor adjunto da Disciplina de Otorrinolaringologia Pediátrica do Departamento de Otorrinolaringologia e Cirurgia de Cabeça e Pescoço da UNIFESP/EPM.

Silvio Caldas Neto. Otorrinolaringologista. Professor associado de Otorrinolaringologia da UFPE. Professor livre-docente de Otorrinolaringologia pela USP. Doutor em Medicina pela USP.

Tania Sih. Professor da Faculdade de Medicina da USP. Presidente da IAPO. Presidente do Comitê de Pediatria da International Federation of Oto-Rhino-Laryngological Societies (IFOS).

Thiago Carvalho. Médico. Especialista em Otorrinolaringologia pela FCMSCSP. Doutorando em Otorrinolaringologia da FMUSP.

Tiago Freitas. Neurocirurgião funcional com área de atuação em Dor pela Associação Médica Brasileira (AMB), do Hospital Universitário de Brasília (HUB) e da Clínica INDOR (Instituto da Dor de Brasília). Mestre em Ciências de Saúde pela Faculdade de Ciências da Saúde da UnB.

Tobias Garcia Torres. Otorrinolaringologista.

Viviane Martha. Otorrinolaringologista. Membro do Serviço de Otorrinolaringologia do Hospital São Lucas da PUCRS e responsável pelo Grupo de Pesquisa. Mestre e Doutora em Medicina pela UFRGS.

Wilma Terezinha Anselmo-Lima. Professora titular de Otorrinolaringologia da FMRP-USP.

Prefácio

Fiquei profundamente honrado e muito feliz com o convite para prefaciar a obra *Rotinas em otorrinolaringologia.*

A intenção deste livro é oferecer informações diagnósticas e terapêuticas atualizadas que contribuirão para o aprendizado de alunos de graduação e residentes, não apenas da otorrinolaringologia, mas também de muitas outras áreas da medicina (neurologia, pediatria, clínica médica, oftalmologia, cirurgia craniomaxilofacial, cirurgia plástica), além de médicos em geral, interessados em conhecer as rotinas de nossa especialidade, o que resultará em benefício aos pacientes. Essa meta, tenho certeza, os autores alcançaram com brilhantismo.

Tenho o privilégio de acompanhar há mais de 50 anos a progressiva e fantástica evolução tecnológica instrumental e o aprimoramento cada vez mais minucioso dos exames complementares (laboratoriais e de imagem), que vêm permitindo o diagnóstico e condutas terapêuticas clínicas e cirúrgicas cada vez mais precisas.

A anamnese é a parte inicial do exame e um dos momentos mais importantes e complexos da arte de diagnosticar. O médico sabe da necessidade de escutar o que o paciente tem para contar, mas não dispõe de muito tempo para o atendimento. Ainda assim, diante do tempo disponível para a consulta, poderá demonstrar interesse em ajudá-lo. Assim procedendo, reforça a relação médico-paciente, aumentando a possibilidade de sucesso na resolução dos problemas de saúde deste paciente e da população.

Ouvir com espírito de compreensão e simpatia humana é o mínimo que se pode fazer pelo semelhante enfermo. Como dizia o médico psicanalista e escritor Cyro Martins, não se deve confundir humanismo médico com humanitarismo ou filantropia: a relação médico-paciente deve fixar-se no respeito que devemos à personalidade do paciente. Já Moacyr Scliar lembrava que, para o exercício humanista da profissão é necessário ter informação e conhecimento, altruísmo e solidariedade, profundo respeito pelas pessoas e capacidade de comunicação interpessoal.

Espero que as informações apresentadas neste *Rotinas em otorrinolaringologia* sejam de grande utilidade e sirvam como referência para os médicos, possibilitando oferecer aos pacientes uma assistência da melhor qualidade, com ética e humanismo.

Simão Levin Piltcher
Professor adjunto do
Departamento de Oftalmologia e
Otorrinolaringologia da FAMED-UFRGS.

Sumário

Prefácio xiii
Otavio B. Piltcher

Introdução à especialidade xvii

Parte I
Otologia, otoneurologia e nervo facial

1 Semiologia otológica 3
Sady Selaimen da Costa

2 Principais doenças..................................... 15

2.1 Otite externa.. 15
Roberto D. Angeli, Giliane Gianisella

2.2 Otite média aguda...................................... 20
Daniela Preto da Silva

2.3 Dor referida 30
Fabio André Selaimen, Caio Selaimen

2.4 Otite média crônica
não colesteatomatosa................................ 34
*Maurício Noschang Lopes da Silva,
Fabio André Selaimen*

2.5 Otite média crônica colesteatomatosa..... 40
*Letícia Petersen Schmidt Rosito,
Inesângela Canali, Sady Selaimen da Costa*

2.6 Trauma do osso temporal 45
Ronaldo Nunes Toledo, Ariel Rolnik

2.7 Corpo estranho de orelha......................... 57
Andrei Borin

2.8 Otite média crônica com efusão.............. 60
Moacyr Saffer, Maurício Schreiner Miura

2.9 Otosclerose.. 66
Renato Cal

2.10 Disacusia congênita.................................. 71
*Luis Francisco de Oliveira, Alessandra Zanoni,
Cristiane A. Kasse*

2.11 Presbiacusia 83
José Fernando Polanski

2.12 Perda auditiva induzida pelo ruído.......... 86
Joel Lavinsky, Alberto A. Nudelmann

2.13 Ototoxicidade 90
Sebastião Carlos Rodrigues da Silveira

2.14 Schwannoma vestibular............................ 97
Felippe Felix

2.15 Surdez súbita 101
*Mariana de Carvalho Leal,
Danielle Seabra Ramos, Silvio Caldas Neto*

2.16 Doença/síndrome de Ménière................ 108
Fayez Bahmad Jr.

2.17 Vertigem posicional paroxística
benigna 122
Marcos Soares, Francisco Carlos Zuma e Maia

2.18 Neurite vestibular................................... 131
Marcos Soares, Celso Dall'Igna

2.19 Vertigem central..................................... 134
*Fernando Freitas Ganança, Rodrigo Cesar Silva,
Ligia Morganti, Márcio C. Salmito*

2.20 Paralisia facial periférica...................... 142
Tobias Garcia Torres, Filipe Trento Burigo

Parte II
Nariz e seios paranasais

3 Semiologia nasossinusal..................... 153
Otavio B. Piltcher

4 Principais doenças.............................. 161

4.1 Rinite alérgica 161
Olavo Mion

4.2 Rinite não alérgica................................. 168
*João Ferreira de Mello Jr.,
Daniel Cauduro Salgado*

4.3 Resfriado comum/gripe.......................... 172
*Eduardo Macoto Kosugi, Paulo Saraceni Neto,
Shirley Pignatari*

4.4 Rinossinusite aguda................................ 178
Otavio B. Piltcher, Fabio André Selaimen

4.5 Rinossinusite crônica.............................. 184
Francini G. M. Pádua, Elisabeth Araujo

4.6 Corpos estranhos nasais 189
*Leonardo Conrado Barbosa de Sá,
Débora Braga Estevão*

4.7 Fístulas liquóricas nasais....................... 193
*Roberto Eustáquio Santos Guimarães,
Helena Maria Gonçalves Becker,
Celso Gonçalves Becker*

4.8 Epistaxe 198
Marcus Miranda Lessa, Carolina Cincurá Barreto

Sumário

4.9 Obstrução nasal congênita 206
Mariana Magnus Smith

4.10 Obstrução nasal relacionada a adenoides – anel linfático de Waldeyer 212
Ricardo Neves Godinho, Tania Sih

4.11 Obstrução nasal por problemas de válvula e septo nasal 220
Michelle Lavinsky Wolff, José Eduardo Dolci

4.12 Tumores nasossinuais 228
Leonardo Balsalobre, Raquel Stamm, Aldo Stamm

4.13 Respirador oral sem obstrução nasal 235
Renata C. Di Francesco

4.14 Cefaleia rinossinusal 237
Richard Louis Voegels, Fabio de Rezende Pinna

4.15 Dor facial 245
Marcio Nakanishi, Tiago Freitas, Miriam Tomaz de Magalhães

4.16 Complicações orbitárias das rinossinusites 251
Edwin Tamashiro, Fabiana C. P. Valera, Wilma Terezinha Anselmo-Lima

4.17 Complicações do sistema nervoso central 257
Rodrigo de Paula Santos, Samuel Tau Zymberg, Camila Atallah Pontes da Silva

4.18 Rinossinusites em pacientes pré e pós-transplante 264
Erica Ortiz, Eulalia Sakano

4.19 Distúrbios idiopáticos do olfato 270
Renata Santos Bittencourt Silva, Arthur Guilherme L. Bettencourt S. Augusto

Parte III
Laringe, cabeça e pescoço

5 **Semiologia otorrinolaringológica do trato aerodigestivo alto** 279
Gabriel Kuhl e Gerson Schulz Maahs

6 **Principais doenças** 287

6.1 Faringotonsilites 287
Maria Beatriz Rotta Pereira, Denise Rotta Ruttkay Pereira

6.2 Hipertrofia do anel linfático de Waldeyer 292
Viviane Martha, Aline Silveira Martha

6.3 Massas cervicais: diagnóstico diferencial 299
Gerson Schulz Maahs, Camila Degen Meotti, Lucas Gerhard Peter Maahs

6.4 Tumores das glândulas salivares 305
Gerson Schulz Maahs, Raphaella de Oliveira Migliavacca, Lucas Gerhard Peter Maahs

6.5 Sialoadenites e sialolitiase 311
Carlos Takahiro Chone

6.6 Massas cervicais congênitas 319
Melissa A.G. Avelino, Rebecca Maunsell

6.7 Ronco primário 326
Jose Antonio Pinto, Arturo Frick Carpes

6.8 Síndrome da apneia obstrutiva do sono (SAOS) 332
Denise Manica, Michelle Lavinsky Wolff, Rafael Rossell Malinsky

6.9 Disfagias neurológicas (centrais e periféricas) 338
Agricio Crespo, Lucia Mourão, Karen Fontes Luchesi

6.10 Disfonias psicogênicas 343
Paulo Sérgio Lins Perazzo, Adriano Zenir Palma Chaves, Ivan Alexandre dos Santos Filho

6.11 Disfonias organofuncionais 346
Geraldo Druck Sant'Anna, Izabela Rodrigues Ávila

6.12 Disfonias orgânicas 351
Adriana Hachiya, Domingos H. Tsuji

6.13 Tumores malignos da laringe 360
Nédio Steffen, Luciane Steffen, Aline Silveira Martha

6.14 Laringomalacia e outras causas de estridor 370
José Faibes Lubianca Neto, Rita Carolina Krumenauer

6.15 Estenose de laringe 380
Cláudia Schweiger, Denise Manica

6.16 Halitose 386
Davi Sousa Garcia, Ivo Bussoloti Filho

6.17 Patologias da mucosa bucal 388
Maria Antonia Zancanaro de Figueiredo, Ruchielli Loureiro Borghetti

6.18 Manifestações atípicas da doença do refluxo gastresofágico 395
Claudia A. Eckley

Parte IV
Medicamentos em otorrinolaringologia: uma visão geral

7 **Medicamentos comuns em otorrinolaringologia** 403

7.1 Escolha medicamentosa baseada em evidências 403
Rafael da Veiga C. Picon

7.2 Antipiréticos 405
Danilo Blank

7.3 Analgésicos 409
Lucia Miranda Monteiro dos Santos

7.4 Antialérgicos 412
João Ferreira de Mello Jr., Thiago Carvalho

7.5 Antimicrobianos 414
Otavio B. Piltcher

7.6 Antitussígenos 416
Paulo Marostica, Paulo de Tarso Roth Dalcin

7.7 Antivertiginosos 419
Luiz Lavinsky, Joel Lavinsky

Índice 423

Introdução à especialidade

Otavio B. Piltcher

Anamnese e exame físico em otorrinolaringologia

A otorrinolaringologia (ORL), ao abranger uma área anatomofisiológica responsável por funções vitais e de elevado impacto na qualidade de vida, merece um conhecimento aprofundado. Dificuldades respiratórias, de deglutição, de olfato, de paladar, de audição, de equilíbrio, de sono, além de várias doenças com sintomas oftalmológicos e do sistema nervoso central concomitantes, traduzem tal importância. Essas características tornam o estudo da especialidade uma necessidade não apenas para o profissional que decide se tornar um otorrinolaringologista, mas também para todo médico que se defronta com pacientes com essas queixas no seu dia a dia, independentemente da área de atuação.

A grande maioria das escolas médicas do Brasil conclui seu curso com formação geral. Em algumas regiões do corpo, como cabeça e pescoço, o clínico geral tem especial dificuldade no estabelecimento de hipóteses diagnósticas pela falta de instrumentos e iluminação adequada. O propósito dos autores é centrar sua atenção nos alunos de medicina, médicos não especialistas e especialistas em formação, expondo, de maneira sucinta e clara, os meios para se realizar um diagnóstico diferencial a partir da compreensão das diferentes formas de expressar os principais sintomas nessa área e da descrição das rotinas de uma anamnese e um exame físico adequados (história, sinais e sintomas).

A ORL é uma especialidade que lida com cavidades, sendo fundamental a iluminação e, muitas vezes, a ampliação das imagens pela utilização de endoscópios rígidos e flexíveis, microcâmeras, monitores e fontes de iluminação. A abordagem da ORL é dividida, para o propósito deste livro, em orelha, nariz, seios paranasais e cabeça e pescoço. Antes de entrar nos capítulos específicos, algumas questões básicas da semiologia são revisadas.

São necessários 4 fatores para se realizar um exame ideal: uma boa relação médico-paciente; um observador atento; uma iluminação adequada; e a colaboração do paciente. Os princípios básicos da semiologia clássica são seguidos e respeitados: anamnese, inspeção, palpação, percussão e ausculta.

A anamnese deve respeitar os mesmos preceitos que qualquer outra área da medicina. Algumas etapas importantes são o contato visual com o paciente em um ambiente de respeito e credibilidade, a criação de uma atmosfera de liberdade para que ele consiga expor seu problema com suas próprias palavras, e a capacidade, baseada no conhecimento do médico sobre diferentes doenças, de fazer perguntas adequadas para que, ao iniciar o exame físico, seja possível ter em mente as principais hipóteses diagnósticas. Genericamente, não se deveria terminar uma anamnese sem conseguir definir pelo menos a localização do problema, a forma de apresentação (aguda, insidiosa, recorrente), o tempo de duração, os fatores desencadeadores e de alívio e a intensidade com que afeta a vida dos pacientes.

Nas Figuras 1, 2, 3, 4, 5 e 6 é possível visualizar os principais instrumentais da ORL. Apesar de estar em desuso, o espelho frontal, demonstrado na Figura 1, persiste até os dias atuais com um dos instrumentos mais importantes.

Os capítulos a seguir abordam aspectos da rotina da anamnese e do exame físico pertinentes a cada módulo específico (orelha, nariz, seios paranasais e cabeça e pescoço), explorando as diferentes patologias por meio da discussão das suas principais apresentações clínicas (sinais e sintomas).

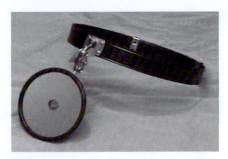

FIGURA 1 Espelho frontal – símbolo médico, necessita de um foco de luz colocado atrás do paciente para reflexão da luz sobre a área a ser examinada. Está praticamente em desuso pelo advento dos focos de luz diretos elétricos ou não.

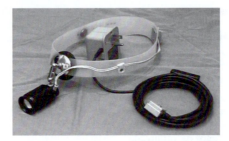

FIGURA 2 Fotóforo – aparelho mais utilizado, disponível com diferentes tipos de energia e lâmpadas.

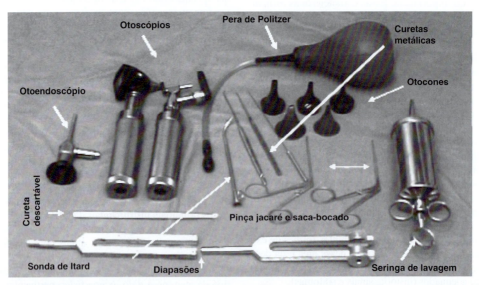

FIGURA 3 Otoscópio clínico e cirúrgico, otocones plásticos e metálicos de diferentes tamanhos, curetas metálicas e plásticas para cerúmen, porta-algodão, pera de Politzer, pinças jacaré e saca-bocado delicadas de ouvido, diapasões de 512 e 256 Hz, otoendoscópio, sonda de Itard, seringa de lavagem auricular, otocones e sua adaptação no otoscópio clínico, mobilização da lente que também permite a passagem de algum instrumental, local de adaptação da pera para otopneumoscopia, otoscópio cirúrgico para passagem de instrumental (no caso, porta-algodão) com movimentos suaves.

Rotinas em Otorrinolaringologia xix

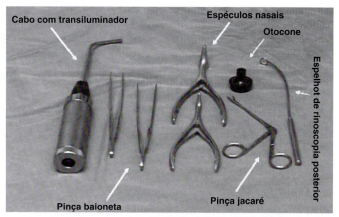

FIGURA 4 Sistema de transiluminação com a mesma base de otoscópio ou oftalmoscópio, pinças baioneta de diferentes tamanhos, espéculos nasais pequenos e grandes, espelho de rinoscopia posterior, pinça jacaré, espéculo auricular grande.

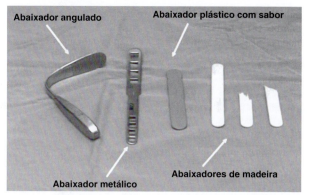

FIGURA 5 Abaixadores de língua de madeira, metálico com área vazada (Bruenings), angulado, de plástico (com gosto e/ou aroma de frutas).

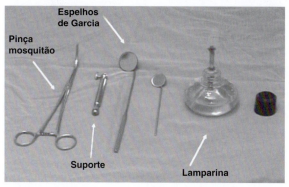

FIGURA 6 Lamparina para aquecimento dos espelhos evitando embaçamento pela respiração com temperatura corporal mais elevada que o meio externo. Suporte para espelho, espelhos de Garcia de diferentes tamanhos para laringoscopia indireta e rinoscopia posterior, pinça angulada para remoção de corpos estranhos.

PARTE I

Otologia, otoneurologia e nervo facial

1

Semiologia otológica

Sady Selaimen da Costa

A orelha humana cumpre duas funções fundamentais à vida: é o órgão isoladamente responsável pelo elaborado sentido da audição e representa um pilar fundamental (porém não exclusivo) na manutenção do equilíbrio. Diante dessas particularidades, as principais queixas otológicas dos pacientes se concentram em relação à audição e ao equilíbrio. Porém, por fazer parte da via aérea superior e pelas suas características anatômicas e fisiológicas, é palco de diversos processos inflamatórios, infecciosos ou não, geradores de um grande e variado número de sinais e sintomas, tais como dor, supuração, prurido, zumbido, paralisia facial, entre outros. O aprendizado sobre os sinais e sintomas dos diferentes processos patológicos que afetam essa região se tornará mais consistente e terá maior impacto para o diagnóstico e conduta adequados uma vez que o leitor também busque um conhecimento básico sobre a complexa anatomia e fisiologia da região. Este capítulo traz algumas ilustrações gerais sobre essa região anatômica.

Apresentação clínica

Sinais e sintomas

Os pacientes, na área da otologia, costumam procurar o médico por dor, prurido/coceira, corrimento (supuração, otorreia, liquorreia, otorragia), surdez (hipoacusia), zumbido, tontura/vertigem e paralisia facial. É possível enumerar os sintomas cardeais em otologia de acordo com o seu local de origem:

1. Orelha externa (Fig. 1.1)
   1.1. Otalgia
   1.2. Otorreia
   1.3. Hipoacusia condutiva
   1.4. Prurido

2. Orelha média (Fig. 1.2)
   2.1. Otalgia
   2.2. Otorreia
   2.3. Hipoacusia condutiva
   2.4. Autofonia
3. Orelha interna – labirinto (Figs. 1.3 e 1.4)
   3.1. Anterior (cóclea)
       3.1.1. Hipoacusia sensório-neural
       3.1.2. Zumbidos
       3.1.3. Diplacusia
       3.1.4. Algiacusia
       3.1.5. Pressao
   3.2. Posterior (canais semicirculares)
       3.2.1. Vertigem
       3.2.2. Tontura
       3.2.3. Desequilíbrio
4. Nervo facial
   4.1. Paralisia facial

Antes de as principais queixas otológicas serem abordadas com as possíveis doenças associadas, são apresentadas as ferramentas essenciais para o exame físico.

Otoscopia

Entre as ferramentas diagnósticas da otologia está a otoscopia. A presença de um canal – conduto auditivo externo – e de uma fronteira com transparência – membrana timpânica – entre a orelha externa e a orelha média transforma o uso de iluminação não somente necessário como um diferencial em relação à grande maioria das regiões anatômicas que não permitem de forma tão acessível obter informações de tamanho impacto no diagnóstico dos pacientes. Para se reconhecer as diversas patologias que afetam a orelha média com repercussões à otoscopia (otite média aguda – [OMA], otite média crônica – [OMC], etc.), é

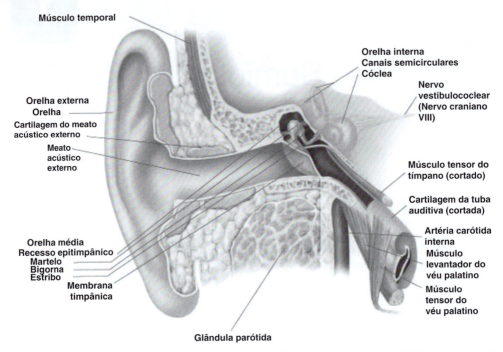

FIGURA 1.1 Orelhas externa, média e interna com suas respectivas estruturas e o trajeto do VII par craniano até a ponte no sistema nervoso central (veja colorida em www.grupoa.com.br).

fundamental que, previamente, tenha-se realizado um treinamento básico nesse exame **(Figs. 1.5 e 1.6)**. Isso inclui o uso de equipamento adequado e de forma correta. Assim, a consolidação de um padrão de normalidade é o ponto de partida para as duas seguintes etapas desse processo: reconhecimento da anormalidade e refinamento do diagnóstico.

Como ponto de partida, é importante reconhecer que a membrana timpânica (MT) normal possui cinco características básicas **(Fig. 1.7)**.

1. Integridade
2. Transparência (na verdade, é semitransparente)
3. Coloração (âmbar – neutra)
4. Posição (levemente côncava com ponto de depressão máximo no umbigo do martelo)
5. Mobilidade (pode ser aferida pela otoscopia pneumática)

É preciso ressaltar que as alterações à otoscopia seguem em paralelo às manifestações clínicas, modificando-se conforme o estágio fisiopatológico dos processos inflamatórios. Assim, nos pacientes em fase hiperêmica de uma OMA a membrana timpânica exibe, basicamente, hiperemia, não associada a espessamento ou a outras alterações. Na fase exsudativa, por sua vez, descreve-se a presença de membrana timpânica espessada e com graus variáveis de abaulamento, decorrentes do acúmulo de secreção mucopurulenta sob pressão na orelha média. Já na fase de supuração, observa-se, após limpeza adequada do conduto auditivo externo, membrana timpânica espessada com perfuração, geralmente puntiforme, pela qual há eliminação pulsátil de mucopus. Na OMA, a característica mais marcante à otoscopia é o abaulamento da MT. A esse sinal, associa-se hiperemia intensa da membrana com aumento da vascularização no sentido radial e diminuição da sua transparência. A otoscopia pneumática, nessas circunstâncias, pode ser muito desconfortável para o paciente. Ainda assim, se realizada, evidenciará uma diminuição da mobilidade tanto à pressão positiva quanto à negativa. Aspectos mais detalhados das diversas patologias que determinam tais sinais estão presentes nos capítulos específicos de patologias.

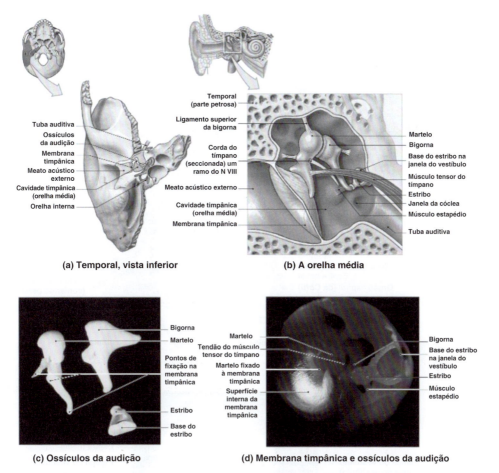

FIGURA 1.2 Diferentes visões e aspectos da orelha média/mastoide (veja colorida em www.grupoa.com.br).

Avaliação auditiva no consultório

O exame padrão-ouro para determinar o tipo de perda auditiva é a audiometria. Entretanto, a surdez súbita não admite que ocorra atraso no início do seu tratamento na espera de um exame audiológico. Assim, é fundamental que o médico faça o diagnóstico diferencial ainda na primeira consulta. Para isso, é importante a realização da otoscopia com iluminação adequada e acumetria com diapasão (512 ou 256 Hz) (Fig. 1.5).

Geralmente, na surdez súbita, a otoscopia é normal. O exame mais esclarecedor é a acumetria com diapasão. Essa avaliação é realizada utilizando-se três testes: comparação das vias aéreas, teste de Weber e teste de Rinne (Quadros 1.1 e 1.2).

A combinação de resultados dos três testes direciona o diagnóstico do tipo de perda auditiva (neurossensorial ou condutiva).

Principais queixas

Dor de ouvido (otalgia/otodinia)

A dor de ouvido, quer seja primária ou referida, tanto em crianças como em adultos, costuma ser um sintoma muito desconfortável. É importante

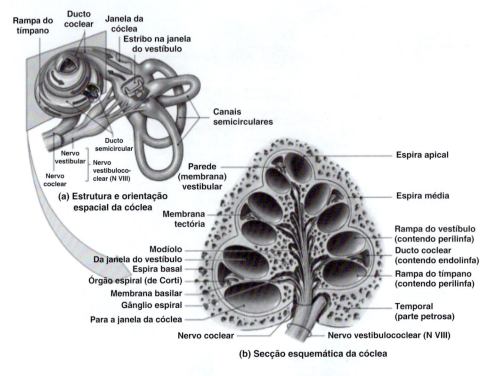

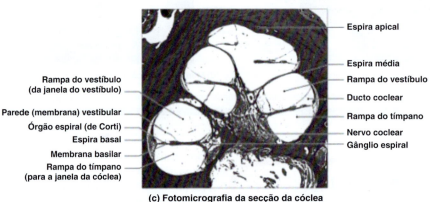

FIGURA 1.3 Interior da cóclea com suas respectivas estruturas (veja colorida em www.grupoa.com.br).

tentar esclarecer, durante a anamnese, as características da dor – uni ou bilateral, espontânea ou provocada, pontual ou difusa, com irradiação para a vizinhança, piorando durante a mastigação – e se há história de cirurgia otológica ou facial (plástica) recente, natação, viagem aérea, traumatismo, otorreia, surgimento de linfonodos retro ou infra-auriculares, quadros de vias aéreas superiores associados. No caso de exame otológico normal, um exame otorrinolaringológico completo deve ser realizado para identificar a origem dessa dor referida. A simples mobilização do pavilhão pode aumentar a dor, o que deve levar a supor que o processo esteja localizado na orelha externa. A otoscopia, realizada com cuidado, deve mostrar, antes de visualizar a membrana timpânica, a pre-

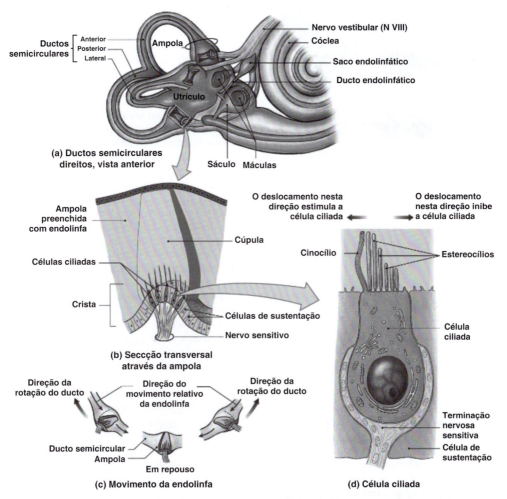

FIGURA 1.4 Ampola do canal semicircular com suas estruturas (veja colorida em www.grupoa.com.br).

sença de alguma lesão no meato e no conduto auditivo externo (otite externa difusa, otite externa localizada, otomicose, corpo estranho, hematoma, herpes ou miringite bolhosa). Por outro lado a identificação de uma membrana timpânica alterada, com sinais flogísticos agudos, principalmente hiperemia e abaulamento, indica a origem do processo na orelha média (otite média).

Um sinal de alerta que deve remeter o paciente ao especialista é a presença de secreção escassa, fétida, com evolução arrastada, acompanhada de hipoacusia. Na eventualidade de o paciente apresentar, além dos sinais antes referidos, vertigem súbita e/ou paralisia facial ipsilateral, o encaminhamento ao especialista deve ser imediato, em caráter emergencial.

A dor de origem não otológica, reflexa, pode ter origem no IX par craniano (glossofaríngeo – nervo de Jacobson), X par (nervo de Arnold) ou ramo do V par (trigêmeo) quando é originária na boca, faringe ou laringe. Outras causas de dor extra-auricular incluem linfadenites (infra e retroauriculares) e problemas na articulação temporomandibular (cliques durante a mastigação que podem exacerbar a dor; luxação ou subluxação do côndilo mandibular); um aumento de volume da glândula parótida, com irradiação da dor para a orelha, levanta a possibilidade de tumor se houver paralisia facial associada.

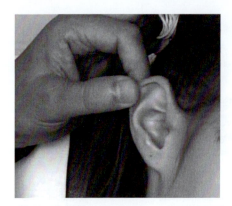

FIGURA 1.5 Forma adequada de tracionar o pavilhão no sentido de retificar o conduto para introdução do otoscópio.

Supuração (ou corrimento ou otorreia)

Do ponto de vista prático, os pacientes buscam atendimento médico em caráter emergencial no surgimento da otorreia, em geral associada a outros sinais e sintomas de processos ou eventos agudos. Contudo, também existe uma parcela significativa que convivem, apesar de todos os infortúnios causados e associados a eles, com a saída de secreções da orelha por longos períodos até conseguir ou buscar atendimento especializado.

Antes de se realizar o exame físico do paciente, é fundamental saber a história da otorreia – se recente ou antiga; uni ou bilateral; sua cor; se é sanguinolenta; se tem cheiro; se é abundante ou escassa. A otoscopia dá condições de verificar a origem do problema: orelha externa ou média. O exame macroscópico da secreção pode ajudar quanto à sua origem, pois, quando ela é viscosa, mucoide, provém da orelha média. Havendo perfuração da MT, é preciso definir se é central ou marginal; meso ou epitimpânica (também chamada de atical); e quantos quadrantes compromete, já que a MT é, esquematicamente, dividida em quatro quadrantes.

A perfuração timpânica central caracteriza a chamada otite média crônica simples (OMC-S), enquanto a perfuração marginal ou atical (epitimpânica) alerta para a gravidade do processo, pois pode evoluir para otite média crônica colesteatomatosa, cujo tratamento, antes que surjam complicações, é sempre cirúrgico. Complicações possíveis são fístula labiríntica, meningite, paralisia facial, abscesso cerebral, surdez, etc. O diagnóstico precoce e o tratamento adequado diminuíram muito as complicações nas otites.

A presença de secreção aquosa saindo pelo meato acústico externo após trauma craniencefálico ou cirurgia otológica (estapedectomia ou timpanomastoidectomia) alerta para a perda de líquido cerebrospinal.

A preocupação do médico não especialista diante de um paciente com otorreia é definir, como foi dito antes, se o caso se trata de uma otite externa ou uma otite média e, na segunda hipótese, se o problema é uma otite média aguda supurada, uma OMC-S ou otite média crônica colesteatomatosa, uma vez que esta deverá ser tratada cirurgicamente.

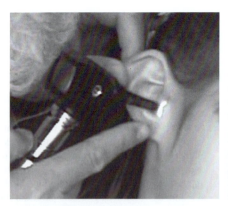 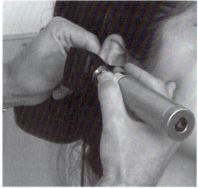

FIGURA 1.6 Diferentes formas de segurar o otoscópio para realizar a otoscopia.

Rotinas em Otorrinolaringologia

QUADRO 1.1
Acumetria

Comparação das vias aéreas (VAs)

Com o diapasão vibrando, deve-se aproximá-lo de cada orelha e comparar a percepção da intensidade sonora.

Resultados possíveis:
- VAD = VAE (percepção de igualdade)
- VAD > VAE (som mais audível na orelha direita)
- VAD < VAE (som mais audível na orelha esquerda)

Teste de Weber

Com o diapasão vibrando, deve-se apoiá-lo na linha média da região frontal e questionar a percepção do som.

Resultados possíveis:
- Weber indiferente (o paciente ouve o som em toda a cabeça sem lateralização)
- Weber lateralizado para a direita (percepção do som na orelha direita)
- Weber lateralizado para a esquerda (percepção do som na orelha esquerda)

Teste de Rinne

Com o diapasão vibrando, deve-se apoiá-lo sobre a cortical óssea da região retroauricular e, logo em seguida, aproximá-lo da mesma orelha; comparar a percepção da intensidade sonora.

Resultados possíveis:
- Rinne positivo (som mais audível com o diapasão próximo da orelha)
- Rinne negativo (som mais audível com o diapasão apoiado na região retroauricular)

Os resultados são independentes para cada orelha.

QUADRO 1.2
Diagnóstico do tipo de perda auditiva

Comparação das vias aéreas	Som mais audível na orelha sem a perda auditiva (p. ex.: VAE > VAD)
Teste de Weber	Percepção do som na orelha sem a perda auditiva (p. ex.: Weber lateralizado para a esquerda)
Teste de Rinne	Som mais audível com o diapasão próximo da orelha bilateralmente (p. ex.: Rinne positivo bilateral)

Otorragia ou supuração hemorrágica

A OMC pode apresentar tecido de granulação ou pólipos que, eventualmente, além de secreção purulenta sanguinolenta, deixam sair sangue "vivo". O diagnóstico diferencial precisa ser feito com quadros de otite externa necrotizante ou maligna e neoplasia da orelha. Os tumores glômicos (jugular ou timpânico) são diagnosticados pela otoscopia (tímpanos azulados, pulsáteis, hipoacusia) e por exames radiológicos (tomografia computadorizada [TC] e ressonância magnética [RM]), e o tratamento poderá ser cirúrgico ou radioterápico (hemotímpano).

Surdez (hipoacusia)

Como é comum ao comportamento humano, algumas queixas só levam o paciente a buscar aten-

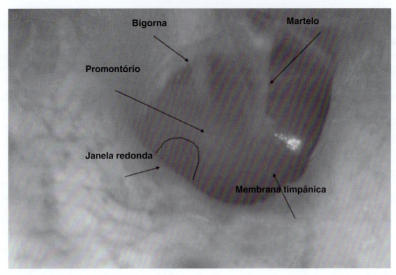

FIGURA 1.7 Otoscopia normal com as principais estruturas passíveis de visualização (veja colorida em www.grupoa.com.br).

dimento quando são muito desconfortáveis ou aparecem subitamente. No que diz respeito à audição, essa característica não costuma ser diferente. O médico, além de ter conhecimento teórico para buscar o diagnóstico e a conduta correta, deverá estar apto a reconhecer particularidades de pacientes e familiares conforme a idade. Por exemplo: situações estressantes em suspeições de surdez congênita após falha em triagem auditiva neonatal; quadros de surdez súbita; ou, ainda, casos em que os familiares de um paciente na terceira idade ou seu companheiro(a) procuram atendimento, embora o paciente propriamente dito não reconheça a necessidade de auxílio médico.

As perdas auditivas podem ser classificadas em três grupos: condução, sensório-neural e mista.

Após observar, na história do paciente, idade, profissão, história familiar, início dos sintomas, uni ou bilateralidade, se acompanhados de outras queixas (zumbido, tontura, dor ou supuração), doenças sistêmicas (diabetes, hipertensão arterial sistêmica [HAS], hipercolesterolemia, disfunção tireoidiana, insuficiência renal, etc.), uso de medicamentos (ototóxicos), o caráter progressivo ou a instalação súbita dos sintomas, deve-se proceder ao exame de rotina otorrinolaringológico e usar os diapasões (512 ou 256 Hz) para as provas acumétricas conforme explicado previamente neste capítulo.

Tontura (vertigem)

A crise vertiginosa aguda representa um quadro bastante comum visto em serviços de emergência que leva muitas vezes à insegurança e à ansiedade, tanto do médico assistente quanto do paciente e seus familiares, uma vez que pode mimetizar uma patologia cerebrovascular isquêmica aguda ou, até mesmo, cardiológica. Estudos mostram que sua prevalência é de 10% na população mundial, sendo que, em até 85% dos casos, ela é decorrente de uma disfunção vestibular periférica. A primeira preocupação que se deve ter em mente ao atender um paciente com crise vertiginosa é estabelecer clinicamente um diagnóstico diferencial entre uma vertigem (labiríntica), uma vertigem periférica central (SNC) ou um evento cardiovascular (síncope), para posteriormente se definir a real etiologia do quadro, que muitas vezes só é possível com o seguimento do paciente, após passada a crise vertiginosa aguda.

Diante de um paciente com queixa de desequilíbrio, o mais importante é diferenciar se o quadro é de tontura ou de vertigem. Os pacientes confundem e usam esses termos como sinônimos, cabendo ao médico, durante a anamnese, pedir que o paciente descreva, com suas palavras ou gestos, a "sua tontura". Quando se trata de vertigem ou tontura rotatória, o paciente faz um gesto com a mão que caracteriza o movimento rotatório (tudo roda, as paredes, etc.). Já a tontura é descrita com dificuldade, indefinida ("parece que quase desmaio, escurece as vistas, acho que vou cair, vazio na cabeça", etc.). Na maior parte das crises vertiginosas, a história clínica e o exame físico são suficientes para permitir o diagnóstico de um acometimento agudo do sistema vestibular.

A tontura rotatória, que se apresenta clinicamente de forma súbita e intensa, é denominada vertigem aguda ou crise vertiginosa. É importante lembrar que a tontura é um sintoma, e não uma patologia, sendo que ela indica uma inadequação funcional entre os sistemas vestibular, visual e somatossensorial, que determinam o equilíbrio. Esse sintoma muitas vezes costuma ser generalizado erroneamente sob o termo "labirintite", tanto por médicos não especialistas quanto por leigos, mas a verdade é que ele somente expressa as múltiplas disfunções que ocorrem no sistema vestibular.

O exame físico deve constar inicialmente da avaliação otorrinolaringológica geral. A otoscopia pode revelar sinais de otite média aguda, otite com efusão, perfurações timpânicas e colesteatoma, que podem, por si só, ser as causas da tontura, ou até mesmo interferir nos exames complementares. A avaliação dos pares cranianos deve ser realizada rotineiramente nesses pacientes.

A avaliação da função vestíbulo-ocular é realizada pela pesquisa de nistagmo espontâneo, semiespontâneo e de posição. Deve-se pesquisar também a função dos reflexos vestibuloespinais e cerebelar, por meio da avaliação do equilíbrio estático (prova de Romberg e Romberg sensibilizado), dinâmico (avaliação da marcha e teste de Untemberger-Fukuda) e de testes de coordenação (dismetria, disdiadococinesia).

A avaliação laboratorial consiste em hemograma, glicemia de jejum, perfil lipídico, dosagem hormonal (função tireoidiana), testes sorológicos (sífilis) e provas reumatológicas quando a história sugerir essas possibilidades.

A avaliação audiológica é composta pela audiometria tonal e vocal e imitanciometria, que podem revelar perdas auditivas neurossensoriais unilaterais, as quais devem ser investigadas para a exclusão de tumores de ângulo pontocerebelar. Vectoeletronistagmografia, provas posicionais, provas calóricas e posturografia são de grande valia para a complementação diagnóstica, mas, em geral, devem ser realizadas posteriormente para avaliação do topodiagnóstico, em períodos intercrise, devido à dificuldade do paciente em se submeter a esses testes no quadro agudo e ao aumento da sintomatologia, muitas vezes desencadeado por esses exames. Exames de imagem devem ser solicitados de acordo com o quadro clínico, na suspeita de um caso de etiologia central ou para a exclusão deste. A RM com gadolínio é o exame de escolha para a avaliação do encéfalo, do conduto auditivo interno, do ângulo pontocerebelar, do cerebelo, do tronco encefálico e dos hemisférios cerebelares na investigação de inflamações, hemorragias, infartos, desmielinização ou tumores. A TC deve ser solicitada para a avaliação de trauma, otite crônica e para a pesquisa de fístulas perilinfáticas. A angiorressonância ou a arteriografia das artérias cervicais e intracranianas podem ser solicitadas na suspeita de afecções vasculares.

A perda de consciência não é uma característica da vertigem (labiríntica) otorrinolaringológica, necessitando avaliação do neurologista. É importante observar o paciente caminhando, pois tende a arrastar os pés e aumentar o polígono de sustentação do corpo, além de se deslocar sempre próximo das paredes, evitando atravessar espaços amplos (agorafobia). A vertigem pode se apresentar em forma de crises, acompanhadas de sinais neurovegetativos (suor, palidez, náuseas e/ou vômitos, palpitações, aumento do zumbido [quando presente]), mas nunca com perda de consciência. O sinal característico da crise vertiginosa periférica é a presença de nistagmo – movimento dos olhos, rítmico, sincrônico, com dois componentes, um rápido e um lento, de fácil comprovação. O deslocamento dos olhos é no plano horizontal. As principais causas de vertigem estão listadas no Quadro 1.3.

QUADRO 1.3
Principais causas de vertigem

Causas periféricas	Causas centrais
Vertigem posicional paroxística benigna	Insuficiência vertebrobasilar
Neuronite vestibular	Migrânea
Doença de Ménière	Tumores da fossa posterior
Fístula labiríntica	Tumores do ângulo pontocerebelar
Ototoxicidade	Esclerose múltipla
Doenças infecciosas	AVE isquêmico e hemorrágico
Distúrbios metabólicos	TCE
Doenças autoimunes	
Alterações vasculares	
Tumores (schwannoma vestibular)	

AVE, acidente vascular encefálico; TCE, traumatismo craniencefálico.

Zumbido

A ocorrência dessa queixa de forma passageira é bastante comum na população geral e muitas vezes está relacionada a exposições temporárias a sons de intensidade elevada em eventos musicais, ambientes de dança ou no próprio trabalho. Nessas situações, apesar de representar algum tipo de dano à orelha interna, seu caráter temporário minimiza as repercussões e não chega a levar o paciente a procurar atendimento médico. Por outro lado, quando constantes, os zumbidos são justificativa para uma busca persistente dessa população afetada por causas e por tratamentos, pois estão relacionados com um importante desconforto e interferência na qualidade de vida.

Quanto aos zumbidos (subjetivos, quando só detectados pelo paciente, ou objetivos, raros, detectados também pelo médico), procura-se definir as características (chiado, apito, motor, cigarras, etc.), o caráter (intermitente ou constante), a uni ou bilateralidade, o momento do dia em que ocorrem, os sintomas associados (otológicos ou não) e se há doenças sistêmicas presentes. Como muitos desses quadros são subjetivos, cria-se uma ansiedade muito grande entre os pacientes, que procuram descrever o som dentro de suas orelhas ou cabeça sem ser possível que outras pessoas consigam ouvir ou senti-los.

Paralisia facial

A paralisia facial é uma neuropatia periférica vista comumente em serviços de emergência e que traz preocupação e ansiedade para o paciente, uma vez que a disfunção do nervo facial leva a um grande impacto na qualidade de vida, tanto por aspectos estéticos como funcionais. É caracterizada pela diminuição ou ausência dos movimentos da musculatura de uma hemiface, decorrente de uma lesão no nervo facial, que pode ocorrer desde o seu núcleo no tronco encefálico, até as suas fibras mais distais, que inervam os músculos da mímica facial.

Diagnóstico diferencial etiológico

Dentre as várias causas que podem afetar a função do nervo facial (Quadro 1.4), e que fazem parte do diagnóstico diferencial da paralisia de Bell, são citadas neste capítulo somente as principais.

QUADRO 1.4

Causas de paralisia facial periférica

Nascimento

Congênita

- Isolada
- Sindrômica
- Sequência de Möbius
- Malformação do VII-VIII par

Adquirida

- Trauma – parto traumático

Trauma

Fratura

- Osso temporal
- Mandíbula

Ferimento

- Arma de fogo
- Arma branca
- Penetrante na orelha média

Iatrogênica

- Cirurgia otológica
  - Estapedectomia
  - Mastoidectomia
  - Orelha congênita
  - Implante coclear
- Neurocirurgia
- Cirurgia bucomaxilofacial
- Cirurgia plástica facial
- Cirurgia parotídea
- Embolização
- Bloqueio anestésico
- Radiocirurgia estereotática

Metabólica/Hormonal

- Diabetes melito
- Hipertireoidismo
- Hipotireoidismo
- Gestação

Vascular

- Hipertensão arterial sistêmica
- Granulomatose de Wegener
- Poliarterite nodosa

Neurológica

- Síndrome de Guillain-Barré
- Esclerose múltipla
- Miastenia grave

Infecciosa

Viral

- Síndrome de Ramsay Hunt
- Paralisia de Bell
- Sarampo
- Caxumba
- Mononucleose infecciosa
- Síndrome da imunodeficiência adquirida

Bacteriana

- Otite externa
- Otite média
  - Aguda
  - Colesteatomatosa
  - Tuberculosa
- Lues
- Doença de Lyme

Sistêmica

- Sarcoidose
- Doenças autoimunes

Neoplásica

- Carcinoma espinocelular
  - Invasivo
  - Metastático
- Linfoma
- Rabdomiossarcoma
- Tumor glômico jugular
- Leucemia aguda
- Neurofibromatose
- Schwannoma do nervo facial
- Schwannoma vestibular
- Colesteatoma congênito
- Hemangioma
- Tumores parotídeos malignos

Idiopática

- Síndrome de Melkersson-Rosenthal

2

Principais doenças

2.1 Otite externa

Roberto D. Angeli
Giliane Gianisella

Introdução

Otite externa é o termo que designa os quadros inflamatórios da orelha externa. Essas condições têm causa predominantemente infecciosa e podem comprometer qualquer um dos tecidos que compõem a estrutura da orelha externa: pele e anexos, tecido subcutâneo, pericôndrio, cartilagem e osso.

Anatomia

A orelha externa é formada pelo pavilhão auricular e pelo conduto auditivo externo (CAE). O pavilhão possui um arcabouço de cartilagem elástica que fornece seu formato característico. Sua localização peculiar o torna particularmente exposto a traumatismos e patologias decorrentes da exposição solar prolongada.

O CAE de um indivíduo adulto mede, em média, 25 mm. Sua porção lateral tem estrutura cartilaginosa, sendo rica em folículos pilosos e glândulas sebáceas e apócrinas produtoras de cerúmen. A porção medial, de estrutura óssea, apresenta um epitélio delgado, privado de anexos epiteliais e com uma sensibilidade dolorosa maior do que aquela observada no conduto cartilaginoso.

A inervação sensitiva da orelha externa ocorre por fibras aferentes originadas de quatro pares cranianos: trigêmeo, facial, glossofaríngeo e vago, além de fibras do plexo cervical.[1] Esse rico e peculiar padrão de inervação justifica o envolvimento da orelha externa em casos de otalgia secundária.

Microbiologia

Os microrganismos mais comumente isolados na superfície do CAE são bactérias gram-positivas pertencentes aos gêneros *Staphylococcus* e *Corynebacterium* (*Turicella otitidis*), além do *Alloiococcus otitis*. Gram-negativos são raros, sendo *Pseudomonas aeruginosa* o mais comum neste pequeno grupo.[2]

Usuários de prótese acústica apresentam uma maior prevalência do estafilococo coagulase-negativo, além de gram-negativos (*Escherichia coli*, *Acinetobacter sp.*, *P. aeruginosa*) e fungos (*Candida sp.*).[3]

O cerúmen desempenha papel fundamental na manutenção da flora microbiana normal na superfície do CAE, com efeito antimicrobiano *in vitro* demonstrado contra cepas de *Staphylococcus aureus*, *P. aeruginosa* e *Candida albicans*.[4] Mais recentemente, a descoberta da presença de peptídeos antimicrobianos na composição do cerúmen corroborou seu papel no controle da microbiota normal do conduto.[5] Além disso, uma série de estudos aponta o pH ácido do cerúmen como fator inóspito ao crescimento tanto bacteriano como fúngico.[6,7]

Otite externa difusa

A otite externa difusa (ou "*orelha de nadador*") é uma celulite da pele e do tecido subcutâneo do CAE ocasionada por uma quebra na barreira protetora natural do conduto e facilitada pela presença de umidade no seu interior. Sua incidência global varia entre 1 e 4 casos por 100 indivíduos por ano, mas é maior em regiões de clima tropical e nos meses de verão.[8] Está frequentemente associada a traumatismo local com hastes de algodão ou outra forma de manipulação do conduto.

Quadro clínico

O estágio clínico inicial é denominado pré-inflamatório e caracteriza-se por prurido, edema e sensação de plenitude. A otalgia é o sintoma mais característico do estágio inflamatório agudo, podendo refletir-se em toda a região periauricular. Pode ocorrer otorreia, que geralmente é clara e inodora. Em quadros mais graves, os sintomas intensificam-se e a otorreia se torna mais intensa, espessa e seropurulenta. A otalgia manifesta-se à digitopressão do trágus ou durante a mastigação, e pode haver linfadenopatia cervical e febre.

Casos com resolução incompleta podem progredir para um estágio inflamatório crônico com pouca dor, mas com prurido intenso e secreção persistente. Períodos de agudização podem ocorrer. A pele encontra-se espessada ou hipertrofiada, levando à obliteração parcial ou total do conduto. Em geral não há mais produção de cerúmen.

Microbiologia

P. aeruginosa é o patógeno mais frequentemente isolado em todos os estágios da doença,[9,10] seguido por *S. epidermidis* e *S. aureus*. Estes patógenos podem ocorrer de forma concomitante.[11] O exame microbiológico da secreção não é fundamental na decisão terapêutica, mas pode ser necessário em casos recalcitrantes.

Tratamento

A limpeza meticulosa e frequente do CAE é a medida isolada mais importante no manejo terapêutico da otite externa. A microssucção é o método mais efetivo para a remoção de resíduos em pacientes colaborativos de qualquer idade. O uso de pequenas lâminas de algodão ajustadas na extremidade serrilhada de um estilete porta-algodão também está indicado **(Fig. 2.1.1)**. O edema intenso das paredes do conduto pode, em alguns casos, dificultar a instrumentação adequada de toda a extensão do CAE. Quando houver necessidade do uso tópico de medicação, uma gaze hidrófila pode ser introduzida com cuidado profundamente no conduto, sendo a medicação aplicada na extremidade da gaze. Dessa forma, a medicação impregna na gaze e atinge áreas mais profundas do CAE.

Entre as medicações tópicas disponíveis para o tratamento da otite externa, a combinação de polimixina B, neomicina e hidrocortisona tem efetividade bem documentada.[12] Preparações contendo gentamicina são efetivas, mas não devem ser administradas em pacientes com perfuração da membrana timpânica devido ao risco de ototoxicidade. As preparações que contêm ciprofloxacino ou ofloxacina têm excelente eficácia contra os patógenos mais comuns e podem ser administradas 2 vezes ao dia, em comparação com as quatro aplica-

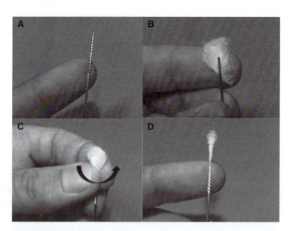

FIGURA 2.1.1 Estilete "porta-algodão".

ções necessárias das outras formulações. O uso concomitante de corticoide tópico auxilia na resolução dos sintomas relacionados à reação inflamatória, assim como do edema das paredes do CAE.

Alguns estudos têm demonstrado a eficácia da solução aquosa a 13% de acetato de alumínio em quadros de otite externa.[13,14] Mais conhecida como solução de Burow, apresenta atividade antimicrobiana *in vitro* contra cepas de *S. aureus* e de *P. aeruginosa*.[15] Em alguns países, encontra-se a apresentação comercial na forma de gotas otológicas, associada ao ácido acético a 2% (Domeboro®, Bayer), o que propicia a concomitante acidificação do conduto.

O uso de antimicrobianos sistêmicos é indicado em casos de celulite ou extensão do processo aos tecidos periauriculares. Quinolonas ou cefalosporinas de terceira geração são opções adequadas, considerando sua atuação antipseudomonas.[8] Analgésicos ou anti-inflamatórios sistêmicos podem ser empregados de acordo com o julgamento clínico.

Pericondrite

Pericondrite é a inflamação do pericôndrio que reveste a cartilagem do pavilhão. O quadro clínico caracteriza-se por dor, geralmente intensa, calor, edema e eritema de parte ou de todo o pavilhão, com exceção do lóbulo. Nos dias atuais, o uso de *piercings* que transfixam a cartilagem parece ser a causa mais comum,[16,17] mas casos secundários a doenças da pele (geralmente com eczema), herpes-zóster, acupuntura, esportes de contato e trauma cirúrgico também são relatados. O germe mais frequente é *P. aeruginosa*,[17,18] seguido por *Staphylococcus aureus* sensível à meticilina (MSSA).

A formação de abscesso subpericondral pode, em casos avançados, levar à necrose da cartilagem subjacente. Nesses casos, indica-se a drenagem em condições assépticas, seguida do debridamento do tecido desvitalizado. Em relação ao tratamento medicamentoso, a escolha do antimicrobiano sempre deve considerar atividade contra a pseudomona, tendo em vista a elevada prevalência desse patógeno. Em uma das séries analisadas, todas as cepas isoladas mostraram sensibilidade às fluoroquinolonas.[17] Cefalosporinas de terceira geração também apresentam atividade contra esses germes gram-negativos são uma excelente opção terapêutica.

A cartilagem do pavilhão pode estar comprometida em distúrbios autoimunes, mais especificamente a policondrite recidivante. O comprometimento auricular é o achado inicial mais comum.[19] A condrite geralmente está acompanhada de condições clínicas, como artrite reumatoide, lúpus eritematoso sistêmico, psoríase, entre outros distúrbios da imunidade. O tratamento é variável, desde anti-inflamatórios não esteroides (AINEs) a glicocorticoides ou mesmo agentes imunossupressores.

Otite externa circunscrita (foliculite)

Essa forma de otite corresponde à inflamação da unidade pilossebácea na porção cartilaginosa do conduto, geralmente causada pelo *S. aureus*. O principal sintoma é dor que se intensifica à compressão do trágus. Prurido é comum na etapa incial, mas otorreia e perda auditiva são pouco frequentes (exceto em casos de edema significativo que oclua o CAE).

Casos leves podem ser submetidos a tratamento local com mupirocina tópica e AINEs. Caso haja ponto de flutuação, recomenda-se a drenagem do conteúdo. A presença de coleção purulenta, celulite ao redor da lesão, febre ou linfadenopatia reacional é um indicador da necessidade de antimicrobiano sistêmico com atividade contra estafilococo.[8] A dicloxacilina e a eritromicina são alternativas adequadas nesses casos.

Otomicose

As infecções fúngicas do CAE correspondem a até 20% dos casos de otite externa.[20] Da mesma forma que a otite externa difusa, as micoses do CAE ocorrem com mas frequência em regiões tropicais **(Fig. 2.1.2)**. O uso contínuo de gotas oto-

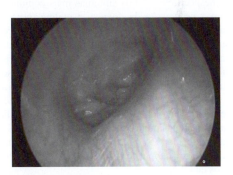

FIGURA 2.1.2 Otite externa fúngica (veja colorida em www.grupoa.com.br).

lógicas também já foi identificado como fator de risco, assim como diabetes melito, imunossupressão e cirúrgia otológica prévia.[21] Os sintomas são similares àqueles já descritos para as infecções bacterianas, principalmente prurido e otorreia. Os gêneros *Aspergillus* (*A. niger*, *A. fumigatus*) e *Candida* são os mais frequentemente isolados.[22,23]

O tratamento consiste na limpeza completa do conduto e no uso de gotas acidificantes e antifúngicos tópicos, como o cetoconazol.[21]

Otite externa necrosante

A otite externa necrosante (OEN) é uma osteomielite do osso temporal e da base do crânio, potencialmente letal, consequente a um quadro inicial de otite externa difusa.[24] Indivíduos idosos e diabéticos constituem o grupo mais suscetível a esse processo,[25] mas qualquer forma de imunossupressão (síndrome de imunodeficiência, doenças hematológicas, pacientes em tratamento quimioterápico) pode ser considerada fator de risco.[26]

O principal agente causador da OEN é *P. aeruginosa*.[27] Todavia, *S. aureus*, *Staphylococcus epidermidis*, *Proteus mirabilis* e *Klebsiella oxytoca* são patógenos já identificados. O envolvimento de fungos é pouco frequente, podendo ocorrer em indivíduos imunocomprometidos não diabéticos, como na aids ou na leucemia aguda; o *Aspergillus fumigatus* é o principal fungo identificado nesses casos.[28] Defeitos na imunidade celular, microangiopatia e alterações do pH são fatores que predispõem à ocorrência de OEN em pacientes diabéticos.[29]

Otalgia (mais intensa à noite) e otorreia, apesar de inespecíficos, são os sintomas mais comuns.[30] Com a progressão da doença, a otalgia torna-se lancinante e pouco responsiva aos analgésicos comuns. A otorreia costuma ser purulenta e fétida. Achados específicos, como tecido de granulação ou pólipo, na porção posteroinferior do CAE, secundários a osteíte, são frequentemente encontrados.[24,27] Edema e hiperemia do CAE, sensibilidade e edema periauricular podem ocorrer. Paralisia de pares cranianos pode ocorrer, sendo o nervo facial o mais afetado (75%). A paralisia facial apresenta-se como o principal sintoma em cerca de 20% dos casos de OEN.[30]

Consideram-se critérios obrigatórios para o diagnóstico de OEN:[31]

1. sinais de otite externa que não respondem à terapia adequada por 2 a 3 semanas;
2. tecido de granulação ou microabscessos no nível da junção osteocartilaginosa no CAE;
3. ausência de carcinoma no exame microscópico após biópsia incisional do tecido de granulação.

A tomografia computadorizada (TC) do osso temporal com contraste é o exame mais disponível e custo-efetivo, sendo geralmente o primeiro exame realizado na suspeita de OEN. É possível observar erosão do osso timpânico e da base do crânio, envolvimento de tecidos moles parafaríngeos e do sistema nervoso central e acometimento da mastoide, em geral por infiltração parafaríngea no entorno da tuba auditiva e posterior difusão para o CAE. A cintilografia com tecnécio-99 detecta fases iniciais de osteíte, antes mesmo que a erosão óssea se torne visível à TC. A cintilografia com gálio-67 não é útil para o diagnóstico da OEN, mas é um exame válido durante o seguimento desses pacientes. A ressonância magnética é importante para a avaliação da extensão da doença através do ápice petroso, espaços profundos da face e pescoço, além de órgãos intracranianos e deve ser realizada sempre que possível quando houver suspeita desses acometimentos.[24]

A internação hospitalar é recomendada para a instituição de antibioticoterapia endovenosa, controle estrito do diabetes melito e limpeza rigorosa do CAE. O uso de terapia antimicrobiana contra pseudômona é essencial. A terapia combinada de ceftazidima associada a ciprofloxacino tem sido realizada, pois já se observa 33% das cepas de *P. aeruginosa* resistentes ao ciprofloxacino.[24,32] Tem-se tornado crescente a dificuldade de isolar o microrganismo para cultura, principalmente pelo uso prévio de antibioticoterapia tópica. Dessa forma, apenas 63,2% das culturas mostram-se positivas.[33] O tempo de tratamento é de 4 a 8 semanas, embora ainda não haja consenso na literatura quanto a isso. O tratamento cirúrgico para otite externa necrosante é limitado, tendo seu espaço nos casos de debridamento de tecido necrótico e na obtenção de material para cultura.

O risco de recorrência é elevado, e os pacientes já tratados devem ser seguidos ambulatorialmente.[33]

Conclusão

Quadros de otite externa aguda são prevalentes em nosso meio, especialmente no verão. O diagnóstico é baseado na história clínica e na otoscopia. O tratamento envolve a limpeza do CAE e a administração de medicação tópica com efetividade contra pseudômonas, além da acidificação do conduto. Pacientes com perfuração da membrana timpânica têm restrição ao uso de gentamicina tópica, pelo risco de ototoxicidade. A resolução desses quadros costuma ocorrer em poucos dias, de forma completa. Entretanto, indivíduos diabéticos, principalmente acima de 65 anos, ou com outras formas de imunodeficiência, devem ser acompanhados de modo mais cuidadoso, a cada 24 ou 48 horas, uma vez que pode haver progressão para uma forma invasiva de osteíte do osso temporal.

Teoria versus *prática*

Apesar da importância da limpeza do conduto nos diferentes tipos de otite externa para sucesso do tratamento, assim como a escolha de tratamentos tópicos como base da terapêutica, segue sendo frequente a identificação de pacientes em que essa patologias tratadas com antimicrobianos sistêmicos e nenhuma limpeza realizada. Por último, se o profissional de saúde não pesquisar sobre hábitos inadequados e orientar sobre a necessidade de evitá-los e evitar a entrada de água até a recuperação plena da pele do canal, dificilmente o processo será resolvido.

 Referências

1. Paparella MM, Jung T. Otalgia. In: Papparella MM. Otolaryngology: otology and neurotology. 3rd ed. Philadelphia: W. B. Sauders; 1990. v. 2.
2. Stroman DW, Roland PS, Dohar J, Burt W. Microbiology of normal external auditory canal. Laryngoscope. 2001;111(11 Pt 1):2054-9.
3. Karaca ÇT, Akçay SŞ, Toros SZ, Oysu Ç, Verim A, Çelebi Ş, et al. External auditory canal microbiology and hearind aid use. Am J Otolaryngol. 2013;34(4):278-81.
4. Lum CL, Jeyanthi S, Prepageran N, Vadivelu J, Raman R. Antibacterial and antifungal properties of human cerumen. J Laryngol Otol. 2009;123(4):375-8.
5. Schwaab M, Gurr A, Neumann A, Dazert S, Minovi A. Human antimicrobial proteins in ear wax. Eur J Clin Microbiol Infect Dis. 2011;30(8):997-1004.
6. Kim JK, Cho JH. Change of external auditory canal pH in acute otitis externa. Ann Otol Rhinol Laryngol. 2009;118(11):769-72.
7. Martinez Devesa P, Willis CM, Capper JW. External auditory canal pH in chronic otitis externa. Clin Otolaryngol Allied Sci. 2003;28(4):320-4.
8. Fernandez AP, Castro Neto Id, Anias CR, Pinto PC, Castro JC, Carpes AF. Post-piercing perichondritis. Braz J Otorhinolaryngol. 2008;74(6):933-7.
9. Davidi E, Paz A, Duchman H, Luntz M, Potasman I. Perichondritis of the auricle: analysis of 114 cases. Isr Med Assoc J. 2011;13(1):21-4.
10. Prasad HK, Sreedharan S, Prasad HS, Meyyappan MH, Harsha KS. Perichondritis of the auricle and its management. J Laryngol Otol. 2007;121(6):530-4.
11. Rapini RP, Warner NB. Relapsing polychondritis. Clin Dermatol. 2006;24(6):482-5.
12. Ong YK, Chee G. Infections of the external ear. Ann Acad Med Singapore. 2005;34(4):330-4.
13. Roland PS, Stroman DW. Microbiology of acute otitis externa. Laryngoscope. 2002;112(7 Pt 1):1166-77.
14. Ninkovic G, Dullo V, Saunders NC. Microbiology of otitis externa in the secondary care in United Kingdom and antimicrobial sensivity. Auris Nasus Larynx. 2008;35(4):480-4.
15. Nogueira JC, Melo Diniz MF, Lima EO, Lima ZN. Identification and antimicrobial susceptibility of acute external otitis microorganisms. Braz J Otorhinolaryngol. 2008;74(4):526-30.
16. Schaefer P, Baugh RF. Acute otitis externa: an update. Am Fam Physician. 2012;86(11):1055-61.
17. Jinnouchi O, Kuwahara T, Ishida S, Okano Y, Kasei Y, Kunitomo K, et al. Anti-microbial and therapeutic effects on modified Burow's solution on refractory otorrhea. Auris Nasus Larynx. 2012;39(4):374-7.
18. Lambert IJ. A comparison of the treatment of otitis externa with 'Otosporin' and aluminium acetate. J R Coll Gen Pract. 1981;31(226):291-4.
19. Hyo Y, Yamada S, Ishimatsu M, Fukutsuji K, Harada T. Antimicrobial effects of Burow's solution on Staphylococcus aureus and Pseudomonas aeruginosa. Med Mol Morphol. 2012;45(2):66-71.
20. Pontes ZB, Silva AD, Lima EO, Guerra MH, Oliveira NM, Carvalho MF, et al. Otomycosis: a retrospective study. Braz J Otorhinolaryngol. 2009;75(3):367-70.

21. Ho T, Vrabec JT, Yoo D, Coker NJ. Otomycosis: clinical features and treatment implications. Otolaryngol Head Neck Surg. 2006;135(5):787-91.
22. Mugliston T, O'Donoghue G. Otomycosis--a continuing problem. J Laryngol Otol. 1985;99(4):327-33.
23. Kaur R, Mittal N, Kakkar M, Aggarwal AK, Mathur MD. Otomycosis: a clinicomycologic study. Ear Nose Throat J. 2000;79(8):606-9.
24. Mahdyoun P, Pulcini C, Gahide I, Raffaelli C, Savoldelli C, Castillo L, et al. Necrotizing otitits externa: a systematic review. Otol Neurotol. 2013; 34(4):620-9.
25. Karaman E, Yilmaz M, Ibrahimov M, Haciyev Y, Enver O. Malignant otitis externa. J Craniofac Surg. 2012;23(6):1748-51.
26. Thio D, Reece P, Herdman R. Necrotizing otitis externa: a painless reminder. Eur Arch Otorhinolaryngol. 2008;265(8):907-10.
27. Handzel O, Halperin D. Necrotizing (malignant) external otitis. Am Fam Physician. 2003;68(2): 309-12.
28. Hamzany Y, Soudry E, Preis M, Hadar T, Hilly O, Bishara J, et al. Fungal malignant external otitis. J Infect. 2011;62(3):226-31.
29. Sreepada GS, Kwartler JA. Skull base osteomyelitis secondary to malignant otitis externa. Curr Opin Otolaryngol Head Neck Surg. 2003;11(5): 316-23.
30. Franco-Vidal V, Blanchet H, Bebear C, Dutronc H, Darrouzet V. Necrotizing external otitis: a report of 46 cases. Otol Neurotol. 2007;28(6):771-3.
31. Bock K, Ovesen T. Optimised diagnosis and treatment of necrotizing external otitis is warranted. Dan Med Bull. 2011;58(7):A4292.
32. Berenholz L, Katzenell U, Harell M. Evolving resistant pseudomonas to ciprofloxacin in malignant otitis externa. Laryngoscope. 2002;112(9):1619-22.
33. Loh S, Loh WS. Malignant otitis externa: an Asian perspective on treatment outcomes and prognostic factors. Otolaryngol Head Neck Surg. 2013; 148(6):991-6.

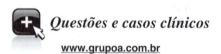

Questões e casos clínicos

www.grupoa.com.br

2.2 Otite média aguda

Daniela Preto da Silva

Introdução

A otite média aguda (OMA) é o processo inflamatório da mucosa da orelha média, com presença de secreção, de início agudo ou repentino, acompanhado de sinais e sintomas de inflamação.[1]

Um conceito mais amplo engloba no espectro da OMA o processo inflamatório da fenda auditiva (orelha média, porção cranial da tuba auditiva e células mastóideas), com base na contiguidade ou comunicação direta desses espaços aéreos dentro do osso temporal. Assim, toda OMA é, em última análise, uma otomastoidite aguda em potencial – com maior ou menor grau de comprometimento das células mastóideas.

A grande maioria dos episódios de OMA diagnosticados no consultório médico ocorre em crianças, e esse será o tema central deste capítulo. A condição afeta adultos e adolescentes também, mas a incidência é muito maior na infância. Os conceitos e as bases do tratamento nas crianças são amplamente estudados na literatura mundial e são, na prática e em sua maioria, extrapolados para a população adulta.

Fisiopatologia

O processo inflamatório da orelha média que culmina com a OMA inicia-se, geralmente, nas vias aéreas superiores, mais precisamente na rinofaringe. A íntima relação entre a fenda auditiva e a via aérea superior pode ser evidenciada sob o ponto de vista embriológico, filogenético, anatômico e funcional. A tradução clínica é a correlação entre infecção de via aérea superior e otite média.

O entendimento de que os espaços pneumatizados do osso temporal, tendo a orelha média como epicentro, são verdadeiros anexos do tubo faríngeo, assim como são os seios paranasais anexos pneumatizados das cavidades nasais, amplia a visão do médico no entendimento da OMA e orienta suas estratégias de tratamento e prevenção. Soma-se a essa peculiaridade anatômica o fato de ser a tuba auditiva a interface entre o sistema pneumatizado do osso temporal e a rinofaringe. A tuba auditiva é crucial nos mecanismos de proteção, ventilação e drenagem de secreções da orelha média. Infelizmente, esse delicado mecanismo ainda é muito vulnerável, mesmo nos seres humanos adultos. Nas crianças, com tubas ainda pouco desenvolvidas, curtas, horizontalizadas e associadas a infecções frequentes das vias aéreas superiores, fica claro o cenário desfavorável que culmina com a alta prevalência de OMA. Mais ainda: é desse mecanismo frágil que depende a resolução completa do quadro infeccioso agudo, ou sua recorrência ou cronificação, com possíveis sequelas funcionais, especialmente relacionadas à audição.

O mecanismo de abertura periódica da tuba auditiva, com consequente entrada de ar nos espaços da fenda auditiva, pode ser altamente comprometido por diversos fatores. O mais comum é o edema da mucosa da rinofaringe e tuba auditiva ao longo de um quadro de infecção viral das vias aéreas superiores. A contaminação por ascensão de vírus e bactérias da rinofaringe até a orelha média é o fator determinante na fisiopatologia da OMA.

A inflamação acompanhada de transudações da mucosa da orelha média dará origem à efusão, que, ao aumentar progressivamente de volume, provocará otalgia e abaulamento da membrana timpânica (MT). Os vasos submucosos da orelha média e da própria MT ficam ingurgitados e tornam-se visíveis à otoscopia.

A pressão exercida pelas secreções projeta lateralmente de tal forma a MT que pode haver ruptura espontânea dela, com drenagem para a orelha externa. Caracteristicamente a dor diminui no momento em que há saída de secreções pelo conduto auditivo externo (CAE).

A fase de recuperação ou convalescença da OMA caracteriza-se pela gradativa diminuição do edema e ingurgitamento vascular, bem como a reabsorção e drenagem, através da tuba auditiva, das secreções acumuladas. Essa fase é chamada de otite com efusão pós-OMA e pode durar de uma semana até três meses.

Epidemiologia e importância clínica

Estima-se que 80% das crianças irão experimentar ao menos um episódio de OMA ao longo dos primeiros 24 meses de vida.[2]

A OMA é primariamente uma doença da infância, tendo seu pico de prevalência entre 6 e 36 meses de vida.[2,3] Essa prevalência aumentada deve-se a fatores relacionados à imaturidade imunológica da criança e a uma tuba auditiva curta e horizontalizada, além de pouco funcional, observada nessa faixa etária. Classicamente, descreve-se um segundo pico de prevalência dos 4 aos 7 anos de idade, relacionado ao período de ingresso da criança na escola, com maior convívio social e possibilidade de infecções. No entanto, estatísticas mais modernas não demonstram esse aumento tão evidente de prevalência de OMA nessa faixa etária.[4] Pode-se inferir que uma mudança na sociedade relacionada ao trabalho materno fora do ambiente doméstico tenha levado à socialização precoce das crianças em creches e berçários ainda dentro do primeiro pico etário de incidência de OMA.

Além de muito prevalente, a OMA é relacionada a complicações com mortalidade, tais como meningite bacteriana e abscesso cerebral. O índice de recorrência das otites parece estar relacionado com a idade da primeira crise: quando antes dos 6 meses de vida, aumenta muito a incidência de novas crises ao longo da infância.[2,5]

Em relação às sequelas, especialmente na OMA recorrente, muitos estudos avaliam o impacto da perda auditiva condutiva, ainda que transitória, na aquisição da linguagem e suas consequências em relação à aprendizagem e escrita.[6] A OMA também pode ser o evento inicial de uma cascata de processos (*continuum*) que levam à otite média crônica, sendo o primeiro deles a otite média com efusão, presente em mais de 50% das crianças após um episódio de OMA.[7]

Fatores de risco

Diversos estudos epidemiológicos dedicam-se a avaliar fatores de risco, especialmente aqueles em que se pode intervir para reduzir a prevalência de OMA em uma população.

Os fatores de risco podem ser divididos em intrínsecos e extrínsecos, conforme o **Quadro 2.2.1**:

A idade entre 6 e 36 meses de vida é um fator importante pela maior incidência de OMA. Há uma redução drástica nos casos de OMA em adolescentes e adultos.[2,8]

A história familiar positiva para OMA e OMA recorrente nos pais e irmãos aumenta significativamente o risco.[9,10]

A disfunção tubária crônica parece ser o mecanismo central no aumento da frequência de OMA em crianças com fendas palatinas e outras anomalias craniofaciais ou síndromes (p. ex., síndrome de Down).[11]

Sem dúvida, as infecções virais das vias aéreas superiores são fatores de risco primários para o desenvolvimento de OMA, especialmente infecções pelo vírus influenza. Esse fator também explica a maior incidência de OMA nos meses de outono e inverno.[12]

A rinite alérgica tem papel controverso no desenvolvimento da otite média. Apesar de os mecanismos fisiopatológicos relacionados à disfunção tubária serem muito difundidos, poucos estudos realmente demonstraram aumento de incidência de OMA em crianças com rinite alérgica.[13,14] O refluxo gastresofágico também já foi correlacionado com OMA, porém as evidências ainda são fracas nesse sentido, basicamente com relatos de caso e alguns estudos experimentais.

As adenoides são estruturas situadas junto aos óstios faríngeos das tubas auditivas e, teoricamente, quando hipertróficas, contribuem para a disfunção da tuba e consequentemente para o mecanismo fisiopatológico da OMA. Existem evidências de que adenoides possam ser reservatórios de bactérias patogênicas que servem de contaminantes potenciais para a orelha média. Estudos apontam, ainda, o efeito positivo da adenoidectomia na frequência de OMA.[15-17]

O tabagismo passivo é um dos grandes fatores de risco modificáveis para OMA, especialmente a recorrente.[18-20] A recomendação tem base em estudos de coorte e casos-controle e deve ser sempre encorajada.

A frequência em creches ou berçários parece aumentar a ocorrência de OMA e OMA recorrente.[21,22] O uso de chupetas e a posição deitada para amamentação também foram correlacionados com OMA.[23]

O aleitamento materno exclusivo até o sexto mês de vida é um importante fator protetor para OMA e OMA recorrente.[24,25] As imunoglobulinas maternas e os benefícios da sucção no desenvolvimento e manutenção da fisiologia tubária são relatados como os principais mecanismos.

A vacina pneumocócica 7-valente está em uso rotineiro desde o ano 2000 nos Estados Unidos. Os estudos de seguimento ao longo desses anos demonstram grande benefício da vacinação na incidência de OMA.[26-28] A vacinação para influenza também teve impacto na incidência de OMA na

---

QUADRO 2.2.1

Fatores de risco para OMA

Intrínsecos	Extrínsecos
Idade	Tabagismo passivo
História familiar	Creches e berçários
Malformações craniofaciais	Falta de vacinação (pneumococo e influenza)
Síndromes	Mamadas na posição horizontal e chupetas
Deficiências imunológicas	Falta de aleitamento materno
Rinite alérgica	Baixo nível socioeconômico e cultural
Refluxo gastresofágico	Sazonalidade (inverno)
Hipertrofia de tonsila faríngea	Infecções de vias aéreas superiores

população pediátrica, considerando-se que ela seja uma possível complicação da gripe.[29,30]

Etiologia

A microbiologia da OMA apresenta grande relação com a microbiologia das vias aéreas superiores como um todo. É preciso lembrar que a fenda auditiva, especialmente a orelha média, é uma extensão anatômica e funcional da faringe.

Os principais patógenos bacterianos envolvidos na OMA são o *Streptococcus pneumoniae* (pneumococo), o *Haemophilus influenzae* (hemófilo) e a *Moraxella catarrhallis* (moraxela).[31] Outras bactérias, como o *Streptococcus pyogenes* e o *Staphylococcus aureus*, são bem menos frequentes e pouco considerada na prática clínica de escolha de antimicrobianos para o tratamento da OMA. Tanto o pneumococo quando o hemófilo e a moraxela são patógenos comumente encontrados nas vias aéreas superiores, inclusive como contaminates (portadores assintomáticos) ou como causa de infecções bacterianas nasossinusais.

O pneumococo está em primeiro lugar em frequência, seguido do hemófilo e da moraxela. No início dos anos 2000, com a implementação da vacinação antipneumocócica universal em crianças norte-americanas, observou-se uma inversão de frequências, tornando o hemófilo o patógeno mais comum. Ao longo do seguimento, novamente o pneumococo foi o mais prevalente, atualmente com cepas não contempladas na vacina 7-valente sendo mais comuns.[32,33]

Em crianças portadoras de conjuntivite bacteriana purulenta, o hemófilo é o patógeno mais comum, e esse fator deve ser considerado na escolha do antimicrobiano.

Diagnóstico

O diagnóstico de OMA é eminentemente clínico. A presença de um equipamento com *boa iluminação* e o *treinamento do médico* para visualizar as anormalidades da MT são os dois fatores mais significativos para um correto diagnóstico.

O surgimento abrupto de otalgia é o sintoma mais frequente na OMA, especialmente em crianças mais velhas. A presença de febre é também bastante característica, mas não obrigatória. Em lactentes, por dificuldades inerentes à idade, a otalgia pode não ser óbvia, e sinais como irritabilidade, recusa alimentar, choro e, eventualmente, o ato de manipular ou puxar a orelha são característicos. Otorreia de surgimento agudo e recente também sugere o diagnóstico. A concomitância de sintomas de infecção de vias aéreas superiores, tais como obstrução nasal e coriza, é também comum e deve ser questionado na anamnese.

O exame físico é, sem dúvida, o ponto alto no correto diagnóstico da OMA. A otoscopia com adequada visualização da MT é a principal ferramenta.

Para uma adequada visualização da MT, além da boa iluminação fornecida por um otoscópio de qualidade e do treinamento do examinador, a ausência de obstáculos no CAE, como cerúmen, e a limpeza de eventuais secreções são fundamentais.

Os sinais típicos de OMA à otoscopia são:

1. Presença de líquido ou efusão na orelha média;
2. Hipervascularização da MT com hiperemia;
3. Abaulamento da MT, demonstrando o aumento de volume da orelha média devido à presença de secreção inflamatória sob pressão; e
4. Presença de otorreia de início recente não causada por otite externa.

As características da otorreia proveniente da orelha média são visualmente diferentes daquela proveniente da orelha externa. A secreção de uma OMA supurada é tipicamente mucopurulenta, eventualmente sanguinolenta. A presença do componente mucoide diferencia com boa precisão otite externa de otite média, visto que as células produtoras de muco não estão presentes na orelha externa. A secreção da otite externa tem características mais descamativas e não apresenta muco.

Recentemente, a atualização do Consenso de OMA da Academia Americana de Pediatria[34] sugeriu os seguintes critérios diagnósticos (**Quadro 2.2.2**):

- Abaulamento moderado a grave da MT *ou* otorreia de início recente não devida a otite externa;
- Abaulamento leve da MT *com* dor de início recente (menos de 48 horas) *ou* intensa hiperemia da MT;
- O diagnóstico NÃO é feito quando não há efusão com base na pneumotoscopia ou timpanometria.

O abaulamento timpânico e a hiperemia são os principais achados que precisam ser treinados amplamente pelos profissionais médicos que atendem

> **QUADRO 2.2.2**
> **Critérios diagnósticos para OMA[34]**
>
> Abaulamento timpânico moderado a intenso
>
> Otorreia de início recente (48 h)
>
> Abaulamento timpânico leve acompanhado de dor de início recente (48 h)
>
> Intensa hiperemia timpânica
>
> Exclui o diagnóstico: ausência de efusão na orelha média

pacientes com suspeita de OMA. O tímpano normal tem cor perolada e é semitransparente. Durante os episódios de infecção viral das vias aéreas superiores, a MT pode parecer hipervascularizada e opacificada, até mesmo apresentando efusões, mas não obrigatoriamente trata-se de uma OMA bacteriana. Essas peculiaridades diagnósticas tornam ainda mais desafiador o julgamento para uso de antibióticos. O critério de abaulamento moderado a intenso *ou* otorreia de início recente, *ou* intensa hiperemia da MT, *ou* ainda abaulamento leve acompanhado de dor de início recente parece ser o mais adequado.

A pneumotoscopia ou otoscopia pneumática é uma ferramenta capaz de auxiliar na visualização da MT, avaliando sua mobilidade e, portanto, inferindo sobre a presença de efusão na orelha média. A ausência de efusão exclui o diagnóstico. Infelizmente, o otoscópio pneumático não está disponível amplamente em nosso meio, dificultando a utilização desse critério norte-americano em nossa prática clínica diária. Esse equipamento consiste em um otoscópio acoplado a uma pera de insuflação e um espéculo ou otocone especial, com uma oliva na extremidade, para vedar o CAE. Com a vedação hermética, insufla-se ar no CAE e observa-se a mobilidade da MT. A ausência de mobilidade sugere a presença de conteúdo não gasoso na orelha média – no caso, efusão.

Uma alternativa à pneumotoscopia, esta mais comum em serviços de saúde no Brasil, é a timpanometria. Geralmente realizado em conjunto com a avaliação audiométrica, esse teste baseia-se também na insuflação de ar no CAE e na avaliação da mobilidade e complacência da MT. Nesse caso, um equipamento registra graficamente e numericamente essa mobilização, ao contrário da otoscopia pneumática, que depende da visualização pelo examinador. Um padrão gráfico plano, com ausência de pico de complacência, sugere a presença de efusão. No entanto, essa ferramenta comumente não está disponível em serviços de emergência pediátrica, onde a quase totalidade dos diagnósticos de OMA é realizada.

Assim, o treinamento para uma adequada otoscopia continua sendo o maior desafio para aumentar a acurácia diagnóstica na OMA e evitar complicações ou o uso indiscriminado de antibióticos **(Figs. 2.2.1 e 2.2.2)**.

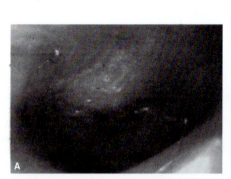 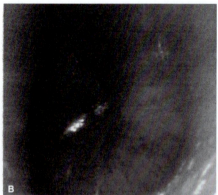

Figura 2.2.1 (A e B) Otoscopia característica da OMA: abaulamento timpânico (veja colorida em www.grupoa.com.br).
Fonte: Imagens gentilmente cedidas pelo Ambulatório de Otite Média do Hospital de Clínicas de Porto Alegre.

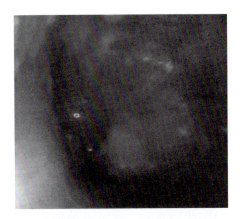

Figura 2.2.2 OMA com otorreia. Observe a característica mucoide, brilhante e viscosa da secreção (veja colorida em www.grupoa.com.br).

Fonte: Imagens gentilmente cedidas pelo Ambulatório de Otite Média do Hospital de Clínicas de Porto Alegre.

Tratamento

O tratamento da OMA envolve o uso de analgésicos, o acompanhamento da evolução da doença e, principalmente, a decisão criteriosa do uso ou não de antibióticos. Essa decisão leva em consideração a certeza diagnóstica de OMA, a gravidade dos sintomas e sinais e a idade do paciente.

A analgesia é de fundamental importância, pois a dor é o principal fator incapacitante. Muitas vezes, com a preocupação da decisão sobre o uso de antibióticos e sua seleção, o médico coloca a analgesia em segundo plano ou mesmo não orienta tal terapia. O paracetamol, o ibuprofeno e a dipirona são alternativas amplamente disponíveis e podem ser utilizadas em associação se for necessário.

O uso de antibióticos na OMA tem sido amplamente discutido na literatura mundial por saber-se da evolução autolimitada da doença, benigna na grande maioria dos casos.[35] O uso dos antibióticos parece não ter impacto direto na evolução da doença. Além disso, as condutas de não uso de antibióticos, principalmente em países escandinavos, não parecem ter contribuído para um aumento de incidência de complicações como mastoidite aguda, meningite e paralisia facial.[36-38]

Diante desse cenário, o uso criterioso de antibióticos para OMA tem sido cada vez mais incentivado. Primeiramente, o aumento da segurança em relação ao correto diagnóstico é um aspecto importante nas estratégias para evitar o uso indiscriminado de antibióticos. A avaliação da gravidade dos sintomas, a idade do paciente e a possibilidade de um seguimento adequado, com novas avaliações em caso de piora ou não melhora, são os demais fatores a considerar no momento da prescrição. De acordo com a Academia Americana de Pediatria, em seu consenso de 2013,[34] após avaliar diversos estudos e opiniões de especialistas, chegou-se à seguinte regra:

1. Tratar com antibiótico (ATB) a OMA (uni ou bilateral) *grave* em todas as crianças: dor moderada a grave por pelo menos 48 horas *ou* febre de mais de 39º.
2. Tratar com ATB OMA *não grave bilateral* em lactentes de 6 a 23 meses.
3. Opção de tratar ou não com ATB OMA *não grave unilateral* em lactentes de 6 a 23 meses. Decisão tomada com os responsáveis e facilidade de contato para reavaliação.
4. Opção de tratar ou não com ATB OMA *não grave uni ou bilateral* em crianças de 24 meses ou mais. Decisão tomada com os responsáveis e facilidade de contato para reavaliação.

Deve-se considerar que esses critérios para escolha do tratamento são válidos para crianças não sindrômicas, sem imunodeficiências ou anomalias craniofaciais, tais como fenda palatina. Nestas, a decisão individualizada tende a seguir uma conduta mais intervencionista ou agressiva.

Escolha antibiótica

Diante da decisão de tratar a OMA com antibióticos, impõe-se um novo desafio: a escolha do antimicrobiano (Quadro 2.2.3).

Considerando-se a epidemiologia dos patógenos mais prevalentes na OMA, a cobertura para o pneumococo deve ser uma prioridade, mesmo em crianças vacinadas. A amoxicilina na dose de 40 a 50 mg/kg/dia, utilizada por via oral, a cada 12 horas, durante 10 dias, é o esquema inicial preconizado para crianças não alérgicas e sem conjuntivite purulenta associada. Na América do Norte, a incidência de pneumococos resistentes à penicilina tem aumentado drasticamente nas últimas décadas. Para lidar com tal problema, houve uma recomendação do aumento das doses de amoxicilina para 90 mg/kg/dia, permitindo uma maior concentração do antibiótico na corrente sanguínea e na orelha média. A resistência do pneumococo à penicilina é

> **QUADRO 2.2.3**
> ## Recomendações gerais para escolha antibiótica[34]
>
> Tratar com amoxicilina se não usou nos últimos 30 dias, não tem conjuntivite purulenta concomitante e não é alérgico.
>
> Associar inibidor de betalactamase se usou amoxicilina nos últimos 30 dias ou tem conjuntivite purulenta associada ou tem histórico de OMA recorrente não responsiva à amoxicilina.
>
> Reavaliar o paciente em 48 a 72 horas se os sintomas piorarem ou não melhorarem para considerar a troca do esquema antibiótico.

demonstrada *in vitro* de acordo com a concentração inibitória mínima (MIC), e, sabidamente, o aumento da dose é capaz de produzir efeito inibitório sobre um maior número de cepas e cepas mais resistentes do pneumococo.

Em nosso meio, ainda é possível o uso da dose de 40 mg/kg/dia, pois a resistência do pneumococo à penicilina ainda é menor. São fatores de risco para resistência do pneumococo: frequentar creches ou berçários, crianças institucionalizadas, uso de antibióticos nos últimos 30 dias e hospitalização recente. Tais fatores, quando presentes, devem ser considerados para uso da dose aumentada de amoxicilina no tratamento da OMA.

A cobertura do hemófilo e da moraxela exige o uso de inibidores da betalactamase em associação com a amoxicilina, já que a grande maioria dos hemófilos é produtor de betalactamase. A associação de amoxilicina com o ácido clavulânico (clavulanato de potássio) é a mais utilizada e deve seguir as mesmas doses recomendadas para a amoxicilina, associadas a 6,4 mg/kg/dia do clavulanato. Note-se que, se a opção for dobrar a dose da amoxicilina, a dose do clavulanato deve ser mantida a mesma. Dobrar a dose do clavulanato não acrescenta benefício e aumenta a incidência de efeitos adversos, especialmente diarreia.

Nos pacientes alérgicos a penicilinas, a principal alternativa são as cefalosporinas, que não parecem ter uma incidência de alergia cruzada com as penicilinas tão alta quanto se pensava anteriormente. Axetilcefuroxima, na dose de 30 mg/kg/dia, por via oral, em 2 doses diárias, por 10 dias, é o esquema mais preconizado em nosso meio. Os macrolídeos, o sulfametoxazol-trimetroprima e o cefaclor, anteriormente bastante utilizados, não recebem as recomendações atuais do consenso da Academia Americana de Pediatria devido à alta incidência de resistência bacteriana a esses fármacos pelos patógenos envolvidos na OMA.

Alternativamente, nas falhas terapêuticas em 48 a 72 horas, ou em pacientes sem tolerância de medicações por via oral (vômitos), usar ceftriaxona, na dose de 50 mg/kg/dia, intramuscular, em dose única diária, por 1 a 3 dias.

O Quadro 2.2.4 mostra as escolhas antibióticas para a OMA de acordo com a Academia Americana de Pediatria, 2013, adaptadas à realidade brasileira, onde não há disponibilidade de algumas alternativas de cefalosporinas, bem como a ausência de apresentações comerciais de clindamicina em suspensão oral para uso pediátrico (uma opção em pacientes alérgicos à penicilina). Também ainda foi colocada a opção da amoxicilina em dose-padrão, 40 a 50 mg/kg/dia, para crianças sem fatores de risco para resistência do pneumococo à penicilina.

Prevenção e acompanhamento

Durante muitos anos, a profilaxia antibiótica foi uma prática comum para crianças com OMA recorrente. Hoje, sabe-se que tal conduta não é capaz de evitar um número significativo de crises e, portanto, não existe mais essa recomendação.[39]

A timpanotomia com inserção de tubos de ventilação pode ser oferecida como uma opção de tratamento nas otites recorrentes e teve sua indicação como opcional no consenso da Academia Americana de Pediatria.[34] Na prática otorrinolaringológica do Brasil, pela ampla disponibilidade, relativa fácil execução e pequena morbidade, a indicação dessa microcirurgia no tratamento das otites é bastante praticada. O critério clínico para classificar a OMA como recorrente é a presença de três episódios em 6 meses ou quatro episódios em 1 ano.

As estratégias de prevenção para OMA atualmente são voltadas aos fatores de risco. Há indica-

QUADRO 2.2.4
Esquemas de antibioticoterapia para OMA[34] (adaptado)

Tratamento inicial	Falha terapêutica em 48 a 72 horas
Amoxicilina, 40-50 mg/kg/dia, em 2 doses diárias Ou Amoxicilina, 90 mg/kg/dia, em 2 doses diárias Ou Amoxicilina, 40-50 mg/kg/dia, associada a clavulanato, em 2 doses diárias	Amoxicilina, 90 mg/kg/dia, associada a clavulanato, em 2 doses diárias Ou Ceftriaxona 50 mg/kg/dia, dose única diária, por 1-3 dias Ou Timpanotomia (consultar especialista)
Alternativa (se alérgico): Axetilcefuroxima, 30 mg/kg/dia, em 2 doses diárias Ou Ceftriaxona 50 mg/kg/dia, dose única diária, por 1-3 dias	

ção formal de vacinação conjugada pneumocócica e vacinação anual para influenza. O aleitamento materno exclusivo até os 6 meses de vida deve ser fortemente encorajado. Quando a mamadeira é utilizada, deve-se orientar a não usá-la com a criança deitada, e sim inclinada para evitar refluxo de secreções faríngeas pela tuba auditiva.

Orientações para a ausência total de exposição ao tabaco também devem fazer parte das estratégias de prevenção. A realidade da socialização precoce das crianças em creches e berçários é muitas vezes difícil de modificar, devido às condições sociais atuais das mulheres no mercado de trabalho. No entanto, os cuidados para que o número de crianças em um único ambiente seja o menor possível e para que todas sejam adequadamente vacinadas devem ser sempre orientados.

O tratamento das comorbidades, tais como rinites e rinossinusites alérgicas, hipertrofia de tonsila faríngea e refluxo gastresofágico, ainda que não completamente elucidados os seus efeitos na incidência de OMA, deve ser preconizado como parte do manejo da criança com otite.

O acompanhamento após a resolução de uma crise de OMA deve considerar a possibilidade de recorrência e de cronificação. Consultas médicas para verificar a normalização da otoscopia, que pode levar de duas semanas até três meses, devem ser programadas. A presença de líquido ou efusão na orelha média após uma crise de OMA deve ser tratada como parte do período de convalescença da doença, mas não negligenciada. Como regra, a não resolução da efusão após três meses caracteriza cronificação e merece atenção. Exames audiológicos e timpanometrias podem ser utilizados para complementação do diagnóstico caso haja dúvida na otoscopia em relação à total resolução do quadro. Nas otites com otorreia, comumente se observa uma microperfuração timpânica que tende a cicatrizar espontaneamente ao longo da fase de convalescença.

Conclusão

O aumento gradual da incidência mundial de microrganismos multirresistentes à terapia antimicrobiana deve ser nossa contínua motivação para melhorar os métodos diagnósticos, evitando a prescrição desnecessária de tais fármacos. Além da questão da saúde pública, coletiva, representada pela pressão dos microrganismos resistentes, devem-se também avaliar os riscos e paraefeitos da terapia antimicrobiana na esfera individual: reações alérgicas, desestruturação da flora microbiana normal (especialmente do trato gastrintestinal), seleção de microrganismos resistentes, entre outros.

Diante desse contexto, o uso criterioso dos antimicrobianos se impõe. Este capítulo é também uma tentativa de fornecer informações fundamentais para possibilitar essa conduta.

Teoria versus *prática*

Os principais desafios do manejo da OMA na prática clínica, pediátrica e otorrinolaringológica são a precisão no *diagnóstico* e a decisão do *uso ou não de antimicrobianos*. Essas duas questões foram amplamente discutidas neste capítulo para tentar tornar a leitura o mais voltada para a prática diária possível, com embasamento teórico sólido. No entanto, o adequado diagnóstico de OMA, grande determinante na escolha do tratamento, depende de treinamento contínuo dos profissionais, além de infraestrutura mínima (equipamento adequado para otoscopia). A realidade dos serviços de emergência de nosso país nem sempre dá plenas condições para que esse diagnóstico seja correto. A grande consequência é o uso indiscriminado dos antimicrobianos, em muitas situações em que talvez pudessem ser evitados.

O desafio do médico, na prática, mediante o paciente enfermo, é fazer um diagnóstico rápido e correto e decidir sobre o uso ou não do antimicrobiano (e qual). Tais aspectos foram aqui discutidos para tentar estabelecer critérios ao raciocínio do profissional diante dessas escolhas. Mas a subjetividade de muitas questões – como a certeza e segurança do profissional no diagnóstico, o perfil do paciente e seus familiares dentro do contexto social, a facilidade de acesso ao médico na necessidade de uma reavaliação – torna individualizada a decisão final da conduta. Como regra, o uso indiscriminado de antibióticos de amplo espectro ainda é uma rotina nas emergências e consultórios em nosso país. Cabe ao profissional uma reflexão sobre o tema para tentar modificar, ao menos em parte, essa realidade.

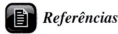

Referências

1. Gates GA, Klein JO, Lim DJ, Mogi G, Ogra PL, Pararella MM, et al. Recent advances in otitis media. 1. Definitions, terminology, and classification of otitis media. Ann Otol Rhinol Laryngol Suppl. 2002;188:8-18.
2. Paradise JL, Rockette HE, Colborn DK, Bernard BS, Smith CG, Kurs-Lasky M, et al. Otitis media in 2253 Pittsburgh-area infants: prevalence and risk factors during the first two years of life. Pediatrics. 1997;99(3):318-33.
3. Casselbrant M. Epidemiology. In: Rosenfeld RM, Bluestone CD, editors. Evidence-based otitis media. Hamilton: Decker; 1999. p. 117-36.
4. Rovers MM, Schilder AG, Zielhuis GA, Rosenfeld RM. Otitis media. Lancet. 2004;363(9407):465-73.
5. Pelton SI. New concepts in the pathophysiology and management of middle ear disease in childhood. Drugs. 1996;52 Suppl 2:62-6; discussion 66-7.
6. Adesman AR, Altshuler LA, Lipkin PH, Walco GA. Otitis media in children with learning disabilities and in children with attention deficit disorder with hyperactivity. Pediatrics. 1990;85(3 Pt 2):442-6.
7. Paparella MM, Hiraide F, Juhn SK, Kaneco J. Celular events involved in middle ear fluid production. Ann Rhinol Otol Laryngol. 1970;79(4):766-79.
8. Corbeel L. What is new in otitis media? Eur J Pediatr. 2007;166(6):511-9.
9. Ladomenou F, Kafatos A, Tselentis Y, Galanakis E. Predisposing factors for acute otitis media in infancy. J Infect. 2010;61(1):49-53.
10. Uhari M, Mäntysaari K, Niemelä M. A meta--analytic review of the risk factors for acute otitis media. Clin Infect Dis. 1996;22(6):1079-83.
11. Sheahan P, Miller I, Sheahan JN, Earley MJ, Blayney AW. Incidence and outcome of middle ear disease in cleft lip and/or cleft palate. Int J Pediatr Otorhinolaryngol. 2003;67(7):785-93.
12. Heikkinen T, Ruuskanen O, Waris M, Ziegler T, Arola M, Halonen P. Influenza vaccination in the prevention of acute otitis media in children. Am J Dis Child. 1991;145(4):445-8.
13. Kraemer MJ, Richardson MA, Weiss NS, Furukawa CT, Shapiro GG, Pierson WE, et al. Risk factors for persistent middle-ear effusions. Otitis media, catarrh, cigarette smoke exposure, and atopy. JAMA. 1983;249(8):1022-5.
14. Pukander J, Luotonen J, Timonen M, Karma P. Risk factor affecting the occurrence of acute otitis media among 2-3 year-old urban children. Acta Otolaryngol. 1985;100(3-4):260-5.
15. Howie VM, Ploussard JH. Bacterial etiology and antimicrobial treatment of exsudative otitis media: relation of antibiotic therapy to relapses. South Med J. 1971;64(2):233-9.
16. Gates GA, Avery CA, Prihoda TJ, Cooper JC Jr. Effectiveness of adenoidectomy and tympanostomy tubes in the treatment of chronic otitis media with effusion. N Engl J Med. 1987;317(23): 1444-51.

17. Paradise JL, Bluestone CD, Colborn DK, Bernard BS, Smith CG, Rockette HE, et al. Adenoidectomy and adenotonsillectomy for recurrent acute otitis media: parallel randomized clinical trials in children not previously treated with tympanostomy tubes. JAMA. 1999;282(10):945-53.
18. Ey JL, Holberg CJ, Aldous MB, Wright AL, Martinez FD, Taussig LM. Passive smoke exposure and otitis media in the first year of life. Group Health Medical Associates. Pediatrics. 1995;95(5): 670-7.
19. Etzel RA, Pattishall EN, Haley NJ, Fletcher RH, Henderson FW. Passive smoking and middle ear effusion among children in day care. Pediatrics. 1992;90(2 Pt 1):228-32.
20. Ilicali OC, Keleş N, Değer K, Savaş I. Relationship of passive cigarette smoking to otitis media. Arch Otolaryngol Head Neck Surg. 1999;125(7):758-62.
21. Pukander J, Karma P, Sipilä M. Occurrence and recurrence of acute otitis media among children. Acta Otolaryngol. 1982;94(5-6):479-86.
22. Engel J, Mahler E, Anteunis L, Marres E, Zielhuis G. Why are NICU infants at risk for chronic otitis media with effusion? Int J Pediatr Otorhinolaryngol. 2001;57(2):137-44.
23. Rovers MM, Numans ME, Langenbach E, Grobbee DE, Verheij TJ, Schilder AG. Is pacifier use a risk factor for acute otitis media? A dynamic cohort study. Fam Pract. 2008;25(4):233-6.
24. Ladomenou F, Moschandreas J, Kafatos A, Tselentis Y, Galanakis E. Protective effect of exclusive breastfeeding against infections during infancy: a prospective study. Arch Dis Child. 2010;95(12): 1004-8.
25. Duijts L, Jaddoe VW, Hofman A, Moll HA. Prolonged and exclusive breastfeeding reduces the risk of infectious diseases in infancy. Pediatrics. 2010; 126(1):e18-25.
26. Jansen AG, Hak E, Veenhoven RH, Damoiseaux RA, Schilder AG, Sanders EA. Pneumococcal conjugate vaccines for preventing otitis media. Cochrane Database Syst Rev. 2009;(2):CD001480.
27. Fireman B, Black SB, Shinefield HR, Lee J, Lewis E, Ray P. Impact of the pneumococcal conjugate vaccine on otitis media. Pediatr Infect Dis J. 2003; 22(1):10-6.
28. Grijalva CG, Poehling KA, Nuorti JP, Zhu Y, Martin SW, Edwards KM, et al. National impact of universal childhood immunization with pneumococcal conjugate vaccine on outpatient medical care visits in the United States. Pediatrics. 2006;118(3): 865-73.
29. Ozgur SK1, Beyazova U, Kemaloglu YK, Maral I, Sahin F, Camurdan AD, et al. Effectiveness of inactivated influenza vaccine for prevention of otitis media in children. Pediatr Infect Dis J. 2006; 25(5):401-4.
30. Block SL, Heikkinen T, Toback SL, Zheng W, Ambrose CS. The efficacy of live attenuated influenza vaccine against influenza associated acute otitis media in children. Pediatr Infect Dis J. 2011; 30(3):203-7.
31. Bluestone CD, Stephenson JS, Martin LM. Ten-year review of otitis media pathogens. Pediatr Infect Dis J. 1992;11(8 Suppl):S7-11.
32. Casey JR, Pichichero ME. Changes in frequency and pathogens causing acute otitis media in 1995-2003. Pediatr Infect Dis J. 2004;23(9):824-8.
33. McEllistrem MC, Adams JM, Patel K, Mendelsohn AB, Kaplan SL, Bradley JS, et al. Acute otitis media due to penicillin nonsusceptible Streptococcus pneumonia before and after the introduction of the pneumococcal conjugate vaccine. Clin Infect Dis. 2005;40(12):1738-44.
34. Lieberthal AS, Carroll AE, Chonmaitree T, Ganiats TG, Hoberman A, Jackson MA, et al. The diagnosis and management of acute otitis media. Pediatrics. 2013;131(3):e964-99. Errata em: Pediatrics. 2014;133(2):346-7.
35. van Buchem FL, Peeters MF, van't Hof MA. Acute otitis media: a new treatment strategy. Br Med J (Clin Res Ed) 1985;290(6474):1033-7.
36. Sanders S, Glasziou PP, Del Mar C, Rovers M. Antibiotics for acute otitis media in children. Cochrane Database Syst Rev. 2009;(2):1-43. Review
37. van Buchem FL, Dunk JH, van't Hof MA. Therapy of acute otitis media: myringotomy, antibiotics, or neither? A double-blind study in children. Lancet. 1981;2(8252):883-7.
38. Rovers MM, Glasziou P, Appelman CL, Burke P, McCormick DP, Damoiseaux RA, et al. Antibiotics for acute otitis media: a meta-analysis with individual patient data. Lancet. 2006;368(9545):1429-35.
39. Teele DW, Klein JO, Word BM, Rosner BA, Starobin S, Earle R Jr, et al. Antimicrobial prophylaxis for infants at risk for recurrent acute otitis media. Vaccine. 2000;19 Suppl 1:S140-3.

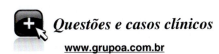

Questões e casos clínicos
www.grupoa.com.br

2.3 Dor referida

Fabio André Selaimen
Caio Selaimen

Introdução

A otalgia é um sintoma frequente em pacientes que buscam atendimento nos consultórios de otorrinolaringologia. Em alguns casos, a dor é proveniente de patologias do pavilhão auricular, orelha externa ou média, todas essas denominadas otalgias primárias. Por outro lado, aproximadamente 50% dos indivíduos com otalgia têm seu problema localizado fora do ouvido, em regiões próximas, provocando a chamada dor referida ou *otalgia secundária*.

A dor aguda é um mecanismo de proteção que ocorre em resposta ao dano tecidual. No caso da dor referida, o estímulo nociceptivo ocorre em locais distantes da área onde a dor é percebida. O ouvido recebe inervação das fibras sensitivas de seis nervos: quatro pares cranianos e dois ramos do plexo cervical. Os nervos trigêmeo (V par), facial (VII par), glossofaríngeo (IX), vago (X), grande auricular (C2 e C3) e occipital menor (C2) podem participar da otalgia referida. Podem-se citar várias regiões envolvidas na origem da otalgia: seios paranasais, faringe, boca, laringe, parótidas, glândulas submandibulares, dentes e articulação temporomandibular (ATM).

É importante destacar que uma grande variedade de condições pode resultar em otalgia e que o profissional deve estar familiarizado com os principais diagnósticos, visto que a identificação precisa da etiologia, a abordagem medicamentosa criteriosa e o correto encaminhamento de acordo com a patologia envolvida são de extrema importância, pois isso permitiria minimizar não apenas a morbidade associada, mas ainda os custos do sistema de saúde.

Avaliação

Após excluir as causas de otalgia primária pela anamnese (ausência de outros sintomas, como otorreia, hipoacusia, zumbido e vertigem), pelo exame físico (otoscopia normal) e, quando indicadas, pela audiometria e timpanometria também inalteradas, deve-se manejar o caso como otalgia referida.

Anamnese

Início, intensidade e duração. É importante ressaltar que a intensidade da dor não tem relação com a gravidade da doença de base. A otite média aguda, causa de otalgia primária, pode causar dor excruciante, ao passo que a otalgia referida por um carcinoma de seio piriforme pode ser de leve a moderada. Dor lancinante e unilateral com ponto de gatilho conhecido é sugestiva de neuralgia trigeminal. Dor em queimação, tipo choque e desencadeada ao deglutir pode ser devida à neuralgia do glossofaríngeo. Dor crônica em indivíduos com fatores de risco deve alertar para neoplasia na laringe ou na faringe.

Fatores agravantes. Disfunção de ATM é uma possibilidade principalmente quando a dor é piorada por morder ou mastigar. A maioria dos pacientes com disfunção temporomandibular (DTM) também apresenta otalgia, plenitude aural e zumbido.

Sintomas dentários. Lembrar-se de questionar sobre cáries, periodontite, abscessos e má oclusão.

Sintomas nasais. Obstrução nasal, rinorreia e gota posterior podem levar à disfunção tubária e consequente otalgia.

Sintomas do trato aerodigestivo alto. Desde doença do refluxo gastresofágico causando otalgia até lesões malignas da laringe e da faringe devem ser lembradas.

Sintomas cervicais. Osteoartrite pode irritar os ramos C1 e C2 e causar otalgia.

Exame físico

O exame físico completo é indispensável e jamais deve ser limitado apenas à otoscopia. A rinoscopia anterior pode mostrar desde uma mucosa inflamada até tumores de cavidade nasal. A oroscopia deve ser criteriosa, atentando principalmente para cáries, doença periodontal, lesões na mucosa oral (aftas) e má oclusão. O exame da orofaringe também pode dar indícios de infecções ou tumores.

O exame do pescoço pode mostrar doença infecciosa ou neoplásica da parótida, tireoide ou linfonodos cervicais.

Pares cranianos devem ser examinados e comparados bilateralmente. Anormalidades no V3 podem ser consequência de lesões na porção anterior da língua e soalho da boca. Alterações na sensibilidade do V2 são vistas no câncer envolvendo o antro do maxilar, etmoide e nasofaringe. O VI par pode estar afetado em tumores do ápice petroso e seio cavernoso. Paralisia do VII par acontece nas lesões malignas da parótida. Por fim, disfunções dos pares cranianos baixos (IX, X, XI e XII) podem ser indícios de lesões da faringe, laringe e lesões glômicas erodindo a base do crânio.

No exame da ATM, deve-se fazer a palpação em busca de sensibilidade dolorosa ou ruídos de atrito. Os músculos masseter e temporal também podem mostrar-se sensíveis ou com espasmos musculares. A palpação do pterigoide deve ser feita pela cavidade oral e parece ser o achado mais consistente com disfunção da ATM. A região cervical e seus músculos também devem ser examinados e palpados em busca de contraturas ou sinais de doenças osteomusculares.

Por fim, a endoscopia nasal flexível não deve ser considerada exame complementar, e sim feita de rotina no paciente com otalgia secundária. O exame criterioso da nasofaringe, da hipofaringe e da laringe é fundamental na avaliação de processos malignos, especialmente nos pacientes com fatores de risco.

Exames complementares

Nos pacientes com fatores de risco para carcinoma, deve-se descartar lesões no trato aerodigestivo alto. Nesse caso, pode-se também utilizar a tomografia computadorizada (TC), a ressonância magnética e a endoscopia digestiva alta.

Disfunções temporomandibulares (DTMs)

É um termo coletivo que inclui inúmeras condições clínicas que envolvem a musculatura mastigatória e/ou as ATMs e estruturas associadas. As DTMs são consideradas uma subclassificação dos distúrbios musculoesqueléticos. São comuns em todas as faixas etárias, menos nas crianças. As várias condições clínicas são caracterizadas por dor na área pré-auricular, na ATM, ou músculos da mastigação, assim como pela limitação ou desvio na amplitude de movimentação mandibular e ainda por sons articulares como estalidos e crepitação, durante a função muscular. As queixas mais comuns dos pacientes incluem cefaleia, dores no pescoço, dores na face e dores no ouvido. Outras queixas associadas incluem zumbido, plenitude aural e hipoacusia. Não se questiona a relação entre os sintomas otológicos e a DTM, mas a exata relação ainda não é conhecida.

A artralgia da ATM é, provavelmente, a causa mais comum de otalgia secundária. Frequentemente, a sensação de plenitude do ouvido e/ou otalgia é relatada pelo paciente. Os distúrbios musculares, como aumento da tensão e espasmo muscular, quase sempre estão presentes nesses casos secundariamente à condição inflamatória. Entre essas condições inflamatórias, podem-se citar as sinovites, as capsulites e as poliartrites. Além disso, os distúrbios inflamatórios também podem estar relacionados com osteoartrite primária e secundária.

O tratamento conservador pode, na maioria das vezes, ser efetivo em diminuir a otalgia reflexa e demais sintomas da DTM. Analgesia, massagens com calor local e placas para oclusão dentária aliviam os sintomas em até 75% dos casos. Os antidepressivos tricíclicos são uma alternativa quando a ansiedade estiver associada à DTM. Casos mais graves ou refratários ao tratamento devem ser referenciados ao dentista ou ao cirurgião bucomaxilofacial.

Problemas dentários e da cavidade oral

Os dentes são, algumas vezes, a origem de dores que, por efeito excitatório central, podem causar dor referida na região da face. Os problemas dentários com otalgia referida geralmente estão relacionados com cáries nos terceiros molares. Em crianças, a erupção dentária e a irritação gengival podem causar otalgia referida.

Também podem ser etiologia da otalgia referida as dores pulpares (bacterianas, traumáticas e iatrogênicas), dores periodontais (abscessos periodontais, perirradiculares e pericoronários), fraturas dentárias, entre outras.

As úlceras orais em geral se apresentam com dor local, mas também causam otalgia quando atingem o terço posterior da língua, tonsilas e faringe. No exame físico, devem-se remover as placas e próteses dentárias para se poder avaliar integralmente a mucosa oral. A etiologia das úlceras pode incluir gengivite ulcerativa necrosante aguda, estomatite aftosa recorrente, gengivoestomatite herpética primária e secundária, candidíase oral (candidíase pseudomembranosa aguda, candidíase atrófica aguda, crônica, hipertrófica e queilite angular) e traumas (físicos, químicos e térmicos). Em todos esses casos, o encaminhamento ao cirurgião-

-dentista é fundamental e, em caso de não melhora em até três semanas, a biópsia é mandatória para excluir neoplasias.

Glândulas salivares

As glândulas salivares estão sujeitas a várias alterações e patologias que podem causar dores faciais. Muitas vezes, o quadro clínico tem algumas particularidades e semelhanças com DTMs. A maior parte das dores de origem glandular é inflamatória, estando relacionadas com infecção, trauma ou sialolitíase, visto que nas grandes glândulas salivares podem ocorrer depósitos minerais e contaminação retrógrada, ou seja, pelos ductos salivares a partir da cavidade bucal.

- *Parotidite infecciosa* – o relato dos sintomas em geral se refere à presença de dor constante, que piora ao comer, e sensação de pressão lateral da face, próximo à região de masseter. Algumas vezes, a dor pode envolver a ATM e causar limitação na abertura da boca. Além disso, também se pode observar edema lateral da face, causando assimetria da face, diminuição do fluxo salivar, elevação do lobo da orelha e supuração do ducto da parótida, ambos ipsilateralmente. É comum isso ocorrer em pacientes com estado geral de saúde debilitado ou em portadores de doenças sistêmicas, geralmente associado à xerostomia, sendo mais provável entre 50 e 60 anos.
- *Sialolitíase* – está relacionada com a presença de cálculos salivares, que promovem a obstrução do fluxo salivar e consequente aumento de volume. As glândulas submaxilares são as mais frequentemente afetadas, seguidas pelas parótidas e pelas sublinguais. Além do aumento de volume, é comum o relato de dor constante, agravada durante os períodos de alimentação.
- *Parotidite associada à hipertrofia do músculo masseter* – essa hipertrofia pode causar obstrução do ducto glandular e da fáscia parotideomassetérica. O inchaço na região da parótida fica evidenciado após períodos prolongados de atividade parafuncional, como ocorre no bruxismo noturno. Nas primeiras horas do dia, em função do relaxamento muscular, ocorre liberação do fluxo salivar e diminuição do inchaço por drenagem da glândula.

Neuralgia do trigêmeo

A neuralgia do nervo trigêmeo é a mais conhecida e debilitante forma de neuralgia facial. É caracterizada por uma forte dor descrita como "latejante", "queimação" ou "choque elétrico", paroxística e de curta duração, desde alguns segundos até minutos, com intensidade e frequência bastante variáveis. Limitam-se geralmente às divisões mandibular e maxilar do V par de nervos cranianos. Um simples ramo nervoso pode ser afetado sem envolver outros ramos, a divisão inteira ou outras divisões do trigêmeo. Quando o ramo do nervo auriculotemporal é afetado, o desconforto ao redor dos ouvidos e da região temporal pode ser mal-interpretado como sendo de origem mastigatória. Da mesma maneira, movimentos mastigatórios ou da deglutição podem estimular pontos de gatilho localizados na língua ou na face, também confundindo o diagnóstico com uma situação de comprometimento funcional da musculatura mastigatória.

As medicações anticonvulsivantes têm sido usadas para o tratamento crônico da dor neuropática, sendo a carbamazepina reportada como a mais efetiva no tratamento da neuralgia do trigêmeo. O tratamento cirúrgico com descompressão do nervo afetado também pode ser uma alternativa nos casos refratários.

Neuralgia do glossofaríngeo

A neuralgia do glossofaríngeo é uma patologia rara que se caracteriza por dor excruciante localizada lateralmente na parte posterior da língua, palato mole, e na parte lateral e posterior da faringe, com possível irradiação para o ouvido e ângulo da mandíbula. Atividades como deglutir, tossir ou mastigar podem ser pontos de gatilho, desencadeando um episódio doloroso que dura de segundos a minutos. Contudo, a neuralgia do glossofaríngeo também pode apresentar-se como uma dor contínua com momentos de agudização. A causa mais comum desta patologia é uma compressão do nervo glossofaríngeo normalmente provocada pela artéria cerebelar posterior inferior, embora também possa ter origem tumoral ou doença degenerativa.

Síndrome de Eagle

O alongamento do processo estiloide pode causar otalgia, dor facial e dor de garganta, caracterizando a síndrome de Eagle. Pode ocorrer inflamação das carótidas interna e externa, levando a uma dor irradiada. Também pode ser relatada perturbação da visão, tontura, movimentos restritos da cabeça e do pescoço, além de sensação de corpo estranho na garganta e odinofagia.

Essa síndrome acomete mais mulheres do que homens, com maior prevalência entre os 30 e os 40 anos de idade. O alongamento desse processo tende a ser bilateral e facilmente constatado por meio de radiografias panorâmicas, porém a sintomatologia pode ser unilateral. Há pouca evidência para o tratamendo cirúrgico, limitada a séries de casos com TC pré-operatória e abordagem transoral para ressecamento do processo estiloide.

Doenças da coluna cervical

Jaber e colaboradores mostraram que as doenças degenerativas são a etiologia mais frequente da otalgia reflexa por alteração na coluna cervical. Uma vez diagnosticados, os pacientes devem ser encaminhados à fisioterapia.

Neoplasias

Os pacientes com otalgia sem causa aparente após exame otorrinolaringológico completo devem ser investigados para neoplasias, especialmente se forem encontrados na anamnese algum dos fatores de risco. Entre eles estão idade acima de 50 anos, tabagismo, alcoolismo e neoplasia de cabeça e pescoço prévia. Sintomas associados, como rouquidão, disfagia, linfonodomegalias cervicais e perda de peso, também devem elevar a suspeição para doenças malignas.

Cerca de 56% dos pacientes com carcinoma de nasofaringe apresentam otalgia, assim como 26% dos pacientes com carcinomas de hipofaringe e até 16% naqueles em que a lesão se encontra na orofaringe. Tumores da laringe e da língua também podem se apresentar dessa maneira.

O exame físico deve abranger inspeção de todos os potenciais locais primários de câncer de cabeça e pescoço, além de incluir biópsia das áreas suspeitas. Linfonodomegalias podem ser avaliadas por meio de punção por agulha fina. Em alguns casos, pode ser necessária a avaliação da via digestiva, com endoscopias ou exames da deglutição.

Conclusão

Pacientes com exame físico otorrinolaringológico normal e, sobretudo, se portadores dos fatores de risco para neoplasias, devem ser exaustivamente investigados em busca da etiologia da dor.

Há uma grande abrangência de causas para otalgia referida, que incluem desde lesões benignas e de fácil avaliação até neoplasias em locais ocultos. Dessa forma, o manejo deve obrigatoriamente incluir anamnese e exame físico criteriosos, além de exames complementares quando indicados.

O tratamento deve ser direcionado para a causa do problema, não devendo ser abreviado apenas com analgesia. Muitas vezes, o encaminhamento a outros profissionais se faz necessário, tendo em vista a grande diversidade de causas que pode ser manejada em conjunto por médicos, dentistas, fisioterapeutas e outros.

Teoria versus prática

Aproximadamente 50% dos casos de otalgia no consultório de otorrinolaringologia referem-se à dor secundária. Nesses casos, a grande maioria tem como etiologia a disfunção de ATM e consequentes alterações musculares. Sendo assim, é preciso cuidado para não haver a banalização do diagnóstico de DTM, o que pode levar a um exame físico abreviado e eventualmente à não realização do exame endoscópico. O manejo inicial pode ser feito pelo otorrinolaringologista, com boa resposta em muitos casos.

 ## Leituras sugeridas

Baad-Hansen L. Atypical odontalgia: pathophysiology and clinical management. J Oral Rehabil. 2008;35(1):1-11.

Blau JN. How to take a history of head or facial pain. Br Med J (Clin Res Ed). 1982;285(6350):1249-51.

Charlett SD, Coatesworth AP. Referred otalgia: a structured approach to diagnosis and treatment. Int J Clin Pract. 2007;61(6):1015-21.

Cruccu G, Gronseth G, Alksne J, Argoff C, Brainin M, Burchiel K, et al. AAN-EFNS guidelines on trigeminal neuralgia management. Eur J Neurol. 2008;15(10):1013-28.

De Boever JA, Nilner M, Orthlieb JD, Steenks MH; Educational Committee of the European Academy of Craniomandibular Disorders. Recommendations by the EACD for examination, diagnosis, and management of patients with temporomandibular disorders and orofacial pain by the general dental practitioner. J Orofac Pain. 2008;22(3):268-78.

Forssell H, Kalso E. Application of principles of evidence-based medicine to occlusal treatment for temporomandibular disorders: are there lessons to be learned? J Orofac Pain. 2004;18(1):9-22.

Gronseth G, Cruccu G, Alksne J, Argoff C, Brainin M, Burchiel K, et al. Practice parameter: the diagnostic evaluation and treatment of trigeminal neuralgia (an evidence-based review): report of the Quality Standards Subcommittee of the American Academy of Neurology and the European Federation of Neurological Societies. Neurology. 2008;71(15):1183-90.

LeResche L. Epidemiology of temporomandibular disorders: implications for the investigation of etiologic factors. Crit Rev Oral Biol Med. 1997;8(3):291-305.

Loder E, Rizzoli P. Tension-type headache. BMJ. 2008; 336(7635):88-92.

Murphy E. Managing orofacial pain in practice. London: Quintessence; 2008.

Murray H, Locker D, Mock D, Tenenbaum HC. Pain and the quality of life in patients referred to a craniofacial pain unit. J Orofac Pain. 1996;10(4):316-23.

Scully C, Cawson RA. Medical problems in dentistry. 5th ed. Edinburgh: Elsevier Churchill Livingstone; 2005.

Vickers ER, Zakrzewska JM. Dental causes of orofacial pain. In: Zakrzewska JM, editor. Orofacial pain. Oxford: Oxford University; 2009. p. 69-81.

Visvanathan V, Kelly G. 12 minute consultation: an evidence-based management of referred otalgia. Clin Otolaryngol. 2010;35(5):409-14.

Yanagisawa K, Kveton JF. Referred Otalgia. Am J Otolaryngol. 1992;13(6):323-7.

Zakrzewska JM. Assessment and treatment of trigeminal neuralgia. Br J Hosp Med (Lond). 2010;71(9):490-4.

Zakrzewska JM. Diagnosis and management of non-dental orofacial pain. Dent Update. 2007;34(3):134-6,138-9.

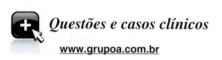

2.4 Otite média crônica não colesteatomatosa

Maurício Noschang Lopes da Silva
Fabio André Selaimen

Introdução

A otite média pode ter um impacto imenso nos indivíduos afetados. Apesar de a maioria dos casos apresentar evolução aguda e não deixar sequelas, uma parcela considerável pode evoluir com complicações graves ou tornar-se crônica. Quando isso ocorre, os pacientes geralmente apresentam limitações funcionais e repercussões importantes em sua qualidade de vida, tais como perda de audição e secreção fétida recidivante.[1] Os casos mais graves chegam a desenvolver paralisia facial, vertigem e focos infecciosos intracranianos.

O estudo das otites médias representa uma grande área dentro da otologia e, embora muitas vezes não seja uma tarefa fácil especificar a patologia de cada indivíduo, uma classificação didática se faz necessária para sua melhor compreensão. Neste capítulo, muitos conceitos referem-se a todas as otites médias, mas se tentou separar temas pertinentes mais relacionados à otite média crônica não colesteatomatosa (OMCNC).

Epidemiologia

A otite média (OM) representa uma das doenças mais prevalentes, constituindo-se em um problema de saúde pública no Brasil e no mundo. Estima-se que, anualmente, sejam gastos cerca de 5 bilhões de dólares com essa condição nos Estados Unidos e que ela seja a segunda maior causa de consultas ambulatoriais neste país na população de menores de 15 anos.[2,3] Segundo Sadé e colaboradores[4] e Harker,[5] 0,5 a 30% de qualquer comunidade apresenta otite média crônica (OMC), e provavelmente acima de 20 milhões de pessoas convivem com essa condição em todo o mundo. Uma estatística geral americana mostra incidência de 18 casos de OMC por 100 mil habitantes/ano e, desses, cerca de 4,2 seriam com a presença de colesteatoma.[6]

A prevalência da OMC no Brasil é pouco conhecida. Em 2001, Godinho e colaboradores[7] conduziram o primeiro estudo epidemiológico brasileiro. O estudo, realizado em escolas públicas e privadas de Belo Horizonte, avaliou 1.005 crianças com média de idade de 11,36 anos. A prevalência estimada na população escolar foi estimada em 0,94%. Retração da membrana timpânica (MT) foi visualizada em 34 orelhas, efusão em 17 orelhas, perfuração da MT em 14 e timpanosclerose em 12 otoscopias. Em 2011, Aquino e colaboradores, ao descreverem 1.146 casos de colesteatoma, não encontraram estudos brasileiros prévios sobre a epidemiologia dessa doença.[4]

Fatores de risco

Os esquimós inuítes do Ártico possuem altas taxas de OMC, sendo, por isso, objeto de diversos estudos sobre a patologia. Koch e colaboradores[8] acompanharam crianças inuítes por dois anos e encontraram como principais fatores de risco para OMC:

1. Frequentar creches;
2. Ter fumantes em casa;
3. Ser filho de mãe com história de otorreia;
4. Ter alta taxa de infecções de vias aéreas superiores;
5. Ser inuíte.

Lasisi e colaboradores[9] estudaram crianças nigerianas, encontrando como principais fatores de risco para OM supurativa crônica o baixo nível socioeconômico, o uso de mamadeiras, as casas com mais de 10 habitantes e a desnutrição.

A OM com efusão tem como principal fator de risco a otite média aguda prévia, sendo que cada episódio aumenta o risco transitoriamente por três meses. Outros fatores de risco encontrados para a OM com efusão foram frequentar creches, sexo masculino e estação do outono.[10]

Definição e diagnóstico

A definição de OMC é firmada a partir de aspectos clínicos e histopatológicos. É tradicionalmente caracterizada pela presença de perfuração timpânica, colesteatoma, secreção otológica recorrente e hipoacusia. Histopatologicamente, apresenta processo inflamatório da orelha média, associado a dano tecidual irreversível, não sendo obrigatória a existência de perfurações na membrana do tímpano.[1]

A OMC é uma doença que apresenta um leque amplo de manifestações clínicas. Ela pode ser desde um achado ocasional, nos casos de "otite média silenciosa", até uma doença incrivelmente sintomática que leva a prejuízos incalculáveis aos pacientes acometidos. A presença de retrações ou efusões com MT íntegra, perfurações timpânicas com supuração purulenta e a formação de colesteatomas exemplifica essa diversidade dentro da mesma patologia. Em muitos casos, fica evidente, inclusive, a evolução da doença dentro de um *continuum*.[2] Isso significa que alterações que a princípio eram leves ou pouco sintomáticas, como retrações, por exemplo, podem progredir a alterações graves como bolsas de colesteatoma destrutivas. A teoria do *continuum* baseia-se em explicar o desenvolvimento da OM de maneira progressiva. Diferentemente da ideia de que OM secretora, perfurações timpânicas e colesteatoma são patologias diferentes, segundo essa teoria, são manifestações diferentes da mesma doença. Uma agressão inicial, como a hipoxia causada por disfunção da tuba auditiva, poderia originar uma cascata de eventos inflamatórios na mucosa da orelha média. Esse processo inflamatório pode ter resolução espontânea ou por meio de intervenções médicas. Entretanto, também pode seguir um curso progressivo de cronificação. Essa situação pode ser exemplificada pelo desenvolvimento de efusão serosa na orelha média e, após um período, a secreção tornar-se mucoide. Pode ainda avançar, conforme a manutenção dos fatores causadores do distúrbio, para retrações timpânicas, perfurações e colesteatomas. Cabe ressaltar que não é incomum encontrar pacientes que apresentem diversas fases desse *continuum* na mesma orelha. Durante o desenvolvimento da doença, pode haver a compartimentalização da orelha média e mastoide, e cada espaço pode conter elementos diferentes dessas fases[1,2] **(Fig. 2.4.1)**.

A evolução do *continuum* pode ser vista também na orelha contralateral (OCL).[11] Considerando que o fator causal inicial seja disfunção tubária, existe uma grande probabilidade de haver comprometimento de ambas as orelhas, mesmo que com intensidades diferentes. Alguns estudos apontam para uma tendência à bilateralidade nas patologias inflamatórias da orelha média. Costa e colaborado-

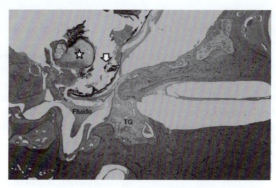

FIGURA 2.4.1 Múltiplos achados patológicos na orelha média: secreção. Tecido de granulação (TG) no nicho de janela redonda; pólipo (estrela); colesteatoma (seta) (veja colorida em www.grupoa.com.br).
Fonte: Imagem gentilmente cedida pelo Prof. Michael M. Paparella.

res[11] demonstraram a existência de 75% de alterações otoscópicas na OCL de um grupo de 500 pacientes com OMC. Rosito e colaboradores[12] encontraram alterações em 91% das OCLs de pacientes com OMC em estudo histológico. Em estudo funcional desenvolvido pelo mesmo grupo de pesquisa, foi realizada avaliação audiométrica em 463 pacientes que evidenciou cerca de 30% de alterações auditivas na OCL de pacientes com essa doença.[13] Silva e colaboradores[14] encontraram 55% de alterações fortemente sugestivas de OM em OCLs de pacientes com OMC. Em suma, há evidências de que a OCL nos pacientes com OMC apresenta alterações clínicas, histopatológicas, auditivas e radiológicas da doença.

O diagnóstico da OMC é essencialmente clínico. Realiza-se anamnese e exame físico otorrinolaringológico completos. A otoscopia torna-se mais minuciosa ao ser complementada por otomicroscopia ou otoendoscopia. Alguns exames complementares avaliam a gravidade e a extensão da doença. Os pacientes devem ser submetidos a audiometria tonal e vocal e imitanciometria. Alguns casos necessitam de avaliação radiológica complementar, sobretudo os pacientes com hipoacusia pronunciada e otorreia refratária a tratamentos clínicos.

A radiografia simples de mastoides pode fornecer dados como pneumatização do osso temporal, altura do tégmen e posição do seio lateral. No entanto, a tomografia computadorizada (TC) é o método de excelência para demonstrar estruturas ósseas e espaços pneumatizados, sendo, portanto, o melhor exame diagnóstico do acometimento das estruturas do osso temporal decorrentes da inflamação crônica. A OMC apresenta alterações bem descritas nos estudos tomográficos. É possível visualizar, por suas imagens, a presença de efusão na orelha média e mastoide, erosões ósseas, o grau de pneumatização mastoídea, a posição do seio lateral e a relação do osso temporal com os grandes vasos. As modernas técnicas de aquisição helicoidal de imagem e os cortes em alta resolução permitem a avaliação de estruturas menores com mais precisão. Pode-se estimar o estado da MT, da cadeia ossicular e de todo o trajeto do nervo facial. Para avaliação completa das estruturas do osso temporal é necessária uma rotina na visualização da tomografia. O **Quadro 2.4.1** apresenta uma sistematização para análise desse exame.

Manifestações clínicas

A OMC caracteriza-se pela inflamação crônica na mucosa da orelha média. Esse processo produz diferentes consequências na fenda auditiva. Os sinais e sintomas variam de acordo com a apresentação clínica da doença.

Perfuração timpânica

Representa a forma mais característica da OMCNC, apesar de não ser a única nem indispensável para o diagnóstico. A inflamação crônica leva à ruptura das três camadas da MT **(Fig. 2.4.2)**. As perfurações tradicionalmente são divididas em:

> **QUADRO 2.4.1**
> **Rotina de avaliação da tomografia do osso temporal**
>
> Grau de pneumatização da mastoide
> Velamentos dos espaços aéreos
> Estado da cadeia ossicular
> Integridade do labirinto
> Carótida intrapetrosa
> Bulbo jugular
> Seio sigmoide
> Trajeto timpânico do nervo facial
> Trajeto mastóideo do nervo facial
> Posição do tegmen
> Ápice petroso
> Esporão de Chaussé

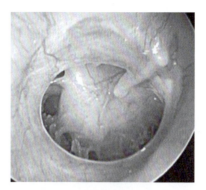

FIGURA 2.4.2 Perfuração timpânica (veja colorida em www.grupoa.com.br).

- Perfurações centrais – há presença de bordos e anel timpânico ao redor dos 360° da perfuração.
- Perfurações marginais – ausência de bordo em parte da perfuração.

Os sintomas mais prevalentes são otorreia intermitente e hipoacusia condutiva. A otorreia é causada frequentemente ao se molhar a orelha perfurada ou em episódios de infecções das vias aéreas superiores. A hipoacusia é decorrente da própria ruptura da membrana, mas pode ser mais pronunciada quando há alterações da cadeia ossicular. Pode haver erosão dos ossículos ou fixação da cadeia ossicular pela presença de timpanosclerose ou bridas. Os casos graves podem apresentar supurações refratárias, vertigem, hipoacusia sensório-neural e paralisia facial periférica.

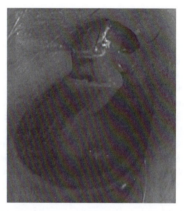

FIGURA 2.4.3 Retração atical (veja colorida em www.grupoa.com.br).

Retração timpânica

Os pacientes que apresentam retração timpânica com MT íntegra têm como manifestação mais comum a hipoacusia. A retração pode ser da *pars flacida*, chamada retração atical (Fig. 2.4.3) ou da *pars tensa,* que, por sua vez, divide-se em restrita a algum quadrante, mais comumente do posterossuperior (Fig. 2.4.4), ou difusa (Fig. 2.4.5).
A tendência progressiva dessa condição passa por uma fase oligossintomática ou "silenciosa", evolui para erosão óssea da cadeia ossicular ou da parede do conduto auditivo externo a partir do to-

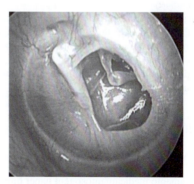

FIGURA 2.4.4 Retração de *pars tensa* em quadrante posterossuperior (veja colorida em www.grupoa.com.br).

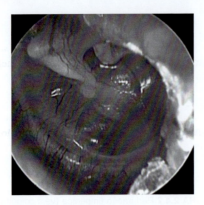

FIGURA 2.4.5 Retração difusa (veja colorida em www.grupoa.com.br).

que da MT e o desenvolvimento de um processo inflamatório crônico reabsortivo. Nesse momento, a hipoacusia passa a ser mais pronunciada. Além disso, é muito frequente a associação de retração e presença de efusão na orelha média.

Nos casos mais avançados, os pacientes com retração difusa desenvolvem atelectasia da membrana, quando esta toca todo o promontório, mas pode ser insuflada com manobra de Valsalva ou Politzer; e a forma adesiva, quando a membrana se adere permanentemente ao promontório. Os pacientes com retrações restritas podem evoluir com a formação de bolsas de retração, e estas, ao perderem a capacidade de autolimpeza, são a principal via de formação de colesteatomas.

Otite média mucoide crônica

A presença de efusão crônica na orelha média também é uma forma de OMC (Fig. 2.4.6). A secreção é geralmente um exsudato inflamatório. A manifestação clássica é hipoacusia condutiva da orelha afetada. A otite média com efusão é abordada em capítulo próprio.

Tratamento

Tratamento medicamentoso

O tratamento medicamentoso tem papel importante no controle da otorreia. Na maioria dos episódios, é suficiente o uso de medicações tópicas como gotas antibióticas. A preferência entre as existentes são as de ciprofloxacino, pois erradicam as bactérias envolvidas nessas infecções, especialmente a pseudomonas, agente etiológico mais comum, e ainda não têm efeito ototóxico, comum entre os aminoglicosídeos. A associação de corticosteroides pode ser benéfica para reduzir a reação inflamatória e a presença de tecido de granulação na orelha média. Em casos refratários, pode ser necessário associar o uso de antibióticos sistêmicos.

Tratamento cirúrgico

O tratamento cirúrgico tem três objetivos:

1. Erradicar o processo inflamatório da orelha média e mastoide;
2. Reconstruir a anatomia da orelha média;
3. Reabilitar a função auditiva.

Os principais procedimentos realizados no tratamento da OMCNC são a timpanotomia com colocação de tubo de ventilação, a timpanoplastia e a timpanomastoidectomia.

Timpanotomia com colocação de tubo de ventilação

É utilizada nos casos de otite média mucoide crônica e algumas retrações timpânicas. Restabelece a aeração da fenda auditiva, normaliza a posição e o funcionamento da membrana timpânica e remove a efusão.

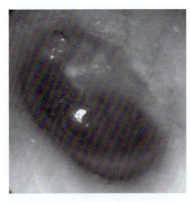

FIGURA 2.4.6 Otite média mucoide crônica (veja colorida em www.grupoa.com.br).

Timpanoplastia

O termo timpanoplastia é empregado para uma grande quantidade de procedimentos. Além do fechamento de perfurações da MT, nessa cirurgia é realizada a remoção de mucosa hiperplásica, bridas e timpanosclerose da orelha média. Além disso, realiza-se a reconstrução da cadeia ossicular e das erosões ósseas como a parede lateral do ático nos casos de retração atical severa.

Timpanomastoidectomia

A OMCNC pode ter extensão à mastoide. Quando a TC revela velamento das células mastóideas, torna-se necessária a mastoidectomia. Esse procedimento é importante para remoção de secreção, tecido de granulação, granulomas de colesterol e para restabelecer as trocas gasosas da mucosa respiratória do complexo orelha média-mastoide. Deve ser associada às técnicas reconstrutivas da timpanoplastia.

Reabilitação auditiva

Mesmo com as boas técnicas de reconstrução de cadeia ossicular disponíveis atualmente, muitos pacientes irão necessitar de protetização auditiva. As possibilidades são:

- Aparelhos de amplificação sonora individuais (AASIs): para os pacientes com orelha média estável sem otorreia contínua.
- Aparelhos de amplificação ancorados na calota craniana para pacientes com dificuldade de adaptação de AASI por secreção ou mastoides com cavidades abertas.
- Implante coclear: para pacientes com perda neurossensorial severa a profunda bilateral, mais comum na presença de colesteatoma.

Conclusão

A OMCNC apresenta uma grande variedade de manifestações clínicas com diferentes graus de acometimento dos pacientes. Pode comprometer seriamente a qualidade de vida dos indivíduos e necessita que os profissionais envolvidos no tratamento tenham conhecimento de sua fisiopatologia, evolução clínica e possibilidades terapêuticas.

Teoria versus *prática*

O embasamento teórico acima descrito demonstra o caráter multifacetado da doença. Porém, inegavelmente, a manifestação mais comum e que mais representa a OMCNC é a perfuração timpânica. Na prática, toda vez que é deparado com um paciente com história de otorreia recidivante indolor e hipoacusia, já imagina-se encontrar uma perfuração ao exame otoscópico. Esse raciocínio não é incorreto, porém cabe lembrar todas as outras possibilidades de manifestações da inflamação crônica da orelha média.

 Referências

1. Costa SS, Cruz OLM, Oliveira JAA. Otorrinolaringologia: princípios e prática. 2. ed. Porto Alegre: Artmed; 2006.
2. Paparella MM. Current concepts in otitis media. Henry Ford Hosp Med J. 1983;31(1):30-6.
3. Bluestone CD. [The ear]. In: Vanghan VC, Mckay RJ, Behrman RE. Nelson's textbook of Pediatrics. Philadelphia: WB Saunders; 1997.
4. Sadé J, Konak S, Hinchcliffe R. Cholesteatoma and mastoid surgery: proceedings of 2nd international conference on cholesteatoma and mastoid surgery. Tel-Aviv: Kugler; 1982.
5. Harker LA. Cholesteatoma: an incidence study. In: McCabe BF, Sadé J, Abramson M. Cholesteatoma: first international conference: an interdisciplinary consideration of the etiology, basic mechanisms, pathophysiology, and management of aural cholesteatoma. Birmingham: Aesculapius; 1977. p. 308-12.
6. Godinho RN, Gonçalves TM, Nunes FB, Becker CG, Becker HM, Guimarães RE, et al. Prevalence and impact of chronic otitis media in school age children in Brazil. First epidemiologic study concerning chronic otitis media in Latin America. Int J Pediatr Otorhinolaryngol. 2001;61(3):223-32.
7. Koch A, Homøe P, Pipper C, Hjuler T, Melbye M. Chronic suppurative otitis media in a birth cohort of children in Greenland: population-based study of incidence and risk factors. Pediatr Infect Dis J. 2011;30(1):25-9.
8. Lasisi AO, Olaniyan FA, Muibi SA, Azeez IA, Abdulwasiu KG, Lasisi TJ, et al. Clinical and demographic risk factors associated with chronic suppurative otitis media. Int J Pediatr Otorhinolaryngol. 2007;71(10):1549-54.
9. Alho OP, Oja H, Koivu M, Sorri M. Risk factors for chronic otitis media with effusion in infancy. Each

acute otitis media episode induces a high but transient risk. Arch Otolaryngol Head Neck Surg. 1995;121(8):839-43.
10. Costa SS, Rosito LP, Dornelles C, Sperling N. The contralateral ear in chronic otitis media: a series of 500 patients. Arch Otolaryngol Head Neck Surg. 2008;134(3):290-3.
11. Rosito LP, Costa SS, Schachern PA, Dornelles C, Cureoglu S, Paparella MM. Contralateral ear in chronic otitis media: a histologic study. Laryngoscope. 2007;117(10):1809-14.
12. Silveira Netto LF, Costa SS, Sleifer P, Braga ME. The impact of chronic suppurative otitis media on children's and teenagers' hearing. Int J Pediatr Otorhinolaryngol. 2009;73(12):1751-6.
13. Silva MN, Muller JS, Selaimen FA, Oliveira DS, Rosito LP, Costa SS. Tomographic evaluation of the contralateral ear in patients with severe chronic otitis media. Braz J Otorhinolaryngol. 2013; 79(4):475-9.

Leitura recomendada

Aquino JE, Cruz Filho NA, Aquino JN. Epidemiology of middle ear and mastoid cholesteatomas: study of 1146 cases. Braz J Otorhinolaryngol. 2011;77(3):341-7.

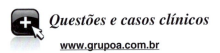

Questões e casos clínicos

www.grupoa.com.br

2.5 Otite média crônica colesteatomatosa

Letícia Petersen Schmidt Rosito
Inesângela Canali
Sady Selaimen da Costa

Introdução

O colesteatoma é uma doença crônica de origem epitelial com características líticas e de migração, levando à erosão óssea, tanto da cadeia ossicular quanto das células da mastoide. O termo colesteatoma foi definido em 1838 por Johannes Muller. Embora já consagrado, etimologicamente essa denominação é errônea, uma vez que se origina de epitélio escamoso queratinizado, sem a presença de cristais de colesterol na sua estrutura, além de não se tratar de um tumor. Apesar de pouco prevalente, essa doença acarreta grande morbidade aos pacientes, como a otorreia crônica e fétida e a hipoacusia, características. Durante a progressão da doença, a possibilidade de ocorrência de complicações intratemporais, como vertigem, mastoidite, paralisia facial, e, principalmente, endocranianas, como trombose de seio lateral, meningite e abscesso cerebral, que podem ser fatais, faz do diagnóstico precoce e preciso do colesteatoma uma questão de suma importância nos dias atuais.

Epidemiologia

A incidência americana anual de otite média crônica colesteatomatosa (OMCC) está em torno de 9 adultos por 100 mil indivíduos e acomete menos da metade desse número em crianças. Apresenta alta prevalência entre a etnia branca e é mais raramente vista em asiáticos.

No ambulatório de otite média crônica do Hospital de Clínicas de Porto Alegre (AOMC-HCPA), dos 1.500 pacientes estudados, acompanhados desde agosto de 2000, 380 apresentam OMCC. A média de idade desses pacientes foi de 31 anos, sendo a idade mínima de 3 anos e a máxima de 81 anos. A distribuição entre os sexos foi maior no sexo masculino.

Definição

Os colesteatomas foram definidos por Schuknecht, em 1974, como o acúmulo de queratina esfoliada dentro da orelha média ou dos espaços pneumatizados do osso temporal, sendo originado a partir de epitélio escamoso pneumatizado (Fig. 2.5.1).

Apresentam crescimento progressivo, com destruição dos tecidos adjacentes, principalmente com erosão óssea, e possuem uma tendência a recorrência.

Histologicamente são caracterizados pela presença de células escamosas queratinizadas, sendo compostos de matriz (epitélio escamoso queratinizado propriamente dito), conteúdo cístico (queratina) e, mais perifericamente, perimatriz (tecido de granulação e tecido conectivo subepitelial inflamatório).

Os colesteatomas são classificados como congênitos e adquiridos, sendo esses últimos divididos em primários e secundários.

Os congênitos podem ser encontrados casualmente no exame otoscópico de um paciente com

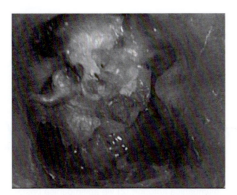

FIGURA 2.5.1 Colesteatoma na orelha esquerda – acúmulo epitelial principalmente na região epitimpânica (veja colorida em www.grupoa.com.br).

membrana timpânica íntegra e sem histórico de infecções. São decorrentes da presença de restos epiteliais na fenda auditiva durante a sua formação.

Os adquiridos primários são formados a partir de retrações timpânicas que progridem, por uma pressão negativa sustentada na orelha média, e perdem seu poder de autolimpeza, acumulando queratina. Os secundários, por sua vez, seriam formados a partir da migração epitelial através de uma perfuração marginal da membrana timpânica **(Fig. 2.5.2)**.

Etiopatogenia

Teorias acerca da etiopatogênese dos colesteatomas foram propostas desde o século XIX e geram controvérsias até os dias atuais. As principais teorias são: congênita, metaplásica, migratória, hiperplásica, de invaginação e de implantação.

Wendt, em 1873, propôs que os colesteatomas adquiridos primários seriam originados a partir de metaplasia das células mucosas da orelha média para células escamosas, devido a processos inflamatórios locais. Já a teoria mais aceita foi proposta por Bezold, em 1908, postulando que a disfunção tubária persistente levaria a uma pressão negativa sustentada na orelha média, com formação de retrações da *pars* flácida da membrana timpânica e consequente evolução para o colesteatoma. Uma tendência à migração de células epiteliais do conduto auditivo externo para essa região retraída da membrana timpânica, como proposto por Habermann e Bezold, em 1889,[1] levaria à formação dos colesteatomas.

Vias de formação dos colesteatomas

Clinicamente, a maior parte dos colesteatomas assume padrões de crescimento típicos, de acordo com seu local de origem e das estruturas anatômicas relacionadas. As suas vias de formação tendem a seguir os planos vestigiais da embriogênese, podendo envolver mais de uma via de crescimento simultaneamente. Jackler[2] descreveu as três principais vias de crescimento dos colesteatomas **(Fig. 2.5.3)**:

1. Via epitimpânica anterior: originada a partir de uma retração da membrana timpânica, anterior à

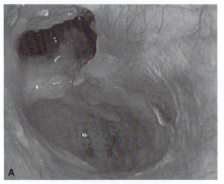
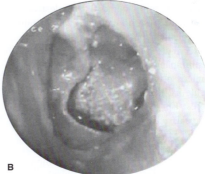

FIGURA 2.5.2 (A) Colesteatoma primário em orelha esquerda; (B) colesteatoma secundário a uma perfuração marginal em orelha esquerda (veja colorida em www.grupoa.com.br).

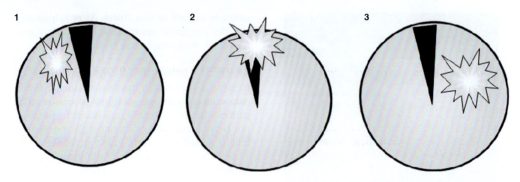

FIGURA 2.5.3 Vias de crescimento dos colesteatomas: (1) via epitimpânica anterior; (2) via epitimpânica posterior; (3) via mesotimpânica posterior.
Fonte: Adaptada de Jackler,[2]

cabeça do martelo, seguindo o trajeto dos espaços timpânicos anteriores em direção ao recesso supratubário. O mesotímpano anterior é alcançado via espaço anterior de Von Troltsch.

2. Via epitimpânica posterior: originada a partir de uma invaginação da *pars* flácida da membrana timpânica, penetrando posteriormente pelo espaço de Prussak e lateralmente à cadeia ossicular, invadindo ádito e antro. Podem alcançar o mesotímpno através do soalho do espaço de Prussak, até o espaço posterior de Von Troltsch.
3. Via mesotimpânica posterior: originada a partir de uma retração posterossuperior da *pars* tensa da membrana timpânica com extensão ao antro via istmo timpânico posterior e espaço incudal inferior, passando medialmente à cadeia ossicular.

Embora na literatura mundial os colesteatomas epitimpânicos posteriores (ou aticais) sejam os mais prevalentes, na casuística do AOMC-HCPA, observa-se uma prevalência semelhante entre os epitimpânicos posteriores (35%) e os mesotimpânicos posteriores (35,3%). Observa-se ainda somente 2,2% de colesteatomas epitimpânicos anteriores. Em 27,6% dos casos, contudo, a classificação clássica de Jackler não pode ser aplicada, pois em 13,6% das orelhas estudadas identificaram-se claramente duas vias de formação simultâneas (epitimpânica posterior e mesotimpânica posterior ou colesteatomas de duas vias), e em 13,9% não foi possível identificar com precisão a via de crescimento, sendo esta definida como indeterminada.

Fatores de risco

O reconhecimento dos fatores de risco para o desenvolvimento da otite média pode auxiliar na determinação de intervenções que visem à redução da incidência dessa condição e no impedimento da evolução da história natural de cronificação desse processo, com a consequente evolução para colesteatomas.

Entre as condições bem conhecidas que aumentam o risco de colesteatoma, estão as retrações moderadas e graves da membrana timpânica e as perfurações marginais. Entre os fatores que elevam o risco de colesteatoma por aumentar a prevalência de retração da membrana timpânica, estão as anormalidades craniofaciais que se apresentam com alterações funcionais e/ou anatômicas da tuba auditiva, defeitos anatômicos e/ou funcionais do palato (fenda palatina completa ou submucosa), obstruções tubárias anatômicas ou funcionais (hipertrofia adenoidiana, tumores de rinofaringe, irradiação na região da rinofaringe). Os estudos mais prevalentes são os relativos à fenda palatina, que estimam que as crianças com essa alteração teriam um risco de 2,6 a 9,3% de desenvolverem colesteatoma. Cabe lembrar que a tuba auditiva patente, assim como a obstruída, podem ser um fator de risco importante para o desenvolvimento do colesteatoma.

Estudos mostram que o aparecimento e a evolução dos colesteatomas parecem ser multifatoriais. Características genéticas, ainda não bem conhecidas, e de biologia molecular, através de citoqueratinas existentes em células epiteliais e de citocinas, que atuam modificando as característicascas celulares, estariam relacionadas ao seu desenvolvimento.

Quadro clínico e diagnóstico

Os colesteatomas geralmente estão associados à história de patologia otológica de longa duração e com quadros clínicos recorrentes e insidiosos.

A otorreia e a perda de audição são as manifestações mais comuns, podendo ocorrer também sintomas como sangramento, otalgia, vertigem e cefaleia. No AOMC-HCPA, 84% dos pacientes com colesteatoma apresentavam otorreia, e 82%, hipoacusia no momento do diagnóstico.

O diagnóstico da OMCC é clínico, por meio da anamnese e de exame otoscópico evidenciando acúmulo epitelial.

O quadro clínico costuma depender da localização e da extensão da doença, podendo a OMCC permanecer clinicamente despercebida até a doença tornar-se bastante extensa. A otorreia costuma ter odor fétido característico, é crônica e não melhora com o tratamento clínico.

A perda auditiva do tipo condutiva está frequentemente presente no momento do diagnóstico e costuma ser proporcional ao grau de destruição do sistema timpanossicular. Mais raramente, porém, podem-se encontrar colesteatomas ocasionando destruição ossicular extensa sem perda auditiva significativa, o que pode ser explicado pelo efeito columelar característico dessa doença, no qual a própria lesão se encarrega da condução sonora à orelha interna. O comprometimento neurossensorial de graus variáveis também é frequente, embora a perda auditiva grave a profunda seja observada em apenas 3 a 4% dos pacientes. Acredita-se que a perda coclear associada seja decorrente de toxinas inflamatórias que invadem a orelha interna através da janela redonda e da janela oval, embora o dano direto decorrente da erosão do canal semicircular lateral, mais frequentemente, e de outras estruturas da orelha interna também possa ocorrer.

O exame cultural das secreções da orelha média só se faz necessário em casos que apresentam complicações, como meningites e abscessos cerebrais, uma vez que o tratamento da OMCC é eminentemente cirúrgico.

A contaminação bacteriana é secundária, e a flora bacteriana da OMCC é diferente da encontrada na otite média aguda. As bactérias aeróbias mais comumente isoladas são *Pseudomonas aeruginosa* e *Staphylococcus aureus*, podendo-se encontrar anaeróbios como *Bacteroides*, *Peptostreptococcus* e, frequentemente, floras mistas.

Exames complementares

Audiometria

Classicamente, a audiometria mostrará uma perda auditiva condutiva de grau variável, dependendo do grau de comprometimento da orelha média. Todo paciente com diagnóstico de OMCC deve ter sua audição documentada pré-operatoriamente.

Exames de imagem

A tomografia computadorizada é o exame de escolha para definir a extensão da doença, o comprometimento da cadeia ossicular e o grau de pneumatização da mastoide. Pode auxiliar no diagnóstico de fístulas de canais semicirculares e erosões do tégmen timpânico. Tem indicação rotineira no pré-operatório, uma vez que auxilia na definição da abordagem cirúrgica a ser empregada.

A ressonância magnética (RM) fica reservada para as condições em que há suspeita de complicações intracranianas, como extensão intradural da doença, presença de abscesso e trombose de seio venoso. Mais recentemente, a RM com difusão tem sido utilizada para a avaliação de recidivas da doença, evitando um *second-look* cirúrgico, quando a mastoidectomia de cavidade fechada é empregada como tratamento.

Tratamento

O tratamento da OMCC é eminentemente cirúrgico, tendo como objetivo primário a erradicação da doença. Concomitantemente à remoção do colesteatoma ou em um segundo tempo, pode-se realizar a reconstrução da cadeia ossicular, utilizando-se de ossos autólogos remodelados, cartilagens ou próteses de titânio. Existem várias técnicas cirúrgicas descritas para o tratamento do colesteatoma. Na Tabela 2.5.1 estão descritas as três principais. A escolha da técnica mais adequada depende de uma série de fatores, como: preferência do cirurgião, características do paciente (idade, adesão ao tratamento, possibilidade de seguimento, colaboração na realização dos curativos, etc.), características da doença (extensão, comprometimento dos quadrantes posteriores da orelha média, recesso do facial e seio timpânico), grau de pneumatização da mastoi-

TABELA 2.5.1 Descrição das principais técnicas cirúrgicas	
Técnica cirúrgica	**Descrição**
Timpanomastoidectomia fechada (ou *wall up*)	Manipulação da orelha média com posterior reconstrução do sistema timpanossicular e abertura da mastoide com preservação da parede posterior do conduto (muro do nervo facial). Pode-se realizar ou não a timpanotomia posterior para a adequada abordagem do recesso do nervo facial, da região do estribo e do seio timpânico. Atualmente, tem-se preconizado o uso de endoscópios para a visualização dos recessos com precisão. Para controle adequado da doença pode ser necessária, a realização de um *second-look* no período de 6 meses a 1 ano ou de RM.
Timpanomastoidectomia aberta (ou *wall down*)	Manipulação da orelha média com posterior reconstrução do sistema timpanossicular e abertura da mastoide com derrubada da parede posterior do conduto (muro do realização de um *second-look*). A derrubada da parede pode ser realizada após a identificação da doença na orelha média e seguindo-a até a mastoide (subcortical ou *inside-out*), ideal para mastoides ebúrneas, ou abrindo inicialmente a mastoide e comunicando-a depois com a orelha média (convencional ou *outside-in*). Necessita de ampliação do meato auditivo externo (meatoplastia) e de curativos pós-operatórios para adequada cicatrização da cavidade.
Mastoidectomia radical	Manipulação da orelha média e abertura da mastoide com derrubada da parede posterior do conduto auditivo externo. Há remoção do sistema timpanossicular, com exceção da supraestrutura do estribo e obliteração da tuba auditiva. Necessita de meatoplastia e de curativos pós-operatórios até a completa cicatrização. Atualmente reservada para doenças muito extensas em que não há possibilidade de remoção completa do colesteatoma.

de, estado da orelha contralateral e grau de perda auditiva (ipsi e contralateral). Na **Tabela 2.5.2** estão exemplificadas algumas situações e a técnica preferencial.

TABELA 2.5.2 Situações especiais e técnicas recomendadas	
Situação	**Técnica recomendada**
Crianças	Vários estudos atribuem ao colesteatoma em crianças um maior grau de agressividade, com maiores índices de recorrência. Por esse motivo, uma timpanomastoidectomia *wall down* estaria indicada. Por outro lado, há dificuldades na aspiração da cavidade e realização de curativos, podendo-se optar por uma *wall up* naquelas com possibilidade de seguimento rigoroso.
Mastoides ebúrneas	Recomenda-se optar por uma timpanomastoidectomia *wall down inside-out*, pela maior segurança da técnica.
Orelha única	Em pacientes com cofose na orelha contralateral, deve-se optar por uma técnica aberta com mínima manipulação possível da cadeia ossicular.
Colesteatomas mesotimpânicos posteriores	Em colesteatomas com comprometimento importante da região do estribo, seio timpânico e recesso do facial, fica difícil a remoção completa da lesão sem o rebaixamento da parede posterior. Outras opções seriam a abertura da timpanotomia posterior ou uso de endoscopia.
Erosão de canal semicircular lateral	Técnica que possibilita identificação adequada da região da fístula (a técnica aberta geralmente permite maior visualização de todo o canal). Para o fechamento da fístula, pode-se utilizar fáscia de músculo temporal, pó de osso, ambos ou simplesmente deixar a perimatriz do colesteatoma sobre a região.

Teoria versus prática

O diagnóstico do colesteatoma nem sempre é fácil. Embora, na teoria, pareça simples, algumas vezes a identificação correta da doença necessita do uso de microscopia e/ou endoscopia, após limpeza adequada, com especial atenção às crostas aticais, que devem ser sempre removidas, pois frequentemente escondem o acúmulo epitelial.

A audiometria em pacientes com perda condutiva, especialmente se bilateral, é de difícil realização e necessita de profissional experiente. É imprescindível a confirmação do exame pelo otorrinolaringologista com a realização da acumetria.

A técnica cirúrgica a ser escolhida muitas vezes vai ser definida no transoperatório. Por isso, é importante a adequada orientação pré-operatória do paciente, tendo em vista que a técnica proposta inicialmente pode ser modificada de acordo com as características da doença no decorrer da cirurgia.

 Referências

1. Soldati D, Mudry A. Knowledge about cholesteatoma, from the first description to the modern histopathology. Otol Neurotol. 2001;22(6):723-30.
2. Jackler RK. The surgical anatomy of cholesteatoma. Otolaryngol Clin North Am. 1989;43(5):847-58.

 Leituras sugeridas

Carvalhal LH, Costa SS, Mendonça Cruz OL. Complicações das otites médias. In: Costa SS, Mendonça Cruz OL, Oliveira JAA, coordenadores. Otorrinolaringologia: princípios e prática. Porto Alegre: Artmed; 2006. p. 334-41.

Costa SS, Dornelles CC. Otite média crônica colesteatomatosa. In: Costa SS, Mendonça Cruz OL, Oliveira JAA, coordenadores. Otorrinolaringologia: princípios e prática. Porto Alegre: Artmed; 2006. p. 309-33.

Cruz OLM, Kasse CA, Leonhart FD. Efficacy of surgical treatment of chronic otitis media. Otolaryngol Head Neck Surg. 2003;128(2):263-6.

Dornelles CC. Colesteatomas adquiridos: análise comparativa da perimatriz entre pacientes pediátricos e adultos [dissertação]. Porto Alegre: UFRGS; 2004.

Dornhoffer JL, Smith J, Richter G, Boeckmann J. Impact on quality of life after mastoid obliteration. Laryngoscope. 2008;118(8):1427-32.

Hueb MM. Colesteatoma adquirido: avanços experimentais na compreensão da sua patogênese [tese]. São Paulo: USP; 1997.

Jung TT, Hanson JB. Classification of otitis media and surgical principles. Otolaryngol Clin North Am. 1999;32(3):369-83.

Junh SK, Paparella MM, Kim LS, Goycoolea MV, Giebink S. Pathogenesis of otitis media. Ann Otol Rhinol Laryngol. 1977;86(4):481-93.

Kim HH, Battista RA, Kumar A, Wiet RJ. Should ossicular reconstruction be staged following tympanomastoidectomy. Laryngoscope. 2006;116(1):47-51.

Mishiro Y, Sakagami M, Kitahara T, Kondoh K, Okumura S. The investigation of the recurrence rate of cholesteatoma using Kaplan-Meier survival analysis. Otol Neurotol. 2008;29(6):803-6.

Persaud R, Hajioff D, Trinidade A, Khemani S, Bhattacharyya MN, Papadimitriou N, et al. Evidence-based review of aetiopathogenic theories of congenital and acquired cholesteatoma. J Laryngol Otol. 2007;121(11):1013-9.

Rosito LP, da Costa SS, Schachern PA, Dornelles C, Cureoglu S, Paparella MM. Contralateral ear in chronic otitis media: a histologic study. Laryngoscope. 2007; 117(10):1809-14.

Semaan MT, Megerian CA. The pathophysiology of cholesteatoma. Otolaryngol Clin North Am. 2006;39(6): 1143-59.

Stankovic MD. Audiologic results of surgery for cholesteatoma: short- and long-term follow-up of influential factors. Otol Neurotol. 2008;29(7):933-40.

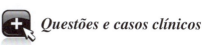

Questões e casos clínicos

www.grupoa.com.br

2.6 Trauma do osso temporal

Ronaldo Nunes Toledo
Ariel Rolnik

Introdução

O aumento do tráfego e do número de acidentes automobilísticos, além do crescimento populacional, têm aumentado a frequência de lesões ou traumas cranianos.[1] Em aproximadamente 4 a 30% dos casos de traumas cranianos, ocorre pelo menos uma fratura nos ossos da base do crânio, e, em 18 a 40% desses pacientes, o osso temporal está envolvido.[2,3] Com base nesses mesmos dados, o risco calculado de fratura do osso temporal varia de 0,8 a 12% entre os traumas cranianos. A adequada identificação de uma fratura no osso temporal e o conhecimento de suas interações permitem o correto manejo desses pacientes, o que é fundamental para reduzir as complicações ou para minimizar eventuais sequelas.

Epidemiologia

As lesões do osso temporal podem ser abertas ou fechadas. Nas lesões abertas, estão incluídas as causadas por arma de fogo ou branca, sendo que estas têm algumas particularidades próprias quando comparadas às lesões fechadas com fraturas do osso temporal, que serão abordadas em um tópico específico deste capítulo,

Em muitos casos, a fratura do osso temporal está associada a outras lesões, cranianas ou não, que, quando presentes, devem ter prioridade no tratamento devido ao risco de vida. A mortalidade nesses casos, em que há lesões associadas, pode chegar a 18%.[4]

As causas mais comuns de trauma do osso temporal em civis são os acidentes automobilísticos, seguidos de agressões físicas, quedas e acidentes domésticos. Ferimentos por arma de fogo ou branca ocorrem, mas são menos comuns.[5] As fraturas temporais são menos frequentes em crianças devido à maior flexibilidade dos ossos do crânio. Porém, uma vez presentes, as complicações e características clínicas são semelhantes às fraturas dos adultos.[6]

Diagnóstico radiológico

A tomografia computadorizada é, atualmente, o exame inicial na pesquisa e avaliação de lesões traumáticas do osso temporal. Sua ampla disponibilidade, a excelente definição das partes ósseas, a rapidez na execução do exame nos aparelhos modernos e a ausência de contraindicações absolutas a tornam uma ferramenta muito útil no atendimento ao paciente vítima de trauma temporal. Para essa finalidade, o exame tomográfico das mastoides deve ser realizado com cortes finos, não sendo necessária a injeção de meio de contraste, e as reconstruções multiplanares são importantes para a pesquisa de fraturas.

A ressonância magnética tem maior acurácia para certas alterações, como hemorragia labiríntica ou herniações do sistema nervoso central, sendo indicada em alguns casos suspeitos. Já as radiografias simples são pouco utilizadas devido à sua baixa acurácia.

Classificação das fraturas

A primeira classificação das fraturas do osso temporal foi descrita inicialmente em 1926[7] e, depois, confirmada por meio de estudo experimental com crânios 20 anos mais tarde.[8] Essa classificação divide as fraturas em longitudinais e transversas **(Figs. 2.6.1, 2.6.2 e 2.6.3)**, dependendo da posição do traço de fratura em relação ao eixo da pirâmide do osso temporal. Historicamente, a maioria das fraturas são longitudinais, com cerca de 80% dos casos, e as transversas respondem pelos 20% restantes.[9]

As fraturas longitudinais decorrem de impacto temporoparietal ou lateral, e o traço de fratura se estende da porção escamosa do temporal até o forame lácero na fossa média, passando através da porção superior do canal auditivo externo, tégmen timpânico e anteriormente ao bloco labiríntico.[2,9] Elas podem ser divididas nos subtipos posterior e anterior. No subtipo posterior, o traço de fratura origina-se atrás do canal auditivo externo, geralmente na mastoide ou na escama temporal, passando pela orelha média e terminando no forame lácero ou oval. No subtipo anterior, a fratura inicia-se na escama temporal, anterior ao canal auditivo externo e também termina no forame lácero. Nesse último curso, há maior risco de lesão da artéria meníngea média e a associação com hematoma extradural é maior.[10,11]

Nas fraturas transversas, o impacto é frontoccipital, e o curso da fratura vai do forame magno na fossa posterior até a fossa média, passando atra-

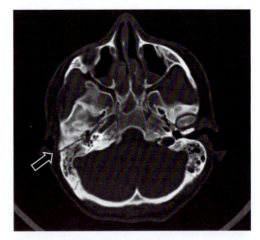

Figura 2.6.1 Tomografia em corte axial – fratura longitudinal à direita.

vés da pirâmide petrosa e incluindo a cápsula ótica.[2,9,11] Ao passar pela cápsula ótica, a fratura habitualmente pode ter um trajeto medial, que passa pelo fundo do canal auditivo interno (Fig. 2.6.2). Nesses casos, a perda auditiva geralmente é completa e permanente devido à lesão do nervo coclear. A fratura também pode ter um trajeto mais lateral com o traço de fratura atingindo a cápsula ótica lateralmente ao fundo do conduto auditivo interno e a eminência arqueada (Fig. 2.6.3). Nessa situação, a perda auditiva é frequentemente associada a fístula perilinfática, devido à comunicação entre a orelha média e a interna pelo traço de fratura.[10,11]

Posteriormente, observou-se que essa classificação com apenas dois tipos de fratura era muito limitada, e classificações adicionais foram introduzidas, como as fraturas mistas e oblíquas. Nas mistas, a fratura apresenta múltiplos componentes ou é cominutiva e, nas oblíquas, a fratura é avaliada dentro de uma perspectiva tridimensional.[12,13]

A classificação das fraturas temporais são baseadas no curso da linha da fratura ao longo do eixo da parte petrosa do temporal. Porém, o trajeto externo da linha de fratura no osso temporal sempre foi ignorado nas classificações existentes. Por isso, a discussão a respeito das fraturas longitudinais e oblíquas, já que ambas apresentam um trajeto paralelo ao longo do eixo do osso petroso e, nessa localização, a linha de fratura será semelhante entre elas. Contudo, a linha de fratura externa no osso temporal apresenta características que auxiliam na diferenciação entre elas. Por exemplo, na fratura oblíqua, a linha de fratura atravessa a fissura petrotimpânica, enquanto, na fratura longitudinal, ela corre através dessa fissura.[12,13] Na verdade, atualmente, a maioria das fraturas do osso temporal são consideradas como oblíquas ou mistas com percentual variando de 62 a 90%, e as fraturas puramente longitudinais são raras.[9,11-14]

Provavelmente, quando a classificação com o binômio fratura longitudinal-transversa foi proposta no início do século passado, os mecanismos de trauma temporal conhecidos eram diferentes dos atuais, em que predominam os acidentes automobilísticos. Além dos agentes promotores do trauma, outros aspectos relevantes à mudança da classificação são a melhora na qualidade dos exames de imagem e dos profissionais que os avaliam. Uma revisão de imagens de pacientes com trauma craniano identificou que cerca de um terço das fra-

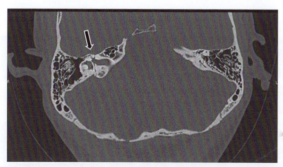

Figura 2.6.2 Tomografia em corte axial – fratura transversa subtipo medial à direita, atingindo o fundo do conduto auditivo interno.

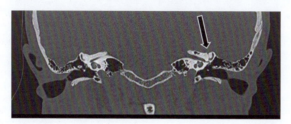

Figura 2.6.3 Tomografia em corte coronal – fratura transversa subtipo lateral à esquerda, atingindo o canal semicircular superior e o nervo facial em sua porção timpânica.

turas não tinham sido corretamente visualizadas na primeira análise, e a maioria das fraturas que haviam sido classificadas como longitudinais, na verdade, eram oblíquas ou mistas.[14]

Todas essas classificações são boas para a descrição anatômica da fratura, mas questionáveis em correlacionar a fratura e os achados clínicos do paciente. A simples divisão entre fraturas que acometem a cápsula ótica das que não envolvem essa estrutura se mostrou muito mais eficiente em correlacionar o risco de complicações, como paralisia facial, fístula liquórica e disacusia neurossensorial.[9,11,14,15] Se a fratura envolve a cápsula ótica, o risco de disacusia neurossensorial é de 7 a 25 vezes maior, o de fístula liquórica é de 4 a 8 vezes, e o de paralisia facial é 2 a 5 vezes em relação às fraturas que não envolvem a cápsula ótica.[14,16] Já em relação às perdas condutivas, não há diferenças entre as fraturas que atingem e as que não atingem a cápsula ótica.[16] Porém, a frequência de fraturas envolvendo a cápsula ótica é baixa na maioria da séries, com menos de 6% dos casos.[5,14] Em poucos estudos esse percentual é maior, podendo chegar a 20% dos casos.[16] Essa incidência é bem menor do que os tradicionais 20% de fraturas transversais que, na prática, também envolvem a cápsula ótica.

A diferença observada entre os dados da literatura mais antiga e os da atual demonstra que o mecanismo de traumatismo temporal mudou ao longo dos anos e, atualmente, a classificação de fraturas como longitudinal ou transversa não caracteriza mais adequadamente os traumas do osso temporal, além de não ter uma boa correlação com os achados clínicos.[14-16]

Pseudofraturas

Apesar da alta sensibilidade e especificidade da tomografia na avaliação das lesões traumáticas do osso temporal, é necessário que o examinador esteja familiarizado com a anatomia complexa da região a fim de evitar a interpretação errônea de estruturas normais como fraturas, bem como o contrário.

Alguma fissuras, suturas e canais presentes no osso temporal têm maior propensão a serem confundidos com fraturas, mesmo por indivíduos com experiência na interpretação desses exames, sendo assim chamados de pseudofraturas. Essas estruturas podem ser divididas em fissuras ou suturas extrínsecas, intrínsecas ou canais intrínsecos do osso temporal **(Figs 2.6.4, 2.6.5 e 2.6.6)**.[10,11]

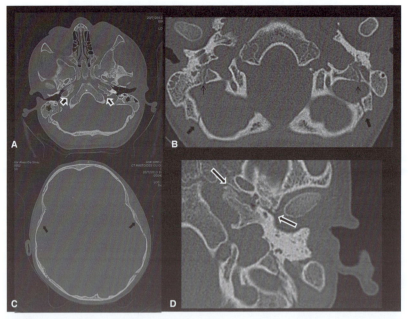

Figura 2.6.4 (A) Sutura petroccipital; (B) sutura occipitomastóidea (setas finas) e sutura temporoccipital (setas largas); (C) sutura escamosa e (D) sutura esfenopetrosa.

Rotinas em Otorrinolaringologia 49

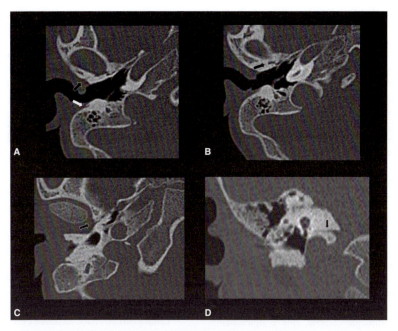

Figura 2.6.5 (A) Sutura timpanoescamosa (seta preta) e sutura timpanomastóidea (seta branca); (B) sutura petrotimpânica; (C) sutura petroescamosa e (D) aqueduto coclear em corte coronal.

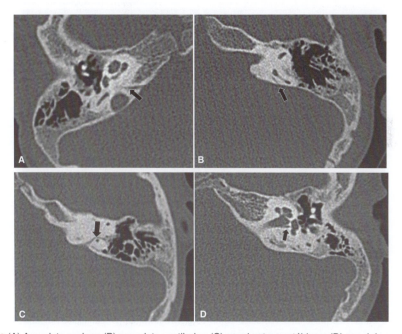

Figura 2.6.6 (A) Aqueduto coclear; (B) aqueduto vestibular; (C) canal petromastóideo e (D) canal do nervo singular.

No grupo das fissuras ou suturas extrínsecas estão as suturas que separam o osso temporal dos ossos adjacentes, sendo:

- Sutura petroccipital, que separa o clívus do ápice petroso, correndo ao longo da margem posterior do osso petroso. É constante e visível nos planos axial e coronal; pode ter aparência variável entre contornos lisos e corticalizados ou grosseiros e irregulares; por vezes é bem larga. Contém o seio petroso inferior.
- Sutura temporoccipital.
- Sutura occipitomastóidea, que é a continuação da sutura lambdoide.
- Sutura escamosa ou temporoparietal.
- Sutura esfenopetrosa, que converge com a sutura petroccipital anteromedialmente.

No grupo das fissuras intrínsecas estão as que dividem os componentes timpânico, escamoso e petroso do osso temporal:

- Fissura timpanoescamosa, que é tipicamente orientada paralela à parede anterior do conduto auditivo externo.
- Fissura timpanomastóidea, que tem orientação longitudinal, paralela à parede posterior do conduto auditivo externo e, medialmente, ramifica-se nas fissuras petrotimpânica e petroescamosa.
- Fissura petrotimpânica ou glaseriana, que é um curto canal que contém o nervo corda do tímpano e o ramo timpânico anterior da artéria maxilar e pode ser visto no plano sagital e no axial.
- Fissura petroescamosa, que é visível nos cortes axiais, estendendo-se anteromedialmente da fossa mandibular em direção à asa maior do esfenoide. Continua com o septo de Korner.

Finalmente, há o grupo com os canais intrínsecos do osso temporal, por onde passam vasos, nervos ou estruturas próprias do labirinto. Os representantes principais desse grupo são **(Figs. 2.6.5D, 2.6.6, 2.6.7 e 2.6.8)**:

- Aqueduto coclear, potencial comunicação liquórica entre a parte nervosa da fossa jugular e a perilinfa da espira basal da cóclea. É um fino canal visto nos cortes axiais e coronais no nível da janela redonda, sendo, em sua maior parte, paralelo ao eixo longo da pirâmide petrosa.
- Sulco glossofaríngeo, que é visível nos cortes axiais, poucos milímetros abaixo do aqueduto

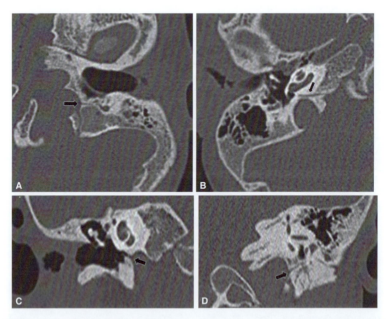

Figura 2.6.7 (A) Canalículo mastóideo; (B) sulco do nervo glossofaríngeo; (C) canalículo timpânico inferior (corte coronal) e (D) canalículo mastóideo (corte coronal).

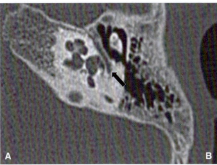
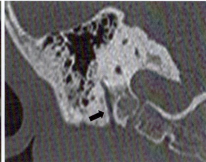

Figura 2.6.8 (A) Corte axial – segmento timpânico do nervo facial e (B) corte coronal – segmento mastóideo do nervo facial.

coclear. É o ponto de entrada do nervo glossofaríngeo na parte nervosa do forame jugular.
- Aqueduto vestibular, estrutura que contém o ducto e parte do saco endolinfático; visto nos cortes axiais como uma abertura na cortical posterior do osso petroso, tem orientação perpendicular ao eixo longo da pirâmide petrosa, estendendo-se até a porção posterior do vestíbulo.
- Canal petromastóideo, que também é chamado de canal subarqueado e contém os vasos subarqueados. É visto em cortes axiais como uma lucência curvilínea no nível do canal semicircular superior, passando entre as suas porções anterior e posterior. É um resquício da volumosa fossa subarqueada vista nos recém-nascidos.
- Canal singular que é paralelo ao conduto auditivo interno, ligando a sua porção posteroinferior ao labirinto, e contém o nervo singular, ramo do nervo vestibular inferior, que inerva o canal semicircular posterior. Pode ser visto nos cortes axiais e coronais.
- Canalículo mastóideo, que contém o nervo de Arnold, ramo do nervo vago e é visível nos cortes axiais e coronais como um trajeto que conecta o forame jugular ao segmento mastóideo do canal do nervo facial.
- Canal timpânico inferior, que tem orientação vertical, visto nos cortes coronais entre o canal carotídeo e a fossa jugular, comunicando a fossa jugular com o hipotímpano. Contém o ramo timpânico inferior do nervo glossofaríngeo, também chamado de nervo de Jacobsen, e a artéria timpânica inferior.
- Canal do nervo facial ou canal de Falópio.

Apresentação clínica

Os achados clínicos mais comuns em fraturas do osso temporal são otorragia, perfuração da membrana timpânica, perda auditiva, hemotímpano, otorreia liquórica, vertigem e paralisia facial.[4]

Paralisia facial

Apesar da discussão sobre a classificação das fraturas do osso temporal, a literatura ainda considera, na sua maioria, a classificação tradicional de fraturas longitudinais ou transversas quando aborda as complicações decorrentes dos traumas temporais.[17] Por isso, o uso dessa terminologia na discussão sobre complicações dos traumas temporais.

Em relação à lesão do nervo facial, a incidência da paralisia facial nas fraturas do osso temporal varia muito na literatura. No entanto, na maioria das séries, a paralisia facial é encontrada em menos de 25% dos casos de trauma temporal, apesar de, em alguns relatos isolados, números de até 69% serem descritos.[1,17]

Quando a paralisia facial é correlacionada com o tipo de fratura, ela ocorre em cerca de 10 a 25% das fraturas longitudinais e de 38 a 50% nas transversas.[4,9] Nas fraturas longitudinais, além de ser menos comum, a lesão geralmente é menos grave quando comparada a lesões observadas nas fraturas transversas. Os locais mais frequentes de envolvimento do nervo facial são no gânglio geniculado, no segmento labiríntico e no timpânico proximal (Fig. 2.6.3).[10,17]

A identificação da lesão do nervo facial, principalmente a localizada no gânglio geniculado, nem sempre é fácil ou factível. Sinais tomográficos de acometimento do canal do facial, como o curso da linha de fratura atravessando o canal do nervo facial ou fragmentos ósseos impactados nela, ou ainda a presença de hematoma comprimindo o nervo, auxiliam nesse diagnóstico. Porém, não é incomum encontrar fraturas envolvendo o canal do nervo facial durante cirurgias exploratórias que não foram identificadas previamente, apesar de adequados exames de imagem no pré--operatório terem sido realizados. Um sinal que ajuda na identificação da fratura no gânglio geniculado é a presença de um alargamento deste na tomografia computadorizada. Quando essa alteração tomográfica é considerada como relevante para o diagnóstico pré-operatório de fratura na área do gânglio geniculado, o diagnóstico de fratura nessa região aumenta de 60 para 90% em casos com posterior confirmação intraoperatória, sem interferência na especificidade da avaliação.[17]

As paralisias faciais imediatas são proporcionalmente mais frequentes nas fraturas transversas, e as paralisias tardias, nas longitudinais.[4] Os corticosteroides são amplamente usados no tratamento das paralisias faciais traumáticas, e a exploração cirúrgica deve ser sempre considerada.

Tradicionalmente, a exploração cirúrgica do nervo facial é indicada em paralisias imediatas ou precoces com evidências de fratura no canal do facial em estudo tomográfico e/ou estudos eletrofisiológicos demonstrando sinais de mau prognóstico, como degeneração maior que 90% na eletroneurografia.[17] Ainda não há consenso na literatura em relação ao melhor momento, o tipo e até sobre o real papel da cirurgia no tratamento das paralisias faciais traumáticas.[18] Na verdade, uma revisão sistemática do assunto não foi conclusiva quanto ao benefício do tratamento cirúrgico nas paralisias faciais traumáticas.[19] Porém, se empregada, a cirurgia deve ser realizada o mais precoce possível, já que a realização tardia não agrega benefícios na recuperação da função do nervo facial.[18,20]

Pacientes com fraturas longitudinais e sem perda auditiva neurossensorial devem ser operados através de um acesso via fossa média, que permite adequada exploração da região do gânglio geniculado, segmento labiríntico e porção proximal do segmento timpânico do nervo facial, além de preservar a audição.[18] Nas fraturas mistas ou transversas com audição presente, a preferência é pela abordagem via fossa média combinada com um acesso transmastóideo, que permite abordagem completa do nervo facial e preserva a audição.[18] Nas fraturas transversas ou em outras fraturas com perdas neurossensoriais profundas, o acesso trans-

labiríntico pode ser usado, apesar de alguns autores sugerirem que, mesmo nesses casos, a preservação do labirinto deve ser considerada para um eventual implante coclear, caso o paciente venha a ter problemas no futuro com o lado contralateral.[18,21]

Fístula liquórica

A fístula liquórica pode ocorrer em até 45% das fraturas do temporal,[4,9] e a maioria está relacionada com fratura da parte petrosa do osso temporal com lesão da cápsula ótica ou fratura do tégmen timpânico. A fístula pode se apresentar clinicamente como otorreia liquórica, quando a membrana timpânica foi lesada. Quando a membrana timpânica está íntegra, pode haver rinorreia liquórica ou líquido na orelha média. O surgimento de meningite, principalmente quando tardia, pode sinalizar a presença de uma fístula de baixo débito ou oculta que passou despercebida na fase aguda. Um fator que contribui para esse casos é o fato de a reparação da cápsula ótica não ocorrer com a formação de calo ósseo, mas apenas com uma fina camada fibrosa, que pode ser facilmente rompida com pequenos barotraumas.[10,22]

A maioria das fístulas liquóricas são autolimitadas e reparam-se espontaneamente. Por isso, exceto em fístulas de alto débito, seu diagnóstico é muitas vezes desafiador. A presença de pneumoencéfalo, principalmente em torno do tégmen timpânico, sinaliza para a presença de uma fístula.[13] A pesquisa do sinal do halo ou do duplo anel, que é realizado em papel-filtro, auxilia no diagnóstico de fístula liquórica em pacientes que apresentam otorreia com secreção sanguinolenta. Quando a fístula está presente, dois anéis irão se formar no papel--filtro, sendo o externo representado pelo liquor, e o interno, pelo sangue. Quando não há fístula, haverá apenas um anel.[9]

Testes bioquímicos, como a dosagem de glicose na secreção, podem auxiliar no diagnóstico da fístula liquórica e, para tal, até uma fita usada em testes de dosagem da glicemia capilar pode ser útil. O teste mais confiável é a dosagem na secreção da β2-transferrina, que é uma proteína específica do liquor. Pequenos volumes de secreção são suficientes para a dosagem da β2-transferrina, mas esse exame não está disponível em todos os locais e tem custo elevado.

O tratamento de escolha para fístulas liquóricas associadas ao trauma temporal é expectante com repouso no leito, já que a maioria das fístulas melhora espontaneamente em até duas semanas.[4,9,23] Se não ocorrer o fechamento espontâneo, o reparo cirúrgico está indicado.

O conhecimento da exata posição da fístula é importante para o sucesso da cirurgia, e exames de imagem, como tomografia de alta resolução e ressonância magnética, que identificam falhas ósseas e pequenas herniações do sistema nervoso central, respectivamente, são úteis. Em casos nos quais a posição da fístula é duvidosa, a cisternotomografia pode ser útil, apesar de esse exame não apresentar a mesma sensibilidade para fístulas associada ao osso temporal quando comparada às fístulas em seio esfenoidal ou placa cribiforme.[13] O uso de fluoresceína intratecal no intraoperatório auxilia no diagnóstico da localização da fístula e pode ser usado em casos nos quais haja dúvidas em relação à sua posição.[24]

Apesar de amplo, o uso de antibióticos profiláticos para fístulas liquóricas é controverso e tem sua eficácia questionada.[5] Uma recente revisão da Cochrane não encontrou evidências que apoiem o uso deles nesses casos.[25]

Perda de audição

A perda auditiva condutiva é a mais frequente, tem uma prevalência de 10 a 57% na literatura[4,9] e se deve ao hemotímpano, perfuração timpânica ou disjunção de cadeia ossicular **(Fig. 2.6.9)**. A reabsorção do hemotímpano ocorre em poucas semanas, e a maioria das perfurações timpânicas também fecham espontaneamente, melhorando a perda condutiva. Quando a resolução do hemotímpano e da perfuração timpânica não melhoram a perda auditiva do tipo condutiva, a disjunção de cadeia deve ser considerada como diagnóstico etiológico. As disjunções de cadeia mais frequentes envolvem a bigorna, principalmente a disjunção incudoestapédica, seguida da incudomaleolar.[4,10] Outras lesões menos frequentes são a fratura do estribo, deslocamento da bigorna e fratura do martelo.[10]

A perda auditiva neurossensorial varia de 0 a 14% nas fraturas temporais.[2-4] As lesões neurossensoriais podem ser decorrentes da lesão do nervo coclear, fístula perilinfática, hemorragia intralabiríntica, lesão do tronco encefálico ou concussão coclear.[10] A lesão do nervo coclear ocorre principalmente nas fraturas transversas do subtipo medial, que atinge o fundo do meato acústico interno, sendo em geral completa e permanente. Na concussão coclear, o traço de fratura não atinge o labirinto, mas ocorre a ruptura do labirinto membranoso, não visível em exames de imagem.

A fístula perilinfática se manifesta clinicamente com flutuação da audição e vertigem e ocorre principalmente nas fraturas transversas do subtipo lateral. A suspeita diagnóstica da fístula perilinfática é, na maioria das vezes, clínica, já que exames de imagem são pouco úteis na sua identificação, exceto por sinais indiretos, como pneumolabirinto, fratura do estapédio ou inexplicável efusão na orelha média. Os locais mais comuns de fístula perilinfática são nas janelas redondas e oval.[10]

A pesquisa de sinais de fístula perilinfática deve ser realizada em todos os casos de fratura temporal. Apesar de não serem específicos, o sinal de Henneberg e o fenômeno de Tulio podem ser facilmente pesquisados na sala de emergência e auxiliam no diagnóstico de casos suspeitos. O paciente deve ser orientado a não realizar manobras de Valsalva, que poderiam aumentar o risco de fístula perilinfática.[26]

O tratamento das fístulas perilinfáticas é inicialmente conservador, com repouso e medicação sintomática, como antivertiginosos, vasodilatadores e corticosteroides. O tratamento cirúrgico é recomendado em casos com flutuação da audição, perda auditiva progressiva ou vertigem persistente, consistindo no selamento da fístula.[26]

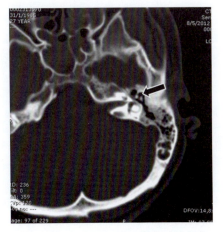

Figura 2.6.9 Disjunção da cadeia ossicular entre martelo e bigorna.

Lesões vasculares

As lesões vasculares, venosas ou arteriais, podem estar associadas às fraturas temporais. Os seios venosos, como o sigmoide ou o forame jugular, são bastante suscetíveis à lesão quando o traço de fratura os atinge. Já a artéria carótida interna é mais resistente, e não é incomum que fraturas temporais acometam o canal carotídeo, mas sem dano na artéria carótida interna.[27]

A lesão do seio sigmoide pode evoluir para trombose asséptica do mesmo, geralmente sem repercussões clínicas significativas devido ao grande número de colaterais na região. Com respeito à lesão da artéria carótida interna, os principais tipos de lesões são a fístula carotideocavernosa, dissecções de sua parede, pseudoaneurismas ou mesmo sua ruptura.[9] Na suspeita clínica de uma lesão vascular, a angiografia com estudo das fases arteriais e venosas é mandatória para o correto diagnóstico e também para o tratamento, que geralmente é endovascular.

Vertigem

A vertigem no trauma temporal pode ocorrer devido à concussão vestibular ou mesmo destruição labiríntica nas fraturas com lesão da cápsula ótica. Fístulas perilinfáticas também são associadas a tonturas, e alguns pacientes podem desenvolver uma quadro semelhante à doença de Ménière tardiamente.[9]

Na maioria dos pacientes, a vertigem é autolimitada, resolvendo-se em até poucos meses após a lesão por compensação ou adaptação do sistema nervoso central.

Ferimentos por armas de fogo

A violência e a criminalidade têm contribuído para o aumento dos ferimentos por armas de fogo, e muitos deles ocorrem na região temporal. A maioria desses casos ocorrem em homens jovens.[28]

Em geral, nesse tipo de lesão, as classificações tradicionais de fratura do osso temporal não se aplicam, e o plano da fratura normalmente depende da rota do projétil **(Fig. 2.6.10)**.[1,13,28] Não é incomum, nesse tipo de trauma, haver associação de lesão no sistema nervoso central, em nervos cranianos bulbares ou lesões vasculares venosas ou arteriais.

A incidência de paralisia facial nesses casos é muito mais frequente que nos traumas fechados, chegando a 100% em algumas séries.[1,28] Nessas situações, as lesões ocorrem mais frequentemente nos segmentos mastóideo, timpânico e no tronco do nervo facial e têm um prognóstico pior em relação aos outros tipos de trauma. Muitas dessas lesões cursam com perda total ou parcial de segmentos do nervo facial, o que implica a necessidade de reparação do nervo facial com o uso de enxertos ou anastomoses neurais.[1,28] A perda auditiva neurossensorial também é mais frequente nesses casos e se deve à lesão direta do labirinto pelo projeto de arma de fogo.

Todos os pacientes devem realizar estudo tomográfico do crânio e do osso temporal associado a angiografia ou arteriografia para avaliação das estruturas vasculares. Fístulas arteriovenosas, trombose vascular, espasmos ou pseudoaneurismas traumáticos podem ser encontrados e devem ser adequadamente tratados.[28]

A exploração cirúrgica nesses casos geralmente envolve a mastoide, e alguns cuidados devem ser considerados em razão do risco de implantes de pele no ouvido pelo projétil e/ou a estenose do conduto auditivo externo, com posterior desenvolvimento de colesteatomas. Também não é incomum haver infecção crônica no ouvido afetado, com necessidade de remoção cirúrgica dos fragmentos do projétil para controle da infecção e otorreia.

Atendimento

O manejo do paciente com trauma temporal é bem padronizado e, na maioria das vezes, o otorrinola-

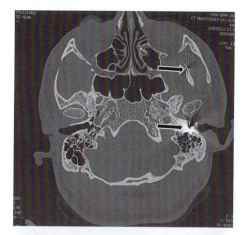

Figura 2.6.10 Trauma temporal esquerdo por ferimento por arma de fogo. Fragmentos do projétil impactados na mastoide.

ringologista só avalia o paciente depois que este foi estabilizado do ponto de vista clínico.

Em muitas ocasiões, as fraturas do osso temporal ocorrem em pacientes que apresentam outras lesões associadas, inclusive neurológicas. Esses pacientes devem inicialmente receber tratamento de suporte de vida com adequado controle das vias aéreas, sistema respiratório, sistema cardiocirculatório e neurológico, inclusive com entubação e ventilação mecânica, se necessário. O atendimento inclui, nessa fase inicial, o tamponamento de eventuais hemorragias pelo conduto auditivo externo, que podem significar alguma lesão vascular, inclusive de artéria carótida interna ou dos seios venosos.

Apenas após o paciente estar estabilizado é que a história clínica e um exame físico detalhado com especial foco no nervo facial, função auditiva e pesquisa de fístula liquórica são realizados. Exames de imagem, com preferência para tomografia computadorizada de crânio e ossos temporais, são essenciais para o correto diagnóstico das lesões. Nos casos com hematomas de pavilhão auricular ou alguma lesão de pele, estes devem ser adequadamente tratados com drenagem, limpeza e suturas quando necessário.[23]

Nas **Figuras 2.6.11, 2.6.12 e 2.6.13**, os fluxogramas sumarizam as principais condutas no atendimento do paciente com trauma temporal.

Conclusão

As fraturas do osso temporal têm aumentado proporcionalmente ao aumento populacional, da violência das grandes cidades e sobretudo ao aumento de casos de traumatismos cranioencefálicos devido a acidentes automotivos. A tomografia computadorizada é o exame disponível mais importante na avaliação do paciente com suspeita de fratura do osso temporal e deve ser realizado em todos os casos, principalmente se o paciente apresentar algum sintoma que pode estar relacionado com fratura temporal como otorragia, perfuração da membrana timpânica, perda auditiva, hemotímpano, otorreia liquórica, vertigem ou paralisia facial. A maioria das fraturas ou dos sintomas relacionados exigem tratamento clínico ou apenas de observação e seguimento do paciente. A abordagem cirúrgica é reservada para casos selecionados, principalmente de paralisia facial com mau prognóstico ou perdas auditivas condutivas devido a disjunções da cadeia ossicular.

Teoria versus prática

Apesar de consagrada, a classificação das fraturas temporais em longitudinais e transversas não apresenta na prática uma correlação estreita entre o tipo

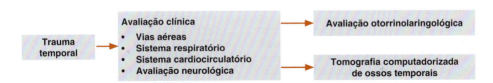

Figura 2.6.11 Fluxograma de atendimento para paciente com trauma temporal.

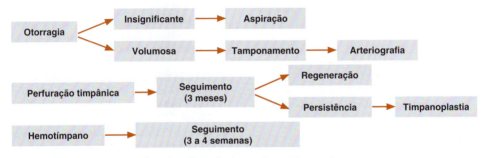

Figura 2.6.12 Fluxograma de atendimento para paciente com trauma temporal.

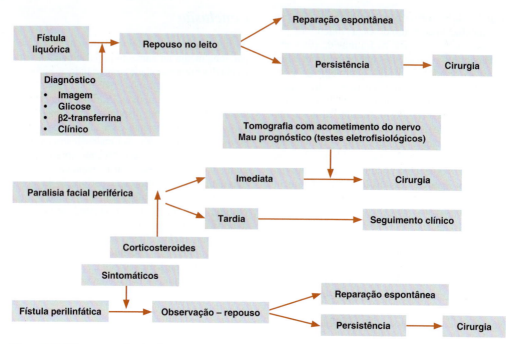

Figura 2.6.13 Fluxograma de atendimento para paciente com trauma temporal.

de traço da fratura e os achados clínicos mais relevantes na abordagem do paciente com fratura do osso temporal, que são paralisia facial periférica, disacusia – principalmente a neurossensorial – e fístula liquórica. Na prática, frente a um paciente com fratura do osso temporal, o mais importante é verificar se o traço de fratura compromete a cápsula ótica, independente de ser transverso, oblíquo, misto ou longitudinal. Atenção especial, com cuidadosa análise do traço de fratura, deve ser dada aos casos em que o paciente não apresenta ou tem poucos sintomas clínicos, mas aparentemente tem uma fratura temporal. Na verdade, algumas pseudofraturas são difíceis de reconhecer, mesmos por parte de radiologistas experientes.

 Referências

1. Yetiser S, Hidir Y, Gonul E. Facial nerve problems and hearing loss in patients with temporal bone fractures: demographic data. J Trauma. 2008; 65(6):1314-20.
2. Cannon CR, Jahrsdoerfer RA. Temporal bone fractures. Review of 90 cases. Arch Otolaryngol. 1983;109(5):285-8.
3. Gladwell M, Viozzi C. Temporal bone fractures: a review for the oral and maxillofacial surgeon. J Oral Maxillofac Surg. 2008;66(3):513-22.
4. Yalçıner G, Kutluhan A, Bozdemir K, Cetin H, Tarlak B, Bilgen AS. Temporal bone fractures: evaluation of 77 patients and a management algorithm. Ulus Travma Acil Cerrahi Derg. 2012;18(5):424-8.
5. Brodie HA, Thompson TC. Management of complications from 820 temporal bone fractures. Am J Otol. 1997;18(2):188-97.
6. Kang HM, Kim MG, Hong SM, Lee HY, Kim TH, Yeo SG. Comparison of temporal bone fractures in children and adults. Acta Otolaryngol. 2013; 133(5):469-74.
7. Ulrich K. Verletzungen des Gehörorgans bei Schädelbasisfrakturen: Eine histologische und klinische Studie. Acta Otolaryngol Suppl. 1926;6:1-150.
8. Gurdjian ES, Lissner HR. Deformations of the skull in head injury studied by the stresscoat technique, quantitative determinations. Surg Gynecol Obstet. 1946;83:219-33.
9. Johnson F, Semaan MT, Megerian CA. Temporal bone fracture: evaluation and management in the modern era. Otolaryngol Clin North Am. 2008; 41(3):597-618, x.

10. Swartz JD. Temporal bone trauma. Semin Ultrasound CT MR. 2001;22(3):219-28.
11. Collins JM, Krishnamoorthy AK, Kubal WS, Johnson MH, Poon CS. Multidetector CT of temporal bone fractures. Semin Ultrasound CT MR. 2012; 33(5):418-31.
12. Ghorayeb BY, Yeakley JW. Temporal bone fractures: longidutinal or oblique? The case for oblique temporal bone fractures. Laryngoscope. 1992; 102(2):129-34.
13. Yeakley JW. Temporal bone fractures. Curr Probl Diagn Radiol. 1999;28(3):65-98.
14. Dahiya R, Keller JD, Litofsky NS, Bankey PE, Bonassar LJ, Megerian CA. Temporal bone fractures: otic capsule sparing versus otic capsule violating clinical and radiographic considerations. J Trauma. 1999;47(6):1079-83.
15. Ishman SL, Friedland DR. Temporal bone fractures: traditional classification and clinical relevance. Laryngoscope. 2004;114(10):1734-41.
16. Little SC, Kesser BW. Radiographic classification of temporal bone fractures: clinical predictability using a new system. Arch Otolaryngol Head Neck Surg. 2006;132(12):1300-4.
17. Mu X, Quan Y, Shao J, Li J, Wang H, Gong R. Enlarged geniculate ganglion fossa: CT sign of facial nerve canal fracture. Acad Radiol. 2012;19(8): 971-6.
18. Ulug T, Arif Ulubil S. Management of facial paralysis in temporal bone fractures: a prospective study analyzing 11 operated fractures. Am J Otolaryngol. 2005;26(4):230-8.
19. Nash JJ, Friedland DR, Boorsma KJ, Rhee JS. Management and outcomes of facial paralysis from intratemporal blunt trauma: a systematic review. Laryngoscope. 2010;120 Suppl 4:S214.
20. Kim J, Moon IS, Shim DB, Lee WS. The effect of surgical timing on functional outcomes of traumatic facial nerve paralysis. J Trauma. 2010;68(4): 924-9.
21. Camilleri AE, Toner JG, Howarth KL, Hampton S, Ramsden RT. Cochlear implantation following temporal bone fracture. J Laryngol Otol. 1999; 113(5):454-7.
22. Magliulo G, Ciniglio Appiani M, Iannella G, Artico M. Petrous bone fractures violating otic capsule. Otol Neurotol. 2012;33(9):1558-61.
23. Erbele ID, Sorensen MP, Rivera A. Otologic and temporal bone injuries, triage, and management. Atlas Oral Maxillofac Surg Clin North Am. 2013; 21(1):117-25.
24. Pappas Jr DG, Hoffman RA, Holliday RA, Hammerschlag PE, Pappas Sr DG, Swaid SN. Evaluation and management of spontaneous temporal bone cerebrospinal fluid leaks. Skull Base Surgery. 1995;5(1):1-7.
25. Ratital BO, Costa J, Sampaio C, Pappamikail L. Antibiotic prophylaxis for preventing meningitis in patients with basilar skull fractures. Cochrane Database Syst Rev. 2011;(8):CD004884.
26. Achache M, Sanjuan Puchol M, Santini L, Lafont B, Cihanek M, Lavieille JP, et al. Late pneumolabyrinth after undiagnosed post-traumatic perilymphatic fistula. Case report illustrating the importance of systematic emergency management. Eur Ann Otorhinolaryngol Head Neck Dis. 2013; 130(5):283-7.
27. Wysocki J. Cadaveric dissections based on observations of injuries to the temporal bone structures following head trauma. Skull Base. 2005; 15(2):99-106; discussion 106-7.
28. Shindo ML, Fetterman BL, Shih L, Maceri DR, Rice DH. Gunshot wounds of the temporal bone: a rational approach to evaluation and management. Otolaryngol Head Neck Surg. 1995;112(4): 533-9.

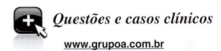

Questões e casos clínicos

www.grupoa.com.br

2.7 Corpo estranho de orelha

Andrei Borin

Introdução

Corpo estranho (CE) pode ser entendido como a presença ou a penetração de um objeto, substância ou ser vivo em cavidades ou tecidos do corpo humano. Apesar de ser altamente intuitiva, essa definição é vaga e falha, sendo indisponível na área médica uma forma única e definitiva.

O CE tem maior prevalência na orelha externa, mas pode acometer também a média e, mais raramente, a interna. Os CEs de orelha podem ser classificados em orgânicos ou inorgânicos, animados ou não, metálicos ou não, e higroscópicos ou não.[1]

A motivação para a introdução de CEs na orelha pelas crianças parece estar motivada pela curiosidade em explorar as sensações de introdução de objetos em cavidades corpóreas, enquanto nos adultos, em geral é motivada por sintomas irritativos de prurido e/ou hábito que leva à manipulação do meato auditivo com os mais variados objetos.[1]

Epidemiologia

Em triagem auditiva envolvendo 15.718 crianças em escolas fundamentais (idade entre 5 e 12 anos) na Índia, foi detectada a prevalência de 0,34% de CE na orelha externa.[2] A orelha divide com o nariz o posto de local preferencial de CEs na área de otorrinolaringologia, com incidências bastante superiores aos de faringe, esôfago, traqueia e brônquios.[3-6] Em recente publicação, Andrade e colaboradores[7] avaliaram o atendimento no período de um ano de um serviço de emergência em otorrinolaringologia em hospital terciário da cidade de São Paulo (SP, Brasil). Dos 15.640 atendimentos incluídos, 9.818 foram considerados como de urgência ou emergência, e, destes, 960 foram de CE (9,77%), sendo 666 de CE de orelha, ou seja, 6,78% dos atendimentos de urgência/emergência ou 69,37% do total de CE em otorrinolaringologia. Esse panorama parece se repetir em outros países em desenvolvimento. Na Tanzânia,[3] em um hospital terciário, dos 456 casos atendidos pelo serviço de emergência de otorrinolaringologia, 282 eram de CE (61,9%), sendo 160 de orelha (35,1% dos atendimentos totais e 56,7% dos CEs). Essa alta incidência de CE de orelha destaca a sua importância socioeconômica pela demanda de atendimento em hospitais terciários, que habitualmente são os únicos que oferecem o serviço da especialidade de otorrinolaringologia.

O CE de orelha é mais prevalente na infância. Na Nigéria,[4] em levantamento de serviço de emergência de otorrinolaringologia de hospital terciário, dos 5.001 atendimentos, 2.050 eram de pacientes com idade inferior a 15 anos (população pediátrica), e os 2.951 restantes, acima dos 15 anos. Na população pediátrica, 202 casos eram de CE de orelha, representando 9,9% dos casos, sendo a segunda causa de atendimento nessa faixa etária, perdendo apenas para otite média aguda (45% dos casos). O CE não aparece como diagnóstico em destaque na faixa acima de 15 anos de idade nessa mesma série. Na Malásia,[5] também em hospital terciário, dos 480 casos de CE de orelha, 48,3% eram de pacientes com menos de 5 anos de idade e 17,1% entre 6 e 10 anos, com queda importante de ocorrência nas faixas etárias consecutivas.

A maior incidência de CE de orelha no gênero masculino é discutível, sendo ora observada[6] e ora negada[1] em levantamentos da literatura. Indicadores de baixa condição socioeconômica, como baixa escolaridade dos pais e famílias muito numerosas, também são citados como fatores de risco para CE de orelha.[6]

Quadro clínico e diagnóstico

Na população pediátrica, em geral resultam do diagnóstico eventual durante o atendimento médico, enquanto, na população adulta, em geral são referidos. Na maioria das vezes, o CE de orelha é assintomático ou pouco sintomático. A queixa clínica de disacusia (termo aplicável a qualquer alteração da percepção sonora) é a mais comum, podendo ser caracterizada ainda, na história, hipoacusia (sensação de percepção em volume diminuído da fonte externa), autofonia (percepção aumentada da própria voz) e/ou percepção exacerbada de sons corpóreos (mastigação/pulsação de vasos sanguíneos). Sintomas de dor, otorragia e incômodo pela sensação de CE também podem ocorrer. Na Índia,[1] dos pacientes com CE em orelha, 52% eram assintomáticos, 19% queixavam-se de otorreia, 16% de decréscimo de audição, 14% de otalgia, 14% de "sensação de CE", 11% de prurido, 2% de otorragia e 2% de zumbido. Na Malásia,[5] 96,4% dos pacientes com CE na orelha eram assintomáticos, e apenas 2,1% alegavam dor, 1% otorreia e 0,4% "bloqueio da orelha".

Alguns sintomas e/ou sinais devem ser pesquisados no atendimento inicial, pois alertam para um possível agravamento do quadro. Zumbido intenso, tontura ou vertigem e teste de Weber sugestivo alertam para a ocorrência de perda auditiva neurossensorial, necessitando de avaliação emergencial por audiometria. Otorragia sugere possibilidade de lesão de membrana timpânica e de outras estruturas da orelha média. Já a otorreia e o edema do meato sugerem complicação infecciosa secundária, incluindo o relato de mastoidite.[1] Em todos esses casos, uma abordagem bastante criteriosa e cuidadosa deve ser adotada, tanto por questões médicas como legais, sobretudo em casos de manipulação prévia por outro profissional.

O diagnóstico do CE de orelha em geral é definido pela simples otoscopia, que flagra a presença dele no meato acústico externo (MAE). Raramente são necessários exames de imagem para seu diagnóstico, mas estes podem ser úteis para uma avaliação mais detalhada e planejamento de sua retirada, sobretudo em casos com envolvimento da orelha média ou interna, ou por questões médico-legais.

Tratamento

O tratamento habitual do CE de orelha é a sua remoção cuidadosa, que pode ser feita em geral por lavagem e/ou manipulação instrumental, com ou sem sedação. Em geral, a remoção pode ser feita por via transcanal, mas, eventualmente, sobretudo em casos com grande edema da pele do meato, pode ser necessária uma abordagem mais agressiva, com acesso retroauricular.

Algumas situações particulares merecem destaque no planejamento da remoção do CE de orelha. No caso de CEs animados (insetos em geral), antes da remoção deve-se fazer a imobilização deste por "afogamento" em óleo mineral (vaselina) ou vegetal para evitar o desconforto do paciente pela sua movimentação espontânea. No caso de baterias elétricas, deve-se evitar a lavagem, pelo risco de oxidação, e realizar a remoção o mais breve possível. O extravasamento das substâncias químicas que compõem as baterias elétricas pode gerar grande componente inflamatório do MAE e dificultar sua remoção.

É discutível se o cerúmen pode ser considerado CE, pois sua presença é normal no MAE. Porém, no caso de oclusão total do meato, ele deve ser removido por lavagem otológica ou manipulação instrumental, eventualmente precedida do uso de emolientes. Uma atenção especial deve ser dada em situações de imunossupressão que aumentam o risco de ocorrência de infecção após a remoção. O uso de hastes flexíveis deve ser formalmente contraindicado. O mesmo é válido para outros distúrbios epiteliais do MAE, como *queratose obliterante* (com formação de lamelas de queratina), otite externa crônica (com espessamento da pele) e colesteatoma de orelha externa.

A miíase é a presença de larva de inseto, sobretudo de moscas, e pode ser primária ou secundária. Na primária, a larva invade o tecido saudável e, assim, é obrigatoriamente considerada parasita, não sendo um CE. Sua apresentação mais comum é a furuncoloide, popularmente conhecida como "berne". Já na secundária, as larvas são apenas parasitas ocasionais, pois se desenvolvem em tecidos necróticos e/ou cavidades corpóreas **(Fig. 2.7.1)**. Popularmente conhecida como "bicheira", essa segunda apresentação é favorecida em casos de otite média crônica supurativa e/ou neoplasias de orelha externa. O tratamento em ambas as situações deve ser feito pela remoção das larvas, que é facilitada pelo uso de ivermectina (dose única, via oral, de 6 mg, a cada 30 kg de peso) e/ou aplicações tópicas repetitivas de iodofórmio em pó. Eventualmente também deve ser tratada a dermatite/celulite bacteriana secundária.

A presença de CE na orelha média pode gerar reação inflamatória crônica, inclusive com formação de granuloma. Essa situação é relativamente comum em casos de ferimentos por arma de fogo no osso temporal, onde resíduos do projétil alojados na fenda e/ou mastoide podem, ao longo do tempo, acarretar inclusive o surgimento de colesteatoma **(Fig. 2.7.2)**. Eventualmente, dispositivos implantáveis, como próteses de estapedotomia[8] e implantes cocleares,[9] bem como substâncias inorgânicas utilizadas em procedimentos cirúrgicos, como hidroxiapatita e "cera de osso", também podem também atuar como CE na orelha média. Nes-

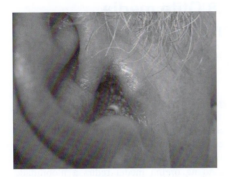

FIGURA 2.7.1 Miíase secundária (ou "bicheira") em meato acústico externo (foto gentilmente cedida pelo Prof. Dr. Ronaldo N. Toledo) (veja colorida em www.grupoa.com.br).

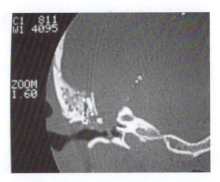

FIGURA 2.7.2 Tomografia computadorizada demonstrando resíduos metálicos após ferimento por arma de fogo em osso temporal direito com posterior formação de extenso colesteatoma (imagem gentilmente cedida pelo Prof. Dr. José Ricardo Testa).

ses casos, a remoção do CE da orelha média é necessária para o controle do *status* inflamatório.

Conclusão

A presença de corpo estranho é uma entidade prevalente, principalmente na população pediátrica. A área da otorrinolaringologia demonstra especial interesse das crianças, sendo o nariz e as orelhas muito mais acometidas que faringe, esôfago, traqueia e brônquios. A remoção do CE exige sempre manipulação cuidadosa, apoiada por iluminação adequada e contenção da criança para evitar lesões iatrogênicas.

Teoria versus *prática*

Na teoria, a grande maioria dos casos de CE não oferece maiores desafios para seu diagnóstico e conduta. Porém, algumas situações merecem destaque na sua condução prática.

A remoção de CE da orelha externa, sobretudo em crianças, em geral pode, e deve em nossa opinião, ser tentada inicialmente pela lavagem do MAE, que é um método bastante seguro e em geral aceito pelo paciente e seus familiares, podendo ser realizada em consultório imediatamente. No entanto, isso não se aplica a baterias elétricas (devido ao risco de vazamento), situações que sugiram risco associado de perfuração de membrana timpânica e penetração do CE na orelha média (como otorragia), associação com infecção secundária (edema e secreção em MAE) ou em situações em que os pais ou responsáveis pela criança não cooperem ou que já se encontrem "estressados" por um atendimento anterior não resolutivo. Nessas situações, a remoção sob sedação é uma medida mais prudente, inclusive para proteger juridicamente o profissional médico.

Além disso, na prática, a presença de míase deve sempre alertar o médico sobre a alta possibilidade de associação a processos mais complexos, como otite média crônica, neoplasias ou imunodeficiências, as quais denotam um maior grau de investigação.

 Referências

1. Moorthy PNS, Srivalli M, Rau GVS, Prasanth C. Study on clinical presentation of ear and nose foreign bodies. Indian J Otolaryngol Head Neck Surg. 2012;64(1):31-5.
2. Chadha SK, Sayal A, Malhotra V, Agarwal AK. Prevalence of preventable ear disorders in over 15,000 scholchildren in northern India. J Laryngol Otol. 2013;127(1):28-32.
3. Gilyoma JM, Chalya PL. Ear, nose and throat injuries at Bugando Medical Center in northwestern Tanzania: a five-year prospective review of 456 cases. BMC Ear Nose Throat Disord. 2013;13:4.
4. Fasunla AJ, Samdi M, Nwaorgu OG. An audit of ear, nose and throat diseases in tertiary health institution in south-western Nigeria. Pan Afr Med J. 2013;14:1.
5. Chiun KC, Tang IP, Tan TY, Jong DE. A review of ear, nose and throat foreign bodies in Sarawak General Hospital: a five year experience. Med J Malaysia. 2012;67(1):17-20.
6. Rybojad B, Niedzielski A, Niedzielska G, Rybojad P. Risk factors for otolaryngological foreign bodies in Eastern Poland. Otolaryngol Head Neck Surg. 2012;147(5):889-93.
7. Andrade JS, Albuquerque AM, Matos RC, Godofredo VR, Penido NO. Profile of otorhinolaryngology emergency unit care in a high complexity public hospital. Braz J Otorhinolaryngol. 2013;79(3):312-6.
8. Martin C, Faye MB, Bertholon P, Veyret C, Dumollard JM, Prades JM. Cholesterol granuloma of the middle ear invading the cochlea. Eur Ann Otorhinolaryngol Head Neck Dis. 2012;129(2):104-7.
9. Neilan RE, Pawlowski K, Isaacson B, Roland PS. Cochlear implant device failure secondary to cholesterol granuloma-mediated cochlear erosion. Otol Neurotol. 2012;33(5):733-5.

 Questões e casos clínicos
www.grupoa.com.br

2.8 Otite média crônica com efusão

Moacyr Saffer
Maurício Schreiner Miura

Introdução

Define-se otite média com efusão (OME) como a presença de fluido na orelha média na ausência de sinais ou sintomas de infecção otológica aguda.[1] A efusão na orelha média reduz a mobilidade da membrana timpânica (MT), formando uma barreira na condução da onda sonora. Estima-se que 90% das crianças apresentem um quadro de OME até os 4 anos de idade, consistindo em frequente causa de deficiência auditiva na infância.[1] Pode-se classificar a OME com critério temporal em aguda (menos de 3 semanas), subaguda (3 semanas a 3 meses) ou crônica (mais de 3 meses).[2] Apesar da deficiência auditiva ser leve e transitória na maioria dos casos, a OME crônica gera apreensão por potenciais efeitos sobre o desenvolvimento da linguagem e da fala, e potenciais alterações irreversíveis na orelha média.[1]

Patogênese

A fisiopatogenia é multifatorial e complexa com diversas variáveis influenciando seu curso. Segundo Honjo,[3] observações experimentais e clínicas sugerem que nos pacientes com OME a tuba auditiva (TA) é incapaz de aliviar uma pressão negativa criada dentro da cavidade timpânica. O processo começaria com uma reação inflamatória de qualquer etiologia que inicialmente produziria líquido. Na sua atividade normal, para drenar esse líquido contido em uma cavidade fechada, o batimento ciliar criaria uma pressão negativa, que, em determinados casos, não poderia ser aliviada pela TA. O movimento de bombeamento muscular (*pump like action*) da TA, na tentativa de drenar esse líquido, aumentaria ainda mais a pressão negativa. Na impossibilidade de a TA aliviar essa situação criada pela própria atividade de *clearance*, isso resultaria na permanência do líquido dentro da fenda auditiva.[4]

A efusão produzida na orelha média pode ser mucoide, constituída por um exsudato gerado por glândulas secretoras, ou serosa, formada por um transudato, devido ao aumento da permeabilidade capilar. Ambas são causadas pela reação inflamatória na otite média (OM).[3] Diversas linhas de pesquisa tentam explicar o processo inflamatório que desencadearia e manteria a OME, como presença de bactérias, reações alérgicas e refluxo gastresofágico.[5,6]

Diagnóstico

Em cerca de 40 a 50% das crianças, nem os pais nem os professores irão perceber alterações atribuíveis à OME. O diagnóstico baseia-se na suspeita clínica.[1] É importante valorizar:

- Falta de atenção, alterações comportamentais, dificuldade em acompanhar uma conversação em volume normal ou uso de aparelhos com som excessivamente elevado.
- Alteração do desempenho escolar.
- Atraso no desenvolvimento de fala ou linguagem.
- Dificuldade em entender adequadamente as frases.
- Sensação de "ouvido tapado" ou estalidos.
- Problemas de equilíbrio, falta de coordenação ou atraso no desenvolvimento motor.
- Episódios de reagudização de otite média aguda (OMA).

No exame otorrinolaringológico, confirma-se a OME por meio da otoscopia. A visualização de bolhas na secreção **(Fig. 2.8.1)** ou nível hidroaéreo **(Fig. 2.8.2)** está associada a uma fase de resolução

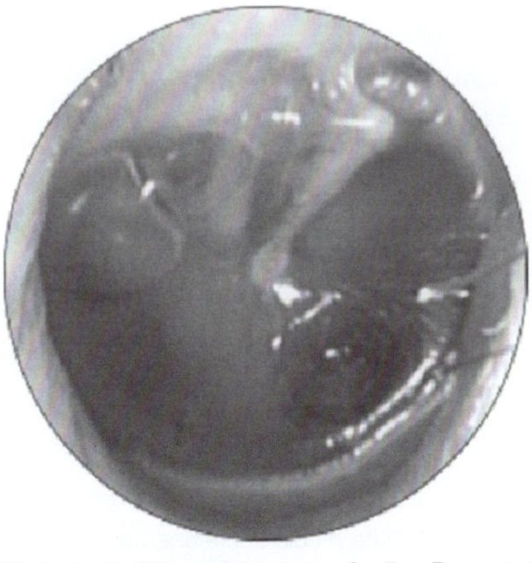

FIGURA 2.8.1 Otite média com efusão. Presença de bolhas de ar em meio ao líquido que preenche a orelha média (veja colorida em www.grupoa.com.br).

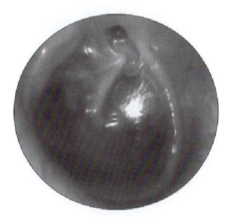

FIGURA 2.8.2 Otite média com efusão. Presença de nível líquido (veja colorida em www.grupoa.com.br).

do processo, indicando que a TA está pérvia, recuperando sua função de equalização de pressão dos gases entre a OM e o ambiente externo. A membrana timpânica (MT) pode apresentar diminuição da transparência, e a efusão da OM, uma coloração âmbar, que pode variar de acordo com o tipo e a consistência do líquido, podendo atingir tonalidades escuras, do marrom até um azulado conhecido como *blue ear drum* (Fig. 2.8.3). Outra forma de apresentação é a presença de secreção excessivamente viscosa, conhecida como *glue ear* (Fig. 2.8.4). Esse conteúdo na OM torna a visualização da MT opaca, contrastando com o cabo do martelo, que parece ficar mais branco, com um "aspecto gessado". Frequentemente ocorre um aumento da vascularização radial na *pars* tensa da MT, onde os vasos não são visíveis no tímpano normal. Podem ser observadas retrações da MT, ocorrendo horizontalização do cabo do martelo.

A timpanometria pode confirmar casos suspeitos de OME, quando há dúvidas na otoscopia, mostrando uma curva de Jerger tipo B. A timpanometria comparada à miringotomia (padrão-ouro), no diagnóstico da OME, apresenta sensibilidade de 81% e especificidade de 74%. Desse modo, não possui um alto valor preditivo positivo, isto é, não há uma alta chance de doença quando o teste é positivo. Por outro lado, possui um alto valor preditivo negativo, isto é, quando o teste é negativo, há uma alta probabilidade de a orelha ser normal.[1]

A acumetria com diapasão pode confirmar a perda auditiva condutiva com teste de Rinne negativo. Entretanto, não é fidedigna em crianças pequenas, que confundem a vibração óssea com o estímulo sonoro.

Um teste auditivo é recomendado quando a OME persistir por mais de três meses, ou em qualquer momento em que se suspeite de atraso de linguagem, problemas de aprendizado ou deficiência auditiva significativa.[1] As consequências da efusão sobre a audição são variáveis, podendo provocar perdas condutivas de até 55 dB. Em média, a perda auditiva condutiva é de 25 dB, e somente 20% excedem 35 dB. O método de avaliação varia de acordo com a faixa etária: entre 6 e 24 meses, audiometria comportamental; entre 24 e 48 meses, audiometria lúdica; e acima de 4 anos, audiometria tonal e vocal.[1]

Fatores de risco

A OME é o resultado da interação da disfunção fisiológica da TA e da imaturidade do sistema imunológico. Esse binômio é influenciado por determinados fatores de risco observados também na OMA recorrente.[7]

Fatores ambientais

- Infecções de vias aéreas superiores (IVAS): a OME é frequentemente uma consequência de IVAS ou de OMA, que apresentam maior inci-

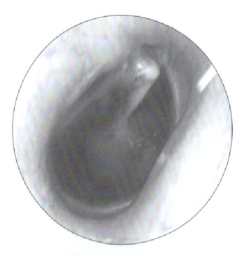

FIGURA 2.8.3 O tímpano azul (*the blue ear drum*) (veja colorida em www.grupoa.com.br).

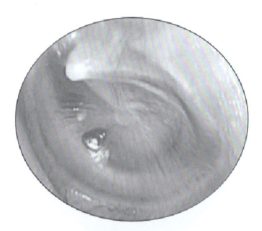

FIGURA 2.8.4 Otite média secretora: aumento da vascularização radial, diminuição da transparência da membrana timpânica e horizontalização do cabo do martelo (*glue ear*) (veja colorida em www.grupoa.com.br).

dência nos meses de outono e inverno e uma diminuição nos meses de verão.[7]

- Creche/escola: é um importante fator de risco no desenvolvimento da OME. Tem relação com o número de crianças por sala de aula, pois quanto mais crianças, maior a exposição às IVAS.[7] O risco relativo para a criança ter OME crônica é de 2,56 (1,17-5,57 IC95%), quando comparado com crianças que não frequentam creche.[8]
- Tabagismo passivo: quando os pais são fumantes, o risco relativo de crianças expostas ao tabaco apresentarem OME e OME crônica é de 1,38 (1,23-1,55 IC95%) e de 1,21 (0,95-1,53 IC95%), respectivamente, quando comparadas a crianças não expostas.[8]
- Aleitamento materno: é um fator de proteção; estudos mostram que amamentar por três meses diminui o risco de OME em 13% e amamentar por mais de seis meses confere alguma proteção até o 3º ano de vida.[7]
- Outros fatores: famílias com muitas crianças, condição socioeconômica desfavorável e uso de chupeta podem apresentar algum risco para o desenvolvimento de OME, mas os estudos até o momento são discordantes quanto aos seus efeitos potenciais.[7]

Fatores relacionados ao hospedeiro

- Idade: o risco de OME crônica após OMA é inversamente proporcional à idade, sendo 4 vezes maior em menores de 2 anos, quando comparados a crianças maiores.[7]
- Malformações craniofaciais: fenda palatina não corrigida, síndrome de Down ou malformações craniofaciais apresentam maior risco para otite média devido à disfunção tubária.[7]
- Predisposição genética: vem sendo estudada, e evidências mostram uma possível associação com otite média.[7]
- Outros fatores: alergia, raça e sexo apresentam dados discordantes quanto ao seu real risco.[7] Sendo a alergia um problema frequente em crianças em um período em que as infecções virais e OMA são prevalentes, é razoável pensar que o uso de tratamentos para alergia tenha um efeito benéfico na diminuição dos episódios dessas crianças.

Tratamento

A presença de efusão na OM após um episódio de OMA é a regra. Independentemente de tratamentos, uso de medicações ou acompanhamento clínico, a resolução espontânea da OME é favorável, ocorrendo em 75 a 90% das crianças após três meses.[9]

Apesar da história natural favorável, a taxa de recorrência é alta, ficando ao redor de 65% em dois anos.[10] A maioria dos casos se resolve dentro de alguns meses, mas o prognóstico é inversamente relacionado ao tempo de evolução. A resolução espontânea é menor nos casos bilaterais e com persistência de três meses ou mais.[11]

Na maioria dos casos, a abordagem da OME é de observação por tempo determinado, acompanhando a sua história natural de resolução espontânea. Nesse período, cabe ao médico proteger o paciente de intervenções infundadas, ao mesmo tempo em que deve estar atento para detectar problemas de desenvolvimento da criança e alterações otoscópicas que possam resultar em danos irreversíveis.

As crianças com OME sem fatores de risco para dificuldades de desenvolvimento devem ser inicialmente observadas por três meses a partir do início da efusão (se conhecido) ou da data do diagnóstico. Em muitos casos, não é possível predizer quando iniciou a OME. Um episódio de OMA/IVAS ou audiometria/timpanometria recente podem auxiliar na estimativa de sua duração.[1]

A deficiência auditiva condutiva da OME pode afetar o processamento binaural e prejudicar a capacidade da criança de discriminar palavras quando em ambientes ruidosos, assim como a localização da origem dos sons.[12] Estudos demonstram que, após algum tempo, com a resolução da OME e o retorno da audição periférica, essas alterações tendem a desaparecer.[12,13] Sabe-se que o nível de estimulação da criança no ambiente familiar tem um impacto mais importante sobre esses fatores, quando comparado apenas à perda auditiva isoladamente.[14]

Durante o período expectante, a orientação e a educação dos pais por parte do médico são essenciais. Nesse diálogo, é fundamental a abordagem dos seguintes tópicos:

- Explicar que tratamento expectante não significa não fazer nada, mas controlar a evolução.
- Esclarecer a evolução benigna da maioria dos casos.
- Estabelecer uma estimativa de prazo (é válido 3 a 6 meses).
- Explicar que a falta de queixas da criança não significa ausência da doença.
- Estimular mudança de fatores de risco.

- Realizar otoscopia regularmente para detectar alterações na MT.[1]

Recomenda-se, nas crianças com OME crônica que realizaram avaliação auditiva, a seguinte abordagem, considerando-se o nível auditivo no melhor lado:[1]

1. Níveis ≤ 20 dB (normal): repetir teste auditivo em 3 a 6 meses na persistência de OME.
2. Níveis entre 21 e 39 dB (leve): abordagem individualizada de acordo com a duração da efusão, intensidade da perda auditiva e preferência dos pais.
3. Níveis > 40 dB (moderado): recomenda-se cirurgia.

Essas recomendações não contemplam OME crônica unilateral que provoca perda auditiva condutiva. É válido considerar, na decisão terapêutica dessas crianças, o critério baseado na duração da efusão recomendado nas diretrizes de 1994 para tratamento cirúrgico: OME crônica unilateral por período igual ou maior que 6 meses, com perda auditiva condutiva igual ou maior do que 20 dB.[1]

Crianças com OME crônica apresentam risco de danos estruturais irreversíveis da MT. Independentemente do nível de audição ou do tempo de evolução, deve-se colocar tubo de ventilação (TV) na presença de bolsa de retração posterossuperior, início de erosão ossicular, atelectasia adesiva ou bolsa de retração com acúmulo de debris de queratina.[1]

Tratamento medicamentoso

Todo resultado de um tratamento medicamentoso na OME não pode ser interpretado somente por apresentar um resultado positivo. Para ser considerado efetivo, estudos comparativos devem demonstrar benefícios sobre a história natural da OME.[1] É difícil avaliar o resultado de um tratamento quando a doença para a qual ele se destina tem um alto índice de cura espontânea.

- *Antibióticos.* Essa conduta é pouco efetiva, uma vez que somente um terço dos casos apresenta bactéria viva na efusão, e a taxa de cura fica entre 15 e 30% a curto prazo, sendo menor ainda a longo prazo.[18] Uma metanálise realiza-

da por Williams demonstrou que o efeito do antibiótico é limitado, ocorrendo apenas discreto benefício a curto prazo, sem melhora significativa a médio e a longo prazo.[19] Além disso, ao se considerar o uso de antibiótico, deve-se pesar seus efeitos adversos e o risco de induzir resistência bacteriana. Um passo importante na redução do uso desnecessário de antibióticos é o reconhecimento de que a OME é parte do curso esperado de resolução de uma OMA.[1]

- *Corticosteroides.* Uma vez que a OME é uma doença inflamatória, pressupõe-se uma resposta ao tratamento com corticoides. Butler e van der Voort realizaram metanálise observando o efeito de corticoide oral e nasal na resolução da OME. Concluíram que corticoides, com ou sem associação de antibiótico, levam a uma resolução mais rápida da OME a curto prazo. Entretanto, a longo prazo, não há evidência de benefício sobre placebo.[20]

- *Insuflações.* A manobra de Valsalva ou politerização vem sendo preconizada há mais de um século, embora não existam evidências que demonstrem um sucesso clínico consistente com essas técnicas.[1] Uma metanálise sobre autoinsuflação selecionou seis estudos de curta duração, não cegos e heterogêneos, sendo a validade dessa forma de tratamento ineficaz.[21]

- *Anti-histamínicos e descongestionantes.* Teoricamente, o uso de descongestionantes associados ou não aos anti-histamínicos parece lógico no tratamento da OME. Contudo, ensaios clínicos não encontraram efeito significativo com essa abordagem. Uma metanálise não demonstrou benefício com o uso de descongestionante associado a anti-histamínico na OME.[22]

Tratamento cirúrgico

Na decisão por cirurgia, a timpanotomia para inserção de TV é o procedimento de escolha. O TV permanece em média 8 a 14 meses. Associar a adenoidectomia à miringotomia tem eficácia semelhante à inserção isolada do TV somente em crianças maiores de 4 anos, apresentando benefício limitado e de curta duração em crianças menores.[1]

Cerca de 20 a 50% das crianças apresenta recidiva da OME após a extrusão dos TVs. Quando necessário repetir a cirurgia, recomenda-se adenoidectomia (contraindicada em fenda submucosa), pois reduz em 50% a necessidade de uma nova intervenção.[15,16]

Conclusão

Como resultado do desenvolvimento evolutivo de nossos ancestrais, que tinham água nos seus ouvidos, a cavidade aerada da orelha média não pode funcionar sem a TA para sua ventilação. O órgão auditivo humano pode ser considerado, de certa forma, defeituoso, apesar de ser o resultado de um elaborado processo evolutivo para a condução do som. A falha em manter a orelha média ventilada representa uma forma de involução da orelha do mamífero para um estágio embrionário (útero materno) ou aquático. É o que ocorre na OME.[4]

Nada cura a otite média, exceto o crescimento da criança: a orelha média cresce, a trompa de Eustáquio cresce, o sistema imune cresce. Por essa razão, enquanto não surgir melhor método para ventilar a orelha média, é usado o procedimento de aspiração do líquido e a manutenção da abertura através de um artefato chamado tubo de ventilação.[2]

Teoria versus prática

- *Observação e acesso ao sistema de saúde*: O risco de observação continuada na OME deve ser contraposto ao risco da cirurgia. Quando é possível examinar a criança a cada 3 a 6 meses, o risco de sequelas é baixo. Por outro lado, esta prática não é apropriada em situações em que a criança não pode manter acompanhamento regular. Somam-se a isso fatores de risco conhecidos no atraso do desenvolvimento de fala e linguagem, independentes da perda auditiva, como baixo nível educacional da mãe, ambiente familiar da criança desfavorável e baixo nível socioeconômico.[1]
- *Crianças em risco*: São aquelas que apresentam atraso ou distúrbio sensorial, físico, cognitivo ou comportamental. É essencial diferenciar as crianças com OME que têm risco de atraso no desenvolvimento de fala, linguagem e aprendizado, uma vez que devem ser prontamente diagnosticadas e avaliadas para intervenção.[17] É importante salientar que esses quadros não são provocados pela OME, mas podem ser agravados pela hipoacusia ou problemas vestibulares decorrentes dela. Consideram-se os seguintes fatores de risco:[1]
    - Deficiência auditiva permanente, independente da OME.
    - Suspeita ou diagnóstico de retardo ou distúrbio de fala e linguagem.
    - Distúrbio de espectro autista ou outro transtorno invasivo do comportamento.
    - Síndromes ou malformações craniofaciais que resultem em atraso de cognição, fala e linguagem.
    - Cegueira ou deficiência visual permanente.
    - Fenda palatina, com ou sem síndromes associadas.
    - Retardo de desenvolvimento.

 Referências

1. American Academy of Family Physicians; American Academy of Otolaryngology-Head and Neck Surgery; American Academy of Pediatrics Subcommittee on Otitis Media With Effusion. Otitis media with effusion. Pediatrics. 2004;113(5):1412-29.
2. Gates GA, Klein JO, Lim DJ, Mogi G, Ogra PL, Pararella MM, et al. Recent advances in otitis media. 1. Definitions, terminology, and classification of otitis media. Ann Otol Rhinol Laryngol Suppl. 2002;188:8-18.
3. Honjo I, Hayashi M, Ito S, Takahashi H. Pumping and clearance function of the eustachian tube. Am J Otolaryngol. 1985;6(3):241-4.
4. Lim DJ, Birck H. Ultrastructural pathology of the middle ear mucosa in serous otitis media. Ann Otol Rhinol Laryngol. 1971;80(6):838-53.
5. Saffer M, Lubianca Neto JF, Piltcher OB, Petrillo VF. Chronic secretory otitis media: negative bacteriology. Acta Otolaryngol. 1996;116(6):836-9.
6. Miura MS, Mascaro M, Rosenfeld RM. Association between otitis media and gastroesophageal reflux: a systematic review. Otolaryngol Head Neck Surg. 2012;146(3):345-52.
7. Daly KA, Hoffman HJ, Kvaerner KJ, Kvestad E, Casselbrant ML, Homoe P, et al. Epidemiology, natural history, and risk factors: panel report from the Ninth International Research Conference on Otitis Media. Int J Pediatr Otorhinolaryngol. 2010; 74(3):231-40.

8. Lubianca Neto JF, Hemb L, Silva DB. Systematic literature review of modifiable risk factors for recurrent acute otitis media in childhood. J Pediatr (Rio J). 2006;82(2):87-96.
9. Casselbrant ML, Brostoff LM, Cantekin EI, Flaherty MR, Doyle WJ, Bluestone CD, et al. Otitis media with effusion in preschool children. Laryngoscope. 1985;95(4):428-36.
10. Zielhuis GA, Straatman H, Rach GH, van den Broek P. Analysis and presentation of data on the natural course of otitis media with effusion in children. Int J Epidemiol. 1990;19(4):1037-44.
11. Buckley G, Hinton A. Otitis media with effusion in children shows a progressive resolution with time. Clin Otolaryngol Allied Sci. 1991;16(4):354-7.
12. Hartley DE, Moore DR. Effects of otitis media with effusion on auditory temporal resolution. Int J Pediatr Otorhinolaryngol. 2005;69(6):757-69.
13. Moore DR, Hine JE, Jiang ZD, Matsuda H, Parsons CH, King AJ. Conductive hearing loss produces a reversible binaural hearing impairment. J Neurosci. 1999;19(19):8704-11.
14. Gravel JS, Roberts JE, Roush J, Grose J, Besing J, Burchinal M, et al. Early otitis media with effusion, hearing loss, and auditory processes at school age. Ear Hear. 2006;27(4):353-68.
15. Maw AR, Parker A. Surgery of the tonsils and adenoids in relation to secretory otitis media in children. Acta Otolaryngol Suppl. 1988;454:202-7.
16. Gates GA, Avery CA, Prihoda TJ. Effect of adenoidectomy upon children with chronic otitis media with effusion. Laryngoscope. 1988;98(1):58-63.
17. Ruben RJ. Who needs therapy for otitis media with effusion (OME) and who does not? A multifactorial consideration. In: Takasaka T, Yuasa R, Hozawa K, editors. Recent advances in otitis media: proceedings of otitis media 2001 in Sendai. Pianoro: Medmond; 2002.
18. Rosenfeld RM, Post JC. Meta-analysis of antibiotics for the treatment of otitis media with effusion. Otolaryngol Head Neck Surg. 1992;106(4):378-86.
19. Williams RL, Chalmers TC, Stange KC, Chalmers FT, Bowlin SJ. Use of antibiotics in preventing recurrent acute otitis media and in treating otitis media with effusion. A meta-analytic attempt to resolve the brouhaha. JAMA. 1993;270(11):1344-51.
20. Thomas CL, Simpson S, Butler CC, van der Voort JH. Oral or topical nasal steroids for hearing loss associated with otitis media with effusion in children. Cochrane Database Syst Rev. 2006;(3):CD001935.
21. Perera R, Haynes J, Glasziou P, Heneghan CJ. Autoinflation for hearing loss associated with otitis media with effusion. Cochrane Database Syst Rev. 2006;(4):CD006285.
22. Griffin GH, Flynn C, Bailey RE, Schultz JK. Antihistamines and/or decongestants for otitis media with effusion (OME) in children. Cochrane Database Syst Rev. 2006;(4):CD003423.

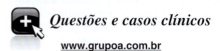

Questões e casos clínicos

www.grupoa.com.br

2.9 Otosclerose

Renato Cal

Introdução

Otosclerose é uma osteodistrofia, que, ao contrário de outras osteodistrofias, como a osteoporose, a osteogênese imperfeita e a doença de Paget, acomete exclusivamente o osso temporal, mais comumente a região da cápsula ótica e a platina do estribo. Caracteriza-se por um aumento da atividade osteoclástica e osteoblástica na cápsula ótica, havendo uma proliferação óssea anormal, com aumento da espessura óssea, da celularidade e da vascularização. Historicamente, Toynbee foi o primeiro a descrever a fixação da platina do estribo como causa de perda auditiva do tipo condutiva, em 1869. Porém, apenas em 1893, Adam Politzer descreveu a fixação da platina do estribo com o termo otosclerose e, a partir daí, muitos estudos surgiram sobre sua etiologia, patogênese, tratamentos clínicos e técnicas cirúrgicas.

O que realmente desencadeia essa remodelação óssea anormal na otosclerose ainda é desconhecido, mas acredita-se que fatores genéticos e ambientais desempenhem um importante papel. Geneticamente, a otosclerose é uma herança autossômica dominante, com penetrância e expressão variável, o que quer dizer que não necessariamente está presente em todas as gerações da família. Acomete principalmente as mulheres, em uma prevalência de 2:1, sendo mais comum em pacientes brancos e bem menos frequente em negros e asiáticos. Também pode ser subdividida em otosclerose clínica e histológica, sendo esta última muito mais comum. Estudos histopatológicos demonstram que há focos otoscleróticos na platina do estribo em cerca de 7% dos homens brancos e em 10% das mulheres brancas, porém apenas 12% desses pacientes apresentam realmente a fixação da platina do estribo, gerando sintomas clínicos de perda auditiva. Os locais mais acometidos pela otosclerose são em ordem decrescente: a porção anterior da platina do estribo, a porção posterior da platina, o giro basal da cóclea, janela redonda, podendo atingir, em alguns casos, toda a cóclea e até o conduto auditivo interno. O neotecido formado pelos focos de reabsorção e proliferação óssea é bastante vascularizado e tem um tropismo pelo corante de hematoxicilina, sendo facilmente identificado em cortes histológicos como uma área de coloração mais escura (Figs. 2.9.1, 2.9.2, 2.9.3 e 2.9.4).

Entre os fatores ambientais, o vírus do sarampo (paramixovírus) é apontado como tendo um papel relevante na gênese da otosclerose. Diversos estudos evidenciaram presença do antígeno viral e do RNA (ácido ribonucleico) viral nos focos otoscleróticos, assim como um aumento de IgG (imunoglobulina G) específica para sarampo na perilinfa de pacientes portadores de otosclerose. Um outro dado importante é que alguns estudos mostraram uma diminuição da incidência de otosclerose após a introdução da vacinação obrigatória antissarampo no sistema de saúde. Apesar dessas fortes evidências que ligam o vírus do sarampo à otosclerose, o exato mecanismo fisiopatogênico

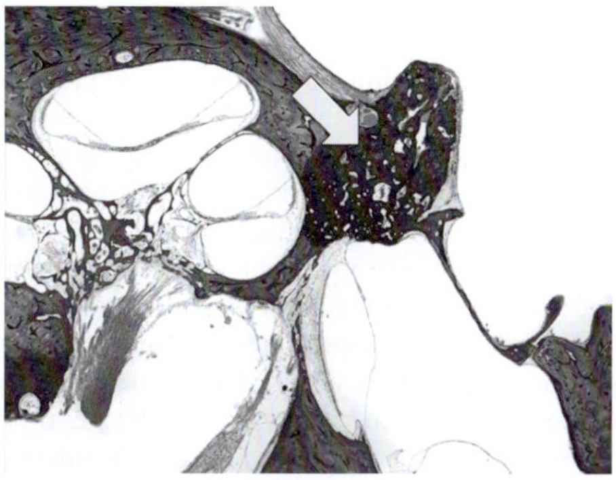

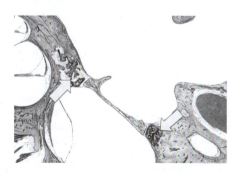

FIGURA 2.9.1 Foco otosclerótico na região anterior da platina do estribo (veja colorida em www.grupoa.com.br).

Fonte: Imagem gentilmente cedida pelo Massachusetts Eye and Ear Infirmary (Boston, USA).

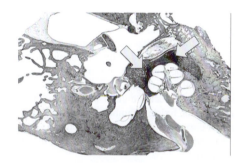

FIGURA 2.9.2 Foco otosclerótico acometendo toda a cóclea (veja colorida em www.grupoa.com.br).

Fonte: Imagem gentilmente cedida pelo Massachusetts Eye and Ear Infirmary (Boston, USA).

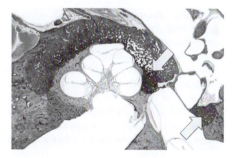

FIGURA 2.9.3 Otosclerose histológica, sem repercussões clínicas no paciente (veja colorida em www.grupoa.com.br).

Fonte: Imagem gentilmente cedida pelo Massachusetts Eye and Ear Infirmary (Boston, USA).

FIGURA 2.9.4 Foco otosclerótico acometendo toda a cóclea, além da porção anterior e posterior da platina do estribo (veja colorida em www.grupoa.com.br).

Fonte: Imagem gentilmente cedida pelo Massachusetts Eye and Ear Infirmary (Boston, USA).

pelo qual o vírus poderia gerar um quadro de otosclerose ainda não foi descrito. Outro fator ambiental muito estudado é a influência que diversos hormônios, principalmente os sexuais, poderiam exercer sobre a otosclerose. Diversos estudos publicados na literatura relatam uma progressão dos sintomas da otosclerose entre 30 e 60% nas mulheres que tiveram ao menos uma gravidez. No entanto, um artigo publicado em 2005 analisou 94 mulheres com longo segmento e não observou qualquer relação entre a gravidez e o aumento dos sintomas clínicos de perda auditiva, mesmo em pacientes com múltiplas gestações.

A otosclerose pode apresentar-se clinicamente com as mais diversas formas de perda auditiva, sendo a mais comum a perda auditiva do tipo condutiva, seguida da perda auditiva mista e, em raros casos, exclusivamente sensório-neural. Essa variedade de apresentações depende do local onde está localizado o foco otosclerótico. Na maioria das vezes, esse foco localiza-se na platina do estribo, causando sua fixação e, assim, gerando uma perda auditiva do tipo condutiva. No entanto, com a evolução natural da doença, o foco otosclerótico pode avançar para a cóclea e gerar uma perda auditiva do tipo mista. Existem também raros casos em que a perda é exclusivamente do tipo sensório-neural, ou seja, acometendo a cóclea e poupando a platina do estribo.

Diagnóstico

O diagnóstico da otosclerose é feito levando-se em consideração aspectos clínicos, audiológicos e de exames de imagem. Clinicamente, a otosclerose se manifesta como uma perda auditiva de evolução lenta e gradual. A maioria dos pacientes inicia essa perda por volta dos 20 anos de idade, a qual geralmente evolui até os 30 ou 40 anos, quando ela se torna mais perceptível. Obviamente, existem casos de acometimento mais precoce e mais tardio. Na grande maioria dos pacientes, cerca de 70%, a perda é bilateral, e como costuma haver um componente condutivo, os pacientes se queixam de uma dificuldade de ouvir conversas quando estão mastigando e até mesmo uma melhor percepção sonora em ambientes ruidosos, fenômeno conhecido como paracusia de Willis (esse fenômeno é característico de perdas auditivas condutivas e ocorre porque as pessoas tendem a falar mais alto em ambientes ruidosos). Nos casos unilaterais, a detecção da perda é mais difícil e o diagnóstico é geralmente mais tardio. Nesses casos, muitas vezes os pacientes relatam dificuldade de localização do som, fenômeno característico de perdas unilaterais. Um dado importante na história clínica desses pacientes é que eles em geral relatam histórias familiares de perdas auditivas, procedimentos cirúrgicos otológicos realizados em parentes e uso de aparelhos de amplificação sonora individual (AASIs) em outros membros da família.

O exame físico dos pacientes portadores de otosclerose deve ser feito de maneira bem cuidadosa e com uma boa otoscopia, de preferência com a utilização de microscópios ou endoscópios. Durante a otoscopia, o médico otorrinolaringologista deve excluir qualquer outra causa de perda auditiva condutiva, como tampões de cerúmen, microperfurações da membrana timpânica e presença de secreção serosa ou mucoide retrotimpânica. Alguns pacientes apresentam uma pequena mancha avermelhada retrotimpânica na região do promontório anterior à janela oval, conhecida como sinal de Schwartz, que corresponde a um aumento da atividade osteoclástica com formação de pequenos vasos sanguíneos nessa região. O uso de diapasões também é de grande importância para a avaliação clínica de perdas auditivas, pois eles podem confirmar ou descartar componentes condutivos. Deve-se utilizar o diapasão de 512 Hz e realizar as provas de Rinne e Weber. Na prova de Rinne, o paciente com otosclerose (caso apresente um *gap* aéreo-ósseo maior do que 15 dB na frequência de 512 Hz) terá uma melhor percepção pela via óssea do que pela via aérea, sendo assim o teste caracterizado como Rinne negativo. Caso esse *gap* seja menor do que 15 dB ou o paciente tenha uma perda sensório-neural, o Rinne será positivo, com uma percepção melhor pela via aérea. O teste de Weber também é muito importante e corresponde à colocação do diapasão na região frontal do crânio e, assim, será percebida, ou não, uma lateralização do som. Nos casos em que haja um *gap* aéreo-ósseo, o paciente vai relatar uma lateralização do som para o lado comprometido (definindo, assim, a perda como do tipo condutivo) ou para o lado são (definindo a perda como sensório-neural). O uso do diapasão deve ser sempre estimulado, pois, em diversas ocasiões, ele confirma e até identifica erros na audiometria.

O diagnóstico audiométrico é realizado pela audiometria tonal (via aérea e via óssea), audiometria vocal e pela impedanciometria (timpanometria e pesquisa do reflexo estapédico). A audiometria deve sempre ser feita por um audiologista treinado e pode mostrar todos os tipos de perda auditiva em um paciente com otosclerose. Na maioria das vezes, o paciente apresenta-se com uma perda do tipo condutiva, mais evidente nas frequências graves, e geralmente exibindo um pequeno entalhe na via óssea, na frequência de 2 kHz, conhecido como entalhe de Cahart (Fig. 2.9.5). No entanto, com a progressão da doença, esse componente condutivo passa a acometer todas as frequências e, posteriormente, o componente sensório-neural fica mais evidente, tornando a perda auditiva do tipo mista. Na impedanciometria, a pesquisa do reflexo estapédico é de fundamental importância, pois, mesmo em estágios iniciais da otosclerose, esse reflexo vai estar ausente, representando, assim, uma ótima ferramenta para a diferenciação entre a otosclerose e a síndrome da deiscência do canal semicircular superior. Na timpanometria, em fases iniciais da doença, em geral são encontradas curvas do tipo "A" e, posteriormente, com a evolução da doença e a maior fixação da cadeia ossicular, essas curvas podem se tornar do tipo "As".

Nos últimos anos, com a melhora evidente dos métodos de imagem, a tomografia computadorizada (TC) se tornou uma grande ferramenta para o diagnóstico da otosclerose. A TC é um ótimo método para se visualizar a anatomia dos ossículos, o nervo facial, as janelas labirínticas e a cápsula ótica. Nos casos de otosclerose, a TC de alta resolução mostra áreas de desmineralização óssea que em geral se localizam anteriormente à janela oval,

assim como espessamento da platina do estribo. Nos casos em que há comprometimento coclear, é possível ver áreas de desmineralização da cápsula ótica, conhecidas como "sinal do duplo halo", pois são vistas áreas de baixa densidade óssea ao redor da linha coclear (Fig. 2.9.6).

É de fundamental importância para o otorrinolaringologista conhecer os principais diagnósticos diferenciais da otosclerose; entre eles podem-se destacar:

1. alterações da orelha externa que possam causar perda auditiva condutiva, como perfurações timpânicas, rolha de cerúmen, grandes exostoses, etc.;
2. síndromes de "terceira janela vibratória" que possam gerar perda auditiva do tipo condutiva, como a síndrome de deiscência de canal semicircular superior e a síndrome do aqueduto vestibular alargado;
3. outras osteodistrofias, como a doença de Paget, a ostogênese imperfeita e a anquilose reumática do estribo;
4. alterações na orelha média, como colesteatomas, otites secretoras, descontinuidade ossicular, fixação da cabeça do martelo e tumores de orelha média, como os paragangliomas.

Tratamento

Todas as opções terapêuticas para a otosclerose visam uma melhora da qualidade auditiva, porém não têm efeito sobre a evolução da doença em si.

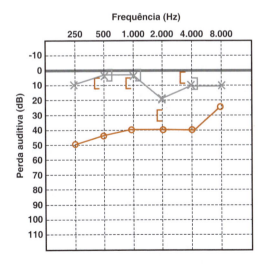

FIGURA 2.9.5 Audiometria mostrando uma perda condutiva na orelha direita, com presença do entalhe de Cahart em 2.000 Hz.

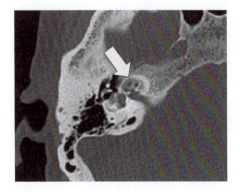

FIGURA 2.9.6 Tomografia computadorizada de mastoide, em corte axial, mostrando sinais de desmineralização da cápsula ótica (veja colorida em www.grupoa.com.br).

Entre as diversas opções, pode-se destacar: o simples acompanhamento clínico do paciente, passando pelas opções de tratamento clínico, cirúrgico e, por último, o uso de AASI. Pacientes com pequenas perdas auditivas unilaterais que sejam totalmente contra opções de tratamento cirúrgico e que também não queiram fazer uso de AASI podem ser apenas acompanhados periodicamente por avaliações clínicas e com audiometrias periódicas. Deve-se ter bastante cuidado com essa opção, pois, em alguns casos, a doença evolui, e a opção cirúrgica pode perder sua indicação.

A maioria dos pacientes é candidata a realização do tratamento cirúrgico da otosclerose, a estapedotomia. Esse procedimento tem como princípio restaurar a mobilidade da cadeia ossicular, substituindo a supraestrutura do estribo por uma pequena prótese e fazendo uma microfenestra na região da platina do estribo para que essa prótese tenha mobilidade. Existem várias técnicas de estapedotomia e vários tipos de próteses, sendo a experiência do cirurgião um critério fundamental para a escolha. A indicação do procedimento cirúrgico se faz nos casos em que haja um *gap* aéreo-ósseo maior do que 25 dB (fazendo com que o Rinne seja negativo) uni ou bilateral e os limiares ósseos ainda preservados. Nos casos em que a perda auditiva é do tipo mista, com limiares ósseos comprometidos, a indicação cirúrgica deve ser feita com cuidados, pois, em muitos casos, o paciente ainda vai ter necessidade do uso de AASI mesmo após um procedimento cirúrgico bem-sucedido. Entre as principais complicações cirúrgicas da cirurgia da estapedotomia, pode-se destacar a vertigem no pós--operatório, lesão do nervo facial em sua porção timpânica, fístula perilinfática, perfurações persistentes de membrana timpânica e perda auditiva sensório-neural. No entanto, as estatísticas mostram que, em mãos experientes, o índice de sucesso da cirurgia é de 95% em média, com poucas complicações relatadas.

O uso dos AASIs também é uma opção que pode ser oferecida aos pacientes, ainda mais em casos em que haja uma contraindicação absoluta ao procedimento cirúrgico. As opções de tratamento clínico da otosclerose iniciaram com o fluoreto de sódio, que geralmente é utilizado na dose de 40 mg/dia, e que mais tarde foi substituído pelos bifosfonatos, devido à sua maior eficácia e menos efeitos colaterais. Os principais bifosfonatos utilizados são alendronato, 70 mg/semana, e o residronato, 35 mg/semana. Essas medicações podem ser utilizadas nessas doses, uma vez por semana, desde que sejam ingeridas longe dos horários de refeição (pela manhã, 30 minutos antes do café da manhã) e com bastante quantidade de água. O tratamento clínico pode ser feito por um período de cerca de 6 meses, e, em casos de melhora dos sintomas de zumbido, vertigem e da própria perda sensório-neural, pode ser mantido por períodos maiores. Vale ressaltar que ainda são escassos na literatura ensaios clínicos que mostrem benefícios do tratamento clínico para otosclerose.

Conclusão

A otosclerose é uma doença peculiar com características evolutivas. O diagnóstico deve ser feito seguindo critérios clínicos, audiométricos e radiológicos, e seu tratamento deve ser introduzido levando-se em consideração os sintomas do paciente, o estado da audição e a experiência do médico assistente.

Teoria versus prática

Alguns pontos na conduta do caso clínico merecem uma atenção especial:

1. Os dados epidemiológicos são essenciais, pois a otosclerose é uma osteodistrofia genética autossômica dominante de penetrância variável, e que acomete principalmente pacientes do sexo feminino, brancos, em geral iniciando a partir da segunda a terceira décadas de vida.
2. O uso de diapasões, realizando os testes de Rinne e Webber, é fundamental para confirmação do componente condutivo na perda auditiva.
3. Atualmente, a TC faz parte do arsenal diagnóstico, uma vez que ajuda bastante no diagnóstico diferencial com a síndrome de deiscência do canal semicircular superior, que, por sua vez, pode mimetizar o componente condutivo da perda auditiva.
4. Ao se propor ao paciente a opção terapêutica, é preciso atentar para os limiares do componente ósseo, uma vez que em casos de perdas mistas, mesmo uma estapedotomia perfeitamente realizada ainda pode demandar o uso de AASI posteriormente, devido ao componente sensório-neural.
5. A opção cirúrgica sempre deve ser feita pelo paciente, discutindo os riscos e benefícios, pois

o procedimento cirúrgico de estapedotomia, mesmo em mãos experientes, pode evoluir com perdas auditivas sensório-neurais, fístulas perilinfáticas, zumbido, vertigem e lesão do nervo facial.
6. A opção de tratamento com o uso de AASI deve sempre ser oferecida ao paciente alternativamente ao procedimento cirúrgico.

Agradecimento

Aos colegas Steven Rauch, Felipe Santos e Saumil Merchant (*in memoriam*) do Massachussets Eye and Ear Infirmary e do Temporal Bone Lab (Harvard Medical School - Boston - MA - USA) pelas imagens histopatológicas gentilmente cedidas para ilustrar este capítulo.

Referências

1. Clayton AE, Mikulec AA, Mikulec KH, Merchant SN, McKenna MJ. Association between osteoporosis and otosclerosis in women. J Laryngol Otol. 2004;118(8):617-21.
2. House JW, Cunningham III CD. Otosclerosis. In: Flint PW, Haughey BH, Lund VJ, Niparko JK, Richardson MA, Robbins KT, Thomas JR, editors. Cummings otolaryngology head and neck surgery. 5th ed. Philadelphia: Mosby Elsevier; 2010. p. 2028-35.
3. Lippy WH, Berenholz LP, Schuring AG, Burkey JM. Does pregnancy affect otosclerosis? Laryngoscope. 2005;115(10):1833-6.
4. McKenna MJ, Merchant SN. Otosclerosis. In: Merchant SN, Nadol Jr JB, editors. Schuknecht's pathology of the ear. Shelton: PMPH-USA; 2010. p. 716-36.
5. Stankovic KM, McKenna MJ. Current research in otosclerosis. Curr Opin Otolaryngol Head Neck Surg. 2006;14(5):347-51.
6. Uppal S, Bajaj Y, Rustom I, Coatesworth AP. Otosclerosis 1: the aetiopathogenesis of otosclerosis. Int J Clin Pract. 2009;63(10):1526-30.
7. Vicente AO, Penido NO. Otosclerose. In: Ganaça FF, Pontes P, coordenadores. Manual de otorrinolaringologia e cirurgia de cabeça e pescoço. Barueri: Manole; 2011. p. 405-32.

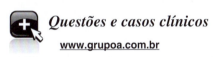

Questões e casos clínicos
www.grupoa.com.br

2.10 Disacusia congênita

Luis Francisco de Oliveira
Alessandra Zanoni
Cristiane A. Kasse

Introdução

A disacusia congênita é a constatação da perda auditiva, parcial ou total, ao nascer ou nos primeiros dias após o nascimento.[1] Quando bilateral, permanente e igual ou maior que 40 dB NA, apresenta grande impacto no desenvolvimento da linguagem.[2]

Sua etiologia é variada e pode apresentar causas genéticas e não genéticas (ambientais). A existência desses fatores ambientais define o conceito de que surdez congênita não é sinônimo de surdez genética, pois esta pode manifestar-se a qualquer momento no desenvolvimento da criança, inclusive na idade adulta, mas também merece os cuidados de atenção primária à saúde.

As perdas de origem genética permitem uma subclassificação em sindrômicas e não sindrômicas e compreendem as alterações relacionadas a genes ligados à audição, porém podem ocorrer em outras alterações genéticas sem relação direta com esses genes, mantendo apenas uma relação de associação ou como consequência das alterações produzidas por essas falhas genéticas. Estima-se que cerca de 300 a 500 genes estejam envolvidos nas perdas auditivas sindrômicas e não sindrômicas.[3]

Análise epidemiológica

Em países desenvolvidos, cerca de 60% dos casos de perda auditiva em geral podem ter origem genética e, no Brasil, o mais provável é que a maioria seja de causas ambientais. Essas diferenças podem ocorrer por situações socioeconômicas adversas entre as nações ou por falhas nos sistemas de notificação.[3]

Com relação à surdez congênita, estima-se que mais de 80% das perdas auditivas permanentes em crianças sejam congênitas,[4] e destas, 42% sejam de origem genética, 29% por fatores ambientais e 26% de causas desconhecidas.[3,5] Estima-se que cerca de 1% de todos os nascidos vivos sejam carreadores da principal alteração genética responsável pela surdez genética (35delG)[6] e que 11 a 41% das crianças afetadas por surdez neurossensorial tenham alguma malformação de orelha interna visualizada à tomografia computadorizada (TC) ou ressonância magnética (RM).[6]

Nos Estados Unidos da América (EUA), 1 a 3 para cada 1.000 nascidos vivos são afetados por surdez congênita permanente, sendo esta considerada a alteração neurológica mais comum ao nascer naquele país;[2,7] alguns dados brasileiros mostram um índice de 0,95 para cada 1.000 nascimentos detectado em um programa de triagem auditiva neonatal.[8]

Existem fatores de risco que estão relacionados a uma maior probabilidade de desenvolver surdez. Com relação a esses fatores relacionados pelo Joint Committee of Infant Hearing (JCIH),[9] de 2007, de 27,3 a 50% dos recém-nascidos com perda auditiva não apresentam nenhum fator de risco associado,[5,8] e a prevalência de deficiência auditiva em recém-nascidos provenientes de unidade de tratamento intensivo (UTI) neonatal é de 1 a 4 em cada 100, aumentando drasticamente as estatísticas.[10]

Impacto econômico

Com relação aos custos, a investigação deve seguir alguns critérios, sem a necessidade de realização de vários exames ao mesmo tempo, o que pode ser desnecessário e oneroso. Por exemplo, perdas auditivas assimétricas são mais provavelmente causadas por alterações anatômicas, portanto passíveis de serem detectadas à TC e/ou à RM, enquanto casos de perda simétrica têm maior chance de apresentarem etiologia genética.

Disacusias congênitas adquiridas

Entre as causas não genéticas de surdez congênita ou perinatal, pode-se citar as infecções congênitas (toxoplasmose, rubéola, citomegalovírus, herpes, sífilis, vírus da imunodeficiencia humana – HIV) e as pós-natais (citomegalovírus, herpes, sarampo, varicela e meningite). Outras causas são a permanência em UTI por mais de cinco dias ou qualquer prazo com ventilação mecânica; exposição a substâncias ototóxicas como antibióticos aminoglicosídeos e/ou diuréticos de alça; hiperbilirrubinemia; anóxia perinatal grave; Apgar neonatal baixo; peso ao nascer inferior a 1.500 gramas, hipotireoidismo materno grave.[1,10-12]

Citomegalovírus

A infecção pelo citomegalovírus (CMV) é a causa viral mais frequente de infecção intrauterina que pode produzir lesão cerebral e é a principal causa infecciosa de surdez congênita.[13,14] Estima-se que 1% de todos os recém-nascidos estejam infectados pelo CMV.[7,14] O diagnóstico, em mulheres, é feito por meio de sorologia e, no recém-nascido, é realizada a técnica de reação em cadeia da polimerase (PCR) na saliva da criança. O tratamento dos neonatos com ganciclovir tem se mostrado eficaz para conter ou até mesmo recuperar a perda auditiva,[7] e há a opção de tratamento intrauterino com globulina hiper imune específica para CMV durante a gravidez, que mostrou bons resultados.[13]

Rubéola

A síndrome da rubéola congênita (SRC) é ainda importante causa definida de surdez congênita em países em desenvolvimento, por provável falha na cobertura vacinal, e a infecção contraída no primeiro trimestre de gravidez é associada à maior gravidade da doença. Sua manifestação clínica mais comum inclui cegueira, surdez neurossensorial (geralmente bilateral), alterações cardíacas e retardo mental, e a vacinação é a principal forma de prevenção.[15,16]

Toxoplasmose

Apresenta uma prevalência de 1/770 nascidos vivos no Brasil e pode manifestar-se por alterações neurológicas, visuais ou auditivas ao nascimento ou tardiamente. O não tratamento até o primeiro ano de vida correlaciona-se com perda de visão a longo prazo, e o tratamento precoce pode prevenir a perda auditiva se realizado por um período de um ano.[17]

Sífilis congênita

A sífilis congênita é a transmissão da mãe infectada para o feto e tem relação direta com baixo nível socioeconômico. A incidência no Brasil é estimada entre 9,9 a 22/1.000 nascidos vivos, mas com um programa de pré-natal eficiente pode baixar a 0,5/1.000. Para prevenir a sífilis congênita, o ideal é fazer sorologia tão logo se confirme a gravidez e repeti-la por volta da 28ª semana, e o tratamento deve ser instituído pelo menos até 30 dias antes do nascimento.[18-20] A surdez e as demais manifestações geralmente são tardias, o que pode não ser detectado ao nascer e tem fácil prevenção.

Disacusia congênita genética ou hereditária

As alterações genéticas são definidas por genes determinadores de distúrbios de desenvolvimento, alteração metabólica ou funcional que acarretem lesão celular. Esses genes podem ser herdados, produzidos ou modificados durante o desenvolvimento por meio de mutação ou deleção genética. A herança pode ser autossômica dominante, autossômica recessiva, ligada ao cromossomo X ou envolver o DNA mitocondrial.[21]

Malformações da orelha interna

Aplasia de Michel

Nessa malformação de característica autossômica dominante, não há desenvolvimento do labirinto com anacusia desde o nascimento, mas com desenvolvimento da orelha média e externa normais.[22,23] A foto da **Figura 2.10.1** ilustra uma tomografia em que se visualiza somente o esboço do labirinto, mas sem estrutura coclear definida.

Displasia de Mondini

A cóclea não é desenvolvida completamente, observando-se, muitas vezes, uma vesícula única ou um único giro, e, quando os canais laterais são afetados, há dilatação do ducto ou do saco endolinfático. As estruturas neurais não sofrem alterações.[23] Pode ser unilateral e é autossômica dominante, com audição variando da normalidade até a perda total.[22]

Formas sindrômicas

As disacusias genéticas com associação sindrômica ocorrem em 30% dos casos, sendo que existem aproximadamente 400 síndromes com alterações auditivas.[24,25] A maior parte dessas síndromes ocorre por defeitos no desenvolvimento embrionário, relacionadas à mutação em uma parte do genoma especificamente ou até em mais de um gene. Podem apresentar também expressões diferentes com quadros mais leves até limitações físicas e intelectuais graves.[26]

As síndromes podem ser agrupadas didaticamente de acordo com a alteração genética em autossômica dominante ou recessiva e ligada ao X. As principais síndromes e suas características genéticas e clínicas são apresentadas na **Tabela 2.10.1**.

Perdas auditivas genéticas não sindrômicas

Estatísticas americanas descrevem um acometimento auditivo de grau profundo de 1 em cada 1.000 recém-nascidos e 2 a 3 comprometimentos auditivos parciais em cada 1.000 nascimentos. Mais da metade desses casos são decorrentes de fatores genéticos e, desses, cerca de 70 a 80% se enquadram no grupo das perdas auditivas não sindrômicas. Atualmente, encontram-se envolvidos mais de 120 genes na ocorrência de deficiências auditivas não sindrômicas, e cerca de 70 genes já foram identificados e caracterizados.[27]

No Brasil, a frequência de perda auditiva congênita não sindrômica é de aproximadamente 4 para cada 1.000 nascimentos, sendo que 16% destes são de etiologia genética.[28] Entre as manifestações não sindrômicas, as formas autossômicas recessivas (DFNB) compreendem 75 a 80% dos casos, as autossômicas (DFNA) dominantes cerca de 20%, as perdas auditivas ligadas ao X (DFN) são 2 a 5%, e as formas mitocondriais apenas 1% dos casos.[29]

As alterações genéticas relacionadas à herança dominante, conhecidas pela sigla DNFA, promovem, na maioria das vezes, uma perda auditiva

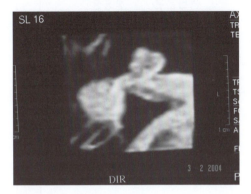

FIGURA 2.10.1 Aplasia coclear.

TABELA 2.10.1 Classificação da alteração genética em relação às principais disacusias congênitas sindrômicas e suas características clínicas principais

Alteração genética	Síndromes	Gene afetado	Característica clínica
Autossômica dominante	Síndrome de Waardenburg	EDN3, EDNRB, MITF, PAX3, SNAI1 e SOX100[27,30]	Alteração ocular, com os olhos pálidos ou com azul brilhante ou com heterocromia, mecha de cabelos da região anterior enbranquecidos, aparência de afastamento ocular pela *distopia canthorum*, base nasal alargada, perda auditiva moderada a profunda, manifestações neurológicas (no tipo IV).[31]
	Síndrome de Stickler	COL2A1 (lócus 12q13.11--q13.2), COL11A1 (lócus 1q21), COL11A2 (lócus 6p21.3), COL9A1 (lócus 6q13) e COL9A2 (lócus 1p34.2)[32]	Miopia precoce, geralmente congênita e não progressiva (> 80% dos casos), descolamento de retina (> 50% dos casos), às vezes bilateral, catarata (> 45% dos casos), glaucoma (30% dos casos), hipoplasia da face, com face plana, disacusia neurossensorial ou mista, micrognatia, fenda palatina (20% dos casos), hiperextensibilidade das articulações, osteoartrite precoce.[33,34]
	Síndrome branquio--otorretal ou de Melnick-Fraser	EYA1, S1X1 e S1X5[35]	Tumores císticos no pescoço pela alteração na formação do segundo arco branquial, inclusive em alguns casos com fistulização que podem drenar para o pescoço, faringe e amígdalas, com alto risco de infecção.[36] Perda auditiva do tipo sensorial progressiva e flutuante ou severa pela malformação na orelha interna (Mondini) e condutiva pela malformação da orelha média (ausência de ossículos ou fixação do estribo), além da mista quando há associação das duas alterações.[26] Associada à malformação no pavilhão auricular com microtia, apêndices auriculares ou em forma de concha.[36]
	Síndrome de Treacher-Collins	TCOF1 (lócus 5q32), POLR1C (cromossomo 6) ou POLR1D (lócus 13q12.2)[30]	Face típica causada pela alteração no desenvolvimento dos ossos e tecidos da face, decorrente da hipoplasia malar bilateral (hipodesenvolvimento dos arcos zigomáticos), fissuras palpebrais caídas, coloboma de pálpebras inferiores e mandíbula hipodesenvolvida). A disacusia mais frequente é a condutiva, pela malformação do pavilhão e da orelha média, com microtia ou apêndices auriculares, associada ou não a malformação dos ossículos e da cóclea.[30]
	Síndrome de Apert	Gene do receptor do fator de crescimento do fibroblasto 2 (FGFR2)[37]	Responsável por 4,5% das cranioestenoses, hipertelorismo e proptose, fissura palpebral, sindactilia, perda auditiva condutiva, proeminência frontal, exoftalmia, maxilar hipoplásico, nariz em sela, palato em ogiva, úvula bífida, má oclusão dentária severa, cardiopatia congênita, anomalias urogenitais, retardo mental, ocasionalmente com espinha bífida.[37,38] A perda auditiva congênita ocorre entre 3 e 6% dos casos.[39] A maioria das causas da disacusia decorre de disfunção tubária, incluindo a otite secretora, atelectasias, perfuração e a colocação recorrente de tubo de ventilação.

(Continua)

TABELA 2.10.1 Classificação da alteração genética em relação às principais disacusias congênitas sindrômicas e suas características clínicas principais (*continuação*)

Alteração genética	Síndromes	Gene afetado	Característica clínica
Autossômica recessiva	Síndrome de Usher	USH1A até USH1H (tipo I), USH2A a D (tipo II), 3q21-q25 do gene USH3 (tipo III)	Caracterizada pela perda auditiva e retinite pigmentosa com fenótipos variados. O tipo I é autossômico recessivo, com disacusia neurossensorial profunda associada à disfunção vestibular periférica deficitária e retinite precoce.[40,41] O tipo II apresenta uma disacusia neurossensorial moderada a severa, sem alteração da função vestibular e parece ser o mais prevalente. No tipo III, a perda auditiva é progressiva, com degeneração severa da retina e alteração vestibular variável.[26]
	Síndrome de Pendred	SLC26A4 (7q21-34), FOXI1 (5q35.1) e KCNJ10 (1q23.2)[42,43]	Hipoacusia associada a aumento da tireoide (bócio), com função tireoidiana normal em muitos casos.[44]
	Síndrome de Jervell & Lange-Nielsen	Lócus 11p15.5 do gene KCNQ1 e lócus 21q22.1-q22.2 do gene KCNE1[27,45]	Perda neurossensorial profunda, bilateral, displasia cocleossacular (Scheibe), arritmia cardíaca, podendo evoluir para morte súbita a partir do segundo e terceiro anos de vida.[22,25]
Alterações ligadas ao X	Síndrome de Norrie	Gene NDP, lócus Xp11.3	Alterações oftalmológicas graves, como pseudotumor da retina bilateral e congênito, hiperplasia da retina, displasia retiniana grave, hipoplasia ou necrose da sua camada interna, catarata, descolamento da retina, atrofia, sinéquia da íris, cegueira e *phthisis bulbi*.[26,46]
	Síndrome otopalato-digital	Gene autossômico recessivo ligado ao X	Displasia esquelética, com perda auditiva condutiva, nanismo moderado, fenda palatina, retardo mental, base nasal alargada, hipertelorismo, protuberância frontal e occipital, mandíbula pequena, orelhas pequenas e de baixa implantação, escápulas aladas, malar achatado, olhos oblíquos para baixo, boca pequena curvada para baixo, defeitos nas mãos e pés.[47,48]
	Síndrome de Alport	85% são ligados ao X na porção X2q22 do gene COL4A5,[48] sendo 15% autossômico recessivo, na porção 2q36-q37 dos genes COL4A3 E COL4A4;[50] a forma autossômica dominante é rara	A doença renal caracteriza-se pela hematúria microscópica ou macroscópica desde a infância e atinge mais os meninos, com insuficiência renal por volta de 50 anos. A perda auditiva ocorre em idades variadas,[51] sendo neurossensorial, de intensidade variável, progressiva e simétrica, acometendo as frequências médias e altas e começando no final da infância ou início da adolescência.[52] A perda visual é caracterizada pelo inchaço da lente (lenticone) anterior e posterior, catarata, maculopatia, com redução da visão.

pós-lingual de intensidade e expressão variável, que, com poucas exceções, costuma iniciar na segunda ou terceira décadas de vida, permitindo uma reabilitação mais eficiente (Tab. 2.10.2).

A deficiência auditiva não sindrômica de herança autossômica recessiva apresenta como principais causas mutações nos genes GJB2 e GJB6 (lócus DFNB1). O gene GJB2 é responsável por codificar a proteína conexina 26, o primeiro gene nuclear relacionado à surdez não sindrômica.[53] As conexinas são proteínas transmembranas formadoras de canais que permitem o rápido transporte de íons ou de pequenas moléculas entre as células. Existem dois tipos de conexinas, alfa e beta, com o nome GJA ou GJB, seguidos por um número. A Tabela 2.10.3 resume os principais genes e as características clínicas de cada um.

Uma mutação específica desse gene, a 35delG (deleção de uma guanina na posição 35 do gene), está envolvida em 70% dos casos de surdez de herança autossômica recessiva. Acredita-se hoje que mutações no gene da conexina 26 sejam responsáveis por 10 a 20% de todas as perdas auditivas neurossensoriais.[54]

As perdas auditivas genéticas ligadas ao cromossomo X foram reconhecidas já em 1930 e podem apresentar expressões clínicas variáveis.[55] Pode haver perdas mistas ou condutivas, como na DNF3 (fixação estapediana e *gusher* perilinfático),[56] e, nesses casos, as cirurgias para correção da fixação do ossículo devem ser cuidadosamente avaliadas.

A DNF2 e a DNF4 estão relacionadas a perdas auditivas congênitas de grau profundo; entretanto,

TABELA 2.10.2 Resumo clínico e da genética molecular na perda auditiva autossômica dominante não sindrômica

Nome do lócus	Lócus	Símbolo	Início	Tipo	Frequências afetadas	Teste genético
DFNA1	5q31	*DIAPH1*	Pós-lingual	Progressiva	Graves	Em pesquisa
DFNA2	1p35.1	*GJB3*	Pós-lingual		Altas	Em pesquisa
	1p34	*KCNQ4*				Disponível
DFNA3	13q11-q12	*GJB2*	Pré-lingual	Estável		Disponível
	13q12	*GJB6*				Disponível
DFNA5	7p15	*DFNA5*	Pós-lingual	Progressiva		Em pesquisa
DFNA6/14/38	4p16.1	*WFS1*	Pré-lingual		Graves	Disponível
DFNA8/12	11q22-q24	*TECTA*		Estável	Altas	Em pesquisa
DFNA9	14q12-q13	*COCH*	Pós-lingual	Progressiva	Médias/todas	Disponível
DFNA10	6q23	*EYA4*	Pós-lingual			Em pesquisa
DFNA11	11q13.5	*MYO7A*	Pós-lingual			
DFNA13	6p21.3	*COL11A2*	Pós-lingual			
DFNA15	5q31	*POU4F3*	Pós-lingual		Graves/todas	
DFNA17	22q11.2	*MYH9*			Altas/todas	
DFNA22	6q13	*MYO6*			Todas	
DFNA28	8q22	*TFCP2L3*			Médias/altas	
DFNA36	9q13-q21	*TMC1*			Todas	
DFNA48	12q13-q14	*MYO1A*				

Fonte: Adaptada de Hereditaryhearingloss.org.[27]

TABELA 2.10.3 Resumo clínico e da genética molecular na perda auditiva autossômica recessiva não sindrômica

Nome do lócus	Lócus	Símbolo	Início	Perda auditiva	Teste genético
DFNB1	13q11-112	GJB2	Pré-lingual	Geralmente estável	Disponível
	13q12	GJB6			Disponível
DFNB2	11q13.5	MYO7A	Pré-lingual, pós lingual	Inespecífica	Em pesquisa
DFNB3	17p11.2	MYO15	Pré-lingual	Estável	
DFNB4	7q31	SLC26A4	Pré-lingual, pós lingual	Estável ou progressiva	Disponível
DFNB6	3p21	TMIE	—	Estável	Em pesquisa
DFNB7/11	9q13-q21	TMC1	—		
DFNB8/10	21q22.3	TMPRSS3	—	Progressiva ou estável	
DFNB9	2p22-p23	OTOF	Pré-lingual	Estável	
DFNB12	10q21-q22	CDH23			
DFNB16	15q15	STRC			
DFNB18	11p15.1	USH1C			
DFNB21	11q22-q24	TECTA			
DFNB22	16p12.2	OTOA			
DFNB29	21q22.3	CLDN14			
DFNB30	10p11.1	MYO3A			
DFNB31	9q32-q34	WHRN	—	—	
DFNB37	6q13	MYO6	—	—	

Fonte: Adaptada de Hereditaryhearingloss.org.[27]

curiosamente, a DFN4 pode se manifestar como comprometimento auditivo de grau leve a moderado em altas frequências e de manifestação tardia na população feminina.[57]

A DFN6 é caracterizada por perda auditiva bilateral em altas frequências, que se inicia por volta de 5 a 7 anos de idade e evolui para perda auditiva severa a profunda, atingindo todas as frequências.[58-60]

Alterações mitocondriais podem estar relacionadas tanto a perdas auditivas sindrômicas quanto não sindrômicas. A mutação A1555G do gene MT-RNR1 é um exemplo de manifestação não sindrômica de alterações do DNA mitocondrial cuja penetrância é variável, podendo ser, às vezes, muito baixa e necessitando de fatores ambientais para a sua expressão, como no aumento da suscetibilidade individual à ototoxicidade por aminoglicosídeos.

Investigação diagnóstica

As duas principais formas de investigação são a análise dos fatores de risco do Joint Committee – 2007[10] e a triagem auditiva neonatal (TAN) universal. A análise dos fatores de risco era a única forma de avaliação disponível até um passado recente, mas por volta da década de 1990 iniciou-se um movimento internacional visando à triagem universal. Esse sistema envolve não apenas o diagnóstico precoce de surdez, mas todo o seguimento do processo de reabilitação e tratamento auditivo e de desenvolvimento de linguagem, fala e aprendizado, desprendendo todos os esforços necessários para manter a adesão dos familiares, pois a perda do seguimento de crianças diagnosticadas com surdez pode chegar a 40% em algumas regiões.

A pesquisa da disacusia é feita por meio de teste e reteste, com medidas fisiológicas e eletrofisiológicas da audição, utilizando para tanto os exames de emissões otoacústicas (EOA) e potenciais evocados auditivos de tronco encefálico (PEATE) (Figs. 2.10.3 e 2.10.4). Independentemente dos fatores de risco, deve-se realizar a avaliação nas primeiras 24 a 48 horas de vida ou, no máximo, em até um mês, em situações que não permitam a avaliação mais precoce.[10] Crianças que nasçam com malformação de qualquer sistema ou região, especialmente craniocervical, merecem investigação auditiva por meio de EOA e PEATE até 2 anos e audiometria comportamental após os 3 anos, complementada por EOA e PEATE sempre que necessário.

Os antecedentes familiares são fundamentais para a identificação de formas genéticas e a definição do tipo de herança nos casos confirmados. O exame físico cuidadoso, otorrinolaringológico e geral, é importante para a identificação de pequenas alterações do desenvolvimento ou que não tenham sido observadas nos exames de rotina.

Os testes e o aconselhamento genético exercem importante papel em relação às perdas auditivas e devem ser aplicados para a caracterização de quadro isolado ou nos casos sindrômicos. Podem ser realizados em qualquer faixa etária e, ao identificar distorções genéticas, auxiliam no diagnóstico, no planejamento terapêutico, na reabilitação e na orientação aos familiares.

Os testes genéticos disponíveis no mercado são de captura genômica ou plataforma massiva de sequenciamento. Alguns analisam até 71 tipos de

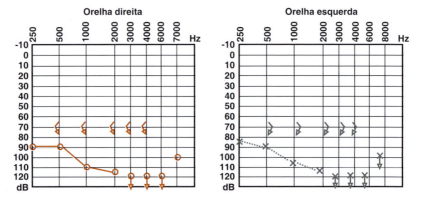

FIGURA 2.10.2 Audiometria tonal atual: não detecta voz; impedanciometria normal.

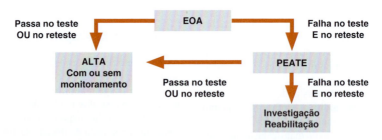

FIGURA 2.10.3 Fluxograma resumido de TAN em crianças sem fatores de risco.
EOA, exame de emissões otoacústicas. PEATE, potencial evocado auditivo de tronco encefálico.

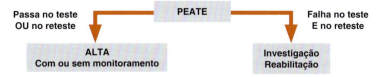

FIGURA 2.10.4 Fluxograma resumido de TAN em crianças com fatores de risco.

genes, às vezes específicos para uma síndrome, mas não abrangem todas as variações genéticas da mesma doença. Alguns desses testes comerciais estão disponíveis no Brasil, até mesmo no teste do pezinho para a conexina 26 (GJB2).

A importância do diagnóstico e da intervenção precoces tem sido amplamente difundida, mostrando sua relevância e influência na aquisição de linguagem, porém não há estudos de longo prazo que mostrem seu real impacto na qualidade de vida ou no desenvolvimento social, educacional e profissional.[2] Os melhores resultados são obtidos quando o diagnóstico é feito antes dos 3 meses de vida e a intervenção, antes dos 6 meses.[2,5,8,9]

Tratamento

O principal tratamento para esses pacientes é o suporte familiar, saneando as dúvidas, explicando prognóstico e perspectivas, oferecendo uma equipe multiprofissional que inclui geneticistas, pediatras, fonoaudiólogos, oftamologistas, neurologistas, entre outros, de acordo com a abrangência da doença. Muitas vezes, a manifestação da disfunção de um outro órgão é mais grave do que a da perda auditiva, e os pacientes demoram para detectá-la ou tratá-la, como no caso da síndrome de Alport, que pode cursar com insuficiência renal.

Infelizmente, não existe tratamento curativo para as perdas auditivas genéticas. Pesquisas que envolvam fatores de crescimento neural, desdiferenciação genética e implante de células-tronco são as maiores esperanças no tratamento da perda auditiva neurossensorial que compromete as células ciliadas e o gânglio espiral.

Nos casos em que a deficiência auditiva é irreversível, o diagnóstico funcional e a intervenção precoce possibilitam, em geral, melhores resultados para o desenvolvimento das habilidades auditivas, da linguagem, da fala, do processo de aprendizagem e, consequentemente, a inclusão social, no mercado de trabalho e melhor qualidade de vida.

A reabilitação por meio da estimulação acústica com aparelhos de amplificação sonora individual, sistema FM e implante coclear acompanhados de fonoterapia especializada continuam sendo as melhores opções para que os pacientes possam manter uma vida social e profissional com qualidade.[61]

Perspectivas futuras

A morte das células ciliadas é um processo irreversível, independente de sua etiologia e até o momento não há nenhuma terapêutica capaz de recuperá-las. A perda de neurônios do gânglio espiral pode também afetar o sucesso das terapêuticas cirúrgicas disponíveis. Um grande desafio, portanto, é desenvolver uma forma de tratamento que seja capaz de recuperar essas estruturas, restaurando ou evitando a perda dos neurônios ou até mesmo a regeneração das células ciliadas. Ainda não há drogas para isso, mas já existem estudos em modelos animais com terapia genética utilizando vetores virais, nanopartículas ou com o uso de células-tronco que mostraram recuperação da função auditiva e vestibular e melhora das resposta no PEATE.[6,62]

Conclusão

As disacusias congênitas apresentam uma prevalência mundial que varia de 1 a 3:1.000 nascimentos. No Brasil, a prevalência é de 0,95:1.000 nascimentos, dos quais 27,3 a 50% não apresentam fatores de risco associados (havendo um aumento para 1 a 4:100 em internações em UTI neonatal), sendo 16% destes de etiologia genética.

As disacusias congênitas são subdivididas em genéticas e não genéticas (ambientais). Das causas não genéticas, destacam-se rubéola, toxoplasmose congênita e citomegalovirose, com alta incidência em países subdesenvolvidos. A sífilis congênita é um indicador de baixo nível socioeconômico e também de baixa qualidade de atenção primária à saúde. Dentre as causas genéticas, 70% são não sindrômicas, podendo passar despercebidas ao nascimento devido à sua expressão tardia ou em função do acometimento unilateral, sem comprometer o desenvolvimento da linguagem. O gene responsável pela grande maioria dos casos não sindrômicos está ligado à síntese da conexina 26 (GJB2). Dos casos sindrômicos, destacam-se a síndrome de Alport ligada ao X, a síndrome de Usher e a síndrome de Waardenburg.

A triagem auditiva e os testes genéticos foram os marcos importantes para o diagnóstico precoce das crianças portadoras de disacusias, assim como seu tratamento com próteses implantáveis e cirurgia da orelha média. O perfil genético dos afetados e a detecção da mutação são essenciais para avaliar possíveis malformações associadas que, às vezes, são expressas muito tempo depois do nascimento (como na síndrome de Alport). Apesar do avanço da biologia molecular, a grande variedade genética e clínica ainda é um desafio para o diagnóstico da grande maioria dos pacientes. Os casos esporádicos, muitas vezes unilaterais e não sindrômicos, são altamente prevalentes. O aconselhamento genético é um dilema ético, pois muitos pais se recusam a aceitar a doença ou mesmo a realizar o teste, embora seja importante para o prognóstico do paciente e para as futuras gerações.

Teoria versus prática

Mesmo com a implantação da TAN, esbarra-se com a falta de informação e interesse dos pais em investigar uma possível perda auditiva. A escassez de informação sobre a importância da detecção precoce da perda auditiva e o aspecto cultural da população brasileira (a surdez é muitas vezes associada a baixo intelecto) corroboram para esse problema. Mesmo com a falha no teste e a indicação de acompanhamento, muitos ignoram o fato e não levam seus filhos nem ao pediatra nem ao otorrinolaringologista.

Uma parcela dos pais que seguem as orientações e realizam novamente o teste, mas se deparam com uma segunda falha – muitas vezes até por uma otite secretora não diagnosticada –, acabam desistindo, pois não querem "acreditar" que o filho possa ser portador de algum problema auditivo.

Nas crianças em que há suspeita diagnóstica, com necessidade de investigação, são frequentes problemas como demora na marcação e na realização dos exames, equipamentos quebrados ou indisponibilidade de recursos mais complexos (teste genético, exames de imagem, potencial de tronco encefálico, etc.).

No dia a dia do atendimento no Sistema Único de Saúde, em alguns locais, muitos pais acabam demorando de 3 a 4 meses para marcar a consulta, depois mais dois meses para realizar o teste solicitado e, ao retornarem para a reconsulta, a criança, muitas vezes com 1 ano de idade completo, já apresenta sequelas adquiridas da privação auditiva.

Nas regiões carentes, são detectados problemas com o acompanhamento pré-natal, que não é feito de forma adequada: a gestante pode ser acometida por uma doença infecciosa durante a gravidez não diagnosticada ou tratada, e a criança, que pode nascer sem nenhum estigma, muitas vezes em casa, só chega ao médico com idade mais avançada, quando por fim se percebeu sua perda auditiva.

Se o diagnóstico de perda auditiva é confirmado e há necessidade de reabilitação com aparelhos auditivos ou realização de cirurgias, o paciente enfrenta ainda outro dilema: a indisponibilidade de recursos na maioria dos municípios ou até mesmo em nível estadual, no caso de implante coclear ou cirurgia de correção de malformações.

 Referências

1. Lewis DR, Marone SA, Mendes BC, Cruz OL, Nóbrega MD. Multiprofessional committee on auditory health: COMUSA. Braz J Otorhinolaryngol. 2010;76(1):121-8.
2. Colgan S, Gold L, Wirth K, Ching T, Poulakis Z, Rickards F, et al. The cost-effectiveness of universal newborn screening for bilateral permanent congenital hearing impairment: systematic review. Acad Pediatr. 2012;12(3):171-80.
3. Ramos PZ, Moraes VC, Svidnicki MC, Soki MN, Castilho AM, Sartorato EL. Etiologic and diagnostic evaluation: algorithm for severe to profound sensorineural hearing loss in Brazil. Int J Audiol. 2013;52(11):746-52.
4. Jakubíková J, Kabátová Z, Pavlovcinová G, Profant M. Newborn hearing screening and strategy for early detection of hearing loss in infants. Int J Pediatr Otorhinolaryngol. 2009;73(4):607-12.
5. Nivoloni KA, Silva-Costa SM, Pomílio MC, Pereira T, Lopes KC, Moraes VC, et al. Newborn hearing screening and genetic testing in 8974 Brazilian neonates. Int J Pediatr Otorhinolaryngol. 2010; 74(8):926-9.
6. Paludetti G, Conti G, DI Nardo W, DE Corso E, Rolesi R, Picciotti PM, et al. Infant hearing loss: from diagnosis to therapy Official Report of XXI Conference of Italian Society of Pediatric Otorhinolaryngology. Acta Otorhinolaryngol Ital. 2012; 32(6):347-70.
7. Choo D, Meinzen-Derr J. Universal newborn hearing screening in 2010. Curr Opin Otolaryngol Head Neck Surg. 2010;18(5):399-404.

8. Bevilacqua MC, Alvarenga KF, Costa OA, Moret AL. The universal newborn hearing screening in Brazil: from identification to intervention. Int J Pediatr Otorhinolaryngol. 2010;74(5):510-5.

9. American Academy of Pediatrics, Joint Committee on Infant Hearing. Year 2007 position statement: principles and guidelines for early hearing detection and intervention programs. Pediatrics. 2007;120(4):898-921.

10. Ministério da Saúde, Secretaria de Atenção à Saúde, Departamento de Ações Programáticas Estratégicas. Diretrizes de atenção da triagem auditiva neonatal. Brasília: Ministério da Saúde; 2012 [capturado em 1 out 2013]. Disponível em: http://bvsms.saude.gov.br/bvs/publicacoes/diretrizes_atencao_triagem_auditiva_neonatal.pdf.

11. Albouy P, Mattout J, Bouet R, Maby E, Sanchez G, Aguera PE, et al. Impaired pitch perception and memory in congenital amusia: the deficit starts in the auditory cortex. Brain. 2013;136(Pt 5):1639-61.

12. Yasuda T, Ohnishi H, Wataki K, Minagawa M, Minamitani K, Niimi H. Outcome of a baby born from a mother with acquired juvenile hypothyroidism having undetectable thyroid hormone concentrations. J Clin Endocrinol Metab. 1999;84(8):2630-2.

13. Wagner N, Kagan KO, Haen S, Schmidt S, Yerlikaya G, Maden Z, et al. Effective management and intrauterine treatment of congenital cytomegalovirus infection: review article and case series. J Matern Fetal Neonatal Med. 2014;27(2):209-14.

14. Yamamoto AY, Mussi-Pinhata MM, Isaac Mde L, Amaral FR, Carvalheiro CG, Aragon DC, et al. Congenital cytomegalovirus infection as a cause of sensorineural hearing loss in a highly immune population. Pediatr Infect Dis J. 2011;30(12):1043-6.

15. Dewan P, Gupta P. Burden of Congenital Rubella Syndrome (CRS) in India: a systematic review. Indian Pediatr. 2012;49(5):377-99.

16. Zambonato TCF, Bevilacqua MC, Amantini RCB. Síndrome da rubéola congênita relacionada ao período gestacional de aquisição da doença: características audiológicas. Acta AWHO. 2002;21(2).

17. Resende LM, Andrade GMQ, Azevedo MF, Perissinoto J, Vieira ABC. Toxoplasmose congênita: evolução da função auditiva e da linguagem em crianças diagnosticadas e tratadas precocemente. Sci Med. 2010;20(1).

18. Pessoa L, Galvão V. Clinical aspects of congenital syphilis with Hutchinson's triad. BMJ Case Rep. 2011;2011.

19. Center for Disease Control and Prevention. Congenital syphilis - United States, 2003-2008. Morbidity and Mortality Weekly Report. 2010;59(14): 413-7.

20. Araújo CL, Shimizu HE, Sousa AI, Hamann EM. Incidence of congenital syphilis in Brazil and its relationship with the Family Health Strategy. Rev Saude Publica. 2012;46(3):479-86.

21. Schuknecht HF. Pathology of the ear. Cambridge: Harvard Univiversity; 1974.

22. Bento RF, Miniti A, Marone SAM. Disacusia congênita. In: Bento RF, Miniti A, Maroni SAM. Tratado de otologia. São Paulo: EDUSP; 1998. p. 258-66.

23. Cruz OLM, Costa SS. Malformações da orelha interna - disacusias neurossensoriais genéticas. In: Cruz OLM, Costa SS. Otologia clínica e cirúrgica. Rio de Janeiro: Revinter; 2000. p. 109-20.

24. Godinho R, Keogh I, Eavey R. Perda auditiva genética. Braz J Otorhinolaryngol. 2003;69(1):100-4.

25. Alves FRA, Ribeiro FAQ. Roteiro diagnóstico e de conduta à perda auditiva sensorioneural genética. Braz J Otorhinolaryngol. 2007;73(3):412-7.

26. Neto JFL, Kurk M. Surdez hereditária. In: Caldas Neto S, Mello Júnior JF, Martins RHG, Costa SS, coordenadores. Tratado de otorrinolaringologia e cirurgia cervico-facial. 2. ed. São Paulo: Roca; 2011. p. 191-212.

27. Hereditaryhearingloss.org [Internet]. [S.l.]: Van Camp G, Smith R; 2014 [capturado em 25 maio 2014]. Disponível em: http://hereditaryhearingloss.org.

28. Braga MCC, Otto PA, Spinelli M. Recurrence risks in cases of nonsyndromic deafness. Braz J Dysmorphol Speech-Hearing Dis. 1999;2:33-40.

29. Smith RJ, Bale Jr JF, White KR. Sensorineural hearing loss in children. Lancet. 2005;365(9462):879-90.

30. U. S. National Library of Medicine. Genetics home reference: conditions. Rockville: NLM; 2014 [capturado em 25 maio 2014]. Disponível em: http://ghr.nlm.nih.gov/condition/.

31. Waardenburg PJ. A new syndrome combining developmental anomalies of the eyelids, eyebrows and nose root with pigmentary defects of the iris and head hair and with congenital deafness. Am J Hum Genet. 1951;3(3):195-253.

32. Palheta-Neto FX, Silva DL, Almeida HG, D´Oliveira MS, Neiva MM, Pezzin-Palheta AC. Síndrome de Stickler. Aspectos gerais. Pediatria Moderna. 2008;44(6):235-40.

33. Snead MP, Yates JR. Clinical and Molecular genetics of Stickler syndrome. J Med Genet. 1999; 36(5):353-9.

34. Stickler GB, Hughes W, Houchin P. Clinical features of hereditary progressive arthro-ophthalmopathy (Stickler syndrome): a survey. Genet Med. 2001;3(3):192-6.

35. Hoskins BE, Cramer CH, Silvius D, Zou D, Raymond RM, Orten DJ, et al. Transcription factor SIX5 is mutated in patients with branchio-oto-renal syndrome. Am J Hum Genet. 2007;80(4):800-4.

36. US National Library of Medicine. Genetic home reference: conditions: Waardenburg syndrome. Rockville: NLM; 2014 [capturado em 25 maio 2014]. Disponível em: http://ghr.nlm.nih.gov/condition/waardenburg-syndrome.

37. Cohen MM Jr, Kreiborg S, Lammer EJ, Cordero JF, Mastroiacovo P, Erickson JD, et al. Birth prevalence study of the Apert syndrome. Am J Med Genet. 1992;42(5):655-9.
38. Park WJ, Theda C, Maestri NE, Meyers GA, Fryburg JS, Dufresne C, et al. Analysis of phenotypic features and FGFR2 mutations in Apert syndrome. Am J Hum Genet. 1995;57(2):321-8.
39. Rajenderkumar D, Bamiou D, Sirimanna T. Management of hearing loss in Apert syndrome. J Laryngol Otol. 2005;119(5):385-90.
40. Norte MCB, Juares AJC, Nardi JC, DellAringa AR, Kobari K. Síndrome de Usher. Braz J Otorhinolaryngol. 2007;73(4):574.
41. Möller CG, Kimberling WJ, Davenport SL, Priluck I, White V, Biscone-Halterman K, et al. Usher syndrome: an otoneurologic study. Laryngoscope. 1989;99(1):73-9.
42. Yang T, Vidarsson H, Rodrigo-Blomqvist S, Rosengren SS, Enerbäck S, Smith RJH. Transcriptional control of SLC26A4 is involved in Pendred syndrome and nonsyndromic enlargement of vestibular aqueduct (DFNB4). Am J Hum Genet. 2007;80(6):1055-63.
43. Ito T, Choi BY, King KA, Zalewski CK, Muskett J, Chattaraj P, et al. SLC26A4 genotypes and phenotypes associated with enlargement of the vestibular aqueduct. Cell Physiol Biochem. 2011; 28(3):545-52.
44. Reardon W, Coffey R, Phelps PD, Luxon LM, Stephens D, Kendall-Taylor P, et al. Pendred syndrome--100 years of underascertainment? QJM. 1997;90(7):443-7.
45. Neyroud N, Tesson F, Denjoy I, Leibovici M, Donger C, Barhanin J, et al. A novel mutation in the potassium channel gene KVLQT1 causes the Jervell and Lange-Nielsen cardioauditory syndrome. Nat Genet. 1997;15(2):186-9.
46. Chen J, Sallum JMF, Longhitano SB, Brunoni D. Anomalias oculares em pacientes portadores de deficiência auditiva genética. Arq Bras Oftalmol. 2000;63(6):463-8.
47. Mangabeira-Albernaz PL, Ganança MM, Almeida CIR, Reznik RK, Baleeiro EM, Fukuda Y, et al. Principais síndromes e doenças do sistema nervoso com participação auditiva e/ou vestibular. Braz J Otorhinolaryngol. 1974;40(1):96-107.
48. Gall Jr JC, Stern AM, Poznanski AK, Garn SM, Weinstein ED, Hayward JR. Oto-palato-digital syndrome: comparison of clinical and radiographic manifestations in males and females. Am J Hum Genet. 1972;24(1):24-36.
49. Barker DF, Hostikka SL, Zhou J, Chow LT, Oliphant AR, Gerken SC, et al. Identification of mutations in the COL4A5 collagen gene in Alport syndrome. Science. 1990;248(4960):1224-7.
50. Mochizuki T, Lemmink HH, Mariyama M, Antignac C, Gubler MC, Pirson Y, et al. Identification of mutations in the alpha 3(IV) and alpha 4(IV) collagen genes in autosomal recessive Alport syndrome. Nat Genet. 1994;8(1):77-81.
51. Bekheirnia MR, Reed B, Gregory MC, McFann K, Shamshirsaz AA, Masoumi A, et al. Genotype-phenotype correlation in X-linked Alport syndrome. J Am Soc Nephrol. 2010;21(5):876-83.
52. Alves FRA, Ribeiro FAQ. Revisão sobre a perda auditiva na Síndrome de Alport,analisando os aspectos clínicos,genéticos e biomoleculares. Braz J Otorhinolaryngol. 2005;71(6):813-9.
53. Kelsell DP, Dunlop J, Stevens HP, Lench NJ, Liang JN, Parry G, et al. Connexin 26 mutations in hereditary non-syndromic sensorineural deafness. Nature. 1997;387(6628):80-3.
54. Wilcox SA, Saunders K, Osborn AH, Arnold A, Wunderlich J, Kelly T, et al. High frequency hearing loss correlated with mutations in the GJB2 gene. Hum Genet. 2000;106(4):399-405.
55. Dow G, Poynter Cl. The Dar family. Eugen News. 1930;15:128-30.
56. Cremers CW. Audiologic features of the X-linked progressive mixed deafness syndrome with perilymphatic gusher during stapes gusher. Am J Otol. 1985;6(3):243-6.
57. Lalwani AK, Brister JR, Fex J, Grundfast KM, Pikus AT, Ploplis B, et al. A new nonsyndromic X--linked sensorineural hearing impairment linked to Xp21.2. Am J Hum Genet. 1994;55(4):685-94.
58. Mawson SR, Ludman H, Wright T, editors. Diseases of the ear. London: Arnold; 1998.
59. Manolis EN, Eavey RD, Sangwatanaroj S, Halpin C, Rosenbaum S, Watkins H, et al. Hereditary postlingual sensorineural hearing loss mapping to chromosome Xq21. Am J Otol. 1999;20(5):621-6.
60. Nass MM, Nass S. Intramitochondrial fibers with DNA characteristics. I. Fixation and electron staining reactions. J Cell Biol. 1963;19:593-611.
61. Smith RJH, Shearer AE, Hildebrand MS, Vam Camp G. Deafness and hereditary hearing loss overview. In: Pagon RA, Adam MP, Ardinger HH, editors. GeneReviews. Seattle: University of Washington; 2014 [capturado em 25 maio 2014]. Disponível em: http://www.ncbi.nlm.nih.gov/books/NBK1434/.
62. Lentz JJ, Jodelka FM, Hinrich AJ, McCaffrey KE, Farris HE, Spalitta MJ, et al. Rescue of hearing and vestibular function by antisense oligonucleotides in a mouse model of human deafness. Nat Med. 2013;19(3):345-50.

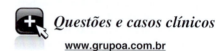

2.11 Presbiacusia

José Fernando Polanski

Introdução

Em 1980, a expectativa de vida média do brasileiro era de 62,5 anos. Em pesquisa divulgada em 2013, a expectativa de vida média da população passou para 73,7 anos, em um incremento de 11,2 anos, em média.[1] Ainda nessa última pesquisa, o grupo etário aberto (final) passou a ser de 90 anos ou mais, e não 80 ou mais, como em levantamentos anteriores. Esse acréscimo na sobrevida da população traz consigo novos desafios no atendimento à saúde. Com uma população idosa cada vez maior, as afecções comuns a esse grupo etário se tornarão cada vez mais prevalentes. Nesse contexto, as deficiências sensoriais relacionadas ao envelhecimento farão cada vez mais parte do atendimento médico.

A presbiacusia, ou deficiência auditiva do idoso, pode ser caracterizada como sendo a perda da capacidade de perceber ou de definir sons como parte do processo de envelhecimento. Levantamentos norte-americanos apontam que é a causa mais comum de deficiência auditiva em adultos, afetando aproximadamente 30% dos indivíduos entre 60 e 69 anos de idade.[2]

A perda auditiva, implicando prejuízo de comunicação e de interação social, pode representar um fator de impacto significativo na qualidade de vida daqueles que são acometidos por essa deficiência. A compreensão do problema e o seu correto diagnóstico e tratamento são essenciais para minimizar as suas consequências.

Definição e diagnóstico

A presbiacusia (do grego, *presby* = velho; *akousis* = audição) pode ser definida como uma perda auditiva do tipo neurossensorial, bilateral, simétrica entre as orelhas e de progressão lenta, conforme o avançar da idade.

O diagnóstico deve ser suspeitado quando pacientes com idade por volta dos 60 anos ou mais apresentam queixa de dificuldade auditiva. Não é raro também que a queixa parta da família ou dos cuidadores, apontando a dificuldade de comunicação do idoso. O relato "ouço, mas não entendo" é bastante recorrente, além da dificuldade em localizar a fonte sonora. Em muitos casos, inicialmente, a perda auditiva se restringe às frequências agudas e, com a progressão do problema, eventualmente as frequências médias e graves também são acometidas. Ao atingir as frequências entre 2 e 4 kHz, acentua-se a dificuldade para a compreensão da fala, uma vez que a maior parte dos sons das letras correspondem a essas frequências, principalmente consoantes.

A confirmação do diagnóstico se dará após a avaliação clínica e audiológica. Ao exame clínico, não há nenhuma alteração característica. Na otoscopia, a membrana timpânica pode estar opaca e sem brilho, demonstrando um aspecto de tímpano senil, mas que não tem nenhuma correlação clínica e não representa associação com a perda auditiva. A avaliação audiológica básica, constituída de imitanciometria, audiometria tonal e vocal, confirma o diagnóstico.

No teste da imitanciometria, a timpanometria esperada é do tipo A de Jerger, e os reflexos estapedianos podem estar presentes ou não, dependendo do grau de comprometimento auditivo.

A audiometria tonal costuma ter tem aspecto descendente em direção às frequências agudas. Importante para o diagnóstico é a presença da simetria entre os traçados das duas orelhas. A audiometria vocal geralmente encontra-se compatível com a audiometria tonal.

Com relação ao topodiagnóstico da perda auditiva, estudos *post mortem* de ossos temporais realizados através de microscopia ótica levaram à classificação da presbiacusia em seis tipos:[3]

1. Sensorial

   Há perda de células sensoriais localizadas na extremidade basal da cóclea (Figs. 2.11.1 e 2.11.2), provocando rebaixamento auditivo nas frequências correspondentes a essa região, ou seja, os sons agudos. Esse comprometimento celular em geral não se estende para outras regiões da cóclea. A perda de células sensoriais é a causa menos importante de perda auditiva relacionada ao envelhecimento.

2. Neural

   É caracterizada pela perda de neurônios ao longo de toda a cóclea. Essa perda de neurônios ocorre progressivamente ao longo dos anos e também é verificada em vias auditivas centrais. Clinicamente, há baixo índice de reconhecimento de fala.

3. Estrial

    Há atrofia da estria vascular da cóclea, sendo essa atrofia distribuída de maneira irregular, principalmente nos giros médio e apical do órgão. A configuração do audiograma é de forma plana ou com queda suave em frequências agudas e com reconhecimento de fala preservado.

4. Condutivo-coclear

    Trata-se de uma apresentação hipotética, já que é definida por diagnóstico de exclusão nos casos em que não foram percebidas alterações estruturais cocleares. A hipótese é que haveria uma alteração de ressonância do ducto coclear concomitante à redução na elasticidade da membrana basilar. Audiologicamente, há um traçado de configuração gradual descendente nos limiares tonais **(Fig. 2.11.3)**.

5. Mista

    Partindo-se do pressuposto de que o envelhecimento é um processo global, o tipo misto seria a combinação de dois ou mais dos tipos histológicos. A conformação audiométrica é resultante da sobreposição de um ou mais tipos descritos anteriormente.

6. Indeterminada

    Em cerca de 25% dos casos ocorrem, ao audiograma, traçados que não puderam ser correlacionados, de forma consistente, com nenhum achado histológico. Esses casos são classificados como indeterminados.

Sendo o envelhecimento um processo global do indivíduo, o achado mais comum, na prática, é de associação de dois ou mais desses tipos de presbiacusia e não sua ocorrência isolada **(Fig. 2.11.4)**.[3,4]

É importante citar também o declínio das vias auditivas centrais, o que também é de se esperar como parte do envelhecimento. Nos casos de grande comprometimento central, geralmente há um prejuízo ainda maior no reconhecimento da fala.

Além do declínio funcional relacionado ao próprio envelhecimento, outros fatores também

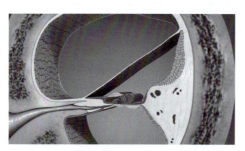

FIGURA 2.11.1 Corte transversal da cóclea (veja colorida em www.grupoa.com.br).

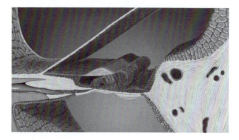

FIGURA 2.11.2 Detalhe do corte transversal da cóclea.
Fonte: Projeto Homem Virtual (veja colorida em www.grupoa.com.br).

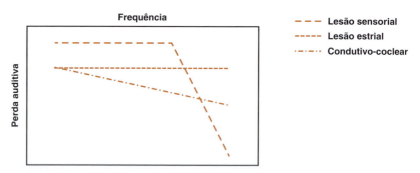

FIGURA 2.11.3 Gráfico do traçado audiométrico de três tipos de lesão isoladamente.

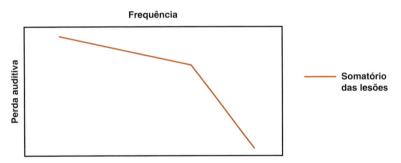

FIGURA 2.11.4 Resultado clínico do somatório das lesões.
Fonte: Adaptada de Schuknecht e Gacek.[3]

podem contribuir para o prejuízo auditivo. Suscetibilidade genética, doenças metabólicas, doenças otológicas, exposição a ruídos e a agentes ototóxicos ao logo da vida contribuem, de maneira conjunta, para o declínio auditivo. No entanto, em geral não é possível estimar com precisão o quanto cada um desses fatores contribui, isoladamente, com a deficiência auditiva.

Por questões psicológicas ou sociais, muitas vezes há negação da deficiência pelo indivíduo acometido. Pela dificuldade de comunicação que se estabelece de maneira insidiosa e progressiva, muitas vezes ocorre um prejuízo na interação social e nos relacionamentos familiares. Quadros de isolamento social e de depressão podem ter como origem essa dificuldade em se manter uma comunicação adequada. Além disso, a deficiência auditiva, na população idosa, é um fator acelerador do declínio cognitivo.[5]

Tratamento

Algumas medidas são úteis para facilitar a interlocução com pessoas acometidas de deficiência auditiva leve ou moderada: conversar olhando frontalmente, falar clara e pausadamente, repetir a conversa quando solicitado.

Não há nenhuma forma de tratamento que restabeleça a audição, apesar das várias pesquisas que existem sobre esse tema. Medicações com potencial atuação nas vias auditivas ou outras substâncias, como antioxidantes, têm sido usadas, porém com resultados ainda não definitivos.[6-8] Da mesma forma, terapia genética ou com células-tronco não demonstraram resultados efetivos até o momento.[9]

A principal forma de tratamento ainda é a reabilitação auditiva com uso de aparelhos de amplificação sonora individuais (AASIs), ou aparelhos auditivos. Quanto aos modelos de AASIs, atualmente eles podem ser retroauriculares, intra-aurais e intracanais **(Fig. 2.11.5)**. Os retroauriculares mais comuns são o minirretro ou de adaptação aberta. Já os intracanais podem ser microcanais ou o microcanal invisível. Quanto à tecnologia, os aparelhos podem ser analógicos ou digitais.

Casos em que há perdas auditivas severas ou profundas, bilaterais, podem ser reabilitados com o uso de implantes cocleares. Esses dispositivos, cirurgicamente implantados, se mostram eficazes na melhora auditiva e também nas avaliações de qualidade de vida, além de representarem um procedimento seguro para a população idosa.[10]

Conclusão

A presbiacusia será cada vez mais prevalente, sendo importante o seu diagnóstico e tratamento corretos para que haja uma adequada abordagem do indivíduo acometido. Apesar de novas perspectivas de tratamento, muitas ainda em estudo, a principal forma de abordagem ainda é a reabilitação auditiva com o uso de AASIs. A reabilitação auditiva ajuda a manter a qualidade de vida e a integração social do idoso.

Teoria versus *prática*

O tratamento mais comum da presbiacusia é com aparelhos auditivos. Quando corretamente indicados e adaptados, são um método muito eficaz de reabilitação. No entanto, um grande número de indivíduos que poderiam se beneficiar desse método

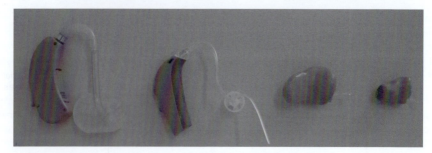

FIGURA 2.11.5 Vários modelos de AASIs.
Fonte: Arquivo de imagens do autor.

permanecem sem reabilitação. Alguns pacientes que teriam indicação para o uso de AASI não têm acesso a eles; outros, mesmo já tendo aparelhos, não os utilizam regularmente. Outras vezes, perdas leves ou moderadas, que também teriam indicação de uso de AASI, permanecem sem reabilitação por baixa valorização da perda auditiva, muitas vezes por parte do próprio idoso. Questões financeiras, psicológicas e sociais justificariam essa pouca adesão ao tratamento e a baixa aceitação da deficiência.

 Referências

1. Instituto Brasileiro de Geografia e Estatística. Tábuas abreviadas de mortalidade por sexo e idade: Brasil, grandes regiões e unidades da federação: 2010. Rio de Janeiro: IBGE; 2013.
2. Agrawal Y, Platz EA, Niparko JK. Prevalence of hearing loss and differences by demographic characteristics among US adults: data from the National Health and Nutrition Examination Survey, 1999-2004. Arch Intern Med. 2008;168(14):1522-30.
3. Schuknecht HF, Gacek MR. Cochlear pathology in presbycusis. Ann Otol Rhinol Laryngol. 1993; 102(1 Pt 2):1-16.
4. Allen PD, Eddins DA. Presbycusis phenotypes form a heterogeneous continuum when ordered by degree and configuration of hearing loss. Laryngoscope. 2006;116(9 Pt 3 Suppl 112):1-12.
5. Lin FR, Yaffe K, Xia J, Xue QL, Harris TB, Purchase-Helzner E, et al. Hearing loss and cognitive decline in older adults. JAMA Intern Med. 2013; 173(4):293-9.
6. Cruz OL, Kasse CA, Sanchez M, Barbosa F, Barros FA. Serotonin reuptake inhibitors in auditory processing disorders in elderly patients: preliminary results. Laryngoscope. 2004;114(9): 1656-9.
7. Takumida M, Anniko M. Radical scavengers for elderly patients with age-related hearing loss. Acta Otolaryngol. 2009;129(1):36-44.
8. Polanski JF, Cruz OL. Evaluation of antioxidant treatment in presbyacusis: prospective, placebo-controlled, double-blind, randomised trial. J Laryngol Otol. 2013;127(2):134-41.
9. Brigande JV, Heller S. Quo vadis, hair cell regeneration? Nat Neurosci. 2009;12(6):679-85.
10. Eshraghi AA, Rodriguez M, Balkany TJ, Telischi FF, Angeli S, Hodges AV, et al. Cochlear implant surgery in patients more than seventy-nine years old. Laryngoscope. 2009;119(6):1180-3.

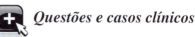 *Questões e casos clínicos*

www.grupoa.com.br

2.12 Perda auditiva induzida pelo ruído

Joel Lavinsky
Alberto A. Nudelmann

Introdução

A perda auditiva induzida por ruído (PAIR) é uma diminuição progressiva da acuidade auditiva em função da exposição continuada a elevados níveis de pressão sonora.[1] Enquanto no trauma acústico a perda auditiva é causada por um som abrupto de grande intensidade, na PAIR, a exposição é prolongada e de menor intensidade. A PAIR frequentemente está relacionada à atividade ocupacional, mas também pode ocorrer em atividades recreativas (discotecas, *shows* de música). A PAIR representa a doença profissional irreversível mais prevalente em todo o mundo.[2]

Existe suspeita de que a associação entre perda auditiva e ruído tenha iniciado há pelo menos 2 mil anos. Bernardino Ramazzini (1633-1714) descreveu a surdez dos bronzistas, que apresentavam comprometimento auditivo proporcional à exposição ocupacional ao ruído. Posteriomente, Habermann e Witmark (1906-1907) identificaram o impacto do ruído diretamente no órgão de Corti.[3]

Fisiopatologia

Suspeita-se de que a PAIR seja resultado do comprometimento metabólico do epitélio sensorial da cóclea, especialmente das células ciliadas externas e estrutura neural, associado ao início na região da cóclea responsável pelas frequências de 3 a 6 kHz.

A lesão auditiva decorrente de ruído pode se manifestar de forma temporária (*temporary threshold shift*, TTS) ou permanente (*permanent threshold shift*, PTS). A TTS ocorre após exposições sonoras intensas e de curta duração (concertos de *rock*); porém, nesses casos, a perda auditiva costuma ser reversível após poucos dias. Episódios recorrentes de TTS podem resultar em PTS a longo prazo, ou seja, PAIR.

Na PTS, as alterações são irreversíveis e incluem a perda de células ciliadas externas, degeneração das fibras nervosas cocleares e formação de tecido cicatricial (zonas mortas) no órgão de Corti. Hirose e Liberman[4] demonstrou que pode ocorrer degeneração neural irreversível induzida pelo ruído, mesmo na ausência de alterações nos limiares auditivos e com preservação de células ciliadas externas.

Existe um risco significativo de desenvolver PAIR após uma história de exposição crônica de um ruído acima de 85 dB por pelo menos 8 horas por dia. Quanto maior a intensidade do ruído, menor é o período suficiente para desenvolver PAIR. A Norma Regulamentadora nº 15 (NR-15), da Portaria do Ministério do Trabalho (MTb) nº 3.214/1978[5] estabelece os limites de exposição a ruído contínuo **(Tab. 2.12.1)**.

Existem alguns fatores que podem predispor à ocorrência de PAIR. Ainda não há resultados conclusivos acerca da predisposição genética à PAIR, mas, em modelos animais, essa associação já foi demonstrada.[6]

Já no caso do trauma acústico, o ruído pode gerar dano físico imediato à orelha interna, proporcional à intensidade sonora. Impulsos sonoros de alta intensidade podem fisicamente comprometer a membrana timpânica, cadeia ossicular, membranas da orelha interna e o órgão de Corti. A ruptura da membrana timpânica pode absorver parte da energia que seria transferida completamente à orelha interna.

TABELA 2.12.1 Limites de tolerância para ruído contínuo ou intermitente (NR-15)

Nível de ruído dB(A)	Máxima exposição diária permissível
85	8 horas
86	7 horas
87	6 horas
88	5 horas
89	4 horas e 30 minutos
90	4 horas
91	3 horas e 30 minutos
92	3 horas
93	2 horas e 30 minutos
94	2 horas
95	1 hora e 45 minutos
98	1 hora e 15 minutos
100	1 hora
102	45 minutos
104	35 minutos
105	30 minutos
106	25 minutos
108	20 minutos
110	15 minutos
112	10 minutos
114	8 minutos
115	7 minutos

Quadro clínico

O principal sintoma da PAIR é a perda auditiva, que pode vir acompanhada de zumbido. Esses sintomas podem variar em função do período de exposição, nível de pressão sonora e suscetibilidade individual.

A perda auditiva é do tipo neurossensorial (por lesão no órgão de Corti), de evolução lenta e caráter progressivo. A hipoacusia costuma ser bilateral e simétrica, sendo dificilmente de caráter profundo. Os escores de discriminação auditiva estão dentro dos níveis normais ou pouco alterados. Assim como na perda auditiva, o zumbido tem intensidade variável, frequentemente é bilateral e pode estar presente em pelo menos metade dos pacientes com PAIR.[7]

Em uma fase inicial de exposição ao ruído, antes mesmo da hipoacusia, podem ocorrer sintomas temporários, como zumbido, cefaleia e tontura. Posteriormente, após meses a anos de exposição, há uma intensificação do zumbido e uma leve redução da discriminação auditiva, especialmente no ruído. Além da hipoacusia e do zumbido, podem ocorrer queixas de algiacusia e plenitude aural associados. A progressão da perda auditiva é interrompida à medida que o indivíduo se afasta da exposição ao ruído.

Além do comprometimento do sistema auditivo, podem ocorrer repercussões extra-auditivas, como: comportamentais (isolamento social, irritabilidade, dificuldade de concentração), neurológicas (sono, tremores, cefaleia e náusea), digestivas (dor abdominal e gastrites) e alterações vestibulares. O exame clínico pode demonstrar alterações cardiovasculares (aumento da pressão arterial e taquicardia) e metabólicas (aumento do cortisol, glicemia e adrenalina).[8]

Investigação diagnóstica

No processo de investigação diagnóstica da PAIR, a anamnese clínica convencional deve ser complementada pela anamnese ocupacional. Além da anamnese, o exame físico otorrinolaringológico e exames complementares fazem parte da investigação clínica da PAIR.

A anamnese convencional, como toda investigação de hipoacusia neurossensorial, deve incluir os seguintes questionamentos: período de evolução dos sintomas, histórico de intercorrências neonatais, infecções (sarampo, caxumba, meningite), uso de drogas ototóxicas, otites, trauma, doenças metabólicas (diabetes, hipotireoidismo, dislipidemias), história familiar de perda auditiva e hábitos de vida (tabagismo, alcoolismo). Além disso, deve-se questionar sobre o uso de arma de fogo, instrumentos musicais e exposição ao ruído em atividades recreativas (danceterias, *shows*).

Na anamnese ocupacional, deve-se questionar sobre todas as atividades profissionais realizadas, tipos de máquinas, exposição a produtos químicos, histórico de acidentes e sobre a utilização de proteção auditiva individual.[9]

O exame físico otorrinolaringológico completo deverá ser realizado na investigação da PAIR com especial atenção à otoscopia e/ou otomicroscopia (o exame clínico otoscópico é normal na PAIR) e à acumetria com pesquisa de Rinne e Weber.

O exame complementar principal para o diagnóstico da PAIR é a audiometria tonal aéreo-óssea. Além da audiometria tonal, é importante a investigação do limiar do reconhecimento de fala (LRF/SRT), índice de reconhecimento de fala (IRF) e a pesquisa de recrutamento auditivo. Em determinadas situações, como na suspeita de simulação, podem ser solicitados os potenciais evocados auditivos do tronco encefálico (PEATEs) e as emissões otoacústicas (OEAs). A audiometria ocupacional (somente via aérea) pode ser utilizada no acompanhamento e controle da perda auditiva, porém não fornece diagnóstico da PAIR, pois a falta da via óssea não permite a identificação de lesão neurossensorial. Independentemente do tipo de exame audiométrico, é importante o repouso auditivo de pelo menos 14 horas antes da realização do exame para afastar a possibilidade de se tratar de TTS.

De forma característica, o primeiro sinal audiométrico da PAIR é o aparecimento da "gota acústica" com comprometimento dos limiares nas frequências de 3.000, 4.000 ou 6.000 Hz, sendo restaurado em 8.000 Hz. A exata localização da gota acústica depende de diversos fatores, incluindo a frequência do ruído e o comprimento no conduto auditivo. Nos estágios iniciais da PAIR, a média dos limiares em 500, 1.000 e 2.000 Hz é melhor que a média em 3.000, 4.000 e 6.000 Hz, e os limiares em 8.000 Hz são melhores que o ponto mais profundo da "gota acústica" **(Fig. 2.12.1)**.

A PAIR, isoladamente, dificilmente produz uma perda auditiva superior a 75 dB nas altas frequências e 40 dB nas baixas frequências. Entretanto, quando combinada a outros tipos de perda auditiva (presbiacusia), pode causar um agravamento desses limiares. A velocidade de perda auditiva em função da PAIR é maior nos primeiros

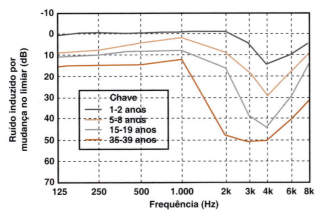

FIGURA 2.12.1 Audiograma característico da PAIR em estágio inicial (1-2 anos) com evidência de gota acústica em 4 kHz. Comprometimento progressivo dos limiares tonais em 3.000, 4.000 e 6.000 Hz com exposição continuada ao ruído nos anos subsequentes.

10 a 15 anos de exposição, reduzindo essa velocidade à medida que há um agravamento da perda auditiva.

Diagnóstico diferencial

Diversas patologias da orelha interna são responsáveis por uma hipoacusia neurossensorial, bilateral, simétrica e que compromete as altas frequências. Por isso, essas doenças podem apresentar características semelhantes à PAIR. Muito frequentemente, essas doenças podem estar combinadas, como nos pacientes com presbiacusia associada à PAIR.

No diagnóstico diferencial da PAIR, estão as doenças otológicas infecciosas (sarampo, meningite, sífilis, toxoplasmose, rubéola), ototoxicidade (medicamentos ou exposição a produtos químicos), traumas sonoros (ruídos explosivos, arma de fogo), barotrauma (aéreo ou aquático), trauma craniano, metabólicas (diabetes, hipotireoidismo, dislipidemia), autoimunidade e presbiacusia.

Tratamento

Já que a PAIR é uma doença com característica irreversível, o único caminho é a reabilitação com aparelhos de amplificação sonora individual, quando indicado. Não existe tratamento clínico ou cirúrgico para a PAIR, por isso a chave é a prevenção.

No ambiente do trabalho, é importante a formação de uma equipe com diversos profissionais (médicos, fonoaudiólogos, técnicos de segurança) para a detecção dos níveis de ruído nos diferentes ambientes e para a promoção de um programa de educação e monitoramento que vise à proteção auditiva.

A fim de evitar a instalação da doença, programas de prevenção são fundamentais. Por isso, órgãos governamentais instituíram os Programas de Conservação Auditiva (PCAs)[1] nas empresas. Esses programas envolvem o reconhecimento e a avaliação dos riscos para a audição, gerenciamento audiométrico, medidas de proteção coletiva, medidas de proteção individual (EPI), educação e motivação, gerenciamento de dados e avaliação do programa.

Conclusão

Por enquanto, a PAIR é uma doença irreversível. A conscientização de governos, empresários, profissionais da saúde e da população em geral parece ser o caminho para a prevenção. Nas últimas décadas, em função da construção dessa consciência, vem ocorrendo uma progressiva redução da prevalência da PAIR, especialmente no ambiente de trabalho.

Teoria versus prática

Apesar das constantes inserções desse importante tema nas grades dos congressos e na mídia leiga, a

PAIR segue frequentemente ficando fora do diagnóstico diferencial dos profissionais de saúde. Quando lembrado, muitas vezes falta o conhecimento pelo médico envolvido de que o diagnóstico definitivo somente poderá ser fornecido pelo médico do trabalho, já que este é o único capaz de avaliar a existência de um nexo causal entre a perda auditiva e a história ocupacional de exposição ao ruído.

Referências

1. Comitê Nacional de Ruído e Conservação Auditiva. Perda auditiva induzida por ruído relacionada ao trabalho. Boletim [Internet]. 1999 [capturado em 8 maio 2014](1):[aproximadamente 2 p.]. Disponível em: www.cofip.com.br/legislacao/download/5/.
2. American College of Occupational and Environmental Medicine. Noise induced hearing loss. Journal of Occupational and Environmental Medicine. 2003;45(6):579-581.
3. Nudelman AA. Perda auditiva induzida pelo ruído relacionada ao trabalho. In: Lavinsky L. Tratamento em otologia. Rio de Janeiro: Revinter; 2006.
4. Hirose K, Liberman MC. Lateral wall histopathology and endocochlear potential in the noise-damaged mouse cochlea. J Assoc Res Otolaryngol. 2003;4(3):339-52.
5. Brasil. Ministério do Trabalho e Emprego. Portaria n° 3.214, de 8 de junho de 1978. Aprova as Normas Regulamentadoras - NR - do Capítulo V, Título II, da Consolidação das Leis do Trabalho, relativas a Segurança e Medicina do Trabalho. Diário Oficial da União, 6 de julho de 1978, Supl. [capturado em 8 maio de 2014]. Disponível em: http://portal.mte.gov.br/data/files/FF8080812BE914E6012BE96DD3225597/p_19780608_3214.pdf.
6. Gratton MA, Eleftheriadou A, Garcia J, Verduzco E, Martin GK, Lonsbury-Martin BL, et al. Noise-induced changes in gene expression in the cochleae of mice differing in their susceptibility to noise damage. Hear Res. 2011;277(1-2):211-26.
7. McShane DP, Hyde ML, Alberti PW. Tinnitus prevalence in industrial hearing loss compensation claimants. Clin Otolaryngol Allied Sci. 1988;13(5):323-30.
8. Hétu R, Lalonde M, Getty L. Psycosocial disadvantages associated with occupational hearing loss as experienced in the family. Audiology. 1987;26(3):141-52.
9. Ibañez RN, Schneider IO, Seligman J. Anamnese dos trabalhadores expostos ao ruído. In: Nudelmann AA, Costa EA, Seligman J, Ibañez RN. Pair: perda auditiva induzida pelo ruído. Rio de Janeiro: Revinter; 2001. v. 2.

Questões e casos clínicos

www.grupoa.com.br

2.13 Ototoxicidade

Sebastião Carlos Rodrigues da Silveira

Introdução

As ototoxicidades são afecções iatrogênicas provocadas por drogas que lesam a orelha interna. Essas drogas podem afetar o sistema auditivo e/ou vestibular. No sistema auditivo, podem provocar surdez definitiva ou reversível e, no sistema vestibular, provocam perda do equilíbrio, com manifestações vestibulares como vertigem, náuseas e vômitos, nistagmo e até ataxia. As lesões ototóxicas são, na maioria das vezes, irreversíveis e provocam a destruição progressiva das células ciliadas externas da cóclea. No sistema vestibular, ocorre lesão das células ciliadas das cristas das ampolas dos canais semicirculares e das células ciliadas das máculas do sáculo e utrículo.

Medicamentos ototóxicos

É de grande importância o conhecimento do potencial ototóxico das drogas mais comumente usadas no arsenal médico. Entre elas, as mais usadas são os antibióticos aminoglicosídeos. Esses medicamentos são eficazes no tratamento de infecções causadas por bactérias gram-negativas, relativamente baratos e de ampla utilização mundial. Fazem parte desse grupo a amicacina, a gentamicina, a neomicina, a canamicina, a netilmicina, a tobramicina e a estreptomicina. A estreptomicina, a tobramicina e a gentamicina são mais vestibulotóxicas, e as demais, mais cocleotóxicas, sendo que a netilmicina é o aminoglicosídeo que apresenta menor ototoxicidade **(Fig. 2.13.1)**. Alguns outros antibióticos têm sido citados na literatura como ototóxicos, como a eritromicina, que é cocleotóxica, principalmente em adultos, mas de efeito reversível e mecanismo de lesão desconhecido. São citados também ampicilina, cefalosporina, minociclina, vancomicina, lincomicina e espectinomicina, essas últimas com poucas referências de ototoxicidade e basicamente vestibulotóxicas. O cloranfenicol também é citado pela sua toxicidade nos tratamentos em que é usado como gotas otológicas (antibióticos usados por via tópica). Entre os antineoplásicos, a cisplatina, a mostarda nitrogenada, o metotrexato e a vincristina são tóxicos para a cóclea. Os diuréticos de alça, como a furosemida, o ácido etacrínico, a bumetanida e a indapamida, são cocleotóxicos, com alterações reversíveis e que apresentam a capacidade de potencializar os efeitos ototóxicos dos aminoglicosídeos quando usados simultaneamente. Os anti-inflamatórios não esteroides, como os salicilatos, a indometacina, o ibuprofeno e o quinino, podem provocar lesões cocleares, sendo que a aspirina e os salicilatos causam lesões reversíveis. Contraceptivos orais são citados como causadores de toxicidade coclear e consequentes perdas auditivas, progressivas e irreversíveis. O propranolol e o proctolol, pertencentes ao grupo dos betabloqueadores, são relatados como drogas que podem provocar alterações cocleares com perda auditiva. Os desinfetantes, como a clorexidina e o benzalcônio, os antissépticos (iodo, iodine, iodofórmio) e os álcoois (etanol e propilenoglicol) são usados na antissepsia das cirurgias do ouvido com perfuração de membrana

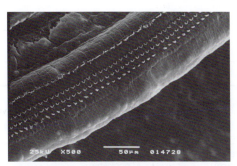

A. Fotografia com visão superior de cóclea (cobaia) mostrando células ciliadas normais.

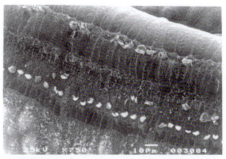

B. Fotografia com visão superior de cóclea (cobaia) mostrando lesão extensa de células ciliadas externas após o uso de amicacina 400 mg/kg/dia por 10 dias.

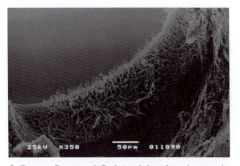

C. Fotografia com visão lateral da crista da ampola do canal semicircular superior (cobaia) mostrando células ciliadas normais.

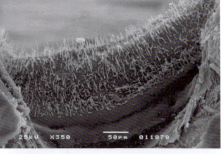

D. Fotografia com visão lateral da crista da ampola do canal semicircular superior (cobaia) mostrando diminuição acentuada do número de cílios após o uso de estreptomicina 700 mg/kg/dia por 10 dias.

FIGURA 2.13.1 Fotografias por microscopia eletrônica.
Fonte B: Adaptada de Costa e colaboradores.

timpânica e podem provocar lesão tóxica do ouvido interno por ação local (Tab. 2.13.1).[1]

Incidência de ototoxicidade

Os dados de incidência das ototoxicidades apresentam números bastante controvertidos em diferentes estudos. Os antibióticos aminoglicosídeos são os mais estudados, com incidências de ototoxicidade de 9,4% e 17,24% segundo alguns autores;[2,3] a cisplatina apresenta taxas de incidência de ototoxicidade de 20 a 90% em adultos e 50 a 90% em crianças.[5-8] Já o diurético furosemida tem incidência de toxicidade de 6,4%.[9] Em um estudo realizado nos Estados Unidos, a incidência de ototoxicidade nos tratamentos com gotas otológicas foi de 3,4%.[10]

Fisiopatologia das lesões

Vários estudos têm sido realizados com o intuito de se conhecer melhor os mecanismos que levam à lesão do ouvido interno. Esses experimentos têm demonstrado que os ototóxicos, principalmente os aminoglicosídeos e a cisplatina, interagem fortemente com receptores fosfolipídicos da membrana das células ciliadas dos sistemas auditivo e vestibular, carregando negativamente os polifosfoinositídeos e formando um complexo aminoglicosídeo-polifosfoinositídeos capaz de inibir os receptores das membranas celulares, bloqueando os canais de cálcio, causando, assim, lesões nas células ciliadas (Fig. 2.13.2).[11] Outro mecanismo importante de lesão celular é a capacidade dos ototóxicos de quelar o ferro, formando um complexo com propriedades oxidativas e com grande possibilidade de formar

TABELA 2.13.1 Grupo de fármacos ototóxicos		
Grupo medicamentoso	**Cocleotóxico**	**Vestibulotóxico**
Antibióticos aminoglicosídeos	• Amicacina • Neomicina • Canamicina • Netilmicina	• Estreptomicina • Gentamicina • Tobramicina
Outros antibióticos	• Eritromicina (reversível) • Cloranfenicol (tópico)	• Ampicilina e cefalosporinas • Minociclina • Vancomicina • Lincomicina • Espectinomicina
Antineoplásicos	• Cisplatina • Mostarda nitrogenada • Metotrexato • Vincristina	
Diurético	• Furosemida • Ácido etacrínico • Bumetanida	
Anti-inflamatório	• Salicilatos • Indometacina • Ibuprofeno	
Betabloqueadores	• Propranolol • Proctolol	
Outros	• Quinino • Contraceptivo oral	
Desinfetantes e antissépticos tópicos	• Clorexidina • Benzalcônio • Iodo • Iodine • Iodofórmio • Álcoois	• Clorexidina • Benzalcônio • Iodo • Iodine • Iodofórmio • Álcoois

radicais livres, agentes biológicos que têm a propriedade de provocar lesões teciduais.[12] Os ototóxicos levam à destruição das células ciliadas da cóclea e do sistema vestibular, que se caracterizam inicialmente por alterações estruturais ciliares, edema e vacuolização celular, seguidos de enucleação e destruição celular (apoptose).[14] O segundo mecanismo de lesão de alguns ototóxicos (diuréticos e salicilatos) é a sua ação na estria vascular da cóclea, levando a alterações na composição iônica e hídrica da endolinfa. Depois de afastadas as drogas, cessam as alterações da endolinfa, o que dá o caráter de reversibilidade das lesões.[13] Outro mecanismo de ototoxicidade conhecido é aquele causado pelo uso de drogas tópicas (gotas otológicas) para o tratamento das otites médias com perfuração timpânica, e os desinfetantes e antissépticos usados para desinfecção cirúrgica. Nesses casos, essas substâncias atravessam a membrana da janela redonda e atingem a endolinfa, causando a morte das células ciliadas vestibulares e cocleares.[14]

mental para o diagnóstico correto da ototoxicidade, indagando-se sempre sobre o uso de medicamentos. Todos os pacientes com queixas de zumbido, hipoacusia uni ou bilateral, plenitude auditiva (sensação de "ouvido cheio"), vertigem e desequilíbrio que estejam sendo ou foram submetidos a tratamento com drogas ototóxicas devem ser avaliados para possibilidade de ototoxicidade. Nas crianças com atraso do desenvolvimento da fala, deve-se sempre pensar na possibilidade de surdez por ototóxicos, quando elas foram submetidas a terapias endovenosas, principalmente com uso de antibióticos. A perda auditiva pode ser rápida ou progressiva, e o seu grau depende da concentração da droga usada, da duração do tratamento e da associação com outras drogas ototóxicas. Os sintomas e sinais relacionados com o sistema vestibular estão especialmente ligados com a perda do reflexo vestíbulo-ocular, que vão desde vertigem e desequilíbrio, osciloscopia (incapacidade de fixar o olhar e embaralhamento visual) até marcha atáxica (Tab. 2.13.2).

Diagnóstico

Na maioria dos casos, o diagnóstico é feito no nível da atenção primária com base apenas nos sintomas. Todavia, a anamnese cuidadosa é funda-

Avaliações diagnósticas armadas

Após a suspeita diagnóstica de ototoxicidade, é realizado o exame físico otorrinolaringológico

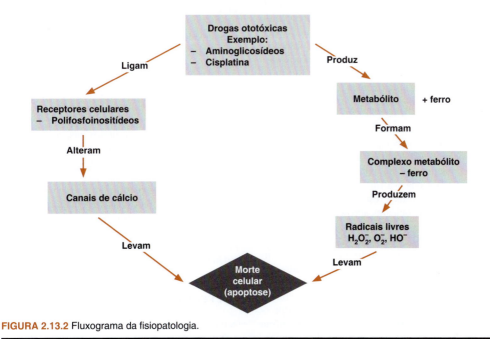

FIGURA 2.13.2 Fluxograma da fisiopatologia.

TABELA 2.13.2 Principais sinais e sintomas das ototoxidades	
Sinais e sintomas auditivos	**Sinais e sintomas vestibulares**
• Surdez neurossensorial • Zumbido • Plenitude auricular	• Vertigens • Desequilíbrios • Nistagmo • Náuseas e vômitos • Osciloscopia • Marcha atáxica • Dificuldade para caminhar no escuro • Intolerância à rotação da cabeça

para diagnóstico diferencial com outras patologias do sistema vestibular e auditivo, o qual, em alguns casos, pode mostrar a presença de nistagmo espontâneo e alterações do equilíbrio estático e/ou dinâmico nas lesões do sistema vestibular. O exame físico otorrinolaringológico em geral não apresenta alterações nos casos de lesões auditivas por ototóxicos. Para a avaliação auditiva, são realizados testes audiométricos, entre eles audiometria de tons puros, audiometria vocal, audiometria de altas frequências e imitanciometria, para as crianças maiores de 4 ou 5 anos e adultos. Esses exames podem apresentar hipoacusia (surdez) neurossensorial uni ou bilateral, inicialmente nas frequências agudas e posteriormente nas demais frequências, com diminuição da discriminação vocal. A manutenção do reflexo estapediano com recrutamento de Metz é sinal que confirma o topodiagnóstico de lesão coclear. O critério para o diagnóstico de ototoxicose ocorre quando há perda auditiva neurossensorial de 25 decibéis em uma ou mais frequências sonoras de 250 a 8.000 Hertz. Nas crianças menores, deve ser realizada a pesquisa das emissões otoacústicas (transientes e por produtos de distorção) e a pesquisa dos potenciais evocados auditivos do tronco cerebral (PEATEs). Esses exames são objetivos e independem da informação do paciente para a avaliação da sua função auditiva. As emissões otoacústicas estão presentes quando as células ciliadas externas cocleares apresentam-se íntegras e estão diminuídas ou ausentes nas perdas auditivas acima de 30 decibéis. Na pesquisa dos PEATEs, são determinados, de forma objetiva, os limiares auditivos eletrofisiológicos, principalmente das frequências agudas, que são as primeiras a serem acometidas nas ototoxicidades. A avaliação do sistema vestibular é realizada com a eletronistagmografia, por estimulação calórica e rotatória nos adultos e nas crianças maiores. Em crianças menores, são realizados testes posturais e de marcha, se possível, para a avaliação do equilíbrio. Nas lesões do sistema vestibular por ototóxicos, a eletronistagmografia pode mostrar resultados que vão desde a hiporreflexia até a arreflexia do sistema vestibular nas provas com estimulações calóricas e rotatórias.

Fatores de risco

O conhecimento dos fatores de risco para ototoxicidade é fundamental à adequada condução dos pacientes que necessitam do uso de medicação com potencial efeito ototóxico. As crianças prematuras e em idade pré-linguística e os idosos são bastante suscetíveis aos efeitos ototóxicos, fato com grande repercussão socioeconômica em razão de sua perda auditiva. As alterações das funções hepáticas e renais são fatores que aumentam as concentrações séricas das drogas ototóxicas em função da sua menor eliminação e metabolização. O aumento da concentração das drogas nos líquidos do ouvido interno potencializa sua ação tóxica. As associações de drogas ototóxicas, como os aminoglicosídeos e a furosemida, têm seu efeito tóxico aumentado, assim como a sua associação com ambientes ruidosos. A história familiar de ototoxicidade é um fator de risco importante, visto que estudos mostram a predisposição genética para as lesões tóxicas.[15] A desnutrição, o mau estado geral e a presença de sintomas auditivos e vestibulares prévios também são fatores de risco para a ototoxicidade (Tab. 2.13.3).

Prevenção e monitoração

A prevenção é a medida mais segura para se evitar a ototoxicidade. A monitoração cuidadosa dos pa-

TABELA 2.13.3 Principais fatores de risco para ototoxicidade

Adultos	Crianças e neonatos
• Sintomas auditivos e vestibulares prévios • Insuficiência renal e hepática • Associação de ototóxicos • Associação de aminoglicosídeos e ruídos • Tratamento prolongado com ototóxicos • Hereditariedade • Desnutrição • Mau estado geral	• Prematuridade • Baixo peso • Hiperbilirrubinemia • Hipoxia periparto • Exposição a ruídos • Infecções neonatais graves • Hereditariedade • Desnutrição • Mau estado geral

cientes, principalmente daqueles que apresentam fatores de risco, é a medida correta para a adequada prevenção. Nesses pacientes, deve-se realizar os exames para avaliação auditiva e vestibular antes do início do tratamento e avaliações periódicas a cada dois dias durante o tratamento, sendo que esses cuidados são fundamentais para o diagnóstico precoce das lesões, observando-se sempre as altas frequências (5.000 a 8.000 Hertz) no caso de drogas com potencial de toxicidade coclear. Na presença de alterações nos exames de medida auditiva e vestibulares, é recomendado à equipe ou ao médico-assistente que faça a adequação da dose da medicação ou mesmo que a substitua, informando a real necessidade de mudança do tratamento. As emissões otoacústicas se mostram grandes aliadas na monitoração das lesões ototóxicas nos dias de hoje, devido à sua facilidade de execução nos ambientes hospitalares, principalmente no leito e nos ambientes de unidades de terapia intensiva neonatal. Nos casos de ototoxicidade causados por substâncias de ação tópica, usadas para a antissepsia pré-operatória, recomenda-se a proteção do ouvido médio com algodão hidrófobo e, no caso de uso de gotas otológicas, recomenda-se o uso de doses seguras, pelo menor tempo possível, evitando-se seu uso em perfurações timpânicas traumáticas.

Tratamento

Nos pacientes em quem as lesões já estão instaladas, deve-se proceder ao tratamento das sequelas. Aqueles com diagnóstico de lesões auditivas com perda parcial devem ser encaminhados ao especialista para a adequada reabilitação auditiva com aparelhos de amplificação sonora e, nos casos de perda total da audição, encaminhados para a realização do implante coclear. Nas lesões do sistema vestibular, o tratamento é realizado pelo uso de depressores labirínticos e reabilitação labiríntica para a adequada compensação cerebral.

Drogas otoprotetoras

A regeneração das células ciliadas da cóclea e do sistema vestibular ainda não foi demonstrada e continua sendo um tema polêmico em várias discussões. Como o mecanismo de lesão das principais drogas ototóxicas consiste na produção de radicais livres pela reação do metabólito ototóxico com o ferro, vários estudos têm sido realizados com o objetivo de demonstrar a capacidade de otoproteção de várias substâncias. As substâncias com capacidade de quelar ferro e as que são antirradicais livres têm sido estudadas quanto à sua capacidade de proteger o ouvido interno contra a ação ototóxica de várias drogas. A droga otoprotetora ideal seria aquela que protegesse o ouvido interno das lesões provocadas pelas drogas ototóxicas e que apresentasse farmacocinética compatível com o fármaco. Os estudos têm demonstrado otoproteção experimental em cobaias com deferoxamina, salicilatos, ácido alfalipoico, *ginkgo biloba*, amifostina, tiossulfato de sódio e glutationa, entre outros. A glutationa é uma importante substância endógena que apresenta alta capacidade de proteção intrínseca das células do organismo, e substâncias que diminuem ou aumentem a sua produção podem provocar maior ou menor lesão celular. Estudos experimentais em cobaias têm demonstrado um novo fenômeno biológico de autoproteção do sistema vestibular e auditivo. Isso ocorre quando se aplica uma substância ototóxica (p. ex., amicacina ou estreptomicina) em doses não tóxicas antes da utilização da dosagem tóxica, observando-se uma menor lesão das células ciliadas do ouvido e sistema vestibular, provavelmente por estímulo dos sistemas de defesa celular, como a glutationa.[16,17] Os estudos em animais mostram resultados promissores quanto à otoproteção. Os estudos clínicos em humanos mostraram resultados insatisfatórios, sendo necessários mais estudos clínicos padronizados.

Conclusão

A ototoxicidade é uma patologia que apresenta prevenção possível, e o seu estudo traz informações preciosas para uma adequada condução dos pacientes que necessitem usar drogas potencialmente ototóxicas. O conhecimento prévio da droga e dos possíveis fatores de risco para a patologia traz segurança aos médicos cuidadores e contribui para a consequente proteção do paciente.

Teoria versus prática

As informações acompanhadas da diagnose armada trazem segurança adequada para a condução dos casos com potencial de otoxicidade. Para tanto, é necessário que os médicos estejam engajados e motivados para a adequada condução de seus pacientes que estejam usando drogas potencialmente ototóxicas com vistas a um diagnóstico precoce e, quando possível, preventivo das lesões auditivas e vestibulares. Infelizmente, a situação que se vê com mais frequência é o paciente procurar o especialista já com a ototoxicose instalada com graus de gravidade diversos. Para crianças que apresentam a patologia na sua fase pré-linguística, o impacto socioeconômico é devastador, implicando uma série de necessidades para a adequada reintegração delas à sociedade.

 Referências

1. Oliveira JAA. Ototoxicité. Revue de Laryngologie. 1989;3(5):491-6.
2. Castro Jr NP, Lopes Filho OC, Figueiredo MS, Redondo MC. Deficiência auditiva infantil: aspectos de incidência, etiologia e avaliação audiológica. Rev Bras Otorrinolaringol. 1980;46(3):228-36.
3. Bento RF, Silveira JAM, Martucci Júnior O, Moreira E. Etiologia da deficiência auditiva: estudos eletrofisiológicos de 136 casos. Folha Med.1986; 93(5-6):359-66.
4. Costa SS, Cruz OLM, Oliveira JAA, organizadores. Otorrinolaringologia: princípios e prática. 2. ed. Porto Alegre: Artmed; 2006.
5. Gandara DR, Perez EA, Phillips WA, Lawrence HJ, DeGregorio M. Evelution of cisplatin dose intensity: current status and future prospects. Anticancer Res. 1989;9(4):1121-8.
6. Kopelman J, Budnick AS, Sessions RB, Kramer MB, Wong GY. Ototoxicity of high-dose cisplatin by bolus administration in patients with advanced cancers and normal hearing. Laryngoscope. 1988; 98(8 Pt 1):858-64.
7. McHaney VA, Thibadoux G, Hayes FA, Green AA. Hearing loss in children receiving cisplatin chemotherapy. J Pediatr. 1983;102(2):314-7.
8. Weatherly RA, Owens JL, Catlin FI, Mahoney DH. Cis-platinium ototoxicity in children. Laryngoscope. 1991;101(9):917-924.
9. Palomar García V, Palomar Asenjo V. Are some ear drops ototoxic or potentially ototoxic? Acta Otolaryngol. 2001;121(5):565-8.
10. Lundy LB, Graham MD. Ototoxicity and ototopical medications: a survey of otolaryngologists. Am J Otol. 1993;14(2):141-6.
11. Halliwell B, Gutteridge JM. Oxygen free radicals and iron in relation on biology and medicine: some problems and concepts. Arch Biochem Biophys. 1986;246(2):501-14.
12. Sha SH, Schacht J. Formation of reactive oxygen species following bioactivation of gentamicin. Free Radic Biol Med. 1999;26(3-4):341-7.
13. Oliveira JAA. Audiovestibular toxicity of drugs. Boca Raton: CRC; 1989. p. 351.
14. Podoshin L, Fradis M, Ben David J. Ototoxicity of ear drops in patients suffering fron chronic otitis media. J Laryngol Otol. 1989;103(1):46-50.
15. Cortopassi G, Hutchin T. Molecular and cellular hypothesis for aminoglycoside induced deafness. Hear Res. 1994;78(1):27-30.
16. Silveira SCR. Estreptomicina: otoxicidade e ototoproteção [tese]. Ribeirão Preto: USP; 2011.
17. Oliveira JAA, Canedo DM, Rossato M. Otoproteção das células ciliadas auditivas contra o ototoxicidade da amicacina. Rev Bras Otorrinolaringol. 2002;68(1):7-13.

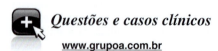

Questões e casos clínicos
www.grupoa.com.br

2.14 Schwannoma vestibular

Felippe Felix

Definição

Schwannoma vestibular é um tumor benigno que cresce a partir das células de Schwann e que envolve o nervo vestibulococlear no ângulo pontocerebelar e meato acústico interno. Também é conhecido como neuroma do acústico, um nome incorreto, já que o tumor surge mais comumente da porção vestibular do VIII par craniano.

Importância

É o tumor mais comum de ângulo pontocerebelar, correspondendo a quase 90% dos casos nessa área. Entre os tumores intracranianos, apresenta uma prevalência de 6%.[1]

A incidência desse tipo de lesão de forma oculta gira em torno de 0,85% da população em geral, não manifestando sintomas.[2] Na presença de sintomas, esse número está em torno de 1,5 a cada 100 mil habitantes. A evolução dos exames de imagem permitiu diagnosticar cada vez mais schwannomas, que, até há pouco tempo, não seriam identificados.[3]

O schwannoma vestibular geralmente se apresenta em torno dos 50 anos de idade, e o sexo feminino é o mais acometido, em uma proporção de 2:1.[4]

Patogênese

Os schwannomas vestibulares podem se apresentar de duas formas clínicas: esporádica (unilateral) ou como parte da neurofibromatose tipo 2. Os espontâneos correspondem a 95% dos casos, e os relacionados à neurofibromatose ocupam a parcela restante.[4,5]

Histologicamente, encontra-se a classificação Antoni para esses tumores: Antoni A apresenta células dispostas de forma mais compacta e mais alongadas; já Antoni B se mostra com disposição irregular.[6]

Quadro clínico

As manifestações clínicas variam de acordo com o tamanho do tumor e sua localização. Enquanto ele estiver apenas intracanalicular, os sintomas serão relacionados ao VIII par craniano: perda auditiva, zumbido e vertigem. À medida que avança para o ângulo pontocerebelar, a perda auditiva piora, e um desequilíbrio constante se estabelece. Se houver compressão de tronco encefálico, sintomas do nervo trigêmeo, como dor e parestesia no terço médio da face, começam. Já nos casos em que haja hidrocefalia, pode-se encontrar alterações visuais e cefaleia intensa.

A perda auditiva unilateral, o sintoma principal, presente em 95% dos casos, pode se manifestar como surdez súbita em até 26% dos casos.[7] No entanto, somente 1 a 2% dos casos de surdez súbita são causados por schwannoma vestibular. Essa é a manifestação mais tradicional da doença: perda auditiva neurossensorial progressiva e unilateral.

A segunda queixa mais comum é zumbido, presente em até 70% dos casos.[7] Geralmente se apresenta como um som agudo e contínuo na orelha acometida.

Sintomas vestibulares como vertigem e desequilíbrio podem estar presentes. Vertigem verdadeira está presente em aproximadamente 20% dos casos; já desequilíbrio pode estar presente em até 50% dos casos.

Alterações do nervo facial são menos comuns e indicam doença avançada. Além de suas funções motoras, levando a uma paralisia facial, as funções sensoriais também podem estar alteradas. O sinal de Hitselberger corresponde exatamente à perda de sensibilidade na parede posterior do conduto e na concha.[8]

O acometimento do nervo trigêmeo é mais raro, cerca de 8% dos casos, podendo ser representado por disestesias ou anestesias na face.

Neurofibromatose tipo 2

A neurofibromatose tipo 2 é uma doença genética de herança autossômica dominante com uma prevalência da população em torno de 1 para 30 mil a 50 mil pessoas.[5] A neurofibromatose tipo 1 é muito mais comum, mas raramente manifesta schwannoma vestibular (menos de 2% dos casos). Praticamente todos os pacientes com neurofibromatose tipo 2 terão schwannoma vestibular bilateral.

O quadro de schwannoma vestibular tem uma manifestação média aos 31 anos nos pacientes com neurofibromatose tipo 2. A cirurgia para remoção do tumor deve ser ponderada, pela chance de sequelas e comprometimento da qualidade de vida do paciente.

Diagnóstico

O diagnóstico audiológico pode ser feito por meio de exames de audiometria e potencial evocado auditivo de tronco encefálico (PEATE). A audiometria pode apresentar perda progressiva ou súbita, e o mais característico é a discriminação pobre não compatível com a perda auditiva do paciente.[9] O reflexo estapédico pode estar ausente também.

Já o PEATE mostra atraso de condução da onda sonora até o tronco encefálico, comparado com o lado saudável. Pode se apresentar nesse exame como:[10]

- um retardo da onda V,
- onda I com ausência de outras ondas ou
- completa ausência de ondas.

Testes vestibulateres, como vectoeletronistagmografia, mostrarão hipofunção ou arreflexia do lado com a lesão.

A tomografia computadorizada (TC) pode mostrar alargamento do meato acústico interno e realce pelo contraste iodado utilizado. No entanto, apenas lesões maiores de 6 mm aparecerão nesse exame (Fig. 2.14.1).

Para um diagnóstico mais precoce, o ideal é a realização de ressonância magnética (RM) com a utilização de contraste venoso (Fig. 2.14.2). Na sequência T1 com contraste, pode-se ver a captação intensa do contraste na lesão delineando-a.[11,12] Em até 15% dos casos, pode haver pequenos cistos no interior da lesão. O formato pode ser de sorvete, com o cone no meato acústico interno, e a bola no ângulo pontocerebelar.[13]

Em relação a tumores no conduto auditivo interno, a sensibilidade da TC contrastada foi de 36%, e a da RM, de 100%; para tumores no ângulo pontocerebelar, a sensibilidade da TC contrastada foi de 68%, e a da RM, de 100%.[14,15]

A medida do tamanho do schwannoma vestibular é baseada no maior eixo do tumor na altura do ângulo pontocerebelar.[16] Ainda não há uma forma de medida padronizada, mas acredita-se que a melhor divisão através da RM seria: intracanalicular, menor que 1 cm (pequeno), entre 1 e 2,5 cm (médio), entre 2,5 e 4 cm (grande) e maior que 4 cm (gigante).

Diagnóstico diferencial

Os principais diagnósticos diferenciais são feitos com outros tumores de ângulo pontocerebelar, como meningioma, cisto aracnóideo, lesões epidermoides, schwannoma facial e lipoma.[17]

Os meningiomas são o segundo grupo mais comum de tumores do ângulo pontocerebelar e apresentam imagem semelhante, mas com a presença de uma cauda dural, além de poderem gerar hiperostoses em ossos adjacentes à lesão.

Cistos aracnóideos não realçam com contraste e não penetram no conduto auditivo interno, ficando no ângulo pontocerebelar.

As lesões epidermoides não realçam com contraste, são mais císticas e se intensificam na ressonância por difusão.

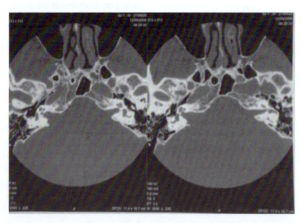

FIGURA 2.14.1 Dilatação do conduto auditivo interno à direita em schwannoma vestibular (arquivo pessoal do autor).

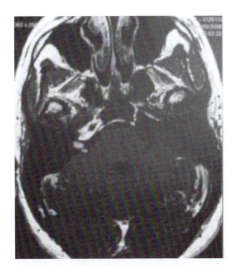

FIGURA 2.14.2 Pequeno schwannoma vestibular intracanalicular do lado direito (arquivo pessoal do autor).

O schwannoma facial é de difícil diferenciação quando exclusivo do conduto auditivo interno.

Os lipomas serão hiperintensos tanto em T1 como em T2 e desaparecerão quando se optar por imagem com supressão de gordura.

Tratamento

Existem três formas de tratamento para esse tumor: acompanhamento com imagens seriadas, cirurgia e radiocirurgia estereotáxica.

A taxa de crescimento desse tipo de tumor é baixa, e menos de 1% dos tumores acabam indo para tratamento cirúrgico.[18] A opção ou não por cirurgia vai levar em consideração algumas características da doença: uni ou bilateral, idade do paciente, tamanho do tumor e grau de perda auditiva dos pacientes.

Para tumores pequenos (menores que 2 cm) com boa audição, duas opções podem ser oferecidas: cirurgia visando preservar a audição ou acompanhamento com exames de imagem periódicos. Nesses casos, a decisão do paciente é fundamental na escolha, devendo ser ponderados riscos e benefícios de cada opção de tratamento. Já se houvesse audição ruim, nesses tumores pequenos, a tendência seria acompanhamento conservador, pois não há audição para se preservar, mas a escolha do paciente é soberana.

No caso de tumores grandes (maiores que 2 cm) em pacientes com menos de 65 anos saudáveis, a remoção cirúrgica é aconselhada para se evitar efeito de massa do tumor sobre estruturas vizinhas importantes.[19,20] Em pacientes mais velhos, com comprometimento exclusivamente auditivo e vestibular, sem evidência de compressão do tronco encefálico, pode-se optar por acompanhamento radiológico. Já se houver comprometimento do tronco encefálico ou hidrocefalia, não há dúvida de que a cirurgia é necessária independentemente da idade **(Fig. 2.14.3)**.

Tem-se pelo menos quatro formas de acesso ao tumor através das vias translabiríntica, retrossigmóidea, fossa média e retrolabiríntica.[20,22] Ao se optar pela conduta cirúrgica, é preciso escolher entre acessos cirúrgicos que tentam preservar a audição, como pela fossa média, retrossigmóideo e retrolabiríntico, e os que não preservam a audição, como o acesso translabiríntico ao tumor. A estratégia sobre a melhor forma de abordagem deve ser

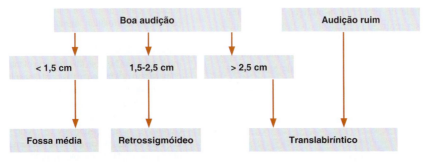

FIGURA 2.14.3 Manejo cirúrgico do schwannoma vestibular.
Fonte: Adaptada de Jackler e Pfister.[21]

discutida com os pacientes, levando-se em consideração os riscos da cirurgia e os benefícios da remoção do tumor. Ao final, será uma decisão compartilhada entre equipe cirúrgica e paciente.

Outra forma de tratamento reconhecido é com o uso de radioterapia estereotáxica ou Gamma Knife.[23] O objetivo do tratamento é impedir o crescimento da doença, e não eliminá-la. O grande problema, caso haja persistência do crescimento, é que a cirurgia é muito mais trabalhosa e apresenta maior chance de sequelas. As indicações para esse tipo de tratamento seriam:

- Pacientes > 65 anos
- Condições médicas que contraindiquem a cirurgia
- Tumores com diâmetro < 3 cm
- Tumores no único lado com audição preservada

Conclusão

Houve um aumento no diagnóstico dos schwannomas vestibulares nas últimas décadas devido à evolução dos exames de imagem. A melhor forma de abordagem desse tipo de lesão, seja ela cirúrgica, radiocirúrgica ou conservadora, deve unir indicações precisas com as necessidades particulares de cada paciente.

Teoria versus prática

Apesar do aumento do número de diagnósticos de schwannomas vestibulares em nosso país, a grande maioria dos casos ainda chega em estágios avançados do tumor, principalmente em hospitais da rede pública, já comprometendo a audição e o equilíbrio do paciente de forma avançada. Cirurgias com possibilidade de preservar a audição acabam não podendo ser realizadas em razão do tamanho do tumor que se apresenta.

Um dos motivos para tal fato é a pouca valorização, por parte dos profissionais de saúde, dos sintomas iniciais como assimetria de audição e zumbido unilateral, que devem sempre ser investigados quando presentes.

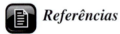

Referências

1. Brackmann DE, Kwartler JA. A review of acoustic tumors: 1983-1988. Am J Otol. 1990;11(3):216-32.
2. Leonard JR, Talbot ML. Asymptomatic acoustic neurilemoma. Arch Otolaryngol. 1970;91(2):117-24.
3. Ramsden RT. The bloody angle: 100 years of acoustic neuroma surgery. J R Soc Med Aug. 1995;88(8):464-8.
4. Lanser MJ, Sussman SA, Frazer K. Epidemiology, pathogenesis, and genetics of acoustic tumors. Otolaryngol Clin North Am. 1992;25(3):499-520.
5. Ahn MS, Jackler RK, Lustig LR. The early history of the neurofibromatosis. Evolution of the concept of neurofibromatosis type 2. Arch Otolaryngol Head Neck Surg. 1996;122(11):1240-9.
6. Neely JG. Gross and microscopic anatomy of the eighth cranial nerve in relationship to the solitary schwannoma. Laryngoscope. 1981;91(9 Pt 1): 1512-31.
7. Selesnick SH, Jackler RK. Clinical manifestations and audiologic diagnosis of acoustic neuromas. Otolaryngol Clin North Am. 1992;25(3):521-51.
8. Hitselberger WE, House WF. Acoustic neuroma diagnosis. External auditory canal hypesthesia as an early sign. Arch Otolaryngol. 1966;83(3):218-21.
9. Johnson EW. Auditory test results in 500 cases of acoustic neuroma. Arch Otolaryngol. 1977;103(3): 152-8.
10. Wilson DF, Hodgson RS, Gustafson MF, Hogue S, Mills L. The sensitivity of auditory brainstem response testing in small acoustic neuromas. Laryngoscope. 1992;102(9):961-4.
11. Fortnum H, O'Neill C, Taylor R, Lenthall R, Nikolopoulos T, Lightfoot G, et al. The role of magnetic resonance imaging in the identification of suspected acoustic neuroma: a systematic review of clinical and cost effectiveness and natural history. Health Technol Assess. 2009;13(18):iii-iv, ix-xi, 1-154.
12. Held P, Fellner C, Seitz J, Graf S, Fellner F, Strutz J. The value of T2(*)-weighted MR images for the diagnosis of acoustic neuromas. Eur J Radiol. 1999;30(3):237-44.
13. Arriaga MA, Carrier D, Houston GD. False-positive magnetic resonance imaging of small internal auditory canal tumors: a clinical, radiologic, and pathologic correlation study. Otolaryngol Head Neck Surg. 1995;113(1):61-70.
14. Naganawa S, Ito T, Fukatsu H, Ishigaki T, Nakashima T, Ichinose N, et al. MR imaging of the inner ear: comparison of a threedimensional fast spin-echo sequence with use of a dedicated quadrature-surface coil with a gadolinium-enhanced spoiled gradient-recalled sequence. Radiology. 1998;208(3):679-85.
15. Curati WL, Graif M, Kingsley DP, King T, Scholtz CL, Steiner RE. MRI in acoustic neuroma: a review of 35 patients. Neuroradiology. 1986;28(3): 208-14.
16. Nutik SL, Babb MJ. Determinations of tumor size and growth in vestibular schwannomas. J Neurosurg. 2001;94(6):922-6.

17. Lalwani AK, Jackler RK. Preoperative differentiation between meningioma of the cerebellopontine angle and acoustic neuroma using MRI. Otolaryngol Head Neck Surg. 1993;109(1):88-95.
18. Strasnick B, Glasscock ME 3rd, Haynes D, McMenomey SO, Minor LB. The natural history of untreated acoustic neuromas. Laryngoscope. 1994;104(9):1115-9.
19. Martin TP, Senthil L, Chavda SV, Walsh R, Irving RM. A protocol for the conservative management of vestibular schwannomas. Otol Neurotol. 2009;30(3):381-385.
20. Barker FG 2nd, Carter BS, Ojemann RG, Jyung RW, Poe DS, McKenna MJ. Surgical excision of acoustic neuroma: patient outcome and provider caseload. Laryngoscope. 2003;113(8):1332-43.
21. Jackler RK, Pfister MH. Acustic neuroma. In: Jackler RK, Brackman DE, editors. Neurotology. 2nd ed. Philadelphia: Elsevier; c2005. p. 749.
22. Atlas MD, Harvey C, Fagan PA. Hearing preservation in acoustic neuroma surgery: a continuing study. Laryngoscope. 1992;102(7):779-83.
23. Flickinger JC, Kondziolka D, Niranjan A, Lunsford LD. Results of acoustic neuroma radiosurgery: an analysis of 5 years' experience using current methods. J Neurosurg. 2001;94(1):1-6.

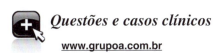

Questões e casos clínicos

www.grupoa.com.br

2.15 Surdez súbita

Mariana de Carvalho Leal
Danielle Seabra Ramos
Silvio Caldas Neto

Introdução

O aparecimento de uma perda auditiva de instalação súbita pode evocar diversas hipóteses diagnósticas, desde a presença de rolha de cerúmen, otite média com efusão ou patologias retrococleares. A sensação de plenitude aural e déficit auditivo unilateral pode ser comum a quaisquer dessas etiologias, mas o exame físico inicial já pode separar os casos de perda auditiva condutiva e neurossensorial, posteriormente confirmados por audiometria tonal.[1-3]

A surdez súbita neurossensorial pode ser o sintoma de uma etiologia definida subjacente, como tumores do ângulo pontocerebelar, doenças neurovasculares, infecciosas, traumas, e até de patologias otológicas, como doença de Ménière, otosclerose e síndrome do aqueduto vestibular alargado. Algumas dessas causas têm história e quadro clínico evidentes, mas outras requerem suspeição e investigação diagnóstica cautelosa. Contudo, em 90% dos casos de surdez súbita, não é possível determinar uma etiologia, caracterizando a forma idiopática da doença, a qual especificamente será abordada neste capítulo, e denominada apenas surdez súbita (SS).[1]

É justamente sobre a SS idiopática que repousam as principais controvérsias e desafios terapêuticos, pois, apesar dos esforços para elucidar a fisiopatologia da doença, nenhum estudo até o momento conseguiu demonstrar um mecanismo etiopatogênico capaz de explicar completamente o seu espectro, sugerindo inclusive que existam doenças distintas se expressando com uma perda brusca da audição.[4,5]

Definição

A SS é definida por uma perda neurossensorial de pelo menos 30 dB em três frequências consecutivas no exame audiométrico, instalada dentro de um período não superior a 72 horas.[1-3]

Epidemiologia

A SS ocupa um papel de destaque nas discussões da otorrinolaringologia devido ao seu potencial de irreversibilidade, à falta de comprovação das teorias etiopatogênicas e, sobretudo, à ausência de evidência científica que suporte uma recuperação auditiva superior aos índices de recuperação espontânea após o uso de qualquer terapêutica específica.

Estima-se que 2 a 3% das queixas em otologia se devam à perda súbita da audição, com uma incidência de 5 a 20 casos por 100 mil habitantes, promovendo 4 mil novos casos por ano (dados norte-americanos).[6] No entanto, essa incidência pode estar subestimada, devido ao percentual de indivíduos que apresentam recuperação espontânea, aproximadamente 60% em duas semanas, e não procuram atendimento médico específico.[6]

Indivíduos de qualquer idade podem ser acometidos, porém há um pico de incidência entre a quinta e a sexta décadas de vida, sem predomínio entre os sexos. Geralmente unilateral, a SS pode envolver ambas as orelhas em menos de 2% dos casos, e quando o faz, o acometimento se dá habitualmente de forma sequencial.[2] A SS bilateral denota, em geral, uma causa subjacente, como trauma, meningoencefalite, meningite carcinomatosa e doenças autoimunes (lúpus eritematoso sistêmico, granulomatose de Wegener, síndrome de Cogan, etc.), devendo, portanto, ser sempre investigada.[4]

Outros sintomas podem acompanhar o quadro de hipoacusia. Fetterman e colaboradores, em série de 823 casos, encontraram a presença de zumbido em 91% e sintomas vestibulares em 43% dos casos.[7] Já Cvorocic e colaboradores em estudo retrospectivo com 541 pacientes encontraram zumbido em 68% dos casos e vertigem apenas em 23%.[8] Pacientes com vertigem comprovadamente apresentam pior prognóstico. No entanto, anormalidades na eletronistagmografia não parecem influenciar de maneira independente o desfecho final, enquanto a presença de zumbido já foi relatada como fator prognóstico positivo, negativo ou sem relação prognóstica.[2,4,8]

Diagnóstico

O diagnóstico da SS inicia-se com um exame clínico básico capaz de diferenciar perdas auditivas condutivas de perdas neurossensoriais. Portanto, a otoscopia e, principalmente, a acumetria, por meio do teste de Weber e de Rinne, são ferramentas simples e capazes de orientar a conduta, ainda na emergência, mesmo sem a comprovação audiométrica, permitindo não retardar o início do tratamento. A perda auditiva neurossensorial será inferida diante de uma perda da audição com conduto auditivo externo livre, membrana timpânica normal, lateralização do teste de Weber para orelha oposta e teste de Rinne positivo.[4] Após a evidência clínica de uma SS, faz-se necessária a comprovação por meio de exame audiométrico, que segundo recomendação do Instituto Nacional Americano de Surdez e outros Distúrbios de Comunicação deve demonstrar perda neurossensorial de ao menos 30 dB em três frequências consecutivas.[1-3] Além de ser elemento essencial para a definição diagnóstica, a audiometria funciona como ferramenta prognóstica, sendo a perda auditiva em frequências graves a configuração com melhor potencial de recuperação, enquanto perdas planas e profundas têm o pior prognóstico.[2,4,5,8]

Uma vez diante de um quadro de SS, 10 a 15% dos casos apresentarão uma etiologia definida.[1] Segundo metanálise recente, as causas principais, em ordem decrescente, são causas infecciosas, otológicas, traumáticas, vasculares ou hematológicas e neoplásicas.[8] Porém, não há consenso sobre quais exames devem ser solicitados de rotina na investigação diagnóstica da SS.

É fundamental a realização de uma anamnese detalhada, buscando esclarecer elementos da história da doença, como tempo de início, forma de instalação do quadro, relato de trauma ou infecção viral antecedendo a perda auditiva, caráter progressivo ou flutuante da perda, presença de sintomas vestibulares concomitantes, associação de outros déficits neurológicos, a fim de direcionar a investigação diagnóstica.[3] Alguns serviços estabeleceram como rotina a pesquisa de distúrbios metabólicos pela dosagem da glicemia, colesterol e triglicerídeos, avaliação da função tireoidiana, pesquisa de doenças infecciosas, como sífilis, através de VDRL, FTA-ABS, e, algumas vezes, pesquisa de VDRL no líquido cerebrospinal se houver forte suspeita de otossífilis, além de sorologia para doença de Lyme, principalmente onde a doença é endêmica, como na América do Norte.[2]

Todavia, a última diretriz norte-americana exibe forte recomendação contra a realização de exames laboratoriais de rotina para todos os casos de SS, baseada em grandes estudos transversais, devendo os exames complementares serem orientados de acordo com a suspeita diagnóstica para cada caso individualmente **(Fig. 2.15.1)**.[1]

O único exame diagnóstico, além da audiometria, universalmente realizado nos casos de SS é a ressonância magnética (RM). A RM tem o objetivo de afastar a existência de patologia retrococlear, isto é, a existência de tumores do ângulo pontocerebelar, presentes em 2,7 a 10% dos casos de SS, em especial o schwannoma vestibular.[1]

A sensibilidade e especificidade da RM com gadolínio para tumores de até 3 mm é de aproximadamente 100%. Nos casos de contraindicação ao uso de gadolínio, como em pacientes com insuficiência renal, a RM pode ser realizada sem contraste por meio de sequências ponderadas em T2 tipo CISS ou protocolo FIESTA, sem prejuízo na sensibilidade, inclusive com estudos demonstrando maior custo-efetividade dessas últimas.[1,2]

Em pacientes com restrições à realização de RM, o rastreamento de patologia retrococlear em casos de SS pode ser feito com tomografia computadorizada (TC) com contraste de crânio e ossos temporais ou, se os limiares auditivos permitirem (limiares melhores que 75 dB), por meio de potencial evocado auditivo de tronco encefálico (PEATE). O primeiro apresenta baixa sensibilidade para tumores menores que 1,5 cm, e o último tem sensibilidade comparável à RM para tumores com mais de 1 cm.[1,2]

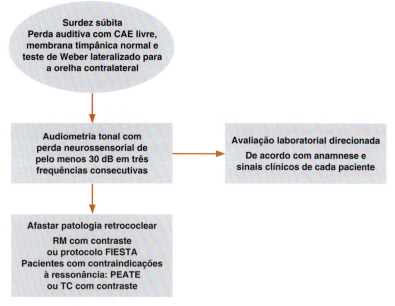

FIGURA 2.15.1 Investigação diagnóstica da surdez súbita.
CAE, conduto auditivo externo.

Etiopatogenia

Alguns autores advogam a possibilidade de ser a infecção viral o agente causador da SS idiopática devido à existência de sintomas de vias aéreas superiores antecedendo a instalação da SS e a conhecida capacidade de alguns vírus, como herpes simples, vírus da caxumba e da rubéola, de causarem danos às estruturas da orelha interna e, por isso, estarem implicados no aparecimento de perda auditiva neurossensorial congênita.[4,7,9] Há também relatos de anticorpos antivirais positivos em pacientes com SS e achados histológicos de ossos temporais compatíveis com labirintite viral, como atrofia do órgão de Corti, membrana tectória e estria vascular.[2,9] No entanto, faltam evidências da invasão direta viral na orelha interna, como alterações citopatológicas específicas e isolamento viral no tecido labiríntico.[9] Estudos experimentais com inoculação viral direta na cóclea de animais falharam em reproduzir um modelo de SS, uma vez que, após a introdução desses agentes, os animais desenvolveram uma perda auditiva progressiva.[9]

Igualmente, a teoria de uma etiopatogenia vascular, apesar da demonstração de que a oclusão da artéria labiríntica produz uma queda nos potenciais cocleares após 1 minuto, que se torna irreversível após 60 minutos de oclusão, e da conhecida fragilidade no suprimento sanguíneo coclear, realizado por duas pequenas artérias terminais, sem circulação colateral, não foi demonstrada por estudos histopatológicos.[2,7,9] A deposição de tecido conectivo e neo-osteogênese, que são o marco tecidual da lesão vascular, foram vistas em apenas 3 de 44 casos de ossos temporais humanos com história de SS analisados *post-mortem*.[9]

A hipótese de ruptura de membranas, especialmente da membrana de Reissner, foi apresentada por Simmons em 1968, que creditava o surgimento de uma perda súbita da audição à pertubação eletrofisiológica coclear após a mistura dos conteúdos da endo e perilinfa, após relatar diversos casos de SS precedidos por um "estouro" durante alguma atividade que aumentasse a pressão intracraniana. E apesar do achado histopatológico dessa ruptura no estudo *post-mortem* de dois pacientes com passado de SS, esse achado não se reproduziu em análises subsequentes.[2,7,9]

A teoria da participação de componente autoimune na etiopatogenia da SS foi corroborada por achados de alteração nas subpopulações de linfócitos, aumento nos níveis de complemento (C3) e testes imunossorológicos positivos.[7]

Contudo, essa hipótese também não foi demonstrada em estudos experimentais ou histopatológicos.[9]

Tratamento

Por se tratar de condição com etiologia e fisiopatologia desconhecidas, o tratamento da SS ainda é alvo de grandes discussões e incertezas. Além disso, é uma patologia pouco frequente, com recuperação espontânea em torno de 60%,[6] tornando assim muito difícil a realização de estudos metodologicamente viáveis para comprovação de terapias adequadas. Inúmeras possibilidades terapêuticas estão descritas para o tratamento da SS, como o uso de corticoides sistêmicos e intratimpânicos, que têm sido os mais utilizados na prática clínica, passando pelo uso de vasodilatadores, hemorreológicos, antivirais, oxigenoterapia hiperbárica, justificados pelas diversas teorias (inflamatória, vascular, viral) que tentam explicar a instalação da perda auditiva.

O tempo entre o surgimento dos sintomas e o início do tratamento é considerado como fator de prognóstico, considerando-se que quanto mais precoce for o início do tratamento, melhor o prognóstico, levando a SS à condição de emergência médica. Porém, estudos mais recentes têm mostrado que o início do tratamento em 7 a 10 dias não afetaria o resultado funcional.[5] Os fatores prognósticos mais relacionados com a SS estão descritos no Quadro 2.15.1.

As principais alternativas para o tratamento da SS, baseadas em evidências científicas, estão descritas a seguir e resumidas na Tabela 2.15.1.

QUADRO 2.15.1

Fatores prognósticos para surdez súbita

Atraso diagnóstico

Severidade da perda

Curva audiométrica

Vertigem

Corticoterapia oral

A conticoterapia oral tem sido, até os dias de hoje, a opção terapêutica mais aceita e utilizada em todo o mundo. Vários estudos mostram a eficácia clínica do uso de corticoterapia oral,[10,11] apesar de estudos de revisões sistemáticas não permitirem concluir, por dificuldades metodológicas, pela recomendação definitiva do corticoide oral como tratamento eficaz da SS.[12-14]

Uma revisão sistemática Cochrane,[14] publicada em 2006 e revisada em 2013, incluiu três ensaios clínicos com 267 participantes; dois deles mostraram falta de efeito do corticoide sistêmico em comparação ao placebo, e outro mostrou uma melhora de 61% do corticoide oral em comparação a 32% do grupo-controle, concluindo que o valor do tratamento com corticoide permanece incerto, principalmente por se tratar de estudos com amostra pequena e da baixa qualidade metodológica.[10]

A dose recomendada é de 1 mg/kg/dia, com dose máxima de 60 mg/dia de prednisona ou pred-

---

TABELA 2.15.1 Terapia para surdez súbita baseada em evidências

Terapia	Grau de recomendação[23]	
Corticoterapia oral	B	Opção[a]
Corticoterapia intratimpânica	B	Opção
Oxigenoterapia hiperbárica	B	Recomendação[b]
Outros fármacos (vasodilatadores, trombolíticos, substâncias vasoativas, antivirais)	B	Recomendação contra[c]

[a] Há evidência de pequena vantagem de um tratamento sobre o outro em estudos grau A, B ou C.
[b] Os benefícios superam os riscos, mas a qualidade da evidência não é forte (B ou C).
[c] Os riscos superam os benefícios.

nisolona, ou ainda outros corticoides com equivalência posológica. A dose deve ser única pela manhã, e a duração do tratamento, de 7 a 14 dias em dose plena, seguida de redução progressiva pelo mesmo período.

Os maiores benefícios são evidenciados quando o tratamento é instituído nas primeiras duas semanas, com pequena melhora com atraso de 4 a 6 semanas. O uso de corticoide deve ser evitado em pacientes com diabetes, hipertensão não controlada e glaucoma, pelo risco de agravar essas condições clínicas, sendo uma alternativa o uso de corticoide intratimpânico.

Corticoterapia intratimpânica

É uma via de administração que tem sido crescentemente utilizada nos últimos anos de forma segura, adquirindo papel de destaque como alternativa terapêutica na SS. A aplicação intratimpânica do corticoide permite uma concentração maior dessa substância na perilinfa, potencializando sua ação local e reduzindo os efeitos adversos sistêmicos. Apesar de existirem riscos, eles são considerados menores e temporários, como perfuração timpânica, vertigem transitória, reflexo vasovagal ou síncope durante a administração.[15]

A administração intratimpânica do corticoide pode ser usada como terapia primária isolada, em associação à corticoterapia oral, como alternativa para pacientes com restrições ao uso sistêmico do corticoide e também como tratamento de resgate em pacientes que não responderam ao tratamento inicial. No entanto, é nas duas últimas indicações que esse tratamento ganha mais espaço.

Um ensaio clínico com 250 pacientes em um estudo multicêntrico comparando a terapia oral e intratimpânica, (IT) encontrou resultados equivalentes.[16] Spear e Schwartz, em revisão sistemática, evidenciaram que o corticoide IT é equivalente a altas doses de corticoide oral e que a terapêutica de resgate oferece um potencial de recuperação adicional da audição.[17]

Em relação ao tipo de corticoide e à forma (tempo e frequência) de administração, os estudos publicados são muito heterogêneos, não existindo ainda consenso. Os mais utilizados, publicados pela literatura internacional, são a dexametasona, 4 a 24 mg/mL, ou a metilprednisolona, 32 a 62,5 mg/mL. Podem ser administrados pelo próprio paciente através de tubo de ventilação, ou pelo médico em injeções transtimpânicas no quadrante posteroinferior (0,3 a 0,8 mL), a cada 3 a 7 dias, em um total de 3 a 4 sessões, ou até mesmo 3 vezes ao dia, diariamente, pelo próprio paciente, através de tubo de ventilação. Porém, grande parte das publicações são norte-americanas, e a maioria dessas apresentações não estão disponíveis no Brasil, havendo alguns relatos aqui com metilprednisolona, 40 mg/mL, administrando-se 0,5 mL a cada semana.[18]

Terapia com antivirais

Uma das etiologias para explicar a SS é o dano à orelha interna provocado por infecção viral e, por isso, a utilização de antivirais ainda tem sido uma alternativa de tratamento, como adjuvante ao corticoide, bastante empregada na prática clínica.

Uma revisão sistemática realizada pela Cochrane em 2009 (revisada em 2012)[19] com 257 pacientes e quatro ensaios clínicos randomizados não evidenciou benefício adicional do antiviral (aciclovir e valaciclovir) em relação à terapia com corticoide oral isolado e, dessa forma, concluiu serem as evidências insuficientes para recomendar o seu uso, além de poderem causar efeitos colaterais, como náusea, vômito, fotossensibilidade e reações neurológicas reversíveis. Achados semelhantes já haviam sido relatados em outra revisão sistemática publicada em 2007.[12]

Devido à falta de evidência científica do benefício da terapia antiviral, diretriz publicada em 2012 da Academia Americana de Otorrinolaringologia se posiciona contra o uso rotineiro desse tipo de tratamento, assim como de vasodilatadores, substâncias vasoativas, antioxidantes e trombolíticos, abordados a seguir.[1]

Oxigenoterapia hiperbárica

A oxigenoterapia hiperbárica (OH) consiste na exposição do paciente a um ambiente fechado a 100% de oxigênio em nível de pressão maior que 1 atmosfera absoluta, visando favorecer maior aporte de oxigênio para os tecidos. É uma alternativa terapêutica mais utilizada em países europeus e pouco difundida, principalmente por estar relacionada a alto custo e efeitos adversos que não podem ser desprezados, como o barotrauma.

Alguns estudos retrospectivos publicados mostraram benefício da terapia principalmente quando associada ao corticoide,[20] enquanto outros não coseguiram evidenciar os mesmos resultados. Em estudo de revisão sistemática que incluiu sete ensaios clínicos com 392 pacientes, demonstrou-se que, apesar de haver um possível benefício com a melhora dos limiares tonais, principalmente em perdas severas/profundas, a significância clínica permanece obscura.[21]

Outros tratamentos: Vasodilatadores, substâncias vasoativas, trombolíticos e antioxidantes

A utilização de substâncias que visam melhorar o fluxo sanguíneo tem se baseado na teoria da isquemia coclear como etiologia da SS, seja por vasospasmos, embolia ou hemorragia, que podem afetar negativamente a perfusão da orelha interna.

Revisões sistemáticas realizadas para avaliar o benefício desses agentes no tratamento da SS, apesar das dificuldades por incluírem ensaios clínicos com falhas metodológicas, amostra pequena e tratamento heterogêneo, não constataram superioridade em relação ao placebo.[22,23] Também não podem ser desconsiderados os efeitos adversos potenciais, incluindo reações alérgicas, sangramentos, arritmias, hipotensão e interações medicamentosas.

Constata-se, assim, que o tratamento da SS ainda é bastante empírico, baseado em poucas evidências científicas e, dessa forma, a orientação ao paciente a respeito da evolução, dos riscos e benefícios do tratamento e das limitações das evidências a respeito da sua eficácia é muito importante para que a decisão seja compartilhada com o paciente, além de propiciar maior adesão ao tratamento.[1]

Os pacientes que não apresentam recuperação ou que recuperam parcialmente a audição devem ser orientados sobre os benefícios da reabilitação auditiva por meio de aparelho de amplificação sonora individual (AASI) ou, até mesmo, de outras alternativas tecnológicas de reabilitação, dependendo do grau de perda, como os implantes de ancoragem óssea, implantes de orelha média e implantes cocleares.[1]

Conclusão

A SS é um tema sempre presente nas discussões da otorrinolaringologia, com mais de mil publicações na base do Pubmed na última década, sendo sua etiopatogenia incerta e seu tratamento controverso.

Diante de um quadro de SS, a investigação diagnóstica, que tem início com a anamnese e o exame físico, deve excluir a possibilidade de patologia retroclear, mas não deve estender-se na pesquisa de causas identificáveis para o quadro, a menos que haja indícios na histórica clínica, uma vez que aproximadamente 90% dos casos são de natureza idiopática.

Após confirmação da perda neurossensorial em pelo menos três frequências consecutivas, de instalação em período não superior a 72 horas, o tratamento deve ser prontamente iniciado, em geral com corticosteroide sistêmico, com ou sem antivirais associados, pois, a despeito da recuperação espontânea exibida por quase 60% dos pacientes, o atraso entre o início dos sintomas e a instituição terapêutica é fator de pior prognóstico, especialmente quando esse tempo ultrapassa uma semana e nos casos de perda severa/profunda.

A contribuição da ciência baseada em evidências é inegável, fazendo avançar diversas áreas da medicina nos últimos anos, auxiliando o processo de tomada de decisões. Contudo, o ponto de equilíbrio entre prática e evidência científica deve ser sempre buscado no dia a dia do contato com o paciente.

Teoria versus prática

O impacto da perda auditiva permanente na qualidade de vida leva muitas vezes o médico-assistente a adotar condutas que ainda não estão muito bem estabelecidas na literatura na tentativa de atingir, mesmo que com pequena chance, uma restauração funcional. Naturalmente, as evidências científicas devem sempre ser consideradas na tomada de decisão, tanto em relação ao diagnóstico, para não submeter o paciente a avaliações desnecessárias, muitas vezes acrescentando riscos, como também em relação à conduta terapêutica. No entanto, analisar individualmente cada caso em suas particularidades ainda é a grande arte que diferencia a medicina de outras ciências.

A conduta ainda mais utilizada é a utilização do corticoide oral precocemente, nas doses já relatadas antes, em associação ou não a outras formas de terapia, como os antivirais. Na prática clínica, os antivirais ainda são bastante utilizados, mesmo sem evidências contundentes, por se tratar de um tratamento curto, com efeitos colaterais raros e geralmente bem tolerados; todavia, a decisão do uso deve ser considerada de acordo com a particularidade de cada caso.

Com a crescente propagação da injeção intratimpânica de corticosteroides, é importante considerar essa via de administração, em especial para pacientes que não podem receber corticoterapia sistêmica e, principalmente, para pacientes com perda severa ou profunda, com resposta pobre ou ausente ao tratamento inicial.

 Referências

1. Stachler RJ, Chandrasekhar SS, Archer SM, Rosenfeld RM, Schwartz SR, Barrs DM, et al. Clinical practice guideline: sudden hearing loss. Otolaryngol Head Neck Surg. 2012;146(3 Suppl): S1-35.
2. Kuhn M, Heman-Ackah SE, Shaikh JA, Roehm PC. Sudden sensorioneural hearing loss: a review of diagnosis, treatment and prognosis. Trends Amplif. 2011;15(3):91-105.
3. O'Malley MR, Haynes DS. Otolaryngol Clin North Am. 2008;41(3):633-49, x-xi.
4. Bordure P, Boyer J, Espitaler F. Conduite à tenir devant une surdité Brusque. Congrès de la Société Française de Médicine d'Urgence 6, 2012 mai-jun 30-1; Paris. Paris: Société Française de Medicine d'Urgence; 2012.
5. Huy PT, Sauvaget E. Idiopathic sudden sensorineural hearing loss is not an otologic emergency. Otol Neurotol. 2005;26(5):896-902.
6. Byl FM Jr. Sudden hearing loss: eight years' experience and suggested prognostic table. Laryngoscope. 1984;94(5 Pt 1):647-61.
7. Maia RA, Cahali S. Surdez súbita. Rev Bras Otorrinolaringol. 2004;70(2):238-48.
8. Cvorović L, Deric D, Probst R, Hegemann S. Prognostic model for predicting hearing recovery in idiopathic sudden sensorineural hearing loss. Otol Neurotol. 2008;29(4):464-9.
9. Merchant SN, Adams JC, Nadol JB Jr. Pathology and phatophysiology of idiopathic sudden senso-rioneural hearing loss. Otol Neurotol. 2005;26(2): 151-60.
10. Wilson WR, Byl FM, Laird N. The efficacy of steroids in the treatment of idiopathic sudden hearing loss. A double-blind clinical study. Arch Otolaryngol. 1980;106(12):772-6.
11. Chen CY, Halpin C, Rauch SD. Oral steroid treatment of sudden sensorineural hearing loss: a ten years retrospective analysis. Otol Neurotol. 2003;24(5):728-33.
12. Conlin AE, Parnes LS. Treatment of sudden sensorineural hearing loss: I. A systematic review. Arch Otolaryngol Head Neck Surg. 2007;133(6): 573-81.
13. Conlin AE, Parnes LS. Treatment of sudden sensorineural hearing loss: II. A meta-analysis. Arch Otolaryngol Head Neck Surg. 2007;133(6):582-6.

14. Wei BP, Mubiru S, O'Leary S. Steroids for idiopathic sudden sensorineural hearing loss. Cochrane Database Syst Rev. 2006;(1):CD003998.
15. Parnes LS, Sun AH, Freeman DJ. Corticosteroid pharmacokinetics in the inner ear fluids: an animal study followed by clinical application. Laryngoscope. 1999;109(7 Pt 2):1-17.
16. Rauch SD1, Halpin CF, Antonelli PJ, Babu S, Carey JP, Gantz BJ, et al. Oral vs intratympanic corticosteroid therapy for idiopathic sudden sensorineural hearing loss: a randomized trial. JAMA. 2011;305(20):2071-9.
17. Spear SA, Schwartz SR. Intratympanic steroids for sudden sensorineural hearing loss: a systematic review. Otolaryngol Head Neck Surg. 2011; 145(4):534-43.
18. Raymundo IT, Bahmad F Jr, Barros Filho J, Pinheiro TG, Maia NA, Oliveira CA. Intratympanic methylprednisolone as rescue therapy in sudden sensorineural hearing loss. Braz J Otorhinolaryngol. 2010;76(4):499-509.
19. Awad Z, Huins C, Pothier DD. Antivirals for idiopathic sudden sensorineural hearing loss. Cochrane Database Syst Rev. 2012;8:CD006987.
20. Alimoglu Y, Inci E, Edizer DT, Ozdilek A, Aslan M. Efficacy comparison of oral steroid, intratympanic steroid, hyperbaric oxygen and oral steroid + hyperbaric oxygen treatments in idiopathic sudden sensorineural hearing loss cases. Eur Arch Otorhinolaryngol. 2011;268(12):1735-41.
21. Bennett MH, Kertesz T, Yeung P. Hyperbaric oxygen for idiopathic sudden sensorineural hearing loss and tinnitus. Cochrane Database Syst Rev. 2007;(1):CD004739.
22. Labus J, Breil J, Stützer H, Michel O. Meta-analysis for the effect of medical therapy vs. placebo on recovery of idiopathic sudden hearing loss. Laryngoscope. 2010;120(9):1863-71.
23. Agarwal L, Pothier DD. Vasodilators and vasoactive substances for idiopathic sudden sensorineural hearing loss. Cochrane Database Syst Rev. 2009;(4):CD003422.

 Leitura sugerida

Edwards A, Elwyn G. Shared decision-making in health care: achieving evidence-based patient choice. 2nd ed. New York: Oxford University; 2009.

 Questões e casos clínicos

www.grupoa.com.br

2.16 Doença/síndrome de Ménière

Fayez Bahmad Jr.

Introdução

A doença de Ménière (DM) é uma alteração da orelha interna caracterizada por dois grupos de sintomas: os vestibulares e os auditivos.

Os sintomas clássicos, como perda auditiva flutuante, zumbido, plenitude auricular e vertigem concomitantes, auxiliam muito o otorrinolaringologista a realizar o diagnóstico de portadores da doença. Porém, em muitos pacientes, a sua forma de apresentação pode ser diferente.

O curso da doença pode ser progressivo ou não progressivo, e, além da apresentação clínica típica da DM, foram identificadas duas variantes da doença:

1. Doença de Ménière coclear – sintomas predominantemente auditivos;
2. Doença de Ménière vestibular – sintomas predominantemente vestibulares.

E, na literatura, pode ainda ser classificada por alguns autores em dois subgrupos:

1. Síndrome de Ménière – causa conhecida e bem estabelecida;
2. Doença de Ménière – causa idiopática.

Neste capítulo, adota-se o termo doença de Ménière para seguir a tendência predominante entre a maioria dos grupos de pesquisa, sendo discutidos os principais tópicos, ideias antigas e atuais sobre etiopatogenia, diagnóstico e tratamento da DM e DM associada a enxaqueca.

É provável que haja fatores genotípicos (raciais), bem como fenotípicos (ambientais), que influenciam a diferença de prevalência entre países.

História

Prosper Ménière,[1] em 1861, descreveu pela primeira vez a síndrome que, mais tarde, ganharia seu nome em uma série de seis artigos no Jornal de Medicina de Paris. Ele desafiou a terminologia geral utilizada para a vertigem no momento (congestão cerebral apoplética), que era conotado como um distúrbio do cérebro. Ménière publicou a ideia de que as condições patológicas nos órgãos sensitivos periféricos poderiam causar esses episódios de vertigem e perda auditiva flutuante.

Em 1927, Guild referiu-se ao saco endolinfático como o local de saída de endolinfa em seus estudos com cobaias e demonstrou claramente o fluxo longitudinal de endolinfa. Quase ao mesmo tempo, Portmann descreveu a cirurgia do saco endolinfático para a doença de Ménière, e Dandy[2] popularizou a secção do nervo vestibular como um tratamento para a vertigem (Parry[3] realizou, em 1904, a primeira operação cirúrgica bem-sucedida).

A próxima data importante para lembrar é 1938, quando Hallpike e Cairns[4] descreveram as condições patológicas dessa entidade, estudando dois pacientes que tiveram o VIII nervo craniano seccionado. Kimura, em 1967, depois de uma série de alterações induzindo hidropisia experimental em laboratório, com o bloqueio do saco endolinfático de cobaias, provou que, depois de ser produzida a partir de várias fontes dentro da orelha interna, a endolinfa se move lentamente em direção ao ducto e ao saco endolinfático e que uma obstrução desse fluxo causaria hidropisia endolinfática.

Epidemiologia

A doença é muito mais comum em adultos, com idade média de início na quarta década; os sintomas começam geralmente entre as idades de 20 e 60 anos. É igualmente comum em ambos os sexos, e ambas as orelhas são afetadas com frequência igual.

Apesar do grande número de contribuições científicas publicadas anualmente sobre a DM, a informação epidemiológica consistente é escassa. Até esta data, a verdadeira incidência e prevalência da DM não é conhecida. Estimativas da incidência e prevalência dessa doença têm variado muito, por muitas razões, descritas a seguir.

Apresentação clínica

Um dos maiores problemas a esse respeito é que a apresentação inicial da doença é, muitas vezes, a forma coclear, que não é reconhecida clinicamente, e é novamente atribuída a uma outra causa específica, ou se presume ser devido simplesmente ao envelhecimento.

Mesmo depois de o componente vestibular tornar-se óbvio, longos períodos de remissão podem mascarar a imagem final completa da síndrome com a vertigem episódica, perda auditiva flutuante, zumbido e plenitude aural. Portanto, na prática clínica, apenas casos moderados a graves costumam ser tabulados nas estimativas até o momento.

Falha na análise epidemiológica

Alguns dos estudos epidemiologicamente publicados até esta data têm tido uma tendência de misturar diferentes conceitos epidemiológicos. A direção desses estudos é principalmente retrospectiva (os temas são identificados depois de um resultado ou doença) e eles na realidade medem apenas prevalência (eventos existentes ou o número de casos de uma doença em um dado momento dividido pela população em risco).

Somente estudos prospectivos (assuntos são identificados antes de um resultado ou doença; eventos futuros são contabilizados) teriam o poder de medir adequadamente essa incidência. Embora mais reflexiva da vida real do que um experimento artificial, estudos observacionais retrospectivos são suscetíveis o viés.

Falha no diagnóstico

A multiplicidade dos critérios de diagnóstico é outro problema que dificulta o estabelecimento da verdadeira incidência de DM na população em geral.

Em 1972, o Committee on Hearing and Equilibrium da Academia Americana de Otorrinolaringologia (AAO-HNS) propôs uma definição específica da doença e orientações para a avaliação de Ménière em comunicação de resultados de tratamento.

Em 1985, considerou-se que a definição da DM precisava se restringir aos casos com um conjunto completo de sintomas e sinais clássicos.[5] Os critérios de 1995 foram destinados a simplificar a definição da DM e permitir maior flexibilidade, tornando-a utilizável em uma ampla gama de estudos e classificações. Um conjunto mínimo de sinais e sintomas deve ser preenchido de modo que o grau de certeza do diagnóstico possa ser estabelecido.[6]

Otopatologia

Os achados histopatológicos em pacientes com DM foram descritos pela primeira vez por Hallpike e Cairns[4] e Yamakawa.[7] Ao longo dos últimos 60 anos, muitos pesquisadores também relataram achados histopatológicos de pacientes semelhantes.

Hidropisia endolinfática tem sido um achado histopatológico muito comum nas investigações dos ossos temporais, uma vez que foi reconhecida pela primeira vez e relatada, por Hallpike e Cairns[4] e Yamakawa.[7]

Paparella[8] informou que o achado histopatológico mais importante para correlacionar com a síndrome de Ménière é a hidropisia endolinfática na cóclea e no sáculo, os quais pertencem a *pars* inferior do osso temporal.

Secções histopatológicas da orelha interna demonstram abaulamento da membrana sacular, fazendo contato, muitas vezes, com o aspecto vestibular da platina do estribo na forma grave. A ruptura da membrana da orelha interna, que pode causar desequilíbrio eletrolítico, foi considerada uma causa de um ataque agudo de DM com vertigem súbita e perda auditiva. Por outro lado, uma ruptura membranosa (fístulas) pode, teoricamente, atuar como um meio de pressão da endolinfa, que pode deter a progressão de hidropisia endolinfática.

A operação cocleossaculotomia baseava-se nesse conceito. Se essa teoria estiver correta, o procedimento de saculotomia descrito por Schucknecht[9] também deveria ser eficaz para eliminar a vertigem, porque a maioria dos casos de DM apresenta hidropisia endolinfática sacular ocupando o vestíbulo.

De acordo com a teoria defendida por muitos pesquisadores de que a reabsorção da endolinfa é uma das funções mais importantes do saco endolinfático, o ducto endolinfático estreito poderia agir como uma barreira para a circulação da endolinfa no saco endolinfático e ser um fator predisponente para o desenvolvimento de hidropisia endolinfática.

Concluindo, o **Quadro 2.16.1** mostra os achados característicos em anatomopatologia de pacientes com DM.

Etiopatogenia

Não existe hoje nenhuma teoria universalmente aceita sobre a fisiopatologia da doença. A partir dos estudos histopatológicos, presume-se que hidropisia endolinfática seja a característica patológica mais descritiva da DM **(Fig. 2.16.1)**. A fisiopatologia dos sintomas ainda é muito disputada:

> **QUADRO 2.16.1**
> **Achados anatomopatológicos da doença de Ménière**
>
> - Hidropisia endolinfática
> - Hipopneumatização da mastoide
> - Hipoplasia/estreitamento do aqueduto vestibular
> - Fibrose perissacular
> - Atrofia do saco endolinfático e perda da integridade epitelial
> - Estreitamento do lúmen do ducto endolinfático
> - Atrofia da estria vascular

ruptura de membranas, aumento da pressão e deslocamento mecânico dos órgãos periféricos, como sáculo, por acúmulo de endolinfa, infecções virais e doença autoimune, além de várias outras teorias que já foram relatadas.

A **Figura 2.16.1** mostra o esquema original de Nelson Kiang,[10] que em 1990, no segundo Simpósio Internacional da Síndrome de Ménière, em Amsterdã, defendeu o pensamento único como um "dogma central" para a relação de causa e efeito dos sintomas na síndrome de Ménière.

Em 1995, o próprio Nelson Kiang, no IV Encontro Internacional de Otopatologia, em Boston, EUA, questiona essa relação de causa e efeito, após estudos em ossos temporais, como o de Rauch e colaboradores,[11] em 1989, que demonstraram pacientes portadores de hidropisia endolinfática que não apresentavam sintomas de síndrome de Ménière. Ou seja, a hidropisia endolinfática seria apenas mais um dos sinais apresentados pelos pacientes portadores da síndrome, confirmando a tendência multicausal da doença.

Na **Figura 2.16.2**, é apresentado, então, o esquema atual das possíveis etiologias para a síndrome de Ménière. Percebe-se que, nesse esquema atualmente aceito, a hidropisia endolinfática não figura mais como etiologia central, e sim como uma das manifestações da síndrome. E o mecanismo exato da etiopatogenia da síndrome ainda permanece desconhecido.

Acredita-se que uma herança multifatorial seja a melhor resposta, em que se reúnem as condições necessárias para levar à má absorção da endolinfa e, posteriormente, à hidropisia. Evidências clínicas e laboratoriais corroboram esse conceito.

Merchant e colaboradores[12] analisaram a coleção de ossos temporais da Massachussetts Eye & Ear Infirmary – Harvard Medical School, Boston, EUA, com diagnóstico clínico da síndrome de Ménière (28 casos) ou com diagnóstico histopatológico de hidropisia (79 casos). Todos os 28 casos com sintomas clássicos da síndrome de Ménière apresentavam hidropisia em pelo menos uma orelha.

No entanto, o inverso não é verdade. Houve nove casos de hidropisia idiopática e 10 casos com hidropisia secundárias em que os pacientes não apresentavam os sintomas clássicos da síndrome de Ménière.

A hidropsia endolinfática cada vez mais deve ser considerada como um marcador histológico para a síndrome de Ménière, em vez de ser diretamente responsável pelos seus sintomas **(Figs. 2.16.1 e 2.16.2)**.

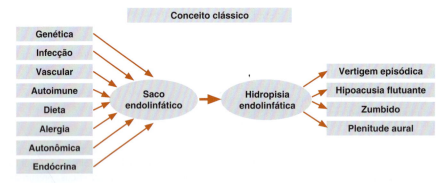

FIGURA 2.16.1 Esquema da etiologia clássica da síndrome de Ménière.
Fonte: Adaptada de Kiang.[10]

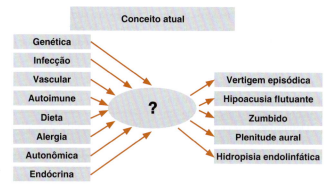

FIGURA 2.16.2 Esquema atual da etiologia da síndrome de Ménière.

Algumas condições podem provocar hidropisia endolinfática e outros sinais e sintomas semelhantes aos da DM:

a) *Otite média e doença de Ménière*:
A perda auditiva neurossensorial flutuante na otite média crônica levou à hipótese de que a otite média crônica poderia causar hidropisia. A hidropisia endolinfática tem sido visto, em estudos com cobaias induzidos a desenvolver otite média. Estudos histopatológicos de ossos temporais humanos descobriram que a hidropisia endolinfática pode ser uma ocorrência comum em casos de labirintite supurativa ou serosa otogênica.

b) *Otosclerose e doença de Ménière*:
Os pacientes com otosclerose podem apresentar sintomas vestibulares, perda auditiva neurossensorial e plenitude aural. A otosclerose pode envolver o aqueduto vestibular, causando mau funcionamento do ducto e saco endolinfáticos. Além disso, o osso otosclerótico pode invadir o endósteo, alterando as características químicas de perilinfa e endolinfa, que afeta o fluxo tanto radial quanto longitudinal da endolinfa.

c) *Trauma e Doença de Ménière*:
Um trauma acústico ou físico pode desempenhar um papel no desenvolvimento de alguns casos de DM. O trauma pode, de alguma forma, levar a uma disfunção bioquímica das células que produzem ou absorvem endolinfa. Epitélios deslocados dos órgãos terminais sensoriais e outros elementos celulares, incluindo otocônias do sáculo e utrículo, poderiam resultar do choque do trauma. Esses restos celulares poderiam mecanicamente ou quimicamente causar diminuição da absorção da endolinfa através do ducto endolinfático, levando à hidropisia endolinfática.

d) *Vasopressina e óxido nítrico e doença de Ménière*:
A vasopressina é um hormônio que regula a homeostase de água, aumentando a permeabilidade da água no rim. Uma alta concentração de vasopressina no plasma tem sido demonstrada, durante a semana anterior e uma semana após a ocorrência de vertigem em pacientes com DM.

e) *Alergia e doença de Ménière*:
Em um estudo caso-controle, Derebery e Valenzuela[13] encontraram alergia a inalantes em 41,6% e alergia alimentar em 40,3% dos pacientes com DM, em comparação com taxas de 27,6% e de 17,4% em sua população controle. Esses autores postularam a hipótese de um mecanismo alérgico ser capaz de produzir os sintomas da DM.

f) *Infecção viral e doença de Ménière*:
Arenberg e colaboradores[14] propuseram uma teoria viral para a DM. Na sua teoria, um vírus ou seu equivalente imunológico atinge a orelha interna através da membrana da janela redonda ou hematogenicamente. A variabilidade na quantidade de vírus ou na resposta imune do hospedeiro é considerada a responsável pelos diferentes graus de manifestação de sintomas.

g) *Autoimunidade e doença de Ménière*:
Em 1983, um mecanismo autoimune foi introduzido como uma possível etiologia da DM. Acredita-se que os mecanismos imunes que afetam a orelha interna são do tipo 2 – reações

de anticorpos com antígenos do tecido – ou do tipo 3 – IgG ou IgM mediada por complexos imunes circulantes –, e também podem desempenhar um papel na patogênese da DM.

Um aumento do nível de circulação dos complexos imunes foi encontrado em 32 a 50% dos pacientes com DM, maior do que o encontrado em pacientes normais. Defensores dessa teoria acreditam que a deposição de complexos imunes na estria vascular ou no saco endolinfático pode causar um aumento da permeabilidade vascular, o que conduz a desequilíbrio iônico e de fluidos.

Diagnóstico

A DM clássica é um excelente exemplo de uma condição que pode ser diagnosticada em bases clínicas e exames audiométricos simples. O diagnóstico da doença de Ménière é eminentemente clínico.

Quando se trata da forma clássica ou definida, caracteriza-se por episódios recorrentes e espontâneos de vertigem, perda auditiva flutuante, do tipo neurossensorial, zumbido e plenitude aural. Nesses casos, o diagnóstico é muito fácil.

Em 1972, o Comitê de Audição e Equilíbrio da Academia Americana de Otorrinolaringologia e Cirurgia de Cabeça e Pescoço (AAO-HNS) definiu os parâmetros para o diagnóstico clínico da DM.

Em 1995, a AAO-HNS aprimorou esses critérios, tornando-os simples e de fácil aplicabilidade.[6]

De acordo com essas diretrizes, a DM é classificada conforme consta no **Quadro 2.16.2**.

Estadiamento da doença de Ménière

Para a universalização dos resultados da terapêutica, é necessário fazer o estadiamento da DM. As diretrizes de 1995 propõem o que consta no **Quadro 2.16.3**.[6]

Considera-se a pior audição avaliada 6 meses antes do tratamento e entre 18 e 24 meses após.

O tratamento é considerado significativo se os limiares no audiograma tonal se alterarem 10 dB e/ou houver alteração da discriminação no audiograma vocal de 15%.

Avaliação vestibular (Tab. 2.16.1)

As diretrizes de 1995 definem também as vertigens na DM de modo rigoroso, tendo em conta apenas as vertigens espontâneas, rotatórias, com duração de pelo menos 20 minutos e acompanhadas por desequilíbrio (que pode persistir por vários dias).[6]

TABELA 2.16.1 Avaliação vestibular

Resultados da terapêutica (X/Y) × 100 =	
0	Classe A
1-40	Classe B
41-80	Classe C
81-120	Classe D
> 120	Classe E

FV (frequência das vertigens) – número de episódios ocorridos por mês
Y-FV antes da terapêutica (durante 6 meses prévios)
X-FV 2 anos após a terapêutica.

QUADRO 2.16.2

Classificação da doença de Ménière (DM)

- Certa
  - DM definitiva com confirmação histopatológica
- Definida
  - Duas ou mais crises de vertigem de pelo menos 20 minutos
  - Surdez documentada audiometricamente pelo menos uma vez
  - Zumbido ou pressão auricular
- Provável
  - Um episódio definido
  - Surdez documentada audiometricamente pelo menos uma vez
  - Acufenos ou pressão auricular
- Possível
  - Episódio de vertigem sem surdez documentada
  - Surdez sensorioneural, flutuante ou fixa com desequilíbrio, mas sem episódios definidos

QUADRO 2.16.3
Estadiamento da DM

Avaliação audiológica

Baseada nos limiares de tons puros em 500, 1.000, 2.000 e 3.000 Hz.

- Estádio 1: limiares de audição de 25 dB
- Estádio 2: limiares de audição entre 26-40 dB
- Estádio 3: limiares de audição entre 41-70 dB
- Estádio 4: limiares de audição > 70 dB

Superar as dificuldades no diagnóstico depende de se detalhar os sintomas e trabalhar com os diagnósticos diferenciais para se chegar ao correto diagnóstico.

A avaliação clínica então abrange:

- História clínica detalhada, que deve incluir todos os eventos anteriores de vertigem.
- Exames laboratoriais para descartar os diagnósticos diferenciais da síndrome.
- Exames de imagem para auxiliar no diagnóstico e descartar os diagnósticos diferenciais da síndrome.
- Exames audiológicos e eletrofisiológicos cocleares e vestibulares.

Os exames mais apropriados para auxiliar no diagnóstico consistem em:

- Teste de desidratação de glicerol.
- Eletrococleografia (EcoG).
- Teste de potencial evocado miogênico vestibular (PEMV [do inglês, vestibular evoked myogenic potential - VEMP])

Eletrococleografia e teste de desidratação

Consiste no registro dos potenciais endococleares, gerados no momento da transdução do estímulo sonoro. Os potenciais mais utilizados para essa finalidade são o potencial de somação (PS) e o potencial de ação (PA). O parâmetro de maior confiabilidade é a relação percentual entre a amplitude do potencial de somação e a amplitude do potencial de ação (relação PS/PA). Na DM, as alterações nos mecanismos e nas propriedades físicas da membrana basilar, devido à distensão da escala média, provocam modificações nas respostas elétricas desencadeadas pelos estímulos sonoros. Como resultado, a relação PS/PA se altera em função do aumento da amplitude do PS.

A hidropisia endolinfática pode mudar as formas de onda EcoG:

- Aumentando a magnitude do PS (potencial anormalmente grande).
- A amplitude do composto do PA está diminuída (devido a uma perda das células ciliadas externas que conduz a uma redução da eficiência da transdução eletromecânica).

As amplitudes de PS e PA (medidas em microvolts) têm sido muito utilizadas para determinar se uma pessoa tem audição normal, perda auditiva neurossensorial, perda auditiva retrococlear ou DM.

Hornibrook e colaboradores[15] avaliaram o valor diagnóstico da EcochG na detecção da DM, em comparação com os dois métodos de avaliação subjetivos, incluindo as diretrizes clínicas fornecidas pela AAO-HNS e do Comitê de Audição, e descobriram que a concordância entre os três métodos de avaliação mostrou-se relativamente alta, com uma confiabilidade total superior a 70%.

Teste de PEMV

Potenciais evocados miogênicos vestibulares (PEMV) são potenciais inibidores elétricos gerados após um estímulo sonoro (cliques ou tons puros), originados no sáculo e realizados pela parte inferior do nervo vestibular até o sistema nervoso central (SNC), gerando respostas elétricas inibitó-

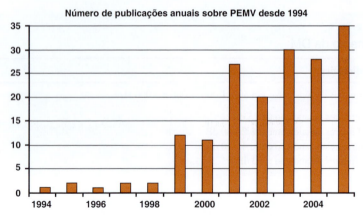

FIGURA 2.16.3 Interesse científico crescente sobre teste PEMV.
Fonte: PUBMED.

rias captadas por eletrodos colocados no músculo esternocleidomastóideo (ECM). Em inglês, esses potenciais são conhecidos pela sigla VEMP (*vestibular evoked myogenic potentials*).

A razão pela qual há um interesse crescente sobre o tema nos últimos anos é a origem fisiológica (sáculo e divisão inferior do nervo vestibular) desses potenciais e suas possíveis aplicações clínicas **(Figs. 2.16.3 e 2.16.4)**.

Rauch e colaboradores,[16] em 2004, mostraram que, dentro da gama de frequências testadas para gerar respostas PEMV, 500 Hz foi a mais sensível. Além disso, eles introduziram uma nova maneira de analisar os resultados do PEMV, estudando não apenas amplitude e latência, mas também o limiar de resposta em quatro frequências diferentes (250, 500, 750 e 1.000 Hz) **(Fig. 2.16.5)**.

Muitas publicações têm demonstrado PEMVs utilizados como um meio para diagnosticar ou mesmo para ajudar a diagnosticar as mais diversas doenças otoneurológicas, como DM, deiscência do canal semicircular superior, neuronite vestibular,

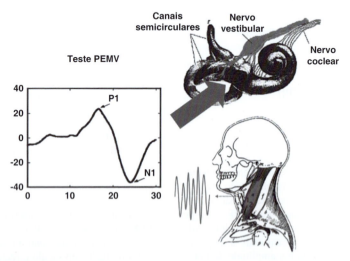

FIGURA 2.16.4 Teste PEMV.

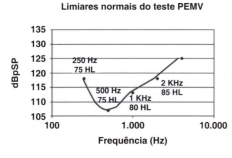
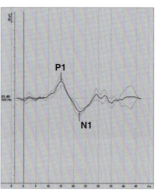

FIGURA 2.16.5 Teste PEMV.

schwannomas vestibulares, controle após a administração intratimpânica de gentamicina e até mesmo fístula perilinfática.

Ressonância magnética

Recentemente, a ressonância magnética (RM) tem sido relatada como uma ferramenta útil para o diagnóstico de hidropisia endolinfática.

Fukuoka e colaboradores,[17] em 2012, usou uma RM de 3 Tesla após a injeção de contraste intratimpânico à base de gadolínio (GBCA) para investigar a relação entre a RM com injeção intratimpânica de GBCA, o teste de glicerol e a ECoG em pacientes com DM.

Ele avaliou um total de 20 pacientes com DM, e o contraste foi administrado na cavidade timpânica bilateralmente através de injeção transtimpânica. Após 24 horas, a hidropisia endolinfática foi avaliada por um escâner de RM de 3 T. Para investigar hidropisia coclear, os testes de glicerol e ECoG foram realizados em todos os pacientes.

Um resultado positivo foi observado em 11 pacientes (55%) no ensaio de glicerol e em 12 pacientes (60%) por ECoG. A incidência de resultados positivos na avaliação dos mesmos pacientes tanto com o teste do glicerol quanto com ECoG aumentou para 75%, enquanto 19 dos 20 (95%) pacientes apresentaram resultados positivos para RM de 3 T.

Tratamento

Atualmente, o tratamento da doença de Ménière é empírico.

Até o momento, nenhum tratamento tem prospectivamente alterado o curso clínico da doença e, assim, evitado a perda progressiva da audição.

As razões são as seguintes. Em primeiro lugar, a etiologia precisa é desconhecida; em segundo lugar, o efeito placebo de fármacos nessa doença é amplamente reconhecido; em terceiro, o distúrbio tem uma tendência a recaídas e a recuperações espontâneas; finalmente, o curso clínico da doença é de tal modo que, ao longo de vários anos, a vertigem eventualmente desaparece em cerca de 70% dos pacientes.

No entanto, existem várias medidas conservadoras e cirúrgicas disponíveis para os otorrinolaringologistas que visam principalmente à abolição da vertigem assustadora e incapacitante com que os pacientes se apresentam. São elas:

- Conservadoras
  - Dieta
  - Diuréticos
  - Supressores labirínticos
- Procedimentos invasivos
  - Gentamicina intratimpânica
  - Cirurgia da descompressão do saco endolinfático
  - Labirintectomia
  - Neurectomia vestibular

Clinicamente há três situações em que o tratamento medicamentoso é muito útil:

- Ataques agudos
- Tratamento de manutenção
- Tratamento ablativo

Ataques agudos

Fármacos que visam sedar o eixo vestíbulo-tronco são particularmente úteis em abortar os ataques agudos. Eles incluem cinarizina, prometazina e diazepam.

A utilização prolongada de medicamentos, como a cinarizina não é aconselhável devido ao risco de efeitos secundários extrapiramidais, particularmente em pessoas idosas.

Tratamento de manutenção

A restrição de sal na dieta e o uso de diuréticos, como furosemida, amilorida e hidroclorotiazida, é uma tentativa de evitar a hidropisia endolinfática.

A base para isso é histórica, e não científica, já que os dados dos poucos estudos controlados que existem são conflitantes e o efeito placebo é clinicamente significativo.

A betaistina foi sujeita a algum escrutínio científico, e vários estudos clínicos controlados têm mostrado uma melhora significativa na vertigem, perda auditiva e zumbido a curto prazo. Atualmente, a betaistina, com ou sem diurético, constitui o meio preferido para assegurar a manutenção de tratamento médico.

Fármacos, como cinarizina, propranolol (particularmente se o paciente tem história de enxaqueca) e corticosteroides também são usados empiricamente por alguns médicos caso os sintomas do paciente sejam refratários às medidas citadas. James e Burton,[18] em 2001, realizaram uma metanálise ampliada sobre o uso de betaistina como tratamento para DM. A maioria dos estudos sugere uma redução de vertigem com betaistina, e alguns sugeriram uma diminuição do zumbido, mas todos esses efeitos podem ter sido causados por desvios nos métodos. Por isso, concluiu-se que ainda não há provas suficientes para dizer se a betaistina tem qualquer efeito sobre a DM.

Os dados sugerem que os efeitos melhorados de doses mais elevadas de betaistina observados em alguns pacientes em tratamento para DM podem ser devidos a um aumento correspondente do fluxo sanguíneo coclear.

Tratamento ablativo

Gentamicina intratimpânica

Os efeitos tóxicos dos aminoglicosídeos no neuroepitélio sensorial da orelha interna têm sido reconhecido há décadas. A labirintectomia química com gentamicina intratimpânica (GIT) controla a vertigem e tem sido útil na DM principalmente unilateral quando a audição é ruim, mas a vertigem apresentada pelo paciente é incapacitante.

O otologista assistente deve lembrar e orientar devidamente o paciente de que a partir de três dias após a primeira aplicação começa a ocorrer a deferentação das fibras, e isso geralmente leva a sintomas vestibulares severos entre 7 e 10 dias após a aplicação. Trata-se de fenômeno esperado pela destruição química da aferência nervosa vestibular (Fig. 2.16.6).

Várias séries apresentam uma taxa de controle da vertigem de cerca de 90%, apesar de um efeito cocleotóxico ser visto em 15 a 25% dos casos. O futuro para os aminoglicosídeos intratimpânicos na DM é, portanto, muito promissor.

O protocolo de utilização da GIT está descrito no **Quadro 2.16.4**.

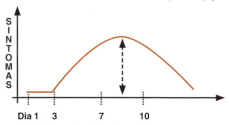

FIGURA 2.16.6 Evolução dos sintomas após a aplicação de gentamicina intratimpânica.

QUADRO 2.16.4
Protocolo de utilização

- Bateria completa de testes vestibulares antes da terapia
- Referência inicial (vectoelectronistagmografia [VENG] antes da GIT)
- Compensação vestibular
- Gentamicina intratimpânica (40mg/mL)
  - Intervalos semanais (até 3/4 aplicações)
  - Repetir audiometria semanalmente
  - Repetir o VENG ao final das sessões
- Anestesia tópica
- Paciente repousa por 1 hora após aplicação

Tratamento cirúrgico

Seja como resultado de um tratamento médico ou como consequência do curso clínico da DM, cerca de 90% dos pacientes apresentam um longo período de remissão. Isso implica que 10% dos doentes continuam a ter episódios clinicamente importantes de vertigem, e o tratamento cirúrgico deve ser considerado para eles.

Os vários procedimentos cirúrgicos defendidos para a DM continuam a suscitar grande controvérsia entre os otorrinolaringologistas.

A decisão de operar e a escolha do procedimento são muitas vezes ditadas pela compreensão e experiência de uma técnica particular e do limiar individual de intervenção cirúrgica do cirurgião. De modo geral, os procedimentos cirúrgicos para a DM são classificados como destrutivos ou não destrutivos com relação à audição. Ver **Tabelas 2.16.2 e 2.16.3**.

Cirurgia do saco endolinfático

A cirurgia do saco endolinfático foi descrita pela primeira vez em 1927 por Portmann,[19] e nenhum outro aspecto da DM suscitou mais debate ou controvérsia.

Da mesma forma que o papel exato do saco endolinfático sobre o desenvolvimento da hidropisia ainda não é conhecido, o mecanismo preciso pelo qual a cirurgia funciona permanece indefinido. No entanto, a cirurgia da descompressão do saco endolinfático ainda é amplamente realizada.

Em uma análise recente de 100 operações de *shunt* endolinfático consecutivas, Moffat[20] informou o controle completo ou substancial da vertigem em 81% dos pacientes, com melhora clinicamente importante na audição em 19%, usando as diretrizes 1985 da AAO-HNS. Porém, este foi mais um dos estudos sem utilização de grupo-controle.

Secção do nervo vestibular

Na secção do nervo vestibular, não é feita qualquer tentativa de modificar a fisiopatologia subjacente. O objetivo é dissociar o labirinto ofensivamente do tronco, preservando a audição do paciente. O procedimento é uniformemente eficaz, com controle de vertigem em 90 a 95% dos pacientes de acordo com algumas séries. Contudo, é uma cirurgia com consideráveis riscos, inerentes a qualquer procedimento neurocirúrgico na fossa posterior.

Labirintectomia cirúrgica

A extirpação do labirinto é indicada em pacientes com sintomas graves que têm audição praticamente inútil. A violação da orelha interna desse modo leva invariavelmente à anacusia permanente.

No entanto, a orelha do lado oposto pode apresentar hidropisia subclínica, e é preocupante se o progresso da doença na orelha contralateral do paciente se agravar e torná-lo bilateralmente surdo. Essa é provavelmente a razão da opção generalizada pelos procedimentos não destrutivos da orelha interna.

Implante coclear

Ao longo da última década, a reabilitação auditiva de certas pessoas profundamente surdas foi transformada pelo implante coclear. Pacientes com DM bilateral grave e surdez neurossensorial severa a profunda bilateral acabarão com uma indicação para reabilitação auditiva com o implante coclear.

Cirurgiões que têm pacientes com sintomas cuja doença é refratária ao tratamento clínico dispõe de várias opções cirúrgicas. Sempre se deve começar com o uso de aminoglicosídeos intratimpânicos como alternativa menos agressiva. Quando a gentamicina intratimpânica não funcionar, há três estratégias de manejo.

Os defensores da cirurgia do saco endolinfático veem isso como o primeiro passo cirúrgico, reservando-se a cirurgia de revisão ou a neurectomia vestibular para os pacientes que continuam a ter vertigem. Para os pacientes que ainda não obtiveram melhora clínica após a operação de descompressão do saco endolinfático, e o médico otologista não tem experiência ou equipe para submeter o paciente à neurectomia vestibular, depara-se com a opção de realizar a labirintectomia cirúrgica. As **Tabelas 2.16.2 e 2.16.3** mostram um comparativo entre as opções de tratamento para a DM.

Anomalias genéticas como um fator contribuinte na etiopatogenia da DM

A DM genética é encontrada em até 20% dos pacientes com história familiar positiva da doença. Fatores hereditários desempenham um papel significativo em aproximadamente 10-50% dos casos.

TABELA 2.16.2 Comparação entre cirurgia do saco endolinfático e gentamicina intratimpânica

	Cirurgia do saco endolinfático	Gentamicina IT
Local	Centro cirúrgico	Ambulatório
Anestesia	Geral	Tópica/local
Recuperação	2-4 semanas	4-6 semanas
Controle da vertigem precoce	60%	95%
Controle da vertigem tardia	60%	70%
Perda auditiva	5-10%	20-25%

Enxaqueca ou doença de Ménière

A associação entre audição e distúrbios do equilíbrio e enxaqueca tem sido reconhecida desde a Grécia antiga, quando, em 131 a.C., Aretaeus da Capadócia descreveu com precisão e em detalhes a ocorrência de ambas as condições durante uma crise de enxaqueca. Naquele ano, Aretaeus da Capadócia fez uma descrição precisa da síndrome que hoje chamamos de enxaqueca vertiginosa. Prosper Ménière[1] descreveu a associação de enxaqueca com os sintomas mais tarde agrupados sob o nome de doença de Ménière.

Atualmente, otologistas e neurologistas têm recebido pacientes que apresentam um quadro clínico do tipo enxaqueca, episódios de tontura, às vezes até mesmo vertigem, plenitude aural, sintomas auditivos e zumbido. Esses sintomas são muitas vezes confundidos com os sintomas clássicos da síndrome de Ménière.

É, portanto, uma síndrome que se encontra entre enxaqueca com aura e síndrome de Ménière. O diagnóstico diferencial entre essas três entidades é muitas vezes um grande desafio **(Fig. 2.16.7 e Quadro 2.16.5)**, exigindo experiência profissional de saúde significativa, e conhecimento sobre os seus aspectos clínicos, diagnósticos e terapêuticos.

A duração da dor de cabeça é o primeiro ponto a se notar nessa diferença entre enxaqueca com sintomas da síndrome de Ménière e enxaqueca com aura clássica. Na enxaqueca clássica, os sintomas podem durar de alguns segundos a 60 minutos, enquanto, na enxaqueca associada a disfunção auditivo-vestibular, os sintomas geralmente duram horas, dias ou até meses.

Uma história clínica cuidadosa é a melhor ferramenta para os médicos poderem diagnosticar a enxaqueca com sintomas de Ménière.

TABELA 2.16.3 Comparação entre labirintectomia e neurectomia

	Labirintectomia	Neurectomia vestibular
Internação	3-5 dias	3-5 dias
Recuperação	Semanas/meses	Semanas/meses
Controle da vertigem	95-98%	90%
Perda auditiva	100%	15%
Risco de lesão do nervo facial	< 1%	< 1%
Fístula liquórica	< 1%	5-7%
Hipertensão intracraniana	< 1%	5%
Complicação intracraniana	< 1%	< 1%

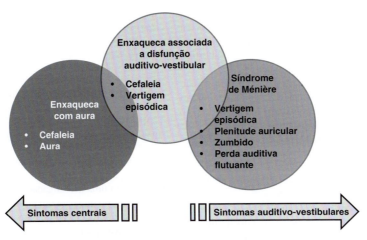

FIGURA 2.16.7 Síndromes e sintomas associados.

QUADRO 2.16.5
Diferenciando síndrome de Ménière e enxaqueca

Síndrome de Ménière	Enxaqueca
Sintomas de enxaqueca	Sintomas Ménière-*like*
Cefaleia	**Vertigem e surdez flutuante**
Hinchcliffe et al., 1963	Atkinson et al., 1962
Eklund et al., 1999	Kayan et al., 1984
Ceranic et al., 2006	Olsson et al., 1991
Lopes et al., 2006	Baloh et al., 1997 & 2000
	Radtke et al., 2002
	Neuhauser et al., 2001 & 2004
Aura	**Plenitude auricular e zumbido**
Kentala et al., 1997	Sand et al., 2000
Baloh et al., 1999	Baloh et al., 2000
	Radtke et al., 2002
	Neuhauser et al., 2001 & 2004

Fonte: Adaptada de Cal e Bahmad.[21]

Tratamento de pacientes com enxaqueca e sintomas de Ménière

O primeiro passo para alcançar o controle dos sintomas é convencer os pacientes a ingressarem no chamado *migraine lifestyle*, que é caracterizado por mudanças nos hábitos de vida do paciente, focando principalmente alterações dietéticas, exercícios físicos e sono regular. Entre as mudanças dietéticas, podem-se citar redução ou eliminação do aspartame, chocolate, cafeína e álcool.

A prática de exercícios físicos, a diminuição do nível de estresse e a melhora nos padrões de sono também são fundamentais. Se essas medidas comportamentais não funcionarem, o médico pode recorrer a medicações para o controle dos episódios vertiginosos. Nessa situação, existem à disposição de medicações ditas supressores da enxaqueca (benzodiazepínicos, betabloqueadores, antidepressivos tricíclicos, etc.) e os abortivos (principalmente os sumatriptanos).

O primeiro passo do tratamento será a recomendação de iniciar todas as medidas comportamentais, incluindo dieta, hábitos regulares de sono, diminuição do nível de estresse e atividade física regular por um período de pelo menos um mês. Caso após esse período o paciente continue apresentando episódios regulares de enxaqueca associada a sintomas auditivo-vestibulares, será introduzida a terapia medicamentosa.

Os fármacos de preferência são os antidepressivos tricíclicos, em especial a nortriptilina, em uma dose de 10 mg/dia antes de dormir, tentando, assim, minimizar seus principais efeitos adversos que são sonolência e xerostomia. Essa dosagem deve ser mantida por pelo menos duas semanas, sendo posteriormente necessário um aumento da dose caso sigam ocorrendo crises de enxaqueca. A maior parte dos pacientes obtém benefícios, sem apresentar efeitos colaterais com uma dosagem entre 30 e 70 mg/dia.

Em segundo lugar na preferência estão os betabloqueadores, tendo como principal representante o propranolol. Inicialmente é utilizado na dosagem de 40 mg/dia, sendo que, para a maioria dos pacientes, a dose final é em torno de 80 mg/dia. É importante reforçar que a maior parte dos pacientes com diagnóstico de enxaqueca associada a sintomas auditivovestibulares são mulheres jovens, e vale lembrar que essas pacientes, em sua maioria, já apresentam uma tendência à hipotensão, tornando o uso de betabloqueadores um risco adicional.

Em suma, o que deve ficar claro é que cada paciente deve ter uma abordagem diferenciada, levando em consideração dados como idade, sexo, comorbidades, etc. e tendo em vista a necessidade de utilização da menor dosagem capaz de controlar a doença, sem causar efeitos adversos significativos.

Conclusão

A enxaqueca com sintomas vestibulares é uma entidade que, nos últimos anos, vem sendo muito estudada por otoneurologistas do mundo inteiro em razão de suas características clínicas muito similares a diversas outras doenças otoneurológicas, principalmente a DM.

Por tratar-se de síndrome recentemente descrita, a maioria dos otorrinolaringologistas ainda não está habituada ao seu diagnóstico, devendo este fazer parte do diagnóstico diferencial das vertigens e ser também lembrado durante o manejo de pacientes portadores de enxaqueca e DM.

Teoria versus prática

Apesar dos critérios bem estabelecidos para definição da doença e da Síndrome de Meniere e, assim como toda tontura é denominada pela população como "labirintite", identificamos, no meio medico, vários pacientes rotulados como portadores de Meniere sem uma investigação e diagnóstico apropriados. Mesmo que para um grande número de pacientes essa diferenciação possa não parecer necessária, na prática, pacientes com diferentes etiologias e, consequentemente necessitando diferentes manejos, acabam sendo inadequadamente tratados.

 Referências

1. Ménière P. Nouveaux documents relatifs aux lesions de l'oreille interne caracterisées par des symptômes de congestion cérébrale apoplectiforme. Gaz Med Paris. 1861;16:239.
2. Dandy WE. Ménière's disease: its diagnosis and a method for treatment. Arch Surg. 1928;16(6):1127-52.
3. Parry RH. A case of tinnitus and vertigo treated by division of the auditory nerve. J Laryngol Otol. 1904;19(8):402-6.
4. Hallpike CS, Cairns H. Observation on the pathology of Ménière's syndrome. J Laryngol Otol. 1938; 53(10):625-55.
5. Committee on Hearing and Equilibrium: Ménière's disease: criteria for diagnosis and evaluation of therapy for reporting. AAO-HNS Bull. 1985;5:6-7.
6. Committee on Hearing and Equilibrium. Guidelines for the diagnosis and evaluation of therapy in Ménière's disease. Otolaryngol Head Neck Surg. 1995;113(3):181-5.
7. Yamakawa K. Über die pathologische Veranderung bei einem Ménière-Kranken. Z Otol. 1938;11:192-3.
8. Paparella MM. Pathology of Ménière's disease. Ann Otol Rhinol Laryngol Suppl. 1984;112:31-5.
9. Schuknecht HF. Pathology of the ear. Cambridge: Harvard University; 1974.
10. Kiang NY. Curious oddments of auditory-nerve studies. Hear Res. 1990;49:1-16.
11. Rauch SD, Merchant SN, Thedinger BA. Ménière´s syndrome and endolymphatic hydrops. A double blind temporal bone study. Ann Otol Rhinol Laryngol. 1989;98(11):873-83.

12. Merchant SN, Adams JC, Nadol JB Jr. Pathophysiology of Ménière's syndrome: are symptoms caused by endolymphatic hydrops? Otol Neurotol. 2005;26(1):74-81.
13. Derebery MJ, Valenzuela S. Ménière's syndrome and allergy. Otolaryngol Clin North Am. 1992;25(1):213-24.
14. Arenberg IK, Lemke C, Shambaugh GE Jr. Viral theory for Ménière's disease and endolymphatic hydrops: overview and new therapeutic options for viral labyrinthitis. Ann N Y Acad Sci. 1997;830:306-13.
15. Hornibrook J, Kalin C, Lin E, O'Beirne GA, Gourley J. Transtympanic electrocochleography for the diagnosis of Ménière's disease. Int J Otolaryngol. 2012;2012.
16. Rauch SD, Zhou G, Kujawa SG, Guinan JJ, Herrmann BS. Vestibular evoked myogenic potentials show altered tuning in patients with Ménière's disease. Otol Neurotol. 2004;25(3):333-8.
17. Fukuoka H, Takumi Y, Tsukada K, Miyagawa M, Oguchi T, Ueda H, et al. Comparison of the diagnostic value of 3T MRI after intratympanic injection of GBCA, electrocochleography, and the glycerol test in patients with Ménière's disease. Acta Otolaryngol. 2012;132(2):141-5.
18. James AL, Burton MJ. Betahistine for Ménière's disease or syndrome. Cochrane Database Syst Rev. 2001;(1):CD001873.
19. Portmann G. Vertigo: surgical treatment by opening the saccus endolymphaticus. Arch Otolaryngol. 1927;6(4):309-19.
20. Moffat DA. Endolymphatic sac surgery: analysis of 100 operations. Clin Otolaryngol Allied Sci. 1994;19(3):261-6.
21. Cal R, Bahmad Jr F. Enxaqueca associada a disfunção auditivo vestibular. Braz J Otorhinolaryngol. 2008;74(4):606-12.

Leituras sugeridas

Bahmad Jr F, DePalma SR, Merchant SN, Bezerra RL, Oliveira CA, Seidman CE, et al. Locus for familial migrainous vertigo disease maps to chromosome 5q35. Ann Otol Rhinol Laryngol. 2009;118(9):670-6.

Battista RA. Audiometric findings of patients with migraine-associated dizziness. Otol Neurotol. 2004; 25(6):987-92.

Bernstein JM. Occurrence of episodic vertigo and hearing loss in families. Ann Otol Rhinol Laryngol. 1965;74: 1011-21.

Bickerstaff ER. Impairment of consciousness in migraine. Lancet. 1961;2(7211):1057-9.

Brown MR. Ménière's syndrome. Arch Neurol Psychiatry. 1941;46:561-5.

Brown MR. The factor of heredity in labyrinthine deafness and paroxysmal vertigo; Ménière's syndrome. Ann Otol Rhinol Laryngol. 1949;58(3):665-70.

Colebatch JG, Halmagyi GM. Vestibular evoked potentials in human neck muscles before and after unilateral vestibular deafferentation. Neurology. 1992;42(8):1635-6.

Colebatch JG, Halmagyi GM, Skuse NF. Myogenic potentials generated by a click-evoked vestibulocullic reflex. J Neurol Neurosurg Psychiatry. 1994;57(2):190-7.

Dimitri PS, Wall C 3rd, Oas JG, Rauch SD.Application of multivariate statistics to vestibular testing: discriminating between Ménière's disease and migraine associated dizziness. J Vestib Res. 2001;11(1):53-65.

Dolowitz DA. Ménière's--an inner ear seizure. Laryngoscope. 1979;89(1):67-77.

Fasunla AJ, Ibekwe TS, Nwaorgu OG. Migraine associated vertigo: a review of the pathophysiology and differential diagnosis. Int J Neurosci. 2012;122(3):107-13.

Furman JM, Sparto PJ, Soso M, Marcus D. Vestibular function in migraine-related dizziness: a pilot study. J Vestib Res. 2005;15(5-6):327-32.

Gowers WR. The border-land of epilepsy: faints, vagal attacks, vertigo, migraine, sleep symptoms and their treatment. London: Churchill; 1907.

Graham JR. Migraine: clinical aspects. In: Vinken PJ, Bruyn JW, Klavans HL. Handbook of clinical neurology. Amsterdam: North Holland; 1968. p. 45-58.

Hietikko E, Kotimäki J, Kentala E, Klockars T, Sorri M, Männikkö M. Finnish familial Ménière's disease is not linked to chromosome 12p12.3, and anticipation and cosegregation with migraine are not common findings. Genet Med. 2011;13(5):415-20.

Ihler F, Bertlich M, Sharaf K, Strieth S, Strupp M, Canis M. Betahistine exerts a dose-dependent effect on cochlear stria vascularis blood flow in guinea pigs in vivo. PLoS One. 2012;7(6):e39086.

Kacker SK, Hinchcliffe R. Unusual tullio phenomena. J Laryngol Otol. 1970;84(2):155-66.

Kayan A, Hood JD. Neuro-otological manifestations of migraine. Brain. 1984;107 (Pt 4):1123-42.

Konigsmark BW, Gorlin RJ. Genetic and metabolic deafness. Philadelphia: Saunders; 1976.

Marcus DA, Kapelewski C, Rudy TE, Jacob RG, Furman JM. Diagnosis of migrainous vertigo: validity of a structured interview. Med Sci Monit. 2004;10(5):CR197-201.

Meyerhoff WL. Surgical section of the posterior ampullary nerve. Laryngoscope. 1985;95(8):933-5.

Neff BA, Staab JP, Eggers SD, Carlson ML, Schmitt WR, Van Abel KM, et al. Auditory and vestibular symptoms and chronic sujbjective dizziness in patients with Ménière's disease, vestibular migraine and Ménière's disease with concomitant vestibular migraine. Otol Neurotol. 2012;33(7):1235-44.

Neuhauser HK. Diagnostic criteria for migrainous vertigo. Acta Otolaryngol. 2005;125:1247-8.

Neuhauser HK, Leopold M, von Brevern M, Arnold G, Lempert T. The interrelations of migraine, vertigo, and migrainous vertigo. Neurology. 2001;56(4):436-41.

Oliveira CA, Bezerra RL, Araújo MF, Almeida VF, Messias CI. Ménière's syndrome and migraine: incidence in one family. Ann Otol Rhinol Laryngol. 1997;106(10 Pt 1):823-9.

Oliveira CA, Braga AM. Ménière's syndrome inherited as an autosomal dominant trait. Ann Otol Rhinol Laryngol. 1992;101(7):590-4.

Paparella MM, Djalilian HR. Etiology, pathophysiology of symptoms, and pathogenesis of Ménière's disease. Otolaryngol Clin North Am. 2002;35(3):529-45,vi.

Reploeg MD, Goebel JA. Migraine associated dizziness: patient characteristics and management options. Otol Neurotol. 2002;23(3):364-71.

Sando I, Orita Y, Hirsch BE. Pathology and pathophysiology of Ménière's disease. Otolaryngol Clin North Am. 2002;35(3):517-28.

Stahle J. Endolymphatic hydrops--fiftieth anniversary. Acta Otolaryngol Suppl. 1989;468:11-6.

Symonds CP. Vertigo. Post-Graduate Med J. 1926; 1:63-6.

2.17 Vertigem posicional paroxística benigna

Marcos Soares

Francisco Carlos Zuma e Maia

Introdução

Tontura é a nona queixa mais comum que leva o paciente ao médico, a terceira e faixa entre 65 e 75 anos e a primeira em pacientes mais velhos. A vertigem posicional paroxística benigna (VPPB) é a causa mais comum de vertigem, caracterizada como sensação ilusória de movimento rotatório.

Definição

A definição da VPPB já está em seu nome: vertigem paroxística, caracterizada por crises breves e intensas de vertigem de início súbito e redução rápida, relacionadas com alterações da posição da cabeça, que demonstra o caráter posicional. Em geral, a doença tem um curso favorável, o que define o termo "benigno" usado na sua nomenclatura. As crises de vertigem estão associadas a nistagmo posicional paroxístico característico.

Epidemiologia

De todas as doenças da orelha interna que causam tontura ou vertigem, a VPPB é de longe a vestibulopatia periférica mais comum, acometendo 17% dos pacientes com vertigem. Mizukoshi e colaboradores[1] relataram uma incidência de 10,7 a 17,3 por 100 mil pessoas por ano no Japão, porém esse número pode estar subestimado, pois a maioria dos casos de VPPB se resolve espontaneamente em meses. As pessoas são mais acometidas entre 40 e 60 anos de idade, mas a doença pode afetar qualquer faixa etária, inclusive bebês. A incidência é mais alta nas populações que sofrem de enxaqueca e doença de Ménière. A VPPB acomete com mais frequência um canal semicircular, geralmente o posterior, em 80% dos casos. O canal lateral é acometido em 15% dos casos, e o acometimento do canal superior é raro. O envolvimento simultâneo de mais de um canal também é raro, tornando-se mais frequente em traumas cranianos.

Causas de VPPB

Em 50 a 70% dos casos, a causa é primária ou idiopática. A causa mais comum de VPPB secundária é o trauma craniencefálico (TCE) em 7 a 17% de todos os casos. A neurite vestibular está relacionada em 15% dos casos. A doença de Ménière tem mostrado uma forte relação com VPPB, variando entre os estudos de 0,5 a 31% dos casos. Outras associações com VPPB são: migrânea, disfunção hormonal ovariana, dislipidemia, alterações do metabolismo da glicose, insuficiência vertebrobasilar, pós-operatório de cirurgia otológica, idade avançada, sedentarismo e repouso prolongado no leito.

Fisiopatologia

A alteração fisiopatológica que causa a VPPB é a presença de partículas de otólitos da mácula utricular nos canais semicirculares. Essas partículas podem estar em livre flutuação na endolinfa dos canais, mecanismo chamado de canalolitíase ou ductolitíase, ou podem estar aderidas à cúpula dos canais localizados na ampola, denotando a cupulolitíase. Esses dois mecanismos transformam a cúpula dos canais semicirculares, que são responsáveis pela detecção das acelerações angulares da cabeça, em um detector de acelerações lineares, tornando-se sensível à gravidade. Em situação normal, a cúpula possui a mesma densidade da endo-

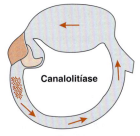 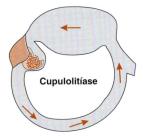

FIGURA 2.17.1 Mecanismos fisiopatológicos da VPPB. Na canalolitíase, os detritos otoconiais ficam livres dentro do canal, enquanto, na cupulolitíase, permanecem aderidos na cúpula da ampola do canal semicircular.

linfa, o que justifica não haver detecção de aceleração angular com a cabeça parada em qualquer posição.

Na canalolitíase, as partículas estão livres no canal. Com a movimentação da cabeça, há um deslocamento dos detritos otoconiais dentro do canal, o que gera uma movimentação da coluna endolinfática e consequente deflexão da cúpula por empuxo, resultando em uma detecção de movimento angular, ou seja, sensação de vertigem. Na cupulolitíase, os detritos otoconiais aderidos à cúpula a deixam com densidade maior que a endolinfa e sensíveis à gravidade; então, dependendo da posição da cabeça, a cúpula se movimenta porque está mais pesada que a endolinfa. Esse movimento gera um estímulo de movimentação angular, gerando os sintomas vertiginosos **(Fig. 2.17.1)**.

Para se entender a VPPB, é importante ter em mente a disposição anatômica dos canais semicirculares. O canal lateral, também chamado de horizontal, forma um ângulo de 30° com o plano horizontal de posterior para anterior **(Fig. 2.17.2A)**. Os canais verticais (posterior e anterior, também chamados de superiores) formam um ângulo de cerca de 45° com o plano sagital **(Fig. 2.17.2B)**. O estímulo de cada canal, ocasionado pela movimentação angular da cabeça, gera um movimento compensatório do globo ocular em um sentido contrário, com a finalidade de manter estável a imagem em nossa retina. Esse mecanismo é chamado de reflexo vestíbulo-ocular. Na VPPB, quando as partículas se movimentam nos canais (na canalolitíase) ou pesam na cúpula (na cupulolitíase), o estímulo ou a inibição desse canal irá gerar um movimento dos olhos no mesmo plano do canal semicircular, o que causa um nistagmo característico de cada canal, que dura enquanto houver estímulo sobre a cúpula, seja ele por empuxo (canalolitíase) ou por peso (cupulolitíase).

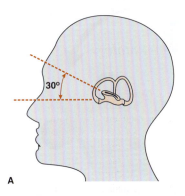 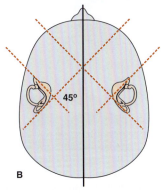

FIGURA 2.17.2 Disposição anatômica dos canais semicirculares. O canal semicircular lateral (CSL), com a cabeça ereta, fica em uma angulação de 30° com o chão (A). Os canais verticais ficam cerca de 45° em relação ao plano sagital (B).

Diagnóstico e tratamento

O diagnóstico de VPPB é clínico e deverá sempre ter como base o nistagmo evocado, e não o tipo de manobra que provoca a vertigem posicional.

A tontura referida pelo paciente é do tipo rotatória, denominada vertigem, em crises, precipitadas por mudanças na posição ou por movimentos da cabeça com duração de segundos e que costuma ser cessar espontaneamente. Há ausência de sintomas auditivos, sendo, portanto, importante indagar sobre hipoacusia, zumbidos, otalgia, etc. Náuseas, desequilíbrio e sensação de cabeça oca podem ocorrer ou persistir após a crise.

Para um diagnóstico preciso, duas avaliações são fundamentais: a identificação do canal semicircular acometido e o mecanismo fisiopatológico (canalolitíase ou cupulolitíase). Para isso, é imperativo observar o tipo, a duração e a latência do nistagmo.

A canalolitíase é o mecanismo mais comum, caracterizado pela vertigem paroxística típica, com latência (tempo de início do nistagmo após o posicionamento) de alguns segundos e duração de 15 a 30 segundos, raramente ultrapassando 60 segundos. Na cupulolitíase, a latência do nistagmo é curta ou ausente, e a duração é mais persistente, geralmente ultrapassando 60 segundos ou, às vezes, não cessando enquanto o paciente permanece na posição provocativa.

O tratamento da VPPB consiste em manobras de reposicionamento ou liberação das partículas otolíticas presentes nos canais semicirculares para a mácula utricular. O tratamento da VPPB não é medicamentoso.

Para um sucesso terapêutico, é de suma importância a correta identificação do canal e o seu mecanismo fisiopatológico para que se possa escolher a manobra correta para a reposição.

VPPB de canal semicircular posterior (CSP)

É a forma mais comum de VPPB, correspondendo a 80% dos casos. A canalolitíase é o mecanismo mais comum.

Geralmente, o paciente sofre seu primeiro ataque ao se levantar pela manhã, mas a vertigem recorre se o paciente mover a cabeça no plano do CSP. Então, sofrerá vertigem se estender ou flexionar a cabeça enquanto estiver de pé, deitar-se na cama ou girar o corpo no sentido da orelha afetada se estiver em posição supina. A vertigem costuma ser rápida e violenta, associada a sintomas neurovegetativos, como náuseas e vômitos. Cada ataque dura 15 a 30 segundos, mas pode ter desconforto por mais tempo devido a náuseas.

O nistagmo típico do CSP bate para cima e tem um componente torcional, onde o polo superior do olho gira para o canal acometido, desencadeado pelos testes de posicionamento ou por manobras diagnósticas. As mais eficientes para provocar o nistagmo típico da VPPB de canal posterior são as manobras de Dix-Hallpike e de Semont, esquematizadas, respectivamente, nas **Figuras 2.17.3 e 2.17.4**.

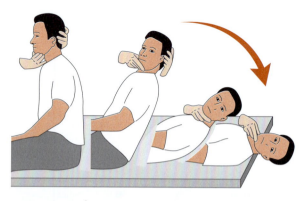

FIGURA 2.17.3 Manobra de Dix-Hallpike. É a manobra diagnóstica mais conhecida e realizada. Inicia-se com o paciente sentado na maca. Realiza-se uma rotação de 45° para o lado testado e, em seguida, deita-se o paciente na maca com uma extensão de 30° da cabeça, mantendo a cabeça girada. Na figura, o canal testado é o semicircular posterior esquerdo.

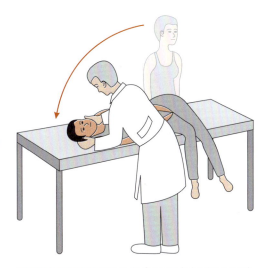

FIGURA 2.17.4 Manobra de Semont (primeiro passo). O primeiro passo da manobra de Semont tem fins diagnósticos semelhantes aos da de Dix-Hallpike. O paciente inicialmente fica sentado na lateral da maca. Em seguida, deita-se o paciente em decúbito lateral para o lado testado, com um rotação da cabeça em 45° para cima. Na figura, o canal testado é o CSP direito.

Em qualquer das duas manobras, o lado testado será o lado que a cabeça estiver girada.

Ao observar o nistagmo da VPPB do canal posterior, é necessário verificar a posição dos olhos na órbita. O componente torcional será mais evidente se o paciente olhar para a orelha afetada, enquanto o componente vertical será mais evidente quando o paciente olhar para orelha não afetada. Isso acontece porque independentemente da posição na órbita, o olho irá girar no mesmo plano do canal posterior.

Na cupulolitíase do CSP, o nistagmo é persistente, com latência curta ou ausente, não sujeito à fadiga e, muitas vezes, somente melhora ao se sair da posição provocativa.

O procedimento de reposição canalítica de Epley ou manobra de Epley é a técnica terapêutica mais usada em todo o mundo. Ela serve para tratamento da canalolitíase do CSP **(Fig. 2.17.5)**. Ao se diagnosticar VPPB de canal posterior por meio da manobra de Dix-Hallpike, pode-se realizar a manobra de Epley sem voltar o paciente para a posição sentada, pois a primeira posição da manobra de Epley é exatamente a manobra Dix-Hallpike.

Dessa forma, faz-se menos episódios de vertigem com menos sintomas neurovegetativos, aumentando a tolerância do paciente. Durante essa manobra, a avaliação do nistagmo é importante para se observar a progressão ampulífuga das partículas em direção ao utrículo. Nos primeiros dois passos da manobra de Epley, o nistagmo deve manter-se torcional para cima, enquanto nos passos 3 e 4 da manobra, é observado o nistagmo para baixo, pois, nessas posições, as partículas já estão no ramo comum dos canais verticais, estimulando os dois canais simultaneamente. O nistagmo reverso durante os dois primeiros passos denota mau prognóstico, pois significa que as partículas estão voltando para o canal. A ausência de nistagmo ou o nistagmo para baixo no final da manobra (também chamado de nistagmo de liberação) são sinais de bom prognóstico.

Para o tratamento da cupulolitíase dos canais verticais, é usada a manobra liberatória de Semont **(Fig. 2.17.6)**.

VPPB de canal semicircular lateral (CSL)

É o segundo tipo mais comum, responsável por 15 a 25% dos casos de VPPB.

Geralmente a primeira crise de vertigem se inicia ao girar para os lados na cama. A vertigem é violenta, com sintomas neurovegetativos muito intensos, acordando muitas vezes o paciente no sono. Cada ataque dura cerca de 30 a 60 segundos, às vezes mais. Os sintomas da VPPB são mais intensos para o canal lateral do que para o posterior.

O mecanismo da canalolitíase do CSL, também chamado de VPPB geotrópica de CSL, é o mais comum, respondendo por 75% de todas as VPPBs de CSL. A cupulolitíase de CSL, chamada de VPPB apogeotrópica do CSL, é responsável por 25% dos casos.

A manobra diagnóstica para o CSL é o teste de rotação supina ou *head roll test* **(Fig. 2.17.7)**.

O nistagmo típico da VPPB de canal lateral é horizontal. É importante observar que ambos os lados testados irão gerar nistagmo na VPPB de canal lateral, sendo que um lado será mais intenso que outro.

Há três observações a serem feitas para diagnosticar VPPB de canal lateral. Primeiro, deve-se observar se o nistagmo é horizontal; segundo, se a fase rápida do nistagmo bate para o chão (denominado geotrópico) ou ao contrário (apogeotrópico). O nistagmo geotrópico ocorre no mecanismo de

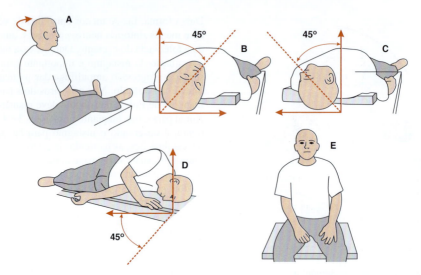

FIGURA 2.17.5 Manobra de Epley. Com o paciente sentado na maca, gira-se a cabeça do paciente para o lado a ser tratado em 45° (A). No primeiro passo da manobra, deita-se o paciente com extensão de 30° da cabeça, completando exatamente a manobra de Dix-Hallpike (B). Após cessar o nistagmo, o segundo passo é realizado. Gira-se em 90° a cabeça para o lado contralateral (C). No terceiro passo, pede-se que o paciente se coloque em decúbito lateral para o lado em que está sendo girado e gira-se a cabeça em mais 90°, sendo que, nessa posição, o paciente fica olhando para o chão em um ângulo de 45° (D). O quarto passo consiste em voltar o paciente para a posição sentada na maca (E).

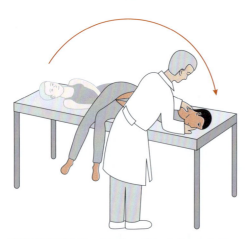

FIGURA 2.17.6 Manobra liberatória de Semont. O paciente é colocado na posição diagnóstica da manobra de Semont (ver Fig. 2.17.4). Em seguida, bruscamente, desloca-se o paciente para o outro lado da maca, mantendo a angulação da cabeça.

canalolitíase, enquanto o apogeotrópico denota cupulolitíase. Terceiro, deve-se observar em que lado o nistagmo foi mais intenso. Essa observação vai diagnosticar qual é o lado acometido. Na variante geotrópica, o lado acometido será o lado girado onde o nistagmo foi mais intenso. Na variante apogeotrópica, o lado acometido será o lado girado onde o nistagmo foi menos intenso. Uma estratégia utilizada é, independentemente do mecanismo (geotrópico ou apogeotrópico), colocar o paciente girado para o lado onde a intensidade do nistagmo foi maior. O lado acometido será para onde o nistagmo bater. A identificação do lado acometido é fundamental para a realização da manobra de reposição.

Um nistagmo observado na posição em pé foi descrito em pacientes com VPPB de canal lateral. Esse nistagmo poderia ser confundido com um nistagmo espontâneo, porém ele é modulado pela posição da cabeça. Esse é o nistagmo pseudoespontâneo (NPE). Ele bate para o lado sadio na VPPB de CSL em sua variação geotrópica e para o lado doente na apogeotrópica. Ele aumenta se a cabeça for inclinada 30° para trás, desaparece quando a inclinação da cabeça fica fletida em 30° (posição neutra do CSL, quando fica a zero grau em relação ao chão) e muda a direção se a cabeça fica inclinada

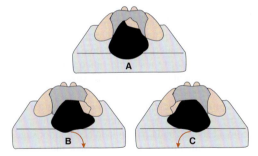

FIGURA 2.17.7 Teste da rotação supina ou *head roll test*. O paciente inicialmente é colocado deitado em posição supina. (A) Em seguida, gira-se a cabeça 90° para os lados e observa-se o nistagmo em cada posição, tanto para a direita (B) quanto para a esquerda (C).

para frente em 60°. A avaliação do nistagmo induzida pela flexão e extensão da cabeça, conforme descrita antes, é denominada *head pitch test*. O NPE pode ser muito intenso, principalmente nas primeiras 12 horas do início dos sintomas. A observação desse nistagmo pode levar ao diagnóstico incorreto de perda vestibular unilateral aguda, como ocorre na neurite vestibular. Para um diagnóstico diferencial, o NPE demonstra componente de torção fraco ou ausente, e muda a direção mediante flexão e extensão da cabeça, ou seja, *head pitch test* positivo. Portanto, ao se observar um NPE, chega-se ao diagnóstico de VPPB de canal lateral. O diagnóstico do lado afetado na VPPB de CSL é fundamental para um tratamento bem-sucedido.

As manobras mais usadas para VPPB de canal lateral são a manobra de Lempert (também conhecida com *Barbecue* ou *roll maneuver*) e a manobra de Vannucchi-Asprella. A manobra de Lempert consiste em girar 360° a cabeça do paciente, sendo que a orelha acometida deve estar inicialmente virada para cima (Fig. 2.17.8). Cada giro da cabeça deve ser rápido a fim de liberar as partículas da cúpula, em casos de cupulolitíase. Essa manobra é usada tanto no tratamento da canalolitíase quanto da cupulolitíase. A manobra de Vannucchi-Asprella é uma variante da manobra de Lempert (Fig. 2.17.9). Ela

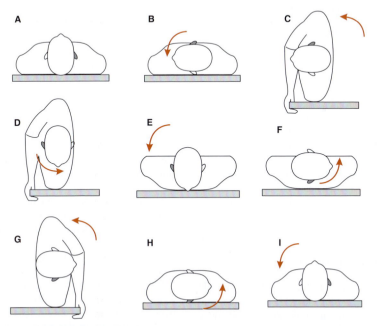

FIGURA 2.17.8 Manobra de Lempert ou Barbecue manobra. A manobra de Lempert consiste em girar 360° a cabeça do paciente, sendo que a orelha acometida deve estar inicialmente virada para cima.

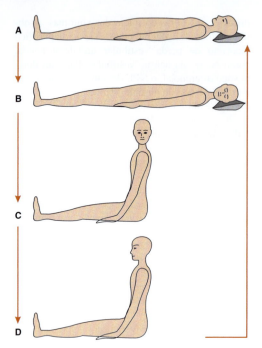

FIGURA 2.17.9 Manobra de Vannucchi-Asprella. A manobra se inicia com o paciente deitado em supino (A). Em seguida, gira-se rapidamente em 90° a cabeça do paciente em direção à orelha sadia, ou seja, deixando a orelha acometida para cima (B). Mantendo a cabeça girada, coloca-se o paciente em posição sentada (C). Após, gira-se lentamente a cabeça do paciente para a frente (D).

pendente, também chamada *head hanging test*. O teste de Dix-Hallpike não é muito sensível para diagnosticar o lado acometido para VPPB de CSA, porém o canal anterior acometido é o contralateral ao lado testado. O nistagmo típico é para baixo, com componente torcional muitas vezes imperceptível.

A manobra de Epley pode ser usada para o tratamento da VPPB de CSA, iniciando-se a manobra com a cabeça girada para o lado acometido; sugere-se, no entanto, caso haja dificuldade diagnóstica do lado acometido, a manobra de Yacovino, que dispensa o diagnóstico de lateralidade para a sua realização. A manobra consiste em quatro passos, com intervalos de 30 segundos (Fig. 2.17.10).

Estratégia do estímulo mínimo

As manobras diagnósticas muitas vezes causam sintomas intensos. A estratégia do estímulo mínimo, idealizada por Asprella, consiste em avaliar a VPPB causando desconforto mínimo para o paciente.

O primeiro passo da avaliação consiste na busca do NPE. É necessário abolir a fixação ocular nesse momento. Pode-se usar o vídeo-Frenzel, óculos de Frenzel ou iluminar um olho com uma lanterna, ocluindo o outro. A diferenciação entre o nistagmo espontâneo do nistagmo pseudoespontâneo é feita pelo *head pitch test* e já foi descrita antes. A presença do NPE leva ao diagnóstico de VPPB de canal lateral, sendo necessária a localização do lado acometido com a manobra de girar a cabeça.

Se a pesquisa do NPE for negativa, faz-se o segundo passo da avaliação, que consiste no teste do posicionamento supino, em que se coloca o paciente da posição sentada para a posição deitada em supino. Observa-se se o paciente faz nistagmo típico de cada canal. Caso um nistagmo torcional para cima apareça, faz-se o teste de Dix-Hallpike para confirmar o acometimento do CSP, seguido da manobra de Epley, sem voltar o paciente para a posição sentada, gerando estímulo mínimo para ele. Caso um nistagmo horizontal apareça, faz-se a manobra de girar a cabeça para diagnosticar qual CSL está acometido.

O terceiro passo consiste na manobra de girar a cabeça para a pesquisa de VPPB de CSL, caso os passos anteriores não causem nistagmo.

Se os três passos descritos na avaliação da estratégia do estímulo mínimo forem negativos, provavelmente o paciente não tenha VPPB.

também pode resolver tanto a forma geotrópica quanto a apogeotrópica. Essa manobra é de mais fácil execução porque não há necessidade de colocar o paciente em posição prona. Essa sequência deve ser repetida cinco vezes ou mais. Para o tratamento da canalolitíase do CSL, utiliza-se também a posição prolongada forçada de Vannucchi, que consiste em deixar o paciente em decúbito lateral, com a orelha acometida para cima por 12 horas.

VPPB de canal semicircular anterior (CSA)

É a forma menos comum de VPPB, repondendo por apenas 1 a 2% dos casos. É observada com mais frequência em quadros pós-traumáticos e com envolvimento de mais canais.

A manobra mais utilizada é a de Dix-Hallpike, mas também pode ser usada a manobra da cabeça

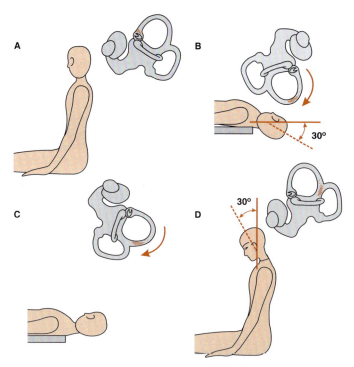

FIGURA 2.17.10 Manobra de Yacovino. Inicia-se com paciente sentado na maca (A). Deita-se o paciente com a cabeça pendente em pelo menos 30° (B), porém o ideal é estender até 45°. Após cessar o nistagmo típico do CSA (C), realiza-se uma flexão do queixo em direção ao tronco (D), mantendo-a na posição até o nistagmo cessar novamente. Para finalizar, coloca-se o paciente em posição sentada.

Complicações das manobras

A migração das partículas para o canal lateral durante o tratamento da VPPB de canal posterior é a complicação mais comum, que ocorre em cerca de 6 a 7% dos casos tratados. O paciente costuma sofrer uma vertigem mais intensa, e o nistagmo evidenciado será horizontal, geralmente geotrópico. O tratamento da complicação é feito com as manobras já descritas para a VPPB de canal lateral.

Outra complicação descrita é o *Canalith Jam*, que consiste em migração incompleta de partículas agrupadas que impactam geralmente na crura comum dos canais verticais, durante o terceiro passo da manobra de Epley. O paciente sente uma tontura intensa e persistente que não melhora com a mudança da posição da cabeça, pois o grupo de partículas impactadas exerce empuxo constante sobre a cúpula. O tratamento dessa complicação é a manobra de Epley reversa.

Cuidados após as manobras

O paciente deve se manter sentado e amparado por cerca de 10 minutos. Vários estudos demonstram que o uso de colar cervical, repouso no leito ou ficar sentado por 48 horas não interferem no prognóstico. É importante explicar para o paciente que uma sensação de flutuação pode persistir por cerca de dois dias. O paciente deve ser reavaliado de 3 a 7 dias após o tratamento.

Vertigem posicional paroxística central (VPPC)

Sabe-se que, em doenças neurológicas, podem ocorrer sintomas que sugerem quadro de VPPB. Esses quadros podem gerar vertigem e nistagmo posicional.

As características do nistagmo da VPPC são: ausência de latência, duração prolongada maior que 60 segundos, puramente vertical ou puramente torcional, não relacionado com o canal estimulado, não fatigável, mudança da direção do nistagmo, náuseas e vômitos sem associação com nistagmo ou vertigem e sinais cerebelares ou oculomotores presentes.

Tratamento cirúrgico da VPPB

O tratamento cirúrgico da VPPB é reservado para os casos de difícil tratamento. Frente a isso, o quadro de VPPC deve ser considerado nos casos resistentes à terapêutica. Então, antes de propor qualquer tratamento cirúrgico, a pesquisa de alterações neurológicas deve ser considerada.

A oclusão do canal semicircular posterior e a neurectomia singular são as opções cirúrgicas mais utilizadas.

Conclusão

A VPPB constitui a causa mais frequente de vertigens. Caracteriza-se por episódios de vertigem habitualmente intensa, rotatória, com segundos de duração, às vezes associada a náuseas, vômitos ou queda, desencadeados por determinados movimentos da cabeça. Embora a VPPB não se acompanhe de outros sintomas neurológicos ou cocleares pode, no entanto, estar associada a várias entidades clínicas causadoras de vertigem, como enxaqueca, labirintites, fístulas perilinfáticas, doença de Ménière e otite crônica, ou a procedimentos cirúrgicos, como estapedectomia.

Na maior parte dos doentes, a VPPB desaparece espontaneamente. Para o diagnóstico da VPPB, costuma ser suficiente a anamnese evocadora associada aos resultados dos testes posicionais, que deverão ser realizados sob lentes de Frenzel ou dispositivos que impeçam a fixação ocular.

Uma boa opção tanto para o diagnóstico como para o tratamento e com o objetivo de resolver o quadro de VPPB dentro de uma única sessão, acarretando assim menos vertigem aos pacientes, é a *estratégia de estímulo mínimo*, idealizada por Asprella.

Teoria versus prática

Apesar da VPPB ser universalmente considerada a causa mais comum das doenças vestibulares com diagnóstico rápido e tratamento não medicamentoso apropriada com mais de 50% de resolução espontânea e o restante com manobras de reposicionamento. Todavia, o que se vê na prática são pacientes sendo atendidos em serviços de urgência e/ou ambulatoriais, saindo sem um diagnóstico adequado, com prescrição inapropriada de um medicamento antivertiginoso e inclusive com solicitação desnecessária e dispendiosa de ressonância magnética.

 ## Referências

1. Mizukoshi K, Watanabe Y, Shojaku H, Okubo J, Watanabe I. Epidemiological studies on benign paroxysmal positional vertigo in Japan. Acta Otolaryngol Suppl. 1988;447:67-72.

 ## Leituras sugeridas

Asprella Libonati G. Benign paroxysmal positional vertigo and positional vertigo variants. Int J Otorhinolaryngol Clin. 2012;4(1):25-40.

Asprella-Libonati G. Benign paroxysmal positional vertigo. In: Carmona S, Asprella Libonati G. Neuro-otology. 3rd ed. Buenos Aires: Akadia; 2011.

Asprella-Libonati G. Diagnostic and treatment strategy of the lateral semicircular canal canalolithiasis. Acta Otorhinolaryngol Ital. 2005;25(5):277-83.

Asprella-Libonati G. Pseudo-spontaneous nystagmus: a new clinical sign to diagnose the affected side in lateral semicircular canal benign paroxysmal positional vertigo. Acta Otorhinolaryngol Ital. 2008;28(2):73-8.

Bisdorff AR, Debatisse D. A new differential diagnosis for spontaneous nystagmus: lateral canal cupulolithiasis. Ann N Y Acad Sci. 2002;956:579-80.

Bittar RSM, Medeiros IRT, Venosa AR, Pinto-Oliveira CAC. Vestibulopatias periféricas. In: Caldas Neto S, Mello Júnior, Martins RHG, Costa SS, coordenadores. Tratado de otorrinolaringologia: otologia e otoneurologia. São Paulo: Roca; 2011. v. 2. p. 487-96.

Epley JM. Positional vertigo related to semicircular canalolithiasis. Otolaryngol Head Neck Surg. 1995;112(1):154-61.

Fife TD, Iverson DJ, Lempert T, Furman JM, Baloh RW, Tusa RJ, et al. Practice parameter: therapies for benign paroxysmal positional vertigo (an evidence-based review): report of Quality Standards Subcommittee of the American Academy of Neurology. Neurology. 2008;70(22):2067-74.

Herdman SJ, Tusa RJ. Complications of the canalith repositioning procedure. Arch Otolaryngol Head Neck Surg. 1996;122(3):281-6.

Katsarkas A. Benign paroxysmal positional vertigo (BPPV): idiopathic versuspost-traumatic. Acta Otolaryngol. 1999;119(7):745-9.

Lempert T, Tiel-Wilck K. A positional maneuver for treatment of horizontal-canal benign positional vertigo. Laryngoscope. 1996;106(4):476-8.

Parnes LS, Agrawal SK, Atlas J. Diagnosis and management of benign paroxysmal positional vertigo (BPPV). CMAJ. 2003;169(7):681-93.

Tusa RJ, Herdman SJ. BPPV: controlled trials, contraindications, post-manoeuvre instructions, complications, imbalance. Audiological Medicine. 2005;3(1): 57-62.

Vannucchi P, Asprella Libonati G, Gufoni M. The physical treatment of lateral semicircular canal canalolithiasis. Audiological Medicine. 2005;3(1): 52-6.

Yacovino DA, Hain TC, Gualtieri F. New therapeutic maneuver for anterior canal benign paroxysmal positional vertigo. J Neurol. 2009;256(11):1851-5.

Zuma e Maia FC. Elementos práticos em otoneurologia. 2. ed. Rio de Janeiro: Revinter; 2011.

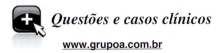

Questões e casos clínicos

www.grupoa.com.br

2.18 Neurite vestibular

Marcos Soares
Celso Dall'Igna

Introdução

A vertigem de início agudo e duração prolongada de origem periférica é comumente causada por um quadro clínico chamado de neurite vestibular (NV), embora outros termos, como "neuronite vestibular", "labirintite", "neurolabirintite" e "vestibulopatia unilateral de causa indeterminada", também sejam usados. É um distúrbio benigno, autolimitado e associado com recuperação completa na maioria dos pacientes, após seis meses de seu início. A vertigem resulta de um desequilíbrio da atividade vestibular. O paciente tem uma intensa sensação de rotação, que é agravada com os movimentos da cabeça e com a mudança de posição. Há uma dificuldade para manter-se em pé e caminhar, e há tendência à queda para o lado afetado. Sintomas autonômicos como mal-estar, palidez, sudorese, náusea e vômitos estão quase sempre presentes.

Fisiopatologia

A etiologia precisa da NV permanece indefinida. Dix e Hallpike[1] sugeriram que uma infecção do gânglio de Scarpa ou do nervo vestibular poderia ser responsável. Hemenway e Lindsay[2] sugeriram que um processo isquêmico poderia ser responsável, embora não tivessem encontrado nenhuma evidência clara de oclusão vascular. Estudos mais recentes sugerem que agentes virais podem ser a causa subjacente, resultando em uma inflamação seletiva do nervo vestibular por um dos vírus neurotrópicos, como o herpes-vírus. Infecção por *Borrelia* também tem sido relatada. Estudos *post mortem* encontraram atrofia do nervo vestibular e do epitélio sensorial que é similar a achados patológicos de distúrbios virais conhecidos da orelha interna, como sarampo e caxumba. A história clínica de doença viral precedendo a NV é evidenciada em menos de 50% dos casos.

Uma característica comum da NV é o dano seletivo do ramo superior do nervo vestibular, que inerva o canal semicircular anterior e lateral, e o utrículo, com preservação da parte inferior do nervo vestibular, que inerva o canal semicircular posterior e o sáculo. Goebel e colaboradores[3] mostraram a base anatômica para essa observação, com relato de um comprimento maior, diâmetro reduzido e aumento de trabéculas ósseas no canal ósseo da divisão superior do nervo vestibular quando comparado com a divisão inferior.

Diagnóstico

O diagnóstico da NV é alcançado primariamente com uma completa anamnese e exame físico minuciosos.

O quadro clínico se manifesta com vertigem de início súbito e sintomas vegetativos associados, como mal-estar, palidez, sudorese, náusea e vômitos. Geralmente, a vertigem dura dias, com gradual melhora no decorrer das semanas. Queixas de desequilíbrio, principalmente quando o paciente mexe a cabeça, podem persistir por meses após a resolução do quadro agudo.

Normalmente, o paciente não tem queixas auditivas. Quando a vertigem prolongada estiver associada a perda auditiva súbita sensório-neural, deve-se tratar como perda súbita e sempre pesquisar lesões retrococleares, como, por exemplo, schwannoma vestibular.

Vertigem posicional paroxística benigna (VPPB) pode ocorrer após a NV. Schuknecht[4] sugeriu que otólitos do utrículo podem ser perdidos da mácula com a NV. A VPPB pode ocorrer na neurite pelo fato de a divisão inferior do nervo vestibular em geral não estar envolvida na NV. Assim, o canal posterior (inervado pela divisão inferior, que está intacta) pode gerar os sintomas da VPPB caso os otólitos do utrículo se desloquem para o canal posterior.

O primeiro passo do exame físico é determinar se a vertigem é de origem periférica ou central, já que algumas causas centrais de vertigem, como a hemorragia ou o infarto cerebelar, representam risco de vida e exigem intervenção precoce. Essa diferenciação pode geralmente ser feita à beira do leito com base no tipo de nistagmo espontâneo, no resultado do Head Impulse Test (HIT), na intensidade do desequilíbrio e na presença ou ausência de sinais neurológicos associados.

O nistagmo espontâneo de origem periférica é tipicamente horizontal com componente torcional, e ele não muda de direção com a mudança da direção do olhar. Por outro lado, o nistagmo de origem central muitas vezes é puramente horizontal, vertical ou torcional e costuma mudar de direção com a mudança da direção do olhar. O nistagmo espontâneo é mais bem pesquisado com óculos de Frenzel, videonistagmografia ou, simplesmente, ocluindo um olho e iluminando o outro, com a finalidade de retirar a fixação ocular. A fase rápida do nistagmo da NV bate para o labirinto são e há diminuição com a fixação ocular.

Um nistagmo observado na posição em pé foi descrito em pacientes com VPPB de canal lateral. Esse nistagmo poderia ser confundido com um nistagmo espontâneo, porém ele é modulado pela posição da cabeça. Esse é o nistagmo pseudoespontâneo (NPE). Ele aumenta se a cabeça for inclinada 30 graus para trás, desaparece quando a inclinação da cabeça fica fletida em 30 graus (posição neutra do canal semicircular lateral [CSL], quando fica a zero grau em relação ao chão) e muda a direção se a cabeça fica inclinada para a frente em 60 graus. O NPE pode ser muito intenso, principalmente nas primeiras 12 horas do início dos sintomas. A observação desse nistagmo pode levar ao diagnóstico incorreto de perda vestibular unilateral aguda, como ocorre na neurite vestibular. Para um diagnóstico diferencial, o NPE demonstra componente de torção fraco ou ausente, e muda a direção mediante flexão e extensão da cabeça. Portanto, ao se observar um NPE, chega-se ao diagnóstico de VPPB de canal lateral.

O HIT pode ser feito à beira do leito ou com óculos infravermelho (*video-head impulse test*). O teste será positivo para o lado acometido, pois haverá diminuição do reflexo vestíbulo-ocular por hipofunção do nervo vestibular (**Fig. 2.18.1**).

Pacientes com lesão vestibular periférica aguda em geral podem ficar em pé, embora haja desequilíbrio para o lado da lesão. Por outro lado, pacientes com vertigem de origem central são frequentemente incapazes de permanecer em pé sem apoio. Sinais neurológicos associados, como disartria, incoordenação, torpor ou fraqueza, sugerem origem central.

Quando há associação de perda auditiva unilateral, distúrbios da orelha interna (como labirintite e infarto labiríntico) e fístula perilinfática devem ser considerados. A síndrome de Ménière pode se apresentar inicialmente apenas com vertigem, mas as crises raramente ultrapassam 4 a 5 horas. O diagnóstico requer crises recorrentes associadas à perda auditiva. Um HIT positivo pode ocorrer no infarto de tronco encefálico, envolvendo o VIII nervo craniano, mas, invariavelmente, terá associação com outros sinais de tronco encefálico, como síndrome de Horner, dormência e paresia de face, hemiataxia e disartria. Uma ressonância magnética (RM) de encéfalo é indicada se houver sinais ou sintomas neurológicos, se o início for súbito no paciente com fatores de risco cardiovasculares ou se houver cefaleia intensa associada a vertigem.

Os exames complementares não são fundamentais para o diagnóstico de NV, porém podem ajudar a localizar o lado acometido. As provas calóricas demonstram hiporreflexia no lado acometido. O *video-head impulse test* pode testar cada canal separadamente e localizar se a neurite acomete a divisão superior ou inferior do nervo vestibular. O potencial evocado miogênico vestibular (VEMP, do inglês *vestibular evoked myogenic potential*) e a RM também podem ser usados para localização.

Tratamento

Há poucos estudos sobre a NV. O tratamento se baseia no manejo específico da doença aguda, no tratamento sintomático e na reabilitação vestibular.

Goudakos e colaboradores[5] mostraram que o tratamento com corticoides durante o período agudo da vertigem tem mostrado melhora da recuperação da função vestibular, porém não muda o prog-

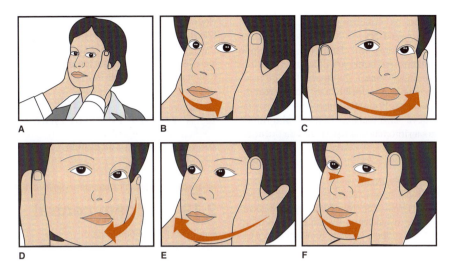

FIGURA 2.18.1 Head Impulse Test. Com o paciente sentado, pede-se que ele fixe o olhar no nariz do examinador (A). Em seguida, faz-se um movimento rápido e curto para a orelha a ser testada, como, no exemplo, a orelha esquerda (B). Em pessoas com função labiríntica normal, o olhar deve se manter estável no nariz do examinador, pois o reflexo vestíbulo-ocular está preservado (C). Depois, a orelha contralateral é testada (D). Observa-se que o olhar não ficou fixo no nariz do examinador, denotando um hipofunção labiríntica no lado direito (E). Um movimento sacádico para correção do olhar é observado logo após o movimento da cabeça (F).

nóstico a longo prazo. Strupp e colaboradores[6] demonstraram que o tratamento com antivirais não teve benefícios nos estudos realizados. O tratamento sugerido é prednisona por 10 dias, iniciando com dose de 60 mg, com redução da dose a partir do 6º dia.

O tratamento sintomático para a redução da vertigem deve ser realizado nos primeiros dias do quadro clínico; porém, após o período inicial, deve-se evitá-lo, pois a supressão labiríntica causada pelas medicações pode retardar o mecanismo de compensação central. Antieméticos, anti-histamínicos, anticolinérgicos e benzodiazepínicos podem ser usados. A via parenteral é preferida nos casos agudos. Dimenidrinato, meclizina, ondasetrona, diazepam e prometazina são exemplos de tratamento de suporte.

Exercícios de reabilitação vestibular devem ser iniciados quando o estágio agudo com náuseas e vômitos tiver acabado. Muitos dos exercícios podem resultar em tonturas. Essa sensação é um estímulo necessário para a compensação. Os exercícios devem ser feitos por vários minutos, pelo menos duas vezes ao dia, podendo ser realizadas quantas vezes o paciente tolerar.

Conclusão

A NV é uma doença muito sintomática, e o tratamento deve visar à diminuição dos sintomas. Porém, nunca se deve esquecer que as medicações que tratam os sintomas – os sedativos labirínticos – podem se tornar um vilão no tratamento, pois podem atrasar a recuperação do labirinto doente. Portanto, o uso racional dessas medicações com a interrupção assim que possível é fundamental para otimizar o funcionamento do sistema vestibular.

Teoria versus prática

Os pacientes que sofrem com NV geralmente procuram o primeiro atendimento em emergências devido ao quadro súbito e intenso de vertigem. A procura pelo especialista fica para um segundo plano. É muito comum o próprio médico emergencista firmar o diagnóstico de labirintite por desconhecimento das muitas patologias labirínticas. O pior fica para o tratamento. A grande maioria dos médicos prescreve sedativos labirínticos por longos períodos, o que dificulta muito a recuperação labiríntica após os primeiros dias da crise. Em um momento inicial da NV, os sedativos labirínticos ajudam a equilibrar os dois labirintos, diminuindo a função do labirinto bom para igualar ao labirinto doente (hipofuncionante). Porém, na fase de recuperação, essa sedação labiríntica dificulta a reabilitação do paciente. Portanto, o uso de sedativos labirínticos deve ser o mais breve possível a fim de minimizar os sintomas da crise inicial da doença.

Referências

1. Dix MR, Hallpike CS. The pathology, symptomatology, and diagnosis of certain common disorders of the vestibular system. Ann Otol Rhinol Laryngol. 1952;61(4):987-1016.
2. Hemenway WG, Lindsay JR. Postural vertigo due to unilateral partial vestibular loss of vestibular function. Ann Otol Rhinol Laryngol. 1956;65(3):692-706.
3. Goebel JA, O'Mara W, Gianoli G. Anatomic considerations in vestibular neuritis. Otol Neurotol. 2001;22(4):512-8.
4. Schuknecht HF. Positional vertigo: clinical and experimental observations. Trans Am Acad Ophthalmol Otolaryngol. 1962;66:319-32.
5. Goudakos JK, Markou KD, Franco-Vidal V, Vital V, Tsaligopoulos M, Darrouzet V. Corticosteroids in treatment of vestibular neuritis: a systematic review and meta-analysis. Otol Neurotol. 2010;31(2):183-9.
6. Strupp M, Zingler VC, Arbusow V, Niklas D, Maag KP, Dieterich M, et al. Methylprednisolone, valacyclovir, or the combination for vestibular neuritis. N Engl J Med. 2004;351(4):354-61.

Leituras sugeridas

Asprella-Libonati G. Pseudo-spontaneous nystagmus: a new sign to diagnose the affected side in lateral semicircular canal benign paroxysmal positional vertigo. Acta Otorhinolaryngol Ital. 2008;28(2):73-8.

Baloh RW. Vestibular neuritis. N Engl J Med. 2003;348(11):1027-32.

Bisdorff AR, Debatisse D. A new differential diagnosis for spontaneous nystagmus: lateral canal cupulolithiasis. Ann N Y Acad Sci. 2002;956:579-80.

Bittar RSM, Medeiros IRT, Venosa AR, Pinto-Oliveira CAC. Vestibulopatias periféricas. In: Caldas Neto S, Mello Júnior JF, Martins RHG, Costa SS, coordenadores. Tratado de otorrinolaringologia: otologia e otoneurologia. São Paulo: Roca; 2011. v. 2. p. 487-96.

Goddard JC, Fayad JN. Vestibular neuritis. Otolaryngol Clin North Am. 2011;44(2):361-5, viii.

Shupak A, Issa A, Golz A, Margalit Kaminer, Braverman I. Prednisone treatment for vestibular neuritis. Otol Neurotol. 2008;29(3):368-74.

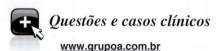

Questões e casos clínicos

www.grupoa.com.br

2.19 Vertigem central

Fernando Freitas Ganança
Rodrigo Cesar Silva
Ligia Morganti
Márcio C. Salmito

Introdução

Vertigem significa ilusão de movimento ou de posição, tipicamente de caráter rotatório, e é um sintoma percebido pelos indivíduos que apresentam alguma perturbação no sistema vestibular. Na literatura científica internacional, verifica-se que muitos autores utilizam o termo vertigem como uma designação ampla que pode englobar tanto a tontura rotatória quanto a não rotatória. Esse tema tem sido abordado pela Bárány Society, que tem procurado padronizar a utilização dessas denominações e, em breve, publicará tais definições. Quando a vertigem tem origem nos canais semicirculares, sáculo, utrículo ou nervos vestibulares, é classificada como periférica. A vertigem resultante de acometimento nos núcleos vestibulares, cerebelo, tronco encefálico, medula espinal ou córtex vestibular é denominada central.[1-3]

Diante de um paciente com vertigem, é fundamental definir se a etiologia do quadro é de origem central ou periférica, pois terão tratamentos e prognósticos completamente distintos.

A prevalência da vertigem na população geral é de 4,8 a 5,2%, sendo mais frequente no gênero feminino (66,2%). Aproximadamente 80% dos casos são de origem periférica.[4]

As causas mais frequentes de vertigem central no serviço de otoneurologia da Escola Paulista de Medicina (EPM)/Universidade Federal de São Paulo (UNIFESP), segundo levantamento de 2002 a 2012, estão citadas na Tabela 2.19.1.

TABELA 2.19.1 Frequência absoluta e relativa das etiologias verificadas nos pacientes com vestibulopatia central do ambulatório de Otoneurologia da EPM/UNIFESP

Etiologia	Frequência absoluta (n)	Frequência relativa (%)
Vascular	40	
Acidente vascular encefálico	35	40,2
Aneurisma	3	3,4
Malformação arteriovenosa	2	2,3
Indefinida	19	21,7
Neoplasia	12	
Schwannoma vestibular	7	8,0
Outros tumores cerebrais	5	5,7
Epilepsia vestibular	6	6,9
Traumática	4	
TCE	4	4,6
Tóxica	3	
Síndrome de Wernicke-Korsakoff	3	3,4
Esclerose múltipla	3	3,4
Malformação de Chiari tipo I	3	3,4
Infecciosa	2	
Neurocisticercose	1	1,1
Meningite	1	1,1
Ataxia cerebelar	2	2,3
Paralisia cerebral	1	1,1
Demência frontotemporal	1	1,1

* A migrânea vestibular não foi incluída neste levantamento.
TCE, trauma craniencefálico.

Quadro clínico

Vertigem periférica

A vertigem de origem periférica em geral se apresenta de forma intensa, associada a sintomas neurovegetativos, como náuseas, palidez, sudorese e, frequentemente, sintomas auditivos. Podem se apresentar de três maneiras:

- Oscilopsia (sensação de oscilação do horizonte) aos movimentos da cabeça, e instabilidade de marcha e de postura, decorrentes de perda de função vestibular bilateral;
- Vertigem rotatória intensa e desequilíbrio devido à perda súbita da função vestibular unilateral (p. ex., neurite vestibular);
- Vertigem rotatória episódica, decorrente de estimulação ou inibição inadequada do sistema vestibular periférico (p. ex., vertigem posicional paroxística benigna [VPPB], doença de Ménière).[5]

Vertigem central

A vertigem de origem central costuma ser mais branda, sem sintomas auditivos ou neurovegetativos, porém associada a manifestações neurológicas, como cefaleia, diplopia, parestesia, disartria, hemiplegia e perda de consciência.[6]

A vertigem central se apresenta de forma mais gradual e pode ser constante, apesar de menos frequente, podendo ser mais grave e até mesmo letal.[2] A vertigem caracterizada principalmente por desequilíbrio costuma ter etiologia central.

Exame físico

Todo paciente com vertigem deve ser submetido a exames otorrinolaringológico geral e neurológico, incluindo pequisa de nistagmo (espontâneo, semiespontâneo, de posicionamento e de posição), provas cerebelares, avaliação de equilíbrio estático e dinâmico e de pares cranianos. Além disso, outros testes que também fazem parte dos *bedside tests (head shaking nystagmus, head trust ou head impulse test*, acuidade visual dinâmica, teste da verticalidade visual subjetiva, teste da supressão do reflexo vestíbulo-ocular, entre outros) e que são rápidos e eficientes para a suspeição e/ou confirmação da topografia da alteração vestibular, também devem ser realizados.

Pesquisa de nistagmo

Deve-se pesquisar a presença de nistagmo espontâneo, semiespontâneo e o teste de *head impulse* nos pacientes com vertigem.

a) Na fase de crise:
   As hipofunções vestibulares periféricas unilaterais geralmente se caracterizam por:

   - Nistagmo espontâneo ausente ou com fase rápida em direção ao lado sadio;
   - Nistagmo semiespontâneo, cuja fase rápida se acentua ao convergir o olhar para o lado sadio;
   - Teste de *head impulse* com presença de sacada corretiva ao girar a cabeça em direção ao lado lesado;
   - Presença do efeito inibitório da fixação ocular (EIFO).

   Os distúrbios vestibulares periféricos bilaterais têm:

   - Nistagmos espontâneo e semiespontâneo ausentes;
   - Teste de *head impulse* com sacada corretiva ao rotacionar a cabeça para os dois lados;
   - Presença do EIFO.

   As vestibulopatias centrais apresentam:

   - Nistagmos espontâneo e semiespontâneo uni, bi ou multidirecionais, que podem adotar direção horizontal, vertical, oblíqua, alternante e dissociada;
   - Teste de *head impulse* sem sacadas corretivas;
   - Possível ausência do EIFO.

b) Na fase intercrise:
   As doenças vestibulares periféricas uni ou bilaterais apresentam:

   - Nistagmos espontâneo e semiespontâneo ausentes;

- Teste de *head impulse* normal ou similar ao período de crise;
- Presença do EIFO.

As doenças vestibulares centrais têm:

- Nistagmos espontâneo e semiespontâneo ausentes ou com características similares ao período de crise;
- Teste de *head impulse* sem sacadas corretivas.

Doenças periféricas no período de crise se apresentam geralmente com nistagmo espontâneo e/ou semiespontâneo com componentes horizontais ou horizontorrotatórios, cuja fase rápida aponta para o lado mais funcionante (lado sadio), com diminuição ou inibição da fixação ocular.

Provas cerebelares

Provas de coordenação como índex-nariz e diadococinesia são úteis para avaliação da função cerebelar, e devem estar normais nos indivíduos com doença vestibular periférica; porém, quando alteradas, sugerem disfunção central. A avaliação da marcha é importante para avaliação de região do vérmis cerebelar.

Avaliação do equilíbrio estático

Os testes de Romberg e Romberg-Barré são inespecíficos. Nas afecções centrais, em geral se observa queda para frente ou para trás; quando ocorre queda para um dos lados, pode significar disfunção vestibular periférica e ocorre normalmente em direção ao lado hipofuncionante. Em doenças cerebelares, é comum notar a base de sustentação alargada.

Avaliação do equilíbrio dinâmico

Lesões vestibulares unilaterais provocam alteração do tônus muscular e desvio da marcha para o lado lesado. Outras alterações de marcha podem corresponder a doenças centrais específicas, como a marcha ebriosa em doenças cerebelares e a talonante em lesões do funículo posterior (p. ex., sífilis). Ao teste de Unterberger-Fukuda, uma rotação corporal maior que 30° sugere hipofunção vestibular do lado para o qual houve desvio.

Resumo

Um resumo dos achados clínicos para diferenciar vertigem periférica de central está mostrado na **Tabela 2.19.2**.[7]

Diagnóstico diferencial

Migrânea vestibular

A migrânea vestibular é uma entidade descrita em 1999, por Dieterich e Brandt,[8] caracterizada por crises vertiginosas. Até hoje, porém, sua definição não é uniforme entre os autores. Critérios diagnósticos foram propostos por Neuhauser e colaboradores[9] em 2001 e revisados recentemente em 2012 em conjunto pela Bárány Society e a International Headache Society (IHS).[10] Farão parte da próxima classificação internacional da cefaleia (ICHD-3), com publicação prevista para 2014 pela IHS, como descrito no **Quadro 2.19.1**.

O tratamento da migrânea vestibular envolve duas situações:[12]

a) Crises de vertigem e/ou de cefaleia: para o tratamento da tontura, as medicações recomenda-

---

TABELA 2.19.2 Características clínicas da vertigem periférica e da central

	Periférica	**Central**
Alteração do equilíbrio	Leve a moderada	Intensa
Náusea e vômitos	Intensos	Variáveis, podendo ser mínimos
Sintomas auditivos	Comuns	Raros
Sintomas neurológicos	Raros	Comuns
Compensação	Rápida	Lenta

QUADRO 2.19.1

Critérios diagnósticos de migrânea vestibular

Migrânea vestibular

A. Pelo menos 5 episódios de sintomas vestibulares de moderada a severa intensidade, durando entre 5 min e 72 h (são sintomas vestibulares: vertigem espontânea, vertigem posicional, intolerância aos movimentos da cabeça e vertigem induzida por estímulos visuais)

B. História atual ou anterior de migrânea com ou sem aura (critérios do ICHD)[11]

C. Um ou mais dos seguintes sintomas de migrânea ocorrendo em mais de 50% das crises:
– cefaleia tipo migranosa (com pelo menos 2 das seguintes características: unilateral, pulsátil, intensidade moderada ou severa, agravada por atividade física)
– fotofobia e fonofobia
– aura visual

D. Excluídas outras causas para vertigem e cefaleia

Migrânea vestibular provável

A. Pelo menos 5 episódios de sintomas vestibulares de moderada a severa intensidade, durando entre 5 min e 72 h (são sintomas vestibulares: vertigem espontânea, vertigem posicional, intolerância aos movimentos da cabeça e vertigem induzida por estímulos visuais)

B. Somente um dos critérios B ou C para migrânea vestibular

C. Excluídas outras causas para vertigem e cefaleia

das são as mesmas utilizadas para outras crises vertiginosas (p. ex., meclizina ou dimenidrinato), e para o tratamento da cefaleia deve-se empregar fármacos sintomáticos (p. ex., anti-inflamatórios não esteroides ou analgésicos).

b) Período intercrise: são utilizados medicamentos profiláticos. A indicação para a profilaxia é a intensidade ou a frequência dos sintomas, ou mesmo a vontade do paciente. Até o presente momento, os fármacos utilizados para esse fim são os mesmos para a profilaxia da enxaqueca sem vertigem: betabloqueadores, antidepressivos e anticonvulsivantes.

A escolha do fármaco se baseia no perfil do paciente: pacientes hipertensos podem utilizar betabloqueadores; ansiosos e depressivos, antidepressivos, principalmente tricíclicos e venlafaxina; pacientes sem comorbidades, anticonvulsivantes, em especial topiramato e ácido valproico.

Os principais esquemas de tratamento profilático utilizados no ambulatório de migrânea vestibular da EPM/UNIFESP são: amitriptilina 25 mg/dia; topiramato, 50 mg, de 12/12 h; ácido valproico, 250 mg, de 12/12 h; propranolol, 40 mg, de 12/12 h; todos administrados por via oral.

Cinetose

A cinetose é caracterizada pela intolerância ao movimento, real ou aparente, resultante de um conflito sensorial entre os sistemas vestibular, visual e proprioceptivo. É considerada uma resposta fisiológica relacionada a certos estímulos de movimentos, mas pode, também, ser desencadeada ou agravada por distúrbios vestibulares periféricos ou centrais. Surge frequentemente durante a locomoção passiva em veículos, tais como automóveis, navios, trens, elevadores e aviões, mas também pode acontecer em simuladores de voo, ambientes de realidade virtual, parques de diversões, esteira ou bicicleta ergométrica.[13]

A cinetose pode ocorrer em todas as idades, sendo mais frequente em crianças entre 2 e 12 anos e no gênero feminino. Sua incidência aumenta durante a gestação e o período menstrual. Dentre os pacientes com enxaqueca, aproximadamente 50 a 70% apresentam histórico de cinetose intensa, comparados com 8 a 24% da população normal.[14,15]

Os sintomas mais frequentes são tontura, náuseas, vômitos, palidez, sudorese, além de cefaleia, visão borrada, taquicardia e fadiga. Seu diagnóstico é fundamentalmente clínico, e exames complementares podem ser necessários para excluir outras doenças vestibulares.

A exposição repetida ao estímulo provocativo pode atenuar ou mesmo eliminar seus sintomas por intermédio do fenômeno da habituação. Em casos de sintomas persistentes ou intensos, pode ser necessário tratamento, que envolve medidas não farmacológicas, como evitar exposição aos fatores provocativos e reabilitação vestibular, além de medidas farmacológicas. Fármacos antieméticos e depressores vestibulares podem ser usados para fins de tratamento ou prevenção.[13]

Mal do desembarque

Carateriza-se por uma sensação inapropriada de movimento, descrita como balanço ou mareio, que segue a exposição a um movimento passivo, por exemplo, uma viagem de navio. Acomete predominantemente mulheres, por volta dos 40 anos. Os sintomas são, em geral, persistentes, podendo durar dias a vários anos e decorrem de uma habituação persistente ao ambiente marítimo, que cursa com falha ou atraso na readaptação ao ambiente terrestre.[15,16]

Frequentemente apresenta resolução espontânea. Para o tratamento dos casos refratários, benzodiazepínicos e inibidores seletivos da recaptação da serotonina mostraram-se úteis.[16]

Acidente vascular encefálico (AVE) e acidente isquêmico transitório (AIT)

O sistema vertebrobasilar é responsável pelo suprimento sanguíneo da orelha interna, tronco encefálico e cerebelo e, portanto, uma oclusão vascular no mesmo pode resultar em vertigem.[17] As causas mais frequentes de infarto vertebrobasilar são aterosclerose, embolia e dissecção da artéria vertebral, além de síndrome do roubo da subclávia, distúrbios de coagulação e condições inflamatórias. Os sintomas resultantes dependerão do local da oclusão.

A oclusão da artéria cerebelar posteroinferior (ACPI) provoca um infarto medular lateral, resultando na chamada síndrome de Wallemberg – vertigem, nistagmo, distúrbio de marcha, ataxia ipsilateral de membros, dor facial, torpor, parestesia contralateral, síndrome de Horner, disfagia, disfonia e, raramente, paralisia facial.

O infarto da artéria cerebelar anteroinferior (ACAI), por sua vez, resulta em infarto pontomedular inferior, que cursa com sintomas semelhantes aos da síndrome de Wallemberg, além de paralisia facial, zumbido e perda auditiva ipsilaterais devidos ao acometimento dos VII e VIII nervos. Disfagia e disfonia não são observadas, já que o IX e X pares cranianos são poupados.

A oclusão da artéria cerebelar superior provoca a síndrome pontina lateral superior e resulta em vertigem, nistagmo, distúrbio de marcha, ataxia, dor facial, hemianestesia e síndrome de Horner.

Diante da suspeita de um acidente vascular, são fundamentais a história clínica e um exame físico detalhados, ressonância magnética encefálica e avaliação neurológica.

Ataques isquêmicos transitórios (AITs) do sistema vertebrobasilar são causas frequentes de vertigem em idosos e podem cursar com sintomas idênticos aos supracitados, porém sem alterações nos exames de neuroimagem. Esses quadros também recebem a denominação de insuficiência vertebrobasilar (IVB). Os sintomas podem persistir de minutos a horas, com média de 8 minutos de duração e, em até um terço dos casos, a vertigem é o único sintoma.

Caso a doença não seja adequadamente abordada, pode culminar em um infarto com sequelas permanentes – 48% dos pacientes que sofrem infarto vertebrobasilar relatam um episódio de AIT dias ou semanas antes. Seus fatores de risco são os mesmos.[17]

Tumores que causam vertigem

Inúmeros tumores podem provocar vertigem em um paciente, por exemplo: tumores cerebelares podem causar ataxias, que podem ser referidas como vertigem; tumores periventriculares podem mimetizar uma VPPB.[18] Entretanto, a causa tumoral mais comumente vista por um otorrinolaringologista é o schwannoma vestibular, que, em geral, apresenta sintomas auditivos mais intensos que os vestibulares.

O schwannoma vestibular é a neoplasia mais frequente do ângulo pontocerebelar e acomete 1 a cada 100 mil pessoas ao ano. É um tumor benigno que cursa com vertigem episódica ou posicional, desequilíbrio, zumbido e perda auditiva assimétrica. O seu crescimento lento permite a compensação vestibular central, que minimiza os sintomas vertiginosos. Quando atinge maiores dimensões, pode causar compressão de tronco encefálico e cerebelo e provocar sintomas específicos de tais sítios. A história clínica, o exame físico e a audiome-

tria com perda auditiva assimétrica são as principais pistas para o diagnóstico. Quando há suspeita de acometimento pelo schwannoma vestibular, um exame de imagem é necessário, sendo a ressonância magnética (RM) o exame de escolha. Confirmado o diagnóstico, as opções de tratamento incluem excisão cirúrgica, radioterapia ou observação, com acompanhamento seriado de seu crescimento por meio da RM de ângulos pontocerebelares/orelhas internas, levando-se em conta tamanho do tumor, sintomas associados, idade e comorbidades do paciente.[17]

Esclerose múltipla

É uma doença crônica caracterizada por múltiplas áreas de desmielinização do sistema nervoso central. É a doença neurológica crônica progressiva mais comum. Seu curso clínico varia de uma doença benigna sem sintomas a uma doença rapidamente progressiva e incapacitante.[19]

As manifestações otoneurológicas mais comuns em pacientes com diagnóstico de esclerose múltipla são perda auditiva (90%) e vertigem (63,3%).[20] Uma alteração no exame de potenciais evocados auditivos de tronco encefálico, particularmente na piora importante do traçado com o aumento da taxa de apresentação de estímulos, é sugestiva de esclerose múltipla.

Ressonância magnética, quando solicitar?

Há três principais situações em que se deve solicitar a realização do exame de ressonância magnética encefálica e/ou de orelhas internas.

Crises vertiginosas intensas

Há poucas ocasiões na otoneurologia em que uma RM imediata é indicada.[21] Uma delas é quando um paciente tem vertigem aguda e intenso desequilíbrio, provavelmente causados por infarto ou hemorragia cerebelar; essas lesões centrais devem ser identificadas o mais depressa possível, porque ambas podem levar a um efeito de massa, com a compressão do tronco encefálico. O infarto cerebelar é, provavelmente, uma das poucas lesões centrais que poderiam se passar por uma lesão vestibular periférica, em particular durante o primeiro dia, durante o qual a avaliação da marcha e do nistagmo espontâneo pode ser difícil.

Caso as indicações de acometimento central não sejam claras após o exame físico, o paciente deve ser observado, e caso seu quadro clínico não melhore dentro de 24 a 48 horas, a RM encefálica deve ser realizada.[22]

Vertigem associada a sintomas neurológicos

Na presença de achados neurológicos focais ao exame físico, o médico deve proceder diretamente à realização de uma RM encefálica. É importante ter em mente, no entanto, que os pacientes com insuficiência vertebrobasilar muitas vezes têm resultados completamente normais no exame neurológico entre as crises.

Vertigem de posicionamento atípica

Vertigem posicional ou de posicionamento quase sempre é uma condição benigna que pode ser melhorada/curada facilmente à beira do leito, mas em casos raros, pode ser sintoma de uma lesão central, particularmente alguma próxima ao quarto ventrículo.[18] O diagnóstico geralmente é claro após um teste de posicionamento convencional (manobra de Dix-Hallpike ou teste de girar). Qualquer desvio do perfil típico de nistagmo deve levantar a suspeita de uma lesão central, e um exame de RM encefálica estará indicado. A maioria dos casos de nistagmo de posicionamento central apresenta outros achados neurológicos associados.

As causas mais comuns de vertigem de posicionamento central são esclerose múltipla, atrofia cerebelar, tumores do cerebelo e/ou tronco encefálico, e malformação de Chiari.

Observações sobre a angiorressonância magnética (angio-RM)

A disponibilidade crescente da angio-RM tem despertado um interesse cada vez maior sobre a utilidade desse exame e como ele pode ser empregado no estudo do paciente com vertigem.

A RM tem algumas limitações, principalmente no que tange ao estudo minucioso do sistema circulatório cerebral, o que pode ser contornado com o emprego da angio-RM. Esta possibilita identificar sítios de oclusão arterial com resultados similares à angiografia, porém sem ser um exame invasivo, minimizando os riscos para o paciente. Sendo assim, é possível elaborar melhor a estratégia terapêutica clínica ou cirúrgica dos pacientes com vertigem secundária a distúrbios circulatórios.[23]

A angio-RM deve ser empregada de forma complementar à RM quando há a hipótese de vertigem central secundária a alterações de perfusão encefálica, possibilitando o estudo da circulação da fossa posterior, ou seja, ao se suspeitar de AVE ou AIT.

Reabilitação vestibular

A reabilitação vestibular (RV) pode ser utilizada como método principal ou complementar de outros recursos na terapia otoneurológica, o que vai depender das deficiências funcionais e das necessidades individuais do paciente.

Os objetivos principais da RV são promover a estabilização visual e aumentar a interação vestibulovisual durante a movimentação da cabeça; proporcionar melhor estabilidade estática e dinâmica nas situações de conflito sensorial; e diminuir a sensibilidade individual durante a movimentação cefálica.

Alguns fatores podem influenciar de forma decisiva na eficácia da RV, tais como idade, disposição, medicamentos, presença de lesões neurológicas e estado psíquico.

Os procedimentos de RV devem ser contraindicados para os pacientes que apresentam alterações físicas e/ou psíquicas importantes, como afecções de coluna vertebral, principalmente na região cervical.

Durante a realização dos exercícios de RV, é comum os pacientes sentirem tonturas ou outros sintomas vestibulares concomitantes, em geral de intensidade leve. Esse fato não significa piora do quadro clínico ou ocorrência de uma crise, pois esses sintomas tendem a desaparecer com a continuação dos exercícios.

O sucesso da RV parece depender de adaptações neurais multifatoriais, substituições sensoriais, recuperação funcional dos reflexos vestíbulo-ocular e vestibuloespinal, como também da alteração do estilo de vida, recuperação da segurança física e psíquica e condicionamento global.[24]

Conclusão

A vertigem de origem central classicamente é descrita com as características apresentadas ao longo deste capítulo, porém, em algumas situações, pode ter uma apresentação tipicamente periférica. Doenças como a migrânea vestibular, a cinetose ou o mal do desembarque podem ser tratadas pelos otorrinolaringologistas; outras, como AVE e tumores, devem ter uma abordagem multidisciplinar, sendo fundamental a participação do neurologista ou do neurocirurgião.

O tratamento da vertigem de origem central irá depender de sua etiologia, como a exérese de um tumor do sistema nervoso central, ou, então, o emprego de fármacos imunossupressoros em doenças desmielinizantes.

Vale salientar que, independentemente da causa da vertigem, a maioria dos pacientes irá se beneficiar da reabilitação vestibular, tratamento realizado por fonoaudiólogos, fisioterapeutas e médicos, que se apresenta, às vezes, como única estratégia terapêutica em alguns casos, por exemplo em pacientes com sequelas de AVE.

Teoria versus *prática*

Mesmo tendo critérios diagnósticos e estratégias de tratamento bem definidos, a maioria dos otorrinolaringologistas opta por encaminhar os pacientes com tonturas centrais para investigação e seguimento com o neurologista.

As inúmeras publicações recentes sobre otoneurologia tendem a desmistificar essa relação entre otorrinolaringologistas e pacientes com tonturas de origem central, pois, sem dúvidas, o papel do otorrinolaringologista é fundamental no diagnóstico e num melhor desfecho para grande parte desses pacientes.

Referências

1. Baloh RW. Differentiating between peripheral and central causes of vertigo. Otolaryngol Head Neck Surg. 1998;119(1):55-9.
2. Lee AT. Diagnosing the cause of vertigo: a practical approach. Hong Kong Med J. 2012;18(4):327-32.
3. Brandt T. Vertigo: its multisensory syndromes. 2nd ed. London: Springer; 2003. p. 3-21.
4. Huon LK, Wang TC, Fang TY, Chuang LJ, Wang PC. Vertigo and stroke: a national database survey. Otol Neurotol. 2012;33(7):1131-5.
5. Strupp M, Brandt T. Peripheral vestibular disorders. Curr Opin Neurol. 2013;26(1):81-9.
6. Isaradisaikul S, Navacharoen N, Hanprasertpong C, Kangsanarak J, Panyathong R. Causes and time-course of vertigo in an ear, nose and throat clinic. Eur Arch Otorhinolaryngol. 2010;267(12):1837-41.
7. Baloh RW, Honrubia V. Clinical neurophysiology of the vestibular system. 2nd ed. Philadelphia: F.A. Davis; 1990. p. 1- 301.
8. Dieterich M., Brandt T. Episodic vertigo related to imagine (90 cases): vestibular migraine? J. Neurol. 1999;246:883-92
9. Neuhauser H, Leopold M, von Brevern M, Arnold G, Lempert T. The interrelations of migraine, vertigo and migrainous vertigo. Neurology. 2001; 56(4):436-41.
10. Lempert T, Olesen J, Furman J, Waterston J, Seemungal B, Carey J, et al. Vestibular migraine: diagnostic criteria: consensus document of the Bárány Society and the International Headache Society. J Vestib Res. 2012; 22(4):167-72.
11. Headache Classification Subcommittee of the International Headache Society. The International Classification of Headache Disorders: 2nd edition. Cephalalgia. 2004;24 Suppl 1:9-160.
12. Bisdorff AR. Management of vestibular migraine. Ther Adv Neurol Disord. 2011;4(3):183-91.
13. Dorigueto RS, Kasse CA, Silva RC. Cinetose. Revista Equilíbrio Corporal e Saúde. 2012;4(1):51-8.
14. Evans RW, Marcus D, Furman JM. Motion sickness and migraine. Headache. 2007;47(4):607-10.
15. Hain TC, Hanna PA, Rheinberger MA. Mal de debarquement. Arch Otolaryngol Head Neck Surg. 1999;125(6):615-20.
16. Cha YH. Mal de debarquement. Semin Neurol. 2009;29(5):520-7.
17. Thompson TL, Amedee R. Vertigo: a review of common peripheral and central vestibular disorders. Ochsner J. 2009;9(1):20-6.
18. Baloh RW. Benign positional vertigo. In: Baloh RW, Halmagyi GM, editors. Disorders of the vestibular system. New York: Oxford University; 1996. p. 328-39.
19. Daugherty WT, Lederman RJ, Nodar RH, Conomy JP. Hearing loss in multiple sclerosis. Arch Neurol. 1983;40(1):33-5.
20. Peyvandi A, Naghibzadeh B, Ahmady Roozbahany N. Neuro-otologic manifestations of multiple sclerosis. Arch Iran Med. 2010;13(3):188-92.
21. Baloh RW, Jacobson KM. Neurotology. In: Evans R, editor. Neurologic clinics. Philadelphia: WB Saunders; 1996. p. 85-101.
22. Huang CY, Yu YL. Small cerebellar strokes may mimic labyrinthine lesions. J Neurol Neurosurg Psychiatry. 1985;48(3):263-5.
23. Welsh LW, Welsh JJ, Lewin B. Vertigo: analysis by magnetic resonance imaging and angiography. Ann Otol Rhinol Laryngol. 2000;109(3):239-48.

24. Ganança FF, Ganança CF. Reabilitação vestibular: princípios e técnicas. In: Ganança MV, Munhoz MSL, Caovilla HH, Silva MLG. Estratégias terapêuticas em otoneurologia. São Paulo: Atheneu; 2000. Série Otoneurológica, 4. p. 33-54.

Questões e casos clínicos

www.grupoa.com.br

2.20 Paralisia facial periférica

Tobias Garcia Torres
Filipe Trento Burigo

Definição

A paralisia facial periférica corresponde à imobilidade (completa ou parcial) da musculatura da mímica facial de toda a hemiface, provocada por disfunção do VII nervo craniano. Está relacionada a inúmeros fatores causais e apresenta repercussões estéticas e funcionais que podem afetar sobremaneira a qualidade de vida do paciente. O tratamento, baseado no diagnóstico etiológico e no grau de paralisia, pode envolver abordagem medicamentosa e/ou cirúrgica e deve ser prontamente iniciado.

Para o adequado entendimento dessa afecção é fundamental o estudo anatomofisiológico detalhado do VII nervo craniano – o nervo facial.

Nervo facial

Considerado um nervo misto, o VII nervo craniano é formado por três tipos de fibras nervosas (motoras, parassimpáticas e sensoriais), organizadas em dois feixes nervosos **(Fig. 2.20.1)**: um feixe principal, o VII nervo craniano propriamente dito, composto exclusivamente por fibras motoras, e um feixe secundário, composto por fibras parassimpáticas e sensoriais. Na sua emergência no tronco encefálico, junto ao sulco bulbopontino, o feixe secundário surge independente do feixe principal e recebe o nome de nervo intermédio ou de Wrisberg. No entanto, logo em seguida, ainda em seu trajeto no interior da cisterna bulbopontina, une-se ao feixe principal, tornando-os indistinguíveis.

O nervo facial, devido à sua pluralidade de fibras nervosas, tem origem em três núcleos distintos, localizados no tronco encefálico. As fibras motoras originam-se do núcleo motor, que recebe informações dos córtices motores e inervam os músculos da mímica facial, o músculo do estapédio e o músculo digástrico (ventre posterior). Do núcleo salivatório superior partem as fibras parassimpáticas responsáveis pela inervação de glândulas salivares (submandibular e sublingual) e lacrimais. Por último, o núcleo do trato solitário, que recebe informações gustativas dos dois terços anteriores da língua enviadas pelas fibras aferentes sensoriais.

Nesse contexto, destaque-se a estrutura do núcleo motor, que recebe de forma assimétrica as fibras nervosas provenientes dos córtices motores. A porção ventral desse núcleo é responsável pela inervação dos músculos do terço inferior da face (orbicular da boca, bucinador e platisma) e recebe fibras nervosas apenas do córtex motor contralateral. A porção dorsal, diferentemente, que inerva os músculos dos dois terços superiores da face (músculo frontal, corrugador do supercílio e orbicular dos olhos), recebe fibras nervosas de ambos os córtices motores (ipsilateral e contralateral). Dessa forma, compreende-se a apresentação clínica dessemelhante entre os casos de paralisia facial central e paralisia facial periférica. A paralisia facial central é decorrente de lesões supranucleares e, portanto, resulta na imobilidade apenas do terço

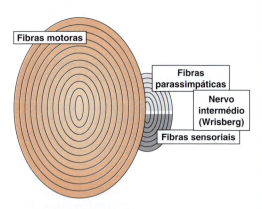

FIGURA 2.20.1 Nervo facial.

inferior da face, uma vez que a musculatura dos dois terços superiores permanece recebendo inervação do córtex ipsilateral. Na paralisia facial periférica, como as lesões são nucleares ou infranucleares, ou seja, dos motoneurônios inferiores do nervo facial, ocorre imobilidade de toda a hemiface.

O trajeto percorrido pelo nervo facial desde sua origem até a face é tortuoso e complexo. Grande parte de sua trajetória ocorre dentro do osso temporal. Didaticamente, é dividido em seis segmentos: pontino, meatal, labiríntico, timpânico, mastóideo e extratemporal. Após emergir no sulco bulbopontino, no tronco encefálico, o nervo facial percorre a região do ângulo pontocerebelar (segmento pontino) e entra no osso temporal através do óstio do conduto auditivo interno. Acompanhado do nervo cocleovestibular e da artéria labiríntica, transita pelo conduto auditivo interno (segmento meatal) até sua porção mais distal, onde penetra em um canal ósseo denominado canal de Falópio ou canal do nervo facial (segmento labiríntico). Essa área de transição é considerada o local de maior estreitamento de todo o trajeto do nervo facial e, portanto, uma área crítica para lesões por compressão. No final da porção labiríntica, observa-se uma dilatação do nervo facial, que corresponde ao gânglio geniculado, e uma curvatura de aproximadamente 70° (1º joelho). Assim, o nervo facial alcança e cruza a orelha média (segmento timpânico ou horizontal) no sentido anteroposterior até uma nova curvatura de aproximadamente 115° ao nível do canal semicircular lateral. Adotando uma nova direção craniocaudal (segmento mastóideo ou vertical), segue até a ponta da mastoide e, através do forame estilomastóideo, abandona o osso temporal (segmento extratemporal) e direciona-se à musculatura da mímica facial.

Não suficiente, ainda em seu percurso dentro do osso temporal, o nervo facial emite três ramos: nervo petroso superficial maior, nervo do músculo estapédio e nervo corda do tímpano (Fig. 2.20.2). Conhecê-los será fundamental na investigação e compreensão do topodiagnóstico. Ao nível do gânglio geniculado, surge a primeira ramificação, o nervo petroso superficial maior, formado por fibras parassimpáticas, que, após nova sinapse no gânglio pterigopalatino, direciona-se e inerva as glândulas lacrimais. A segunda ramificação corresponde ao nervo do músculo estapédio, que emerge no início do segmento mastóideo junto ao

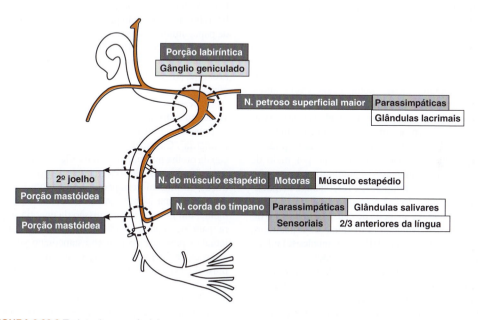

FIGURA 2.20.2 Trajeto do nervo facial e seus ramos.

2º joelho do nervo facial e é composto por fibras motoras que inervam o músculo do estapédio. O nervo corda do tímpano é o último ramo intratemporal. Surge na porção mastóidea, distal à emergência do nervo do músculo do estapédio, possui fibras eferentes parassimpáticas que se dirigem às glândulas salivares e fibras aferentes sensoriais com informações de sensibilidade gustativa dos dois terços anteriores da língua.

Avaliação inicial

A avaliação inicial do paciente com paralisia facial periférica tem como objetivos principais orientar a investigação do diagnóstico etiológico e definir o grau de paralisia.

Deve-se, primeiramente, confirmar o diagnóstico de paralisia periférica, por meio da observação de imobilidade (parcial ou completa) de toda a musculatura da hemiface e sua lateralidade. A percepção de paralisia isolada do terço inferior da face associada a outros sinais neurológicos sugere acometimento central (lesão supranuclear).

A história clínica pormenorizada e o exame físico otorrinolaringológico meticuloso são fundamentais na busca de sinais ou sintomas que indiquem a causa da paralisia. História de trauma craniano, infecções otológicas ou sistêmicas, procedimentos cirúrgicos ou lesões tumorais podem indicar o diagnóstico. Questionamentos sobre o início do quadro, tempo de evolução da paralisia facial, episódios prévios e sintomas agregados (auditivos, neurológicos, motores) são importantes. Oroscopia, rinoscopia, otoscopia, acumetria, inspeção/palpação do pescoço e avaliação dos pares cranianos devem ser realizados minuciosamente.

Em alguns casos, quando necessário, pode-se aprofundar a avaliação do paciente por meio de exames complementares. Tomografia computadorizada dos ossos temporais e ressonância magnética de ouvidos e fossas posteriores estão indicadas, por exemplo, na suspeita de causa traumática e tumoral, respectivamente. Em situações específicas, sorologias para vírus (HIV, mononucleose) e bactérias (lues, doença de Lyme)[1] podem ser solicitadas. Impõe-se a realização de audiometria e impedanciometria na presença de queixas auditivas (hipoacusia, zumbido, plenitude aural).

Outra característica importante a ser avaliada no primeiro contato com o paciente é o grau da paralisia facial. Para tanto, utilizam-se escalas que pontuam o grau de mobilidade da musculatura da face. Atualmente, a ferramenta mais difundida e aceita é a escala de House-Brackmann (Tab. 2.20.1), que é numerada de I a VI. Os extremos, grau I e VI, correspondem à mobilidade normal e à paralisia completa, respectivamente. As graduações intermediárias (II a V) correspondem às paralisias incompletas e podem ser divididas em dois subgrupos a partir da avaliação da atividade do músculo orbicular do olho ao esforço. Nos graus II e III, ocorre fechamento ocular completo e, nos graus IV e V, incompleto. A diferença entre esses dois últimos graus ocorre pela presença de assimetria facial no repouso somente no grau V.

Topodiagnóstico

O diagnóstico topográfico visa identificar o local da lesão no nervo facial. Essa avaliação baseia-se no resultado de três exames principais: teste de Schirmer, pesquisa do reflexo estapediano e avaliação da gustação. Esses testes avaliam, especificamente, a função de cada um dos ramos intratemporais do nervo facial e, assim, sugerem a posição da lesão.

O teste de Schirmer corresponde à pesquisa do lacrimejamento. Avalia-se a função das glândulas lacrimais através da colocação de tira de papel-filtro posicionada no fórnice conjuntival inferior bilateralmente por 5 minutos e mede-se a extensão de papel úmido. Diferenças maiores que 27% entre os olhos apontam disfunção do nervo petroso superficial maior e, portanto, que o local da lesão é proximal ao gânglio geniculado, local de sua emergência.[2]

A pesquisa do reflexo estapediano ou do reflexo do músculo estapédio está incluída na avaliação da impedância acústica da orelha média (impedanciometria). Considerado um mecanismo de proteção da orelha interna, esse arco reflexo, atuante em situações de estímulo sonoro intenso, provoca contração do músculo estapédio, limitando a mobilidade da platina sobre a janela oval e, consequentemente, diminuindo a transmissão da energia sonora para os líquidos endococleares. Na paralisia facial, a presença do reflexo estapediano sinaliza lesão distal ao ponto de surgimento do nervo do músculo estapédio. No entanto, o inverso não é verdadeiro, pois inúmeras alterações auditivas podem provocar desaparecimento desse reflexo.

A avaliação da gustação é realizada pela estimulação das duas metades anteriores da língua com as quatro sensações gustativas básicas. Indica-se a utilização de cotonetes embebidos em sal (salgado), açúcar (doce), limão (azedo) e café

TABELA 2.20.1 Escala de House-Brackmann

Grau	Disfunção	Características
I	Normal	Função facial normal
II	Leve	Leve fraqueza notável à inspeção Repouso: Normal, tônus normal Movimento: Testa: função quase normal Olho: fechamento total com máximo esforço Boca: assimetria leve
III	Moderada	Diferença leve, porém visível entre os dois lados Repouso: Normal, tônus normal Movimento: Testa: alteração moderada Olho: fechamento total com máximo esforço Boca: assimetria visível com máximo esforço
IV	Moderadamente severa	Assimetria e fraqueza óbvias entre os lados Repouso: Normal ou levemente alterado, tônus normal Movimento: Testa: ausência de movimento Olho: fechamento incompleto, presença de fenda Boca: assimetria importante com máximo esforço
V	Severa	Movimentos quase imperceptíveis Repouso: Assimetria entre os lados Movimento: Testa: ausência de movimento Olho: fechamento imcompleto Boca: movimentos quase imperceptíveis
VI	Total	Ausência total de movimentos; perda do tônus muscular

(amargo).[3] Dessa forma, o paciente poderá inferir sobre a percepção da sensação do sabor. Em outra forma de avaliação, emprega-se o eletrogustômetro. Com estímulos elétricos (corrente galvânica) sobre cada metade anterior da língua, busca-se a intensidade da corrente elétrica necessária para gerar sensações gustativas (metálica ou ácida). Assim, em situações em que o paciente não percebe o estímulo gustativo com o auxílio dos cotonetes ou a diferença da energia da corrente elétrica for maior que 3 miliamperes entre as metades, admite-se disfunção do nervo corda do tímpano e, por conseguinte, lesão do nervo facial proximal à sua emergência.[4]

Testes eletrofisiológicos

A eletroneurografia (ENoG) e a eletromiografia correspondem aos dois exames eletrofisiológicos indicados na avaliação de pacientes que apresentam paralisia facial periférica completa. Ambos buscam apontar o prognóstico da paralisia e, dessa forma, orientar a terapêutica a ser adotada.

A ENoG é o exame de escolha na fase inicial da paralisia, pois fornece com maior precisão informações sobre o prognóstico. Deve ser realizado a partir do terceiro dia, momento em que se estabelece o início da degeneração walleriana. Realiza-se estimulação elétrica transcutânea sobre o tronco do nervo facial, na região do forame estilomastóideo, bilateralmente, e registra-se o potencial muscular de resposta através de eletrodos de superfície posicionados na face. De acordo com a amplitude do potencial muscular, após comparação entre as duas hemifaces, tem-se uma estimativa do percentual de fibras degeneradas. Reduções do potencial muscular tornam-se indicativas de mau prognóstico somente quando são maiores ou iguais a 90%, uma vez que, nessas condições, a chance de recuperação completa da mobilidade da musculatura facial é de apenas 14%.[5] Nesses casos, tem-se a indicação de tratamento cirúrgico para descompressão do nervo facial.

A eletromiografia deve ser realizada somente após o 21º dia de paralisia facial completa. Por meio do registro da atividade muscular, fornece informações sobre o prognóstico. Posicionam-se eletrodos na musculatura orbicular dos olhos e da boca e analisa-se a presença de potenciais musculares ao repouso e aos movimentos voluntários. A captação de potenciais de fibrilação miogênica no repouso indica degeneração neural (mau prognóstico). Contrariamente, o registro de potenciais lentos ou polifásicos demonstra a existência de regeneração neuronal e sugere bom prognóstico.

Diagnóstico etiológico

A paralisia facial periférica pode ser causada por inúmeras afecções. A identificação do fator etiológico é, em muitos casos, determinante para a correta instituição do tratamento.

Seguindo as taxas de incidência, posicionam-se entres as principais causas as paralisias idiopáticas, traumáticas, infecciosas, tumorais, metabólicas, congênitas, vasculares e tóxicas.[3]

Paralisia facial periférica idiopática ou paralisia de Bell

Emprega-se o termo paralisia de Bell àquelas paralisias faciais periféricas sem etiologia definida. Tendo caráter idiopático, seu diagnóstico é feito por exclusão, podendo ser confirmado só após se esgotarem todas as outras possibilidades de paralisia por meio de uma anamnese detalhada, exame clínico dirigido, provas audiométricas e exames de imagem complementares.

Nos últimos anos, inúmeros autores apontaram uma forte associação do vírus do herpes simples tipo 1 (VHS-1) com a paralisia de Bell. Sendo assim, poderia ser inadequado classificar uma paralisia idiopática como sinônimo de Bell. Porém, mesmo com a associação viral identificada, os termos Bell e idiopático ainda servem para classificar a mesma doença.

Alguns estudos mostram a associação da paralisia facial periférica idiopática com a exposição ao frio devido ao bloqueio térmico dos canais de sódio e potássio.[6] Já outros autores sugerem que a exposição ao frio poderia reativar o VHS-1 e, assim, levar à paralisia facial periférica.[7] Correspondem a 60% de todas as paralisias faciais periféricas, com incidência de 20 casos por 100 mil habitantes/ano. Não tem predileção por sexo, e as hemifaces são acometidas com a mesma frequência. Em gestantes, sua ocorrência é 3,3 vezes mais comum do que em não gestantes, sendo mais frequente no último trimestre ou logo após o parto.[1] O

principal sintoma de Bell é a paralisia facial periférica súbita que normalmente instala-se nas primeiras 48 horas. Pode ser completa (70%) ou incompleta (30%). Metade dos pacientes requer analgesia pela presença de dor retroauricular, sendo que o quadro álgico ocorre em 50% destes no momento da paralisia e, na outra metade, 2 a 3 dias antes do evento. A diminuição da produção de lágrimas (envolvimento do nervo petroso superficial maior) e da sensibilidade gustatória (envolvimento do nervo corda do tímpano) é observada em 5% e 30%, respectivamente.[8] A paralisia do nervo estapédio, que inerva o músculo com o mesmo nome, torna ausente o reflexo estapediano, promovendo hiperacusia em alguns casos, devido ao fato de o reflexo ser um fator protetor para sons intensos.[9] Sintomas como hipoacusia ou vertigens não costumam estar presentes.

Apesar de ser a causa mais comum de paralisia facial periférica, surpreendentemente, seu tratamento ainda permanece controverso na literatura. Atualmente, a prednisona ou a prednisolona são considerados os fármacos de escolha e têm como objetivo reduzir o processo inflamatório e a compressão do nervo facial no forame meatal. Recomenda-se a dosagem de 60 mg/dia, por 5 dias, com redução gradual até o 10º dia.

O uso de antivirais como o aciclovir (400 mg, 5 x/dia, por 10 dias) ou o valaciclovir (1.000 mg/dia, dividido em 2 doses, por 7 dias), é muito questionável.

Devido a uma gama de estudos conflitantes sobre o assunto, uns advogando a favor, e outros, contra, ainda se recomenda o seu uso desde o início dos sintomas, associados à corticoterapia.[1]

Em casos de paralisia facial periférica completa e acometimento maior que 90% na eletroneurografia, há indicação de descompressão cirúrgica do nervo facial. Pacientes submetidos à descompressão tardia (> 30 dias) geralmente têm resultado desfavorável.[10] Porém, ainda hoje, a descompressão cirúrgica também é motivo de controvérsias, devendo cada caso ser avaliado separadamente.

Além dos tratamentos citados, é de suma importância a proteção ocular, que será debatida em mais detalhes a seguir neste capítulo. Em certos casos é possível lançar mão de tratamentos fisioterápicos, que auxiliam na recuperação da musculatura, coordenando os movimentos da mímica facial.

A história natural da paralisia de Bell mostra que a resolução completa dos sintomas ocorre em até 70% dos casos. Destes, mais da metade (58%) acontece nos primeiros dois meses. Os fatores de melhor prognóstico são:

1. Paralisia incompleta
2. Ausência de dor retroauricular
3. Reflexo estapediano normal
4. Exame gustatório normal
5. Teste de Schirmer normal
6. Menor idade do paciente

Síndrome de Melkerson-Rosenthal

Corresponde a 4% dos casos de paralisia facial periférica. Apresenta etiologia desconhecida e é caracterizada por paralisia facial periférica recorrente, edema orofacial recidivante e língua fissurada (plicata).[11] A língua fissurada é considerada uma variação anatômica, não contendo significado patológico.[12] Há provável predisposição hereditária.

Frequentemente, inicia-se na infância ou na adolescência, com maior prevalência nas mulheres. O diagnóstico é basicamente clínico, podendo manifestar-se com apenas um componente da tríade, sendo raros os casos completos com os três sintomas presentes. O sintoma mais frequente é o edema orofacial, que pode ser uni ou bilateral, apresentando-se normalmente do mesmo lado da paralisia, sendo que esta ocorre em apenas 30% dos casos.[13] A tendência natural é a melhora do quadro em três semanas.

O tratamento da paralisia facial segue os mesmos parâmetros utilizados no tratamento da paralisia de Bell. O tratamento apresenta seu maior desafio nos casos com recidivas frequentes devido à possibilidade de as sequelas serem maiores.

O tratamento do edema orofacial é tratado de acordo com a fase em que se encontra, uma vez que ele pode provocar deformidade facial permanente. Na fase aguda, utilizam-se, além de corticoterapia, compressas geladas e lubrificantes tópicos a fim de evitar fissuras na pele. Na fase crônica, alguns autores sugerem doses altas de corticoides, como a metilprednisolona, por aproximadamente dois meses.[14] Por outro lado, outros autores relatam melhora espontânea sem o uso de medicações.[15]

Paralisia facial periférica traumática

As paralisias faciais periféricas traumáticas estão relacionadas aos traumatismos do osso temporal ou às lesões diretas sobre o nervo facial. De acordo com o tipo e grau de dano ao nervo facial, podem provocar paralisias completas ou incompletas.

Os traumatismos do osso temporal podem ser divididos em traumas fechados e abertos. Os traumas fechados ou não penetrantes são provocados por contusões craniencefálicas que resultam em fraturas do osso temporal. São classificadas como fraturas longitudinais ou transversais de acordo com a relação entre o eixo da pirâmide petrosa do osso temporal e o sentido da linha de fratura.

As fraturas longitudinais (linha de fratura paralela ao eixo da pirâmide petrosa) são as mais comuns. Ocasionadas por impactos temporoparietais, provocam lesão do nervo facial em 20% dos casos. Essas lesões ocorrem, normalmente, por tração do nervo petroso superficial maior sobre o gânglio geniculado (porção labiríntica) ou por deslocamentos da cadeia ossicular sobre a porção timpânica do nervo facial.

As fraturas transversais (linha de fratura perpendicular ao eixo da pirâmide petrosa), apesar de menos frequentes, estão relacionadas com lesões do nervo facial em mais da metade dos casos. Como resultam de impactos occipitais, os traços de fratura, por cruzarem o rochedo temporal e a cápsula ótica, ocorrem diretamente sobre o canal de Falópio nas porções labirínticas ou timpânicas.

Os traumas abertos ou penetrantes são causados, quase exclusivamente, por armas de fogo. Devido à alta densidade da porção petrosa do osso temporal, em grande parte dos casos, o projétil não consegue transfixar o rochedo temporal. Assim, torna-se um trauma pouco letal, porém com alto grau de sequelas. Como regra, devido à grande destruição e fragmentação do osso temporal, ocorre grave lesão ao nervo facial, tanto pela energia do impacto, que provoca secção do nervo, como pela lesão térmica local, que danifica ampla extensão de tecido neural.[1]

Em todos os casos, é fundamental estabelecer o tempo de início da paralisia facial em relação ao trauma (imediata ou tardia) e o grau de paralisia (completa ou incompleta). As paralisias que iniciam mais tarde, independentemente de serem completas ou incompletas, afastam a hipótese de secção do nervo facial e sugerem lesão por edema e compressão nervosa. Por outro lado, as paralisias completas e imediatas são indicativas de lesão por transecção do nervo facial. Todos os pacientes devem ser submetidos à avaliação complementar por tomografia computadorizada dos ossos temporais.

As paralisias faciais periféricas incompletas possuem bom prognóstico e devem ser tratadas clinicamente. Com o intuito de minimizar o edema do nervo e o dano neural, é recomendada a prescrição imediata de corticosteroides (predni-sona, 1 mg/kg/dia, por 7 dias, seguida de retirada progressiva). Diferentemente, nos casos de paralisia completa, além da pronta instituição da corticoterapia, está indicada a realização de exames eletrofisiológicos, dentro das duas primeiras semanas, para estabelecer a porcentagem de fibras nervosas denegeradas. Quando se identifica comprometimento de 90% ou mais das fibras nervosas, deve-se considerar a abordagem cirúrgica para descompressão do nervo facial. Se os valores são inferiores a 90%, mantém-se o tratamento clínico.[16]

Nos casos de transecção do nervo facial, apresenta-se como melhor opção de tratamento a confecção cirúrgica de uma anastomose terminoterminal. Através de uma mastoidectomia aberta, libera-se o nervo facial do canal de Falópio, refaz-se seu trajeto na região da orelha média e suturam-se microcirurgicamente os cotos neurais. Na impossibilidade de realizá-la ou nos casos de insucesso, pode-se optar por anastomoses alternativas com interposição de enxerto neural (nervo sural ou nervo auricular magno) ou pela derivação hipoglossofacial.[16]

Paralisia facial periférica infecciosa

Síndrome de Ramsay Hunt

Em pacientes com histórico de varicela, a reativação do vírus varicela-zóster latente no gânglio geniculado resulta no desenvolvimento do herpes-zóster ótico. Essa afecção caracteriza-se pela presença de otalgia e vesículas herpéticas associadas ou não a sintomas cocleovestibulares. Quando essa infecção viral afeta, além das fibras sensoriais, as fibras motoras do nervo facial, desenvolve-se a paralisia facial periférica. Essa combinação de herpes-zóster ótico e paralisia facial periférica recebe a denominação de síndrome de Ramsay Hunt.

Apresenta uma incidência anual de 5:100 mil pessoas, com aumento significativo após os 60 anos de idade.[17] Além disso, é responsável por 2 a 10% de todas as paralisias faciais periféricas agudas.[18]

Após sintomas de pródromo viral, semelhante a infecções de via aérea superior,[17] o quadro clínico, em mais da metade dos pacientes, inicia com otalgia de forte intensidade.[19] O surgimento das lesões cutâneas herpéticas (vesículas e bolhas) é determinante no diagnóstico do herpes-zóster ótico. Localizam-se, geralmente, no pavilhão auricular (concha), conduto auditivo externo, membrana timpânica e, devido às anastomoses entre as fibras sensoriais do nervo corda do tímpano e o nervo lingual, no palato e nos dois terços anteriores da língua. A agressão ao gânglio geniculado e às fibras motoras do nervo facial resulta na paralisia facial periférica ipsilateral.

O VIII nervo craniano – nervo vestibulococlear – é acometido em 40 a 50% dos casos. Dessa forma, os pacientes podem desenvolver sintomas auditivos e/ou vestibulares. Destacam-se zumbido, hiperacusia, hipoacusia (perda auditiva neurossensorial), vertigem e nistagmo.

Diferentemente da paralisia de Bell, a incidência de sequelas motoras na síndrome de Ramsay Hunt é alta. Sem tratamento, a chance de recuperação completa é de apenas 20%.[20] Dessa forma, o tratamento deve ser instituído o mais prontamente possível, preferentemente dentro das primeiras 72 horas. Nesses casos, a taxa de recuperação completa da função do nervo facial sobe para 75%.[21] Preconiza-se, atualmente, a associação de corticosteroides (prednisona, 1 mg/kg/dia, por 7 dias, seguida de retirada até 14 dias) e antivirais (valaciclovir, 1 g, 3x/dia, por 14 dias).[22]

Outro objetivo da instituição do tratamento precoce é a tentativa de reduzir o desenvolvimento da neuralgia pós-herpética, que pode acometer até 50% dos pacientes. Aparecem como fatores de risco a idade avançada, a gravidade das lesões cutâneas e a intensidade da dor na fase aguda.[19] Estudos apontam a gabapentina como droga de escolha para o manejo da neuralgia pós-herpética.[22]

Cuidados oculares

Na paralisia facial periférica, a lubrificação ocular encontra-se comprometida, tanto pela incapacidade do fechamento ocular completo por paralisia do músculo orbicular do olho, como pela diminuição da produção de lágrimas por disfunção do nervo petroso superficial maior. Sendo assim, com o intuito de prevenir lesões da córnea por ressecamento, devem-se utilizar colírios lubrificantes durante o dia. À noite, para dormir, deve-se associar o uso de pomadas oftálmicas e o fechamento ocular através de fixação da pálpebra superior com auxílio de fitas adesivas.

Conclusão

A paralisia facial periférica necessita de avaliação precoce. Estabelecer o correto diagnóstico e definir, prontamente, o tratamento específico para cada etiologia são determinantes no resultado estético funcional. A realização do topodiagnóstico e, quando indicados, de exames eletrofisiológicos ou complementares arremata o atendimento ao paciente. Por último, os cuidados oculares devem ser uma preocupação constante.

Teoria versus prática

A disseminação do conhecimento sobre a paralisia facial periférica deve refletir diretamente na prática médica no primeiro atendimento do paciente. Os diagnósticos e os encaminhamentos iniciais são determinantes no desfecho motor. A capacidade de identificar sinais e sintomas associados permite um diagnóstico etiológico mais preciso e, consequentemente, condutas mais acertadas. Quanto maior o tempo de sofrimento neural sem tratamento adequado, maior o risco de sequela motora.

 Referências

1. Andrade AM, Rezende MM. Paralisia facial idiopática. In: Caldas Neto S, Mello Júnior JF, Martins RHG, Costa SS, coordenadores. Tratado de otorrinolaringologia: otologia e otoneurologia. 2. ed. São Paulo: Roca; 2011. v. 2. p. 330-9.
2. Hanson J, Fikertscher R, Roseburg B. Schirmer test of lacrimation. Its clinical importance. Arch Otolaryngol. 1975;101(5):293-5.
3. Bento RF, Voegels RL, Sennes LU, Pinna FR, Jotz GP. Gustação. In: Bento RF, Voegels RL, Sennes LU, Pinna FR, Jotz GP, editores. Otorrinolaringologia baseada em sinais e sintomas. São Paulo: Fundação Otorrinolaringologia; 2011. p. 161.
4. Bento RF. Paralisia facial idiopática. In: Bento RF, Miniti A, Marone SAM. Tratado de otologia. São Paulo: EDUSP; 1998. p. 440.
5. Fisch U. Prognostic value of eletrical tests in acute facial paralaysis. Am J Otol. 1984;5(6):494-8.
6. Schadel A. [The effects of cold on facial nerve function]. Laryngorhinootologie. 1990;69(5):242-5.
7. Campbell KE, Brundage JF. Effects of climate, latitude, and season on the incidence of Bell's palsy in the US Armed Forces, October 1997 to September 1999. Am J Epidemiol. 2002;156(1):32-9.
8. Peitersen E. Bell's palsy: the spontaneous course of 2,500 peripheral facial nerve palsies of different etiologies. Acta Otolaryngol Suppl. 2002;(549):4-30.
9. Gilden DH. Clinical practice. Bell's palsy. N Engl J Med. 2004;351(13):1323-31.
10. Gantz BJ, Rubinstein JT, Gidley P, Woodworth GG. Surgical management of Bell´s palsy. Laryngoscope. 1999;109(8):1177-88.
11. Hawkins DB. Melkersson's syndrome: an unusual case. J Laryngol Otol. 1972;86(9):943-7.
12. Ekbom KA. Plicated tongue in Melkersson's syndrome and paralisis of the facial nerve. Acta Med Scand. 1950;138(1):42-7.
13. Alexander RW, James RB. Melkersson-Rosenthal syndrome: review of literature and report of case. J Oral Surg. 1972;30(8):599-604.
14. Kesler A, Vainstein G, Gadoth N. Melkersson-Rosenthal syndrome treated by methylprednisolone. Neurology. 1998;51(5):1440-1.
15. Vilela DS, Balieiro FO, Fernandes AMF, Mitre EI, Lazarini PR. Melkersson-Rosenthal syndrome: cases report and literature review. Braz J Otorhinolaryngol. 2002;68(5):755-60.
16. Danner CJ. Facial nerve paralysis Otolaryngol Clin North Am. 2008;41(3):619-32, x.
17. Coulson S, Croxson GR, Adams R, Oey V. Prognostic factors in herpes zoster oticus (Ramsay Hunt syndrome). Otol Neurotol. 2011;32(6):1025-30.
18. Kansu L, Yilmaz I. Herpes zoster oticus (Ramsay Hunt syndrome) in chilldren: case report and literature review. Int J Pediatr Otorhinolaryngol. 2012; 76(6):772-6.
19. Wagner G, Klinge H, Sachse MM. Ramsay Hunt syndrome. J Dtsch Dermatol Ges. 2012;10(4):238-44.
20. de Ru JA, van Benthem PP. Combination therapy is preferable for patients with Ramsay Hunt syndrome. Otol Neurotol. 2011;32(5):852-5.
21. Uscategui T, Doree C, Chamberlain IJ, Burton MJ. Corticosteroids as adjuvant to antiviral treatment in Ramsay Hunt syndrome (herpes zoster oticus with facial palsy) in adults. Cochrane Database Syst Rev. 2008;(3):CD006852.
22. Whitley RJ. A 70-year-old woman with shingles review of herpes zoster. JAMA. 2009;302(1): 73-80.

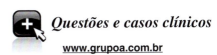

Questões e casos clínicos

www.grupoa.com.br

PARTE II

Nariz e seios paranasais

Semiologia nasossinusal

Otavio B. Piltcher

As principais queixas relacionadas ao nariz e aos seios paranasais são obstrução nasal, rinorreia/coriza, sangramentos, dor, espirros, coceira e alterações do olfato. Essa sintomatologia determina um decréscimo importante na qualidade de vida dos indivíduos.

Pelas peculiaridades de sua anatomia, composta de duas cavidades nasais divididas entre si pelo septo nasal e várias cavidades paranasais que se comunicam, direta ou indiretamente através de seus óstios de ventilação e drenagem, com as fossas nasais, há necessidade da utilização de instrumental adequado, principalmente iluminação e espéculos nasais (Fig. 3.1 e 3.2).

Outro aspecto importante, nesse sentido, são as características do revestimento dessas estruturas, todas com a mesma mucosa respiratória, tornando processos patológicos dessa região raramente restritos ao nariz ou somente aos seios paranasais. Esse conhecimento influenciou, por exemplo, a mudança da nomenclatura das sinusites para rinossinusites. Além disso, o conhecimento das características desse revestimento, composto por unidades mucociliares (Fig. 3.3), com necessidade de um equilíbrio entre a produção de muco pelas glândulas submucosas e pelas células caliciformes, com o escoamento pelo batimento ciliar, é chave para o entendimento das diferentes patologias, assim como de seus sinais e sintomas na rinossinusologia.

O exame inicia-se pela inspeção e palpação da pirâmide nasal, na busca de desvios de linha média, sinais inflamatórios externos, pontos dolorosos, tumorações, e das narinas, tentando determinar a permeabilidade e outras alterações (desvios, tumores, pólipos, corpos estranhos, etc.).

Para proceder à rinoscopia anterior, é utilizado o espéculo nasal com o tamanho adequado de acordo com a narina do paciente, como fazem os otorrinolaringologistas.

O médico não especialista, que não dispõe do instrumental adequado, pode usar o otoscópio com o otocone maior para a rinoscopia anterior, tentando visualizar o interior das fossas nasais. Raramente são identificadas todas as estruturas nasais, o que não diminui a possível contribuição desse recurso semiológico no exame objetivo do nariz, quando se procura descrever desvios da parte anterior do septo, a cabeça dos cornetos inferiores e a cor da mucosa nasal (rósea nos normais, vermelha com secreção nas rinites agudas, azulada nos alérgicos e até a presença de algum corpo estranho). A visualização de secreção purulenta saindo pelo meato médio confirma o diagnóstico de rinossinusite de um ou mais seios paranasais daquele lado. Já a secreção purulenta unilateral acompanhada por forte mau cheiro é, na prática, diagnóstico de corpo estranho ou processo expansivo. O exame da parede lateral do nariz, como dito antes, permite verificar se há saída de secreção purulenta dos meatos, o que auxilia no diagnóstico das rinossinusites. Cabe, no contexto deste livro, lembrar que os pacientes utilizam o termo sinusite quando diante de sintomas nasais, e não rinossinusite. O termo científico recebe essa denominação atualmente no meio médico pelo reconhecimento de que o processo inflamatório incide sobre a mucosa nasal e sinusal. Independentemente da nomenclatura, deve ficar claro que o termo somente significa presença de inflamação no local, sem definir o diagnóstico nosológico (viral, bacteriano, fúngico, alérgico, autoimune, etc.). Recomenda-se inclusive que, ao ser dado tal diagnóstico, seja esclarecida essa questão, para que o paciente compreenda o tratamento proposto.

Mesmo fazendo parte somente do exame físico pelo especialista, as endoscopias, acopladas ou não a dispositivo de captura de imagem para visualização e documentação (videoendoscopia), são ferramentas muito importantes na complementação do exame pelo especialista. Esse exame pode ser rea-

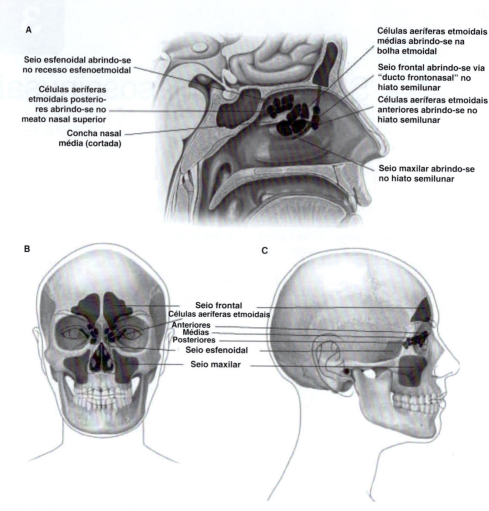

FIGURA 3.1 (A) Vista medial; (B) vista anterior; (C) vista lateral (veja colorida em www.grupoa.com.br).

lizado com fibras flexíveis e rígidas. As flexíveis produzem, em geral, uma imagem de menor qualidade que os endoscópios rígidos, porém são mais aceitas tanto por adultos como por crianças, servindo para visualizar não apenas as cavidades nasais, mas também rinofaringe, orofaringe, hipofaringe e laringe. Os diâmetros podem variar (2,2; 3,0; 3,2; 4,0 mm), e alguns apresentam canais de aspiração e biópsia. As fibras rígidas variam de 2,7 a 4,0 mm e, diferentemente das flexíveis, que têm a ponta passível de modificações de angulação até praticamente 90 graus, podem ter a visão com angulações variando de 0 até 70 graus, passando por 30 e 45, conforme a necessidade do médico **(Fig. 3.4 e 3.5)**.

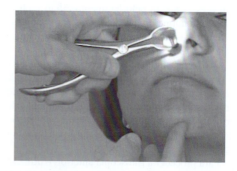

FIGURA 3.2 Forma adequada de realizar rinoscopia anterior com espéculo nasal.

EPITÉLIO COLUNAR PSEUDOESTRATIFICADO CILIADO

LOCAIS: Revestimento da cavidade nasal, traqueia e brônquios; porções do trato genital masculino

FUNÇÕES: Proteção e secreção

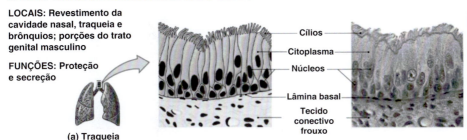

(a) Traqueia

FIGURA 3.3 Unidade mucociliar (veja colorida em www.grupoa.com.br).

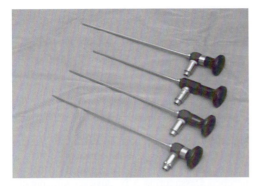

FIGURA 3.4 Endoscópios rígidos com diferentes ângulos.

Varia, entre os especialistas, a utilização ou não de anestesia tópica (neotutocaína a 2%) em forma de *spray* ou gotas em algodão, mas, de forma geral, sempre são empregadas gotas com pseudoefedrina para diminuição da dimensão dos cornetos inferiores a fim de facilitar o exame. Apesar de possivelmente útil, quadros agudos com sintomatologia e história clínica claras não precisam de endoscopia de rotina, porém qualquer situação de dúvida diagnóstica, cronicidade de sintomas ou suspeita de lesões deve ser sempre complementada por esse tipo de exame **(Fig. 3.6, 3.7 e 3.8)**.

Alguns médicos ainda utilizam o método da transiluminação, que consiste em tentar, com uma fonte luminosa forte e com a sala escurecida, vi-

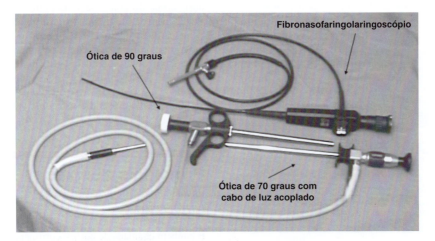

FIGURA 3.5 Fibronasofaringolaringoscópio e endoscópios rígidos de laringe.

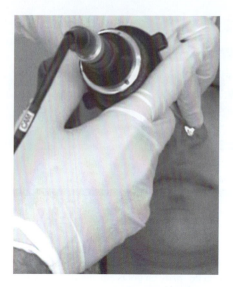

FIGURA 3.6 Introdução do endoscópio rígido nasal.

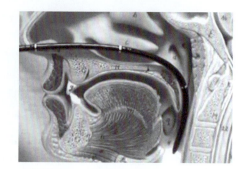

FIGURA 3.8 Endoscópio flexível através da fossa nasal até a hipofaringe.

sualizar a difusão da luz nos seios maxilar, etmoidal anterior e frontal. A presença de secreção ou de um tumor dentro dos seios diminuiria sua imagem luminosa. É um exame fácil, porém de baixa sensibilidade e especificidade. Entre os exames complementares requeridos para comprovação do diagnóstico, estão a radiografia, a tomografia computadorizada (TC) e a ressonância magnética (RM). O primeiro, cada vez mais em desuso pelo elevado número de falso-positivos e falso-negativos para as mais diversas etiologias, é desaconselhado por todos os protocolos de atendimento e diretrizes como ferramenta de auxílio para diagnóstico de rinossinusites agudas. Já a TC, com baixo número de falso-negativos, tem, como a RM, para quadros inflamatórios, o potencial de elevados percentuais de falso-positivos. Além de favorecer tratamentos desnecessários, a comunidade médica tem sido alertada sobre o elevado número de exames dessa natureza em razão do significado grau de exposição à radiação, podendo estar relacionados a aumentos na incidência de determinadas neoplasias na região da cabeça e pescoço. Dessa forma, a TC deve ser somente utilizada de rotina em casos de suspeição de complicações orbitárias e intracranianas das rinossinusites, casos crônicos, confirmação de diagnóstico (alterações de mucosa, tipo de secreção nos seios, variantes anatômicas, etc.) e como ferramenta obrigatória, do ponto de vista prático e médico-legal, para o planejamento cirúrgico. Achados clínicos, de exame físico (com endoscopia) e tomográficos compatíveis com a presença de algum processo neoplásico podem ser complementados pela RM, pelas definições de vascularização e estadiamento, e pela invasão ou não de estruturas vizinhas, como a órbita e o sistema venoso central.

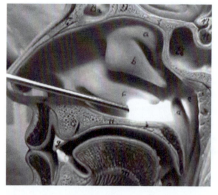

FIGURA 3.7 Endoscópio rígido dentro da fossa nasal.

Principais queixas

Rinorreia

É também chamada de coriza, corrimento e secreção nasal (etimologicamente, *rino* significa nariz, e *reia*, corrimento; portanto, corrimento dos fluidos do nariz). As características do fluido têm relação direta com a sua origem. A mucosa respiratória é composta por células produtoras de muco (caliciformes) em sua superfície e, na região submucosa, um número significativo de glândulas serosas e mucosas. Há uma quantidade necessária a ser produzida diariamente com características viscoelásticas e inflamatórias como parte do sistema de proteção das vias aéreas superiores. Seu escoamento ocorre do interior dos seios paranasais em direção ao óstios naturais de drenagem e, destes, assim como da mucosa nasal propriamente dita, em direção à rinofaringe, de onde segue para ser deglutida. O equilíbrio da unidade morfofuncional mucociliar é essencial para o funcionamento adequado das vias aéreas. Quaisquer processos que levem ao aumento da produção de muco ou à incapacidade de seu escoamento acabarão por determinar sintomatologia nasossinusal. Mesmo não sendo um exame de rotina, somente para elucidar a relação dos fluidos nasais com a patologia subjacente, as avaliações citológica e histológica poderão traduzir que tipo de resposta inflamatória está ocorrendo (aguda, crônica, bacteriana, viral, fúngica, etc.).

A anamnese de um paciente terá mais utilidade à medida que o médico, além de obter as respostas às suas perguntas, puder compreender as teorias etiológicas e fisiopatológicas por trás de suas frases. Essa capacidade tornará a intervenção mais eficaz tanto no tratamento do problema atual como na prevenção de futuras queixas em virtude da compreensão do paciente sobre seu problema. Isso quer dizer que o médico deve ser também um educador e saber escolher a linguagem adequada para atingir esse importante objetivo. Por exemplo, em geral, ao utilizar o termo coriza, os pacientes apresentam quadros de natureza mais inflamatória e/ou infecciosa (rinites não infecciosas, rinites infecciosas). Por outro lado, quando utilizam o termo secreção ou "ranho", acreditam serem portadores de infecções, sendo comum, em vez de descreverem os sintomas, se autodiagnosticarem com sinusite. As demais características relacionadas à coriza/secreção, tais como cor, transparência e espessura da secreção oriunda do nariz, complementam a definição pelos pacientes, tanto de forma espontânea como pelo questionamento direcionado pelo médico (p. ex., coriza, água, clara de ovo batida, catarro, pus ou sangue). A real importância das características dos fluidos nasais de forma isolada deve ser esclarecida com os pacientes que acreditam, conforme citado, serem fortes indicativos da etiologia e gravidade de seus problemas.Do ponto

de vista médico, a caracterização é muito importante, mas somente auxiliará no diagnóstico quando associada a questões de temporalidade, exame físico e exames complementares, eventualmente. Perguntas que sempre deverão ser respondidas quando diante de um paciente com rinorreia são: Há quanto tempo? As suas características variam ou não durante o dia? Tem sintomas associados (prurido, espirros, lacrimejamento, dor de garganta)? É anterior ou posterior (gota pós-nasal)? Unilateral ou bilateral? Algum odor específico?

Frente a esses pacientes e conforme o conjunto das respostas, os principais diagnósticos diferenciais serão rinite alérgica, rinite não alérgica, resfriado comum/gripe, rinossinusite aguda ou crônica, corpos estranhos e fístula liquórica. Hipóteses como epistaxe e tumores, apesar de também apresentarem rinorreia, são consideradas quando outros sintomas forem abordados, como epistaxe propriamente dita, obstrução nasal e dor facial.

Sangramento nasal

Os sangramentos nasais determinam uma situação de estresse nos pacientes e em familiares independentemente de sua intensidade. A ansiedade aumenta à medida que a saída de sangue persiste ou se repete, não apenas pelo evento, como pelas dúvidas e fantasias quanto à possível origem do sangue, sendo a possibilidade de um evento vascular de sistema nervoso central e/ou tumores os principais questionamentos. A idade dos pacientes e as características do sangramento a partir da anamnese (volume, uni ou bilateralidade, anterior e/ou posterior, vivo, associado a outros sinais e sintomas, obstrução nasal, pressão na face, febre, etc.) permitem uma dicotomização dos pacientes entre aqueles que apresentam sangramentos tipicamente anteriores e que, apesar de causadores de transtornos sociais, não oferecem riscos ao paciente, e aqueles que têm sangramentos com potencial para morbidade e mortalidade (posteriores) originários de vasos mais calibrosos.

Obstrução nasal/respirador oral

Provavelmente, trata-se de uma das queixas nasais mais comuns e de maior impacto sobre a qualidade de vida dos pacientes. Paradoxalmente, baseia-se em uma subjetividade que dificulta a generalização de critérios diagnósticos e intervencionistas. Muitas vezes considerada sinônimo de nariz congesto, trancado, fechado, entre outros adjetivos, traz consigo uma relação de causa e efeito com os denominados respiradores orais ou bucais em grande parte dos casos injusta: embora muitos pacientes respiradores orais e longa data não tenham comprometimento da função nasal, a justificativa do problema continua focada nesse órgão.

O tempo de duração do problema, se uni ou bilateral, se há variância entre os lados, se há relação com a posição (decúbito dorsal ou ortostatismo), época do ano, uso de medicações, exposição a alimentos, odores ou substâncias químicas, cirurgia ou trauma prévio, presença de outros sintomas associados (coriza/rinorreia, espirros, prurido, sangramento, dor, alterações da pirâmide nasal ou faciais, etc.).

Particularmente em relação a recém-nascidos (RNs), a obstrução nasal bilateral pode determinar uma emergência médica pela incapacidade de assumirem uma respiração oral de suplência. Passado o momento da sala de parto onde o RN teve a permeabilidade da via aérea comprovada através de passagem de sonda nasal bilateral, alguns pais referem que seus filhos respiram mal pelo nariz, apresentando ruídos e acordando por tal queixa. No entanto, a comprovação de que o paciente está mamando adequadamente e que está com curva de peso e altura apropriada, antes de apresentar prova em contrário, afasta problemas significativos nasais, demandando um trabalho de tranquilização dos pais e medidas gerais de higiene sem traumatizar as fossas nasais.

Com essas definições e um exame físico composto de ectoscopia, palpação nasal, rinoscopia anterior, oroscopia, complementado por videoendoscopia rígida e/ou flexível e, por último, se necessário, de diagnóstico diferencial e exames de imagem como TC e RM, a investigação dificilmente não alcança um diagnóstico de hipóteses prováveis. O espelho de Glatzel com semicírculos tentando mensurar o halo de embaçamento de ambas as narinas é utilizado de forma demonstrativa, assim como a colocação de um pequeno pedaço de algodão em frente a cada narina, que ao movimentar-se pelo fluxo de ar serve para mostrar a situação aos acompanhantes. Existem dois exames que mensuram quantitativamente e de forma sistematizada a resistência e a área nasal (rinomanometria computadorizada e rinometria acústica). Clinicamente, tais exames não entraram na rotina diagnóstica, sendo mais utilizados em ambientes de pesquisa ou em casos com interesse em comparar tais aspectos no pré e pós-operatório.

Dor de cabeça

Assim como na medicina em geral, do ponto de vista da otorrinolaringologia, a dor de cabeça também é uma queixa bastante comum no consultório. Nesse contexto, deve ser avaliada de forma cautelosa, pois é compreendida como sinônimo de "sinusite" por grande parte dos pacientes, que procuram um otorrinolaringologista diante da presença de algum tipo de dor de cabeça, em especial aquelas que se manifestam mais na região frontal, entre as órbitas ou na região temporal associada à presença de algum sintoma nasal (coriza, congestão, etc.) e/ou piora por exposição a variações de temperatura, antes mesmo de procurar um neurologista. Apesar de a dor de cabeça ser um sintoma comum nas rinossinusites, a maior parte dos pacientes com essa queixa não tem sinusopatia, ou as alterações presentes não têm relação com a cefaleia. Do ponto de vista médico, as dores de cabeça são denominadas cefaleias, englobando todos os tipos, sendo divididas em primárias (enxaqueca, cefaleia tensional, cefaleia em salva) e secundárias (disfunção temporomandibular, dor orofacial, nasossinusais, etc.). A anamnese, mais uma vez, é essencial na busca do diagnóstico diferencial, complementada pelos exames de videoendoscopia e, invariavelmente, por exames de imagem, como a TC, no caso específico das causas otorrinolaringológicas. As cefaleias rinossinusais e dores faciais são abordadas no seguimento deste capítulo.

Edema na face/órbita

Os pacientes recorrem a atendimento médico por aumentos de volume na face com outras características inflamatórias (calor, rubor, dor), em geral na região orbitária e periorbitária, mas também em qualquer área. O médico, ciente do caráter emergencial da situação, deve conduzir seu diagnóstico a partir da anamnese no sentido de afastar complicações infecciosas de processos nasossinusais, traumas e reações inflamatórias de caráter alérgico.

Distúrbios do olfato

Os distúrbios do olfato não são incomuns, porém são poucos os pacientes que procuram atendimento especificamente por essa queixa. Quando o fazem, o motivo mais frequente é a ausência completa e aguda desse sentido (anosmia). Na prática, tal sintoma surge na entrevista médica em razão da indagação pelo profissional de saúde ou em conjunto com outros sinais e sintomas nasossinusais (congestão, rinorreia/coriza, etc.) em pacientes com diminuição (hiposmia) ou percepção de um odor ruim (parosmia). São muitas as moléstias que podem levar a distúrbios do olfato, como observado nos diferentes tópicos deste capítulo do livro. Além disso, há um tópico específico sobre olfato, buscando ressaltar a importância do tema na vida dos pacientes.

4

Principais doenças

4.1 Rinite alérgica

Olavo Mion

Introdução

A rinite alérgica é a doença crônica mais comum do mundo, sendo classificada como a sexta mais prevalente nos Estados Unidos (precedida somente pelas doenças cardiovasculares), acometendo aproximadamente 17% da população entre 18 e 24 anos.[1-4] No Reino Unido, cerca de 30% da população geral é afetada por essa condição, e, na Suécia, esse valor chega a 40%. Evidências demonstram que existe um componente genético importante na determinação de atopia nos indivíduos; contudo, os genes que controlam esse tipo de resposta ainda não foram totalmente identificados.[5] No Brasil, a prevalência da rinite alérgica variou em diferentes regiões. Na faixa dos 6 a 7 anos, ela acomete 25,7% das crianças e entre 13 e 14 anos, 29,6% dos jovens avaliados apresentaram esse tipo de alergia.[6]

A rinite alérgica pode ser classificada de acordo com sua ocorrência ao longo do tempo. Persistente, quando se manifesta em mais de 4 dias na semana e por mais de 4 semanas seguidas, ou intermitente, quando se apresenta em menos que 4 dias por semana ou em um período menor que 4 semanas seguidas. De acordo com a gravidade, pode ser classificada em leve, quando possui pouco impacto na qualidade do sono, nas atividades de lazer e no trabalho, ou grave, quando resulta em sono anormal e prejuízos nas atividades de lazer e trabalho, com sintomas inoportunos (Fig. 4.1.1).

A rinite alérgica apresenta um impacto socioeconômico importante. Os custos diretos, com as despesas para o tratamento, e os indiretos, causados principalmente por queda de produtividade e absenteísmo à escola e ao trabalho, são significativos. A qualidade de vida das crianças é comprometida, pois irritabilidade e diminuição do desempenho cognitivo são frequentemente encontrados.[6,7]

Definição

A rinite alérgica é uma inflamação no tecido do nariz e de estruturas adjacentes, decorrente da exposição a alérgenos. Ela é clinicamente caracterizada por um ou mais dos seguintes sintomas: rinorreia, espirros, prurido e congestão nasal. Essas manifestações podem ser intermitentes ou persistentes e apresentam caráter hereditário, sem preferência por sexo ou etnia. A rinite pode se iniciar em qualquer faixa etária, com pico de incidência na infância e adolescência.[8]

Diagnóstico clínico

O diagnóstico de rinite é essencialmente clínico. É preciso avaliar o tempo de evolução da rinite, seus sintomas e os de outras atopias, história familiar e as características dos ambientes de habitação e trabalho. O diagnóstico de rinite alérgica é baseado na fusão entre a história clínica e os testes diagnósticos.[4] Os testes diagnósticos são baseados na demonstração da presença de IgE específica para antígenos inalatórios na pele (teste cutâneo) ou no sangue (IgE específica), como o RAST ou o IMMUNOCAP. O diagnóstico de IgE total não auxilia no diagnóstico de rinite alérgica, sendo necessário lembrar que muitos indivíduos assintomáticos podem ter testes positivos para IgE específica que são clinicamente irrelevantes.[8]

Os pacientes que necessitam realmente de um diagnóstico de alergia detalhado são os pacientes com rinite alérgica perene com sintomas moderados a graves, pois são os que costumam ser mais

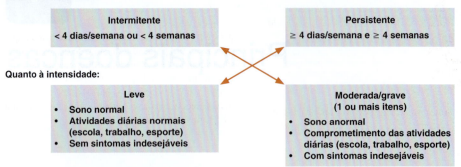

FIGURA 4.1.1 Classificação da rinite alérgica segundo a iniciativa Allergic Rhinits and Its Impact on Asthma (ARIA).

refratários ao tratamento usual, demandando mais atenção.[8]

Manifestações clínicas

Uma anamnese bem feita proporciona todas as informações para a classificação dos sintomas nasais, determinação da causa e tomada de decisões terapêuticas.

Antecedentes familiares e pessoais de atopia e fatores de risco

A história familiar de alergia está associada ao desenvolvimento de rinite alérgica. O ambiente geralmente influencia a expressão da doença, mas a genética determina a gravidade e a especificidade dos sintomas. Quando um dos pais é alérgico, a possibilidade de os filhos também o serem aumenta muito, chegando a mais de 80%.[9] A presença de rinite alérgica em pacientes asmáticos pode chegar a 58% ou mais.[10] Ambas as doenças têm os fatores desencadeantes, a fisiopatologia de inflamação mucosa e a hiper-reatividade iguais. Existe associação com eczema, urticária e alergias do sistema digestivo.

Consequentemente, são imprenscidíveis informações sobre alergias familiares, idade de início e o tipo dos sintomas, quando ocorrem, sua frequência, duração e gravidade, os fatores de piora e a exposição ao alérgeno.

Sintomatologia

A idade de início é precoce, indo dos 5 aos 20 anos, aproximadamente. O prurido não se limita ao nariz, podendo envolver palato, olhos, faringe e laringe, assim como os ouvidos. A rinorreia é normalmente clara, sendo anterior e/ou posterior. A primeira resulta em espirros e limpeza frequente do nariz, e a segunda leva a roncos, secreção pós-nasal e limpeza constante da faringe e laringe. A obstrução nasal pode ser bilateral ou apresentar-se como um aumento exagerado do ciclo fisiológico nasal, com obstrução intermitente, alternando de uma fossa nasal para outra. Quando a congestão é intensa, pode estar associada à anosmia ou hiposmia e à perda do paladar. Sintomas oculares incluem prurido, lacrimejamento e hiperemia conjuntival. A disfunção tubária é manifestação ocasional, cujas queixas são estalidos e estouros nos ouvidos. Os sintomas sistêmicos mais associados são mal-estar geral, cansaço, irritabilidade e agitação para dormir.[11]

Exame físico

Indivíduos com rinite têm na face edema das pálpebras e cianose periorbitárias, devido à estase venosa secundária à obstrução nasal crônica. Na pirâmide nasal é encontrada uma prega acima da ponta, resultado de movimentos de suspensão da ponta do nariz. Além disso, há as linhas de Dennie-Morgan, que são as pregas na pálpebra inferior. O exame das fossas nasais geralmente revela a mucosa dos cornetos hiperemiada ou pálida, edematosa e secreção hialina, mas tais sinais podem ser muito variáveis. Anormalidades do crescimento craniofacial, também associadas à obstrução nasal crônica, costumam ser identificadas, como o rosto alongado, boca sem fechamento dos lábios, eminências malares planas, narinas estreitas e mandíbulas retraídas.[12] A cavidade oral pode apresentar dentição alterada, palato em ogiva e orofaringe com presença de grânulos hiperemiados.[13] O exame otológico pode mostrar otite média secretora.

Exame endoscópico das fossas nasais e rinofaringe

A utilização do otoscópio permite apenas visualizar a porção anterior do nariz, ou seja, vestíbulo nasal e cabeça de cornetos inferiores.[14] Com o endóscopio também é possível avaliar a porção média das cavidades nasais, como o corpo dos cornetos e o meato médio **(Fig. 4.1.2)**.

Exames complementares específicos

Teste cutâneo

O teste de puntura (*prick-test*) deve ser feito por especialista em ambiente adequado, pois podem ocorrer reações adversas. Ele possibilita testar várias substâncias simultaneamente, e sua leitura é obtida em cerca de 20 a 30 minutos **(Fig. 4.1.3)**. É muito importante que sejam utilizados os antígenos aos quais o doente possa estar exposto.

Imunoglobulina E específica no sangue

A dosagem de IgE específica por meio de métodos laboratoriais imunomediados deve ser indicada quando não for possível realizar os testes cutâneos, como na dermatite atópica extensa, por exemplo.[15,16] Esses testes podem ser realizados laboratorialmente para pesquisa de IgE específica. Alguns misturam vários antígenos em um único teste, o que deixa de ser útil para o diagnóstico de IgE específica, sendo apenas um *screening*, e outros testam diferentes antígenos separadamente. Esses últimos chegam a ser semelhantes ao *prick-test*, tendo um valor preditivo (especificidade e sensibilidade) muito acima de 85% nos testes mais novos.[4,12]

Citológico nasal

O exame das secreções nasais para identificar células inflamatórias pode ser útil como auxiliar do exame clínico. A técnica envolve a avaliação das secreções nasais, obtidas diretamente ou por meio de uma "escova", seca e fixada em uma lâmina. Em alérgicos, os pacientes apresentam uma significativa porcentagem de eosinófilos, entre 10 e 100%. Na rinite infecciosa, os neutrófilos predominam no esfregaço (frequentemente 80 a 100%).[15,17,18]

Tratamento não medicamentoso

Controle ambiental

A higiene ambiental diminui os sintomas e as crises dos alérgicos e consiste em evitar contatos com irritantes, como produtos de limpeza, produtos químicos, fumaça de cigarro e poluentes. Além disso, a redução dos alérgenos mais comuns, como ácaros, baratas e animais domésticos, assim como pólens e fungos, pode beneficiar os pacientes com evidência de doença alérgena desencadeada por esses agentes.[6]

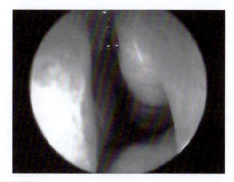

FIGURA 4.1.2 Exame endoscópico de fossa nasal esquerda, com hipertofia de concha inferior esquerda, e secreção nasal hialina e desvio septal discreto (veja colorida em www.grupoa.com.br).

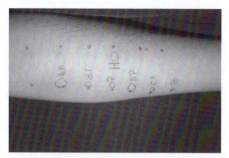

FIGURA 4.1.3 Teste cutâneo para alérgenos inalantes (veja colorida em www.grupoa.com.br).

Soluções salinas

As soluções salinas fisiológicas intranasais, os nebulizadores e as duchas têm sido usados para o tratamento clínico das rinossinusites crônicas em geral, incluindo as alérgicas. Os benefícios potenciais incluem a limpeza de muco nasal, secreções purulentas, restos celulares e crostas. A lavagem nasal limpa as vias aéreas superiores, e é o tratamento mais conservador, pois não tem efeitos adversos, e o mais simples de todos, sendo de custo muito baixo.[4,6]

Tratamento medicamentoso

Descongestionantes

Os descongestionantes levam ao alívio da congestão nasal na rinite alérgica e não alérgica, e não têm efeito sobre o prurido e os espirros, podendo causar uma diminuição da rinorreia. Descongestionantes orais são agonistas α-adrenérgicos que podem reduzir a congestão nasal. Podem ser administrados por via tópica ou sistêmica, sendo que por ambas os descongestionantes apresentam efeitos sistêmicos. Podem resultar em efeitos adversos, como insônia, irritabilidade e palpitações. Os de aplicação tópica têm início de ação muito rápido. Não devem ser utilizados por mais de 5 a 7 dias pelo risco de desenvolvimento de taquifilaxia e efeito rebote do edema da mucosa e consequente rinite medicamentosa. Além desse efeito, os seletivos α_2 reduzem o fluxo sanguíneo da mucosa para cerca de 30 a 40%, o que, a longo prazo, pode gerar destruição do epitélio e perfuração septal.[4,6,19]

Cromoglicato dissódico

O cromoglicato dissódico é capaz de estabilizar a membrana dos mastócitos, diminuindo sua degranulação. Além disso, inibe a entrada de cálcio na célula, assim como diminui sua disponibilidade intracelular e, como consequência, diminui a liberação de histamina. Clinicamente controla espirros, rinorreia e prurido, tendo pouca ação sobre a obstrução. Seu efeito pleno surge em aproximadamente 2 a 4 semanas, sendo seus principais efeitos colaterais a irritação local e os espirros, além de apresentar gosto amargo que dificulta seu uso. Por apresentar baixíssimos índices de efeitos colaterais, é uma medicação segura para ser utilizada em crianças.[4,6]

Anti-histamínicos

Anti-histamínicos clássicos

O mecanismo de ação dos anti-histamínicos envolve a prevenção da reação da histamina com o receptor H1 por agonismo inverso. Nas células efetoras, o anti-histamínico age como agonista inverso da histamina pelo local do receptor H1, e auxilia na redução da hiper-reatividade das vias aéreas e aumenta a mobilidade ciliar no epitélio nasal. Os anti-histamínicos clássicos ou de primeira geração estão relacionados a efeitos adversos bastante indesejáveis, principalmente os efeitos anticolinérgicos, aqueles associados ao sistema nervoso central, como a sedação, e os resultantes de interações medicamentosas. Os anti-histamínicos de primeira geração para o uso em rinite alérgica foram superados, pois os consensos atuais preconizam o uso de anti-histamínicos não sedativos como primeira escolha para tratamento das doenças alérgicas, inclusive em crianças.[16]

Anti-histamínicos não clássicos

Os novos anti-histamínicos, também conhecidos como não sedativos ou de segunda geração, diferem na sua farmacocinética. Alguns deles possuem extenso metabolismo, enquanto outros, não. Os efeitos cardiotóxicos que surgiram com alguns anti-histamínicos de segunda geração não são relacionados ao efeito de bloqueio do receptor de histamina H1. Os novos compostos exibem outras propriedades em sistemas além dos receptores H1, como propriedades anti-inflamatórias e, por não serem sedativos, são os de primeira escolha para tramento da rinite alérgica.[20] Existem diferenças importantes entre os anti-histamínicos de segunda geração no que diz respeito à sedação.

Antileucotrienos

Os inibidores dos leucotrienos são uma classe de fármacos que bloqueiam a ação dos leucotrienos envolvidos no processo inflamatório na asma e na rinite alérgica. Os leucotrienos são provenientes do metabolismo do ácido araquidônico pela ação da 5-lipo-oxigenase. Os antileucotrienos têm efeito anti-inflamatório e broncodilatador. Foram usados primeiramente para o tratamento da asma e depois indicados para o tratamento da rinite alérgica.[4]

O montelucaste é o antileucotrieno mais utilizado para o tratamento da rinite alérgica, sendo reconhecidamente efetivo no tratamento da rinite alérgica sazonal/intermitente e perene/persistente.[21] Tem eficácia na rinorreia, nos espirros, no prurido e na obstrução nasal, além de causar uma melhora importante na qualidade de vida dos pacientes com rinite alérgica. Tem uma grande ação em pacientes com rinite alérgica e asma e nos pacientes com intolerância ao ácido acetilsalicílico.[22]

Corticosteroides tópicos

O uso do corticosteroide tópico intranasal é a monoterapia mais efetiva para a rinite alérgica sazonal e perene e para as rinites não alérgicas, pois é eficaz para todos os sintomas de rinite, incluindo a congestão nasal.[23] Portanto, é considerado o padrão-ouro, ou seja, o medicamento de primeira linha para o tratamento da rinite alérgica.

Ação clínica

O tempo de início de ação normalmente é maior que o dos anti-histamínicos, ocorrendo em 12 horas, mas podendo começar em 3 a 4 horas em alguns pacientes após teste de provocação.[20,24,25]

Quando comparado com outras classes de medicamentos, o corticosteroide tópico é mais efetivo que a combinação de anti-histamínico oral e antileucotrieno para a rinite alérgica sazonal e perene.[26,27]

Sem efeitos sistêmicos ou adversos em adultos, não foram demonstrados efeitos no crescimento em crianças com rinite alérgica perene, nas doses recomendadas. Em relação ao uso em crianças e gestantes, seu efeito é muito similar ao dos adultos. Entretanto, devido às potenciais consequências inesperadas nessas duas populações, deve-se ser mais criterioso na sua administração e prescrição. O único corticosteroide intranasal categoria B do Food and Drug Administration aprovado para o uso em gestantes é a budesonida. Em relação ao glaucoma, existem relatos de pacientes com piora da pressão intraocular com o uso de corticosteroides intranasais. Sugere-se acompanhamento oftalmológico em pacientes com glaucoma candidatos ao uso dos corticosteroides tópicos intranasais.[28,29]

Os efeitos colaterais mais frequentemente encontrados com a utilização dos corticosteroides citados nas doses recomendadas são irritação, espirros, sensação de mucosa seca, sabor desagradável e epistaxe. São raros os casos descritos de perfuração septal e candidíase nasal.[30,31]

A **Tabela 4.1.1** resume as principais características, diagnóstico e efeito de medicamentos das rinites mais comuns.[9]

Imunoterapia

Segundo a Organização Mundial de Saúde, a imunoterapia com extratos alergênicos é a única forma de tratamento da rinite alérgica capaz de alterar a evolução natural da doença. Sua indicação deve ser feita nos casos mais importantes, e atualmente existe a tendência de indicação no início da doença, pois assim são evitadas suas possíveis complicações. A imunoterapia deve ser realizada por tempo prolongado, por um período mínimo de três anos. Suas indicações e contraindicações devem ser avaliadas pelo especialista, e o tratamento deve ser realizado em ambiente adequado devido às reações adversas em potencial.[32]

Conclusão

A rinite alérgica é uma das doenças inflamatórias mais comuns do trato respiratório superior, e a sua prevalência continua a aumentar. A inflamação de origem celular da mucosa nasal é um marco da rinite alérgica, doença mediada pela imunoglobulina E, sendo caracterizada pelo acúmulo de eosinófilos; expressão de moléculas de adesão aumentada; liberação de quimiocinas, citocinas, histamina e leucotrienos.

A qualidade de vida dos pacientes com rinite é bastante afetada pela doença. O tratamento pode ser feito com higiene ambiental, lavagens nasais com solução salina fisiológica ou hipertônica e com o uso de descongestionantes, cromoglicato, anti-histamínicos, antileucotrienos e corticosteroides sistêmicos e tópicos. As classes de medicamentos mais comumente prescritas para o tratamento da rinite alérgica são três: corticosteroides tópicos intranasais, anti-histamínicos e antagonistas de receptores de leucotrienos, sendo que os corticosteroides intranasais são considerados de primeira linha para o tratamento. A eficácia da terapia depende do uso correto dessas opções de tratamento não medicamentoso e medicamentoso, procurando obter o melhor efeito de cada fármaco por meio do conhecimento

TABELA 4.1.1 Efeitos de medicamentos das rinites mais comuns

Tipo de rinite	Anti-histamínico	Corticosteroide tópico	Anticolinérgico	Antileucotrieno
Rinite alérgica	++	+++	+	+++
Rinites infecciosas	+++ (somente com descongestionante)*	+++	+++	+
Rinite eosinofílica não alérgica	+++ (somente com descongestionante)	+++	–	+++
Rinite idiopática	+++ (somente com descongestionante)	+++	+	++
Rinite ocupacional	+++ (se alérgica)	+++	–	+++ (se alérgica)
Rinite do idoso	+	+	+++	
Rinite gestacional	Não aconselhável	Somente no último mês	Não aconselhável	
Rinite no esporte	+++ (somente com descongestionante)	+++	–	
Rinite gustativa	++ (somente com descongestionante)	+	+++	
Rinite medicamentosa	+++ (somente com descongestionante)	+++	–	
Rinite por fármacos	–	–	–	

Fonte: Cortesia de Mion e Mello.
– = sem efeito; + = pouco eficaz; ++ = eficácia média; +++ = eficácia alta.
* Existem estudos com azelastina tópica e desloratadina com efeitos positivos sem descongestionante.

dos seus efeitos clínicos nos pacientes, assim como de seus efeitos adversos.

Teoria versus prática

Apesar de os critérios clínicos e laboratoriais serem bem definidos para o diagnóstico da rinite alérgica, é muito comum que todos os processos com sintomas compatíveis com inflamação da mucosa respiratória nasal sejam denominados genericamente de rinite e subentendidos e tratados como um processo de etiologia alérgica. Essa generalização leva com frequência ao uso inadequado de medicações e/ou à opção por orientações equivocadas para o controle dos sintomas.

Referências

1. Bush RK. Etiopathogenesis and management of perennial allergic rhinitis: a state-of-the-art review. Treat Respir Med. 2004;3(1):45-57.
2. Baranuik JN, Meltzer EO, Spector SL. Impact of allergic rhinitis and related airway disordes. J Respir Dis. 1996;17(Suppl 8):S11-23.
3. Storms W, Meltzer EO, Nathan RA, Selner JC. The economic impact of allergic rhinitis. J Allergy Clin Immunol. 1997;99(6 Pt 2):S820-4.
4. Bousquet J, Van Cauwenberge P, Khaltaev N; Aria Workshop Group; World Health Organization. Allergic rhinitis and its impact on asthma. J Allergy Clin Immunol. 2001;108(5 Suppl): S147-334.

5. Pastorino AC, Rimazza RD, Leone C, Castro AP, Solé D, Jacob CM. factors for asthma in adolescents in large urban region of Brazil. J Asthma. 2006;43(9):695-700.
6. Mello Jr JF, Mion O. Rinite alérgica. In: Campos CAH, Costa HOO, coordenadores. Tratado de otorrinolaringologia. São Paulo: Roca; 2003. v. 3. p. 68-87.
7. Sly RM. Changing prevalence of allergic rhinitis and asthma. Ann Allergy Asthma Immunol. 1999; 82(3):233-48.
8. Bousquet J, Khaltaev N, Cruz AA, Denburg J, Fokkens WJ, Togias A, et al. Allergic rhinitis and its impact on asthma (ARIA) 2008 update (in collaboration with the World Health Organization, GA(2)LEN and AllerGen). Allergy. 2008;63(Suppl 86):8-160.
9. Bousquet J, Chanez P, Lacoste JY, White R, Vic P, Godard P, et al. Asthma: a disease remodeling the airways. Allergy. 1992;47(1):3-11.
10. Skoner DP. Allergic rhinitis: definition, epidemiology, patophysiology, detection, and diagnosis. J Allergy Clin Immunol. 2001;108(1 Suppl):S2-8.
11. Ferguson BJ. Influences of allergic rhinitis on sleep. Otolaryngol Head Neck Surg. 2004;130(5): 617-29.
12. Virant FS. Allergic rhinitis. Immunol Allergy Clin North Am. 2000;20(2):265-82.
13. Fomin ABF, Fomin D, Pinto JA, Grumach AS. Indicações de rinofaringoscopia em alergia. Rev Bras Alergia Imunopatol. 1997;20(5):169-72.
14. Mathews KP, Holgate ST, Weeke B. Allergy diagnosis in vitro. In: Mygind N, Weeke B, editors. Allergic and vasomotor rhinitis: clinical aspects. Copenhagen: Munksgaard; 1985.
15. Meltzer EO, Hamilos DL, Hadley JA, Lanza DC, Marple BF, Nicklas RA, et al. Rhinosinusitis: establishing definitions for clinical research and patient care. Otolaryngol Head Neck Surg. 2004; 131(6 Suppl):S1-62.
16. van Steekelenburg J, Clement PA, Beel MH. Comparison of five new antihistamines (H1-receptor antagonists) in patients with allergic rhinitis using nasal provocation studies and skin tests. Allergy. 2002;57(4):346-50.
17. Hilding AC. Simple method for collecting near normal human nasal secretion. Ann Otol Rhinol Laryngol. 1972;81(3):422-3.
18. Mion O, de Mello Jr JF, Lessa MM, Goto EY, Miniti A. The role of rhinitis in chronic otitis media. Otolaryngol Head Neck Surg. 2003;128(1):27-31.
19. Scadding GK, Durham SR, Mirakian R, Jones NS, Leech SC, Farooque S, et al. BSACI guidelines for the management of allergic and non-allergic rhinitis. Clin Exp Allergy. 2008;38(1):19-42.
20. Derendorf H, Meltzer EO. Molecular and clinical pharmacology of intranasal corticosteroids: clinical and therapeutic implications. Allergy. 2008; 63(10):1292-300.
21. Philip G, Malmstrom K, Hampel FC, Weinstein SF, LaForce CF, Ratner PH, et al. Montelukast for treating seasonal allergic rhinitis: a randomized, double-blind, placebo-controlled trial performed in the spring. Clin Exp Allergy. 2002;32(7):1020-8.
22. Wilson AM, O'Byrne PM, Parameswaran K. Leukotriene receptor antagonists for allergic rhinitis: a systematic review and meta-analysis. Am J Med. 2004;116(5):338-44.
23. Vitanza JM, Pearlman DS. Corticosteroids in the treatment of allergic rhinitis. Immunol Allergy Clin North Am. 1999;19(4):783-98.
24. Dhillon S, Wagstaff AJ. Ciclesonide nasal spray in allergic rhinitis. Drugs. 2008;68(6):875-83.
25. Petersen H, Kullberg A, Edsbäcker S, Greiff L. Nasal retention of budesonide and fluticasone in man: Formation of airway mucosal budesonide-esters in vivo. Br J Clin Pharmacol. 2001;51(2):159-63.
26. van Cauwenberge P, Bachert C, Passalacqua G, Bousquet J, Canonica GW, Durham SR, et al. Consensus statement on the treatment of allergic rhinitis. European Academy of Allergology and Clinical Immunology. Allergy. 2000;55(2):116-34.
27. Rohatagi S, Hochhaus G, Mollmann H, Barth J, Galia E, Erdmann M, et al. Pharmacokinetic and pharmacodynamic evaluation of triamcinolone acetonide after intravenous, oral, and inhaled administration. J Clin Pharmacol. 1995;35(12):1187-93.
28. Johnson M. Development of fluticasone propionate and comparison with other inhaled corticosteroids. J Allergy Clin Immunol. 1998;101(4 Pt 2): S434-9.
29. Daley-Yates PT, Richards HR. Pharmacokinetic and pharmacodynamic relationships for intranasal corticosteroids (INCS). J Allergy Clin Immunol. 2001;107:S313.
30. Melvin T-AN, Patel AA. Pharmacotherapy for allergic rhinitis. Otolaryngol Clin North Am. 2011: 44(3):727-39.
31. Mello Jr JF, Mion OG, Andrade NA, Anselmo-Lima WT, Stamm AE, Almeida WL, et al. Brazilian Academy of Rhinology position paper on topical intranasal therapy. Braz J Otorhinolaryngol. 2013;79(3): 391-400.
32. Canonica GW, Passalacqua G. Noninjection routes for immunotherapy. J Allergy Clin Immunol. 2003;111(3):437-48.

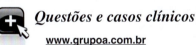

Questões e casos clínicos

www.grupoa.com.br

4.2 Rinite não alérgica

João Ferreira de Mello Jr.
Daniel Cauduro Salgado

No grupo das rinites não alérgicas, estão incluídas as rinites de origem infecciosa e as não infecciosas.

As rinites infecciosas são divididas em virais, bacterianas e fúngicas e são abordadas no Capítulo 4.3 Resfriado comum/gripe. Já as rinites não infecciosas não alérgicas correspodem a um grupo muito heterogêneo em relação à fisiopatologia, sendo que, em algumas delas, somente a etiologia é conhecida (Quadro 4.2.1).[1]

Dados epidemiológicos sobre rinites não alérgicas não infecciosas são escassos. Em decorrência da falta de definições claras nas pesquisas, as rinites não alérgicas são algumas vezes incluídas nos dados de rinossinusite crônica ou nos de rinite alérgica (Tab. 4.2.1).[2,3]

Definição e diagnóstico

As rinites não alérgicas são definidas como de origem inflamatória sem a participação de mecanismo alérgico. Ou seja, apresentam os mesmos sintomas da rinite alérgica, porém não são mediadas por reação de hipersensibilidade tipo I (IgE específica).[4]

O diagnóstico de rinite não alérgica é essencialmente clínico, sendo diagnóstico de exclusão em relação à rinite alérgica. Devem-se avaliar os sintomas, os sinais, as comorbidades associadas, o tempo de evolução, a idade de início, os antecedentes familiares e as características do ambiente de trabalho e da residência.[5]

Os sintomas das rinites alérgicas e não alérgicas são os mesmos: rinorreia, prurido, obstrução nasal e espirros. Os pacientes podem apresentar, eventualmente, hiposmia e roncos associados.

Observa-se que, em relação à idade de início, as rinites não alérgicas são mais tardias.[6] Antecedentes familiares são inexistentes.

A ausência de alergia nas rinites não alérgicas é confirmada pela pesquisa de IgE específica negativa por meio da utilização do teste cutâneo ou da pesquisa de IgE sérica (teste radioalergossorvente [RAST]). O exame citológico nasal determina a presença de células na mucosa nasal, podendo auxiliar na diferenciação entre os tipos de rinites, complementando o diagnóstico.

Fisiopatologia

A fisiopatologia de cada rinite é distinta, sendo, em algumas delas, bem conhecida, mas em outras, não.[7] A mucosa nasal tem inúmeros mediadores, todos interagindo com o sistema neural, com células inflamatórias presentes na mucosa e outras que aportam por via hematogênica. A Tabela 4.2.2 resume os principais mecanismos das rinites não alérgicas.[8]

Tipos de rinites não alérgicas

Rinite idiopática

A rinite idiopática, antigamente chamada de rinite vasomotora, é a forma mais comum de rinite não alérgica; recebe esse nome porque seus fatores desencadeantes são inespecíficos.[6]

É caracterizada por obstrução nasal, secreção retronasal e rinorreia profusa. Normalmente espirros e prurido nasal não estão presentes. Acomete adultos, na maioria do sexo feminino, por volta dos 40 aos 60 anos.

Odores fortes (perfumes, cloro, solventes), irritantes (fumaça de cigarro), alterações de temperatura e umidade podem desencadear uma hiper-reatividade da mucosa nasal e ocasionar os sintomas.

O tratamento é feito com corticosteroide tópico nasal. Em casos mais graves de obstrução nasal, um período curto de corticosteroide oral pode ser necessário. Alguns estudos demonstram que a azelastina tópica nasal, um anti-histamínico, tem efeito significativo na melhora dos sintomas.[7]

QUADRO 4.2.1

Rinites não alérgicas

- Idiopática
- Eosinofílica não alérgica
- Irritativa
- Ocupacional
- Medicamentosa
- Induzida por fármacos
- Hormonal
- Gestacional
- Do idoso
- Do atleta
- Gustativa

TABELA 4.2.1 Incidência das rinites em crianças, adultos e idosos em serviço de otorrinolaringologia de hospital terciário

	Crianças	Adultos	Idosos
Rinite alérgica	66%	56%	12,4%
Rinite idiopática	15%	20,5%	44%
Rinite eosinofílica não alérgica	8,5%	13,5%	24,2%
Outras rinites	10,5%	10%	19,4%

Fonte: Mion e colaboradores.[3]

Rinite eosinofílica não alérgica

A rinite eosinofílica não alérgica (RENA) caracteriza-se pela presença de eosinofilia nasal, associada a teste alérgico cutâneo e dosagem sérica de IgE normais. Acomete normalmente indivíduos acima de 20 a 30 anos de idade que apresentam sintomas persistentes de espirros, rinorreia e prurido nasal.

Existe associação com hiper-reatividade brônquica inespecífica em 50% dos casos. Aproximadamente 30% dos pacientes com RENA têm pólipos nasais, e alguns apresentam intolerância ao ácido acetilsalicílico.[9] A causa da RENA não está definida. Acredita-se que não seja uma entidade isolada, podendo ser considerada uma parte da rinite idiopática.

O tratamento é feito com corticosteroides tópicos nasais e, se necessário, é realizada a remoção cirúrgica dos pólipos nasais. Recomenda-se evitar o uso de ácido acetilsalicílico e de anti-inflamatórios não esteroides (AINEs).

Rinite irritativa

É a rinite causada exclusivamente por um ou mais agentes irritantes, em que está excluído o mecanismo alérgico. Os agentes irritantes podem ser produtos químicos, gases, partículas de óleo diesel e poluentes ambientais. Ocorre obstrução nasal, rinorreia aquosa e espirros, que variam de acordo com a concentração dos produtos inalados.

Os agentes irritantes atuam diretamente sobre as terminações nervosas da mucosa, provocando mecanismos reflexos, vasodilatação e transudação de líquidos, por meio do sistema nervoso autônomo parassimpático.

O tratamento deve ser baseado no afastamento do paciente do contato com o agente irritante, além

TABELA 4.2.2 Principais mecanismos fisiopatológicos das rinites não alérgicas

Tipo de rinite	Mecanismo fisiopatológico principal
Idiopática Irritativa Ocupacional Do idoso Gustativa	Componente neural
Eosinofílica não alérgica	Componente eosinofílico
Hormonal Gestacional	Componente hormonal
Medicamentosa Induzida por fármacos	Por medicamentos

do uso de corticosteroides tópicos nasais, podendo-se associar descongestionantes orais.

Rinite ocupacional

Quando a rinite é desencadeada por irritantes presentes no ambiente de trabalho, constitui a rinite ocupacional. Ocorre uma hiper-reatividade local, ocasionando obstrução e ardência nasal, seguidas de rinorreia profusa. É comum em locais de trabalho onde os irritantes ambientais são abundantes, como em fábricas com emissão de gases ou na formação de produtos químicos.

O diagnóstico é feito pela história clínica, e o tratamento visa diminuir o contato do funcionário com o agente irritante por meio do uso de máscaras protetoras e pelo preparo do ambiente com aspiradores e filtros de ar.

Rinite medicamentosa

A rinite medicamentosa é o resultado do uso prolongado de vasoconstritores nasais tópicos. Possui uma frequência elevada por causa do uso abusivo de descongestionantes nasais. Os descongestionantes alteram a fisiologia nasal e causam efeito rebote de vasodilatação, levando a uma maior congestão após seu emprego. Logo, o uso deve ser evitado por períodos superiores a 7 dias.

A rinite medicamentosa caracteriza-se por congestão nasal com edema e vermelhidão da mucosa nasal, que se torna friável.

No tratamento, deve-se investigar e tratar a causa que levou o paciente a fazer uso prolongado do descongestionante nasal, bem como as alterações anatômicas nasais. Deve-se suspender o descongestionante nasal, usar corticosteroide tópico nasal ou sistêmico, além de descongestionantes sistêmicos. Se as alterações anatômicas forem permanentes, deve-se indicar a cirurgia nasal.

Rinite induzida por fármacos

Algumas classes de medicamentos são conhecidas por induzir sintomas de rinite. Medicações com efeito no sistema cardiovascular, como alfa e beta-bloqueadores, com frequência ocasionam sintomas de rinite, diminuindo o tônus simpático e levando à vasoconstrição de veias locais. Entre elas estão: reserpina, guanetidina, fentolamina, metildopa,

inibidores da enzima conversora de angiotensina e prazosina.

Outras medicações, como ácido acetilsalicílico, AINEs, clorpromazina, betabloqueadores oftálmicos tópicos e contraceptivos orais, também podem ocasionar sintomas de rinite.

Rinite hormonal

A rinite hormonal pode ocorrer durante a menstruação, com o uso de contraceptivos orais com dosagens elevadas de estrogênio, hipotireoidismo e acromegalia.

Os hormônios estrogênios e fatores de crescimento placentário atuam sobre o trofismo da mucosa respiratória, sendo que o mecanismo de ação mais provável é por meio dos receptores estrogênicos nas terminações nasais, ativando o sistema nervoso parassimpático, desencadeando congestão, espirros e rinorreia.

Rinite gestacional

A rinite gestacional é definida como congestão nasal nas últimas 6 semanas ou mais de gravidez, sem outros sinais de causas alérgicas ou infecciosas das vias aéreas superiores, desaparecendo completamente 2 semanas após o parto. Atinge cerca de 30 a 40% das gestantes.

É marcada por congestão nasal sem espirros, prurido ou rinorreia e ocorre geralmente durante o 2º e o 3º trimestre de gestação. Acredita-se que o aumento do estrogênio durante a gravidez seja o principal fator envolvido.

As gestantes devem evitar o consumo de medicamentos sem prescrição médica em razão do risco de teratogênese. O tratamento inicial inclui lavagem nasal com soluções fisiológicas isotônicas ou hipertônicas. Os corticosteroides tópicos nasais não apresentam registro de teratogenicidade, devendo ser utilizados na dose mais baixa possível e pelo menor tempo necessário, dando-se preferência à budesonida. Podem ainda ser utilizados anticolinérgicos, anti-histamínicos, cromoglicato dissódico e descongestionantes sistêmicos por curtos períodos, com o consentimento do médico obstetra.

Rinite do idoso

A rinite presente no idoso raramente tem causa alérgica, sendo em geral provocada por mecanismos não alérgicos. A maioria dos indivíduos torna-se anérgica ao ultrapassar os 65 anos. Observa-se, nos idosos, uma instabilidade autonômica, em que há predomínio da atividade parassimpática, que ocasiona, por meio da liberação de acetilcolina, congestão nasal e uma rinorreia clara e profusa característica.[10]

Nos casos de rinite do idoso, os sintomas são bilaterais. Sintomas unilaterais podem indicar a presença de neoplasias ou de alterações anatômicas. Na avaliação, deve ser dada atenção especial ao uso de medicações devido à rinite induzida por fármacos. Observa-se, ainda, nessa faixa etária, a presença de rinite gustativa.

O tratamento inicial inclui lavagem nasal. As medicações devem ser utilizadas com cautela nos idosos. O uso de anticolinérgicos tópicos, como o brometo de ipratrópio, costuma controlar satisfatoriamente a rinorreia, porém essa medicação não está disponível no Brasil.

Os anti-histamínicos de primeira geração não devem ser prescritos aos idosos, pois podem causar sedação, retenção urinária e problemas de acomodação visual. Já os descongestionantes sistêmicos causam efeitos colaterais cardiovasculares, de sistema nervoso central e retenção urinária.

Os anti-histamínicos de segunda geração são seguros nos idosos, desde que eles não apresentem contraindicações. Anti-histamínicos tópicos e anti-leucotrienos também são boas alternativas para o tratamento.

Rinite do atleta

A rinite do atleta é uma entidade pouco frequente. O exercício físico é, por si só, um potente vasoconstritor. A resistência nasal diminui gradualmente com o aumento da frequência cardíaca, sobretudo em função da liberação de noradrenalina. Em circunstâncias normais, não há efeito rebote, e a vasoconstrição tem duração de cerca de 1 hora após o exercício. Em alguns atletas, como corredores de longa distância ou ciclistas, um efeito rebote ocorre após um curto período de aumento da patência nasal. Ocorre uma obstrução nasal que pode durar um considerável período de tempo e prejudicar o desempenho do atleta.

Dois princípios devem ser considerados ao se prescrever medicação para a rinite do atleta: o medicamento não deve ter efeito adverso que afete o rendimento do atleta (anti-histamínicos de primeira geração e anticolinérgicos têm efeito sedativo) e não pode ser proibido nas competições (vasoconstritores e corticosteroides sistêmicos). Portanto, deve-se preferir um anti-histamínico de segunda geração e/ou um corticosteroide tópico nasal.

Rinite gustativa

A rinite gustativa é uma rinite relativamente rara, porém causa grande desconforto pelo problema social que acarreta. Costuma acometer indivíduos com rinite idiopática, que manifestam os sintomas ao entrarem em contato com alimentos condimentados e quentes, apresentando uma rinorreia clara e profusa ao iniciarem a refeição.

O tratamento é realizado com anticolinérgicos tópicos nasais diariamente ou antes das refeições nos pacientes mais reativos.

Conclusão

É de grande valia para o diagnóstico diferencial com a rinite alérgica e para o entendimento dos fatores que podem afetar a mucosa nasal em diferentes situações. Mas segue rara a identificação de tal preocupação entre os profissionais da saúde.

Teoria versus prática

Apesar da teoria indicar que os diferentes tipos de rinite não alérgica podem se manifestar no mesmo paciente de maneira sobreposta, cabe ao médico buscar discernir os mecanismos envolvidos em cada caso.

Com o diagnóstico realizado, o tratamento deve ser baseado no controle da exposição ao agente irritante, lavagem nasal com solução nasal e medicações. O tratamento medicamentoso deve ser individualizado para cada paciente de acordo com a sintomatologia referida, potecializando o sucesso terapêutico. O médico ainda deve estar atento aos possíveis efeitos adversos de cada medicação a fim de que ofereçam o mínimo risco aos pacientes.

Referências

1. Garay R. Mechanisms of vasomotor rhinitis. Allergy. 2004;59 Suppl 76:4-9; discussion 9-10.
2. Akerlund A, Bende M. Nasal mucosal temperature and the effect of acute infective rhinitis. Clin Otolaryngol Allied Sci. 1989;14(6):529-34.
3. Mion OG, Mello JF Jr, Miniti A, Gomes A. Rhinitis in the elderly needs specific management. Proceedings of the 19th Congress of the European Rhinologic Society; 2002 Jun 15-21; Ulm. Amsterdam: ERS; 2002. p. 100.
4. Bousquet J, Khaltaev N, Cruz AA, Denburg J, Fokkens WJ, Togias A, et al. Allergic Rhinitis and its Impact on Asthma (ARIA) 2008 update (in collaboration with the World Health Organization, GA(2)LEN and AllerGen). Allergy. 2008;63 Suppl 86:8-160.
5. Mion O, Mello Jr JF. Rinites não alérgicas. In: Caldas Neto S, Mello Jr JF, Martins RHG, Costa SS. Tratado de otorrinolaringologia. 2. ed. São Paulo: Roca; 2011. v. 3, p. 47-64.
6. Sin B, Togias A. Pathophysiology of allergic and nonallergic rhinitis. Proc Am Thorac Soc. 2011;8(1):106-14.
7. Wallace DV, Dykewicz MS, Bernstein DI, Blessing-Moore J, Cox L, Khan DA, et al. The diagnosis and management of rhinitis: an updated practice parameter. J Allergy Clin Immunol. 2008;122(2 Suppl):S1-84.
8. Salib RJ, Harries PG, Nair SB, Howarth PH. Mechanisms and mediators of nasal symptoms in non-allergic rhinitis. Clin Exp Allergy. 2008; 38(3): 393-404.
9. Babatola FD. Reciprocal changes in nasal resistance in response to changes in posture. Rhinology. 1998;36(2):69-72.
10. Solé D, Sakano E, coordenadores. III Consenso brasileiro sobre rinites. Braz J Otorhinolaryngol. 2012;75(6) Supl:1-51.

Leituras sugeridas

Pinto JM, Jeswani S. Rhinitis in the geriatric population. Allergy Asthma Clin Immunol. 2010;6(1):10.

Questões e casos clínicos
www.grupoa.com.br

4.3 Resfriado comum/gripe

Eduardo Macoto Kosugi
Paulo Saraceni Neto
Shirley Pignatari

As infecções das vias aéreas superiores (IVAS) são as doenças mais diagnosticadas em serviços de urgência e emergência dos Estados Unidos, sendo responsáveis por grande parte do absenteísmo nas escolas e no trabalho.[1,2] Aproximadamente 22 milhões de faltas escolares e 20 milhões de dias perdidos de trabalho por ano são atribuídos ao resfriado comum.[3,4] Os adultos têm em média 2 a 4 episódios ao ano, e as crianças, em torno de 6 a 8 episódios.[1]

O resfriado comum, como é popularmente conhecida a nasofaringite aguda, e a gripe, afecção causada pela infecção pelo vírus influenza, são síndromes respiratórias com sintomas comuns, causados por infecções virais do trato respiratório superior. É muito difícil definir exatamente as síndromes devido à grande variação na gravidade, duração e tipo de sintomas.[5] Dentre os agentes causadores do resfriado comum, podemos citar uma grande variedade de vírus, incluindo coronavírus, parainfluenza e vírus sincicial respiratório, mas o principal agente etiológico é o rinovírus humano (HRV) em cerca de metade dos casos.[3] O vírus influenza, responsável pela gripe, responde também por 5 a 15% dos casos de resfriado comum, demonstrando que existe muita intersecção na etiologia e na sintomatologia de ambas as síndromes.[6]

Embora a nasofaringite viral (resfriado comum) possa ocorrer durante todo o ano, é mais incidente nos meses de outono e inverno, pois nessa época as pessoas passam mais tempo reunidas em locais fechados. Além disso, muitos vírus prosperam nas épocas de baixa umidade do inverno.[7]

Apesar de o resfriado comum, em indivíduos saudáveis, estar associado a baixa morbidade, é fato que as infecções podem precipitar ou exacerbar outras doenças, incluindo otite média, rinossinusite, asma e doença pulmonar obstrutiva crônica.[3] No Brasil, essa condição também tem grande importância, visto que as doenças infecciosas do trato respiratório são responsáveis por cerca de 4,5% das internações no Sistema Único de Saúde (SUS), que correspondem a aproximadamente 500 mil internações por ano.[8]

As infecções pelo vírus influenza do tipo A podem ser responsáveis por quadros mais dramáticos, como as gripes pandêmicas. É preciso destacar a importância dessa infecção, principalmente pelo subtipo H1N1, que foi responsável por uma grande quantidade de síndromes respiratórias graves e mortes em todos os continentes.[9]

Definição e diagnóstico

O diagnóstico das IVAS geralmente é clínico. Considerando-se que os sintomas do resfriado comum são bastante conhecidos, é muito frequente o autodiagnóstico dessa síndrome entre o público leigo.[5] Devido à falta de critérios clínicos diagnósticos validados e por se tratar de uma síndrome que envolve uma extensa lista de agentes etiológicos que podem causar sintomas distintos em cada paciente, alguns autores defendem o uso do termo "resfriado comum" muito mais como um conceito cultural, resultante do autodiagnóstico, do que propriamente uma entidade clínica.[10]

A expressividade clínica das IVAS é bastante variável e parcialmente influenciada pela patogenicidade do vírus, mas também sofre modificação conforme a idade, as condições fisiológicas e o *status* imunológico do indivíduo.[11] Assim, é possível considerar as IVAS como um espectro, representadas por uma pirâmide que tem, em sua base, as infecções assintomáticas, nos casos onde a presença do vírus é detectada, mas sem o desenvolvimento da doença, e, em seu ápice, as formas graves de síndromes respiratórias agudas que podem levar ao óbito. No meio, encontra-se a grande maioria dos casos, que se apresentam como doença aguda autolimitada **(Fig. 4.3.1)**.[5]

A síndrome do resfriado comum foi definida por estudos experimentais, como uma doença leve, de curta duração, com sintomas precoces de cefaleia, espirros e dor de garganta, evoluindo com rinorreia, obstrução nasal, tosse e mal-estar **(Tab. 4.3.1)**. Geralmente, a intensidade dos sintomas piora até o terceiro dia da infecção, com duração de 7 a 10 dias, mas alguns sintomas podem persistir por mais de 3 semanas. Nos adultos, raramente há quadros de febre, que é mais comum nas crianças. Estudos baseados na sintomatologia indicaram que não é possível identificar o vírus causador com base apenas nos sintomas, já que o quadro clínico costuma ser muito parecido entre os diferentes tipos virais.[5]

Já a síndrome gripal causada pelo vírus influenza costuma apresentar início súbito, caracterizado por febre, cefaleia, tosse, dor de garganta, mialgias, congestão nasal, fraqueza e perda de apetite. Os melhores preditores da infecção por influenza são tosse e febre, e a combinação desses dois sintomas mostrou um valor preditivo positivo em torno de 80% na diferenciação entre a infecção por influenza e por outros vírus **(Tab. 4.3.2)**.[13]

Em razão de o diagnóstico da nasofaringite basear-se muito na história referida pelo paciente e na evolução do quadro, é necessário identificar os

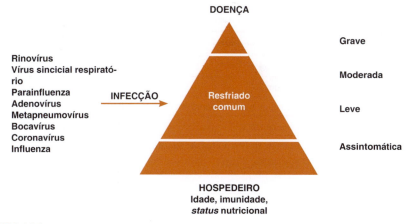

FIGURA 4.3.1 Espectro das infecções das vias aéreas superiores.
Fonte: Adaptada de Eccles.[10]

TABELA 4.3.1 Sintomas e sinais do resfriado comum

Sintomas e sinais	Probabilidade de ter o sintoma durante um resfriado comum (%)
Obstrução ou congestão nasal	80-100
Espirros	50-70
Dor ou irritação na garganta	50
Tosse	40
Rouquidão	30
Dor de cabeça	25
Fadiga ou mal-estar	20-25
Febre	0,1

Fonte: Adaptada de Lorber.[12]

processos fisiopatológicos implicados nos sintomas mais frequentes.

Obstrução nasal

A congestão nasal é causada pela vasodilatação da mucosa nasal em resposta a mediadores inflamatórios, como a bradicinina e a histamina. O plexo venoso nasal é bem proeminente na região dos cornetos inferiores e no septo nasal, região também conhecida como área da válvula nasal. A dilatação dos vasos nessa região leva à obstrução do fluxo aéreo nasal.[14]

Rinorreia

A rinorreia associada à infecção viral é uma complexa mistura de elementos, produtos de glândulas, células caliciformes e exsudato dos capilares, e a variação desses diferentes componentes depende

TABELA 4.3.2 Resfriado comum versus gripe: apresentação dos sintomas

Sintomas	Resfriado comum	Gripe
Tosse	Produtiva	Seca
Prurido ou lacrimejamento ocular	Comum	Incomum
Febre	Incomum, mas ocasional em crianças	Comum
Fadiga ou exaustão	Leve cansaço	Muito comum
Cefaleia	Comum, devido à pressão sinusal	Comum
Dor de garganta	Comum, mas leve	Incomum
Dor no corpo	Leve	Intensa
Vômitos ou diarreia	Não	Incomum, mas ocasional em crianças
Início dos sintomas	Gradual	Súbito

Fonte: Adaptada de Grief.7

do tempo de infecção e da gravidade da resposta inflamatória.[15] Uma secreção do tipo aquosa é um sinal precoce da nasofaringite viral, geralmente acompanhada de espirros. Essa fase da rinorreia é um reflexo do estímulo glandular pelos ramos do nervo trigêmeo na via aérea. As evidências desse componente glandular surgiram de estudos com fármacos anticolinérgicos, como o brometo de ipratrópio, que causaram diminuição da secreção nos primeiros dias da nasofaringite.[16] A secreção nasal também é composta por exsudato plasmático rico em proteínas, originado dos capilares subepiteliais, e isso pode explicar por que os anticolinérgicos inibem apenas parcialmente a rinorreia.

A cor da secreção nasal e a presença de pus são frequentemente usadas como marcadores clínicos para determinar quando prescrever antibióticos, mas não existem evidências na literatura que corroborem esse conceito. Mudanças no aspecto da secreção nasal refletem melhor o grau de gravidade da inflamação do que a natureza etiológica do quadro – se viral ou bacteriano.[5] A coloração dessa secreção pode variar do hialino, passando pelo amarelo até chegar ao verde durante o curso de uma infecção viral, e essa mudança está relacionada com o aumento da quantidade de leucócitos nesse exsudato, principalmente de neutrófilos, e não à presença de bactérias.[17]

Cefaleia

A cefaleia associada à nasofaringite viral pode estar relacionada com a liberação de citocinas pelas células do sistema imune durante a resposta inflamatória. A administração de citocinas envolvidas na resposta imune das infecções virais, como o fator de necrose tumoral (TNF), levou ao desenvolvimento de dor de cabeça em humanos.[18] O mecanismo dessa dor ainda permanece desconhecido, mas é interessante observar que a dor induzida pelas citocinas é acompanhada por sintomas como fadiga e prostração, que são muito comuns nos quadros de nasofaringite.[14]

Espirros

Os espirros associados à nasofaringite estão relacionados com a resposta inflamatória no nariz e na rinofaringe, que estimula os ramos sensitivos do nervo trigêmeo. Essa resposta é mediada pelos receptores histamínicos presentes nesse nervo e é um sintoma proeminente nas infecções virais e nos quadros alérgicos.[14]

Dor de garganta

A dor de garganta é um sintoma muito frequente nos casos de resfriado comum e é causada pela ação de prostaglandinas e bradicinina. A sensação de irritação e dor na garganta é mediada pelos pares cranianos que inervam a faringe. Esse sintoma provavelmente está relacionado com o acometimento precoce da rinofaringe pelo vírus, que ocorre antes do acometimento nasal.[19] Laringite também pode ocorrer como parte da resposta inflamatória generalizada, haja vista o envolvimento da via aérea como um todo. A rouquidão pode ser causada pela inflamação em si ou pelo trauma constante proveniente do pigarro e da tosse.[14]

Tosse

A tosse é um reflexo protetor que previne a aspiração de comida e líquidos para as vias aéreas inferiores e ajuda a mobilizar o muco nessa região. Esse reflexo é mediado exclusivamente pelo nervo vago, e isso significa que a tosse é iniciada na via aérea pela estimulação de ramos sensitivos ao nível da laringe ou abaixo dela.[20] Acredita-se que a nasofaringite possa sensibilizar o reflexo da tosse pela irritação nasal dos nervos trigêmeos, mas essa hipótese é controversa, uma vez que a irritação nasal causa preferencialmente espirro, em vez de tosse. A hiper-reatividade vagal dos receptores da tosse parece ser o mecanismo causador desse sintoma nos resfriados comuns. O papel do gotejamento pós-nasal ainda é controverso nessa fisiopatologia.[14,21]

Tratamento

O tratamento da nasofaringite aguda ainda é alvo de muita controvérsia e discussão. O elevado índice de automedicação, principalmente daqueles compostos antigripais isentos de prescrição médica, leva os pacientes a acreditarem que o diferencial da conduta médica será a prescrição dos antibióticos. No entanto, não existe recomendação que embasem a prescrição de antibióticos nos casos de resfriado comum.[22]

O uso de sintomáticos e de medicações de suporte deve seguir as indicações médicas, baseadas no conhecimento da fisiopatologia e na gravidade da doença, avaliada caso a caso. De preferência, a medicação deve ser direcionada para o sintoma que mais incomoda o paciente, pois cada um reage de maneira particular às IVAS. Isso significa que o medicamento usado para o tratamento do resfriado comum de um paciente não necessariamente será igual ao prescrito para outro.

Os fitoterápicos vêm ganhando destaque nos últimos anos, tanto na questão mercadológica quanto em estudos científicos, que comprovam que muitas medicações de origem natural podem trazer benefício no tratamento da síndrome do resfriado comum.

A prescrição médica deve procurar aliar a experiência clínica do médico assistente aos dados da medicina baseada em evidências que demonstram quais tratamentos são recomendados como efetivos.

Terapias recomendadas

Os descongestionantes orais ou tópicos parecem ter algum efeito para o alívio momentâneo dos sintomas gripais se comparados ao placebo. A pseudoefedrina e a fenilefrina reduzem o edema nasal, melhorando o fluxo aéreo. Embora os anti-histamínicos não se mostrem eficazes como monoterapia, medicações contendo anti-histamínicos de primeira geração associados a descongestionantes podem ter um efeito benéfico no alívio dos sintomas nasais e da tosse de uma maneira geral.[23]

O brometo de ipratrópio é o unico anticolinérgico recomendado pelo Colégio Americano de Medicina do Tórax (ACCP, American College of Chest Physicians) para controle da tosse causada pelo resfriado comum. Estudos com a guaifenesina e o dextrometorfano demonstraram resultados controversos no tratamento da tosse, alguns demonstrando benefícios, outros não.[23]

Os anti-inflamatórios não esteroides (AINEs) efetivamente aliviam os sintomas dolorosos da cefaleia, mialgias e artralgias que ocorrem na vigência da nasofaringite. O ACCP concluiu que o naproxeno é benéfico também no tratamento da tosse aguda.[23,24]

O uso do fitoterápico *Pelargonium sidoides* mostrou redução na duração e na gravidade de dez sintomas diferentes do resfriado comum em um ensaio randomizado controlado.[25] Outros estudos demonstraram o benefício do *Andrographis paniculata* na melhora dos sintomas gripais, especialmente quando associado ao *Acanthopanax senticosus*. Outro fitoterápico que vem mostrando bons resultados no tratamento dos sintomas da nasofaringite é a *Echinacea purpurea*. As revisões sistemáticas da *Cochrane* também demonstraram que o uso de pastilhas de acetato ou gluconato de zinco nas primeiras 24 horas do resfriado ajudaria a re-

duzir a duração e gravidade dos sintomas. No entanto, podem causar efeitos adversos como náuseas e gosto metálico **(Tab. 4.3.3)**.[23]

Profilaxia

Poucas medicações mostraram benefício na prevenção do resfriado comum em adultos. O papel da vitamina C parece ser o de diminuir o tempo de recuperação de um resfriado, apesar de não impedir a incidência das infecções. Já o uso do alho parece ter efeito na prevenção da infecção. A lavagem frequente das mãos é a principal medida de profilaxia a ser empregada, pois causa diminuição na dispersão dos vírus respiratórios em todas as idades e ajuda a reduzir a transmissão dos vírus de crianças para outros familiares. O uso de sabonetes antissépticos não mostrou melhor desempenho do que os usados no dia a dia.[23]

Conclusão

As IVAS constituem uma importante entidade na prática clínica cotidiana. Apesar de sua grande incidência e impacto socioeconômico, geralmente são negligenciadas pela maioria dos pacientes e clínicos, devido ao seu caráter autolimitado. O diagnóstico é clínico e, na maioria das vezes, acabam sendo tratadas por automedicação pelos pacientes. Deve-se atentar para o fato de não se ministrar antibióticos nesses casos virais. Nos casos específicos de gripe, o quadro clínico pode ser mais grave, e a evolução, mais dramática, exigindo cuidados especiais. O uso racional da medicina baseada em evidências, associado à *expertise* clínica do médico assistente, tendem a otimizar o suporte aos pacientes com IVAS, prevenindo complicações, atenuando o mal-estar e diminuindo o absenteísmo.

Teoria versus *prática*

Apesar da aparente benignidade e evolução autolimitada da maioria dos resfriados comuns, o manejo dos pacientes pode não ser tão fácil. É frequente a prescrição de antibióticos nesses casos, apesar de eles serem tipicamente virais e terem poucos dias de evolução. A falsa convicção de que a presença de secreção purulenta é sinônimo de infecção bacteriana é um dos motivos. Além disso, os pacientes, ao procurarem auxílio médico nos casos de

TABELA 4.3.3 Recomendações para resfriado comum por nível de evidência SORT

Recomendação clínica em resfriado comum	Nível de evidência SORT
Antibióticos não devem ser utilizados em resfriado comum	A
Medicamentos de venda livre para tosse e resfriado não devem ser utilizados em crianças com menos de 4 anos devido ao risco potencial	B
Pelargonium sidoides, lavagens nasais com soro fisiológico e sulfato de zinco podem diminuir os sintomas do resfriado comum em crianças	B
Codeína não é eficaz para tosse em adultos	A
Anti-histamínicos isoladamente não melhoram os sintomas em adultos	A
Descongestionantes, anti-histamínicos com descongestionantes e ipratrópio intranasal podem melhorar os sintomas em adultos	B
Anti-inflamatórios não esteroides reduzem a dor causada pelo resfriado comum em adultos	A
Pelargonium sidoides pode reduzir a gravidade e a duração dos sintomas do resfriado comum em adultos	B

SORT: Strength of Recommendation Taxonomy
A, Evidência baseada em estudos consistentes e de boa qualidade.
B, Evidência baseada em estudos inconsistentes ou de qualidade limitada.
C, Evidência baseada em consensos, prática usual, opinião de especialistas ou séries de casos.
Adaptada de Fashner e colaboradores.[23]

resfriado comum, presumem que seu quadro só melhorará com o uso de antibióticos. Enquanto isso, o médico, muitas vezes, prefere a prescrição de um antimicrobiano, com a falsa impressão de que assim estará fazendo um bem ao paciente nos casos de superinfecção bacteriana. Mas essa conduta, além de não apresentar evidência que a apoie, ignora os inúmeros efeitos colaterais dos antibióticos, em especial no trato gastrintestinal e geniturinário, e o risco de desenvolvimento da resistência bacteriana.

É necessário explicar aos pacientes as características de sua doença, o aspecto inflamatório dessas afecções. É importante ressaltar que se trata de um quadro de infecção viral, autolimitada, e que deverá ser tratada sim, mas não com antibióticos. Ou seja, como em tudo na medicina, há que se cultivar uma boa relação médico-paciente. Além disso, é fundamental a correta interpretação do termo "sintomáticos". É importante que o médico compreenda que o tratamento deve concentrar-se nos sintomas mais importantes no momento. Não há "receita-padrão" nas IVAS, devendo, cada paciente, receber o tratamento mais adequado para os seus sintomas. Então, para um paciente com IVAS, um AINE pode ser o mais indicado devido às dores no corpo, enquanto, para outro, um descongestionante pode ser o mais importante, caso sua queixa principal seja de congestão nasal.

 Referências

1. Simasek M, Blandino DA. Treatment of the common cold. Am Fam Physician. 2007;75(4):515-20.
2. Kilgore D, Najm W. Common respiratory diseases. Prim Care. 2010;37(2):297-324.
3. Proud D. Upper airway viral infections. Pulm Pharmacol Ther. 2008;21(3):468-73.
4. Adams PF, Hendershot GE, Marano MA; Centers for Disease Control and Prevention/National Center for Health Statistics. Current estimates from the National Health Interview Survey, 1996. Vital Health Stat 10. 1999;(200):1-203.
5. Eccles R. Understanding the symptoms of the common cold and influenza. Lancet Infect Dis. 2005;5(11):718-25.
6. Zambon MC, Stockton JD, Clewley JP, Fleming DM. Contribution of influenza and respiratory syncytial virus to community cases of influenza-like illness: an observational study. Lancet. 2001; 358(9291):1410-6.
7. Grief SN. Upper respiratory infections. Prim Care. 2013;40(3):757-70.

8. Alfradique ME, Bonolo P, Dourado I, Lima-Costa MF, Macinko J, Mendonça CS, et al. Internações por condições sensíveis à atenção primária: a construção da lista brasileira como ferramenta para medir o desempenho do sistema de saúde (Projeto ICSAP–Brasil). Cad Saúde Pública. 2009;25(6):1337-49.

9. Ministério da Saúde. Secretaria de Vigilância em Saúde. Departamento de Vigilância Epidemiológica. Doenças infecciosas e parasitárias: guia de bolso. 8. ed. Brasília: MS; 2010.

10. Eccles R. Is the common cold a clinical entity or a cultural concept? Rhinology. 2013;51(1):3-8.

11. Kilbourne ED. Influenza in man. In: Kilbourne ED. Influenza. New York: Plenum Medical Book; 1987. p. 157-218.

12. Lorber B. The common cold. J Gen Intern Med. 1996;11(4):229-36.

13. Monto AS, Gravenstein S, Elliott M, Colopy M, Schweinle J. Clinical signs and symptoms predicting influenza infection. Arch Intern Med. 2000; 160(21):3243-7.

14. Eccles R. Mechanisms of the symptoms of rhinosinusitis. Rhinology. 2011;49(2):131-8.

15. Eccles R. Physiology of nasal secretion. Eur J Respir Dis. 1983;62:115-9.

16. Hayden FG, Diamond L, Wood PB, Korts DC, Wecker MT. Effectiveness and safety of intranasal ipratropium bromide in common colds. A randomized, double-blind, placebo-controlled trial. Ann Intern Med. 1996;125(2):89-97.

17. Stockley RA, Bayley D, Hill SL, Hill AT, Crooks S, Campbell EJ. Assessment of airway neutrophils by sputum colour: correlation with airways inflammation. Thorax. 2001;56(5):366-72.

18. Smith RS. The cytokine theory of headache. Med Hypotheses. 1992;39(2):168-74.

19. Winther B, Gwaltney JM Jr, Mygind N, Turner RB, Hendley JO. Sites of rhinovirus recovery after point inoculation of the upper airway. JAMA. 1986; 256(13):1763-7.

20. Widdicombe JG. Neurophysiology of the cough reflex. Eur Respir J. 1995;8(7):1193-202.

21. Jacoby DB. Pathophysiology of airway viral infections. Pulm Pharmacol Ther. 2004;17(6):333-6.

22. Kenealy T, Arrol B. Antibiotics for the common cold and acute purulent rhinitis. Cochrane Database Syst Rev. 2013;6:CD000247.

23. Fashner J, Ericson K, Werner S. Treatment of the common cold in children and adults. Am Fam Physician. 2012;86(2):153-9.

24. Bolser DC. Cough suppressant and pharmacologic protussive therapy: ACCP evidence-based clinical practice guidelines. Chest. 2006;129(1 Suppl):238S-249S.

25. Lizogub VG, Riley DS, Heger M. Efficacy of a pelargonium sidoides preparation in patients with the common cold: a randomized, double blind, placebo-controlled clinical trial. Explore (NY). 2007;3(6): 573-84.

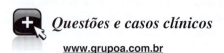

Questões e casos clínicos

www.grupoa.com.br

4.4 Rinossinusite aguda

Otavio B. Piltcher
Fabio André Selaimen

Introdução

Os pacientes com rinossinusite aguda (RSA) podem apresentar-se com praticamente todos os sintomas relacionados às principais queixas nessa subárea da otorrinolaringologia. Esse conjunto variado e inespecífico de sinais e sintomas torna seu estudo interessante e complexo.

A verdadeira prevalência e incidência da RSA não é conhecida. Estima-se, a partir de estudos populacionais escandinavos e norte-americanos, uma prevalência de 10 a 15% de casos por ano. O fato de percentuais não conhecidos dos processos virais (resfriados e gripes) cursarem com comprometimento dos seios paranasais e aproximadamente 2% entre adultos e de até 5 a 15% entre crianças evoluírem para processos bacterianos dessa região explica o porquê de se tratar de uma doença tão comum e associada a tantos gastos.

Definição e diagnóstico

A nomenclatura atual preconiza a denominação "rinossinusite", em vez de sinusite, como é e segue sendo popularmente chamada, pelo fato de processos inflamatórios dos seios paranasais não apenas comprometerem invariavelmente o revestimento nasal, como terem na própria fossa nasal o seu começo. A única exceção seriam as sinusites agudas odontogênicas em que o processo ocorre pela contaminação direta do seio maxilar por meio de sua relação com raízes dentárias contaminadas ou fístulas.

A contextualização anatômica permite fornecer informações aos pacientes para que compreendam suas queixas e consequentemente aceitem e cumpram as recomendações terapêuticas dos médicos. Embora seja do ponto de vista anatômico que os processos inflamatórios nasossinusais são compreendidos e explicados, é na unidade mucociliar, formada pelo epitélio respiratório pseudoestratificado ciliado com células caliciformes e glândulas submucosas, que está a chave do entendimento da clínica e do prognóstico da maioria dos pacientes. Na **Figura 4.4.1** há uma ilustração esquemática das características do epitélio respiratório.

No caso dos seios paranasais, é importante saber que todo muco produzido é varrido pelo movimento ciliar sempre em direção ao óstio natural e, depois, do nariz na direção da rinofaringe e, sucessivamente, no sentido da eliminação pelo trato aerodigestivo. É o grau de comprometimento dessa unidade e o tempo para recuperar seu equilíbrio e função que determinam o tempo de convalescença dos pacientes. Por exemplo, um processo viral sabidamente leva a uma resposta inflamatória com destruição do revestimento ciliar, produção de mais muco, exposição de terminações neurais, edema e fechamento de óstios de drenagem. A resolução dessas alterações pode demorar entre 10 e 30 dias. Tanto nos processos agudos como nos crônicos do nariz e seios paranasais (rinossinusites), é a resposta inflamatória com desequilíbrio da unidade mucociliar a responsável pelos sinais e sintomas dos pacientes. As infecções (virais e bacterianas) são os principais agentes etiológicos nos quadros agudos, enquanto a resposta inflamatória desorganizada e exacerbada associada ou não a doenças genéticas que alteram a função ciliar ou o muco determina os processos crônicos.

Outro aspecto importante é compreender que o sufixo "ite" não deve significar nada mais que a presença de um processo inflamatório nessa região. Ou seja, rinossinusite não é sinônimo de processo bacteriano, podendo haver também rinossinusites agudas virais (RSAV), fúngicas, alérgicas, etc.

Os critérios estabelecidos para o diagnóstico de uma RSA são dois ou mais sintomas, dos quais um deve ser: *obstrução/congestão nasal ou descarga nasal (gotejamento nasal anterior ou posterior); associado ou não a pressão/dor facial e/ou alteração do olfato*.

Outros ainda propõem como critério a presença de um dos citados, considerados sintomas maiores, associado a dois ou mais sinais/sintomas menores, como *febre, halitose, tosse, pressão nos ouvidos e dor dentária*, por exemplo. A suspeita aumenta diante da identificação de secreção purulenta nasal, como visto no transcorrer do capítulo. Cabe salientar que todas as definições são baseadas em evidências de categoria D.

Essa diferenciação pode ainda variar segundo as diretrizes dos diversos países. Na diretriz canadense, são considerados processos agudos aqueles com até quatro semanas de duração, enquanto, na europeia, esse período se estende por até 90 dias. Recentemente, a última orientação européia sobre rinossinusites[1] propôs uma nova classificação para

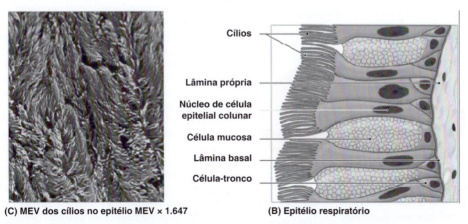

FIGURA 4.4.1 Ilustração do epitélio respiratório por fotomicroscopia e por representação esquemática.

os casos agudos que está em maior sintonia com a crescente preocupação com o uso inadequado de antimicrobianos para infecções agudas das vias aéreas superiores **(Fig. 4.4.2)**. Fica definido como:

- RSA viral: quadros de até 10 dias de duração.
- RSA pós-viral: aqueles com sintomas que durem mais de 10 dias.
- RSA bacteriana (RSAB): percentual pequeno que pode ocorrer como complicação de qualquer um dos processos supracitados a qualquer momento.

Dessa forma, fica claro que, isoladamente, a presença de sintomas nasossinusais por mais de 10 dias não deve mais ser critério isolado para o diagnóstico de RSAB e o consequente uso de antimicrobianos. A RSAB só deve ser considerada nos quadros agudos diante da presença de três dos seguintes sinais e sintomas:

- Qualquer tipo de secreção com predominância de um lado ou francamente purulenta no *cavum*.
- Dor intensa de aspecto unilateral.
- Febre > 38 °C.
- Elevação da velocidade de sedimentação globular/proteína C reativa.
- Recaída dos sinais e sintomas.

Tudo indica que, exceto para os casos de complicações supurativas evidentes (orbitárias, sistema nervoso central, etc.), critérios cada vez mais exigentes vêm sendo estabelecidos para o diagnóstico de uma RSAB. O tempo de duração isoladamente não deve ser o critério definitivo, mas sim o tipo de evolução (gravidade, recaídas) associado ao exame físico. Os questionários e/ou escalas visuais analógicas propostas mais recentemente para quantificar a gravidade das rinossinusites vêm sendo agregados como mais um elemento objetivo a ser mensurado nos diferentes ensaios clínicos sobre esse tópico.

Depois da anamnese, é por meio do exame físico e possíveis exames complementares que a identificação de sinais poderá levar ao diagnóstico.

A punção maxilar para coleta de material, tanto via meato inferior como fossa canina, é considerada o padrão-ouro. Todavia, é um procedimento invasivo e só realizado em casos específicos (imunossupressão, complicações, etc.). A endoscopia nasal hoje parte da investigação do especialista, auxilia no diagnóstico da RSAB e apresenta sensibilidade de 82,7% e especificidade de 94%, fornecendo valor preditivo positivo de 93%. Esses valores permitem estimar que a realização desse exame aumenta de 20 para 78% a possibilidade diagnóstica. Já a radiografia simples, sem individualização do seio acometido, diante de sua sensibilidade (76%) e especificidade (79%), aumenta a certeza diagnóstica dos mesmos 20% para 48%. Esses achados discutidos por Francine e colaboradores contribuem ainda mais para o consenso de que a radiografia de seios paranasais não deve ser solicitada para diagnóstico de RSA e deixam uma ideia que a realização de uma endoscopia nasal contribui significativamente para o diagnóstico desse processo inflamatório agudo desde que associada a uma história clínica bem coletada.

Assim como em outras condutas, é surpreendente que a solicitação de radiografias siga comum até os dias atuais, principalmente em emergências. A situação é ainda pior quando crianças menores de 6 anos, para as quais os resultados radiológicos são ainda mais pobres por uma questão de desenvolvimento craniofacial, também são avaliadas dessa forma. Porém, a imagem por tomografia computadorizada (TC) também passou, nessa última publicação europeia, a ser considerada um possível critério quando associada ao quadro clínico no diagnóstico das rinossinusites. Com elevada sensibilidade (95,1%) e especificidade (92,6%), a TC com três cortes coronais aumenta de 20 para 75% o diagnóstico presuntivo clínico. Deve ser ressaltado que essa especificidade refere-se à RSA, e não necessariamente à RSAB. Prova disso são as evidências de pacientes com resfriado comum submetidos a TC com alterações tais como oclusão infundibuloetmoidal (70%), anormalidades maxila-

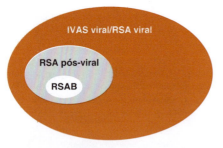

FIGURA 4.4.2 Nova classificação de RSA. IVAS, infecção das vias aéreas superiores.
Fonte: Adaptada de Fokkens e colaboradores.[1]

res (87%), etmoidais (70%) e, em menor incidência, no frontal (39%). Essa elevada sensibilidade, sem a capacidade de definição do tipo de conteúdo nos seios e principalmente pela elevada exposição à radiação e custos, tem levado os mais diversos órgãos ligados à radiologia e otorrinolaringologia a propoem de que tal exame só seja realizado diante da suspeita de complicações ou em caso de planejamento cirúrgico. A ultrassonografia não tem papel adequado no diagnóstico das RSAs. A ressonância magnética (RM) só deve ser indicada em casos de suspeição de complicação orbitária ou intracraniana em que a TC não tenha sido suficientemente informativa.

Fica claro que a clínica (sinais e sintomas), associada a um exame físico, idealmente complementado pela endoscopia nasal, vai levar a um menor número de falhas diagnósticas em termos de haver ou não presença de processo inflamatório agudo nas fossas e seios paranasais.

A microbiologia bacteriana dos quadros rinossinusais agudos mostra *Haemophilus influenzae*, *Streptococcus pneumoniae* e, mais raramente, *Moraxella catarrhalis* ou *Streptococcus pyogenes*. A progressiva vacinação da população para diferentes cepas de *S. pneumoniae* tem determinado aumento nos percentuais de *H. influenzae* como agente etiológico. A punção maxilar, considerada padrão-ouro, fica reservada a casos de pacientes imunossuprimidos, com febre de origem indeterminada e com falha terapêutica. O uso de culturas da rinofaringe como indicativo da etiologia nasossinusal ainda não mostrou resultados que permitam essa conduta. Já a cultura do meato médio tem uma boa correlação com os resultados obtidos de material diretamente do seio maxilar em pacientes com RSA. Esse exame apresenta menor número de falso-positivos e negativos quando guiado por endoscopiae continua sem ser feito como rotina.

A estação do ano (inverno e outono), assim como o convívio com crianças em idade escolar e fumo passivo, são considerados fatores de risco para RSA. A anatomia (concha bulhosa, células de Haller, desvios septais) ainda carece de evidências, ficando uma possibilidade de ser útil em casos recorrentes. Por último, assim como os fatores anatômicos, ter rinite alérgica (RA), apesar de clinicamente correlacionado, também não apresenta resultados inequívocos nos estudos que avaliam essa correlação. De qualquer forma, é consenso que alterações anatômicas em pacientes recorrentes devem ser tratadas, assim como controlada a inflamação oriunda de processos alérgicos de base. Os

diferentes fatores de risco têm relação direta com o entendimento sobre a fisiopatogenia dos processos nasossinusais, em que o equilíbrio de dois fatores são básicos: funcionamento da unidade mucociliar e ventilação das cavidades nasais e paranasais. Quaisquer aspectos intrínsecos ou extrínsecos que afetem esse equilíbrio proporcionam o desenvolvimento de processos inflamatórios, sendo a reversibilidade dessas alterações intimamente relacionada com o aspecto agudo ou crônico dos processos. Nas RSAs, o principal fator de desequilíbrio é a resposta inflamatória aguda pela infecção viral, seguida ou não de infecções bacterianas. Os elementos anatômicos e alérgicos poderiam participar como indutores desse desequilíbrio.

Tratamento da RSA

O profissional de saúde, diante de pacientes com sintomatologia nasossinusal aguda, deve basear sua decisão terapêutica no conhecimento da história natural dos diferentes tipos de RSA (viral, pós-viral e bacteriana). Além disso, deve avaliar em que aspectos (desfechos) a intervenção proposta (expectante, tópica isolada, antimicrobiano oral, etc.) modifica de forma significativa do ponto de vista estatístico e também clínico a história natural da doença e a incidência de complicações.

RSA viral e RSA pós-viral

No estágio viral, o tratamento inclui medidas para o alívio sintomático até a possível resolução espontânea do quadro, que tem duração média de 7 a 10 dias, podendo, sem recaídas ou sinais de complicações, durar mais tempo. Opções para o manejo dos quadros virais estão disponíveis no Capitulo Resfriado comum/gripe.

RSA bacteriana

Existem evidências sustentando que o uso de antibióticos (ATBs) determina melhora mais precoce de alguns sintomas. Uma metanálise publicada em 2008 mostrou um número necessário para tratar (NNT) de 15 pacientes, sendo que os sinais e sintomas clínicos não foram capazes de definir qual subgrupo teria mais benefício com o tratamento.[2] Outro estudo ainda mais recente do *JAMA*, com adultos, revela uma melhora significativa e pontual somente no sétimo dia entre o grupo tratado por ATB (amoxicilina), não havendo nenhuma diferença no terceiro e décimo dias em relação ao grupo placebo.[3] É interessante lembrar que a literatura disponível sempre utilizou entre os critérios para definição de RSAB o tempo de duração dos sintomas de 10 dias. No caso de a proposta da existência das rinossinusites pós-virais ser aceita, seria adequado hipotetizar que muitos pacientes não apresentaram melhora com ATBs nos grupos de tratamento por possivelmente não serem quadros bacterianos verdadeiros. Diante desses fatos, a conduta expectante também, caso a caso, deve ser considerada uma opção.

O uso de ATBs teria por objetivo diminuir a duração dos sintomas, prevenir complicações e evitar a cronificação da doença. Outra revisão sistemática mostrou que 80% no grupo-controle vs. 90% no grupo ATB evoluíram satisfatoriamente (falha era considerada ausência de melhora entre 7 e 5 dias). Diante desses resultados, da indução de resistência bacteriana, do elevado percentual de reações adversas, pela necessidade de conter custos e na falta de evidências mostrando que o uso precoce de ATBs possa prevenir complicações, observa-se uma tendência a adotar condutas mais expectantes. Além disso, há relatos de complicações precoces de RSAs ou mesmo com uso de antibióticos. A observação ativa ("*watchful waiting*") necessita que dois critérios principais sejam atendidos: dor leve e febre abaixo de 38,3°C e a fundamental possibilidade de reavaliação. A orientação e a educação do paciente, levando em conta os prós e os contras de cada opção, mostram-se primordiais para o sucesso terapêutico, assim como para estreitar o vínculo entre médico e paciente.

Nos casos em que não houver melhora ou que a decisão seja pelo uso de ATB desde o início, a sua escolha deve ser feita de maneira empírica, levando em conta a microbiologia da doença. Os ATBs de largo espectro não mostram benefício se comparados aos de espectro estreito no início do tratamento, os quais ainda apresentam menos efeitos adversos e menor custo. Também devem ser considerados fatores como a gravidade da doença e o uso recente de ATB.

A amoxicilina em dose habitual (45 mg/kg) é considerada a primeira escolha, especialmente nos pacientes com baixa probabilidade de portar o *S. pneumoniae* resistente. A reavaliação em 48 a 72 horas pode indicar a troca para ATBs de maior espectro ou aumento da dose (90 mg/kg) com ou sem um inibidor da betalactamase. São fatores importantes nessa decisão pacientes < 2 anos; pacientes > 65 anos; quadro clínico grave que não permita falha terapêutica; pacientes não responsivos ao primeiro ATB; sinusite frontal e esfenoidal pela maior chance de complicações; sintomas acima de quatro semanas; alcoolismo, doença ou terapia imunossupressora; pacientes institucionalizados; crianças que frequentam creches; uso de betalactâmico nos últimos três meses.

Os alérgicos a amoxicilina podem receber, como primeira linha, sulfametoxazol-trimetoprim, macrolídeos ou quinolonas orais, porém nessas situações só haverá sucesso diante da presença de um pneumococo sensível.

Quanto à duração do tratamento, a maioria dos ensaios clínicos foi realizada em 10 dias. No entanto, não houve diferença significativa nas taxas de resolução dos tratamentos de 6 a 10 dias comparados aos de 3 a 5 dias (azitromicina ou cefuroxima) após três semanas de seguimento.

A falha no tratamento pode ser avaliada no sétimo dia após o diagnóstico. A não melhora é definida como a persistência dos sinais e sintomas já existentes após sete dias de tratamento (sem nenhuma melhora gradual). A *piora* é definida como a progressão dos sinais e sintomas presentes ou o aparecimento de novos. O paciente deve ser reavaliado em busca da confirmação diagnóstica e da presença de possíveis complicações. Se não houve introdução de ATB desde o início, pode ser o momento para iniciar com ATB e, nos casos já em tratamento, deve-se buscar alternativas empíricas de maior espectro, como a amoxicilina associada ao clavulanato ou às fluoroquinolonas, julgar a possibilidade de coleta de material ou, ainda, repensar a etiologia. No caso de falha terapêutica, os prováveis agentes etiológicos seriam o *H. influenzae* produtor de betalactamase e a *M. catarrhalis*, assim como cepas resistentes do pneumococo. Assim, a escolha cairia sobre a amoxicilina em altas doses associada ao clavulanato (4 g por dia de amoxicilina) ou uma quinolona respiratória (levofloxacino). Estes agentes também dariam cobertura a agentes menos frequentes, como o *S. aureus* e anaeróbios. Já as cefalosporinas e macrolídeos não possuem boa cobertura ao *S. pneumoniae* ou ao *H. influenzae*.

Independentemente da escolha de ATBs, estudos recentes indicam que o corticoide tópico (mometasona, 200 µg, em duas doses diárias) isolado pode ser utilizado nas 48 horas anteriores ao início do ATB (amoxicilina, 500 mg, 3 x/dia, por 10 dias), em casos leves e não complicados. Diante do conhecimento sobre a favorável evolução espontânea mesmo de quadros supostamente bacterianos e do pequeno impacto, apesar de estatisticamente significativo, dos antimicrobianos, essa alternativa deve ser lembrada entre as opções terapêuticas.

Conclusão

Trata-se de uma doença de alta prevalência. A compreensão da anatomia nasossinusal e da fisiologia da região a partir da unidade mucociliar é um passo essencial tanto para os profissionais de saúde determinarem condutas terapêuticas adequadas como para os pacientes cooperarem e aceitarem o processo de cura dos processos nessa região. Sua nomenclatura não permite definições etiológicas, sugerindo-se agregar ao termo tal etiologia de acordo com a convicção do profissional de saúde, isto é, RSA viral, RSA bacteriana, etc. A realidade na qual um quadro denominado RSA é de rotina interpretado por médicos e pacientes como de causa bacteriana e assim tratado não é mais tolerável e deve ser foco de campanhas de conscientização. Essa etapa é prioritária para atingir em primeiro lugar o não uso de antimicrobianos em casos de suspeição viral, fato que já determinaria uma redução drástica da prescrição inadequada desses medicamentos. Uma informação importante nesse contexto é a tranquilização de todos diante dos resultados de diversos estudos de evidência A no sentido de mesmo casos considerados bacterianos não apresentarem resultados estatísticos de impacto clínico com uso dos antimicrobianos em relação ao placebo. Aonde realmente se chegará em termos de conduta preconizada para esses pacientes ainda é incerto, mas, diante de todos os elementos expostos, imaginar um cenário onde venha a ser restringido o uso de antimicrobianos para casos de rinossinusite aguda somente de etiologia bacteriana confirmada e com sinais de gravidade e/ou complicações não parece uma realidade ou necessidade distante.

Por outro lado, prever que, em um futuro próximo, diante da falta de expectativas de novos tratamentos e pela crescente seleção de germes multirresistentes, os tratamentos clínicos com antimicrobianos tenham de ser precedidos pela demonstração da presença do agente etiológico bacteriano em casos com clínica grave não parece mais ficção científica.

Teoria versus prática

A persistência na discussão de aspectos em princípio tão básicos e universalmente aceitos se justifica pela distância entre teoria e prática. Estima-se que pelo menos 60% dos casos tipicamente virais sejam tratados com antimicrobianos e, cabe aqui salientar, que não se está falando de pacientes com processos persistentes, mas sim processos com poucos dias de evolução e sem os critérios estabelecidos para presunção da presença de bactérias. Se os critérios temporais prévios já viessem sendo respeitados, o número de pacientes inadequadamente diagnosticados e tratados seria bem menor. Infelizmente, não parece que a criação da rinossinusite pós-viral irá, isoladamente, levar à restrição do uso indiscriminado de antibióticos, mas poderá ajudar na conscientização sobre a maior importância dos vírus e suas consequências inflamatórias no nariz e nos seios paranasais em detrimento das bactérias.

Referências

1. Fokkens WJ, Lund VJ, Mullol J, Bachert C, Alobid I, Baroody F, et al. EPOS 2012: European position paper on rhinosinusitis and nasal polyps 2012. A summary for otorhinolaryngologists. Rhinology. 2012;50(1):1-12.
2. Young J, De Sutter A, Merenstein D, van Essen GA, Kaiser L, Varonen H, et al. Antibiotics for adults with clinically diagnosed acute rhinosinusitis: a meta-analysis of individual patient data. Lancet. 2008;371(9616):908-14.
3. Garbutt JM, Banister C, Spitznagel E, Piccirillo JF. Amoxicilin for acute rhinosinusitis: a randomized controlled trial. JAMA. 2012;307(7):685-92.

Leituras sugeridas

Associação Brasileira de Otorrinolaringologia. Rinossinusite aguda bacteriana: diagnóstico. São Paulo: Associação Médica Brasileira; 2012.

Associação Brasileira de Otorrinolaringologia; Associação Brasileira de Alergia e Imunopatologia. Rinossinusite aguda bacteriana: tratamento. São Paulo: Associação Médica Brasileira; 2012.

Benninger MS, Appelbaum PC, Denneny JC, Osguthorpe DJ, Stankiewicz JA. Maxillary sinus puncture and culture in the diagnosis of acute rhinosinusitis: the case for pursuing alternative culture methods. Otolaryngol Head Neck Surg. 2002;127(1):7-12.

Berger G, Berger RL. The contribution of flexible endoscopy for diagnosis of acute bacterial rhinosinusitis. Eur Arch Otorhinolaryngol. 2011;268(2):235-40.

Desrosiers M, Evans GA, Keith PK, Wright ED, Kaplan A, Bouchard J, et al. Canadian clinical practice guidelines for acute and chronic rhinosinusitis. Allergy Asthma Clin Immunol. 2011;7(1):2.

Gwaltney JM Jr, Hendley JO, Simon G, Jordan WS Jr. Rhinovirus infections in an industrial population. II.

Characteristics of illness and antibody response. JAMA. 1967;202(6):494-500.

Gwaltney JM Jr, Phillips CD, Miller RD, Riker DK. Computed tomographic study of the common cold. N Engl J Med. 1994;330(1):25-30.

Hansen JG, Schmidt H, Rosborg J, Lund E. Predicting acute maxillary sinusitis in a general practice population. BMJ. 1995;311(6999):233-6.

Kristo A, Uhari M, Luotonen J, Koivunen P, Ilkko E, Tapiainen T, et al. Paranasal sinus findings in children during respiratory infection evaluated with magnetic resonance imaging. Pediatrics. 2003;111(5 Pt 1):e586-9.

Meltzer EO, Bachert C, Staudinger H. Treating acute rhinosinusitis: comparing efficacy and safety of mometasone furoate nasal spray, amoxicillin, and placebo. J Allergy Clin Immunol. 2005;116(6):1289-95.

Meltzer EO, Charous BL, Busse WW, Zinreich SJ, Lorber RR, Danzig MR. Added relief in the treatment of acute recurrent sinusitis with adjunctive mometasone furoate nasal spray. The Nasonex Sinusitis Group. J Allergy Clin Immunol. 2000;106(4):630-7.

Meltzer EO, Hamilos DL, Hadley JA, Lanza DC, Marple BF, Nicklas RA, et al. Rhinosinusitis: establishing definitions for clinical research and patient care. Otolaryngol Head Neck Surg. 2004;131(6 Suppl):S1-62.

Piccirillo JF. Clinical practice. Acute bacterial sinusitis. N Engl J Med. 2004;351(9):902-10.

Rosenfeld RM, Singer M, Jones S. Systematic review of antimicrobial therapy in patients with acute rhinosinusitis. Otolaryngol Head Neck Surg. 2007;137(3 Suppl):S32-45.

Royal College of General Practitioners; Office of Population Censuses; Department of Health and Social Security. Morbidity statistics from geral practice 1981-19, 82L. London: Her Majesty's Stationery Office; 1986.

Royal College of Radiologists. Making the best use of department of clinical radiology: guidelines for doctors. 3rd ed. London: Royal College of Radiologists; 1995. p. 1-96.

United States Health and Human Services. Summary health statistics for U.S adults: National Health Interview Survey, 2007. Hyattsville: DHHS, 2009. Vital Health Statistics, Series 10, n. 240.

Varonen H, Savolainen S, Kunnamo I, Heikkinen R, Revonta M. Acute rhinosinusitis in primary care: a comparison of symptoms, signs, ultrasound and radiography. Rhinology. 2003;41(1):37-43.

Williams JW Jr, Simel DL, Roberts L, Samsa GP. Clinical evaluation for sinusitis. Making the diagnosis by history and physical examination. Ann Intern Med. 1992;117(9):705-10.

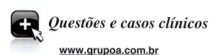

Questões e casos clínicos

www.grupoa.com.br

4.5 Rinossinusite crônica

Francini G. M. Pádua

Elisabeth Araujo

Introdução[1-4]

Rinossinusite crônica (RSC) é uma doença que afeta diretamente a qualidade de vida do paciente, sendo considerada a segunda doença crônica mais prevalente. No entanto, há poucos estudos epidemiológicos publicados. Quando os pacientes são avaliados por questionários de sintomas, é descrita uma prevalência de 5 a 15% na população do Brasil, Europa e Estados Unidos; entretanto, quando os questionários são baseados no diagnóstico médico, essa prevalência é de 2 a 4%.

Antigamente, acreditava-se que todos os pacientes com RSC evoluiriam com polipose nasossinusal. Recentes avanços na pesquisa desmentem esse mito, e, gradualmente, começa a ser possível diferenciar um conjunto de doenças que podem se associar ou gerar sintomas semelhantes aos da RSC com ou sem polipose nasossinusal.

Assim, a fisiopatogenia vem sendo decifrada aos poucos, e, mais recentemente, os pacientes vem sendo agrupados em diferentes posições, apresentando características inflamatórias e clínicas semelhantes. Essa diferenciação tem possibilitado a proposição de novos tratamentos individualizados e mais efetivos para cada paciente, conforme apresentado neste capítulo.

Definição

Rinossinusite crônica é a inflamação da mucosa de revestimento do nariz e dos seios paranasais que persiste por mais de 12 semanas.[1]

Classificação

A rinossinusite crônica é classificada em:[1]

1. Rinossinusite crônica SEM polipose nasossinusal (RSCsPN)
2. Rinossinusite crônica COM polipose nasossinusal (RSCcPN)

São doenças diferentes, com fisiopatologia distinta. Apenas um grupo de pacientes com RSCsPN evolui para RSCcPN, conforme apresentado na Figura 4.5.1.

Fisiopatogenia[1, 5-9]

A RSC é considerada uma doença imunológica inflamatória de causa ainda desconhecida. Estudos recentes mostram uma combinação de fatores genéticos, ambientais e do próprio hospedeiro.

De forma geral e simplificada, entende-se que o paciente desenvolve RSC quando há uma quebra na barreira epitelial (seja por infecções virais, tabaco, alergia, etc.), permitindo que agentes como bactérias e fungos ajam modificando a inflamação iniciada. Em um paciente que apresenta predisposição genética, essa inflamação é perpetuada, com a estimulação da resposta Th0. Assim, pacientes que apresentam um estímulo Th1 mais exacerbado cursam com RSCsPN, enquanto pacientes que apresentam um estímulo Th2 ou Th17 mais exacerbado cursam com RSCcPN. A resposta da mucosa do nariz e seios paranasais a essa inflamação é denominada remodelamento tecidual. Enquanto a mucosa do paciente com RSCsPN responde com fibrose e, portanto, não forma pólipos nasais, a mucosa do paciente com RSCcPN responde com edema, gerando pólipos nasais bilateralmente. A estimulação Th1, Th2 ou Th17 gera uma cascata inflamatória com liberação de interleucinas (IL), metaloproteinases (MM) e fatores inflamatórios específicos, conforme exemplificado na Figura 4.5.2.

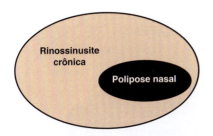

FIGURA 4.5.1 Classificação da rinossinusite crônica quanto à presença ou não de polipose nasossinusal.

A fisiopatologia complexa – e que ainda está sendo desvendada – é exemplificada com os resultados do estudo de Li X e colaboradores (2010), que mostra que, em pacientes chineses, a RSCcPN tem perfil imunológico Th1/Th17, diferente da maioria dos pacientes brancos. Assim, acredita-se que estudos futuros podem contribuir de forma importante para a melhor compreensão da rinossinusite crônica.

Fatores associados

Muito fatores são estudados e, recentemente, foi possível diferenciar, de forma mais clara, fatores mais ou menos relacionados com a RSCsPN ou RSCcPN, conforme a Figura 4.5.3. Uma vez reconhecido que o paciente apresenta RSC, a investigação dos fatores associados é importante para a exclusão deles (quando possível), minimizando os sintomas do paciente.[1]

Diagnóstico[1,10,11]

O diagnóstico é essencialmente clínico, baseado na presença de sintomas e sinais endoscópicos nasossinusais.

O paciente deve apresentar pelo menos dois dos seguintes sintomas:

- Obstrução nasal/congestão facial
- Rinorreia anterior/posterior
- Hiposmia/anosmia
- Dor ou pressão facial

Obrigatoriamente um dos sintomas deve ser: obstrução nasal/congestão facial/rinorreia anterior/posterior.

A endoscopia nasal pode mostrar:

- Secreção purulenta nos meatos nasais
- Edema/obstrução no meato médio (Fig. 4.5.4)
- Pólipos nasais (Fig. 4.5.5)

Além dos sintomas listados, existem vários sintomas menores, incluindo otalgia, tontura, halitose, dor dental, pigarro, irritação traqueal, disfonia, tosse, sonolência, mal-estar e distúrbios do sono, que, apesar de inespecíficos, podem se mani-

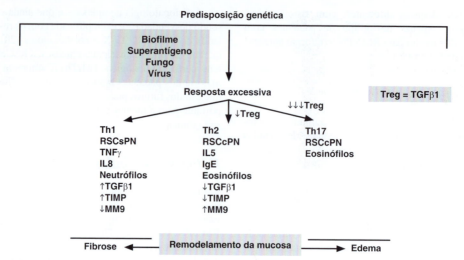

Th1, linfócitos T *helper* tipo 1; RSCsPN, rinossinusite crônica sem polipose nasal; TNFγ, fator de necrose tumoral; IL8, interleucina 8; TIMP, fator inibidor de metaloproteinases, MM9, metaloproteinase 9; Th2, linfócitos T *helper* tipo 2; RSCcPN, rinossinusite crônica com polipose nasal; IL5, interleucina 5; IgE, imunoglobulina tipo E, TGFb1, fator transformador de crescimento; Th17, linfócitos T *helper* tipo 17.

FIGURA 4.5.2 Modelo inflamatório que diferencia a resposta Th1 no paciente com RSCsPN, e resposta Th2 e Th17 no paciente com RSCcPN.

festar em inúmeras combinações e devem ser lembrados no raciocínio diagnóstico. A rinorreia tende a se apresentar em menor quantidade nos casos crônicos e pode ser perceptível apenas como drenagem retronasal.

A tosse com períodos de exacerbação à noite é frequentemente encontrada em crianças com RSC. Entre as possíveis justificativas para esse sintoma/sinal, destacam-se a rinorreia retronasal que provoca inflamação secundária da faringe, a liberação de

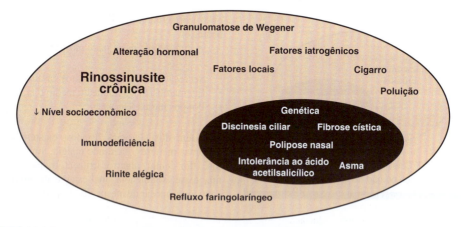

FIGURA 4.5.3 Fatores associados em pacientes com RSCsPN e RSCcPN.

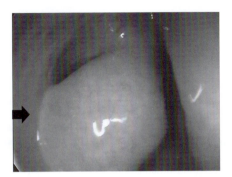

FIGURA 4.5.4 Edema de concha média no meato médio da fossa nasal direita (veja colorida em www.grupoa.com.br).

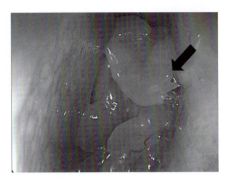

FIGURA 4.5.5 Pólipos nasais no meato médio da fossa nasal esquerda (veja colorida em www.grupoa.com.br).

mediadores inflamatórios que estimulam a mucosa traqueobrônquica e os reflexos nasopulmonares.

Nos casos de RSC associada à polipose, a obstrução nasal e a congestão nasal podem ser exuberantes e associadas à pressão facial constante. A anosmia e a hiposmia resultam da obstrução da passagem das substâncias odoríferas dissolvidas no ar até as regiões de epitélio olfatório e são causadas pelos pólipos nasais.

Exames de imagem devem ser realizados para excluir possíveis causas que estejam perpetuando a inflamação crônica, como os tumores nasossinusais; para estadiar a extensão da doença; assim como nos pacientes que serão submetidos à cirurgia para o estudo anatômico prévio. Nesse caso, a tomografia computadorizada (TC) de seios paranasais é considerada o padrão-ouro **(Fig. 4.5.6)**. A ressonância magnética está indicada na suspeita de complicações orbitárias ou intracranianas. A radiografia de seios paranasais apresenta baixa sensibilidade e baixa especificidade, não sendo indicada em pacientes com rinossinusite.

Tratamento[1, 10-22]

O tratamento da RSC com ou sem polipose nasal pode ser clínico ou cirúrgico.

Um conceito importante a ser realçado é que o papel da inflamação na fisiopatogenia da RSC é muito maior que o papel da infecção, e, portanto, o uso de antibióticos nos pacientes com RSCsPN ou RSCcPN é preconizado *apenas* se houver infecção aguda vigente, que se sobreponha aos sintomas crônicos. A terapêutica antimicrobiana nos casos crônicos é, geralmente, coadjuvante, e a cobertura deve ser eficaz contra os microrganismos aeróbios, além das bactérias anaeróbias estritas.

É interessante ressaltar que, como a etiologia ainda não foi completamente desvendada, vários tratamentos são propostos na literatura, sendo voltados, de maneira geral, para o controle do processo inflamatório presente.

Rinossinusite crônica sem polipose nasossinusal

Metanálises com estudos placebo-controlados, randomizados, duplo-cego, mostram o benefício dos corticoides tópicos nasais, assim como da irrigação salina nasal com solução fisiológica isotônica ou hipertônica.

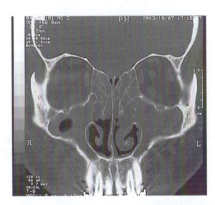

FIGURA 4.5.6 TC de seios paranasais, corte coronal, partes ósseas. Pansinusiopatia em paciente com RSCcPN.

O uso de antibióticos da classe dos macrolídios em dose baixa e tempo prolongado se mantém controverso, estando indicado especialmente em pacientes que não tenham IgE aumentada (indica pouco benefício da medicação). Quando utilizados nas características descritas, os macrolídeos podem atuar como imunomoduladores da resposta inflamatória; especialmente Th1.

Um único estudo com lisados bacterianos mostra seu benefício no tratamento da RSCsPN; no entanto, mais estudos devem ser realizados para sua indicação.

A cirurgia está indicada na falha do tratamento clínico para abertura, drenagem e aeração dos seios paranasais. Não há, no entanto, tempo mínimo definido pela literatura como falha terapêutica. No pós-operatório desses pacientes, o corticoide tópico nasal, assim como a irrigação salina nasal, estão indicados. Estudos recentes mostram o benefício da diluição do hipoclorito sódico a 0,05% na solução fisiológica, assim como do xilitol, superiores ao uso exclusivo da solução fisiológica.

Rinossinusite crônica com polipose nasossinusal

Metanálises com estudos placebo-controlados, randomizados, duplo-cego, mostram o benefício dos corticoides tópicos nasais assim como dos corticoides orais nesses pacientes.

Apesar de não existir estudo isolado da irrigação salina nasal no tratamento dos pacientes com RSCcPN, ela está indicada em todos os pacientes. Mais recentemente, a terapia com anti-IgE, em pacientes com polipose nasossinusal e asma grave, tem se mostrado eficaz.

Quando o paciente persiste com sintomas apesar do tratamento clínico, a cirurgia está indicada, sendo realizada a exérese dos pólipos nasossinusais, assim como a abertura, drenagem e aeração dos seios paranasais.

No pós-operatório, os estudos mostram benefícios com o uso de corticoides tópicos nasais, corticoides orais e, mais recentemente, com a anti-IL-5. Os macrolídeos em dose baixa e tempo prolongado também podem ser usados em pacientes com IgE não aumentada.

Conclusão

Conforme discutido, o diagnóstico da RSC é composto por um quadro clínico típico e alterações da mucosa respiratória compatíveis com alterações inflamatórias consideradas irreversíveis. O acompanhamento dos pacientes associado à avaliação adequada com videoendoscopia nasal e, no momento adequado, TC, auxiliam no correto diagnóstico clínico. Divididas em quadros com e sem polipose, as rinossinusites crônicas, diferentemente das agudas, nas quais há um papel bem definido das infecções virais e bacterianas, têm, na resposta inflamatória inadequada, o cerne da questão. Assim, os tratamentos de mais impacto devem ser focados nos medicamentos que diminuem essas respostas (anti-inflamatórios esteroides, tópicos ou sistêmicos, lavagens, etc.), e não nos antimicrobianos, como ocorre nos quadros agudos de aspecto bacteriano. Questões anatômicas podem contribuir, mas não são a principal etiologia envolvida; todavia intervenções cirúrgicas seguem diante da falta de controle clínico medicamentoso, sendo uma opção com impacto significativo na qualidade de vida dos indivíduos.

Teoria versus *prática*

Muitos pacientes com cefaleia ou sintomas típicos alérgicos se autodenominam portadores de RSC. Em parte, esse equívoco se inicia na falta de esclarecimentos adequados pelos profissionais de saúde ou, até mesmo, pelo diagnóstico equivocado. Para piorar essa realidade, entre os casos verdadeiramente acometidos na região nasossinusal, pouco é feito para distinguir os quadros agudos dos crônicos. Teoricamente, determinados por etiologias distintas, acabam, assim, sendo submetidos a tratamentos semelhantes e desnecessários, com elevado índice de insucesso, o que apenas corrobora para a consolidação da impressão que a RSC é uma doença sem tratamento. Um exemplo clássico é o uso repetido e longo de antibióticos para uma doença que não tem como fatores etiológicos as infecções.

 Referências

1. Fokkens WJ, Lund VJ, Mullol J, Bachert C, Alobid I, Baroody F, et al. EPOS 2012: European position paper on rhinosinusitis and nasal polyps 2012. A summary for otorhinolaryngologists. Rhinology. 2012;50(1):1-12.

2. Collins JG. Prevalence of selected chronic conditions: United States, 1990-1992. Vital Health Stat 10. 1997;130(194):1-89.

3. Hastan D, Fokkens WJ, Bachert C, Newson RB, Bislimovska J, Bockelbrink A, et al. Chronic rhino-

sinusitis in Europe: an underestimated disease. A GA²LEN study. Allergy. 2011;66(9):1216-23.
4. Pilan RR, Pinna FR, Bezerra TF, Mori RL, Padua FG, Bento RF, et al. Prevalence of chronic rhinosinusitis in São Paulo. Rhinology. 2012;50(2):129-38.
5. Van Cauwenberge P, Van Zele T, Bachert C. Chronic rhinonsinusitis and nasal polyposis: the etiopathogenesis revealed? Verh K Acad Geneeskd Belg. 2008;70(5-6):305-22.
6. Watelet JB, Demetter P, Claeys C, Van Cauwenberge P, Cuvelier C, Bachert C. Neutrophil-derived metalloproteinase-9 predicts healing quality after sinus surgery. Laryngoscope. 2005;115(1):56-61.
7. Li X, Meng J, Qiao X, Liu Y, Liu F, Zhang N, et al. Expression of TGF, matrix metalloproteinases, and tissue inhibitors in Chinese chronic rhinosinusitis. J Allergy Clin Immunol. 2010;125(5):1061-8.
8. Zhang N, Liu S, Lin P, Li X, van Bruaene N, Zhang J, et al. Remodeling and inflammation in Chinese versus white patients with chronic rhinosinusitis. J Allergy Clin Immunol. 2010;125(2):507; author reply 507-8.
9. Saitoh T, Kusunoki T, Yao T, Kawano K, Kojima Y, Miyahara K, et al. Relationship between epithelial damage or basement membrane thickness and eosinophilic infiltration in nasal polyps with chronic rhinosinusitis. Rhinology. 2009;47(3):275-9.
10. Diretrizes brasileiras de rinossinusites. Braz J Otorhinolaryngol. 2008;74(2 Suppl):6-59.
11. Desrosiers M, Evans GA, Keith PK, Wright ED, Kaplan A, Bouchard J, et al. Canadian clinical practice guidelines for acute and chronic rhinosinusitis. Allergy Asthma Clin Immunol. 2011;7(1):2.
12. Hissaria P, Smith W, Wormald PJ, Taylor J, Vadas M, Gillis D, et al. Short course of systemic corticosteroids in sinonasal polyposis: a double-blind, randomized, placebo-controlled trial with evaluation of outcome measures. J Allergy Clin Immunol. 2006;118(1):128-33.
13. van Camp C, Clement PA. Results of oral steroid treatment in nasal polyposis. Rhinology. 1994;32(1):5-9.
14. Damm M, Jungehülsing M, Eckel HE, Schmidt M, Theissen P. Effects of systemic steroid treatment in chronic polypoid rhinosinusitis evaluated with magnetic resonance imaging. Otolaryngol Head Neck Surg. 1999;120(4):517-23.
15. Ben Benítez P, Alobid I, de Haro J, Berenguer J, Bernal-Sprekelsen M, Pujols L, et al. A short course of oral prednisone followed by intranasal budesonide is an effective treatment of severe nasal polyps. Laryngoscope. 2006;116(5):770-5.
16. Small CB, Hernandez J, Reyes A, Schenkel E, Damiano A, Stryszak P, et al. Efficacy and safety of mometasone furoate nasal spray in nasal polyposis. J Allergy Clin Immunol. 2005;116(6):1275-81.
17. Stjärne P, Mösges R, Jorissen M, Passàli D, Bellussi L, Staudinger H, et al. A randomized controlled trial of mometasone furoate nasal spray for the treatment of nasal polyposis. Arch Otolaryngol Head Neck Surg. 2006;132(2):179-85.
18. Stjärne P, Blomgren K, Cayé-Thomasen P, Salo S, Søderstrøm T. The efficacy and safety of once-daily mometasone furoate nasal spray in nasal polyposis: a randomized, double-blind, placebo-controlled study. Acta Otolaryngol. 2006;126(6):606-12.
19. Holmberg K, Juliusson S, Balder B, Smith DL, Richards DH, Karlsson G. Fluticasone propionate aqueous nasal spray in the treatment of nasal polyposis. Ann Allergy Asthma Immunol. 1997;78(3):270-6.
20. Tos M, Svendstrup F, Arndal H, Orntoft S, Jakobsen J, Borum P, et al. Efficacy of an aqueous and a powder formulation of nasal budesonide compared in patients with nasal polyps. Am J Rhinol. 1998;12(3):183-9.
21. Bachmann G, Hommel G, Michel O. Effect of irrigation of the nose with isotonic salt solution on adult patients with chronic paranasal sinus disease. Eur Arch Otorhinolaryngol. 2000;257(10): 537-41.
22. Taccariello M, Parikh A, Darby Y, Scadding G. Nasal douching as a valuable adjunct in the management of chronic rhinosinusitis. Rhinology. 1999;37(1):29-32.

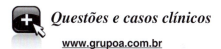

Questões e casos clínicos

www.grupoa.com.br

4.6 Corpos estranhos nasais

Leonardo Conrado Barbosa de Sá

Débora Braga Estevão

Introdução e definições

Corpo estranho nasal é qualquer material inanimado ou animado que se encontre na cavidade nasal e seios paranasais e que não faça parte dessas estruturas em condições normais.[1] Pode ser introduzido voluntariamente pela população pediátrica ou institucionalizada. Em alguns casos, dependendo da localização e do tipo de corpo estranho, são tratados como uma emergência otorrinolaringológica.[2] Os corpos estranhos são mais comuns na faixa etária pediátrica, entre 2 e 8 anos, pois os primeiros anos da criança são de exploração e interação com o ambiente, e ela passa a ter acesso a uma variedade de objetos.[2,3]

Em adultos, os casos podem ser voluntários ou acidentais. Os acidentais são causados por objetos animados que penetram nas fossas nasais, principalmente insetos.[2,4] Faltam informações sobre a verdadeira prevalência desse problema na população brasileira. As principais complicações dos corpos estranhos nasais são epistaxe, asma e infecções broncopulmonares decorrentes de sua aspiração.[5]

Podem ser encontrados em qualquer porção da cavidade nasal, apesar de frequentemente serem descobertos no soalho nasal, logo abaixo da concha inferior. Outra localização comum é imediatamente anterior à concha nasal média.[4]

Na população pediátrica, dependendo da idade, nem sempre os pais ou responsáveis estão presentes no momento da colocação do corpo estranho na fossa nasal. Quando esse evento é presenciado, a questão se resume à definição do tipo, forma, etc., e, então, à melhor maneira de removê-lo com o mínimo de trauma. Todavia, quando a colocação não é presenciada, o conhecimento médico sobre a forma clínica de apresentação e um exame bem realizado possibilitarão o diagnóstico e o manejo da situação.

Classificação e tipos

Corpos estranhos inanimados envolvem, por exemplo, fragmentos de espumas, objetos de plástico, feijão e fragmentos de papel. Animado: por exemplo, miíase, ascaris e insetos.[6]

Alguns corpos estranhos são inertes e podem permanecer na cavidade nasal por anos sem causar alterações na mucosa. Entretanto, a maioria dos objetos inanimados provoca congestão da mucosa, com a possibilidade de causar necrose, ulceração e/ou epistaxe. A retenção de secreção, a decomposição do corpo estranho e a ulceração podem resultar em odor fétido.[4] Assim como em outras patologias nasossinusais, os sintomas se repetem com pouca especificidade, mas a unilateralidade em crianças com secreção fétida deve ser considerada, até prova em contrário, indicativo da presença de algum corpo estranho.

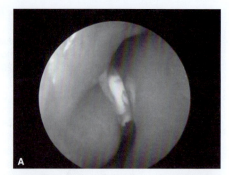
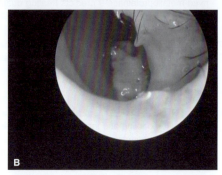
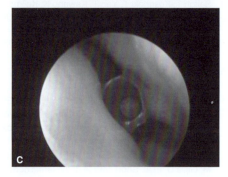

FIGURA 4.6.1 (A) Botão; (B) Espuma; (C) Tampa de caneta (veja colorida em www.grupoa.com.br).

Fonte: Adaptada de Davies e Benger[3] e Kalan e Tariq.[4]

O corpo estranho, quando bem aderido e impactado, pode ser incrustado, parcial ou completamente, por tecido de granulação e envolvido por cálcio, fosfato de magnésio e carbonato, transformando-se em um rinólito. O rinólito geralmente se forma no soalho nasal, tem o núcleo formado por diversos materiais (animal, vegetal ou mineral)[7] e é radiopaco **(Fig. 4.6.3)**. Nesses casos, não é incomum o diagnóstico iniciar com um achado casual de um exame de imagem realizado por outro mo-

Rotinas em Otorrinolaringologia

perfuração septal, sinéquias e estenose da cavidade nasal.[8]

Entre os corpos estranhos animados, as larvas são mais comuns em pacientes institucionalizados, nesse caso de qualquer idade, produzindo graus variados de reação inflamatória, desde uma infecção localizada até destruição óssea e cartilaginosa, com formação de cavernas com supuração.

Diagnóstico

Conforme dito, rinorreia unilateral purulenta ou serossanguinolenta, associada ou não a obstrução nasal unilateral e vestibulite ipsilateral, formam a clínica característica do corpo estranho. Todavia, por serem indolores, dependendo do material e do tamanho da fossa nasal, podem ser encontrados anos depois do evento como rinólitos. Nesses casos inicialmente assintomáticos, a obstrução nasal costuma ser o principal achado na história à medi-

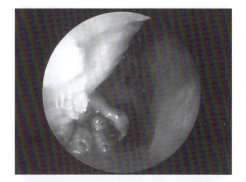

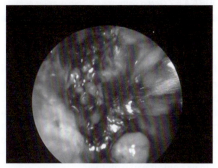

FIGURA 4.6.2 Miíase nasal (veja colorida em www.grupoa.com.br).

tivo, ou ter na imagem um complemento para o diagnóstico e o planejamento cirúrgico **(Fig. 4.6.4)**.

Corpos estranhos que merecem atenção especial são as baterias. A liberação de metais pesados ocasiona vários tipos de lesão por pressão exercida sobre determinada área ou queimadura com reação tecidual local intensa e necrose, evoluindo para

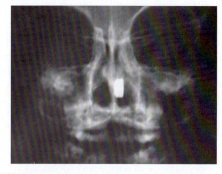

FIGURA 4.6.4 Radiogradia de uma bateria na cavidade nasal.

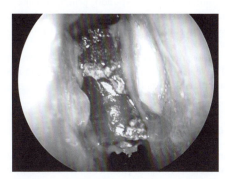

FIGURA 4.6.3 Rinolito (veja colorida em www.grupoa.com.br).

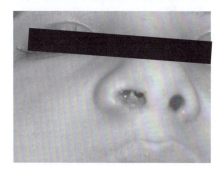

FIGURA 4.6.5 Vestibulite decorrente de liberação de conteúdo corrosivo de bateria (corpo estranho) (veja colorida em www.grupoa.com.br).

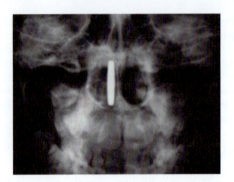

FIGURA 4.6.6 Radiografia de uma moeda na cavidade nasal.

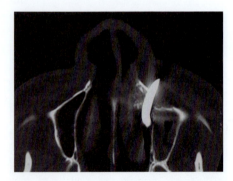

FIGURA 4.6.7 Corpo estranho no seio maxilar esquerdo.

da que o rinocito toma dimensões maiores dentro do nariz. No exame, observa-se uma massa endurecida irregular acinzentada no soalho da fossa nasal.

Em pacientes com corpo estranho nasal animado, os sintomas tendem a ser bilaterais: obstrução nasal, cefaleia, espirros com descarga serossanguinolenta. O exame da cavidade nasal pode revelar extensa destruição de mucosa, osso e cartilagem. O movimento das larvas em diferentes estágios pode ser visualizado. As larvas ficam aderidas e são de difícil remoção.

A rinoscopia anterior é capaz de evidenciar a maioria dos corpos estranhos. Quando a sua realização não for possível, a opção é pelo exame de videoendoscopia nasal com nasofaringoscópio flexível, especialmente na população pediátrica, e o endoscópio deve ser rígido, de 2,7 ou 4 mm e ângulo de 0 ou 30°. A radiografia simples pode ser útil nos corpos estranhos metálicos ou calcificados.

Já a tomografia computadorizada (TC) de seios paranasais serve para a confirmação diagnóstica em casos de rinolitíase, com identificação de lesão de superfície irregular e com atenuação de partes ósseas.[1-8] Além disso, nesses casos, serve também para a definição exata da anatomia nasal para exploração cirúrgica.

Tratamento

O corpo estranho deve ser removido com cooperação do paciente, instrumental adequado e com visualização. Tratando-se frequentemente de crianças, deve ser buscada uma posição confortável no colo de um dos pais, onde é feita a contenção de braços e pernas da criança pelo próprio responsá-

vel. Eventualmente, é necessário que um auxiliar contenha a cabeça, que deve permanecer em discreta extensão (cerca de 30°).[2] Todavia, quando o corpo estranho estiver em posição de mais difícil remoção e o paciente for pouco colaborativo, a opção por um ambiente hospitalar com sedação, apesar dos custos e riscos agregados, torna-se uma opção mais confortável e efetiva.

Instrumental que pode ser utilizado:

- Ganchos rombos
- Sondas de Itard
- Pinças tipo baioneta
- Pinças tipo Hartmann
- Aspiração

A técnica e o instrumental a serem utilizados dependem da localização do objeto, de sua forma e composição. Deve-se ter cuidado no processo de remoção, uma vez que o corpo estranho pode cair na rinofaringe e ser aspirado, principalmente nas crianças com choro intenso. Pode ser feita lavagem nasal com soro fisiológico a 0,9% ou aspiração da secreção.[2-5]

Após a retirada do corpo estranho, a fossa nasal deve ser examinada, assim como a fossa nasal contralateral.

Complicações

Deve-se levar em conta que vários fatores podem favorecer as complicações: a natureza do corpo estranho, o tempo de permanência do corpo estranho, sua manipulação prévia e a não cooperação do paciente no momento da remoção.

- Lesões na mucosa
- Sangramento
- Infecção
- Aspiração
- Perfuração septal
- Deformidade nasal

Conclusão

A hipótese da presença de um corpo estranho deve fazer parte do raciocínio diagnóstico dos profissionais de saúde. Um exame físico adequado, se necessário complementado por endoscopia, pode confirmar ou excluir o diagnóstico, levando à conduta correta, isto é, a remoção precoce do material, diminuindo complicações tardias e resolvendo o problema.

Teoria versus *prática*

Apesar de todas as orientações, campanhas e leis, ainda são disponibilizados objetos e brinquedos de risco para crianças em faixas etárias em que o discernimento não permite entender o risco da introdução de qualquer coisa em cavidades do corpo, como o nariz. Além desse problema, ainda se identificam quadros clínicos característicos da presença de corpos estranhos, com secreção unilateral purulenta, em geral fétida, taxados como rinossinusite, sem uma investigação adequada e, consequentemente, com um tratamento inadequado.

 Referências

1. Balbani AP, Sanchez TG, Butugan O, Kii MA, Angélico FV Jr, Ikino CM, et al. Ear and nose foreign body removal in children. Int J Pediatr Otorhinolaryngol. 1998;46(1-2):37-42.
2. Figueiredo RR, Azevedo AA, Kós AOA, Tomita S. Corpos estranhos de fossas nasais: descrição de tipos e complicações em 420 casos. Braz J Otorhinolaryngol. 2006;72(1):18-23.
3. Davies P, Benger J. Foreign bodies in the nose and ear: a review of techniques for removal in the emergency department. J Accid Emerg Med. 2000;17(2):91-4.
4. Kalan A, Tariq M. Foreign bodies um the nasal cavities: a comprehensive review of the aetiology, diagnostic pointers, and therapeutic measures. Postgrad Med J. 2000;76(898):484-7.
5. Meirelles RC. Corpo estranho em otorrinolaringologia. In: Patrocínio JA, Patrocínio LG. Manual de urgências em otorrinolaringologia. Rio de Janeiro: Revinter; 2005. p. 201-7.
6. Martinez VEV. Corpos estranhos em otorrinopediatria. In: International Association of Pediatric Otorhinoralyngology. V Manual de otorrinolaringologia pediátrica da IAPO. São Paulo: Lis; 2006. p. 62-4.
7. Davis O, Wolff A. Rhinolithiasis and maxilary antrolithiasis. Ear Nose Throat J. 1985;64(9):421-6.
8. Carvalho GM, Guimarães AC, Takara TFM, Souza BN, Gusmão RJ. Quando suspeitar que o corpo estranho em cavidade nasal é uma emergência? Acta Pediatr Port. 2012;43(1):27-9.

4.7 Fístulas liquóricas nasais

Roberto Eustáquio Santos Guimarães
Helena Maria Gonçalves Becker
Celso Gonçalves Becker

Introdução

A fístula liquórica nasal (FLN) decorre de uma comunicação entre o espaço subaracnóideo e os seios paranasais ou a cavidade do nariz devido a uma abertura na aracnoide, dura-máter, estrutura óssea e mucosa, permitindo a saída de liquor pela cavidade nasal, que se denomina rinoliquorreia, tem aspecto de água de rocha e é geralmente unilateral.

A importância da FLN é grande, pois uma comunicação entre o espaço subaracnóideo e o meio externo faz o risco de infecção (meningite) tornar-se eminente, o que requer diagnóstico e tratamento precoces.

Classificação das fístulas liquóricas nasais quanto à etiologia

Devido às dificuldades de se ter uma classificação abrangente e funcional, relacionada à etiopatogenia da FLN, observa-se uma série de classificações na literatura. Inicialmente, pode-se dividi-las em traumáticas e não traumáticas.[1]

Nas traumáticas, em que a história de trauma é evidente, seja cirúrgico (iatrogênico) ou acidental, não se encontra dificuldade quanto ao diagnóstico etiológico. Entretanto, quando a FLN encontra-se relacionada a um trauma antigo, às vezes após décadas, nesses casos, o diagnóstico etiológico torna-se mais difícil, necessitando de uma boa anamnese para diferenciar de fístulas de fístulas espontânea.

As FLNs de origem não traumática apresentam dificuldade quanto ao seu diagnóstico etiológico. Existem aquelas que apresentam uma causa passível de identificação – congênitas com meningocele ou meningoencefalocele, tumorais, hipertensivas (hipertensão endocraniana), inflamatórias, entre outras – e as FLNs espontâneas conhecidas como primárias ou idiopáticas.

As fístulas espontâneas primárias ou idiopáticas pertencem a um subgrupo específico que apresenta características peculiares, sendo mais frequentes em mulheres com índice de massa corporal (IMC) normalmente elevado[2] e surgindo geralmente próximo à quarta década de vida.[3]

Deve-se estar atento à possibilidade de fístula liquórica nasal oculta, que deve ser suspeitada nas crises repetitivas de meningite, habitualmente pneumocócica, sem rinoliquorreia evidente, mas com relato de trauma craniano. Nos estudos de imagem, alguma evidência que sugira a etiologia da fístula pode ou não estar presente.

Classificação das fístulas liquóricas nasais quanto à localização

As FLNs podem se originar da base anterior do crânio, quando localizadas próximas à linha mediana, através do seio etmoidal, área cribriforme e nos seios esfenoidal e frontal. Originam-se da fossa média nos casos em que a brecha óssea se localiza em seio esfenoidal com grande expansão lateral, normalmente além do forame redondo. Quando ocorrem devido a patologias do osso temporal, são ditas *FLNs paradoxais*, pois a rinoliquorreia decorre da drenagem do liquor através da tuba auditiva para a cavidade do nariz ou para a faringe, podendo ser secundária a trauma do ouvido ou a malformações no osso temporal.

Diagnóstico

Nos pacientes com suspeita de fístula liquórica, é necessário avaliar:

1. diagnóstico da FLN como entidade clínica;
2. diagnóstico topográfico da FLN.

Diagnóstico de FLN como entidade clínica

Diante de um corrimento nasal claro como água de rocha, habitualmente unilateral, interessa conhecer na história clínica do paciente a presença de algum fator etiológico antes mencionado, sobretudo traumatismo craniano recente ou tardio, bem como a realização de cirurgias da base do crânio ou cirurgia microendoscópica nasal. História pregressa de meningite ou de meningites de repetição pode estar presente. As FLNs podem ser de alto ou baixo débito, ou mesmo sem rinoliquorreia (inativas), no momento da avaliação.

Na presença de corrimento nasal aquoso, principalmente unilateral, deve-se realizar a dosagem de glicose. É necessária a coleta de aproximadamente 1,5 mL de líquido nasal, colocado em frasco limpo, sem a possibilidade de presença de glicose (frasco coletor de urina), com envio imediato ao laboratório. Resultado igual ou superior a 30 mg/dL caracteriza a presença de liquor em pacientes com glicemia normal.

Raramente, observa-se *pseudofístula*,[4] que decorre de uma predominância das fibras parassimpáticas secundárias a lesão das fibras simpáticas por um traumatismo cirúrgico ou acidental. Nesses casos, observa-se a presença de rinorreia, que pode ser abundante, permitindo a coleta de líquido necessária para a dosagem da glicose. No entanto, os resultados deverão ser inferiores a 30 mg/dL.

O uso da glicofita para aferir a presença de glicose no líquido nasal não deve ser preconizado pela sua baixa especificidade e alta sensibilidade, podendo ser positivo na presença de lágrima.[5]

O padrão-ouro para a detecção de liquor na cavidade do nariz é a pesquisa de β2-transferrina ou de β-traço-proteína, presentes apenas no liquor e na endolinfa, revelando sua alta especificidade. Ambas as pesquisas são facilitadas por exigirem uma quantidade mínima de secreção para a detecção. Infelizmente, esse exame não está disponível rotineiramente.

Alguns outros métodos podem ser utilizados com o objetivo de revelar a presença de liquor na cavidade do nariz:

- Injeção de fluoresceína intratecal[6] – permite evidenciar a presença do corante na cavidade do nariz com o uso de endoscópio. Sua detecção caracteriza a presença de FLN. É fundamental observar que a fluoresceína a ser utilizada por via intratecal deve ser em solução estéril para uso endovenoso, na concentração de 5% e na quantidade de 0,5 a 1,0 mL (sendo terminantemente vetado o uso da solução oftalmológica). Nessa concentração e dosagens, a possibilidade de complicações é praticamente nula, não tendo sido descritas na literatura. As complicações relatadas devido ao uso de fluoresceína intratecal são decorrentes de solução inadequada ou dosagem elevada.[7]

O uso da fluoresceína diluída em solução hipodensa (diluída em água destilada) permite que o paciente seja colocado imediatamente em posição cirúrgica (posição assentada ou cabeceira elevada), o que potencializa a subida da fluoresceína para sua chegada às cisternas cerebrais.[8,9] Assim, o corante leva poucos minutos para alcançar a cavidade do nariz e permitir a sua detecção pela coloração amarelo-esverdeada. Na técnica convencional,[7] diluindo-se a fluoresceína no próprio liquor, tem-se uma solução hiperdensa em relação ao liquor, o que obriga colocar o paciente em posição de Trendelenburg, e o tempo de espera até a chegada do corante na cavidade do nariz é de horas. Tal demora e posicionamento do paciente provoca desconforto, além de aumentar o tempo para a visibilização da fluoresceína.

Desde 1995, é utilizado na Alemanha[7] 1 mL de fluoresceína a 5% diluída em 10 mL de líquido cerebrospinal, ou seja, 50 mg/10 mL, no máximo, por adulto (50 kg) e 1 mL ou 5 mg por 10 quilos de peso até 50 quilos.

Utilizando-se solução hipodensa de fluoresceína intratecal constituída por 0,5 mL de fluoresceína a 5% diluída em 10 mL de água destilada, o que corresponde a 2,5 mg/mL, recomenda-se a injeção total dos 10 mL para os adultos (acima de 50 kg) e de 0,1 a 0,2 mL da solução/kg nas crianças menores.

- Injeção de marcador radioativo intratecal – após injeção intratecal, verifica-se a presença de marcador radioativo em cotonoide deixado por várias horas na cavidade do nariz, sendo atualmente pouco utilizado.

A presença de meningites de repetição por pneumococo, mesmo na ausência de rinoliquorreia, deve levantar a possibilidade de existência de FLN. Nos pacientes com história de traumatismo craniano acidental ou iatrogênico, essa possibilidade torna-se ainda mais provável. No entanto, na ausência de rinoliquorreia detectável, o diagnóstico pode ser mais difícil e, às vezes, um desafio. Os exames de imagem – tomografia computadorizada (TC), cisternotomografia e ressonância magnética (RM) ponderada em T2 – podem mostrar alguma alteração sugestiva de presença de fístula liquórica e, até mesmo, em casos especiais, permitir o diagnóstico etiológico de FLN (Figs. 4.7.1 e 4.7.2).

Diagnóstico topográfico da FLN

Visando ao diagnóstico topográfico de uma FLN, devem-se realizar exames de imagens sabendo-se que não existe método com 100% de resolução.

De maneira geral, utiliza-se TC de alta resolução cisternotomografia e RM, principalmente ponderada em T2. Muitas vezes, faz-se necessária a realização de mais de um tipo de exame de imagem para melhor elucidação do local exato ou aproximado da FLN, o que é altamente desejável de se conhecer antes da realização da cirurgia endoscópica.

A TC permite detectar o defeito ósseo em 50 a 82% dos pacientes com FLN, e a cisternotomografia mostrou-se eficiente na localização de cerca de 80% dos casos.[10]

A RM ponderada em T2, sem necessidade da injeção de contraste, tornou-se uma investigação de imagem importante na avaliação pré-operatória de fístula liquórica, pois pode revelar o local da fístula, a presença de hérnia de parênquima cerebral no espaço extradural ou meningoceles, mesmo de tamanho reduzido.

Nos dias atuais, baseado na não invasão e no menor custo da TC de alta resolução e da RM, esses passaram a ser os exames de eleição diante de um

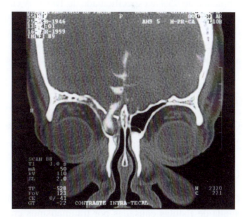

FIGURA 4.7.1 Cisternotomografia de paciente apresentando meningocele frontal.

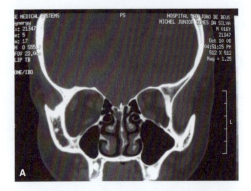

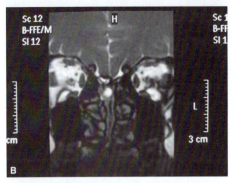

FIGURA 4.7.2 (A) Tomografia e (B) RM de paciente apresentando meningocele etmoidal, quatro meningites pregressas e rinoliquorreia intermitente.

caso suspeito de FLN na base anterior do crânio. Os dois exames juntos atingiram acurácia de 96%, sensibilidade de 95% e especificidade de 100%. A cisternotomografia ficaria restrita aos casos em que o diagnóstico de rinoliquorreia já estivesse comprovado e desde que os exames não invasivos não tivessem sido capazes de localizar a FLN.[11,12]

Tratamento das fístulas liquóricas

O objetivo principal do tratamento da FLN é a prevenção da meningite.

Clínico

O tratamento clínico das FLNs é realizado na fase aguda de fístulas causadas por traumatismos craniencefálicos acidentais e consiste, sobretudo, na tentativa de se abaixar ou não permitir a elevação da pressão liquórica. São utilizadas medidas posturais (manter o paciente com cabeceira elevada), punção lombar e uso de laxantes intestinais e diuréticos (acetazolamida). O uso de antibióticos profiláticos é controverso.

Nos pacientes com FLN ativa, passado de FLN ou com possibilidade de surgimento de FLN (cirurgias extensas da base do crânio), deve-se utilizar, de rotina, a vacina antipneumocócica, uma vez que a meningite é a principal complicação que um paciente portador de FL pode apresentar e o pneumoco é a bactéria mais prevalente. O uso da vacina tem mostrado diminuição acentuada dessa complicação.

Cirúrgico

O tratamento cirúrgico da FLN por via endonasal utilizando endoscópio apresenta, na atualidade, resultados semelhantes ou melhores que por craniotomia. Observam-se, ainda, taxas de morbidade e mortalidade infinitamente menores, ausência de necessidade de permanência em unidade de terapia intensiva e menor duração da internação. A via neurológica é indicada quando um procedimento neurocirúrgico é imprescindível, como nas aberturas extensas da base do crânio, nos traumas com exposição cerebral e nos tumores que requerem acesso por via neurológica.[13]

Em algumas situações, torna-se necessário o acesso por via externa – FLN do seio frontal, inacessível por via endoscópica.

O fator mais importante para o sucesso do tratamento por via nasossinusal é identificar a localização precisa da fístula (*o orifício na meninge*). Deve-se estar bem atento para o fato de que, muitas vezes, o local visível de drenagem óssea não coincide com o orifício meníngeo, devendo-se continuar a exploração e/ou o alargamento do trajeto ósseo até a exposição evidente do pertuito meníngeo. A identificação desses trajetos é sugerida quando se realiza o topodiagnóstico por imagem e pode ser confirmada com o uso rotineiro de fluoresceína em solução hipodensa, já que esta potencializa a capacidade de identificar o local exato da fístula, bem como de certificar se o seu fechamento foi eficaz.

Na presença de fístula inativa, nas quais os exames pré-operatórios identificaram o local provável desta, pode-se ter a certeza de sua localização exata durante a manipulação cirúrgica da região em que a fluoresceína é detectada.

Raramente, mesmo após a injeção da fluoresceína intratecal, não é observada coloração amarelo-esverdeada, embora tenha sido detectada a presença de fístula pela saída de liquor transparente. Questiona-se se a punção foi inadequada ou se houve algum bloqueio à passagem do contraste até o local da fístula.

Para realizar o fechamento da FLN por via endonasal, utilizam-se táticas cirúrgicas variadas com diferentes tipos de enxertos (fáscia, mucoperiósteo, músculo, gordura, osso, cartilagem) e retalhos de concha nasal e mucoperiósteo septal, colocados na abertura meníngea (abaixo ou acima do defeito ósseo), após boa exposição das bordas. Tais variações na técnica operatória não mostram influência no resultado.[14-16] É importante o uso de cola biológica para dar maior estabilidade aos tecidos utilizados no fechamento das FLNs.

O resultado cirúrgico de sucesso, mesmo com diferentes técnicas, deve ser superior a 90% dos casos operados a longo prazo quando se considera o número global das fístulas. O uso de dreno lombar pós-operatório não é necessário, pois a taxa de sucesso sem uso dele é de 97%, semelhante ao de outros autores que o utilizam.[17]

Em nossa experiência, nos últimos 14 anos, em 108 fístulas nasais operadas e documentadas, foram observados 8% de recidiva. Quando avaliado separadamente o grupo das fístulas espontâneas primárias, a taxa de recidiva elevou-se para aproximadamente 25% dos casos em seguimento a longo prazo, tendo reduzido para 8% após reintervenção, ao passo que a taxa dos demais casos de FLN reduz-se para próximo de 0% após uma reintervenção. Tais achados evidenciam que o grupo de fístula liquórica espontânea primária deve ser avaliado separadamente devido às suas particularidades. Outro fator importante observado refere-se à ocorrência de meningite. Nos casos de FLN espontânea primária, a taxa de meningite foi de 15%, enquanto, no restante das FLNs, foi de 60% dos casos.

Como já descrito na literatura, também foi observado que as FLNs espontâneas primárias acometem mais as mulheres, com faixa etária de 40 a 50 anos e normalmente com índice de massa corporal elevado. Assim, acrescenta-se a esta prévia descrição a nossa observação quanto à presença de altas taxas de recidiva no mesmo local ou em outra região diferente da operada e um baixo índice de meningite pré-operatória nesse grupo de pacientes. Esse subgrupo, portadores de FLN espontânea primária, deve ser conduzido e observado separadamente, podendo necessitar de colocação de derivação ventriculoperitoneal ou lomboperitoneal na sua abordagem cirúrgica, principalmente na suspeita de hipertensão intracraniana, nas recidivas, nas fístulas localizadas na parede lateral de um grande seio esfenoidal ou nas fístulas múltiplas.[13,14,18-20]

Conclusão

Atualmente, o tratamento cirúrgico da FLN é, sempre que possível, realizado por um otorrinolaringologista com boa experiência em cirurgia endoscópica nasal, podendo exigir de acessos externos aos seios paranasais ou mesmo cirurgias otológicas para a correção das fístulas paradoxais.

As fístulas espontâneas primárias apresentam particularidades e altas taxas de recidivas nas mãos dos otorrinolaringologistas e dos neurocirurgiões, devendo ser avaliadas e tratadas como um grupo distinto.

Teoria versus prática

Ainda se identificam pacientes com fístulas liquóricas de acesso nasal videoendoscópico viável sendo abordados exclusivamente por via endocraniana, apesar dos maiores percentuais de complicações associados a esse tipo de acesso. A fluoresceína tem se mostrado segura e de muito auxílio na confirmação diagnóstica e tratamento cirúrgico, desde que usada de forma adequada, mas segue sendo uma ferramenta pouco empregada nesse contexto.

 Referências

1. Ommaya AK, Di Chiro G, Baldwin M, Pennybacker JB. Non traumatic cerebrospinal fluid rhinorrhoea. J Neurol Neurosurg Psychiatry. 1968;31(3): 214-25.
2. Giannetti AV. Fístula liquórica espontânea primária da base anterior do crânio: aspectos clínicos e fisiopatológicos [tese]. Belo Horizonte: UFMG; 2009.
3. Holzmann D, Wild C. Obesity as a risk factor for primary spontaneous rhinoliquorrhea. Arch Otolaryngol Head Neck Surg. 2003;129(3):324-6.
4. Guimarães RES, Becker HMG, Giannetti AV, Crossara PFTB, Becker CG, Nogueira LM. Rinite vasomotora pós-cirúrgica: diagnóstico diferencial de rinoliquorréia. Braz J Otorhinolaryngol. 2003; 69(2):252-5.
5. Calcaterra TC. Diagnosis and management of ethmoid cerebrospinal rhinorrhea. Otolaryngol Clin North Am. 1985;18(1):99-105.
6. Kirchner FR, Proud GO. Method for identification and localization of cerebrospinal fluid, rhinorrhea and otorrhea. Laryngoscope. 1960;70:921-31.

7. Keerl R, Weber RK, Draf W, Wienke A, Schaefer SD. Use of sodium fluorescein solution for detection of cerebrospinal fluid fistulas: an analysis of 420 administrations and reported complications in Europe and the United States. Laryngoscope. 2004;114(2):266-72.
8. Guimarães R, Becker H. A new technique for the use of intrathecal fluorescein in the repair of cerebrospinal fluid rhinorrhea using a hypodense diluent. Rev Laryngol Otol Rhinol (Bord). 2001; 122(3):191-3.
9. Guimarães R, Becker H, Becker C, Crosara P, Gonçalves D, Silva A. Localização da fístula liquórica da base anterior do crânio com uso transoperatório de fluoresceína intratecal, em solução hipodensa. Braz J Otorhinolaryngol. 2002;68(6):788-92.
10. Guimarães R, Becker H, Becker C, Crosara P, Anjos G, Franco L. Avaliação da tomografia computadorizada e da cisternotomografia computadorizada com Lopamidol no topodiagnóstico da fístula liquórica e comparação com os achados cirúrgicos. Braz J Otorhinolaryngol. 2004;70(1): 62-5.
11. Shetty PG, Shroff MM, Sahani DV, Kirtane MV. Evaluation of high-resolution CT and MR cisternography in the diagnosis of cerebrospinal fluid fistula. AJNR Am J Neuroradiol. 1998;19(4):633-9.
12. Domengie F, Cottier JP, Lescanne E, Aesch B, Vinikoff-sonier C, Gallas S, et al. Stratégie d'exploration d'une brèche ostéoméningée: physiopathologie, imagerie, traitement. J Neuroradiol. 2004; 31(1):47-59.
13. Mirza S, Thaper A, McClelland L, Jones NS. Sinonasal cerebrospinal fluid leaks: management of 97 patients over 10 years. Laryngoscope. 2005; 115(10):1774-7.
14. Zweig JL, Carrau RL, Celin SE, Schaitkin BM, Pollice PA, Snyderman CH, et al. Endoscopic repair of cerebrospinal fluid leaks to the sinonasal tract: predictors of success. Otolaryngol Head Neck Surg. 2000;123(3):195-201.
15. Hegazy HM, Carrau RL, Snyderman CH, Kassam A, Zweig J. Transnasal endoscopic repair of cerebrospinal fluid rhinorrhea: a meta-analysis. Laryngoscope. 2000;110(7):1166-72.
16. Gassner HG, Ponikau JU, Sherris DA, Kern EB. CSF rhinorrhea: 95 consecutive surgical cases with long term follow-up at the Mayo Clinic. Am J Rhinol. 1999;13(6):439-47.
17. Casiano RR, Jassir D. Endoscopic cerebrospinal fluid rhinorrhea repair: is a lumbar drain necessary? Otolaryngol Head Neck Surg. 1999;121(6):745-50.
18. Carrau RL, Snyderman CH, Kassam AB. The management of cerebrospinal fluid leaks in patients at risk for high-pressure hydrocephalus. Laryngoscope. 2005;115(2):205-12.
19. Lopatin AS, Kapitanov DN, Potapov AA. Endonasal endoscopic repair of spontaneous cerebrospinal fluid leaks. Arch Otolaryngol Head Neck Surg. 2003;129(8):859-63.
20. Lindstrom DR, Toohill RJ, Loehrl TA, Smith TL. Management of cerebrospinal fluid rhinorrhea: the medical college of Wisconsin experience. Laryngoscope. 2004;114(6):969-74.

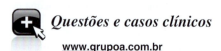

Questões e casos clínicos

www.grupoa.com.br

4.8 Epistaxe

Marcus Miranda Lessa
Carolina Cincurá Barreto

Introdução

A epistaxe é definida por um sangramento proveniente das fossas nasais secundário a uma alteração na hemostasia da mucosa nasal. É considerada a emergência mais comum em otorrinolaringologia, ocorrendo pelo menos uma vez em até 60% da população. Apesar de a maioria desses episódios serem de intensidade leve e autolimitados, aproximadamente 6 a 10% dos pacientes necessitam de atendimento especializado, e os casos graves podem levar a taxas importantes de morbidade e mortalidade.[1,2] A necessidade de hospitalização e o tempo de permanência no hospital estão diretamente relacionados aos métodos terapêuticos escolhidos e representam altos custos aos sistemas de saúde.[1]

Epidemiologia

A epistaxe aparentemente apresenta uma distribuição bimodal, sendo mais frequente em menores de 10 anos e em maiores de 45 anos.[2,3] A necessidade de hospitalização aumenta com a idade, sendo incomum em crianças. Os pacientes com menos de 50 anos que necessitam de hospitalização são geralmente do sexo masculino, sendo que, após essa idade, a distribuição quanto ao gênero se equivale, denotando um possível fator protetor hormonal nas mulheres antes da menopausa.[2] Nas crianças, os episódios de epistaxe tendem a recorrer, mas são habitualmente autolimitados e raramente observados em crianças com menos de 2 anos.[1,4]

A maioria dos estudos evidencia uma variação sazonal na incidência da epistaxe, sendo mais frequente durante o inverno. Esse aumento da frequência parece estar associado a modificações na mucosa nasal relacionadas às variações da temperatura e umidade e ao aumento na incidência de infecções de vias aéreas superiores e crises de rinite alérgica.[2]

Anatomia

O nariz possui uma mucosa ricamente vascularizada, o que, além de permitir as suas funções de aquecimento, umidificação e filtração do ar, também facilita a origem de sangramentos. A vascularização nasal é oriunda de vasos provenientes dos sistemas carotídeos interno e externo. Clinicamente, a epistaxe pode ser dividida em anterior ou posterior.[4] A epistaxe anterior é a mais comum (90 a 95% dos casos) e tende a ser de menor intensidade e mais autolimitada. É o tipo mais comum em crianças. Na grande maioria das vezes, esse sangramento anterior é proveniente de uma rica rede de anastomoses na região anterior do septo nasal chamada de plexo de Kiesselbach, localizado na área de Little.[5] Nessa região, ocorre a confluência de quatro principais artérias: o ramo nasal lateral da artéria esfenopalatina, o ramo septal da artéria etmoidal anterior, a artéria labial superior, ramo da artéria facial, e a artéria palatina maior (Fig. 4.8.1).

Os sangramentos posteriores são mais raros (5 a 10%), porém tendem a ser mais volumosos e a necessitar de atendimento especializado para a sua resolução. São mais comuns em pacientes acima de 40 anos. A artéria mais comumente envolvida nos sangramentos posteriores é a artéria esfenopalatina. A esfenopalatina é ramo da artéria maxilar que, por sua vez, é ramo da carótida externa. Ela penetra na cavidade nasal através do forame esfenopalatino, habitualmente logo acima da região posterior no final da concha média, dividindo-se em artéria septal e nasal lateral posterior, em 98% dos casos junto à crista etmoidal. A artéria septal supre principalmente o septo e as paredes nasais superiores. Já a artéria nasal lateral posterior irriga principalmente os cornetos médio e inferior.[6] Existem inúmeros estudos evidenciando as possíveis variações anatômicas da artéria e do forame esfenopalatino. O conhecimento da possível existência de anastomoses da artéria maxilar com a artéria oftálmica ou meníngea média é de extrema importância, sobretudo nos pacientes com epistaxe refratária que serão submetidos à embolização.

Epistaxes provenientes das artéria etmoidal anterior e posterior são menos frequentes. Essas artérias são ramos da artéria oftálmica, que faz parte do sistema carotídeo interno, suprindo a região septal e nasal lateral superior (incluindo a concha superior). A epistaxe proveniente da etmoidal anterior está associada a trauma facial ou a lesão iatrogênica durante a cirurgia endoscópica nasossinusal. Por meio do acesso externo, a etmoidal anterior pode ser identificada 2 cm posterior à crista lacrimal, no espaço entre o periósteo orbitário e a

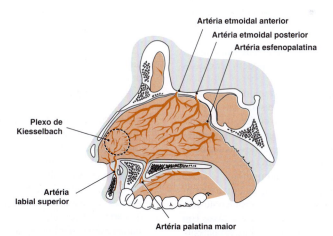

FIGURA 4.8.1 Vascularização do septo nasal com ênfase no plexo de Kiesselbach.

lâmina papirácea. Já pelo acesso endoscópico, a artéria etmoidal anterior pode localizar-se no teto do etmoide próximo à bolha etmoidal ou logo atrás dessa região, na parte posterior do recesso do frontal.

Etiologia

Com uma anamese direcionada e um exame físico adequado, muitas causas de epistaxe podem ser definidas. Deve-se avaliar tempo e quantidade do sangramento, história prévia de epistaxes, sangramentos em outros locais, lateralidade do sangramento, comorbidades e uso de medicamentos, incluindo fitoterápicos. As principais causas de epistaxe podem ser divididas em locais ou sistêmicas.

Alterações locais

- Trauma por manipulação digital: esse trauma causado pelo próprio paciente é uma das causas mais comuns, principalmente em crianças. Nesses casos, o local mais comum das escoriações é na transição mucocutânea.[7]
- Trauma facial: a gravidade da epistaxe depende dos mecanismos do trauma, porém geralmente os sangramentos são anteriores.
- Lesão iatrogênica: após procedimentos otorrinolaringológicos.
- Alteração da umidade ambiental: ambientes secos podem causar ressecamento e irritação da mucosa com consequente sangramento.
- Corpo estranho: a presença de corpo estranho nas fossas nasais pode causar epistaxe, geralmente unilateral e acompanhada por rinorreia purulenta.
- Alterações infecciosas: quadros de rinossinusites, alérgicas ou infecciosas, podem ser causas de epistaxe.
- Alterações neoplásicas: os tumores nasossinusais que mais cursam com epistaxe são carcinoma escamocelular, adenoide cístico, melanoma, papiloma invertido e nasoangiofibroma juvenil.
- Alterações anatômicas: alterações anatômicas, como desvios septais, podem tornar a mucosa nasal mais suscetível a sangramentos.
- Uso de medicamentos ou drogas: um dos principais efeitos colaterais do uso crônico de corticosteroides tópicos nasais é a epistaxe. Um estudo comparando o uso da fluticasona com placebo evidenciou epistaxe em 19% dos pacientes com fluticasona contra 4% dos pacientes usando placebo.[2] O uso de drogas como a cocaína também deve ser investigado.
- Aneurisma ou pseudoaneurisma da artéria carótida: epistaxe volumosa ou recorrente pode ser secundária a aneurisma de carótida, visto principalmente em pacientes submetidos à cirurgia prévia de cabeça e pescoço ou após trauma (pseudoaneurisma).[8]

Alterações sistêmicas

- Distúrbios da coagulação: alterações plaquetárias, hemofilias, doença de von Willebrand, leucemias e hepatopatias podem ser causas de epistaxe volumosa e recidivante.[2]
- Uso de anticoagulantes/antiagregantes: pacientes anticoagulados estão sob risco maior de apresentarem episódios de epistaxe, porém na sua maioria, não precisam da reversão da anticoagulação (1,5/1.000 pacientes-ano). A maior parte dos estudos evidencia um aumento do risco de epistaxe em pacientes que usam ácido acetilsalicílico (AAS) ou clopidogrel, mas não em pacientes que usam anti-inflamatórios não esteroides (AINEs), como o ibuprofeno.[1,2]
- Uso de fitoterápicos: o uso de medicamentos fitoterápicos deve ser sempre investigado em função de sua ampla utilização e de os pacientes muitas vezes não informarem esse fato ao médico. Os que mais comumente pode alterar a agregação plaquetária são a *Ginkgo biloba*, o óleo de peixe, o extrato de alho, a vitamina E e o ginseng.[1]
- Hipertensão: a associação entre epistaxe e hipertensão ainda não está bem definida. Diversos estudos mostram relação entre elas, porém não confirmam a associação. Mesmo em uma recente revisão sistemática, ainda existe dúvida sobre se a hipertensão seria a causa ou se a pressão estaria elevada por ansiedade do paciente diante do quadro de epistaxe.[2]
- Telangiectasia hemorrágica hereditária (THH): a doença de Osler-Weber-Rendu, ou THH, é uma doença autossômica dominante caracterizada por malformações arteriovenosas na pele e em mucosas. A epistaxe recorrente é a manifestação clínica mais característica e pode ser de difícil controle. Entre os possíveis tratamentos, diversas técnicas já foram propostas: cauterização elétrica ou química, *lasers*, hormonoterapia, dermosseptoplastia, talidomida, bevacizumabe intranasal e até o fechamento nasal (cirurgia de Young).

Avaliação e manejo geral

A avaliação inicial do paciente com epistaxe visa manter a via aérea pérvia e controlar o estado hemodinâmico, seguindo o algoritmo do *"Advanced Life Support–ABC (Airway, Breathing, Circulation)"*. As manobras de intervenção a serem utilizadas dependem da intensidade da perda sanguínea, que pode ser mensurada pela história clínica (tempo e quantidade aproximada) e pelo estado geral e dados vitais (frequência cardíaca, respiratória e pressão arterial). Normalmente a intensidade do sangramento não é grande o suficiente para ameaçar a perviedade da via aérea, mas, se possível, deve-se colocar o paciente em posição sentada, levemente inclinado para a frente e pedir que ele elimine coágulos que eventualmente estejam na faringe. O ideal é que se consiga um acesso venoso periférico com envio de material para tipagem sanguínea, pois o paciente pode necessitar de reposição volêmica, inicialmente com solução salina, e até transfusão sanguínea, dependendo da intensidade da perda. Após essa avaliação inicial, um exame físico geral deve ser realizado. Se a tensão arterial estiver aumentada, o uso de anti-hipertensivos só se justifica se houver algum indício clínico de emergência hipertensiva, apesar de muitos otorrinolaringologistas instituírem medicamentos para a redução da tensão arterial empiricamente, mesmo sem outros comemorativos de emergências hipertensivas.[2,9]

História clínica

Uma anamnese bem realizada é de extrema importância para um adequado manejo terapêutico. Deve-se avaliar o tempo, a frequência, a lateralidade e estimar a quantidade da perda sanguínea. Comorbidades e condições predisponentes devem ser afastadas.

Exame otorrinolaringológico

Um adequado exame das cavidades nasais deve ser realizado, utilizando-se paramentação e materiais adequados para o exame (luvas, capas, óculos, máscara, gorro, propé, iluminação adequada, espéculo nasal, pinça baioneta e aspirador). Quando possível, deve-se utilizar algodões embebidos com solução de lidocaína a 2% e vasoconstritor para adequada analgesia e vasoconstrição. Faltam estudos na epistaxe primária comparando a eficácia de soluções vasoconstritoras como a adrenalina 1:1.000, fenilefrina a 0,5%, cocaína a 4% ou solução de oximetazoli-

na a 0,05%.[10] A fenilefrina tem sido associada a aumento da morbimortalidade em estudos avaliando o uso em procedimentos cirúrgicos, por isso normalmente prefere-se a oximetazolina a 0,05%.

A limpeza da cavidade nasal para remoção de coágulos (aspiração ou lavagem com solução salina) deve ser realizada a fim de proporcionar uma melhor inspeção de seu interior. Na rinoscopia anterior, deve-se avaliar minuciosamente a área de Little, localizada na região septal anterior, onde se encontra o plexo de Kiesselbach, pois esse é o principal local de sangramento. A avaliação de toda a mucosa nasal deve ser realizada em busca de sangramento ativo, ulcerações, corpo estranho ou lesões tumorais. Os sangramentos posteriores tendem a ser mais volumosos, tornando mais difícil a visualização do foco inicial.

A endoscopia nasal permite a visualização do foco do sangramento em mais de 80% dos casos, reduzindo o tempo de permanência hospitalar e os custos. Chiu e McGarry[11] identificaram o local de sangramento posterior em 94% dos pacientes avaliados. Recomenda-se que, quando possível, tampões inseridos nos departamentos de emergência (principalmente por não especialistas) sem adequada avaliação das cavidades nasais sejam removidos para a realização da endoscopia nasal a fim de se localizar o foco do sangramento.[10]

Avaliação laboratorial

Um hemograma completo deve ser realizado, principalmente em pacientes com epistaxe severa, visando acompanhar o nível de hemoglobina/hematócrito para avaliar a necessidade de hemotransfusão. Estudos demonstram que, abaixo de 7 a 9 mg/dL de hemoglobina (dependendo de idade, comorbidades e nível basal de hemoglobina), já existem evidências de que a hemotransfusão melhora o desfecho clínico desses pacientes.[12] Apesar de muito solicitada na prática clínica, diversos estudos evidenciam que não há embasamento científico para a avaliação da coagulação inicialmente, a não ser em pacientes usuários de anticoagulantes, com comorbidades (hepatopatias ou distúrbios da coagulação) ou crianças com sangramento volumoso.[2,10]

Tratamento

Medidas iniciais feitas pelo próprio paciente como o uso de vasoconstritor tópico nasal, compressão nasal direta e uso de compressas geladas, podem ser suficientes para controle dos casos de epistaxe leve. Caso o sangramento persista, o tratamento específico pode ser iniciado.

Cauterização

Se o ponto de sangramento for identificado, a cauterização química ou elétrica é o tratamento de escolha, com redução de morbidade e tempo de permanência no hospital. O uso de endoscópios nasais facilita a identificação de pontos de sangramento mais posterior. A cauterização química é habitualmente o tratamento de primeira escolha. Uma adequada anestesia nasal deve ser realizada para diminuir o desconforto do paciente.[11] O nitrato de prata e o ácido tricloroacético parecem não diferir quanto à eficácia, porém o primeiro é mais bem tolerado pelo paciente e mais amplamente utilizado em estudos prévios.[10] A cauterização é realizada inicialmente em uma pequena área ao redor do ponto sangrante, e só posteriormente na área central. Cauteriza-se a menor área possível, por poucos segundos (menos de 10 segundos) até a região ficar esbranquiçada. Cuidado para não deixar o medicamento escorrer e cauterizar áreas indesejadas.

A cauterização elétrica é tão eficaz quanto a química e tem a vantagem de ser mais efetiva que esta quando existe sangramento ativo. Como desvantagem, pode causar desconforto maior ao paciente caso não tenha sido realizada anestesia eficaz. Ulceração e perfuração septal são complicações possíveis e com incidências semelhantes tanto na cauterização química quanto na elétrica.[5,11,13]

A epistaxe recorrente é frequente na infância e normalmente originária do septo anterior. O tratamento mais utilizado nesses casos é a cauterização química com nitrato de prata. Em revisão sistemática recente, o nitrato de prata a 75% é preferível ao de 95%, por ser mais efetivo e causar menos desconforto ao paciente, porém faltam estudos bem controlados para avaliar se a cauterização é superior ao não tratamento em crianças com epistaxe recorrente.[14]

Tamponamento nasal anterior

Se a cauterização inicial for ineficaz ou se não for possível localizar o ponto de sangramento, o tamponamento nasal anterior é o próximo passo no fluxograma terapêutico. Existem diversas opções de materiais para o tamponamento. Independentemente do material utilizado, o paciente deve ser tranquilizado e colocado em posição confortável. Adequada anestesia e vasoconstrição também devem ser realizadas. Boa iluminação, espéculo nasal e pinça baioneta são materiais fundamentais para o tamponamento. Inicialmente, tenta-se o tamponamento anterior unilateral; caso não cesse o sangramento, deve-se fazer o tamponamento anterior bilateral **(Fig. 4.8.2)**.

A taxa de sucesso das técnicas de tamponamento nasal anterior gira em torno de 90 a 95%.[2] Os pacientes devem ser reavaliados para remoção do tampão em 24 a 48 horas. Caso o tamponamen-

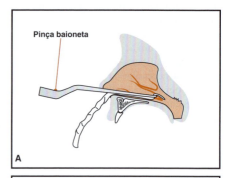
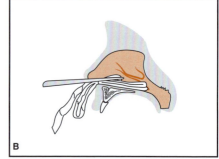
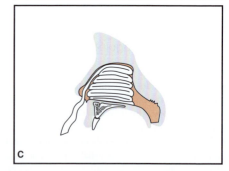

FIGURA 4.8.2 Tamponamento anterior com gaze de Rayon.

to anterior não seja suficiente para controle da epistaxe, técnicas para o tamponamento nasal anteroposterior devem ser instituídas.

Tamponamento anteroposterior

Pacientes com epistaxe posterior severa e pacientes com sangramento refratário ao tamponamento anterior devem ser submetidos ao tamponamento anteroposterior. Esses pacientes devem ser hospitalizados para um adequado manejo. Diferente do tamponamento anterior, que pode ser feito mais facilmente por médicos não especialistas, o tamponamento anteroposterior exige maior habilidade técnica, devendo, se possível, ser realizado pelo otorrinolaringologista. Existem sondas com duplo balão prontas para a realização do tamponamento anteroposterior, porém esses dispositivos não estão facilmente disponíveis nas unidades de pronto atendimento.[3] O material mais utilizado para o tamponamento anteroposterior é a sonda de Foley com balonete de Foley, associado ao tamponamento anterior com gaze. Uma sonda de Foley nº 10 a 16 (dependendo do tamanho da fossa nasal) é introduzida pela fossa nasal até ser visualizada na orofaringe. O *cuff* deve ser insuflado com 10 a 15 mL de água destilada, e a sonda, posteriormente tracionada até impactar na rinofaringe (Fig. 4.8.3).

Se o paciente apresentar dor importante ou abaulamento intenso do palato mole, o tampão deve ser reposicionado, e a redução do volume do *cuff* deve ser aventada.[15,16] Após a colocação da sonda de Foley, o tamponamento anterior deve ser confeccionado conforme técnicas descritas antes. A sonda deve ser fixada adequadamente a fim de reduzir o risco de aspiração e obstrução da via aérea. Essa fixação pode ser realizada com a passagem de uma fita cardíaca na ponta da sonda, antes da sua introdução, clipe umbilical ou técnicas que utilizam uma válvula de equipo para administração de soluções parenterais associada a um fragmento do tubo terminal de drenagem da sonda, apoiados sob compressa cirúrgica ou gaze (Fig. 4.8.4).[16] O tampão deve ser desinsuflado em 24 a 48 horas e, se não houver sangramento ativo, removido. A permanência do tampão por mais de 72 horas está associada ao aumento de complicações, como necrose, síndrome do choque tóxico e rinossinusites.[2] O tamponamento anteroposterior apresenta taxa de falha que varia entre 26 e 52%, dependendo do estudo.[17]

Estudos prévios recomendam que o tamponamento anteroposterior não seja realizado em pacientes com trauma facial, que possam ter fratura dos ossos nasais e placa cribriforme, pelo risco de trauma intracraniano. Porém, eventualmente, o tamponamento pode ser necessário em pacientes com trauma e epistaxe severa, até a realização de cirurgia ou embolização, devendo ser realizado com muita cautela.[18]

A seguir, segue o algoritmo de tratamento da epistaxe (Fig. 4.8.5).

Medicamentos

O uso do ácido tranexâmico diminui o sangramento no intraoperatório, porém faltam dados sobre a sua eficácia na epistaxe primária. Por ter um potencial risco de eventos tromboembólicos quando empregado sistemicamente, o seu uso tópico tem sido alvo de estudos. Um estudo recente demonstrou que o uso de uma forma de ácido tranexâmico tópico (500 mg em 5 mL) obteve uma taxa de sucesso superior à do tamponamento nasal em pacientes com epistaxe anterior primária. Metanálises demonstram que o ácido tranexâmico tópico reduz o sangramento no intraoperatório, mas faltam mais estudos em epistaxes primária.[12]

Pacientes com doença de von Willebrand cursando com epistaxe volumosa podem ser tratados com desmopressina (DDAVP), reposição de fator

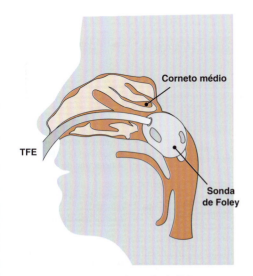

FIGURA 4.8.3 Passagem da sonda de Foley no tamponamento posterior.

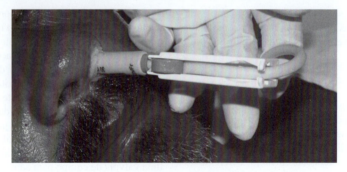

FIGURA 4.8.4 Fixação com válvula de equipo (veja colorida em www.grupoa.com.br).
Fonte: Adaptada de Gaspar Sobrinho e colaboradores.[16]

de von Willebrand, fator VIIa recombinante ou imunoglobulina venosa. Vale ressaltar que um hematologista deve ser sempre consultado.[2] O tratamento em pacientes que usam varfarina pode ser um desafio, sendo sua interrupção somente indicada se o sangramento for de grande monta e representar risco ao paciente, se o RNI estiver fora da faixa terapêutica e após discussão com o médico assistente sobre os riscos e benefícios ante a comorbidade e indicação da anticoagulação.[2]

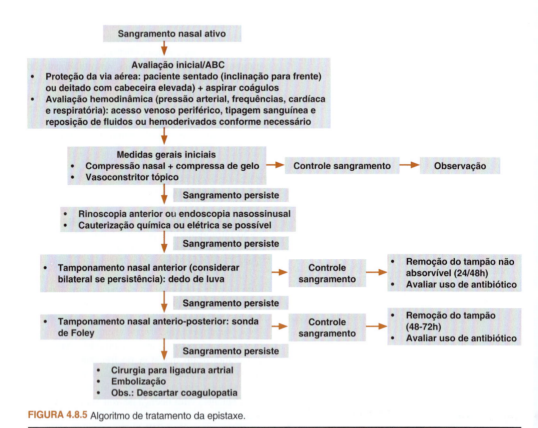

FIGURA 4.8.5 Algoritmo de tratamento da epistaxe.

Complicações

A taxa de complicacões dos tratamentos para epistaxe anteriormente citados varia de 2 a 68%.[2,17] Possíveis complicações incluem perfuração septal, principalmente após cauterização elétrica ou química, dor, sinéquia, aspiração, angina, necrose, rinossinusite, celulite periorbitária, otite média, hipoxia e síndrome do choque tóxico.[10,17] Possíveis complicações do tamponamento anteroposterior seria o reflexo nasopulmonar, hipoventilação, dessaturação na oximetria e bradicardia, porém estudos falham na comprovação de sua existência. A síndrome do choque tóxico é uma complicação causada pela toxina TSST-1, produzida pelo *Staphylococcus aureus* e que clinicamente se manifesta por febre, hipotensão, diarreia e *rash*. A incidência associada ao tamponamento pós-operatório é de aproximadamente 16 para 100 mil tamponamentos.[2] A incidência na epistaxe primária ainda não está bem estabelecida. O uso de antibiótico tópico no tampão parece reduzir a incidência da síndrome do choque tóxico.[5] Apesar de amplamente utilizado quando o tampão permanece por mais de 24 horas, o antibiótico sistêmico parece não reduzir a incidência da síndrome do choque tóxico nem de rinossinusite após o uso do tampão nasal.[2] Quando utilizado, deve-se dar preferência a amoxicilina, amoxicilina-clavulanato ou cefalosporina. Para os alérgicos, a clindamicina é uma opção.[13] O uso em pacientes idosos, diabéticos ou imunossuprimidos tem sido mais permissivo.

Outra situação confrontada como complicação é a epistaxe refratária que é definida como epistaxe persistente após as medidas terapêuticas iniciais. As duas principais linhas de tratamento para a epistaxe persistente são os tratamentos cirúrgicos e a embolização arterial. Em um estudo randomizado, Moshaver e colaboradores demonstraram que a intervenção cirúrgica precoce (ligadura da artéria esfenopalatina via cirurgia endoscópica nasossinusal) obteve uma taxa de sucesso de 89%, reduzindo o tempo de internação e os custos hospitalares quando comparada ao tamponamento nasal anteroposterior.[2,19] Abaixo ilustrações dos acessos endoscópicos para a artéria esfenopalatina e externo para a artéria etmoidal, assim como imagem pré e pós-embolização.

Comparação entre cirurgia *versus* embolização

As taxas de sucesso da cirurgia endoscópica nasossinusal para ligadura da artéria esfenopalatina e da embolização arterial são semelhantes (aproximadamente 90%). A decisão entre os procedimentos deve levar em conta fatores como comorbidades, anticoagulação, profissionais e materiais adequados para a embolização, opção do paciente e custos. A principal vantagem da cirurgia é uma menor taxa de complicações maiores, como o acidente vascular cerebral (AVC). Outras vantagens seriam a possibilidade de realização em hospitais onde não exista um serviço de hemodinâmica bem implementado e o seu menor custo relativo. As vantagens da embolização incluem a sua realização sob anestesia local, permitindo o tratamento em pacientes com comorbidades e o diagnóstico de possíveis malformações vasculares.[7,10,13]

Conclusão

A epistaxe é considerada a urgência otorrinolaringológica mais frequente. O entendimento da anatomia e de vascularização nasal, associado a uma boa anamnese, são fundamentais para um adequado manejo terapêutico. A escolha da modalidade terapêutica dependerá da intensidade e da localização do sangramento, associadas ao estado geral do paciente e à presença de comorbidades.

Prática versus *teoria*

Enquanto se discute se o manejo adequado do sangramento severo deveria ser cirúrgico ou não, baseado no desconforto do paciente e no número de dias e custos envolvidos, os pacientes nessa situação seguem sendo atendidos em ambientes despreparados, sem cadeiras adequadas, sistemas de aspiração e sistemas de videoendoscopia que possibilitem o diagnóstico adequado. Sem tais condições, como esperar do profissional de saúde a calma necessária para tranquilização do paciente e familiares, assim como conseguir definir qual a melhor decisão a ser tomada?

 Referências

1. Douglas R, Wormald PJ. Update on epistaxis. Curr Opin Otolaryngol Head Neck Surg. 2007; 15(3):180-3.
2. Melia L, McGarry GW. Epistaxis: update on management. Curr Opin Otolaryngol Head Neck Surg. 2011;19(1):30-5.
3. Alter H. Approach to the adult with epistaxis [Internet]. Waltham: UpToDate; 2014 [capturado em 25

mar 2014]. Disponível em: http://www.uptodate.com/contents/approach-to-the-adult-with-epistaxis.
4. Kasperek ZA, Pollock GF. Epistaxis: an overview. Emerg Med Clin North Am. 2013;31(2):443-54.
5. Messner AH. Epidemiology and etiology of epistaxis in children [Internet]. Waltham: UpToDate; 2013 [capturado em 25 mar 2014]. Disponível em: http://www.uptodate.com/contents/epidemiology-and-etiology-of-epistaxis-in-children.
6. Schwartzbauer HR, Shete M, Tami TA. Endoscopic anatomy of the sphenopalatine and posterior nasal arteries: implications for the endoscopic management of epistaxis. Am J Rhinol. 2003;17(1):63-6.
7. Stoner MJ, Dulaurier M. Pediatric ENT emergencies. Emerg Med Clin North Am. 2013;31(3):795-808.
8. Chen D, Concus AP, Halbach VV, Cheung SW. Epistaxis originating from traumatic pseudoaneurysm of the internal carotid artery: diagnosis and endovascular therapy. Laryngoscope. 1998;108(3):326-31.
9. Viehweg TL, Roberson JB, Hudson JW. Epistaxis: diagnosis and treatment. J Oral Maxillofac Surg. 2006;64(3):511-8.
10. Spielmann PM, Barnes ML, White PS. Controversies in the specialist management of adult epistaxis: an evidence-based review. Clin Otolaryngol. 2012;37(5):382-9.
11. Chiu TW, McGarry GW. Prospective clinical study of bleeding sites in idiopathic adult posterior epistaxis. Otolaryngol Head Neck Surg. 2007;137(3):390-3.
12. Krer K, Beecher D, Roberts I. Topical application of tranexamic acid for the reduction of bleeding. Cochrane Database Syst Rev. 2013;(7):CD010562.
13. Shin EJ, Murr AH. Managing epistaxis. Cur Opin Otolaryngol Head Neck Surg. 2000;8(1):37-42.
14. Messner AH. Management of epistaxis in children [Internet]. Waltham: UpToDate; 2012 [capturado em 25 mar 2014]. Disponível em: http://www.uptodate.com/contents/management-of-epistaxis-in-children.
15. Nikoyan L, Matthews S. Epistaxis and hemostatic devices. Oral Maxillofac Surg Clin North Am. 2012;24(2):219-28, viii.
16. Gaspar Sobrinho FP, Lessa MM, Lessa HA. Epistaxe. In: Figuereido R. Urgências e emergências em otorrinolaringologia. Rio de Janeiro: Revinter; 2006. v. 1, p. 87-101.
17. Abdo T, Lessa MM, Voegels RL. Epistaxe. In: Voegels RL, Lessa MM. Rinologia e cirurgia endoscópica dos seios paranasais. Rio de Janeiro: Revinter; 2006. p. 223-32.
18. Shukla PA, Chan N, Duffis EJ, Eloy JA, Prestigiacomo CJ, Gandhi CD. Current treatment strategies for epistaxis: a multidisciplinary approach. J Neurointerv Surg. 2013;5(2):151-6.
19. Woolford TJ, Jones NS. Endoscopic ligation of anterior ethmoidal artery in treatment of epistaxis. J Laryngol Otol. 2000;114(11):858-60.

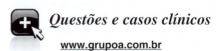

Questões e casos clínicos
www.grupoa.com.br

4.9 Obstrução nasal congênita

Mariana Magnus Smith

Introdução

Classicamente, os recém-nascidos eram considerados respiradores nasais obrigatórios ou exclusivos. Entretanto, foi comprovado, mais recentemente, que um bom número de bebês (cerca de 40% deles) consegue assumir respiração oral mediante obstrução alta mesmo nos primeiros dias de vida.[1,2]

A importância da respiração nasal nos recém-nascidos e lactentes se deve às características anatômicas específicas dessa faixa etária, que permitem a manutenção de dois tubos (digestivo e respiratório) funcionando de forma concomitante – podemos dizer que bebês são "máquinas" perfeitas com capacidade de respirar e deglutir ao mesmo tempo. A língua permanece em contato com todo o palato (mole e duro), e a epiglote, em repouso, encontra-se bastante elevada, acima da úvula, na rinofaringe. Dessa forma, qualquer obstrução nasal pode gerar dificuldade não apenas respiratória, mas também de deglutição.

Com o crescimento do bebê, ocorre também o crescimento da cavidade nasal – nos primeiros 6 meses de vida essa cavidade dobra de tamanho. Também com o desenvolvimento, a capacidade de assumir respiração oral torna-se mais presente, em geral entre 4 e 6 meses de vida. Pela associação desses fatores, muitos dos sintomas obstrutivos precoces aliviam por volta dos 6 meses de vida.[2]

Avaliação

O otorrinolaringologista pode ser solicitado a avaliar um bebê com obstrução nasal em diversas situações: na maternidade (no alojamento conjunto), na unidade de tratamento intensivo (UTI) neonatal, na emergência pediátrica ou no seu consultório/ambulatório. O local da avaliação em geral está relacionado à intensidade dos sintomas e vai determinar a agilidade necessária ao atendimento.

O primeiro médico a atender esses pacientes é o pediatra e, em geral, o bebê encontra-se estável, com a via aérea assegurada, no momento da avaliação do especialista. De qualquer forma, é sempre importante que a primeira questão a ser observada ao avaliar um caso assim seja a condição respiratória do paciente. Uma vez que a via aérea esteja assegurada, é possível seguir a avaliação com serenidade.

História clínica

A avaliação inicia como toda avaliação médica: com a história clínica – conversando com os pais e, se o paciente estiver internado, com a equipe médica assistente. É fundamental coletar as informações referentes à obstrução nasal em si: início do quadro, progressão, fatores de piora e de alívio, uso de medicações sistêmicas e/ou tópicas, crises de cianose e condições de deglutição (tipo de aleitamento e características da mamada). Dados sobre a gestação (incluindo uso de drogas e história de doenças sexualmente transmissíveis), sobre o nascimento (apresentação, uso de fórceps, Apgar) e sobre a evolução até o momento são fundamentais. Avaliar e questionar quanto à presença de malformações é de suma importância, pois a obstrução nasal pode ser gerada por uma malformação e a associação de malformações pode sugerir a presença de uma síndrome específica.

Exame físico

O primeiro passo é a inspeção externa do nariz. Pacientes com desvio de septo associado à laterorrinia, com cistos dermoides, e com malformações da estrutura nasal (como nariz em sela ou agenesia nasal – **Fig. 4.9.1**) mostram, já à inspeção, o diagnóstico.

Havendo estrutura normal, deve-se testar a patência nasal. Para tanto, utiliza-se algum material espelhado disponível (espátula, cuba-rim, etc.) colocado na entrada nasal, sendo possível observar o fluxo de ar de cada narina. Também é possível colocar algodão (uma lâmina bastante fina) na entrada nasal e observar o movimento deste em cada respiração do bebê (testando-se separadamente cada narina).

O próximo passo é a rinoscopia anterior, que pode ser realizada com espéculo nasal e com iluminação através do fotóforo. Na prática, o uso de otoscópio (com otocone normal ou nasal) geralmente fornece excelente visão da cavidade nasal anterior e média.

Pode ser necessário utilizar gotas de descongestionante tópico durante o exame para facilitar a visualização da cavidade. Além disso, no caso de uso de descongestionante, é possível observar se há melhora da obstrução com essa medicação – condição que favorece o diagnóstico de alteração inflamatória e descarta algumas patologias anatômicas, especialmente atresia de coana.

Outro passo interessante durante o exame é tentar fazer progredir uma sonda delicada (em geral 6 French) em cada narina, sobretudo se houver

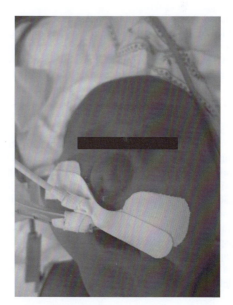

FIGURA 4.9.1 Paciente com múltiplas malformações apresentando agenesia nasal (veja colorida em www.grupoa.com.br).

relato de dificuldade dessa passagem na sala de parto. Quando há resistência em progredir a sonda na entrada nasal, aumenta a possibilidade de alteração anterior (como estenose da abertura piriforme anterior), enquanto a dificuldade de progredir após a introdução de alguns centímetros da sonda (em geral 3 cm) sugere alteração anatômica posterior (como atresia de coana). A passagem da sonda deve ser evitada em pacientes com malformação craniofacial e naqueles com massas intranasais que podem ser de origem central pelo risco de defeitos na base do crânio e da eventual inserção da sonda dentro do sistema nervoso central.

A endoscopia nasal deve, preferencialmente, ser realizada em todo bebê com obstrução nasal, pois fornece detalhes das cavidades nasais que nenhum outro método consegue.[2,3] Pode ser utilizada óptica rígida (que fornece melhor imagem), mas, na prática, o uso do equipamento flexível é preferido por ser menos traumático para a mucosa nasal. Esse exame oferece baixo risco de complicações em um paciente com via aérea estável e propicia diagnósticos precisos em muitos casos.

Exames de imagem

Quando a avaliação clínica sugere alteração anatômica como causa da obstrução nasal, há indicação de exame de imagem, o que também ocorre quando o diagnóstico já firmado leva à indicação de cirurgia (como nas atresias de coanas). A escolha do exame – tomografia computadorizada (TC) de nariz e ossos da face ou ressonância magnética (RM) de nariz e base de crânio – depende da suspeita diagnóstica.

A TC fornece dados detalhados sobre as estruturas ósseas e segue sendo o exame de escolha na suspeita de atresia de coanas ou de estenoses nasais congênitas. Já a RM é fundamental na avaliação de massas nasais, quando se procura definir a continuidade da lesão com sistema nervoso central. Para qualquer um dos exames é interessante aspirar as fossas nasais imediatamente antes da captura da imagem a fim de diminuir a possibilidade de que secreção acumulada na porção posterior delas possa dificultar o diagnóstico.

Diagnóstico diferencial

São inúmeras as patologias que podem gerar obstrução nasal em recém-nascidos e lactentes, incluindo processos inflamatórios, infecciosos, tumorais **(Fig. 4.9.2)**, traumáticos e malformações. A seguir, são apresentados e discutidos os diagnósticos mais frequentes.[2]

Atresia de coana

A atresia de coana ocorre quando há falha na comunicação entre a porção posterior da cavidade nasal e a rinofaringe. O exato mecanismo embriogênico que leva a essa alteração não está elucidado, mas acredita-se que seja por falha da ruptura da membrana oronasal ou por persistência da membrana bucofaríngea.[2]

Os estudos que buscam definir a incidência dessa malformação a estimam entre 1:5.000 a 1:8.000 nascidos vivos, com preponderância de 2:1 para meninas.[4-6] A atresia de coana pode ser unilateral (65% dos casos) ou bilateral. Nos casos bilaterais, o diagnóstico costuma ser firmado no período neonatal, uma vez que os sintomas obstrutivos são intensos. Nos casos unilaterais o diagnóstico costuma ser mais tardio, havendo um trabalho que descreve a idade média ao diagnóstico de 33 meses.[6] Nesses casos, o paciente apresenta obstrução nasal unilateral geralmente acompanhada de secreção ispilateral constante ou frequente.

As séries descritas demonstram associação com outras malformações entre 50 e 75% dos casos, já tendo a atresia de coana sido associada a mais de 20 síndromes. O quadro mais comumente associado à atresia de coana é a síndrome CHARGE **(Quadro 4.9.1)**.

Até recentemente, as atresias eram classificadas como ósseas, mistas ou puramente membrano-

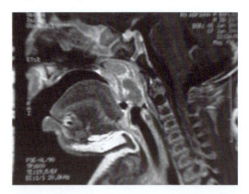

FIGURA 4.9.2 Ressonância magnética de recém-nascido com 3 dias de vida demonstrando obstrução nasal e de orofaringe por massa tumoral. O exame anatomopatológico confirmou tratar-se de teratoma.

QUADRO 4.9.1
Características da síndrome CHARGE

C	Coloboma
H	Alteração cardíaca (*heart*)
A	Atresia de coana
R	Retardo de desenvolvimento
G	Alteração geniturinária
E	Alterações de orelha (*ear*)

sas. Com a evolução dos exames de imagem, percebe-se hoje que as atresias puramente membranosas são extremamente raras (se é que existem), havendo algum grau de comprometimento ósseo na maioria dos casos. As alterações ósseas presentes são o espessamento do vômer e a medialização da placa pterigoide lateral, podendo ocorrer as duas alterações ou apenas uma.[5]

A investigação é feita por exame físico com endoscopia nasal, que define o diagnóstico **(Fig. 4.9.3)**. Em locais onde não há endoscopia nasal e TC, é possível fechar o diagnóstico de atresia de coana pela realização de uma radiografia lateral de crânio após a instilação de contraste nas fossas nasais.[5] Se não houver progressão do contraste para a rinofaringe, o médico assistente pode programar o encaminhamento do paciente para um local onde possa ser feita a avaliação especializada, já sabendo o diagnóstico. Sequencialmente, é fundamental realizar uma TC para definir o padrão da placa atrésica e auxiliar na preparação e execução da cirurgia corretiva.

O tratamento da atresia de coana é cirúrgico.[4,6-8] O momento da realização da cirurgia varia largamente de acordo com a clínica. A abordagem cirúrgica pode ser via endoscópica ou via transpalatina.

Estenose da abertura piriforme congênita

A estenose da abertura piriforme anterior (EAPA) é gerada pelo crescimento exagerado do processo nasal da maxila, causando obstrução nasal anterior, no nível da abertura piriforme.

A incidência é ainda desconhecida, havendo séries de casos na literatura. Em 2012, foram descritos 10 casos em nove anos em um centro de referência.[9]

Pode haver EAPA unilateral, sendo a maioria bilateral. Na rinoscopia anterior, já é possível observar a estenose, com proeminência da parede lateral. Na endoscopia nasal, frequentemente não é possível progredir o aparelho além da abertura piriforme.

Define-se EAPA quando a abertura piriforme mede menos de 11 mm em um neonato a termo ou quando a distância entre septo e processo medial da maxila mede menos de 3 mm – medida realizada na TC axial, ao nível do meato inferior **(Fig. 4.9.4)**.[9]

Da mesma forma que outras malformações, a estenose piriforme pode aparecer de forma isolada ou estar associada a outras alterações, especial-

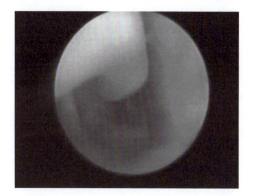

FIGURA 4.9.3 Aspecto de endoscopia nasal em recém-nascido com atresia de coana. Pode-se observar a cauda do corneto inferior e ausência da abertura nasal posterior (veja colorida em www.grupoa.com.br).

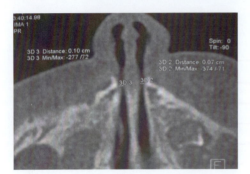

FIGURA 4.9.4 Tomografia computadorizada, corte axial, demonstrando diminuição do espaço da abertura piriforme anterior, definindo diagnóstico de estenose da abertura piriforme anterior.

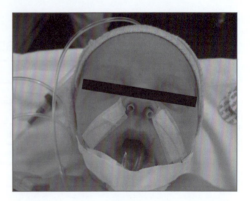

FIGURA 4.9.5 Aspecto da moldagem da abertura piriforme anterior no primeiro pós-operatório de correção de estenose da abertura piriforme anterior, utilizando tubo endotraqueal 3.5 (veja colorida em www.grupoa.com.br).

mente fazer parte da sequência de holoprosencefalia, um defeito de linha média que pode cursar com alterações de pituitária, diabetes insípido, fenda palatina submucosa e presença de incisivo central anterior. Assim, os pacientes com diagnóstico de EAPA devem ser submetidos à avaliação genética, endocrinológica e eletrolítica.

A abordagem terapêutica deve ser feita de acordo com os sintomas. Quando os sintomas são leves ou moderados, pode-se fazer uso de medicações tópicas (corticoides e descongestionantes) por um período curto de tempo. Se o paciente evoluir bem e seguir bem com a retirada após algumas semanas não há necessidade de intervenção. Os pacientes que apresentam sintomas intensos (cianose, esforço respiratório, engasgos) devem ser abordados cirurgicamente **(Fig. 4.9.5)**.

Cabe lembrar aqui que alguns raros pacientes apresentam estenose de toda a cavidade nasal e não apenas da abertura anterior. O entendimento dessa entidade ainda é escasso. Há alguns relatos de dilatação com balão bem-sucedida na literatura.

Dacriocistocele

É caracterizada pela dilatação do ducto nasolacrimal. O sistema nasolacrimal inicia seu desenvolvimento na quinta semana gestacional, e a comunicação do canal nasolacrimal com a cavidade nasal deve estar completa entre o sexto mês e o termo. Ocorrendo falha nesse processo, pode persistir uma membrana em qualquer ponto do canal, mais comumente na extremidade distal.[10]

Parece haver preponderância no sexo feminino (entre 3 e 9 vezes mais), sendo a menor espessura do osso da parede lateral nasal nas meninas uma das explicações. A dacriocistocele em geral não está associada a outras malformações.

A simples oclusão do ducto nasolacrimal está descrita, ocorrendo entre 35 e 73% dos recém-nascidos, sendo que, na maioria das situações, ela se resolve nas primeiras semanas de vida.[10] A incidência estimada de dacriocistocele (quando a oclusão se mantém e ocorre a dilatação do ducto) é de 5 a 6% dos recém-nascidos a termo. Pode ocorrer dilatação do ducto a ponto de gerar protrusão da mucosa para a luz nasal em forma de cisto abaixo do corneto inferior **(Fig. 4.9.6)**. É fundamental dife-

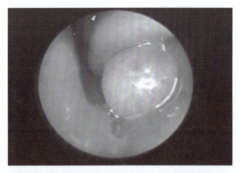

FIGURA 4.9.6 Aspecto de cisto abaixo do corneto inferior causado por dacriocistocele (veja colorida em www.grupoa.com.br).

renciar se a massa visualizada tem origem na parede lateral nasal ou na linha média para fazer diagnóstico diferencial com encefaloceles ou lesões tumorais.

Quando há dilatação bilateral, pode ocorrer obstrução nasal pela presença do(s) cisto(s) ou pela medialização da perede nasal lateral causada pela dilatação do ducto nasolacrimal. A dilatação do ducto por ser preenchida por secreção mucoide (dacriocistomucocele) e pode, inclusive, infeccionar (gerando dacriocistopiocele). O bebê pode apresentar epífora e edema facial de coloração arroxeada no canto medial da órbita. O diagnóstico é realizado por endoscopia nasal e pela realização de TC (Fig. 4.9.7).

A epífora causada por simples obstrução do sistema nasolacrimal deve ser manejada clinicamente, em geral pelo pediatra ou oftalmologista. Já o manejo da dacriocistocele apresenta algumas controvérsias.

Quando não há comprometimento intranasal, muitas vezes a aplicação de massagem e compressas quentes é efetiva. Quando há comprometimento intranasal gerando obstrução, há necessidade de intervenção cirúrgica. Esta pode ser com canulação do ducto (procedimento mais utilizado por oftalmologistas) ou marsupialização por via endoscópica do cisto (procedimento de escolha pelos otorrinolaringologistas).

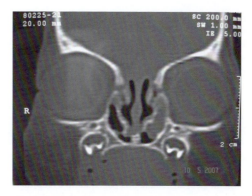

FIGURA 4.9.7 Tomografia computadorizada, corte coronal, demonstrando dilatação bilateral do ducto nasolacrimal (à direita, dacriocistocele e, à esquerda, dacriocistomucocele).

Causas inflamatórias e infecciosas

As alterações inflamatórias são a causa mais comum de obstrução nasal no recém-nascido. A maior parte dos casos é manejada pelos neonatologistas, sem haver necessidade de avaliação do especialista.

O exame clínico da cavidade nasal evidencia edema de mucosa e secreção, em geral hialina. Nesses casos, o diagnóstico é de rinite do recém-nascido ou lactente. Esse é um processo inflamatório que não necessariamente está associado à predisposição à rinite alérgica. O manejo é com umidificação e aspiração quando necessário. A aspiração deve ser delicada para que não haja trauma à mucosa nasal e piora do quadro obstrutivo. Pacientes com sintomas inflamatórios mais graves podem ser manejados com corticoides tópicos por curtos períodos de tempo, apesar de ainda não haver liberação em bula para esse uso. Da mesma forma, descongestionantes tópicos também são evitados, mas, em situações de muita obstrução, podem ser diluídos em soro fisiológico e utilizados por poucos dias. A maior parte dos bebês que apresenta quadros de rinite com sintomas intensos responde bem à terapia com corticoides e descongestionantes em até cinco dias, e as medicações podem ser descontinuadas sem necessidade de tratamentos complementares.

Cabe lembrar que pacientes com patologias que possam alterar o transporte mucociliar tendem a ter mais dificuldade de lidar com a secreção normal produzida – fibrose cística, Kartagener, hipotireoidismo, alergia à proteína do leite de vaca e refluxo – e podem se apresentar com obstrução nasal associada à secreção abundante.

Convém lembrar também que o uso de determinadas medicações pela mãe durante a gestação pode gerar rinite no recém-nascido – especialmente metildopa, antidepressivos tricíclicos e narcóticos. Entre as afecções infecciosas, podem ocorrer rinite por clamídia (*Chlamydia trachomatis*), gonorreia e sífilis.

Conclusão

A obstrução nasal congênita não é frequente, e a maioria dos casos são processos inflamatórios temporários. Existem diversas outras causas para esse sintoma, sendo que as causas anatômicas mais frequentes são atresia de coana, dacriocistocele e estenose da abertura piriforme anterior. Como em todas as doenças não frequentes da prática médica, o alto grau de suspeição é o que permite o diagnóstico precoce e a correta abordagem dessas patologias. A história clínica e o exame físico bem realizados, associados à endoscopia nasal, em geral definem o diagnóstico. Os exames de imagem podem ser necessários para confirmação do diagnóstico e planejamento cirúrgico, quando for o caso.

Teoria versus prática

A medicina apresenta, neste contexto, mais um paradoxo. Crianças sem patologias são submetidas a investigações invasivas e custosas muitas vezes puramente pela ansiedade dos pais quanto à respiração das crianças, enquanto outras, com alterações congênitas, são diagnosticadas tardiamente pela falta de suspeição e compreensão das apresentações e das manifestações clínicas dessas patologias.

Referências

1. Miller MJ, Martin RJ, Carlo WA, Fouke JM, Strohl KP, Fanaroff AA. Oral breathing in newborn infants. J Pediatr. 1985;107(3):465-9.
2. Gnagi SH, Schraff AS. Nasal obstruction in newborns. Pediatr Clin North Am. 2013;60(4):903-22.
3. Manica D, Smith MM, Schweiger C, Brunelli e Silva D, Kuhl G. Nasal obstruction of the newborn: a differential diagnosis. Int Arch Otorhinolaryngol. 2009;13(3):340-5.
4. Newman JR, Harmon P, Shirley WP, Hill JS, Woolley AL, Wiatrak BJ. Operative management of choanal atresia: a 15-year experience. JAMA Otolaryngol Head Neck Surg. 2013;139(1):71-5.
5. Al-Noury K, Lotfy A. Role of multislice computed tomography and local contrast in the diagnosis and characterization of choanal atresia. Int J Pediatr. 2011;ID280763.
6. Teissier N, Kaguelidou F, Couloigner V, François M, Van Den Abbeele T. Predictive factors for success after transnasal endoscopic treatment of choanal atresia. Arch Otolaryngol Head Neck Surg. 2008;134(1):57-61.
7. Cedin AC, Atallah AN, Andriolo RB, Cruz OL, Pignatari SN. Surgery for congenital choanal atresia. Cochrane Database Syst Rev. 2012;2:CD008993.
8. Van Den Abbeele T, Triglia JM, François M, Narcy P. Congenital nasal pyriform aperture stenosis: diagnosis and management of 20 cases. Ann Otol Rhinol Laryngol. 2001;110(1):70-5.
9. Visvanathan V, Wynne DM. Congenital nasal pyriform aperture stenosis: a report of 10 cases and literature review. Int J Pediatr Otorhinolaryngol. 2012;76(1):28-30.
10. Barham HP, Wudel JM, Enzenauer RW, Chan KH. Congenital nasolacrimal duct cyst/dacryocystocele: an argument for a genetic basis. Allergy Rhinol (Providence). 2012;3(1):e46-9.

Leitura recomendada

Shekunov J, Griepentrog GJ, Diehl NN, Mohney BG. Prevalence and clinical characteristics of congenital dacryocystocele. J AAPOS. 2010;14(5):417-20.

Site recomendado

Stanford School of Medicine [Internet]. Newborn nursery at LPCH: photo gallery: nose. Palo Alto: Stanford; c2014 [capturado em 14 maio 2014]. Disponível em: http://newborns.stanford.edu/PhotoGallery/Nose.html.

Questões e casos clínicos

www.grupoa.com.br

4.10 Obstrução nasal relacionada a adenoides – anel linfático de Waldeyer

Ricardo Neves Godinho
Tania Sih

Introdução

As doenças do anel de Waldeyer estão entre as mais prevalentes na atenção primária e também no consultório do especialista, com expressiva morbidade na clínica pediátrica. As tonsilas palatinas (amígdalas) e a tonsila faríngea (adenoide) são os locais mais ativos, maiores e mais acometidos nessas afecções. O crescimento exagerado adenotonsilar pode se relacionar com causas de origem inflamatória, alérgica, infecciosa, neoplásica ou idiopática, e na maioria dos casos de obstrução respiratória, o tecido linfoide adenotonsilar ocupa quantidade desproporcional de espaço na via aérea superior.

A obstrução nasal crônica de diferentes intensidades e/ou duração devida à hiperplasia das adenoides pode se associar à síndrome do respirador oral (SRO): espectro de alterações dos órgãos fonoarticulatórios (OFAs), causado pela respiração predominantemente oral durante a infância, que apresenta alterações da estética facial, dos ossos da face, do posicionamento dos dentes e da postura corporal. Também pode ser acompanhada por alterações cardiopulmonares, endocrinológicas, nutricionais, do comportamento, do desempenho escolar e distúrbios do sono, afetando significativamente a qualidade de vida. Fatores genéticos relacionados ao perfil facial interferem de forma significativa na apresentação do quadro clínico.

A avaliação interdisciplinar, que pode ser realizada simultaneamente, sobretudo em centros de referência, promove melhor conhecimento do doente e o contato sistemático com outros profissionais da área da saúde. Os profissionais de fonoaudiologia, fisioterapia e odontologia podem fornecer dados objetivos que influenciarão o tratamento médico. Crianças com quadros obstrutivos graves, com história clínica muito rica e deformidades faciais e corporais mais evidentes se beneficiam da documentação completa, da proposta terapêutica programada (*timing* terapêutico) e integrada e, presumivelmente, teriam maior adesão aos tratamentos propostos. Aquelas crianças com hipertrofia de adenoides moderada e aquelas com história clínica com poucos sintomas também são beneficiadas com esse procedimento interdisciplinar. Nessas situações, a falta de critérios específicos associada à ansiedade da família pode ser decisiva na indicação terapêutica. Alterações moderadas ou graves dos OFAs, da postura corporal e odontológicas serviriam como critérios complementares para a indicação cirúrgica. O pediatra, junto com o otorrinolaringologista, podem agregar toda essa informação no processo de decisão terapêutica e explicar mais objetivamente aos pais os benefícios que poderão ser proporcionados pelo acompanhamento clínico ou por uma cirurgia e os problemas que se associam ao tratamento inadequado.

Definição

Fisiopatologia: relação conteúdo (adenoide) *versus* continente (crânio – face – nasofaringe)

Anel linfático de Waldeyer: conteúdo

A integridade do anel linfático de Waldeyer é determinante na atividade imunológica envolvida no combate às infecções na infância e na adolescência. Esse complexo é considerado a maior porta de entrada de antígenos do organismo e é continua-

mente exposto ao contato direto com os mais variados tipos de antígenos exógenos (vírus, bactérias, fungos, alimentos, aeroalérgenos, etc.), desencadeando imediata reação imune.

O anel de Waldeyer é um sistema formado pela aglomeração do tecido linfoide periférico existente na faringe e na base da língua. Representa um órgão imunologicamente competente, que produz imunoglobulinas (IgA, IgG, IgM, IgE e IgD). É parte integrante do tecido linfoide associado às mucosas (MALT [*mucosa associated lymphoide tissue*]), presente no aparelho digestivo, respiratório e urogenital, correspondendo a 50% de todo o tecido linfoide do organismo.

A adenoide aloja-se na parede posterossuperior da rinofaringe, entre o toro de ambas as tubas auditivas. As tonsilas peritubárias são pequenos aglomerados em torno dos óstios das tubas auditivas. Diferentemente da tonsila palatina, a adenoide não possui cápsula e apresenta maior número de pregas e fendas do que criptas. Observa-se, junto ao epitélio escamoso, a predominância de tecido epitelial do tipo respiratório secretor (pseudoestratificado ciliado e com glândulas caliciformes) distribuído em micropregas e fendas. Esse tipo de epitélio, também presente no MALT, é capaz de transportar IgA do tipo secretor, formando a primeira linha do sistema de defesa do organismo, protegendo-o contra a entrada de moléculas estranhas e a invasão de microrganismos.

As funções imunológicas desenvolvidas pelo anel linfático de Waldeyer podem ser consideradas como efetoras e indutoras da resposta imune do tipo celular e humoral, permitindo a formação da memória imunológica, a indução de anticorpos locais e a reação imunológica em outros órgãos.[1]

As amígdalas palatinas (tonsilas palatinas) e a adenoide (tonsila faríngea) estão em constante atividade imunológica, principalmente nos primeiros anos de vida. Esse processo pode levar à significativa hipertrofia reacional do tecido linfoide das tonsilas e da adenoide. O período de maior atividade e aumento fisiológico desses órgãos ocorre entre 3 e 10 anos de idade. Na adenoide, as funções declinam lenta e progressivamente durante a puberdade. As amígdalas palatinas sofrem sua involução da mesma forma que a adenoide, porém mais tardiamente.

Crescimento craniofacial: continente

Distintos órgãos amadurecem em velocidade e tempo diferentes durante a infância e adolescência. A velocidade rápida do crescimento do tecido neural durante a vida fetal explica o tamanho relativamente grande do neurocrânio em relação à face do recém-nascido. A criança com 3 anos já está com praticamente 90% do seu crânio desenvolvido. No recém-nascido, existe uma relação face-crânio de 1:8 e, no adulto, de 1:2; portanto, durante toda a infância, a face crescerá muito mais que o crânio, sendo que a velocidade de crescimento facial é muito significativa nos primeiros 4 anos de vida **(Fig. 4.10.1)**. No processo natural de crescimento dos músculos e dos ligamentos com a mandíbula, observa-se uma tendência em crescer para baixo e para frente. O complexo frontal, ao crescer, empurra o complexo nasomaxilar para a frente. Portanto, toda a face cresce para a frente e para baixo. Seguindo esse padrão, diferentes tipos faciais podem ser identificados: mesofacial, braquifacial e dolicofacial **(Quadro 4.10.1)**.

A cavidade oral do neonato é pequena, e a língua, comparativamente longa, enche-a completamente, contribuindo de maneira significativa para o neonato ser um respirador preferentemente nasal. Com o crescimento mandibular, a cavidade oral aumenta e a base da língua desce para sua posição hipofaríngea final.

Ao mesmo tempo em que a adenoide (conteúdo) apresenta seu ciclo de crescimento, a nasofaringe (continente) sofre modificações em sua forma e volume em função do crescimento do crânio e da face. Na criança, a nasofaringe é de volume menor e apresenta forma achatada, tornando-se, com o crescimento, maior e mais ogival. Nas crianças sindrômicas ou com malformação craniofacial, a nasofaringe pode permanecer mais estreita e com menor volume após o crescimento, e as relações entre o volume do tecido adenoamigdaliano e a faringe apresentam características peculiares que podem acentuar os processos obstrutivos nasais.[2]

Tipologia facial

O tipo morfológico da face é determinado pelas suas características esqueléticas e musculares, que

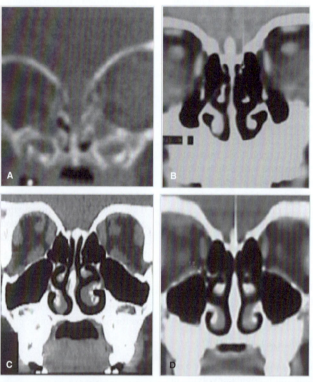

FIGURA 4.10.1 Crescimento facial. (A) Recém-nascido; (B) 1 ano; (C) 4 anos; (D) 8 anos. (veja colorida em www.grupoa.com.br).

> **QUADRO 4.10.1**
> **Descrição dos tipos faciais**
>
> MESOFACIAL – Harmonia facial, terços faciais proporcionais, musculatura facial equilibrada e bom padrão de crescimento. Equilíbrio entre as proporções vertical e horizontal.
>
> BRAQUIFACIAL – Aspecto médio-facial largo (predomínio da distância horizontal sobre a vertical). Predominância do crescimento horizontal. A musculatura facial é potente e muitas vezes hipertrofiada (sobretudo o músculo masseter).
>
> DOLICOFACIAL – Predomínio da distância vertical. Padrão de crescimento vertical. Aspecto médio-facial curto. Ângulo goníaco e ângulo do plano mandibular aumentados, geralmente associado à mordida aberta esquelética. Musculatura hipotônica e estirada.

podem ser mensuradas pela ectoscopia da face e pela cefalometria **(ver Quadro 4.10.1)**. Pode-se inferir o volume da nasofaringe considerando-se as medidas cefalométricas.

A adequada relação dos terços faciais contribui para a composição da estética facial e interfere nas manifestações clínicas associadas à hiperplasia das adenoides **(Fig. 4.10.2)**.

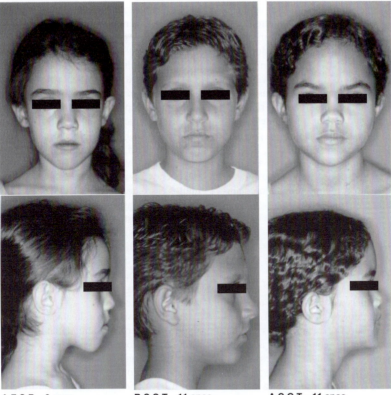

A.F.C.R – 8 anos   R.C.O.T – 11 anos   A.C.G.T – 11 anos

FIGURA 4.10.2 Tipologia facial – ectoscopia (veja colorida em www.grupoa.com.br).

Relação conteúdo-continente e manifestações clínicas

Na maioria dos casos de obstrução respiratória, o tecido linfoide das adenoides ocupa quantidade desproporcional de espaço na nasofaringe. Crianças portadoras de hiperplasia das adenoides com perfil mesofacial e braquifacial tendem a apresentar menor comprometimento da estética facial e do posicionamento dos dentes. Crianças com perfil dolicofacial tendem a apresentar quadros mais graves, com maior comprometimento dos OFAs e da estética facial e alterações mais significativas das relações osteodentárias. Essa condição também pode ser exacerbada pelo estreitamento anatômico das fossas nasais e da faringe, tal como observado em algumas síndromes craniofaciais (sequência de Robin, síndrome de Down e síndrome de Treacher Collins). [2-4]

Esse processo de obstrução também tem um componente dinâmico, com exacerbação dos sintomas quando a criança está deitada ou na posição inclinada para trás, nas malformações mandibulares (sequência de Robin e síndrome de Treacher Collins), nas macroglossias (síndrome de Down e de Beckwith-Wiedemann) e sob condições de tônus neuromuscular diminuído durante o sono, na paralisia cerebral e quando em uso de medicamentos que afetam o ciclo sono-vigília.[3,4] Crianças obesas, também consideradas como crianças especiais, apresentam maior risco de obstrução respiratória durante o sono devido ao colapso do tecido mole, mais volumoso, presente nas vias aéreas.

Crianças com adenoides volumosas também podem apresentar quadros obstrutivos mais graves quando em associação com hiperplasia amigdaliana e/ou hipertrofia das conchas nasais.

Diagnóstico

Quadro clínico

Crianças com hiperplasia das adenoides apresentam manifestações clínicas associadas às alterações do padrão respiratório e da função dos OFAs.[5] Outros problemas nasais, como rinite alérgica, também podem mimetizar e intensificar essas manifestações, que se tornam mais marcantes no período de crescimento facial. O **Quadro 4.10.2** relaciona o impacto da hiperplasia das adenoides na qualidade de vida em diferentes fases da infância e na adolescência. As manifestações foram agrupadas baseando-se na época em que mais frequentemente começam a ser observadas; no entanto, aquelas descritas em uma determinada fase podem se estender às idades seguintes. A presença de outros pontos de obstrução no nariz e na faringe pode acentuar o quadro clínico, e o perfil dolicofacial está relacionado a manifestações clínicas mais significativas.

Durante a primeira consulta, os pais ou acompanhantes podem apresentar dificuldades ao classificar os problemas respiratórios, sendo frequente observar informações diferentes entre eles. Após orientação adequada e um novo período de observação do padrão respiratório durante o sono e a vigília, observam-se informações mais coerentes e confiáveis.[5-7]

Crianças mais seriamente afetadas podem desenvolver *cor pulmonale*, hipertrofia ventricular direita, hipoventilação alveolar, hipertensão pulmonar, edema pulmonar e estão em risco aumentado de desenvolverem danos neurológicos permanentes e mesmo morte.

A obstrução da via aérea devido à hiperplasia adenotonsilar, mais aparente durante o sono, é a causa primária do distúrbio respiratório relacionado ao sono (DRRS). Em sua forma mais leve, o DRRS é reconhecido como síndrome da resistência da via aérea superior (SRVAS). Crianças com graus mais significativos de obstrução podem ter a síndrome da hipopneia obstrutiva do sono (SHOS) ou a síndrome da apneia obstrutiva do sono (SAOS). O DRRS se origina primariamente durante o sono REM (movimento rápido dos olhos [do inglês, *rapid eye movement*]), quando as crianças são menos observadas por seus pais. Estes, em muitos casos de SAOS e SHOS, podem interpretar mal os sintomas, ou seja, apenas como ronco, na ausência de obstrução ou apneia.

A obstrução nasal crônica está associada à diminuição do olfato e, consequentemente, do paladar, levando à diminuição do apetite em crianças. Nessa situação, também se observa desconforto para mastigar o alimento e, simultaneamente, respirar pela boca.

A hiperplasia grave da adenoide, que pode se associar à hiperplasia amigdaliana, causa disfagia ao interferir com a fase faríngea da deglutição. Tais crianças terão uma dificuldade maior para engolir sólidos do que líquidos. Em geral mastigam com a boca aberta. Adenoides obstrutivas costumam causar diminuição de fluxo aéreo nasal, gerando voz amortecida e anasalada.

QUADRO 4.10.2
Evolução das manifestações clínicas causadas pela obstrução nasal crônica associada à hiperplasia das adenoides

0 a 2 anos

Respiração ruidosa e ofegante, ronqueira nasal, "nariz de porquinho", roncos noturnos (leves a graves), apneia obstrutiva do sono, sono agitado, dificuldades para mamar e respirar, ronqueira ao se alimentar, dificuldades com o aleitamento materno, rinorreia frequente, déficit de ganho ponderal.

2 a 4 anos

Lábios entreabertos, hábito de babar, palato ogival ou atrésico, mordida aberta, mordida cruzada, face sonolenta ou inexpressiva, problemas com a linguagem oral, voz amigdaliana, voz rouca, enurese noturna, atraso do crescimento; obesidade ou redução do ritmo de ganho de peso.

4 a 6 anos

Alterações significativas da estética facial, face alongada e inexpressiva, alterações posturais (projeção anterior da cabeça e dos ombros), despertares durante a noite para beber água, cefaleia ao acordar, irritabilidade, sonolência diurna, falta de atenção na pré-escola, dificuldades com a socialização, hiperatividade, inapetência, hábito de mastigar com a boca aberta, obesidade ou redução do ritmo de ganho de peso, falta de entusiasmo para a prática esportiva.

7 anos até a adolescência

Problemas com linguagem escrita e desempenho escolar, boca seca, hiperplasia gengival, gengivite, halitose, lábios ressecados, baixo rendimento esportivo, obesidade, sonolência diurna.

Na adolescência, observam-se queixas relacionadas à halitose e à dificuldade para beijar devido ao nariz entupido, além de lábios e boca ressecados.

Endoscopia nasal

No diagnóstico da hiperplasia das adenoides, a endoscopia flexível nasal é o padrão-ouro. Avalia com precisão a função velofaríngea, o volume das conchas nasais e das adenoides, a gravidade do desvio septal e outras comorbidades. A avaliação por fibra ótica da nasofaringe, portanto, é conveniente para se determinar a obstrução coanal causada pela hiperplasia das adenoides. A fisiologia da via aérea durante o sono não pode ser determinada pelo exame estático no ambiente do consultório. Com a endoscopia, pode-se fazer uma avaliação dinâmica da via aérea, e os resultados desse exame são mais bem relacionados com a gravidade dos sintomas do que os do estudo radiológico do *cavum*. A avaliação radiográfica do tecido da adenoide não apresenta sensibilidade adequada para a análise criteriosa do grau de obstrução e não descarta a presença de tecidos com características diferentes da adenoide na região da nasofaringe.[8] A radiografia de *cavum* pode, entretanto, ser utilizada para triagem. A realização da endoscopia pré-operatória significa mais segurança para a criança e para o médico assistente.

Polissonografia

A polissonografia (PSG) permanece como o padrão-ouro para a correlação objetiva das anormalidades ventilatórias associadas às alterações respiratórias do sono. Entretanto, as dificuldades associadas ao custo da PSG e suas dificuldades de realização nas crianças fazem deste um incômodo método de avaliação na prática pediátrica. Outras técnicas de avaliação incluem gravação de áudio, gravação de vídeo e PSG em casa. Tais métodos têm demonstrado resultados favoráveis, mas requerem estudos adicionais. A PSG simplificada (oximetria noturna ou PSG do cochilo) tem demonstrado um valor preditivo positivo alto e um valor preditivo negativo baixo, sugerindo que pacientes com resultados negativos ainda precisem de estudos adicionais.

A PSG pré-operatória pode ser reservada para a avaliação de crianças com elevado risco cirúrgico, incluindo aquelas com malformações complexas das vias aéreas, com problemas cardiopulmonares, obesas, com déficit neurológico, que apresentam história inconsistente com o exame físico e aquelas cujos pais ou o médico não confiam nos resultados da gravação da obstrução respiratória durante o sono. A PSG é também indicada quando a apneia do sono persiste no pós-operatório (SAOS residual).

Tratamento

O tratamento da criança com hiperplasia das adenoides pode exigir de uma adequada interação profissional. A responsabilidade pelo paciente pediátrico com problemas respiratórios está intimamente relacionada com uma adequada avaliação dos limites dos profissionais envolvidos. Portanto, espera-se o comprometimento de todos os profissionais com um olhar mais sensível, considerando a importância da proteção integral da criança e do adolescente e tendo em vista sua condição de pessoas em desenvolvimento.

Alguns dados sugerem que anormalidades pequenas dos OFAs e do crescimento dentofacial em pacientes com hiperplasia das adenoides podem ser reversíveis com a restauração do padrão respiratório nasal. No entanto, a identificação e a intervenção tardia favorecem o desenvolvimento de alterações irreversíveis no perfil facial e na qualidade de vida das crianças com obstrução nasal crônica. A interceptação do desenvolvimento de sequelas da respiração predominantemente oral é favorecida com a abordagem interdisciplinar. O pediatra tem um papel importante na identificação dessas crianças, e o otorrinolaringologista promove o diagnóstico etiológico e se preocupa com a indicação e tratamento cirúrgico. O fonoaudiólogo trabalha com a recuperação dos tecidos moles, o dentista com os problemas osteodentários e o fisioterapeuta com as alterações posturais. O acompanhamento com o nutricionista também pode ser necessário.

A abordagem interdisciplinar tem papel importante no acompanhamento de crianças especiais com hiperplasia moderada ou grave das adenoides.

O incentivo ao aleitamento materno protege as crianças dos efeitos dos mecanismos de adaptação associados ao hábito de respirar predominantemente pela boca. Hábitos deletérios orais como uso de chupetas e sucção digital, podem ser prevenidos com orientação médica oportuna.

As infecções respiratórias recorrentes, virais ou bacterianas, associam-se à hiperplasia reacional da adenoide, e medidas para reduzir a intensidade do convívio social devem ser discutidas com os cuidadores. Berçários e escolas infantis favorecem a transmissão microbiana, e crianças menores de 4 anos podem se beneficiar de períodos afastados do convívio com os colegas, e um adequado relacionamento médico-paciente-família poderá contribuir significativamente no processo decisório. Para as crianças que não têm essa possibilidade, a adenoidectomia pode restaurar a qualidade de vida.

Nos lactentes, pré-escolares e escolares alérgicos, o controle adequado do processo inflamatório associado a mucosa respiratória pode reduzir o volume das adenoides e das conchas nasais restaurando o bom padrão respiratório.[9,10]

Intervenções odontológicas para a expansão do palato podem minimizar a gravidade da obstrução respiratória, e a intervenção fonoaudiológica e fisioterápica contribuem para melhorar a função dos OFAs e a organização da postura, respectivamente. A adequação do peso também pode reduzir a gravidade dos roncos e da obstrução respiratória.

Assim, o processo decisório para o tratamento da hiperplasia das adenoides deve considerar:

1. Grau e duração da obstrução
   - Nasofaringe e coanas: avaliação da adenoide
   - Fossas nasais: avaliação das conchas nasais, septo e vestíbulo nasal
   - Orofaringe: avaliação das tonsilas palatinas
   - Hipofaringe: avaliação do volume e da tonicidade lingual
2. Grupos especiais: crianças obesas, portadoras de síndrome de Down, malformação facial, doenças neurológicas
3. Alergia respiratória: rinite alérgica e asma brônquica
4. Tipologia facial: o tipo dolicofacial se associa a manifestações mais significativas
5. Saúde odontológica: mordida cruzada, mordida aberta, apinhamento dentário, projeção dos incisivos
6. Saúde fonoarticulatória: hipotonia dos OFAs, alteração da deglutição e fonação
7. Alterações posturais
8. Qualidade de vida: qualidade do sono, presença de SAOS, qualidade do despertar, irritabilidade diurna, dificuldades com a socialização

9. Escola: desempenho escolar, infecções recorrentes
10. Crescimento ponderoestatural

As opções de tratamento devem ser individualizadas, e aquelas crianças com comprometimento da saúde e da qualidade de vida que não apresentam significativa melhora com modificação dos hábitos inadequados ou com os tratamentos clínicos ou de outros profissionais da área da saúde se beneficiarão da adenoidectomia.

Adenoidectomia

A adenoidectomia está entre as cirurgias mais realizadas na atualidade. Quando adequadamente indicada, essa cirurgia inquestionavelmente melhora a qualidade de vida das crianças e, em alguns casos, pode salvar vidas.

As indicações absolutas são aquelas que se relacionam com um maior risco de mortalidade ou morbidade, principalmente quando há associação com SAOS, e as indicações relativas são aquelas que interferem na qualidade de vida ou que implicam um risco moderado de morbidade. Essa classificação deve ser interpretada dentro do contexto das necessidades de cada paciente e da sua família.[11]

A cirurgia da adenoide requer uma avaliação criteriosa em crianças com diferenças faciais ou com outras malformações. Cuidados especiais no planejamento e na execução da cirurgia precisam ser tomados na presença de fatores de risco: fissura palatina submucosa aparente ou oculta, presença de úvula bífida, hipotonia ou paralisia do palato, malformações craniofaciais, déficit neurológico, vasos cervicais com trajetórias anômalas (síndrome velocardiofacial), anomalias de vértebras cervicais associadas a instabilidade do pescoço (síndrome de Down, acondroplasia), refluxo nasal de líquidos e voz hipernasal.[12,13]

Os riscos maiores e menores dessa cirurgia envolvem menos de 5% dos procedimentos, sendo maior em crianças sindrômicas, com déficit neurológico ou com malformações. As complicações mais comuns são hemorragia imediata, hemorragia pós-operatória, desidratação, edema de via aérea no pós-operatório, cicatrização envolvendo estenose ou aderências na via aérea superior, acentuação da disfunção velofaríngea e complicações anestésicas. As complicações são menos frequentes e menores quando se realiza somente a adenoidectomia. As crianças permanecem cerca de 12 horas em ambiente hospitalar, e a recuperação é tranquila para a maioria delas. O uso adequado de analgésicos e alimentação líquida ou pastosa contribuem para melhorar a situação. Sucos, chás e sorvetes costumam ser bem-aceitos.

Algumas crianças sindrômicas, com malformações mandibulares, hipotonia muscular e crianças com acondroplasia ou com síndrome de Down que são submetidas à cirurgia da amígdala e adenoide apresentam risco aumentado de estresse respiratório pós-operatório e deveriam permanecer em unidades de tratamento intensivo.

Não foi demonstrado nenhum aumento em doenças do sistema imunológico naquelas crianças operadas.

Conclusão

A adequada seleção da proposta de tratamento da obstrução respiratória associada à hiperplasia das adenoides pode contribuir para que a inteligência, o potencial e a originalidade de cada criança aflorem adequadamente. Dessa forma, o otorrinolaringologista e os demais profissionais envolvidos têm o papel de otimizar a qualidade de vida e o desenvolvimento socioemocional na infância, sobretudo para crianças especiais.

Teoria versus *prática*

Apesar dos alertas, as crianças com respiração oral continuam sendo avaliadas sem uma visão multidisciplinar. Enquanto isso seguir ocorrendo, a definição das diferentes causas envolvidas, assim como a correta forma de corrigi-las, continuará determinando que esses pacientes vivam duas realidades distintas e evitáveis do ponto de vista otorrinolaringológico. Enquanto algumas crianças com indicação clássica não serão submetidas à remoção da adenoide por falta de diagnóstico ou de oportunidade por questões de acesso a um sistema de saúde adequado, outras serão operadas, mas, sem a detecção de outros fatores fundamentais (continente/hábitos), não obterão sucesso, seguindo com o mesmo padrão de respiração.

 Referências

1. Bergler W, Adam S, Gross HJ, Hörmann K, Schwartz-Albiez R. Age-dependent altered proportions in subpopulations of tonsillar lymphocytes. Clin Exp Immunol. 1999;116(1):9-18.

2. Katyal V, Pamula Y, Martin AJ, Daynes CN, Kennedy JD, Sampson WJ. Craniofacial and upper airway morphology in pediatric sleep-disordered breathing: systematic review and meta-analysis. Am J Orthod Dentofacial Orthop. 2013;143(1):20-30.e3.
3. Albert D, Connel, F. ENT-related syndromes. In: Graham JM, Scadding GK, Bull PD, editors. Pediatric ENT. Heidelberg: Springer; 2007.
4. Online Mendelian Inheritance in Man [Internet]. Bathesda: National Center for Biotechnology Information; 2014 [capturado em 11 abr. 2014]. Disponível em: http://www.ncbi.nlm.nih.gov/omim/.
5. Martins MA, Viana MRA, Vasconcellos, MC, Ferreira RA. Semiologia da criança e do adolescente. Rio de Janeiro: Med Book; 2010. p. 237-45.
6. Sih TM, Godinho R. Cuidando dos ouvidos nariz e garganta das crianças: guia de orientação. São Paulo: Oirã; 2009. p. 146.
7. Fortini M, Godinho R. Faringotonsilite aguda e crônica. In: Silveira LM. Diagnóstico diferencial em Pediatria. Rio de Janeiro: Guanabara Koogan; 2008. p. 993-8.
8. Feres MF, Hermann JS, Cappellette M Jr, Pignatari SS. Lateral X-ray view of the skull for the diagnosis of adenoid hypertrophy: a systematic review. Int J Pediatr Otorhinolaryngol. 2011;75(1):1-11.
9. Malakasioti G, Gourgoulianis K, Chrousos G, Kaditis A. Interactions of obstructive sleep-disordered breathing with recurrent wheezing or asthma and their effects on sleep quality. Pediatr Pulmonol. 2011;46(11):1047-54.
10. Scadding G. Non-surgical treatment of adenoidal hypertrophy: the role of treating IgE-mediated inflammation. Pediatr Allergy Immunol. 2010;21(8): 1095-106.
11. Goldstein NA, Fatima M, Campbell TF, Rosenfeld RM. Child behavior and quality of life before and after tonsillectomy and adenoidectomy. Arch Otolaryngol Head Neck Surg. 2002;128(7):770-5.
12. Godinho R, Cunha LKO, Sih TM. Crianças com diferenças faciais: problemas de nariz, amigdala e adenoide: interface otorrinolaringológica. In: Jesus MSV, Ninno CQMS. Fissura labiopalatina: fundamentos para a prática fonoaudiológica. São Paulo: Roca; 2009. v. 1, p. 148-64.
13. Fortini MS, Guerra AFM, Godinho R. Garganta. In: Martins MA. Semiologia da criança e do adolescente. Rio de Janeiro: Med Book; 2010. p. 255-62.

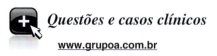

4.11 Obstrução nasal por problemas de válvula e septo nasal

Michelle Lavinsky Wolff
José Eduardo Dolci

Introdução

A obstrução nasal é um sintoma altamente prevalente na população. Estima-se que, em nosso meio, cerca de um terço da população adulta conviva com esse problema em algum grau.[1]

Além do grande número de indivíduos acometidos, a relevância do tema torna-se ainda maior quando levamos em consideração os potenciais prejuízos descritos para a qualidade de vida e do sono do indivíduo.[2] A obstrução nasal crônica está associada a sintomas extranasais, incluindo cefaleia, fadiga, sonolência diurna e distúrbios do sono.[3]

Sabe-se também que os indivíduos que apresentam obstrução nasal e consequente respiração oral de suplência na fase de crescimento facial apresentam maior prevalência de alterações no desenvolvimento craniofacial e alterações na oclusão dentária, tais como terço inferior da face alongado, palato ogival, mordida cruzada posterior e sobremordida horizontal (*overjet*).[4]

É importante ressaltar que a obstrução nasal é um sintoma, e não um diagnóstico único.[2] Múltiplos fatores estruturais, de mucosa e psicológicos podem estar envolvidos.[5] Neste capítulo, destacam-se duas das causas estruturais mais prevalentes na obstrução nasal: o desvio septal e a insuficiência de válvula nasal.

Definição e diagnóstico

Para entender o processo que leva à obstrução nasal, é importante que se compreenda que a função e a forma do nariz são conceitos interligados e impossíveis de serem separados. Ou seja, para um nariz respirar adequadamente, é necessário que as estruturas internas (septo nasal, cornetos nasais) e externas (cartilagens alar maior e menor, ossos próprios nasais) estejam harmonicamente posicionadas, facilitando o fluxo aéreo nasal. Anormalidades estruturais do nariz, sejam elas internas ou externas, causam prejuízo na respiração nasal.

A região da área valvular, ou *ostium internum*, é uma área crucial nesse contexto, pois é a região mais estreita da cavidade nasal e onde está localizada a maior resistência ao fluxo aéreo nasal.[6,7] Segundo a lei de Poiseuille, pequenas obstruções nessa área têm impacto clinicamente relevante na respiração do paciente. A área valvular é dividida em:

- válvula nasal interna, formada pelo bordo caudal da cartilagem alar maior e cartilagem septal;
- válvula nasal externa, formada pelo arcabouço ósseo da abertura piriforme e a cabeça do corneto inferior.

Qualquer alteração que cause constrição na área valvular, seja ela estática ou dinâmica, é capaz de provocar prejuízo na respiração nasal. O **Quadro 4.11.1** lista as causas estáticas comuns de insuficiência de válvula nasal. Causas neurogênicas, como paralisia facial ou acidente vascular cerebral, também podem provocar sintomas devido à denervação da musculatura da mímica facial e à alteração da parede lateral, sendo esses sintomas mais evidentes em pacientes com deformidades anatômicas prévias. O processo de envelhecimento também atinge a válvula nasal com enfraquecimento das propriedades elásticas da cartilagem e perda de tônus muscular. Com isso, ocorre uma perda de sustentação e queda da ponta nasal, além do enfraquecimento da parede lateral cartilaginosa do nariz, prejudicando o fluxo aéreo nasal.[6]

Ainda é possível classificar a insuficiência de válvula nasal em primária ou secundária. As alterações primárias são aquelas congênitas ou adquiridas ao longo da vida, enquanto as demais são secundárias a cirurgias ou traumas.

O desvio do septo nasal causa obstrução direta, em maior ou menor grau, do fluxo aéreo nasal. Muitas vezes está acompanhado de aumento dos cornetos inferiores, principalmente do lado contralateral ao desvio, explicando a razão da obstrução nasal bilateral em grande parte dos pacientes. Dependendo da localização do desvio, pode haver desvio da pirâmide nasal. Em desvios caudais, além da obstrução nasal, pode haver uma alteração da relação entre a columela e as narinas, causando defeitos na posição e na simetria da ponta nasal. Devido às razões descritas anteriormente, os desvios septais localizados nos primeiros 3 cm da cavidade nasal – área valvular – costumam estar associados a um maior grau de obstrução nasal **(Fig. 4.11.1)**.[2]

A percepção da passagem do fluxo aéreo através da cavidade nasal é uma sensação subjetiva e, portanto, difícil de se quantificar e qualificar.[5] O

> **QUADRO 4.11.1**
> ## Causas de insuficiência de válvula nasal
>
> Desvio do septo nasal
>
> Hipertrofia dos cornetos inferiores
>
> Variações anatômicas da parede lateral cartilaginosa
>
> Constrição óssea da abertura piriforme
>
> Estenose cicatricial da válvula nasal (trauma, queimadura)
>
> Ptose da ponta nasal
>
> Cirurgia prévia
>
> Paralisia facial, acidente vascular cerebral

diagnóstico de obstrução nasal por problemas de septo e válvula nasal são esclarecidos em grande parte no consultório, por meio da história clínica e do exame físico. Na história clínica, alguns fatores devem ser investigados tentando se diferenciar quadros estáticos de dinâmicos, sazonais de perenes, uni de bilaterais **(Quadro 4.11.2)**.

O exame físico deve iniciar pela inspeção do nariz e suas relações com a face, observando desvios da linha média, estreitamentos ou pinçamentos na área de válvula nasal, e rotação da ponta nasal. A observação deve ser realizada em repouso e durante a inspiração, procurando identificar o colapso da parede nasal lateral. A palpação do nariz avalia dados de sustentação do arcabouço cartilaginoso, principalmente da ponta nasal.

Algumas manobras tentam auxiliar na avaliação da patência da válvula nasal. A manobra de Cottle consiste na retração superior e lateral da pele da região malar junto à asa nasal, abrindo a válvula nasal. A melhora subjetiva da obstrução nasal sugere algum comprometimento ao nível da válvula nasal. A manobra de Brachman segue o mesmo princípio, porém a área da válvula nasal é ampliada com o auxílio de uma pinça.[8]

A rinoscopia anterior deve inicialmente ser realizada sem a introdução de espéculo nasal para evitar distorções na área de válvula nasal. Apenas a elevação da ponta nasal pode ser suficiente para a primeira visualização das estruturas. A aplicação de vasoconstritor tópico e reavaliação da sintomatologia e das relações anatômicas das estruturas que compõem a válvula nasal pode auxiliar na

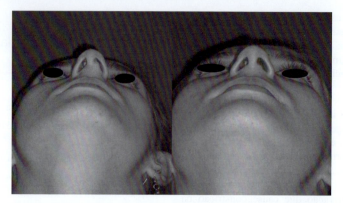

FIGURA 4.11.1 Desvio septal caudal, bloqueando o fluxo aéreo na fossa nasal esquerda. (A) Aspecto pré-operatório; (B) aspecto pós-operatório.
Fonte: Adaptada de Lavinsky-Wolff e Migliavacca.[2]

compreensão do papel dos cornetos inferiores no contexto de obstrução nasal. Pacientes que referem melhora da obstrução nasal após a aplicação de vasoconstritor tópico devem ter um componente relevante de congestão dos cornetos inferiores.[2]

A endoscopia nasal avalia com mais detalhes a cavidade nasal e suas estruturas, buscando também compreender a relação do septo nasal com as estruturas da parede lateral do nariz. Auxilia também no diagnóstico diferencial de outras causas de obstrução nasal (Quadro 4.11.3).[9]

Na busca de testes capazes de reproduzir a sensação subjetiva de percepção do fluxo aéreo nasal, testes subjetivos e objetivos foram desenvolvidos. Os testes subjetivos refletem a percepção do paciente em relação à obstrução nasal e à sua gravidade. Inclui história clínica, escores de sintomas e escalas analógico-visuais.[10]

Mais recentemente, escalas de qualidade de vida, geral e específica para obstrução nasal, têm sido aplicadas para aferir o sintoma de obstrução

QUADRO 4.11.2
Principais questões a serem esclarecidas na entrevista clínica

Idade

Obstrução uni ou bilateral

Obstrução fixa ou transitória

Sazonalidade

Início do quadro

Uso de medicamentos tópicos
- Vasoconstritores?
- Corticosteroides nasais?

Desencadeantes conhecidos

Trauma nasal ou facial prévio

Cirurgia prévia

Anormalidade craniofacial

QUADRO 4.11.3
Principais entidades clínicas envolvidas nos diagnósticos diferenciais de obstrução nasal

Desvio septal

Hipertrofia de cornetos inferiores

Insuficiência de válvula nasal

Polipose nasossinusal

Pólipo antrocoanal

Adenoide

Concha média bolhosa

Atresia coanal

Tumores

nasal. O questionário NOSE (*nasal obstruction, symptom, evaluation*)[11] foi validado especificamente para a avaliação subjetiva da obstrução nasal e sua repercussão na qualidade de vida. A validação foi realizada prevendo o uso do instrumento em grupos, comparando sintomas antes e depois de tratamentos ou comparando efeitos de diferentes tratamentos. Dessa forma, seu uso se restringe ao ambiente de pesquisa clínica.[2,10]

Entre os testes objetivos para aferição da cavidade nasal estão a medida de pico de fluxo inspiratório nasal, a rinomanometria e a rinometria acústica.

A rinometria acústica permite a determinação da área transversal da cavidade nasal em diferentes pontos, gerando um panorama bidimensional da cavidade nasal. Tem melhor acurácia para medidas de área e volume nos 5 primeiros centímetros da cavidade nasal. Em um recente estudo, avaliou-se a correlação entre medidas de qualidade de vida específica para obstrução nasal através do NOSE e dos respectivos parâmetros de área e volume aferidos por rinometria acústica em indivíduos com obstrução no pré-operatório de rinosseptoplastia. Não houve correlação entre o NOSE e os resultados da rinometria acústica ($\rho = 0,054\text{-}0,247$; $P > 0,05$). A dissociação entre as medidas de área e volume da válvula nasal e a repercussão clínica da obstrução nasal afasta o uso da rinometria acústica na prática clínica diária, reservando sua aplicação para ambiente de pesquisa ou documentação médico-legal.[10]

A tomografia computadorizada pode ser útil para identificar os desvios septais, principalmente em casos complexos em que o exame físico não é conclusivo, assim como para identificar alterações concomitantes de seios da face.

O uso de fitas dilatadoras aumenta a área de válvula nasal. A impressão subjetiva do paciente a respeito da qualidade de sua respiração nasal ao usar a fita dilatadora pode servir de teste terapêutico, estimando o efeito de uma cirurgia para aumento da área da válvula nasal.

Fatores de risco

Os principais fatores de risco conhecidos para insuficiência de válvula nasal são:

- Ossos próprios curtos e cartilagem alar maior longa
- Nariz hiperprojetado
- Narinas estreitas
- Pinçamento visível da parede lateral à inspiração

- Cartilagens e pele finas
- Crura lateral da alar menor com posicionamento cefálico
- Trauma nasal

Tratamento

O tratamento da obstrução nasal por problemas de septo e válvula nasal é cirúrgico quando for identificada deformidade anatômica estática ou dinâmica capaz de causar os sintomas do paciente.

A tentativa de tratamento clínico prévio à cirurgia é válida e tem como objetivo reduzir o edema da mucosa e dos cornetos nasais que possa estar contribuindo para a obstrução nasal. Consiste em uso diário de corticoide nasal tópico por três meses, associado à lavagem nasal com soro fisiológico.

No tratamento cirúrgico da obstrução nasal, pode-se atuar no desvio do septo, na área valvular ou nos cornetos nasais. Neste capítulo, o enfoque é no septo e na região da válvula.

Septo nasal

A septoplastia é a cirurgia que se propõe a corrigir o desvio septal considerado obstrutivo. As técnicas disponíveis variam dependendo da experiência do cirurgião e da complexidade do desvio septal. Independentemente da técnica, a cirurgia apresenta grande benefício clínico e impacto direto na qualidade de vida do indivíduo. Um estudo multicêntrico[12] demonstrou uma redução significativa da escala NOSE pré vs. pós-operatória (67,5 vs. 23,1) refletindo em incremento na qualidade de vida relacionada à obstrução nasal.

As septoplastia ficou, durante muitos anos, desacreditada pela maioria da população leiga e por médicos de outras especialidades, e sempre que se falava que era preciso operar o desvio do septo nasal, os pacientes e familiares diziam: "Doutor, mas essa cirurgia não resolve; o problema volta!"

É necessário refletir e discutir sobre essa cirurgia. Na grande maioria das vezes em que a cirurgia resultou em fracasso, foi porque o diagnóstico do local da obstrução nasal estava errado, ou seja, a causa não estava no septo nasal, podendo ser na parede lateral (cornetos) ou na área valvular.

Na minoria das vezes, houve falha na correção da alteração anatômica, seja ela na parte óssea ou cartilaginosa, e, nesses casos, deve-se procurar entender e decifrar o porquê da falha.

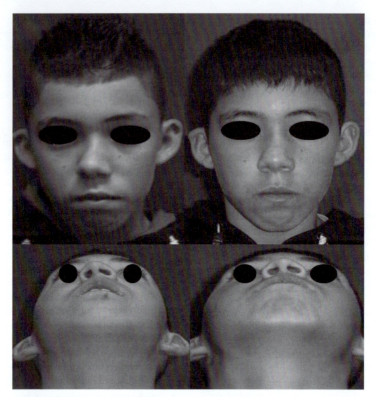

FIGURA 4.11.2 Criança com desvio septal e da pirâmide nasal, aspectos pré e pós-operatórios.
Fonte: Arquivos do autor.

Trata-se, na maioria das vezes em que há erro, de identificar onde está o problema, onde está a "mola" ou a "dobradiça" da cartilagem quadrangular. Há necessidade de diagnosticar se a alteração está no sentido vertical, horizontal ou oblíquo, se é anterior ou posterior, superior ou inferior.

Isso é fundamental, porque uma vez identificado corretamente o "defeito", a técnica a ser usada (Cottle, Cottle-Guillen, Metzenbaum, Killian setorial, etc.) passa a ser de menor importância, pois o fator realmente relevante e importante é entender o "defeito" e usar a "tática" correta, que depende da experiência de cada um e do uso do raciocínio em cada caso.

Não existe uma regra (ou técnica) única para todos os desvios septais; esse é um grande erro conceitual.

Outro tópico relevante, que se repete em praticamente todos os capítulos que discutem a septoplastia, é a realização dos quatro túneis mágicos de Cottle (técnica de Cottle-Guillen) para se expor a cartilagem quadrangular e retirar toda sua região central, preservando o "L" de sustentação. Esse é um erro conceitual injustificável, pois, na grande maioria das vezes, não é preciso remover quase toda cartilagem quadrangular para se atingir o objetivo, que é corrigir o seu "defeito" ou irregularidade. É preciso, também, manter a cartilagem quadrangular como um "reservatório" para possíveis enxertos cartilaginosos que, algum dia, poderão ser necessários nesse paciente para corrigir uma deficiência de válvula, por exemplo. Além disso, outro erro que deve ser evitado é a remoção de grande quantidade de cartilagem quadrangular na região anterior do "L" de sustentação, principalmente quando esta estiver desviada, pois a sobrecarga exercida pelo arcabouço osteocartilaginoso nasal irá deformar ainda mais essa cartilagem, piorando o desvio anterior remanescente.

Não se pode deixar de falar sobre a septoplastia na infância. Durante muitos anos, talvez até nos dias atuais, os otorrinolaringologistas e também outros profissionais médicos contraindicaram essa cirurgia em crianças de pouca idade, com o argumento de que poderia causar uma alteração no crescimento do nariz. Novamente um grande erro, se esse raciocínio for generalizado. É preciso intervir quando houver um desvio que propicia dificuldade para respirar e principalmente se estiver causando desvio da pirâmide nasal, frequentemente representados pelos desvios caudais.

A cirurgia minimamente invasiva denominada *swinging door* (técnica Metzenbaum), com total preservação do mucopericôndrio, consegue realinhar o septo, eliminando sua "mola" sem causar alterações no crescimento e desenvolvimento septal e da pirâmide nasal.

Ao se optar por não operar uma criança de pouca idade com desvio septal obstrutivo e que esteja causando desvio da pirâmide nasal, "condenam-se" esses pequenos pacientes a terem um desenvolvimento facial com significativas alterações nas estruturas musculoesqueléticas que dificilmente serão corrigidas na idade adulta.

Válvula nasal (área valvular)

Muitos otorrinolaringologistas acreditam que a correção da insuficiência valvular é uma questão estética e só pode ser realizada por aqueles que se dedicam à cirurgia plástica do nariz.

Isso mostra como é importante o ensino da rinosseptoplastia nas residências de otorrinolaringologia, já que o diagnóstico da obstrução nasal de causa valvular deve ser feito pelo médico otorrinolaringologista, e sua correção também.

Tem-se basicamente duas situações distintas:

- Insuficiência de válvula nasal interna, em que o problema está na cartilagem lateral (lateral superior) e pode ser:
    - Primária: característica intrínseca do nariz (p. ex., o nariz caucasiano);
    - Secundária: ressecção exagerada da cartilagem lateral em cirurgia prévia.

A correção deve ser com a colocação de enxertos alargadores do dorso nasal *spreader graft* (Fig. 4.11.3) ou asa de borboleta (Fig. 4.11.4).[13]

- Insuficiência de válvula nasal externa, em que o problema está na cartilagem alar maior (lateral inferior) e também pode ser primária ou secundária (Fig. 4.11.5).

A correção deve ser feita reconstituindo-se o formato das cartilagens com enxertos da cartilagem quadrangular do septo ou da concha auricular (*alar batten graft* e asa de gaivota) (Fig. 4.11.6).[13]

Conclusão

A obstrução nasal é uma situação prevalente, com impacto negativo na qualidade de vida e do sono, no crescimento facial e tem repercussões em estruturas vizinhas, como aeração da orelha média e oclusão dentária. Em indivíduos com obstrução nasal, o desvio do septo nasal e a insuficiência de válvula nasal devem ser investigados e tratados. O diagnóstico diferencial da causa de obstrução nasal

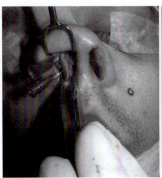 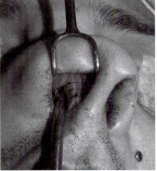

FIGURA 4.11.3 Aspectos intraoperatórios da inserção de enxertos alargadores (*spreader grafts*) (veja colorida em www.grupoa.com.br).[13]

Fonte: Adaptada de Dolci e colaboradores.[13]

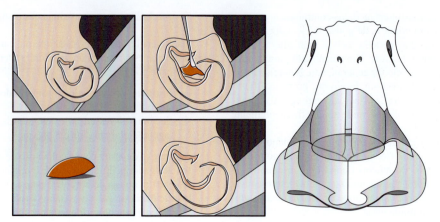

FIGURA 4.11.4 Enxerto em asa de borboleta para tratamento de insuficiência de válvula nasal interna. À esquerda, remoção do enxerto condral e, à direita, posicionamento do enxerto sobre a cartilagem alar maior, aumentando a área valvular, exercendo "efeito de mola" e estruturando a área valvular interna.

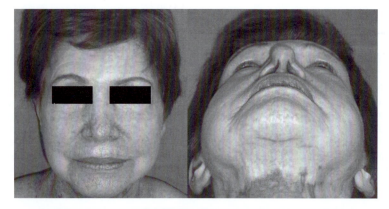

FIGURA 4.11.5 Insuficiência valvular externa, com prejuízo funcional devido à ressecção prévia exagerada da cartilagem alar menor.
Fonte: Arquivos do autor.

é um passo fundamental para o planejamento cirúrgico e o sucesso terapêutico.

Teoria versus prática

O profissional ainda se depara, na prática clínica, com muitos casos em que deformidades e insuficiência da válvula nasal não são identificadas, e a cirurgia é direcionada apenas para a correção de algum desvio septal. Apesar de técnicas adequadas, septos retilíneos e cornetos não mais obstrutivos, a queixa clínica de obstrução entre esses pacientes persiste. Além disso, outro ponto crucial é fazer o paciente compreender que, nos casos de rinite alérgica, será necessário manter o tratamento clínico,

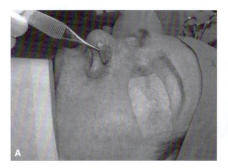 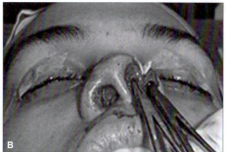

FIGURA 4.11.6 Opções para correção da insuficiência de válvula. (A) **Batten graft**; (B) asa de gaivota com reconstrução total da cartilagem alar menor (veja colorida em www.grupoa.com.br).
Fonte: Adaptada de Dolci e colaboradores.[13]

já que a cirurgia não altera esse problema. Dessa forma, frustrações objetivas e subjetivas, ainda comuns, podem ser evitadas.

 Referências

1. Stefanini R, Tufik S, Soares MC, Haddad FL, Bittencourt LR, Santos-Silva R, et al. systematic evaluation of the upper airway in the adult population of São Paulo, Brazil. Otolaryngol Head Neck Surg. 2012;146(5):757-63.
2. Lavinsky-Wolff M, Migliavacca R. Rinosseptoplastia funcional. Programa de Atualização em Otorrinoaringologia. 2012;7(3):119-47.
3. Udaka T, Suzuki H, Kitamura T, Shiomori T, Hiraki N, Fujimura T, et al. Relationships among nasal obstruction, daytime sleepiness, and quality of life. Laryngoscope. 2006;116(12):2129-32.
4. Harari D, Redlich M, Miri S, Hamud T, Gross M. The effect of mouth breathing versus nasal breathing on dentofacial and craniofacial development in orthodontic patients. Laryngoscope. 2010; 120(10):2089-93.
5. André RF, Vuyk HD, Ahmed A, Graamans K, Nolst Trenité GJ. Correlation between subjective and objective evaluation of the nasal airway. A systematic review of the highest level of evidence. Clin Otolaryngol. 2009;34(6):518-25.
6. Bloching MB. Disorders of the nasal valve area. GMS Curr Top Otorhinolaryngol Head Neck Surg. 2007;6:Doc07.
7. Hilberg O. Objective measurement of nasal airway dimensions using acoustic rhinometry: methodological and clinical aspects. Allergy. 2002;57 Suppl 70:5-39.
8. Carpes OLF, Schwartsmann CC, Berg C. Insuficiência valvular. In: Caldas Neto S, Mello Jr JF, Martins RHG, Costa SS, organizadores. Tratado de otorrinolaringologia e cirurgia cérvicofacial. São Paulo: Roca; 2011. p. 577-83.
9. Murrell GL. Components of the nasal examination. Aesthet Surg J. 2013;33(1):38-42.
10. Petersen SC, Wolff ML, Barone CR, Rabaioli L, Pizzoni R, Romanczuk SPN, et al. Efeito da Cirurgia dos Cornetos Inferiores na rinosseptoplastia: ensaio clínico randomizado com avaliação de qualidade de vida e medidas de rinometria acústica. Revista HCPA. 2012;32(Supl.):117.
11. Stewart MG, Witsell DL, Smith TL, Weaver EM, Yueh B, Hannley MT. Development and validation of the Nasal Obstruction Symptom Evaluation (NOSE) scale. Otolaryngol Head Neck Surg. 2004;130(2):157-63.
12. Stewart MG, Smith TL, Weaver EM, Witsell DL, Yueh B, Hannley MT, et al. Outcomes after nasal septoplasty: results from the Nasal Obstruction Septoplasty Effectiveness (NOSE) study. Otolaryngol Head Neck Surg. 2004;130(3):283-90.
13. Dolci JEL, Dolci ELL, Osman SA. Rinoplastia revisional. In: Caldas Neto S, Mello Jr JF, Martins RHG, Costa SS, organizadores. Tratado de otorrinolaringologia e cirurgia cérvicofacial. São Paulo: Roca; 2011. p. 497-518.

 Questões e casos clínicos

www.grupoa.com.br

4.12 Tumores nasossinusais

Leonardo Balsalobre
Raquel Stamm
Aldo Stamm

Introdução

Embora relativamente incomuns, os tumores do nariz e dos seios paranasais podem produzir resultados devastadores se não diagnosticados prontamente. É comum apresentarem sintomas iniciais inespecíficos, sendo, muitas vezes, tratados como rinossinusite recorrente ou alergias até que o real diagnóstico seja feito.

O sintoma mais observado tanto em lesões benignas quanto malignas é obstrução nasal unilateral, seguido de rinorreia e epistaxe. Com o crescimento tumoral em direção a estruturas adjacentes, novos sinais e sintomas podem aparecer. Diplopia ou proptose podem ser resultado da compressão da órbita ou do envolvimento do nervo óptico ou dos nervos responsáveis pela mobilidade extrínseca ocular, no ápice da órbita ou seio cavernoso. A epífora sugere envolvimento do ducto nasolacrimal. Insuficiência velofaríngea, hipoestesia palatal, ulceração palatal e fístula oronasal estão relacionadas com invasão oral dos tumores. Os tumores malignos ainda podem se apresentar com metástases cervicais. Portanto, diagnóstico e tratamento precoce são essenciais para prevenir esses sintomas tardios e complicações.

Devido à diversidade histológica do nariz e dos seios paranasais, um grande número de lesões pode envolver essa região anatômica. Sendo assim, esses tumores são classificados pela Organização Mundial da Saúde (OMS) em epiteliais, tumores de tecido mole e tumores de osso ou cartilagem, ou mais especificamente como mostrado nos **Quadros 4.12.1 e 4.12.2**. Ainda, podem-se identificar tumores como o hemangiopericitoma e o ameloblastoma, que, de acordo com a classificação adotada, podem ser considerados benignos ou malignos.

QUADRO 4.12.1
Tumores nasossinuais benignos

Epitelial
- Papiloma schneideriano (fungiforme, invertido e cilíndrico)

Mesenquimal
- Osteoma
- Condroma
- Fibroma
- Nasoangiofibroma juvenil

Neural
- Schwannoma
- Neurofibroma
- Meningioma

Fibro-ósseo
- Displasia fibrosa
- Fibroma ossificante
- Tumor de células gigantes
- Granuloma de células gigantes
- Cisto ósseo aneurismático

Vascular
- Hemangioma
- Granuloma piogênico

QUADRO 4.12.2

Tumores nasossinusais malignos

Epitelial epidermoide

- Carcinoma espinocelular

Epitelial não epidermoide

- Carcinoma adenoide cístico
- Adenocarcinoma
- Carcinoma mucoepidermoide
- Carcinoma de células acinares

Neuroectodérmico

- Melanoma maligno
- Estesioneuroblastoma
- Carcinoma neuroendócrino
- Carcinoma indiferenciado sinonasal

Tumor odontogênico

- Ameloblastoma

Vascular

- Angiossarcoma
- Sarcoma de Kaposi
- Hemangiopericitoma

Muscular

- Leiomiossarcoma
- Rabdomiossarcoma

Ósseo cartilaginoso

- Condrossarcoma
- Osteossarcoma

Linforreticular

- Linfoma de Burkitt
- Linfoma não Hodgkin
- Plasmocitoma extramedular
- Linfoma de célula T e *natural killer*

Mesenquimal

- Fibrossarcoma
- Lipossarcoma

Metástase

Investigação diagnóstica

Todo paciente com história de obstrução nasal, rinorreia e epistaxe, principalmente unilateral, deve ser submetido a um exame otorrinolaringológico completo, incluindo a endoscopia nasal. Apesar de os sinais e sintomas descritos fazerem parte da maioria das queixas dos pacientes ambulatoriais, eles não devem ser subestimados.

A endoscopia nasal faz parte do exame do otorrinolaringologista, seja ela flexível ou rígida. A cavidade nasal deve ser previamente anestesiada e descongestionada. Para melhor visualização, muitas vezes se faz necessária a aspiração de secreção, que pode estar acumulada na cavidade nasal em função da lesão. Deve-se evitar tocar a lesão, pois tumores vasculares podem apresentar sangramentos importantes.

A radiologia é o próximo passo diagnóstico. Uma das grandes vantagens do estudo de imagens é evitar a realização de biópsia em uma lesão intracraniana que se estende para a cavidade nasal, ou até mesmo em uma lesão vascular. Na suspeita de lesão tumoral, tomografia computadorizada (TC) com contraste e, se possível, ressonância magnética (RM) devem ser realizadas. Esses exames complementares fornecem ricas informações sobre as características da lesão (ossificada, sólida, cística, vascularizada, etc.), sua extensão (intracraniana, orbitária, fossa infratemporal, etc.), possível erosão óssea das estruturas adjacentes, espessamento ou esclerose óssea. Frequentemente, quando utilizada como único exame e sem contraste, a TC pode superestimar as dimensões da lesão, pois não diferencia entre tumor de mucosa inflamatória adjacente e secreção retida nos seios paranasais. A RM permite determinar o estadiamento tumoral e a sua ressecabilidade. As possíveis vias de acesso cirúrgico também são definidas com base em informações radiológicas. Quando se achar necessário o uso de navegação operatória, as imagens deverão ser adquiridas em cortes finos de 1 mm ou menos.

Finalmente, para o completo diagnóstico, a biópsia se faz imperativa. Porém, é válido ressaltar que certos tipos de tumores, como os vasculares, em especial o nasoangiofibroma juvenil, dispensam biópsia, assim como os tumores ósseos como o osteoma e a displasia fibrosa. Isso porque apresentam características radiológicas bem peculiares, que asseguram um diagnóstico correto, evitando possíveis morbidades decorrentes de procedimentos invasivos. Para todos os outros tumores, uma definição anatomopatológica se faz necessária. A biópsia não deve ser realizada em ambiente ambulatorial pelo possível risco de sangramento e falta de material para controle dele. Tal procedimento, quando realizado em ambiente cirúrgico, traz maior segurança e conforto, tanto para o cirurgião como para o paciente, além de aumentar as chances de obtenção de material conclusivo para o diagnóstico.

No caso de tumores localizados em submucosa, deve-se realizar uma pequena incisão na superfície da lesão e posteriormente coletar material através da incisão. Deve-se retirar uma quantidade não muito exígua para que o estudo imuno-histoquímico possa ser realizado. Se houver possibilidade, a congelação intraoperatória pode aumentar a sensibilidade da biópsia.

Fatores de risco

O papiloma invertido (PI) pode ter uma etiologia viral. Exames de reação em cadeia polimerase têm demonstrado a presença de DNA de papilomavírus humano em PI, com a prevalência dos sorotipos 6, 11, 16 e 18. Os últimos dois sorotipos têm maior correlação com transformação maligna.

Diferentemente da maioria dos tumores de cabeça e pescoço, o tabaco e o álcool parecem ter pouco papel no desenvolvimento dos tumores malignos nasossinusais. Entretanto, fatores ocupacionais, como a exposição à poeira de madeira, apresentam grande risco para o desenvolvimento do adenocarcinoma.

Linfomas de células T/NK (*natural killer*) parecem estar associados à exposição ao vírus Epstein-Barr.

Tratamento

Estando estabelecido o diagnóstico definitivo, baseado nas características clínicas, radiológicas e histológicas, o próximo passo é o planejamento terapêutico.

Tumores benignos

O tratamento dos tumores benignos é eminentemente cirúrgico. Conforme o tamanho e a extensão tumoral, bem como a técnica cirúrgica escolhida, faz-se necessária uma abordagem multidisciplinar com participação de neurocirurgiões e cirurgiões de cabeça e pescoço, entre outros profissionais da área da saúde.

A cirurgia endoscópica nasal vem ganhando muito espaço no manejo e no tratamento dos tumores nasais. De acordo com a literatura recente, resultados muito satisfatórios de ressecção de nasoangiofibroma (NAF) e PI por endoscopia são relatados, reforçando o conceito de ressecção endoscópica como primeira linha de tratamento nesses casos. No caso do PI, deve-se atentar para uma remoção completa do tumor e da mucosa normal adjacente, bem como sua inserção e, ainda, posterior brocagem (com uma broca diamantada) do osso dessa região a fim de se evitar recidiva local. Outro ponto importante é o envio do maior número possível de fragmentos para estudo anatomopatológico, pois ilhas de malignização podem ser encontradas em meio ao PI. Endoscópios angulados são extremamente úteis para uma inspeção final de todos os seios ao término do procedimento.

A embolização pré-operatória tem se mostrado muito útil no tratamento do NAF, por diminuir o sangramento operatório, melhorando a visualização do campo cirúrgico, além de acarretar menor morbidade aos pacientes (Fig. 4.12.1). Atualmente, ainda se pode contar com novos aliados, como materiais hemostáticos e cautérios bipolares, que vêm permitindo exérese de tumores cada vez maiores.

Todo cirurgião que pretende tratar esse tipo de neoplasia necessita de treinamento adequado para a realização de diversos acessos cirúrgicos, tanto endoscópicos quanto abertos, com ou sem microscópio, em especial o *midfacial degloving* (Fig. 4.12.2).

Tumores fibro-ósseos

Displasia fibrosa, fibroma ossificante e osteoma são as três entidades clássicas benignas desse grupo de tumores ósseos. O osteoma é o mais frequente deles. Muitas vezes, é assintomático, e seu diagnóstico é feito por achado de exame. Quando sintomático, a cefaleia, secundária à obstrução dos óstios de drenagem dos seios, é o sintoma mais comum. O tratamento cirúrgico só está indicado para os casos de rápido crescimento, para pacientes com cefaleia importante ou deformidades faciais. Tanto os acessos endoscópicos quanto os externos podem ser realizados, dependendo do tamanho e da localização do osteoma.

A maioria das displasias fibrosas se desenvolvem durante as duas primeiras décadas de vida e tendem a se estabilizar após a puberdade. Pacien-

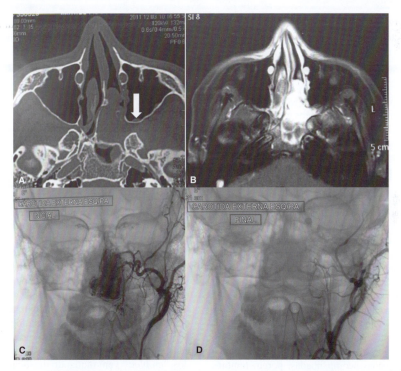

FIGURA 4.12.1 (A e B) TC e RM de um nasoangiofibroma que alarga a fossa pterigopalatina esquerda (seta); (C e D) arteriografia pré e pós-embolização. Observe o *blush* que revela a trama vascular presente no tumor.

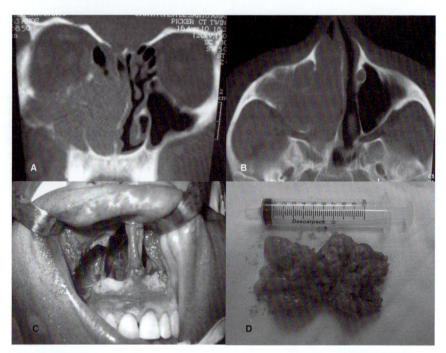

FIGURA 4.12.2 (A e B) TC coronal e axial de um papiloma invertido de fossa nasal direita; (C) *midfacial degloving* com maxilectomia medial mostrando cavidade cirúrgica após exérese tumoral; (D) peça cirúrgica (veja colorida em www.grupoa.com.br).

tes com displasia fibrosa, em especial a monostótica, costumam ser assintomáticos e devem ser simplesmente observados. O tratamento cirúrgico fica reservado para pacientes com alterações estéticas e/ou realmente sintomáticos, como aqueles que apresentam perda visual por compressão de nervo, nos quais a descompressão endoscópica do canal do nervo óptico é indicada.

O fibroma ossificante, também conhecido como fibroma cemento-ossificante, tem comportamento agressivo e é mais comumente encontrado no esqueleto facial. Costuma invadir a mandíbula, podendo também estar presente na maxila, nos seios etmoidais e na cavidade nasal. A variante chamada de fibroma ossificante juvenil acomete pacientes mais jovens e tende a ser a mais agressiva de todas, podendo se estender para os seios paranasais e órbita. O tratamento de escolha fica condicionado ao local do tumor. Lesões assintomáticas na mandíbula podem ser apenas acompanhadas, porém tumores que invadem o trato nasossinuasal devem ser totalmente ressecados devido ao alto índice de recidiva. Em lesões grandes, os acessos externos, como o *midfacial degloving*, estão indicados **(Fig. 4.12.3)**.

Tumores malignos

O planejamento terapêutico dos tumores malignos nasossinusais deve ser realizado por uma equipe multidisciplinar composta por otorrinolaringologista, cirurgião de cabeça e pescoço, neurocirurgião, patologista, oncologista e radioterapeuta. Muitas vezes, para um estadiamento completo, uma tomografia por emissão de pósitrons (PET-TC) deve ser solicitada no intuito de se detectarem metástases **(Fig. 4.12.4)**.

O tratamento da maioria desses tumores é cirúrgico, seguido ou não de quimiorradioterapia adjuvante. Porém, em tumores como o linfoma, o tratamento é baseado em quimioterapia e radioterapia.

O tamanho do tumor, sua localização, invasão de estruturas vizinhas e o tipo histológico irão nortear a escolha do melhor acesso cirúrgico. A concepção de que tumores malignos devem ser retirados *"en bloc"* vem mudando drasticamente. O fator que parece ter maior relação com a cura da doença e com maior sobrevida é a aquisição de margens livres, mesmo que esse tumor seja ressecado por pedaços. A visualização intraoperatória

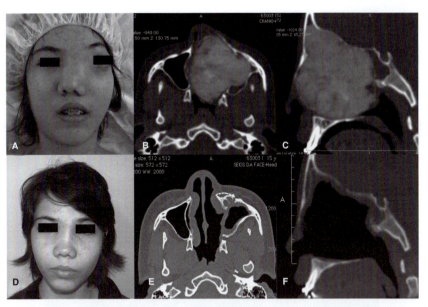

FIGURA 4.12.3 (A, B e C) Extenso fibroma ossificante juvenil causando deformidade na hemiface esquerda e obstrução nasal; (D, E e F) controle pós-operatório de exérese por meio de acesso *midfacial degloving*.

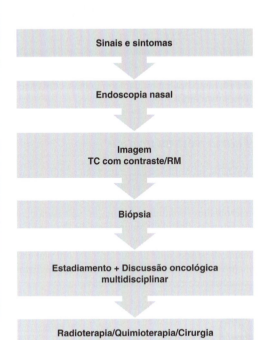

FIGURA 4.12.4 Fluxograma para manejo dos tumores nasossinusais malignos.

obtida pela endoscopia parece ser superior àquela obtida com lupas ou microscópios usados na cirurgia craniofacial através de acessos externos, o que facilita a obtenção de margens livres.

A evolução da cirurgia endoscópica vem permitindo que muitos tumores malignos sejam ressecados por tal técnica graças a inúmeros avanços nessa área. Entre os avanços, destacam-se o desenvolvimento de salas cirúrgicas especializadas, a possibilidade do uso de navegação intraoperatória, a existência de câmeras e monitores de alta resolução, além de instrumentação especial, *drills* longos e de alta rotação; o desenvolvimento de agentes hemostáticos mais eficientes e com aplicadores próprios para a cirurgia transnasal, e o acesso a técnicas avançadas de reconstrução da base do crânio.

A ressecção endoscópica transnasal dos tumores malignos apresenta muitas vantagens quando comparada à cirurgia aberta. Entre as vantagens, destacam-se a ausência de incisões faciais, de craniotomias, de osteotomias faciais, de retração cerebral e ainda a rara necessidade de traqueostomia, menos dor e menor tempo de internação hospitalar, além de uma recuperação mais rápida em razão da menor morbidade do procedimento (**Fig. 4.12.5**).

A possibilidade do exame de congelação, além da presença de um experiente patologista na sala

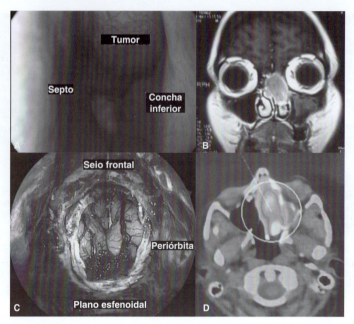

FIGURA 4.12.5 Carcinoma neuroendócrino de pequenas células de fossa nasal esquerda. (A) Endoscopia nasal mostrando o tumor; (B) RM ponderada em T1 com gadolínio mostrando lesão tumoral com extensão intracraniana; (C) PET usada para estadiamento demonstrando captação tumoral; (D) visão endoscópica de 45° após remoção tumoral puramente endoscópica através de acesso transcribriforme bilateral com margens cirúrgicas livres em lâminas papiráceas, dura-máter e nervos olfatórios. Observe os dois giros retos completamente expostos para a cavidade nasal (veja colorida em www.grupoa.com.br).

---

cirúrgica, é crucial para que possam ser obtidas margens livres de tumor. Quando necessária, a margem cirúrgica deve ser obtida na dura-máter e no nervo olfatório, como no caso dos estesioneuroblastomas.

A principal complicação das remoções endoscópicas expandidas para a base do crânio é a fístula liquórica, que vem diminuindo drasticamente após o uso de retalhos nasais.

Conclusão

As queixas de obstrução nasal, rinorreia e epistaxe não devem ser subestimadas pelo otorrinolaringologista. A endoscopia nasal deve ser empregada rotineiramente para que o diagnóstico de tumores nasais seja precocemente realizado. Um estudo radiológico completo é extremante útil, e a biópsia é imperativa no diagnóstico definitivo da lesão.

A cirurgia endoscopia nasal vem ganhando cada vez mais espaço no tratamento cirúrgico das lesões, tanto benignas quanto malignas, com excelentes resultados.

Teoria versus prática

Ainda se identificam pacientes com sintomas nasossinusais unilaterais crônicos e/ou recidivantes sendo submetidos a vários tratamentos com antimicrobianos sem uma investigação adequada para excluir a possibilidade da presença de alguma alteração tumoral na região. No mesmo contexto, diante da suspeita de um tumor, falta um planejamento correto para se chegar ao diagnóstico histopatológico de forma segura e efetiva.

 Leituras sugeridas

Blount A, Riley KO, Woodworth BA. Juvenile nasopharyngeal angiofibroma. Otolaryngol Clin North Am. 2011;44(4):989-1004, ix.

Busquets JM, Hwang PH. Endoscopic resection of sinonasal inverted papilloma: a meta-analysis. Otolaryngol Head Neck Surg. 2006;134(3):476-82.

Eloy JA, Vivero RJ, Hoang K, Civantos FJ, Weed DT, Morcos JJ, et al. Comparison of transnasal endoscopic and open craniofacial resection for malignant tumors of the anterior skull base. Laryngoscope. 2009;119(5):834-40.

Harabuchi Y, Yamanaka N, Kataura A, Imai S, Kinoshita T, Mizuno F, et al. Epstein-Barr vírus in nasal T-cell lymphomas in patients with lethal midline granuloma. Lancet. 1990;335(8682):128-30.

Kashima HK, Kessis T, Hruban RH, Wu TC, Zinreich SJ, Shah KV. Human papillomavirus in sinonasal papillomas and squamous cell carcinoma. Laryngoscope. 1992;102(9):973-6.

Lund VJ, Howard DJ, Wei WI. Endoscopic resection of malignant tumors of the nose and sinuses. Am J Rhinol. 2007;21(1):89-94.

Lund VJ, Stammberger H, Nicolai P, Castelnuovo P, Beal T, Beham A, et al. European position paper on endoscopic management of tumours of the nose, paranasal sinuses and skull base. Rhinol Suppl. 2010;(22):1-143.

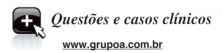

Questões e casos clínicos

www.grupoa.com.br

4.13 Respirador oral sem obstrução nasal

Renata C. Di Francesco

Introdução

Normalmente a consulta começa com a seguinte frase: "Ele está sempre de boca aberta, é um respirador oral!". A postura de boca aberta em crianças nem sempre caracteriza a respiração oral. Chama-se de respirador oral aquele indivíduo que realmente respira pela boca, mediante a presença de obstrução nasal ou faríngea. Trata-se de uma adaptação patológica na presença de obstrução nasal e/ou faríngea. Entretanto, muitas vezes, há crianças que mantêm a postura de boca aberta na ausência do quadro obstrutivo.

Assim, não é adequado rotular crianças com a boca aberta como respiradores orais, na ausência da documentação objetiva da respiração ou do diagnóstico de doença obstrutiva, pois nem sempre a anatomia pode predizer a função.[1]

É necessária a investigação dessa situação pelo médico otorrinolaringologista, acompanhada de exames complementares, como radiografia do *cavum* e/ou videofibronasofaringolaringoscopia, como descrito em outros capítulos.

As crianças podem apresentar a postura de boca aberta na ausência da obstrução nasal ou faríngea, geralmente acompanhada de sialorreia:

- Síndromes genéticas
- Distúrbios neuromusculares
- Hábito pós-tratamento de obstrução de vias aéreas

Pacientes com postura de boca aberta e lábios entreabertos aparentam baixa intelectualidade, e, com a reabilitação, sua aparência melhora drasticamente.

A postura de boca aberta por si só pode gerar distúrbios orofuncionais, que podem envolver posturas ou comportamentos que também influenciam o crescimento e o desenvolvimento dentofacial.

A postura de boca aberta pode gerar uma série de consequências morfofuncionais **(Fig. 4.13.1)**:

- Protrusão da língua, relacionada com disfunções da deglutição e fala;
- Incompetência labial;
- Alterações oclusais e alterações do crescimento craniofacial.

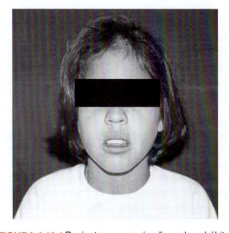

FIGURA 4.13.1 Paciente com respiração oral por hábito: lábios entreabertos, hipotonia da musculatura perioral.

Hábitos parafuncionais deletérios, como sucção de dedo, bruxismo, roer unhas ou objetos, podem ser destrutivos para os tecidos orais e também interferem no processo normal do crescimento e no desenvolvimento craniofacial e da musculatura perioral.

As funções orofaciais são influenciadas pelas posições de repouso da língua no palato em contato com lábios selados e dentes em contato.[2] A postura de boca aberta gera outros sinais neuromusculares, interferindo sobremaneira nos vetores de crescimento.

Os estímulos neuromusculares resultantes da postura de boca aberta alteram o tônus da musculatura perioral e, junto com a postura baixa da língua, levam ao rearranjo das estruturas responsáveis pela mastigação, deglutição, respiração nasal, fonação, além das estruturas ósseas.

O crescimento e o desenvolvimento craniofacial são fortemente associados a fatores genéticos, mas as alterações musculares podem levar a distúrbios da relação interdental e resultar em maloclusões.[3]

Há grande controvérsia sobre se a ausência do aleitamento materno contribui para a postura de boca aberta. O aleitamento artificial é insatisfatório no estímulo do desenvolvimento da musculatura perioral e, portanto, do crescimento maxilomandibular. Assim, discute-se se, nessas condições de desenvolvimento inadequado do complexo maxilomandibular e hipotonia da musculatura perioral, haverá consequente postura de boca aberta. Falha no aleitamento materno ou aleitamento por período menor que seis meses podem estar relacionados a maloclusões, principalmente quando associados a hábitos parafuncionais.[3]

Em crianças que usam chupeta, a língua toma uma posição mais baixa e anterior no soalho da boca, podendo associar-se à mordida cruzada e freio lingual mais curto. A falta de contato da língua na maxila contribui para a mordida cruzada, diminuição da maxila e consequentemente mantém a língua no soalho da boca, formando um círculo vicioso para a manutenção da boca aberta.[4] Crianças que são naturalmente amamentadas satisfazem melhor a sucção, não necessitando de outros hábitos parafuncionais, como chupeta, dedo, etc.[3]

O desenvolvimento da oclusão dentária deve ser considerado o resultado de interações genéticas e ambientais, incluindo as funções orofaciais.[4]

Crianças tratadas para obstrução das vias aéreas podem permanecer com o hábito de respirar pela boca. Löfstrand-Tiderström e Hultcrantz[5] justificam a recidiva pela manutenção desse hábito –

postura de boca aberta – em crianças submetidas à adenoamigdalectomia, por apresentarem vias aéreas estreitas. Acreditam, ainda, que provavelmente há importância na morfologia dentofacial, pois os casos de evolução favorável já apresentavam proporções faciais mais harmoniosas, quando operados, aos 4 anos, corroborando mais uma vez a ideia de que o tipo facial é definido geneticamente.[5]

Crianças com distúrbios neuromusculares, como paralisia cerebral, esclerose lateral, entre outras, apresentam função sensorial e motora ruim da musculatura orofacial, resultando também em alterações posturais, além de dificuldades de mastigação e deglutição.[6]

Tratamento

O respirador oral sem obstáculo das vias aéreas superiores, ou seja, o paciente que apresenta apenas a postura de boca aberta, necessita de tratamento multidisciplinar para reabilitação das funções orofaríngeas por meio de avaliação e tratamento ortodôntico. Faz-se necessário o diagnóstico do padrão facial e oclusão dentária, uma vez que a forma é fundamental para o melhor desempenho funcional.

A reabilitação das funções orofaríngeas, realizada por meio do trabalho miofuncional com o fonoaudiólogo, é mandatória para a melhora da propriocepção, do velamento labial e do tônus muscular, assim como da mastigação e deglutição e reposicionamento da língua, para o redirecionamento do crescimento dentocraniofacial.

Conclusão

O paciente respirador oral sem obstrução nasal tem uma variedade de etiologias envolvidas, sendo difícil definir uma hierarquia entre esses diferentes e possíveis fatores. Não apenas o diagnóstico adequado e o consequente manejo são fundamentais, mas também se pensar na importância de uma educação quanto a alimentação e hábitos adequados, possibilitando a prevenção ou minimização da expressão fenotípica dessa característica.

Teoria versus prática

Não há consenso sobre um termo mais adequado para denominar o paciente que fica de boca aberta sem necessariamente ter obstrução nasal. Encontra-se, ainda, muita dificuldade de difundir entre os profissionais de saúde o conceito exato que permita o correto diagnóstico e o manejo desses indivíduos. Dentro desse contexto, a formação de equipes multidisciplinares, com dentistas, fonoaudiólogos e fisioterapeutas, segue sendo uma raridade.

 Referências

1. Mason RM. A retrospective and prospective view of orofacial mycology. Int J Orofacial Myology. 2005;31:5-14.
2. Knösel M, Klein S, Bleckmann A, Engelke W. Tongue position after deglutition in subjects with habitual open-mouth posture under different functional conditions. Orthod Craniofac Res. 2011;14(3):181-8.
3. Thomaz EB, Cangussu MC, Assis AM. Maternal breastfeeding, parafunctional oral habits and malocclusion in adolescents: a multivariate analysis. Int J Pediatr Otorhinolaryngol. 2012;76(4):500-6.
4. Melink S, Vagner MV, Hocevar-Boltezar I, Ovsenik M. Posterior crossbite in the deciduous dentition period, its relation with sucking habits, irregular orofacial functions, and otolaryngological findings. Am J Orthod Dentofacial Orthop. 2010; 138(1):32-40.
5. Löfstrand-Tideström B, Hultcrantz E. Development of craniofacial and dental arch morphology in relation to sleep disordered breathing from 4 to 12 years. Effects of adenotonsillar surgery. Int J Pediatr Otorhinolaryngol. 2010;74(2):137-43.
6. Chang SC, Lin CK, Tung LC, Chang NY. The association of drooling and health-related quality of life in children with cerebral palsy. Neuropsychiatr Dis Treat. 2012;8:599-604.

Questões e casos clínicos

www.grupoa.com.br

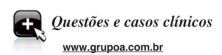

4.14 Cefaleia rinossinusal

Richard Louis Voegels
Fabio de Rezende Pinna

Introdução

Dor é a principal razão para os pacientes procurarem ajuda médica, e a cabeça e a face são as localizações mais comuns. Estima-se que 97% das mulheres e 94% dos homens apresentarão cefaleia em algum momento de sua vida. As cefaleias e as algias craniofaciais apresentam várias etiologias e necessitam, para seu diagnóstico, de anamnese e exame físico cuidadosos, frequentemente exigindo abordagem multidisciplinar, envolvendo desde o clínico geral, o otorrinolaringologista, o neurologista, o oftalmologista, o odontologista até o psiquiatra.[1-3]

O paciente portador de algia craniofacial, cuja etiologia pode ser uma afecção nasossinusal, deve ser investigado com exame físico otorrinolaringológico e exame endoscópico, que pode ser complementado com tomografia computadorizada (TC) do nariz e dos seios paranasais.

A Sociedade Internacional de Cefaleia (IHS – International Headache Society)[1] divide essa doença em dois grandes grupos: primárias e secundárias. Na cefaleia primária, não é encontrada nenhuma outra causa para a dor, enquanto, na secundária, há uma causa à qual se atribui a dor, ou seja, é uma nova cefaleia que tem relação temporal com outra doença, que é causa conhecida de cefaleia. Entre as secundárias, estão as cefaleias ou dores faciais atribuídas a distúrbios do crânio, pescoço, olhos, orelhas, nariz, seios paranasais, dentes, boca ou outras estruturas craniofaciais.[1-6]

O objetivo principal deste capítulo é apresentar de forma sucinta os princípios da fisiopatologia, as ferramentas diagnósticas e o tratamento das cefaleias rinossinusais. A classificação das cefaleias nas quais enquadram as rinossinusais pode ser encontrada no Capítulo Dor Facial, que aborda as demais causas de dor facial.

Cefaleia de origem nasossinusal

Cefaleia rinogênica, a rigor, é aquela relacionada a qualquer doença nasossinusal. Alguns autores, entretanto, utilizam o termo "cefaleia rinogênica" quando se referem especificamente a cefaleias originadas de pontos em que ocorre contato mucoso entre estruturas do nariz.

As rinossinusites agudas são aceitas como causas de cefaleia desde as primeiras classificações e, na IHS Classification – ICHD II,[1] são uma categoria à parte. Já as cefaleias causadas por pontos de contato foram incluídas pela IHS pela primeira vez nesta edição.

A cefaleia por rinossinusite pode ser facilmente confundida com enxaqueca ou cefaleia tensional, pela semelhança na localização. Muitos pacientes apresentam cefaleia, congestão nasal e pontos de gatilho (*trigger points*) sem rinorreia ou outras características da rinossinusite, sendo que a maioria deles se enquadra na classificação de enxaqueca sem aura. Já a rinossinusite crônica só é considerada uma causa de cefaleia ou dor facial durante os períodos de agudização **(Quadro 4.14.1)**.

As chamadas cefaleias de pontos de contato (*contact point headaches*) são causadas por contato mucoso persistente resultante de alterações anatômicas, como desvio septal, pólipos nasais e anormalidades de cornetos ou seios paranasais. Os **Quadros 4.14.2 e 4.14.3** trazem os critérios diagnósticos para as cefaleias rinogênicas de acordo com trabalho de Tosun e com o texto da IHS.

Esse tipo de cefaleia era o maior ponto de discussão e controvérsia entre otorrinolaringologistas e neurologistas, o que parece ter mudado com a inclusão da entidade na IHS Classification – ICHD II (2004).[1]

Fisiopatologia da cefaleia de pontos de contato mucoso

As cavidades nasais e os seios paranasais são os locais que potencialmente desencadeiam com mais frequência as cefaleias e algias craniofaciais. Um dos motivos é a característica da inervação sensorial e autonômica dessas estruturas; outro é a presença de neurotransmissores na mucosa nasal. Uma especial atenção é dada ao papel da inervação sensitiva da cavidade nasal, pois sua estimulação, principalmente mecânica, seria desencadeante da dor referida. O crânio e a face apresentam uma rica inervação, representada por vários pares cranianos (trigêmeo, plexo cervical, glossofaríngeo, vago, facial, vidiano e esfenopalatino).

Sabe-se que infecções de seios paranasais podem ser acompanhadas de dor considerável, especialmente quando seus óstios estão bloqueados e ocorre retenção de secreção. A questão é como uma lesão mucosa limitada ou área de contato entre mucosas opostas dá origem a cefaleias severas, de longa duração, frequentemente referidas em outros dermátomos da cabeça. A seguir são descritas algumas teorias que podem explicar esse fenômeno.

QUADRO 4.14.1

Critérios diagnósticos da cefaleia atribuída à rinossinusite (IHS – ICHD II)

A) Cefaleia frontal acompanhada por dor em uma ou mais regiões da face, orelhas ou dentes e que preencha os critérios C e D.

B) Evidência clínica, de nasofibroscopia, de TC e/ou RM e/ou evidências laboratoriais de rinossinusite aguda ou crônica agudizada.

C) Cefaleia ou dor facial que aparece simultaneamente com o início ou com a exacerbação da rinossinusite.

D) Cefaleia e/ou dor facial que desaparece em 7 dias após a remissão ou o tratamento de rinossinusite aguda ou crônica agudizada.

QUADRO 4.14.2

Critérios diagnósticos de cefaleias de pontos de contato segundo Tosun

1. História de cefaleia crônica.
2. Ausência de inflamação aguda ou crônica no exame otorrinolaringológico (nasofibroscopia e TC).
3. Ausência de qualquer outra causa óbvia de cefaleia após avaliação de neurologista, oftalmologista, dentista, clínico e, às vezes, psiquiatra.
4. Presença de pontos de contato mucoso, vistos na endoscopia nasal, TC ou ambas.
5. Falha no tratamento medicamentoso da cefaleia.
6. Alívio da cefaleia após a aplicação de anestésico tópico nas zonas de contato.
7. Pontos de contato permanecem após a descongestão da mucosa.

Fonte: Adaptado de Tosun e colaboradores.[3]

> **QUADRO 4.14.3**
>
> ## Critérios diagnósticos ICHD II para cefaleia rinogênica por pontos de contato (IHS 2004)
>
> A) Dor intermitente nas regiões periorbitária, temporozigomática ou cantal medial que preencha os critérios C e D.
> B) Quadro clínico, endoscópico e/ou tomográfico evidenciando ponto de contato mucoso sem rinossinusite aguda.
> C) Evidências de que a dor pode ser atribuída a ponto de contato mucoso, baseada em pelo menos um dos critérios abaixo:
> 1. a dor corresponde a variações gravitacionais na congestão da mucosa quando o paciente se move da postura ereta para decúbito;
> 2. a dor cessa em 5 minutos após teste terapêutico com aplicação de anestésico tópico na concha média, usando placebo ou outros controles.
> D) Após remoção cirúrgica dos pontos de contato mucoso, a dor cessa em 7 dias e não há recorrência.

Teoria da dor referida

Fibras nervosas aferentes (ligadas a diferentes receptores, inclusive de dor) advindas da mucosa nasossinusal terminam no mesmo grupo de neurônios – nos núcleos sensitivos do nervo trigêmeo – que as fibras advindas de receptores da pele. Essas duas vias atingem o córtex sensitivo através da mesma via neuronal. O córtex não consegue distinguir a fonte de origem dos impulsos. Por isso, em casos de inflamação da mucosa, o estímulo doloroso originário da mucosa é erroneamente interpretado como iniciado na pele.[1,5-8]

Teoria da mediação da dor e da gênese de pólipos

A inervação da mucosa nasal deriva das divisões oftálmica e maxilar do nervo trigêmeo, e é suprida com intrincada rede de fibras adrenérgicas e colinérgicas. A maioria dessas fibras passa pelo gânglio pterigopalatino e controla ações dos vasos e glândulas da mucosa. Estudos recentes demonstraram que, além dos clássicos neurotransmissores noradrelina e acetilcolina, há pelo menos um terceiro grupo de mediadores: os neuropeptídeos. Dentre os neuropeptídeos, o mais importante para a fisiologia e patologia nasal parece ser a substância P, um polipeptídeo constituído por 11 aminoácidos. Trata-se de um dos mediadores de fibras nervosas sensitivas e vagais, que são fibras do tipo C, não mielinizadas. Induz, na mucosa nasal, vaso-

dilatação, hipersecreção, aumento da permeabilidade mucosa e da atividade mucociliar, resultando em hiperemia e edema da mucosa.[1,6-10]

Vários tipos de receptores nasais são ligados a fibras aferentes peptidérgicas, respondendo a vários tipos de estímulos: irritantes, inflamatórios, térmicos ou mecânicos/pressóricos (contato). A estimulação desses receptores deflagra potenciais de ação que se transmitem em dois tipos de impulso:

- impulso ortodrômico, que caminha pelas fibras C desmielinizadas peptidérgicas e suas sinapses centrais, acabando por atingir o córtex sensitivo e serem interpretados como dor (dor referida);
- impulso antidrômico, que caminha pelas fibras C desmielinizadas e suas sinapses periféricas em vasos e glândulas, causando liberação de substância P em tais efetores, o que provoca vasodilatação, extravasamento de plasma (edema neurogênico) e hipersecreção glandular, que estimulam as terminações nervosas.

A partir desse modelo, a congestão nasal e a obstrução de um óstio sinusal rico em terminações nervosas pode servir como gatilho (*trigger*) para o desenvolvimento de uma enxaqueca ou outras formas de cefaleia neurovascular. Tal modelo pode explicar por que áreas de contato mucoso ou pressão, quer originadas de um septo desviado ou de uma parede lateral com estruturas estreitadas, podem causar cefaleia, e por que pólipos frequentemente se originam dessas áreas. O contato entre as estruturas, além de constituir um estímulo mecânico àquelas regiões consideradas a origem da dor, promove um processo inflamatório local devido à disfunção mucociliar, o que pode levar à liberação de mediadores que se relacionam com o processo doloroso.[1,7-11]

Como o trigêmeo inerva tanto a cavidade nasal como estruturas supratentoriais (vasos sanguíneos e dura), pode ocorrer dor referida no crânio a partir do estímulo nasal que causa liberação de substância P (potente mediador inflamatório e vasodilatador).[1,7-9,11]

Após o entendimento dessas duas teorias que corroboram a cefaleia nasossinusal, pode-se indagar se um edema de mucosa persistente, mesmo que não inflamatório, pode causar dor. Scarupa e colaboradores[7] estudaram 66 pacientes com cefaleia como sintoma principal e que tinham pontos de contato mucoso, excluindo aqueles com rinossinusite. Desses 66, 60 realizaram teste alérgico cutâneo, que resultou positivo em 41 pacientes. A cefaleia foi predominantemente periorbitária, constante e não latejante, durando horas e não necessariamente associada a náuseas e fotofobia. O diagnóstico mais frequente foi o de rinite vasomotora, com as mulheres sendo mais afetadas. Vários irritantes nasais foram identificados como gatilhos para a cefaleia nessa população. Ainda que muitos pacientes tenham relatado alívio dos sintomas, observou-se persistência do contato mucoso em muitos pacientes,[8] o que de fato faz acreditar que o entendimento completo da fisiopatologia de cefaleia nasossinusal ainda é um desafio.[8-12]

Alterações anatômicas que predispõem a pontos de contato

As variações anatômicas, principalmente da concha média e do meato médio, podem ser a causa de dores na face, tanto por facilitar rinossinusites crônicas ou de repetição, quanto por levar ao contato mucoso. As variações anatômicas mais associadas ao diagnóstico de cefaleia nasossinusal foram:[1,7-12]

- Concha média bolhosa: 36%
- Desvio septal: 21%
- Concha média paradoxal: 15%
- Células de Haller: 10%
- Bula etmoidal proeminente: 8%
- Processo uncinado proeminente: 3%

Concha média pneumatizada (concha *bullosa* ou bolhosa)

Em geral um achado bilateral, a concha média pneumatizada pode ser muito volumosa, a ponto de ocupar todo o espaço entre o septo e a parede lateral. A entrada ao meato médio pode estar completamente bloqueada, criando-se grandes áreas de contato mucoso. Tal pneumatização costuma ocorrer a partir do recesso frontal.

A prevalência pela TC varia de 5 a 36%. O paciente pode ser assintomático ou apresentar uma grande gama de sintomas, desde sensação de pressão até obstrução nasal. A concha bolhosa pode inclusive ser sede de doenças, como pólipos, cistos, pioceles ou mucoceles. Pólipos frequentemente aparecem onde a parede lateral de uma concha pneumatizada toca a parede nasal lateral.[10-12]

O diagnóstico é facilmente realizado pela TC **(Fig. 4.14.1)**.

Alterações do septo nasal

Desvios ou esporões septais podem gerar obstrução nasal por estreitar a fossa nasal, podendo também causar cefaleia por dois fatores: contato entre a mucosa septal e estruturas da parede lateral do nariz e estreitamento de tais estruturas, causando má ventilação dos seios paranasais **(Fig. 4.14.2)**. A maioria dos pacientes afetados com cefaleia rinogênica por desvio septal são homens, devido à maior incidência de trauma nasal nessa população e pelo fato de a deformidade septal

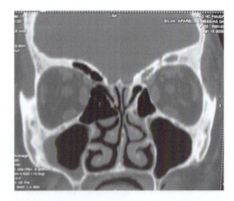

FIGURA 4.14.1 Corte coronal de TC mostrando concha média pneumatizada.

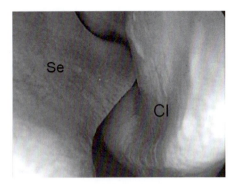

FIGURA 4.14.2 Endoscopia nasal com desvio septal para a esquerda (veja colorida em www.grupoa.com.br). (Se, septo; CI, concha inferior).

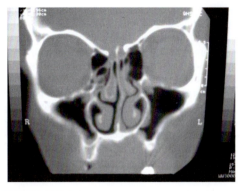

FIGURA 4.14.3 TC mostrando concha média bolhosa e célula de Haller à esquerda.

durante o estirão de crescimento ser mais acentuada nos homens. A alteração clássica desse gênero é frequentemente denominada como "cefaleia de Sluder", causada pelo contato entre o septo nasal desviado e o corneto médio, sendo que este se apresenta pneumatizado em muitas ocasiões.[9-10,12]

Concha média paradoxal

Como variação anatômica, a concha média pode se apresentar com sua convexidade projetada lateralmente, ao invés de medialmente. Dessa maneira, encontra-se abaulando a parede nasal lateral, comprimindo as estruturas delicadas que aí se encontram. Se combinada a outras variações, como processo uncinado defletido medialmente, tal condição predispõe a doença infundibular recorrente ou cefaleia isoladamente.

Células de Haller

São células etmoidais anteriores que crescem no soalho da órbita, dispostas no teto medial do seio maxilar. Situam-se lateralmente ao processo uncinado, precisamente na região acima do óstio do seio maxilar, estreitando o infundíbulo. Podem ser o ponto de partida para disfunção do complexo ostiomeatal (Fig. 4.14.3).

Células do *agger nasi*

Trata-se da célula mais anterior do etmoide (célula do *agger nasi*; Fig. 4.14.4A). As células do *agger*

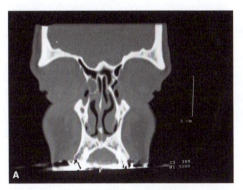
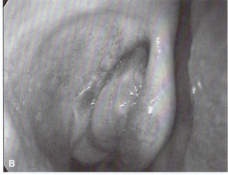

FIGURA 4.14.4 (A) TC mostrando célula do *agger nasi*, em corte coronal e sagital, com sua relação com o recesso frontal; (B) nasofibroscopia mostrando processo uncinado proeminente (veja colorida em www.grupoa.com.br).

nasi podem estreitar o recesso frontal, dependendo da magnitude da pneumatização.[8-10]

Quando se apresentam doentes, podem obstruir o recesso frontal completamente. Infecções podem se disseminar a partir do recesso frontal e/ou infundíbulo etmoidal para essas células e vice-versa, dependendo da conformação do processo uncinado. À inspeção endoscópica, verifica-se abaulamento da parede lateral na região do *agger nasi*. Algumas vezes, as células do *agger nasi* podem passar despercebidas pelo exame endoscópico e somente a TC mostra tais variações anatômicas com ou sem doença.

Variações do processo uncinado

O processo uncinado pode se apresentar com deflexões. Sua margem posterior livre pode estar defletida medialmente a ponto de entrar em contato com a concha média, bloqueando a entrada para o meato médio **(Fig. 4.14.4B)**. Pode, inclusive, dobrar-se anteriormente e ser confundida com uma "segunda concha média", condição denominada por alguns como "concha média dupla" ou "bífida". Tais condições são especialmente propensas a causar áreas de contato com a porção anterior do corneto médio quando combinadas à concha paradoxal e ao corneto médio pneumatizado. Por outro lado, o processo uncinado pode estar curvado lateralmente, estreitando o hiato semilunar e o infundíbulo etmoidal. Eventualmente, o próprio processo uncinado pode se apresentar pneumatizado, causando estreitamento do infundíbulo.

Alterações anatômicas do processo uncinado podem ocorrer desde o nascimento, por trauma ou iatrogenia. Procedimentos que cursam com fratura da concha inferior medialmente, para facilitar o acesso ao meato inferior (antrostomias), podem ocasionar lateralização do processo uncinado e estreitamento do infundíbulo, desde que a fratura seja lateral à sua inserção na concha inferior.

Variações da bula etmoidal

O contato entre a bula e a concha pode ser bastante intenso. É importante perceber essa condição na TC **(Fig. 4.14.5A)**, visto que muitas vezes passa despercebida, já que normalmente não há opacificação dessas estruturas no caso de cefaleias de contato.

Cumpre lembrar que a bula etmoidal pode, ela mesma, apresentar doença, como estar preenchida por pus, cistos e pólipos.

O seio lateral ou recesso retrobular é o espaço acima e posterolateral à bula, limitado pela lamela basal (inserção da concha média). É também um espaço estreito que pode ser sede de doença isolada, cujo único sintoma pode ser cefaleia e eventualmente descarga pós-nasal.

Em casos de bula com uma pneumatização anterior muito proeminente, pode haver uma restrição da drenagem do recesso frontal **(Fig. 4.14.5B)**. O seio frontal é particularmente suscetível a dar origem a cefaleias quando mal ventilado ou doente.

Avaliação

Cefaleias de origem nasossinusal são geralmente aventadas quando o paciente apresenta sintomas nasais associados, isto é, obstrução nasal, rinorreia ou coriza, prurido nasal e secreção retrofaríngea. Entretanto, em um paciente com diagnóstico de cefaleia primária refratária a tratamento, deve-se cogitar a hipótese de cefaleia rinogênica, mesmo na ausência de sintomas nasais evidentes.

O paciente com dor facial ou cefaleia crônica deverá, além da anamnese e do exame físico, ser avaliado por TC de seios paranasais e exame endoscópico das fossas nasais. Ao final dessa avaliação, o paciente terá o diagnóstico ou não de uma doença nasossinusal, porém a premissa de que uma doença nasossinusal seja a causa da dor naquele paciente nem sempre é verdadeira.

A TC de seios paranasais pode ser útil no diagnóstico de doença sinusal "oculta", porém ela pode ser duvidosa, pois há estudos que mostram que variantes anatômicas vistas nas TCs são tão prevalentes entre indivíduos assintomáticos como em pacientes com rinossinusite confirmada.[13] Na endoscopia, a presença de pontos de contato também não é sugestiva de cefaleia rinogênica. West e Jones[4] encontraram 4% dos pacientes com dor facial que tinham pontos de contato, e 4% dos pacientes sem dor facial também tinham pontos de contato de mucosa na TC. Sendo assim, o último consenso de rinossinusites, por meio de revisão sistemática, não atribui uma associação significativa entre alterações anatômicas e rinossinusites. Autores que advogam a cefaleia por pontos de contato sugerem, na avaliação, a aplicação de solução com anestésico (lidocaína a 4% ou cocaína) e/ou vasoconstritor no local em que se acredita ser a origem da dor. O paciente deve estar com dor no momento em que o teste for realizado. Se a dor cessar ou diminuir bastante de intensidade dentro de um tempo variável (segundos), pode-se considerar o teste como posi-

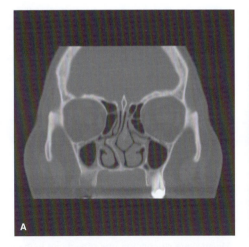 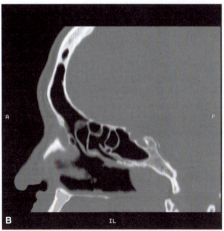

FIGURA 4.14.5 (A) TC, corte coronal, evidenciando bula etmoidal; (B) corte sagital de TC com bula muito pneumatizada restringindo a drenagem do recesso do seio frontal.

tivo. Pelo critério da Sociedade Internacional de Cefaleias, é critério diagnóstico a abolição da dor (melhora completa da dor/nota zero na escala visual de dor) até 5 minutos após a aplicação de anestésico tópico na concha média, usando placebo ou outros controles.

Tratamento clínico

Como regra, deve-se tentar terapia medicamentosa em todos os pacientes com diagnóstico de cefaleia rinogênica. Os medicamentos mais usados são os corticosteroides tópicos. Não há consenso sobre a duração da terapêutica. Na falha do tratamento clínico, a cirurgia deve ser considerada.

Scarupa e colaboradores,[7] estudando pacientes com rinite, advogam o uso de *spray* de xilocaína a 4% – 2 jatos, a cada 2 a 4 horas, quando a dor do paciente não melhora apesar do uso da medicação para a doença de base (rinite vasomotora ou alérgica). Isso foi necessário em 4 de 60 pacientes. Segundo esses autores, mesmo os pacientes cujas superfícies mucosas continuaram em contato melhoraram com uso de corticoide tópico e anti-histamínicos via oral.[8-10]

Tratamento cirúrgico

O tratamento cirúrgico é individualizado para cada paciente, dependendo das alterações que cada um apresentar. A cirurgia endoscópica funcional dos seios paranasais é uma alternativa de tratamento. Os estudos hoje disponíveis são todos séries de casos, não havendo grupo-controle, com amostras pequenas. Muitos pacientes com dor facial não têm doença nasossinusal, e muitos com anormalidades anatômicas não têm dor. Há evidências limitadas em indicar cirurgia em indivíduos com mínima ou nenhuma anormalidade. Há indícios de que a falência do tratamento nesses casos é mais comum que o sucesso. A maioria desses pacientes melhora com o tratamento neurológico efetivo, evitando intervenção cirúrgica.

A literatura tem limitações metodológicas, mas apresenta, de forma geral, resultados favoráveis às intervenções cirúrgicas. Harley e colaboradores[10] demonstraram melhora significativa na cefaleia após um ano de seguimento em pacientes sem rinossinusite, previamente tratados clinicamente para rinite sem resultado, com cirurgia nasossinusal. Giacomini e colaboradores,[11] com os mesmos critérios de inclusão e realizando o mesmo tipo de cirurgia em 34 pacientes, tiveram como resultado, após um ano, o desaparecimento completo da cefaleia em 75% dos pacientes, redução em 5,7%, e nenhuma mudança em 2,3%. A escala analógico-visual para dor diminuiu de 7,26±1,67 para 0,91±2,15. No entanto, 17% voltaram a referir dor nesse período.[11] Welge-Luessen e colaboradores selecionaram 20 pacientes com diagnóstico neurológico (realizado por neurologistas) de enxaqueca (15) e cefaleia em salvas ou *cluster* (5), sem evidências de sinusopatias ao exame e TC, apresentando pontos de contato na mucosa nasal à endoscopia ipsilateralmente à queixa predominante de cefaleia e com teste da cocaína positivo. Foram submetidos à cirurgia endoscópica nasossinusal com remoção completa de qualquer ponto de contato, incluindo septoplastia, etmoidectomia e remoção de partes da concha média quando necessário. Após um seguimento de 10 anos, 6 pacientes estavam livres de dor, 7 tinham melhorado (alívio significativo da intensidade da dor ou da frequência dos ataques) e 7 permaneciam com as mesmas queixas pré-operatórias; as taxas de sucesso foram de 65%.[11-13] Tosun e colaboradores[3] conseguiram um resultado satisfatório em aliviar a cefaleia, quando havia ponto de contato mucoso em 90% do total de 30 pacientes submetidos à cirurgia endonasal (alívio total em 43% e melhora significativa na intensidade da dor em 47%).[4]

Uma questão importante não esclarecida advém do fato da observação muito frequente, na prática diária, de variações grosseiras das cavidades nasais, incluindo desvios e hipertrofias de conchas, causando áreas de contato entre estruturas e estreitamentos nasais em pacientes totalmente assintomáticos do ponto de vista de dor facial ou cefaleia. Isso leva a pensar que os mecanismos citados têm efeitos que variam individualmente em cada caso. É razoável imaginar que esses mecanismos ocorram também na ausência de variações anatômicas, sendo estas agravantes. A representação clínica desses fenômenos deve, portanto, variar de indivíduo para indivíduo. Isso dificulta muito a definição da etiologia nasal. Não se pode responsabilizar isoladamente uma variação anatômica, nem, por outro lado, excluí-la da etiologia em um paciente com cavidades nasais normais. Além disso, nenhum dos trabalhos citados discute o efeito placebo da cirurgia na eventual melhora da dor desses pacientes.

Conclusão

A literatura médica atual carece de estudos que esclareçam o real benefício dos tratamentos medicamentoso e cirúrgico para as cefaleias ditas de origem nasal, uma vez que os resultados apresentados são baseados em séries de casos com casuística relativamente pequena e pouco tempo de seguimento, e não em ensaios clínicos. Contudo, a recente inclusão das cefaleias rinogênicas na classificação da IHS é um indício de que os otorrinolaringologistas, talvez, tenham mesmo razão em defender essa etiologia, deve-se ter muito critério para o correto diagnóstico e tratamento dessa entidade.

Teoria versus *prática*

Na prática médica, é muito comum ouvir a frase "eu tenho sinusite" ao se descrever uma dor na face. Muitas vezes, essa afirmação é atribuída sem nenhuma investigação prévia, o que gera um risco de difusão de um conceito equivocado e um tratamento também errôneo como consequência. Recomenda-se fortemente que o médico faça uma investigação a partir de uma anamnese detalhada, assim como eventuais exames complementares. Mesmo que se conclua que o paciente tenha uma cefaleia nasossinusal, é preferível que o médico passe para seus pacientes as ponderações sobre as implicações desse diagnóstico aqui citadas. Esta parece ser uma proposta mais adequada tanto para um diagnóstico mais preciso quanto para a adesão ao tratamento e para que extremos de conduta ainda identificados hoje sejam evitados; ou seja, pacientes com alterações anatômicas (de contato ou não) muito claras e sem respostas a tratamentos clínicos otorrinolaringológicos ou neurológicos sem a indicação ou possibilidade de tratamento cirúrgico, assim como pacientes sem nenhum achado anatômico e sem tentativas clínicas adequadas sendo submetidos a intervenções nasossinusais.

 Referências

1. International Headache Society. The international classification of headache disorders (ICHD II). London: HIS; 2005 [capturado em 11 abr. 2014]. Disponível em: http://ihs-classification.org/en/02_klassifikation/.
2. Martins ES, Damasceno MCT, Awada SB, editores. Pronto-socorro: condutas do hospital das clínicas da FMUSP. São Paulo: Manole; 2007.
3. Tosun F, Gerek M, Ozkaptan Y. Nasal surgery for contact point headaches. Headache. 2000;40(3):237-40.
4. West B, Jones NS. Endoscopy-negative, computed tomography-negative facial pain in a nasal clinic. Laryngoscope. 2001;111(4 Pt 1):581-6.
5. Paulson EP, Graham SM. Neurologic diagnosis and treatment in patients with computed tomography and nasal endoscopy negative facial pain. Laryngoscope. 2004;114(11):1992-6.

6. Clerico DM, Fieldman R. Referred headache of rhinogenic origin in the absence of sinusitis. Headache. 1994;34(4):226-9.
7. Scarupa MD, Economides A, White MV, Kaliner MA. Rhinitis and rhinologic headaches. Allergy Asthma Proc. 2004;25(2):101-5.
8. Bieger-Farhan AK, Nichani J, Willatt DJ. Nasal septal mucosal contact points: associated symptoms and sinus CT scan scoring. Clin Otolaryngol Allied Sci. 2004;29(2):165-8.
9. Stammberger H, Wolf G. Headaches and sinus disease: the endoscopic approach. Ann Otol Rhinol Laryngol Suppl. 1988;134:3-23.
10. Harley DH, Powitzky ES, Duncavage J. Clinical outcomes for the surgical treatment of sinonasal headache. Otolaryngol Head Neck Surg. 2003;129(3):217-21.
11. Giacomini PG, Alessandrini M, DePadova A. Septoturbinal surgery in contact point headache syndrome: long-term results. Cranio. 2003;21(2):130-5.
12. Kunachak S. Middle turbinate lateralization: a simple treatment for rhinologic headache. Laryngoscope. 2002;112(5):870-2.
13. Fokkens WJ, Lund VJ, Mullol J, Barchet C, Alobid I, Baroody F, et al. European Position Paper on Rhinosinusitis and Nasal Polyps 2012. Rhinology. 2012;50(Suppl 23):1-298.
14. Welge-Luessen A, Hauser R, Schmid N, Kappos L, Probst R. Endonasal surgery for contact point headaches: a 10-year longitudinal study. Laryngoscope. 2003;113(12):2151-6.

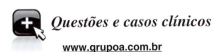

Questões e casos clínicos

www.grupoa.com.br

4.15 Dor facial

Marcio Nakanishi
Tiago Freitas
Miriam Tomaz de Magalhães

Introdução

A dor facial é uma queixa comum de pacientes que procuram o otorrinolaringologista. Pode ter origem sinusal e não sinusal, e essa diferenciação é de importância vital para se conduzir o diagnóstico e o tratamento adequado.

Muitas vezes, a dor facial é confundida pelo paciente com o diagnóstico de rinossinusite. No entanto, a dor facial isolada, sem outros sintomas nasais, é pouco provável que seja rinossinusite.[1] A avaliação minuciosa do histórico da dor, com anamnese detalhada, exame otorrinolaringológico completo, endoscopia nasal e exames de imagem, é essencial para confirmar ou excluir o diagnóstico de rinossinusite e caracterizar a origem da dor facial.

Na abordagem de um paciente com dor facial aguda ou crônica, o profissional de saúde deve estar preparado para diferenciar condições locais de sistêmicas. Especialmente nos casos de dor crônica, o diagnóstico pode ser difícil, pois ele envolve uma série de diferentes possíveis causas e também sofre influência de fatores sociais, psicopatológicos, comportamentais e econômicos que podem confundir ainda mais o diagnóstico.

Fisiopatologia da dor craniofacial

Na fisiopatologia da dor facial, existe uma série de estruturas responsáveis pela modulação da sensação dolorosa em todas as etapas da via de transmissão. Essas estruturas atuam geralmente com função inibitória, visando proteger o sistema nervoso da sensibilização central e fornecer uma informação real e verdadeira das sensações dolorosas que aferem ao sistema nervoso central. Nesse sentido, podemos citar: o córtex motor e o próprio córtex somatossensitivo, a substância cinzenta periaquedutal e os núcleos magnos da rafe. Todos apresentam eferências ao complexo trigeminal. O aprofundamento desses conhecimentos básicos não é o propósito deste livro, mas deve ser buscado na literatura específica, pela sua importância na realização do diagnóstico e manejo apropriados desses pacientes.

Classificação

A literatura apresenta divergências quanto à classificação e caracterização das diferentes síndromes dolorosas craniofaciais. As classificações mais utilizadas e descritas incluem a da International Headache Society (Sociedade Internacional de Cefaleia – IHS),[2] a da Sociedade Internacional para o Estudo da Dor (IASP)[3] e a da Academia Americana de Dor Orofacial (AAOP).[4]

1. Dor de origem sinusal
 1.1 Rinossinusite aguda e crônica

1.2 Outras doenças dos seios paranasais que causam dor facial

   1.2.1 Tumores

2. Dor de origem não sinusal

  2.1 Neuralgias craniofaciais primárias

    2.1.1 Cefaleias autonômicas

      2.1.1.1 Cefaleia em salvas

      2.1.1.2 Hemicrania paroxística crônica

      2.1.1.3 SUNCT (Short-lasting unilateral neuralgiform headache with conjuntival injection and tearing)

    2.1.2 Neuralgia Trigeminal Essencial

    2.1.3 Outras neuralgias primárias

      2.1.3.1 Neuralgia do Glossofaríngeo

      2.1.3.2 Neuralgia occipital ou de Arnold

      2.1.3.3 Neuralgia do nervo vago

  2.2 Neuralgias craniofaciais secundárias

    Neuralgia pós-herpética:

    Síndrome paratrigeminal de Rieder

    Neuralgia do gânglio esfenopalatino (Sluder)

    Neuralgia do gânglio geniculado (ou nervo intermédio)

    Neuralgia trigeminal secundária à esclerose múltipla (EM)

    Síndrome de Tolosa-Hunt (oftalmoplegia dolorosa)

    Síndrome de Eagle (estilomastóidea)

  2.3 Dor neuropática trigeminal e dor trigeminal por desaferentação (anestesia dolorosa)

  2.4 Dor facial atípica

  2.5 Dor facial de origem odontogênica e disfunção temporomandibular

    Odontalgias

    Dores mucogengivais

    Dores odontogênicas infecciosas

    Dores neuropáticas ou neuralgias traumáticas

    Tumorais

    Deformidade facial

    Distúrbios temporomandibulares

1. Dor de origem sinusal

Além da rinossinusite aguda e crônica, também são consideradas causas de dor facial os tumores dessa região e os discutíveis pontos de contato. Esses tópicos serão abordados nos capítulos específicos: rinossinusite aguda, rinossinusite crônica e cefaleia rinogênica. Entretanto, deve ficar claro que as rinossinusites não são causas comuns de dor facial, principalmente a crônica, e que os tumores não têm como característica se apresentarem clinicamente por dor. Ou seja, dores faciais, sem clínica rica e inequívoca de processo inflamatório agudo rinossinusal, deve alertar para outras etiologias.[5-9]

2. Dor facial de origem não sinusal

2.1 Neuralgias craniofaciais primárias

Neste tópico são abordadas apenas as primárias mais importantes e frequentes.

2.1.1 Cefaleias autonômicas

Consideram-se como cefaleias autonômicas ou autonomicotrigeminais as cefaleias que possuem, em sua fisiopatologia, influência ou gênese do sistema trigêmino-hipotalâmico.

2.1.1.1 Cefaleia em salvas

Apresenta predominância de ocorrência no sexo masculino (5-9 homens para 1 mulher) e nos indivíduos de 20 a 40 anos. Dor forte e muito forte unilateral (10-15% podem evoluir com bilateralidade nas crises seguintes), orbitária, supraorbitária e/ou temporal, durando de 15 a 180 minutos, se não tratada.

É acompanhada de pelo menos um do seguinte sintomas:

a) hiperemia conjuntival e/ou lacrimejamento;
b) congestão nasal e/ou rinorreia ipsilaterais;
c) edema palpebral ipsilateral;
d) sudorese frontal e facial ipsilateral;
e) miose ou ptose ipsilateral;
f) sensação de inquietude ou agitação.

As crises têm uma frequência de uma a cada dois dias até oito por dia. Pode evoluir de forma episódica (80% casos), ou seja, em crises intercaladas por períodos de acalmia (crises de 2 a 3 meses com intervalos de 1 a 2 anos), ou de forma crônica, com crises em que não há remissões ou com remissões muito curtas (menos de 14 dias).

2.1.1.2 Hemicrania paroxística crônica

Apresenta semiologia semelhante à da cefaleia em salvas, mas diverge com relação ao número de crises (cinco ou mais ataques por dia, podendo chegar a 15-20 x/dia) e à duração das mesmas (2 a 45 minutos, em média de 5 a 10 minutos). Apresentam também a característica fundamental de resposta da crise ao uso de indometacina oral (150 mg/dia ou menos). Também difere da cefaleia em salvas pela predominância no sexo feminino. Pode apresentar-se na forma episódica, com crises intercaladas por períodos de remissão (hemicrania paroxística episódica).

2.1.1.3 SUNCT

Apresenta sintomas autonômicos semelhantes às cefaleias anteriormente citadas, diferindo também com relação à duração e à frequência das crises. Na SUNCT, elas duram de 15 a 120 segundos e ocorrem de 3 a 100 vezes por dia.

Tratamento

O tratamento medicamentoso deste grupo específico de cefaleias primárias divide-se em: tratamento das crises agudas de dor e tratamento profilático. Existem terapias alternativas ao tratamento farmacológico, tais como: acupuntura, fisioterapia, psicoterapia, determinação de fatores desencadeantes das crises, dietoterapia, psicoterapia e terapia comportamental.[10] Entretanto, a maioria dessas cefaleias encontra no tratamento medicamentoso seu principal componente de resposta terapêutica.

a) Para as crises de cefaleia em salvas: a inalação de O_2 puro (5-10 L/min) resulta em alívio da dor em 70% dos casos. O uso tópico de lidocaína ou capsaicina intranasal também pode resultar em alívio da crise dolorosa. Também podem ser utilizados derivados ergotamínicos (por via oral, sublingual, retal ou nasal), os triptanos (também por via intramuscular, subcutânea ou oral) e os corticosteroides endovenosos.
b) Para a profilaxia da cefaleia em salvas: verapamil, corticosteroides (prednisona e dexametasona), ácido valproico, topiramato e lítio.
c) Para a cefaleia tipo SUNCT e hemicrania paroxística: carbamazepina, indometacina, lítio, amitriptilina, verapamil, valproato de sódio, prednisona, lamotrigina e gabapentina. Para a hemicrania paroxística, um dos critérios diag-

nósticos e terapêuticos é a resposta ao uso da indometacina.

Tratamentos intervencionistas

Pacientes de difícil controle têm opções terapêuticas variadas – estimulação elétrica transcutânea de nervo periférico (occipital, gânglio esfenopalatino), estimulação cerebral profunda (*deep brain stimulation*) e procedimentos percutâneos[10,11] com o objetivo de melhora na qualidade de vida.

2.1.2 neuralgia trigeminal essencial

A neuralgia trigeminal essencial, ou simplesmente neuralgia trigeminal, constitui um dos mais frequentes e conhecidos agentes responsáveis pela dor em região da face. Suas primeiras descrições na literatura são encontradas nos escritos de Arateus da Capadócia no século II a.C.[12] Acredita-se, na atualidade, que a fisiopatologia da neuralgia trigeminal baseia-se tanto em mecanismos periféricos como centrais.[13] Apresenta diagnóstico clínico, com incidência variável na literatura, em média de 4,3 casos para cada 100 mil habitantes.[14]

O quadro clínico da neuralgia trigeminal essencial caracteriza-se por:

- Dor intensa e paroxística em um dos ramos do nervo trigêmeo, lancinante, que se instala e desaparece subitamente e tem curta duração.
- Crises com sensação sucessivas de pontadas, facadas, choque, relâmpagos, calor de forte intensidade, sendo referida pelos pacientes como ferroada, contato com ferro quente, eletricidade ou "agulhas na face".
- Frequência de crises fixa ou padronizada, com surtos de duração variável (dias, meses ou semanas).
- Pode ser desencadeada ou agravada por estímulos táteis na face, constituindo as chamadas zonas de gatilho ou pontos-gatilho na face. Os locais mais comumente acometidos são o sulco nasolabial, o lábio superior, a bochecha, a asa do nariz, o ângulo da boca e a gengiva alveolar ou vestibular. As zonas de gatilho estão presentes em 50% dos casos Outros desencadeadores são assoar o nariz, escovar os dentes, realizar a higiene da face, barbear-se, estímulos de correntes de ar na face e pela manipulação da mucosa da gengiva. Devido a esse fato, os pacientes muitas vezes apresentam-se com

perda de peso por não poderem mastigar, não fazem a higiene oral, têm acúmulo de secreções na face e a barba é mal cuidada.

- Ocorre mais frequentemente no território dos ramos maxilar e mandibular (II e III ramo), e raramente isolado no I ramo (oftálmico). A dor do terceiro ramo ocorre no lábio inferior e na mandíbula, a do segundo localiza-se no lábio superior, asa do nariz, bochecha e raramente na gengiva ou palato. O ramo oftálmico pode ser considerado envolvido apenas quando a dor ocorre sobre o globo ocular/órbita/região supraorbitária ou fronte.

É geralmente unilateral (bilateral em 0,3-7,07% dos casos). O exame físico desses pacientes é geralmente normal, com uma pequena porcentagem exibindo alterações de sensibilidade objetiva pós-crise, que deve ser obrigatoriamente investigada por exames de imagem.

Tratamento

O tratamento inicial da neuralgia trigeminal é sempre clínico e envolve, sobretudo, o uso de anticonvulsivantes orais ou uso de baclofeno oral. O controle das crises com uso da medicação ocorre a longo prazo em cerca de 50 a 75% dos pacientes. Para os pacientes que não apresentam resposta à terapia conservadora ou apresentam efeitos colaterais ao uso das medicações descritas, o tratamento neurocirúrgico funcional é recomendado (radiocirurgia, descompressão e técnicas percutâneas). Nesse caso, os riscos devem ser bem discutidos com os pacientes.[13,15,16]

Outras neuralgias primárias são neuralgia do glossofaríngeo, neuralgia occipital ou de Arnold, neuralgia do nervo vago.

2.2 Neuralgias craniofaciais secundárias

Constituem síndromes dolorosas da face causadas por lesões secundárias intracranianas ou doenças sistêmicas. Podem apresentar manifestações clínicas diversas, podendo causar sintomatologia idêntica à neuralgia trigeminal primária (chamada de neuralgia trigeminal secundária ou sintomática), desde que causem compressão anatômica do V par em sua porção intracraniana. Semiologicamente, o dado mais importante de suspeição de uma neuralgia trigeminal secundária é a presença de alterações de sensibilidade (anestesia ou hipoestesia) associadas à dor no trajeto de um dos ramos do nervo

trigêmeo, porém até 10% dos pacientes com neuralgia trigeminal típica apresentam causas intracranianas de dor.[17]

O quadro doloroso geralmente acompanha o déficit sensitivo, podendo ocorrer alteração do reflexo corneano e da função motora do nervo trigêmeo (mastigação) e anormalidades tróficas, como ulcerações nasais.[18]

Causas intracranianas de dor facial: tumorais, vasculares, infecciosas, lesões congênitas intracranianas, distúrbios da circulação do liquor, traumatismos mecânicos do nervo trigêmeo, acidentes vasculares cerebrais isquêmicos ou hemorrágicos, isquemia de tronco cerebral.

Causas sistêmicas de dor facial típica ou atípica: diabetes, doenças autoimunes, intoxicação, sarcoidose, amiloidose, doença oncológica, arterite temporal.

Em todos esses casos em que há suspeita de neuropatia trigeminal, os pacientes devem ser obrigatoriamente investigados com pesquisa sérica de exames de reação inflamatória, pesquisa de colagenoses, sorologias infecciosas, testes de intoxicação, exame de liquor, estudos eletrofisiológicos e com exames de imagem (tomografia e ressonância). Em caso de negatividade, não deve ser descartada nova investigação futura, pois, muitas vezes, os exames se tornarão positivos com a evolução de uma doença anteriormente não definida.

Alguns casos de dor facial secundária apresentam características mais discriminativas, como, por exemplo: neuralgia pós-herpética, síndrome para-trigeminal de Rieder, neuralgia do gânglio esfenopalatino (Sluder), neuralgia do gânglio geniculado, neuralgia trigeminal secundária à esclerose múltipla, síndrome de Tolosa-Hunt e síndrome de Eagle. São discutidas, a seguir, as de maior incidência: neuralgia pós-herpética e neuralgia secundária à esclerose múltipla.

O acometimento do nervo trigêmeo pelo herpes-zóster ocorre em 10 a 15% dos casos, sendo o ramo oftálmico o mais acometido. A queixas costumam ser queimação, latejamento e pontadas, intercaladas por dores agudas em choque, assim como alterações de sensibilidade. Pode haver acometimento de outros nervos cranianos. Quando o gânglio geniculado do facial é envolvido, ocorre a síndrome de Ramsay Hunt.

Em relação à esclerose múltipla, a maior importância encontra-se no fato de que esse diagnóstico deve ser lembrado em pacientes com dor facial, principalmente em casos com sintomatologia bilateral.[19]

2.3 Dor neuropática trigeminal e dor trigeminal por desaferentação (anestesia dolorosa)

Este grupo de pacientes é dividido em dois subgrupos: o primeiro é chamado de dor neuropática trigeminal e inclui pacientes que sofreram lesões não intencionais do nervo trigêmeo, como, por exemplo: trauma facial, cirurgia oral; cirurgia de orelha e nariz e cirurgia na garganta, cirurgia da base do crânio; cirurgia de fossa posterior, ou cirurgia para tratamento de acidente vascular cerebral hemorrágico com manipulação de fossa posterior. O segundo grupo, denominado portador de dor trigeminal por desaferentação, inclui pacientes que receberam lesão intencional em seu sistema trigeminal, geralmente para tratamento de um quadro de neuralgia trigeminal essencial ou primária, como neurectomia, gangliólise, rizotomia, nucleotomia, tractotomia ou outro procedimento de denervação.[20,21]

Clinicamente, a dor neuropática trigeminal apresenta caráter latejante incessante ou queimação na área afetada, enquanto a dor por desaferentação trigeminal é descrita como queimando, rastejando, comichando ou rasgando. A anestesia dolorosa é uma condição extrema de desaferentação, sendo descrita como uma dor insuportável percebida em uma região insensível da face.

Tratamento

O tratamento dessa condição é extremamente frustrante, especialmente pela raridade da doença e pela falta de estudos com grande número de pacientes e controles.

2.4 Dor facial atípica

A dor facial atípica é uma dor pobremente localizada, descrita como queimação ou dor latejante e profunda. Geralmente é contínua e de intensidade constante, embora possa ter um componente de dor em choque; embora possa ser descrita pelos pacientes como de forte intensidade, clinicamente eles não expressam esse grau de sofrimento. Acomete principalmente mulheres, com relação mulher:homem de 2:1 a 19:1, e com uma média de idade de início aos 40 anos. Sua localização não é anatômica, podendo espalhar-se para o outro lado da face ou para dermátomos cervicais. Dor facial bilateral é eventualmente vista em 20 a 30% dos pacientes. Essa dor não é desencadeada, embora possa piorar com estímulos de múltiplos sítios e de

natureza variável. Não existem sinais neurológicos objetivos. Embora a dor seja frequentemente descrita em termos dramáticos, o paciente paradoxalmente apresenta-se confortável, e a dor não interfere no sono, na alimentação ou na comunicação.

Anormalidades psicocomportamentais, como depressão, histeria, transtorno obsessivo-compulsivo e transtornos de personalidade, são comumente associadas ao quadro. A dor geralmente se insinua em todas as situações da vida do paciente, isolando-o de sua família, que vive em função da dor.[10] Em 50% dos casos, existe a história de procedimentos dentários, médicos ou evento estressante antes do evento inicial da dor. A história de múltiplos procedimentos invasivos para tratar a dor não é incomum. Formas equivalentes dessa dor envolvendo estruturas dentais são chamadas odontalgia atípica, síndrome da boca queimante e mordida-fantasma.

O diagnóstico de dor facial atípica implica na exclusão de fatores causais orgânicos nos exames físico, laboratoriais e complementares radiológicos

Tratamento

Muitos autores afirmam que não há papel para procedimentos, que geralmente causam piora da dor facial (rizotomia ou até mesmo cirurgias), especialmente os procedimentos ablativos. A principal terapia inclui o uso de antidepressivos tricíclicos ou duais, moduladores de dor e neurolépticos. O uso de psicoterapia também é indicado.

2.5 Dor facial de origem odontogênica e disfunção temporo-mandibular

Dor orofacial ou dor facial de origem odontogênica apresenta maior precisão de diagnóstico e melhores resultados de tratamento quando abordada de forma multidisciplinar. É indispensável ao cirurgião dentista e aos médicos atuantes no complexo craniocervicofacial conhecer e entender o mecanismo de complexidade dos diversos tipos de dores correlacionadas.[22]

As dores orofacias podem ser divididas em: odontalgias (pulpares e sensibilidade dentinária); dores muco gengivais (gengivites, periodontites); dores odontogênicas infecciosas (alveolites, pericoronarites, abscessos e celulites faciais, pós-herpéticas e mediastinites); dores neuropáticas ou neuralgias: traumáticas (após endodontia, implantodontia, exodontias, cirurgias ortognáticas ou lesões protéticas), trigeminal, glossofaríngea, occipital, laríngeo superior; tumorais (displasia fibrosa ou síndrome de Albright); deformidade facial; disfunção temporomandibular (DTM) e dor orofacial.

Disfunção temporomandibular
(DTM) e dor orofacial

A DTM tem causa multifatorial e apresenta vários efeitos, entre eles a cefaleia tensional e migrânea (dor de cabeça por tracionamento muscular e vascular, respectivamente), dores musculares, estalidos e ruídos na articulação, desvios de mordida, modificação da postura e alterações no alinhamento medular, zumbidos e hipocusia e efeitos reflexos.[23] Segundo a IHS,[2] é necessário três ou mais dos seguintes sintomas para o diagnóstico: ruído na articulação temporomandibular aos movimentos da mandíbula, movimentos limitados ou espasmódicos da mandíbula, dor à movimentação da mandíbula, bloqueio na abertura da mandíbula, dentes cerrados (bruxismo) e outras parafunções orais (mordidas ou compressão da língua, lábios ou bochechas). Foi, portanto, necessário criar o novo termo "disfunção oromandibular".

Conclusão

As dores faciais são complexas e de difícil manejo. Dependerá da correta investigação, a partir de um conhecimento sobre a fisiopatogenia das vias sensitivas dessa região e suas correlações centrais, a compreensão e a valorização dos sintomas dos pacientes. A maioria dos pacientes com dor facial ou cefaleia não apresenta rinossinusite. Deve-se compreender a prevalência e as características das diferentes causas de dor facial diferenciar a origem sinusal ou não sinusal da dor facial para o correto diagnóstico e consequente tratamento. Assim se tornará mais viável evitar tratamentos desnecessários e aumentar o índice de sucesso nos tratamentos eleitos para controlar a dor dos pacientes.

Teoria versus *prática*

Apesar de a etiologia das dores faciais raramente ser justificável por uma etiologia nasossinusal (rinossinusites), segue a procissão de pacientes dos mais diversos níveis socioeconômicos e culturais adentrando aos consultórios com a convicção de que seus quadros de dor na face sejam causados por esse tipo de doença. Cabe aos profissionais de saúde não só a realização de uma correta investigação diagnóstica, para que menos pacientes sigam sendo tratados para resolução de suas dores faciais através do tratamento inapropriado de um processo inflamatório nasossinusal inexistente como causa do problema.

Referências

1. West B, Jones NS. Endoscopy-negative, computed tomography-negative facial pain in a nasal clinic. Laryngoscope. 2001;111(4 Pt 1):581-6.
2. Classification and diagnostic criteria for headache disorders, cranial neuralgias and facial pain. Headache Classification Committee of the International Headache Society. Cephalalgia. 1988;8 Suppl 7:1-96.
3. Merksey H, Bogduk N, editors. Classification of chronic pain: descriptions of ghronic pain syndromes and definitions of chronic pain terms. 2nd ed. Washington: IASP; 1994.
4. Okeson JP, editor. Orofacial pain: guidelines for assessment, diagnosis, and management. Chicago: Quintessence;1996.
5. Clifton NJ, Jones NS. Prevalence of facial pain in 108 consecutive patients with paranasal mucopurulent discharge at endoscopy. J Laryngol Otol. 2007;121(4):345-8.
6. Eweiss AZ, Lund VJ, Barlow J, Rose G. Do patients with chronic rhinosinusitis with nasal polyps suffer with facial pain? Rhinology. 2013;51(3):231-5.
7. Mudgil SP, Wise SW, Hopper KD, Kasales CJ, Mauger D, Fornadley JA. Correlation between presumed sinusitis-induced pain and paranasal sinus computed tomographic findings. Ann Allergy Asthma Immunol. 2002;88(2):223-6.
8. Shields G, Seikaly H, LeBoeuf M, Guinto F, LeBoeuf H, Pincus T, et al. Correlation between facial pain or headache and computed tomography in rhinosinusitis in Canadian and U.S. subjects. Laryngoscope. 2003;113(6):943-5.
9. Fokkens WJ, Lund VJ, Mullol J, Bachert C, Alobid I, Baroody F, et al. EPOS 2012: European position paper on rhinosinusitis and nasal polyps 2012. A summary for otorhinolaryngologists. Rhinology. 2012;50(1):1-12.
10. Alves Neto O, Costa CMC, Siqueira JTT, Teixeira MJ, organizadores. Dor: princípios e prática. Porto Alegre: Artmed; 2009.

11. Jenkins B, Tepper SJ. Neurostimulation for primary headache disorders, part 1: pathophysiology and anatomy, history of neuromodulation in headache treatment, and review of peripheral neuromodulation in primary headaches. Headache. 2011;51(8):1254-66.
12. Ameli NO. Avicenna and trigeminal neuralgia. J Neurol Sci. 1965;2(2):105-7.
13. Gronseth G, Cruccu G, Alksne J, Argoff C, Brainin M, Burchiel K, et al. Practice parameter: the diagnostic evaluation and treatment of trigeminal neuralgia (an evidence-based review): report of the Quality Standards Subcommittee of the American Academy of Neurology and the European Federation of Neurological Societies. Neurology. 2008;71(15):1183-90.
14. Yoshimasu F, Kurland LT, Elveback LR. Tic doulourex in Rochester, Minessota, 1945-1969. Neurology. 1972;22(9):952-6.
15. Lichtor T, Mullan JF. A 10-year follow-up review of percutaneous microcompression of trigeminal ganglion. J Neurosurg. 1990;72(1):49-54.
16. Pollock BE, Foote RL, Stafford SL, Link MJ, Gorman DA, Schomberg PJ. Results of repeated gamma knife radiosurgery for medically unresponsive trigeminal neuralgia. J Neurosurg. 2000; 93 Suppl 3:162-4.
17. Peet MM, Schneider RC. Trigeminal neuralgia: a review of six hundred and eighty nine cases woth a follow-up study of sixty five percent of the group. J Neurosurg. 1952;9(4):367-77.
18. Freeman AG. Ulceration of face associated with trigeminal neuropathy. Br Med J. 1977;2(6093): 1029.
19. Rushton JG, Olafson RA. Trigeminal neuralgia associated with multiple esclerosis: report of 35 cases. Arch Neurol. 1965;13:383-6.
20. Freitas TS. Tratamento das cefaléias autonômicas refratárias em pacientes submetidos à neurocirurgia para tumor de hipófise [dissertação]. Brasília: UnB; 2012.
21. Gouda JJ, Brown JA. Atypical facial pain and other pain syndromes. Differential diagnosis and treatment. Neurosurg Clin N Am. 1997;8(1):87-100.
22. Siqueira JTT, Ching LH, Narsri C, Siqueira SRDT, Teixeira MJ, Heir G, et al. Clinical study of patients with persistent orofacial pain. Arq Neuro-Psiquiatr. 2004;62(4):988-96.
23. Bruno MAD. Disfunção temporomandibular: aspectos clínicos de interesse do cefaliatra. Migrâneas Cefaléias. 2004;7(1):14-8.

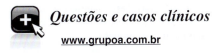

4.16 Complicações orbitárias das rinossinusites

Edwin Tamashiro
Fabiana C. P. Valera
Wilma Terezinha Anselmo-Lima

Introdução

O nariz e os seios paranasais apresentam importantes relações anatômicas com regiões e estruturas nobres que, muitas vezes, são acometidas por doenças originárias da cavidade nasossinusal. Além da proximidade anatômica, outros aspectos contribuem para a ocorrência de complicações orbitárias e intracranianas em quadros de rinossinusite. Uma delas é a fina camada óssea que separa o revestimento mucoperiosteal nasossinusal do conteúdo orbitário e cerebral. Em várias localizações, como na lâmina papirácea, há apenas uma delgada camada óssea que não tem mais do que poucos milímetros de espessura. Além de fina, em crianças há maior porosidade óssea devido ao incompleto processo de calcificação. Outro ponto importante é a presença de inúmeras falhas ósseas naturais, como os forames neurovasculares (etmoidais anterior e posterior e o esfenopalatino), os forames neurais (lâmina cribiforme) e as suturas ósseas muitas vezes não consolidadas, especialmente em crianças.

Embora o uso de antibióticos para os quadros de rinossinusite aguda tenha diminuído substancialmente os casos de complicação orbitária e intracraniana e não haja estatística precisa da incidência de tais complicações na população geral, ainda são registrados quadros de rinossinusites complicadas em serviços terciários. Em função das potenciais sequelas visuais e neurológicas, inclusive o óbito, torna-se importante o reconhecimento precoce pelo médico referenciador e o adequado manejo pelo médico especialista.

Além das rinossinusites agudas, outras causas de envolvimento orbitário são: trauma facial, infecção da face, picadas de insetos, causas iatrogênicas, compressões ou infecções agudas causadas por tumores, blefarites, conjuntivites, dacriocistite ou mesmo processos infecciosos à distância que cursam com bacteremia. Considerando que ao menos 75% das complicações orbitárias são decorrentes de uma rinossinusite aguda, é imperativo investigar patologias nasossinusais em quadros de órbita aguda.

Classificações das complicações orbitárias de rinossinusites

Diversas propostas têm sido descritas para sistematizar a classificação das complicações orbitárias das rinossinusites, como as de Hubert, Smith e Spencer, Mortimore e Wormald, Chandler e colaboradores e Cruz e colaboradores. A classificação de Chandler e colaboradores,[1] a mais citada e utilizada até hoje, divide as possíveis complicações orbitárias em: celulite pré-septal, celulite orbitária, abscesso subperiosteal, abscesso orbitário e trombose do seio cavernoso **(Quadro 4.16.1)**.

A falta de uma classificação universal tem dificultado a sistematização e a padronização de condutas. A grande controvérsia nos diferentes tipos de classificação é quanto ao conceito que define órbita.

Anatomicamente, a órbita é definida pelo conjunto de estruturas formadas pelo globo ocular e estruturas anexas, como musculatura, vasos e nervos, com limites bem estabelecidos. Na porção anterior, o limite entre conteúdo orbitário e pálpebras se dá pelo septo orbitário, constituído pela continuidade do espesso periósteo que recobre a cavidade orbitária e que recebe o nome de periórbita nesta topografia. O septo orbitário apresenta uma fusão de elementos palpebrais, atuando como uma barreira que impede a entrada de agentes agressores da pálpebra em direção à órbita, assim como o sustenta contra o prolapso anterior de conteúdo orbitário.

Sendo assim, com vistas a uma correta definição, as complicações orbitárias deveriam ser classificadas de acordo com Cruz e colaboradores[2] em celulite orbitária, abscesso subperiosteal e abscesso orbitário **(Fig. 4.16.1)**. Alterações pré-septais são alterações palpebrais, não devendo, portanto, ser enquadradas como complicações orbitárias. Da mesma forma, a trombose do seio cavernoso, assim como outras complicações intracranianas, não são complicações orbitárias, sendo tratadas em outro capítulo deste livro.

Fisiopatogenia das complicações orbitárias

Durante o processo de pneumatização e desenvolvimento da cavidade nasossinusal, a órbita acaba sendo circundada em três dos seus quatro lados pelos seios paranasais. Antes do desenvolvimento do seio frontal, a órbita faz limite com os seios para-

> **QUADRO 4.16.1**
> ### Classificação das complicações orbitárias de rinossinusites
>
> Estágio 1: Celulite pré-septal
> Estágio 2: Celulite orbitária
> Estágio 3: Abscesso subperiosteal
> Estágio 4: Abscesso orbitário
> Estágio 5: Trombose de seio cavernoso
>
> Fonte: Adaptada de Chandler e colaboradores.[1]

nasais apenas em sua parede inferior e medial. Após a pneumatização do seio frontal, a órbita tem importante contato com esse seio em seu limite superior. Durante uma infecção, devido às características ósseas, o agente microbiano pode se propagar do seio em direção à órbita diretamente por contiguidade do osso ou através das deiscências naturais congênitas e forames.

Outro fator que favorece o aparecimento de infecções orbitárias é a particularidade da drenagem venosa dos seios paranasais. A maior parte do fluxo venoso da cavidade nasal drena em direção à veia esfenopalatina e plexo pterigóideo. Outra parte é drenada pelo sistema etmoidal, passando pelo plexo orbitário em direção ao seio cavernoso, e uma pequena razão se dá em direção às veias faciais, cujas tributárias também drenam a região palpebral **(Fig. 4.16.2)**. Em condições de pressão elevada do sistema venoso sinusal, como acontece nos quadros de congestão nasal, o sangue venoso pode se desviar para as regiões avalvulares da drenagem venosa orbitária e facial, podendo levar a infecções orbitárias e palpebrais por tromboflebite retrógrada, assim como a regiões posteriores da órbita até o seio cavernoso e outras porções intracranianas. Por esse motivo, a classificação I de Chandler, denominada de celulite pré-septal, dificilmente é encontrada clinicamente sob uma forma isolada, estando em geral associada a alterações inflamatórias intraorbitárias (celulite orbitária) ou até mesmo à formação de abscessos. Em razão da provável via comum fisiopatogênica, da dificuldade de diferenciação clínica das celulites pré-septais (infecção palpebral) com a celulite orbitária, e principalmente pelas medidas terapêuticas semelhantes, são abordadas, neste capítulo, as complicações orbitárias como as palpebrais (ou orbitopalpebrais) em um único conjunto.

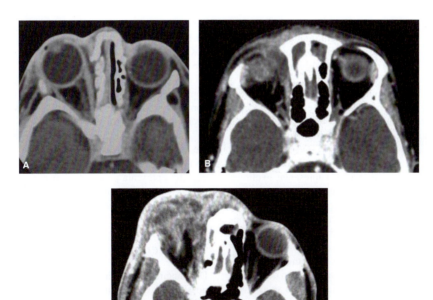

FIGURA 4.16.1 Tomografia computadorizada com contraste (cortes axiais) de complicações orbitárias de rinossinusite aguda (lado direito). (A) Celulite orbitária; (B) abscesso subperiosteal; (C) abscesso orbitário.

Diagnóstico

Diante de uma manifestação de órbita aguda, é fundamental a investigação de sinais e sintomas sugestivos de rinossinusite aguda ou crônica. A maioria dos pacientes se apresenta com quadros típicos de rinossinusite. No entanto, em pacientes com obstrução importante da drenagem do seio

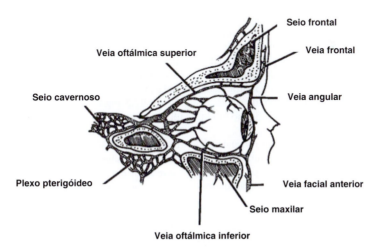

FIGURA 4.16.2 Sistema de drenagem venosa relacionada à órbita.
Fonte: Adaptada de Eustis e colaboradores.[3]

acometido ou em crianças pequenas, não é incomum a apresentação oligossintomática ou mesmo assintomática quanto a queixas nasossinusais, com o aparecimento da complicação orbitária como primeira manifestação.

Além de um minucioso exame físico da cavidade nasal por rinoscopia anterior e nasofibroscopia com coleta de cultura, é importante a realização a documentação do exame oftalmológico completo (teste de nervos cranianos II, III, IV, VI, com exames de motricidade ocular, fundo de olho, reflexo pupilar e campo visual), pois a apresentação clínica inicial é o que definirá a urgência ou a emergência do caso e como o tratamento poderá ser conduzido.

A celulite orbitopalpebral, o abscesso subperiosteal e o abscesso intraorbitário habitualmente representam um *continuum* de evolução do mesmo processo fisiopatogênico. À medida que as celulites tendem a evoluir para a formação de abscesso, o comprometimento ocular tende a se agravar. No entanto, nem sempre os abscessos subperiosteais apresentam-se de forma mais grave que as celulite orbitárias ou os quadros mais graves evoluem necessariamente de situações mais brandas.

Uma das características marcantes das complicações orbitárias é a presença de edema inflamatório da conjuntiva do olho (quemose), proptose e outros sinais flogísticos oculares, como dor e calor local. Habitualmente, há certa restrição de abertura ocular, sobretudo quando associada à celulite pré-septal ou à inflamação palpebral. Em casos nos quais a complicação se manifesta predominantemente com a formação de abscesso em porções mais posteriores do cone orbitário, as alterações inflamatórias em regiões anteriores não são tão exacerbadas. Dependendo do grau de inflamação da gordura e da musculatura intraorbitária, da compressão causada pelo acúmulo de transudato/ exsudato e do grau da pressão intraocular, o paciente pode apresentar diminuição da motricidade ou até mesmo oftalmoplegia, redução da acuidade visual e, em casos mais graves, alterações no fundo de olho e no reflexo pupilar.

Na presença de comprometimento visual, oftalmoplegia e sintomas de alteração intracraniana, ou mesmo na simples suspeita de complicação orbitária de rinossinusite aguda, a realização de tomografia computadorizada (TC) com contraste das órbitas e seios paranasais ou ressonância magnética (RM) é mandatória. Além de demonstrar o comprometimento do seio que faz limite com a órbita (maxilar, etmoide ou frontal), a TC é capaz de diferenciar um quadro de celulite orbitopalpebral, abscesso subperiosteal, abscesso intraorbitário ou

até mesmo complicações intracranianas. O exame de RM, apesar da melhor discriminação dos tecidos e estruturas que compõem a órbita, nem sempre é acessível. A RM possibilita melhor definição do conteúdo gorduroso intraorbitário, do grau de comprometimento de músculos e nervos, assim como da presença de edema ou coleções purulentas no interior da órbita.

A ultrassonografia ocular é outro possível exame a ser realizado, que pode auxiliar na avaliação de abscessos em regiões anteriores da órbita. No entanto, apresenta pouca eficácia para detectar alterações no ápice orbitário, seios paranasais ou mesmo alterações intracranianas.

Tratamento

De maneira geral, além de medidas para tratar a rinossinusite, como o uso de lavagens nasais e descongestionantes tópicos, é imprescindível que o paciente receba antibiótico sistêmico de modo empírico, que tenha cobertura para gram-positivos (*Staphylococcus aureus, Streptococcus* spp.), gram-negativos (*Haemophilus influenzae*) e anaeróbios (*Peptostreptococcus* spp., *Fusobacterium* spp., *Propionibacterium* sp.). A coleta de *swab* nasal dirigido do meato médio pode direcionar a antibioticoterapia em caso de falha terapêutica.

Independentemente da gravidade, esses pacientes deveriam ser tratados, de preferência, sob regime de internação com antibiótico endovenoso. No entanto, alguns autores recomendam, para aqueles com celulite orbitopalpebral, em bom estado geral, sem oftalmoplegia, alterações visuais ou sinais de complicação intracraniana (cefaleia, tontura, náuseas e vômitos), tratamento ambulatorial com reavaliação em 24 a 48 horas, ou antes em caso de piora. Uma opção de tratamento ambulatorial é amoxicilina-clavulanato, 500 mg/125 mg, ou 50 mg/12,5 mg/kg/dia, VO, de 8/8 horas, por 14 dias. Em todos os outros casos que apontem maior gravidade, é necessária a internação com prescrição de antibioticoterapia endovenosa. A decisão do melhor esquema antimicrobiano a ser adotado deve levar em consideração o uso de antibióticos prévios, as características imunológicas do paciente e as orientações da Comissão de Controle de Infecção Hospitalar local. Algumas sugestões de antibioticoterapia para pacientes internados são:

1. Clindamicina 600 mg, EV, 8/8 h (25-40 mg/kg/ dia) + ceftriaxona 2 g (40-80 mg/kg), EV, 1 x/ dia, por 14 dias.

2. Oxacilina 1 g, EV, 6/6 h (100 mg/kg/dia) + ceftriaxona, 2 g, EV, 1 x/dia (40-80 mg/kg/dia) por 14 dias.
3. Amoxicilina + clavulanato, 1 g, EV, 8/8 h (50 mg/kg/dia).
4. Oxacilina, 1 g, EV, 6/6 h (100 mg/kg/dia) + ciprofloxacino, 400 mg, EV, 12/12 h (10 mg/kg), por 14 dias.
5. Cefuroxima, 750 mg, EV, 8/8 h (100 mg/kg/dia) + metronidazol, 500 mg, 8/8 h (22,5 mg/kg/dia), por 14 dias.

No caso de pacientes internados, é importante que eles sejam avaliados pelo menos duas vezes ao longo do dia quanto ao aparecimento de complicações do sistema nervoso central (SNC), alteração da acuidade visual, motricidade ocular e reflexos pupilares. Se o indivíduo apresentar melhora substancial dos sintomas e sinais oftalmológicos, com período afebril de pelo menos 48 horas, pode-se fazer a transição da antibioticoterapia endovenosa para via oral, com duração total de pelo menos 14 dias.

Casos de abscesso subperiosteal, dependendo da apresentação inicial, podem ser tratados clinicamente antes de se considerar a drenagem imediata do abscesso. Há controvérsias sobre se a drenagem precoce do abscesso altera a evolução clínica nos casos em que não há sinais de urgência oftalmológica. Estudos em crianças com menos de 4 anos de idade têm demonstrado que abscessos pequenos (< 1mL em volume) localizados medialmente, sem alterações visuais, sem envolvimento sistêmico significativo e que respondem com terapia antimicrobiana EV dentro de 24 a 48 horas não necessitam de tratamento cirúrgico.[4]

Já nos casos de abscesso orbitário, devido ao maior risco de desenvolvimento de sequelas visuais e até mesmo disseminação para o SNC, recomenda-se a drenagem de urgência em centro cirúrgico. De modo geral, sempre que houver comprometimento visual ou orbitário significativo, é recomendado que se proceda à drenagem do abscesso (via endoscópica nasal, via transconjuntival, via transpalpebral ou modos combinados) e/ou à realização de descompressão orbitária (Fig. 4.16.3).

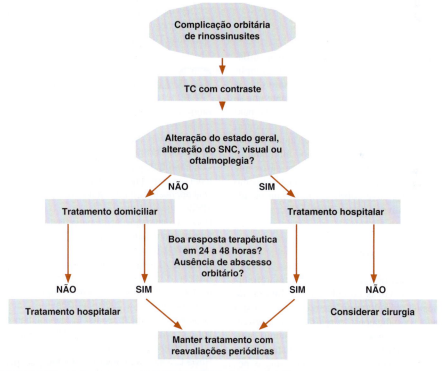

FIGURA 4.16.3 Fluxograma para complicações orbitárias de rinossinusites.

Younis e colaboradores[5] recomendar a drenagem cirúrgica quando houver uma destas cinco condições:

a) Evidência de formação de abscesso na tomografia
b) Acuidade visual igual ou pior que 20/60 na avaliação inicial
c) Complicação orbitária grave na avaliação inicial (cegueira ou ausência de reflexo pupilar aferente)
d) Piora das alterações orbitárias apesar do tratamento clínico
e) Ausência de melhora clínica dentro de 48 horas com tratamento clínico

O uso de corticosteroides sistêmicos é questionável. Dependendo do grau de proptose e do edema orbitário, eles podem ser benéficos para reduzir a pressão intraocular, mas devem ser usados por um curto período de tempo. No entanto, deve-se considerar que os corticosteroides têm o potencial de retardar o processo de resolução da infecção, aumentar a taxa de necrose e reduzir a penetração do antibiótico no interior do abscesso.

Conclusão

A presença de órbita edemaciada com sinais inflamatórios deve levantar a suspeita de uma complicação de um quadro nasossinusal, mesmo que as queixas nasais sejam frustras. É importante que se faça uma avaliação multidisciplinar completa para se estabelecer a gravidade do quadro. A tomografia computadorizada com contraste ajuda a diferenciar celulite orbitária de abscessos, auxiliando a tomada de conduta, especialmente em casos que necessitem de drenagem cirúrgica. O tratamento com antibióticos deve cobrir germes gram-positivos, gram-negativos e anaeróbios.

Teoria versus prática

Em virtude das graves consequências da morbimortalidade associadas às complicações orbitárias de rinossinusites, é importante que o diagnóstico seja suspeitado e estabelecido o mais rápido possível para adequado manejo. O acompanhamento multidisciplinar como otorrinolaringologistas, oftalmologistas, infectologistas, neurologistas e pediatras muitas vezes se faz necessário. Na impossibilidade de encaminhamento para centros de referências, é importante que seja realizada uma monitoração frequente da evolução, de preferência sob internação com uso de antibióticos de largo espectro.

Referências

1. Chandler JR, Langenbrunner DJ, Stevens ER. The pathogenesis of orbital complications in acute sinusitis. Laryngoscope. 1970;80(9):1414-28.
2. Cruz AAV, Demarco RC, Valera FCP, Santos AC, Anselmo-Lima WT, Marquezini RMS. Complicações orbitárias das rinossinusites: uma nova classificação. Braz J Otorhinolaryngol. 2007;73(5):684-8.
3. Eustis HS, Mafee MF, Walton C, Mondonca J. MR imaging and CT of orbital infections and complications in acute rhinosinusitis. Radiol Clin North Am. 1998;36(6):1165-83, xi.
4. Fokkens WJ, Lund VJ, Mullol J, Bachert C, Alobid I, Baroody F, et al. EPOS 2012: European position paper on rhinosinusitis and nasal polyps 2012. A summary for otorhinolaryngologists. Rhinology. 2012;50(1):1-12.
5. Younis RT, Lazar RH, Bustillo A, Anand VK. Orbital infection as a complication of sinusitis: are diagnostic and treatment trends changing? Ear Nose Throat J. 2002;81(11):771-5.

Leituras sugeridas

Brook I. Microbiology and antimicrobial treatment of orbital and intracranial complications of sinusitis in children and their management. Int J Pediatr Otorhinolaryngol. 2009;73(9):1183-6.

Coenraad S, Buwalda J. Surgical or medical management of subperiosteal orbital abscess in children: a critical appraisal of the literature. Rhinology. 2009;47(1):18-23.

Dudin A, Othman A. Acute periorbital swelling: evaluation of management protocol. Pediatr Emerg Care. 1996;12(1):16-20.

Eviatar E, Gavriel H, Pitaro K, Vaiman M, Goldman M, Kessler A. Conservative treatment in rhinosinusitis orbital complications in children aged 2 years and younger. Rhinology. 2008;46(4):334-7.

Gavriel H, Kessler A, Eviatar E. Management implications of diagnosing orbital abscess as subperiosteal orbital abscess. Rhinology. 2010;48(1):90-4.

Howe L, Jones NS. Guidelines for the management of periorbital cellulitis/abscess. Clin Otolaryngol Allied Sci. 2004;29(6):725-8.

Ikeda K, Oshima T, Suzuki H, Kikuchi T, Suzuki M, Kobayashi T. Surgical treatment of subperiosteal abscess of the orbit: Sendai's ten-year experience. Auris Nasus Larynx. 2003;30(3):259-62.

Mortimore S, Wormald PJ, Oliver S. Antibiotic choice in acute and complicated sinusitis. J Laryngol Otol. 1998;112(3):264-8.

Peña MT, Preciado D, Orestes M, Choi S. Orbital complications of acute sinusitis changes in the post–pneumococcal vaccine era. JAMA Otolaryngol Head Neck Surg. 2013;139(3):223-7.

Pereira FJ, Velasco e Cruz AA, Anselmo-Lima WT, Elias Júnior J. Computed tomographic patterns of orbital cellulitis due to sinusitis. Arq Bras Oftalmol. 2006;69(4):513-8.

Ryan JT, Preciado DA, Bauman N, Pena M, Bose S, Zalzal GH, et al. Management of pediatric orbital cellulitis in patients with radiographic findings of subperiosteal abscess. Otolaryngol Head Neck Surg. 2009; 140(6):907-11.

Siedek V, Kremer A, Betz CS, Tschiesner U, Berghaus A, Leunig A. Management of orbital complications due to rhinosinusitis. Eur Arch Otorhinolaryngol. 2010; 267(12):1881-6.

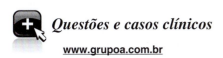

Questões e casos clínicos

www.grupoa.com.br

4.17 Complicações do sistema nervoso central

Rodrigo de Paula Santos
Samuel Tau Zymberg
Camila Atallah Pontes da Silva

Introdução

As complicações intracranianas (CICs) das rinossinusites (RSs), apesar de incomuns, são potencialmente graves e devastadoras. Sua mortalidade é estimada entre 4 e 10% em adultos[1,2] e entre 10 e 20% em crianças[3] e vem diminuindo ao longo dos anos devido ao uso de métodos diagnósticos mais confiáveis e antibióticos eficazes. Entretanto, sequelas neurológicas a longo prazo podem acometer 25% dos casos,[2] com quadros de epilepsia, déficit cognitivo, perda visual e auditiva, gerando grande impacto na qualidade de vida desses pacientes.

Os dados epidemiológicos relacionados com as complicações das RSs variam muito na literatura, tornando sua real incidência desconhecida. As CICs correspondem a 15 a 20% das complicações das RSs, e 10% dos abscessos intracranianos têm sinusopatia como fator desencadeante.[3] Estima-se que 3,7 a 11% dos pacientes internados por RS desenvolvem complicações do sistema nervoso central.[1,4]

As CICs são mais frequentes no sexo masculino e acometem qualquer faixa etária, com predileção pela segunda e terceira décadas de vida.[3] Adolescentes e adultos jovens apresentam um maior risco de extensão intracraniana de RS devido à grande vascularização do sistema venoso diploico nessas idades.[5,6]

Estudos sugerem maior associação das CICs com RS aguda em crianças e RS crônica em adultos.[1,7] Já nos pacientes imunodeprimidos, as CICs são mais relacionadas a quadros de RS fúngica invasiva.[7]

Definição e diagnóstico

O acometimento intracraniano decorrente de quadro de RS pode se apresentar como meningite, empiemas epidural e subdural, abscesso cerebral e trombose de seios venosos cranianos (seio cavernoso, seio sagital e seio sigmoide).

As vias de disseminação podem ser por extensão direta (deiscências congênitas ou traumáticas, erosão óssea e forames existentes) ou hematogênica, por tromboflebite retrógrada[3,8,9] por meio de veias diploicas, sendo essa última a mais frequente. A drenagem venosa dos seios paranasais e do osso diploico do crânio é feita por meio de anastomoses entre veias avalvuladas e plexos venosos da dura-máter, couro cabeludo e periórbita.[1] Dessa forma, infecções nasossinusais, principalmente RS frontoetmoidal e esfenoidal, podem alcançar o compartimento intracraniano.[3]

Os principais patógenos envolvidos nas CICs são *Staphylococcus aureus*, *Streptococcus pneumoniae* e anaeróbios.[1,3,8,10,11]

As CICs podem ser inicialmente assintomáticas em 15% dos casos[2] ou apresentar quadro clínico inespecífico, com febre alta e cefaleia intensa, acompanhando os sintomas nasossinusais. A maioria dos pacientes, entretanto, apresenta sintomatologia sugestiva de envolvimento intracraniano, como náusea, vômitos, rigidez de nuca e alteração do estado mental.[3]

O diagnóstico é realizado por meio de exames de imagem, como tomografia computadorizada

(TC) e ressonância magnética (RM). A punção lombar, quando indicada, deve ser realizada para cultura do líquido cerebrospinal (LCS), a qual servirá de guia para o tratamento antimicrobiano.

A frequência das diversas CICs varia na literatura. Recente revisão europeia[3] sobre o assunto encontrou em ordem decrescente: empiema subdural, abscesso cerebral, meningite, empiema epidural e trombose de seio cavernoso[2] **(Tab. 4.17.1)**.

> **Empiema: coleção de pus dentro de uma cavidade natural ou virtual do organismo. Abscesso: coleção parenquimatosa de pus no interior de uma cavidade formada a partir de um processo infeccioso.**

Pela proximidade com o sistema nervoso central, as CICs podem estar associadas à osteomielite do osso frontal. Trata-se de um abscesso subperiosteal decorrente de uma complicação de RS aguda ou crônica, na qual a tábua anterior do osso frontal é acometida pela infecção sinusal, com deiscência óssea local. Caracteriza-se clinicamente por um edema mole e flutuante na região frontal, denominado tumor de Pott (*Pott's puffy tumor*), descrito por Sir Percivall Pott em 1775. O principal patógeno envolvido é o *S. aureus* e é mais frequente em adolescentes e adultos jovens. O diagnóstico e o planejamento cirúrgico são feitos por meio de TC.

O tratamento envolve antibióticos intravenosos por no mínimo 6 semanas, debridamento cirúrgico da porção óssea acometida e sinusectomia endoscópica para que as vias de drenagem dos seios acometidos sejam mantidas pérvias.[8]

Estudos sugerem associação entre CIC e complicações orbitárias, principalmente em crianças. Dessa forma, mediante um quadro de complicação orbitária (ver Cap. 4.16 Complicações orbitárias das rinossinusites) deve-se descartar a possibilidade de CIC, tanto pela clínica quanto por exames de imagem.

Um fluxograma de tratamento das CICs é exposto na **Figura 4.17.1**.

Meningite

O acometimento meníngeo geralmente decorre de infecção nos seios etmoidal, esfenoidal e frontal, com quadro de febre alta, alteração do estado mental, cefaleia intensa e sinais meníngeos.[1,8] O principal microrganismo envolvido é o *S. pneumoniae*.[1] O diagnóstico é realizado por meio da análise do LCS, e a punção lombar só deve ser realizada na ausência de evidência de aumento da pressão intracraniana. O tratamento é realizado com uso de antibiótico de amplo espectro por via intravenosa, como cefalosporinas de terceira geração e metronidazol. Sequelas são comuns, como convulsões e déficits neurológicos.[1]

TABELA 4.17.1 Frequência das complicações intracranianas das RSAs (estudos incluindo mais de 10 pacientes)

Autor, ano	Nº de pacientes	Complicações	Mortalidade, sequela
Hansen, 2011	16	9 empiemas subdurais 3 meningites 2 empiemas epidurais 2 abscessos cerebrais 1 encefalite 1 trombose de seio sagital superior	Mortalidade: 19% Sequelas: 19%
DelGaudio, 2010	23	8 empiemas epidurais 10 empiemas subdurais 2 abscessos cerebrais 3 meningites	Mortalidade: 4% Sequelas: 12%
Bayonne, 2009	25	4 empiemas epidurais 4 empiemas subdurais 4 tromboses de seio cavernoso 3 meningites 3 abscessos cerebrais	Mortalidade: 10% Sequelas: 16%

(Continua)

Rotinas em Otorrinolaringologia 259

TABELA 4.17.1 Frequência das complicações intracranianas das RSAs (estudos incluindo mais de 10 pacientes) (*continuação*)

Autor, ano	Nº de pacientes	Complicações	Mortalidade, sequela
Germiller, 2006	25 (idade média: 13 anos)	13 empiemas epidurais 9 empiemas subdurais 6 meningites 2 encefalites 2 abscessos cerebrais 2 tromboses de seio cavernoso	Mortalidade: 4% Sequelas: 8%
Quraishi, 2006	12 (idade média: 14 anos)	2 abscessos de lobo frontal 8 empiemas subdurais 1 empiema epidural 2 tromboses de seio cavernoso	Mortalidade: 8% Sequelas: 16%
Oxford, 2005	18 (idade média: 12 anos)	7 empiemas epidurais 6 empiemas subdurais 2 abscessos cerebrais 2 meningites 1 trombose de seio cavernoso	Mortalidade: zero Sequelas: 11%
Younis, 2002	39	21 meningites 7 abscessos epidurais 4 empiemas subdurais 4 abscessos cerebrais 1 trombose de seio sagital superior	Mortalidade: zero Sequelas: 10%
Jones, 2002	47	38% de empiema subdural 30% de abscesso cerebral 23% de empiema epidural 2% de meningite	Mortalidade: 2% Sequelas: 19%
Albu, 2001	16	6 meningites 6 abscessos de lobo frontal 5 empiemas epidurais 4 empiemas subdurais 2 tromboses de seio cavernoso	Mortalidade: 6% Sequelas: 25%
Gallagher, 1998	15	23% de empiema epidural 18% de meningite 14% de abscesso cerebral	Mortalidade: 7% Sequelas: 13%
Clayman, 1991	24	46% de abscesso cerebral 29% de meningite 8% de empiema subdural 8% de trombose de seio cavernoso 4% de trombose de seio sagital	Mortalidade: 4% Sequelas: 33%

Fonte: Fokkens e colaboradores.[3]

Empiema epidural

Trata-se de uma infecção supurativa formada no espaço virtual entre a tábua interna do crânio e a dura-máter (espaço epidural ou extradural),[1,12] geralmente por RS do seio frontal.[1,8] Apresenta expansão lenta devido à firme adesão entre a dura-máter e o osso, com sintomatologia inespecífica por períodos prolongados, com cefaleia, febre, dor e edema do couro cabeludo.[1] A TC de crânio evidencia coleção de baixa densidade e formato reticular, que não ultrapassa as linhas de sutura, pois existem firmes aderências durais nas proximidades das suturas, com variável efeito de massa.[7] Na RM, apresenta sinal hiperintenso em T2 e variável em T1. Os patógenos mais frequentemente envolvidos são *S. aureus* e *Streptococcus*. O tratamento envolve drenagem neurocirúrgica do abscesso, ci-

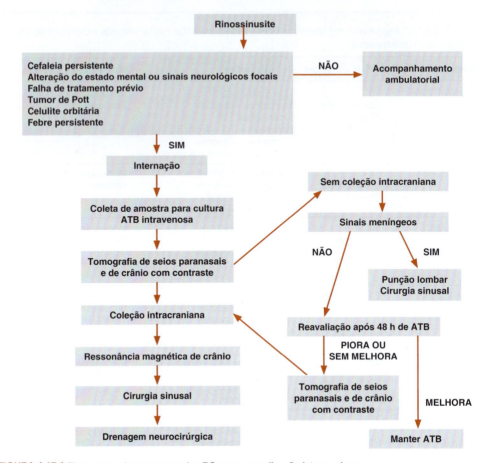

FIGURA 4.17.1 Fluxograma de tratamento das RSs com complicação intracraniana.
Fonte: Bayonne e colaboradores.[2]
ATB, antibioticoterapia.

rurgia endoscópica sinusal e antibioticoterapia intravenosa de amplo espectro.

Empiema subdural

É descrito como a CIC mais frequente em diversos estudos. Decorre de RS frontal ou etmoidal e possui progressão rápida devido à fácil disseminação da infecção pelo espaço subdural. Apresenta sintomas relacionados com o aumento da pressão intracraniana (PIC), irritação meníngea e cerebrite, como cefaleia, febre e rigidez de nuca. Pode evoluir com rebaixamento do nível de consciência, déficits neurológicos, paralisia de nervos cranianos e choque séptico. A punção lombar é contraindicada devido ao aumento da PIC. A TC evidencia uma coleção de formato em crescente, hipodensa, que pode ultrapassar as linhas de sutura **(Fig. 4.17.2)**. Pode ser multilobulada. O tratamento é realizado com antibioticoterapia intravenosa de amplo espectro por 2 a 6 semanas, associada à drenagem cirúrgica do empiema e dos seios acometidos. A mortalidade do empiema subdural é próxima de 25%, e sua morbidade chega a 30%.[1]

Abscesso cerebral

A maioria dos casos de abscesso cerebral são decorrentes de RS, principalmente do seio frontal.[7] O abscesso se forma devido a tromboflebite e im-

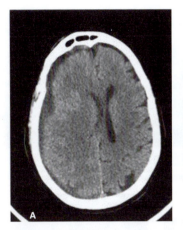
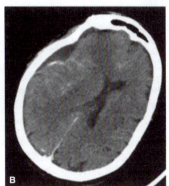

FIGURA 4.17.2 Empiema subdural. (A) TC de crânio sem contraste mostrando imagem hipodensa de formato em crescente. Note o desvio do sistema ventricular. (B) TC com contraste evidenciando captação periférica.

plantação séptica em áreas de fluxo venoso lento, como a junção entre a massa branca e a cinzenta. Localiza-se, principalmente, nos lobos frontal e frontoparietal.[1,8] O paciente apresenta febre, cefaleia e déficits neurológicos focais. Quando no lobo frontal, os sintomas são mais súbitos, com alteração de comportamento e humor. A ruptura do abscesso é geralmente fatal. A RM mostra lesão cística hipointensa em T1 com intensa captação anelar de contraste e hiperintensa em T2 (Fig. 4.17.3). O diagnóstico diferencial dos abscessos cerebrais são as metástases cerebrais, que também apresentam realce anelar e edema perilesional, e o glioblastoma multiforme, tumor cerebral primário mais comum do encéfalo. A punção liquórica é contraindicada. O tratamento envolve antibioticoterapia intravenosa de amplo espectro e drenagem cirúrgica dos seios acometidos. Abscessos na região temporal estão associados pelo mesmo mecanismo a otites e mastoidites.

Trombose de seios venosos

O acometimento do seio cavernoso, sagital e sigmoide ocorre por tromboflebite retrógrada. A trombose do seio sagital está geralmente associada a complicações, como empiema subdural e epidural e abscesso cerebral.

A trombose de seio cavernoso foi, por muito tempo, classificada como uma complicação orbitária da RS, pois frequentemente ocorre como uma complicação desta. Entretanto, um estudo realizado por Velasco e Cruz e colaboradores[13] estabeleceu uma nova classificação das complicações orbitárias e definiu a trombose de seio cavernoso como uma CIC, uma vez que não se refere a nenhuma estrutura orbitária.[13] Corresponde a 9% das CICs[3] e ocorre por extensão de infecção dos seios esfenoidal, etmoidal e frontal.[1,3,8] O acometimento do seio cavernoso ocorre por via retrógrada por meio da trombose das veias oftálmicas superior e inferior.[1,7] O quadro clínico é composto por quemose, edema periorbitário, proptose, papiledema, oftalmoplegia e febre alta. O acometimento do olho contralateral geralmente ocorre em 48 horas, por meio do seio intercavernoso.[1,3,14] Os patógenos mais encontrados são espécies de *Streptococcus*, *S. aureus*, gram-negativos e anaeróbios.[14] Mesmo com o início rápido do tratamento, apresenta mortalidade em torno de 30% e sequelas secundárias à neuropatia em 50% dos casos. Os exames de imagem mostram preenchimento irregular do seio cavernoso, defeitos de enchimento na veia oftálmica superior, seio petroso inferior e seio esfenoparietal.[7] O tratamento é feito com antibioticoterapia em altas doses por 3 a 4 semanas e drenagem cirúrgica dos seios acometidos.

Um resumo das principais CICs e seu quadro clínico pode ser visto na Tabela 4.17.2.

Fatores de risco

Os fatores de risco para o desenvolvimento das CICs não são claramente identificados na literatu-

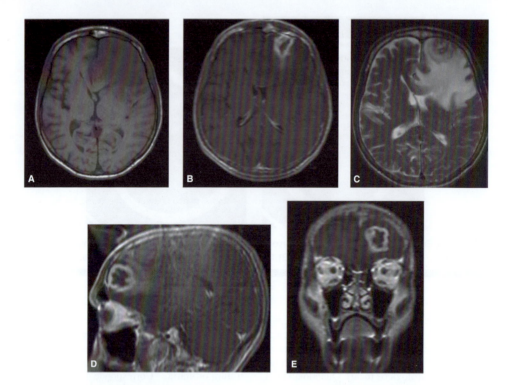

FIGURA 4.17.3 Abscesso cerebral. (A e B) RM cerebral em T1 antes e depois de injeção de contraste, área hipointensa frontal com captação anelar. (C) Imagem em T2 demonstrando área hiperintensa denotando extenso edema perilesional. (D e E) Imagens sagital e coronal em T1.

ra. Sabe-se que o acometimento intracraniano é mais comum em adolescentes e adultos jovens do sexo masculino. A associação com diabetes melito e insuficiência renal crônica é descrita,[2] apesar de a maioria dos pacientes diagnosticados com CIC serem previamente hígidos. O envolvimento do sistema nervoso central secundário à RS parece ser um evento esporádico e imprevisível.[5]

Conclusão

Apesar de raras, as CICs são potencialmente graves e devem ser diagnosticadas e tratadas rapidamente. Deve-se suspeitar delas em pacientes com quadro de cefaleia intensa, febre alta e alterações do estado mental, com ou sem sintomas de RS associados. A realização de exames de imagem (TC ou RM) e do tratamento antimicrobiano e cirúrgico deve ser imediata, com o objetivo de prevenir sequelas permanentes e um curso fatal.

Teoria versus prática

Na avaliação do paciente com complicação orbitária de RS, é importante ter em mente a possibilidade de CIC pouco sintomática concomitante, já que essa associação não é tão rara. Deve-se realizar exame neurológico completo e, dependendo do caso, solicitar também TC e RM de crânio.

Pacientes idosos com imagem (TC/RM) anelar que apresente captação intensa e edema perilesional muitas vezes são diagnosticados como portadores de neoplasia maligna (glioblastoma multiforme ou metástase cerebral). É essencial, nessa situação, realizar diagnóstico diferencial com abscesso secundário a uma RS, pois as imagens são

TABELA 4.17.2 Complicações intracranianas das RSs

Complicação	Fonte sinusal	Apresentação clínica
Meningite	Esfenoide, etmoide, frontal	Febre alta, cefaleia, alteração do estado mental, sinais meníngeos
Empiema epidural	Frontal	Expansão lenta; cefaleia, febre, dor e edema locais
Empiema subdural	Frontal, etmoide	Rapidamente progressivo; emergência neurocirúrgica; cefaleia, febre, déficits neurológicos, sinais meníngeos
Abscesso cerebral	Frontal	Fase assintomática, seguida por cefaleia, febre, déficits neurológicos focais. Se no lobo frontal: alteração de humor e do comportamento
Trombose de seio cavernoso	Esfenoide, etmoide, frontal ou evolução de complicação orbitária	Quemose, edema periorbitário, proptose, papiledema, diminuição da acuidade visual, oftalmoplegia, febre alta
Trombose de seio sagital superior	Frontal	Comprometimento importante do estado geral; febre alta, sinais meníngeos e déficits neurológicos

muito semelhantes e, nessa faixa etária, os abscessos costumam ser pouco sintomáticos.

 Referências

1. Epstein VA, Kern RC. Invasive fungal sinusites and complications of rhinosinusitis. Otolaryngol Clin North Am. 2008;41(3):497-524, viii.
2. Bayonne E, Kania R, Tran P, Huy B, Herman P. Intracranial complications of rhinosinusitis. A review, typical imaging data and algorithm of management. Rhinology. 2009;47(1):59-65.
3. Fokkens WJ, Lund VJ, Mullol J, Bachert C, Alobid I, Baroody F, et al. EPOS 2012: European position paper on rhinosinusitis and nasal polyps 2012. A summary for otorhinolaryngologists. Rhinology. 2012;50(1):1-12.
4. Younis RT, Lazar RH, Anand VK. Intracranial complications of sinusitis: a 15-year review of 39 cases. Ear Nose Throat J. 2002;81(9):636-8, 640-2, 644.
5. Jones NS, Walker JL, Bassi S, Jones T, Punt J. The intracranial complications of rhinosinusitis: can they be prevented? Laryngoscope. 2002; 112(1):59-63.
6. Kombogiorgas D, Seth R, Athwal R, Modha J, Singh J. Suppurative intracranial complications of sinusitis in adolescence. Single institute experience and review of literature. Br J Neurosurg. 2007;21(6):603-9.
7. Hoxworth JM, Glastonbury CM. Orbital and intracranial complications of acute sinusitis. Neuroimaging Clin N Am. 2010;20(4):511-26.
8. Santos RP, Balsalobre Filho LL, Garcia LBS. Complicações de rinossinusite. In: Ganaça FF, Pontes P. Manual de otorhinolaringologia e cirurgia de cabeça e pescoço. São Paulo: Manole; 2010. p. 771-78.
9. Penado NO, Borin A, Pedroso JES, Pessuto JMS. Complicações intracranianas sinusais. Rev Bras Otorrinolaringol. 2001;67(1):36-41.
10. Tuon FF, Russo R, Nicodemo AC. Brain abscess secondary to frontal osteomyelitis. Rev Inst Med Trop Sao Paulo. 2006;48(4):233-5.
11. Belentani FM, Maia MS, Correa JP, Boccalini MCC, Sampaio AAL, Fávero ML. Empiema subdural: complicação de rinossinusite aguda. Arq Int Otorrinolaringol. 2008;12(1):122-25.
12. Vazques A, Ramchand T, Kuperan AB, Liu JK, Eloy JA. Prepontine epidural abscess: a rare complication of bacterial rhinosinusitis. Arch Otolaryngol Head Neck Surg. 2012;138(5):512-4.
13. Velasco e Cruz AA, Demarco RC, Valera FCP, Santos AC, Anselmo-Lima WT, Marquezine RMS. Complicações orbitárias da rinossinusite aguda:

uma nova classificação. Rev Bras Otorrinolaringol. 2007;73(5):684-88.
14. Desa V, Green R. Cavernous sinus thrombosis: current therapy. J Oral Maxillofac Surg. 2012; 70(9):2085-91.

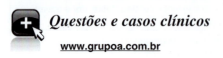

Questões e casos clínicos
www.grupoa.com.br

4.18 Rinossinusites em pacientes pré e pós-transplante

Erica Ortiz
Eulalia Sakano

Introdução

A medicina no século XXI trouxe um avanço no diagnóstico e no tratamento das doenças crônicas graves, essencialmente oncológicas, além das patologias autoimunes e genéticas. Dessa forma, os transplantes de células-tronco hematopoiéticas (TCTH), renal, hepático, cardíaco e pulmonar tornaram-se procedimentos terapêuticos bem-sucedidos e rotineiros nos centros terciários de saúde. No primeiro trimestre de 2013, houve 356 transplantes de células-tronco hematopoiéticas, 1.235 renais, 18 pulmonares, 376 hepáticos, 6 pancreáticos e 52 cardíacos no Brasil, sendo que 50% deles foram realizados no Estado de São Paulo.[1] Segundo a Associação Brasileira dos Transplantes de Órgãos a expectativa é de que esses números sigam aumentando.

Os pacientes submetidos a transplantes apresentam um grau e um período de imunossupressão variáveis conforme a doença primária e o tipo de tratamento realizado. Esse período dura, em média, cinco anos após o transplante. Todos os pacientes transplantados utilizam medicações imunossupressoras para evitar a reação de rejeição do órgão, embora a seleção do doador seja rigorosa. O TCTH alogênico, os transplantes pulmonares, os hepáticos e os renais, nessa ordem, são os que causam uma imunossupressão mais intensa.

O nariz e os seios paranasais são órgãos expostos diretamente ao ambiente externo e apresentam um risco aumentado de infecções bacterianas, virais e fúngicas nos pacientes imunossuprimidos. A rinossinusite fúngica invasiva (RFI) é mais enfatizada quando se trata de um paciente imunossuprimido em razão da alta mortalidade. A frequência da RFI é baixa (0,5 a 3,8%),[2] e a mortalidade vem diminuindo devido a diagnóstico e tratamentos mais precoces. A literatura atual mostra 18 a 90% de mortalidade, em comparação com a estimativa antiga de 90 a 100%.[3] Em relação a rinossinusites bacterianas, estima-se um risco de 36,9%.[4] A frequência de rinossinusites bacterianas alcança 49% nos transplantados de células-tronco hematopoiéticas, quando comparado a somente 5 a 15% nos imunocompetentes.[5]

Sabe-se que a barreira imune da mucosa nasossinusal (NALT) está comprometida nesses pacientes, e, além disso, parece existir uma alteração no epitélio ciliado que impede a adequada função do *clearance* mucociliar e facilita a deposição e penetração de microrganismos ou irritantes através da mucosa respiratória pelas *tight junctions* danificadas.[5] Cordonnier e colaboradores[4] demonstrou alterações ultraestruturais do epitélio ciliado respiratório, porém não conseguiu relacionar fatores de associação entre o TCTH e rinossinusite e radioterapia de corpo inteiro (TBI, do inglês *total body irradiation*), doença do enxerto contra hospedeiro (DECH) ou terapia imunossupressora prévia. Um estudo recente demonstrou que 77% dos pacientes de TCTH tinham diminuição ou ausência de cílios, e 50% tinham alguma alteração na ultraestrutura ciliar após o transplante.[5] Em 23 a 28% das rinossinusites crônicas e recorrentes no paciente imunocompetente, o batimento ciliar apresenta-se alterado ou ausente, decorrente da diminuição ou ausência de cílios ou das células ciliadas e também da desorientação ciliar.[5-8] Não está clara ainda qual a causa da lesão epitelial entre esses pacientes: a própria infecção ou o processo do transplante (quimioterapia, radioterapia). No entanto, há de se considerar que apresentam uma mucosa mais destruída e permeável aos novos microrganismos que chegam do ambiente externo (Fig. 4.18.1). Daí, quanto maior a imunossupressão, menor a barreira imune da mucosa e, como consequência, mais fácil a penetração desse microrganismo no epitélio ciliado e na corrente sanguínea.

Rinossinusites

Antes de serem revisadas as particularidades do diagnóstico das rinossinusites entre os pacientes submetidos a transplantes, são definidas, de forma

Imunodeficiências secundárias: transplantes

As imunodeficiências ocorrem na falha de um ou mais componentes do sistema imune. Elas podem ser primárias ou hereditárias e secundárias ou adquiridas. A Tabela 4.18.1 mostra as doenças imunossupressoras secundárias mais frequentes na rotina atual.

Os diferentes tipos de transplante exigem também diferentes esquemas e períodos de imunossupressão. O TCTH alogênico apresenta maior recorrência e gravidade de rinossinusites, devido à maior imunossupressão, quando comparado aos outros transplantes com ciclosporina e prednisona.[9]

A DECH, que pode ocorrer em 60% desses transplantados, aumenta 4,3 vezes mais os riscos para ocorrência de rinossinusites bacterianas, cuja incidência alcança 58 a 72%.[10] A DECH consiste em uma complicação do TCTH semelhante a uma doença autoimune, em que o enxerto agride os tecidos do receptor através de uma aparente reação linfocitária na fase inicial (aguda) ou tardia (crônica) transplante (Fig. 4.18.2). Alterações na mucosa de cavidade oral, esofágica e intestinal, hepática, pele, pulmão e conjuntiva podem ocorrer na DECH crônica. Na DECH, ocorre uma destruição celular nos órgãos acometidos do receptor através de substâncias inflamatórias e efeito citotóxico das células T (CD8) ativadas. Estudos recentes demonstraram a ocorrência de alterações histológi-

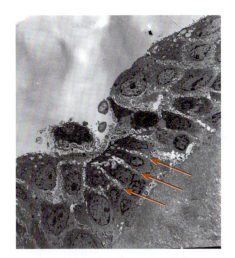

FIGURA 4.18.1 *Tight junctions* destruídas no epitélio ciliado do transplantado (microscopia eletrônica).

sucinta, as características imunológicas desses pacientes. O conhecimento prévio pelo leitor sobre o sistema imune normal (resposta inata, adquirida e adaptativa) é importante e contribuirá muito para a melhor compreensão da dinâmica desses pacientes também no contexto otorrinolaringológico. Aspectos das rinossinusites agudas e crônicas de forma geral são discutidos nos respectivos capítulos específicos.

TABELA 4.18.1 Imunodeficiências secundárias ou adquiridas

Doença	Defeito	Suscetibilidade
Transplante de células-tronco hematopoiéticas	Diminuição de células T, B e neutrófilos, inatividade de células T	Geral, principalmente infecções respiratórias
Transplante hepático	Diminuição de células T	Geral
Transplante renal	Diminuição de células T	Geral
Transplante pulmonar	Diminuição de células T	Infecções respiratórias
Transplante cardíaco	Diminuição de células T	Geral
Aids	Ausência ou diminuição de células T (CD4)	*Mycobacterium tuberculosis* *Pneumocystis carinii* *Candida sp* Tumores
Fármacos imunossupressores (quimioterapia, corticoterapia)	Diminuição de células T	Geral

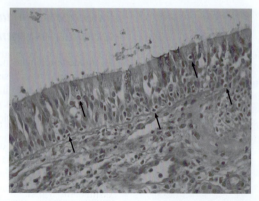

FIGURA 4.18.2 Doença do enxerto contra o hospedeiro (DECH): mucosa respiratória nasal com reação inflamatória linfocitária (seta) em corte histológico na coloração PAS (veja colorida em www.grupoa.com.br).

cas e na ultraestrutura da mucosa nasal desses transplantados, assim como nos pacientes com DECH. Enquanto o indivíduo hígido pode apresentar até 9% de alteração na ultraestrutura da mucosa nasossinusal, o paciente imunocompetente com rinossinusite tem 28% de alterações, e o transplantado de células-tronco hematopoiéticas, 50%. Isso possivelmente contribui para um prejuízo no *clearance* mucociliar que, além da imunossupressão, desencadeia a recorrência de rinossinusites.[9-14]

Microbiologia

A Tabela 4.18.2 mostra a microbiologia encontrada nos pacientes imunodeficientes. Os fungos são mais encontrados nos pacientes com maior imunossupressão, principalmente naqueles com neutropenia grave.[15-18]

Diagnóstico

Os sintomas da rinossinusite bacteriana já foram bem explorados no Capítulo Rinossinusite Aguda. Sua sensibilidade e especificidade são de 69% e 79%.[19,20] Todavia, nos pacientes transplantados, nem sempre os sintomas são típicos. A febre, por exemplo, pode ser o único sintoma ou sinal presente. Além disso, a rinorreia pode ser citrina e não purulenta devido ao escasso número de neutrófilos séricos do indivíduo. Nos pacientes com neutropenia grave (neutrófilo sérico < 500/dL), devido à possibilidade de infecção fúngica invasiva, deve-

TABELA 4.18.2 Microbiologia em pacientes imunodeficientes

Microrganismo	Frequência	Espécies
Bactérias gram-negativas	56%	*Pseudomonas aeruginosa* *Xanthomonas maltophilia* *Burkholderia cepacia* *Proteus mirabilis* *Enterobacter cloacae* *Escherichia coli* *Neisseria* sp *Haemophilus*
Bactérias gram-positivas	27%	*Staphylococcus* sp *Streptococcus* sp
Fungos	16%	*Aspergillus* sp *Fusarium*

-se inspecionar sinais de necrose, como coloração pálida, hipocromia ou enegrecimento da pele ou da mucosa do nariz externo e interno.[15-17,21]

Não existem dados científicos suficientes para estimar o tempo de evolução para rinossinusite aguda bacteriana nesses pacientes, mas, possivelmente, a questão temporal, muito defendida entre pacientes imunocompetentes, não deva ser tão valorizada entre os transplantados.

O exame endoscópico nasal é um exame complementar fundamental e deve ser sempre realizado para diagnóstico e controle do tratamento. Esse exame tem elevada sensibilidade (82,7%) e especificidade (94%).[19,22-24] Durante a nasofaringolaringoscopia flexível, deve-se observar coloração da mucosa e edema, rinorreia citrina ou purulenta em meatos, tumorações e úlceras. O edema com tonalidade perolada ou acinzentada até enegrecida (necrose) em região septal anterior ou cabeça de conchas médias sugere infecção fúngica invasiva. A rinorreia citrina ou purulenta em meatos médio ou recesso esfenoetmoidal sugere rinossinusite bacteriana. A localização da rinorreia em um paciente com suspeita de rinossinusite bacteriana auxilia na decisão do tipo de tratamento, como, por exemplo, punção de seios maxilares ou abordagem cirúrgica endoscópica. Tumorações ou fístulas podem sugerir infiltração da própria doença de base; por exemplo, linfoma. Hiperemia acentuada, sem secreção e/ou úlceras, sugere infecção viral, como citomegalo-vírus. O achado de pólipos nasais nos transplantados renais é frequente, embora ainda não se saiba qual a relação entre rinossinusite com polipose e transplante renal. Mesmo diante de exames de imagem de alta resolução, a videoendoscopia deve fazer parte precoce da rotina.

A radiografia de seios paranasais tem baixa especificidade (79%) e sensibilidade (76%) e não apresenta utilidade na propedêutica de rinossinusite nos pacientes imunossuprimidos. A tomografia computadorizada (TC) de seios paranasais é indicada para recorrência das rinossinusites, falha no tratamento ou suspeita de complicação. Mesmo nos pacientes imunossuprimidos, a TC tem baixa sensibilidade (48%) e alta especificidade (88-100%).[25] Estudos mostram que variações anatômicas (concha média bolhosa, desvio septal e célula de Haller) confirmadas pela tomografia podem agravar a intensidade da inflamação na rinossinusite, mas não são um fator desencadeante ou preditivo de rinossinusite no pós-transplante.[25]

A necessidade de realizar tomografia de seios paranasais como exame para prognóstico de doença nasossinusal no pré-transplante é controversa. Alguns trabalhos mostram que a TC de seios paranasais pré-transplante tem valor preditivo para rinossinusite pós-transplante de medula óssea (pós-tmo) enquanto outros, não. Billings e colaboradores analisaram 54 pacientes pediátricos pré e pós-TC; usando a escala Lund-Kennedy, mostraram que os pacientes com rinossinusite pré-transplante de medula óssea (pré-tmo) constatada pela tomografia apresentavam mais chance de ter a TC alterada e rinossinusite após o TCTH.[25] Thompson e colaboradores,[10] em 2002, não encontraram correlação entre as tomografias pré e pós-transplante. Assim como Moeller e colaboradores, não relacionaram TC pré-transplante e ocorrência de rinossinusite e complicações após o transplante, confirmando a limitação da tomografia como exame prognóstico e/ou preditivo para rinossinusite após transplante.[2,26,27] Um estudo recente no periódico *Laryngoscope* afirma que, embora a TC pré-tmo tenha uma limitação na utilidade do prognóstico e não seja o melhor recurso diagnóstico preditivo para rinussinusite no pós-tmo, mais de 50% dos pacientes com alterações leves no pré-tmo evoluíram para alterações moderadas/graves no pós-tmo, e dois terços dos casos moderados a graves pré-tmo mantiveram-se iguais no pós-transplante.[27]

A biópsia da mucosa acometida é necessária para verificação da invasão fúngica intravascular quando se suspeita de rinossinusite fúngica invasiva. Há necessidade de solicitar a impregnação de Grocott no exame anatomopatológico e pesquisa de fungo.

A punção de seios maxilares pode ser realizada para coleta de secreção e identificação do microrganismo patogênico pela cultura. Esse procedimento pode ser realizado sob anestesia local em fossa canina de forma ambulatorial ou no próprio leito do paciente. O envio da secreção para cultura deve ser imediato, e a pesquisa de bactérias atípicas e fungos deve ser solicitada.

Tratamento

As rinossinusites bacterianas nos pacientes imunodeprimidos devem ser tratadas com antibioticoterapia de amplo espectro como primeira escolha. O tempo de tratamento preconizado é de 21 dias, com exceção das fluoroquinolonas, que podem ser utilizadas por menor período, porém, no mínimo, por 8 dias. Para pacientes ambulatoriais, sugere-se a utilização dos antibióticos listados na **Tabela 4.18.3**.[19]

TABELA 4.18.3 Antibioticoterapia para rinossinusite em pacientes adultos imunossuprimidos ambulatoriais

Antibiótico	Dose
Amoxicilina + ácido clavulânico	1.750 mg/dia
Levofloxacino	1 g/dia
Moxifloxacino	400 mg/dia
Gemifloxacino	320 mg/dia
Acetilcefuroxima	1 g/dia

O esquema de antibioticoterapia intra-hospitalar depende da exigência do Centro de Controle de Infecções Hospitalar do hospital onde o paciente está internado.[19] O esquema adotado atualmente pelos serviços de transplante de células-tronco hematopoiéticas encontra-se no **Quadro 4.18.1**.

Nas imunodeficiências primárias e também no TCTH, a administração de imunoglobulina humana (gamaglobulina) periódica associada a antibioticoterapia mostra-se eficaz para o controle das infecções recorrentes.

Medicações coadjuvantes, como corticoide tópico nasal e solução salina isotônica (0,9%) e hipertônica (3%), são úteis para diminuir o edema e o bloqueio no complexo ostiomeatal e podem ser usadas com segurança. Outras medicações coadjuvantes sistêmicas, como corticoides, descongestionantes, anti-histamínicos, anti-inflamatórios não esteroides, antitussígenos e antileucotrienos, devem ser utilizadas raramente e com muita cautela, pois

---

QUADRO 4.18.1

Antibioticoterapia para rinossinusite no imunossuprimido intra-hospitalar no Hospital de Clínicas da Unicamp

Neutropênico	Não neutropênico
Cefepima	Amoxicilina e ácido clavulânico
	Moxifloxacino
	Levofloxacino

---

podem interferir na evolução da doença de base, principalmente nos pacientes transplantados.[19]

A punção de seio maxilar pode ser realizada nos pacientes com acometimento de seios maxilares com o objetivo de identificar o patógeno para a escolha do antibiótico apropriado. Porém, pode auxiliar na higiene e desbloqueio do seio acometido quando o paciente não apresenta melhora após as 48 horas de antibioticoterapia adequada. Esse procedimento também é útil para biópsias suspeitas de tumores de seios maxilares. A via de acesso mais confortável para os pacientes é a fossa canina, com a vantagem de se poder realizá-la sob anestesia local.[13-15]

Embora não exista consenso, as cirurgias nasossinusais podem ser indicadas quando o paciente imunossuprimido, em antibioticoterapia endovenosa adequada, não apresenta melhora e mantém febre e quadro clínico durante pelo menos 72 horas, principalmente se os seios acometidos forem etmoidais, frontal ou esfenoidal. Pacientes com rinossinusite recorrente ou complicada também podem ser submetidos à cirurgia nasossinusal. Nos transplantados de células-tronco hematopoiéticas com a DECH, sugere-se cirurgia nasossinusal conservadora já no segundo episódio de rinossinusite, devido à maior recorrência dessa enfermidade.[2,12,27]

Pacientes candidatos a transplante hepático que apresentam recorrência de rinossinusite têm indicação de tratá-la cirurgicamente antes do transplante. Embora não existam estudos definidos, parece que pacientes hepáticos têm mais chance de complicações no pós-operatório imediato do transplante.

Antes de qualquer procedimento cirúrgico, deve-se verificar minuciosamente o hemograma e o coagulograma desses pacientes, devido à frequência de plaquetopenia e anemia. A contagem mínima adequada de plaquetas para um procedimento cirúrgico é de 60.000/mm^3, porém é possível realizar um procedimento com contagem entre 20.000 e 40.000/mm^3. Reservas de hemácias e plaquetas devem ser sempre requisitadas no banco de sangue do hospital.

A técnica cirúrgica nasossinusal utilizada deve ser a menos invasiva possível, pois sabe-se que é um procedimento coadjuvante, e não curativo, já que se trata de pacientes com imunossupressão e alterações na ultraestrutura do epitélio ciliado. A abordagem via endoscópica é preferencial, não havendo necessidade de aberturas amplas dos óstios de drenagem. Além das técnicas já reconhecidas (cirurgia endoscópica nasossinusal funcional e cirurgia nasossinusal minimamente invasiva), a sinoplastia por balão, menos invasiva e com possibilidade de ser realizada sob anestesia local, tem se mostrado promissora para o tratamento desses pacientes imunossuprimidos.

As rinossinusites fúngicas invasivas devem ser tratadas invariavelmente e prontamente à suspeita diagnóstica com antifúngico endovenoso e debridamento cirúrgico da área acometida. A cultura para fungos em geral demora 72 horas para os resultados preliminares, porém essas rinossinusites evoluem rapidamente. Portanto, sugere-se debridamento cirúrgico precoce com pesquisa de fungo do material ressecado. O debridamento deve ser realizado até a margem sangrante da mucosa que indica não haver necrose ou infiltração vascular maciça pelos fungos. Os antifúngicos utilizados são anfotericina A e lipossomal, caspofungina e voriconazol.

Conclusão

Diante do progressivo aumento do número dos mais diversos tipos de transplantes, é muito importante que as particularidades desse grupo de pacientes sejam cada vez mais conhecidas pelos profissionais de saúde e que o trabalho multidisciplinar em centros de referência se torne a regra para todos esses pacientes.

Teoria versus prática

Apesar de indicada e recomendada, não é rotina a coleta de material do meato médio para confirmação diagnóstica e definição da etiologia em pacientes imunossuprimidos com sintomatologia nasossinusal antes da escolha de um antimicrobiano nessas situações. A escolha do antibiótico baseia-se nos estudos microbiológicos realizados com esses pacientes. Além disso, ainda hoje, outras especialidades priorizam a realização de exame de imagem (tomografia) anterior à avaliação otorrinolaringológica nos pacientes imunossuprimidos. Estes, principalmente os neutropênicos graves, são considerados pacientes de risco para o desenvolvimento de rinossinusite fúngica invasiva, e, na verdade, seria essencial a realização de uma endoscopia nasossinusal o mais precocemente possível para descartar áreas suspeitas de invasão por esse microrganismo. Essa conduta pode significar a diferença na sobrevivência desses pacientes.

Referências

1. Associação Brasileira de Transplante de Órgãos. Registro brasileiro de transplantes: RBT. São Paulo: ABTO; 2013 [capturado em 21 abr. 2014]. Disponível em: http://www.abto.org.br/abtov03/Upload/file/RBT/2013/rbt20131tr-parcial.pdf.

2. Moeller CW, Martin J, Welch KC. Sinonasal evaluation preceding hematopoietic transplantation. Otolaryngol Head Neck Surg. 2011;144(5):796-801.

3. Parikh SL, Venkatraman G, DelGaudio JM. Invasive fungal sinusitis: a 15-year review from a single institution. Am J Rhinol. 2004;18(2):75-81.

4. Cordonnier C, Gilain L, Ricolfi F, Deforges L, Girard-Pipau F, Poron F, et al. Acquired ciliary abnormalities of nasal mucosa in marrow recipients. Bone Marrow Transplant. 1996;17(4):611-6.

5. Ortiz E, Sakano E, Meirelles LR, Vigorito AC, Cintra ML, Paschoal IA, et al. Histological features of the nasal mucosa in hematopoietic stem cell transplantation. Am J Rhinol Allergy. 2011;25(5):e191-5.

6. Toskala E, Rautiainen M. Eletron microscopy assessment of the recovery of sinus mucosa after sinus surgery. Acta Otolaryngol. 2003;123(8):954-9.

7. Anselmo-Lima WT. Estudo da regeneração da mucosa do seio maxilar pós-cirurgia endoscópica [tese]. Ribeirão Preto: USP; 2001.

8. Paschoal IA. Ultraestrutura ciliar à microscopia eletrônica de transmissão: comparação da prevalência de anomalias ciliaresentre pacientes portadores de síndrome da discinesia ciliar e indivíduos normais [tese]. Campinas: UNICAMP; 1988.

9. Mortellaro C, Barat V, Nesi F, Bello L, Bologna G, Farronato D, et al. Intercurrent infectious diseases in post-stem cell transplant patients: paranasal sinusitis. J Craniofac Surg. 2012;23(1):153-7.

10. Thompson AM, Couch M, Zahurak ML, Johnson C, Vogelsang GB. Risk factors for post-stem cell transplant sinusitis. Bone Marrow Transplant. 2002;29(3):257-61.

11. Ortiz E. Caracterização histopatológica da mucosa nasossinusal em pacientes transplantados de células tronco hematopoiéticas (TCTH) sem e com doença do enxerto contra o hospedeiro (DECH) [dissertação]. Campinas: UNICAMP; 2009.

12. Ortiz E, Sakano E, De Souza CA, Vigorito A, Eid KA. Chronic GVHD: predictive feature factor for rhinosinusitis in bone marrow transplantation. Braz J Otorhinolaryngol. 2006;72(3):328-32.

13. Martin PJ, Weisdorf D, Przepiorka D, Hirschfeld S, Farrell A, Rizzo JD, et al. National Institutes of He-

alth Consensus Development Project on Criteria for Clinical Trials in Chronic Graft-versus-Host Disease: VI. Design of Clinical Trials Working Group report. Biol Blood Marrow Transplant. 2006;12(5): 491-505.
14. Filipovich AH, Weisdorf D, Pavletic S, Socie G, Wingard JR, Lee SJ, et al. National Institutes of Health consensus development project on criteria for clinical trials in chronic graft-versus-host disease: I. Diagnosis and staging working group report. Biol Blood Marrow Transplant. 2005;11(12): 945-56.
15. Mirza N, Montone KT, Stadtmauer EA, Lanza DC. A schematic approach to preexisting sinus disease for the imunocompromised individual. Am J Rhinol. 1998;12(2):93-8.
16. Gillespie MB, O´Malley BW. An algoritmic approach to the diagnosis and management of invasive fungal rhinossinusitis in the imunocompromised patient. Otolaryngol Clin North Am. 2000;33(2): 323-34.
17. Belinger NT. Sinusitis in immunodeficient and imunossupressed patients. Laryngoscope. 1985; 95(1):29-33.
18. Ortiz E, Ng RT, Alliegro FC, Teixeira C, Muranaka EB, Sakano E. Microbiology of rhinosinusitis in immunosupressed patients from the University Hospital. Braz J Otorhinolaryngol. 2011;77(4):522-5.
19. Diretrizes brasileiras de rinossinusite. Braz J Otorhinolaryngol. 2008;74(2 Suppl):6-59.
20. Ortiz E, Nakamura E, Magalhães R, Souza CA, Chone CT, Vigorito AC, et al. Prognostic value of sinus CT scans in hematopoietic stem cell transplantation. Braz J Otorhinolaryngol. 2010;76(5): 618-22.
21. DelGaudio JM, Swain RE Jr, Kingdom TT, Muller S, Hudgins PA. Computed tomographic findings in patients with invasive fungal sinusitis. Arch Otolaryngol Head Neck Surg. 2003;129(2):236-40.
22. Berger G, Steinberg DM, Popovtzer A, Ophir D. Endoscopy versus radiography for the diagnosis of acute bacterial rhinosinusitis. Eur Arch Otorhinolaryngol. 2005;262(5):416-22.
23. Berger G, Berger RL. The contribution of flexible endoscopy for diagnosis of acute bacterial rhinosinusitis. Eur Arch Otorhinolaryngol. 2011;268(2): 235-40.
24. Neves MC. Eficácia da endoscopia nasal no diagnóstico da rinossinusite aguda em pacientes de terapia intensiva [tese]. São Paulo: USP; 2007.
25. Aaløkken TM, Hagtvedt T, Dalen I, Kolbenstvedt A. Conventional sinus radiography compared with CT in the diagnosis of acute sinusitis. Dentomaxillofac Radiol. 2003;32(1):60-2.
26. Billings KR, Lowe LH, Aquino VM, Biavati MJ. Screeening Sinus CT scans in pediatric bone marrow transplant patients. Int J Pediatr Otorhinolaryngol. 2000;52(3):253-60.
27. Fulmer S, Kim SW, Mace JC, Leach ME, Tarima S, Xiang Q, et al. Hematopoietic stem cell transplantation and rhinosinusitis: the utility of screening sinus computed tomography. Laryngoscope. 2012;122(12):2647-51.

 Leituras sugeridas

Janeway Jr CA, Travers P, Walport M, Shlomchik M. Imunibiologia: o sistema imune na saúde e na doença. 5. ed. Porto Alegre: Artmed; 2002.

Kern RC, Conley DB, Walsh W, Chandra R, Kato A, Tripathi-Peters A, et al. Perspectives on the etiology of chronic rhinosinusitis: an immune barrier hypothesis. Am J Rhinol. 2008;22(6):549-59.

 Questões e casos clínicos

www.grupoa.com.br

4.19 Distúrbios idiopáticos do olfato

Renata Santos Bittencourt Silva
Arthur Guilherme L. Bettencourt S. Augusto

Introdução

O sentido da olfação nos seres humanos determina em grande parte o sabor dos alimentos e desempenha um papel importante na nutrição, na segurança e na manutenção da qualidade de vida.[1] Embora a maioria das pessoas tenda a desconsiderar a importância que o sentido da olfação exerce nas suas vidas, aquelas que apresentam algum distúrbio olfativo sentem-se extremamente incomodadas, devido às alterações que esse comprometimento acarreta no seu modo de viver.[2] Em alguns pacientes a perda do olfato resulta em importante disfunção psicológica e até mesmo sensação de vulnerabilidade social.[3]

Estima-se que haja pelo menos 2,7 milhões (1,4%) de adultos nos Estados Unidos com disfunção olfativa,[4] e a sua prevalência pode atingir até 20% em populações mais idosas.[5] No Brasil não existem ainda estudos populacionais que avaliem a prevalência dessa afecção. Apesar dessas estatísticas, a disfunção olfativa geralmente é desprezada por muitos otorrinolaringologistas, embora possa ter consequências importantes para os afetados, principalmente aqueles que dependem do olfato para a sua segurança ou como forma de sustento (bombeiros, cozinheiros, perfumistas, *sommeliers*, etc.).

Fisiologia da olfação

O neuroepitélio olfatório localiza-se no teto da cavidade nasal, face medial da concha nasal superior e porção superior do septo nasal. Esse epitélio com função sensorial especial é composto por diversas células com função de sustentação, renovação celular, equilíbrio iônico e produção de muco, que permite a transdução da informação sensorial (Fig. 4.19.1). Essas últimas recebem o nome de glândulas de Bowman.

Existem milhões de neurônios olfatórios na cavidade nasal, e cada um tem a forma de um neurônio bipolar, com um dendrito na superfície do epitélio e um axônio projetado para o bulbo olfatório. Na extremidade do dendrito está a vesícula olfatória, que contém os receptores para as moléculas de odor.

As moléculas de odor são transportadas por meio do muco e alcançam os receptores olfatórios, onde ocorre o fenômeno da transdução da informação olfativa, que desencadeia a despolarização do neurônio olfatório estimulado. Cada receptor pode reconhecer mais de um tipo específico de molécula odorante. Contudo, os neurônios olfatórios se dispõem de maneira organizada no epitélio a fim de a mesma molécula odorante despolarizar uma região específica desse epitélio. Essa informação é enviada a regiões específicas do bulbo olfatório, permitindo a distinção dos diferentes tipos de odores.[6]

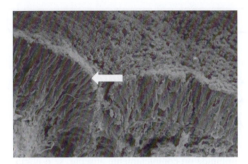

FIGURA 4.19.1 Microscopia eletrônica de varredura do neuroepitélio olfatório humano. A seta está indicando um neurônio olfatório.

O olfato participa ainda da composição do paladar, isso porque a gustação corresponde aos gostos básicos como o doce, o salgado, o azedo, o amargo; já o paladar é uma combinação entre a gustação e a olfação. A inabilidade de sentir adequadamente o sabor de um alimento durante um episódio de inferção de vias aéreas superiores, por exemplo, é devida a alteração do paladar por prejuízo da função olfativa, mesmo com função gustativa intacta.[7]

Classificação das deficiências da olfação

Os distúrbios da olfação podem ser classificados em três grandes grupos, os quais denotam a região topográfica da via olfatória que foi acometida. É uma classificação de aplicação didática, já que uma mesma doença pode acarretar vários tipos de perda olfativa, porém muito útil para o raciocínio clínico diagnóstico e terapêutico na prática.

A alteração pode ser: condutiva (quando ocorre um bloqueio na chegada das moléculas odoríferas no epitélio, por exemplo, polipose nasossinusal); neurossensorial (quando há um dano no epitélio olfatório e/ou nervos olfatórios, por exemplo, infecções virais ou traumas com ruptura da lâmina cribriforme); central (quando a lesão acomete pelo menos uma das estruturas que constituem a via olfatória central a partir do bulbo olfatório).

Etiologia e fatores de risco

Inúmeras afecções já foram descritas relacionadas com alguma alteração do olfato. Algumas delas estão citadas na **Tabela 4.19.1**.

As principais causas de distúrbios olfativos são as infecções de vias aéreas superiores (IVAS), rinossinusite e traumatismo craniencefálico (TCE), que correspondem a 50% de todas as causas, seguindo-se as idiopáticas, com cerca de 20%.[8] Outras causas incluem doenças neurodegenerativas, como a doença de Pankinson, hipotireoidismo e exposição a substâncias tóxicas. As cirurgias otorrinolaringológicas, especialmente as nasais e nasossinusais, são também descritas como uma das possíveis causas de distúrbios olfativos. As incidências variam muito nos diferentes estudos, podendo chegar a 34% de hiposmia e 1% de anosmia nos pacientes submetidos a esses tipos de cirurgia.[9]

As disosmias (distorção da percepção olfativa) são geralmente parte de um processo de degenera-

TABELA 4.19.1 Causas de disfunção olfativa

Doenças nasais:

Rinite alérgica, vasomotora, atrófica
    Rinossinusite
    Polipose nasal
    Alterações anatômicas
    Tumores (estesioneuroblastoma, adenocarcinoma)

Infecção de vias aéreas superiores
Traumatismo craniencefálico
Tumores intracranianos
Doenças neurológicas: Alzheimer, Parkinson, esclerose múltipla
Doenças metabólicas: diabetes melito, hipotireoidismo, insuficiência adrenocortical, síndrome de Cushing
Insuficiência renal/hepática
Síndrome de Sjögren, lúpus eritematoso sistêmico
Envelhecimento
Gravidez
Drogas/medicamentos: álcool, cocaína (anosmia/hiposmia), alucinógenos (mescalina: disosmia/hiposmia), analgésicos (codeína: hiposmia), anfetaminas (hiposmia), antiarrítmicos (cloridrato de amiodarona: disosmia), antilipêmicos (atorvastatina, fluvastatina, lovastatina, pravastatina, sinvastatina: parosmia), anti-hipertensivos (cloridrato de diltiazem: hiposmia; maleato de enalapril: anosmia; mesilato de doxazosina, nifedipino: parosmia), antimicrobianos (doxiciclina: anosmia/parosmia; estreptomicina: hiposmia/hiperosmia/disosmia), antitireoidianos (metil/propiltiouracil: anosmia/hiposmia), betabloqueadores (anosmia), medicações tópicas nasais (mentol, tetraciclina, sulfato de zinco, vasoconstritores: anosmia/hiposmia/disosmia), relaxantes musculares (estricnina: hiperosmia), vasodilatador coronariano (dipiridamol: disosmia)
Exposição a produtos químicos/ocupacional: acetona, ácido nítrico, ácido sulfúrico, amônia, benzeno, cádmio, chumbo, cromo, formaldeído, manganês, mercúrio, níquel, zinco, estireno, nicotina, sulfeto de hidrogênio, pesticidas, solventes de tinta
Radioterapia de cabeça e pescoço
Iatrogênica
Desnutrição
Congênita: síndrome de Kallmann, síndrome de Turner, cefalocele
Psiquiátrica
Idiopática

ção ou regeneração que se segue a um dano ao epitélio olfatório por qualquer uma das etiologias citadas, e frequentemente são autolimitadas.[1]

Os principais fatores de risco para um pior desempenho da capacidade olfativa descritos em estudos populacionais foram idade aumentada, sexo masculino e exposição a agentes tóxicos, incluindo tabagismo.[10] O tabagismo pode causar dano reversível ou não ao epitélio olfatório, chegando a 18% de prevalência de distúrbios olfativos em pacientes tabagistas.[11]

Avaliação do paciente com queixa de perda olfativa

Anamnese

A anamnese deve detalhar se a função do olfato está diminuída ou completamente ausente, se o início é súbito ou gradual, se é unilateral ou bilateral, se ocorrem períodos de recuperação mesmo que efêmeros e quais os fatores associados a esses eventos. A história de um paciente com queixa de alteração do olfato deve conter necessariamente: idade, sexo, descrição da ocupação; lista de todas as medicações utilizadas (sistêmicas e tópicas); sintomas nasais associados; antecedentes traumáticos ou cirúrgicos; exposição a agentes químicos ou radioterapia; antecedentes endocrinológicos; tabagismo. Outros sintomas devem ser questionados, como obstrução nasal, presença de queixas alérgicas nasais, rinorreia, epistaxe e alterações gustativas.

Exame físico e avaliação do limiar olfativo

Deve-se realizar exame físico otorrinolaringológico completo, com ênfase na rinoscopia anterior e endoscopia nasal, tanto rígida quanto flexível, em busca de fator obstrutivo para a perda olfativa. Durante a endoscopia, deve-se avaliar a mucosa nasal quanto à cor, textura, edema, inflamação, ulceração, erosão e atrofia. Avaliação neurológica enfatizando a função dos nervos cranianos é importante em casos de lesões de base de crânio e intracranianas.

Em seguida, gradua-se a queixa do paciente por intermédio de um teste olfativo. Vários podem ser utilizados, sendo os mais comuns: o da Universidade de Connecticut (CCCRC)[12] **(Fig. 4.19.2)** e o da Universidade da Pensilvânia (UPSIT).[13] Esses testes, além de comprovarem a perda olfativa, a quantificam, o que é muito útil para acompanhar a evolução do paciente e sua resposta ao tratamento **(Quadro 4.19.1)**.

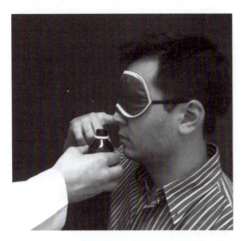

FIGURA 4.19.2 Realização do teste da Universidade de Connecticut.

Investigação diagnóstica

Uma parte dos pacientes com transtornos olfativos de condução pode apresentar rinoscopia e nasofibroscopia normais, por isso é importante complementar a investigação com um exame de tomografia computadorizada de cavidades nasais e seios paranasais. Esse exame confirmará um quadro condutivo ou o descarta. Imagens coronais são particularmente valiosas para a avaliação da anatomia paranasal e podem ajudar a identificar determinadas afecções, como doença polipoide limitada à fenda olfatória. O uso de contraste é útil para identificar melhor lesões vasculares, abscessos e processos meníngeos.

Se há suspeita de um quadro neurossensorial, central ou ainda naqueles pacientes com exame nasal e tomografia normais, deve-se proceder à investigação com um exame de ressonância magnética com cortes para o sistema olfatório. A ressonância é a técnica de escolha para avaliar os bulbos olfatórios, tratos olfatórios e causas intracranianas de disfunção olfativa.

Os pacientes com tomografia e ressonância normais devem ser submetidos a um exame neurológico completo e exames complementares, como hemograma, glicemia, e os que avaliam função e integridade hepáticas, função renal e função tireoidiana antes de firmado um diagnóstico de etiologia idiopática. Portanto, o diagnóstico de causa idiopática de distúrbio da olfação só se faz possível quando são afastadas outras causas identificáveis na história, exame físico e exames complementares.

Na **Figura 4.19.3** está descrita sugestão de fluxograma de manejo do paciente com disfunção olfativa.

Tratamento

A terapia da disfunção olfativa estará relacionada com o diagnóstico estabelecido. As perdas condutivas são tratadas de acordo com a causa, seja ela cirúrgica por um desvio de septo nasal ou polipose nasossinusal, por exemplo, ou tratamento clínico de rinite alérgica. A utilização de anti-inflamatórios esteroides sistêmicos tem boa resposta, mesmo que em alguns casos possa ser efêmera, em pacientes com perdas condutivas por inflamação e edema na mucosa nasal, como nos casos de rinossinusite crônica com polipose nasal.[14]

Ainda hoje o tratamento de pacientes portadores de hiposmia ou anosmia decorrente de distúrbio neurossensorial é desafiador. Perdas que ocorreram por período maior que seis meses e são atri-

QUADRO 4.19.1
Teste da Universidade de Connecticut

A primeira parte do teste consiste na *avaliação do limiar olfativo*. Para tanto, utilizam-se 11 recipientes de 100 mL contendo soluções aquosas de 1-butanol diluídas progressivamente em partes de três, sendo a maior concentração de 3.000 ppm (recipientes 0 a 10, sendo o recipiente 0 o que contém butanol na sua concentração máxima de 4%, sem diluição). As soluções são apresentadas ao paciente, iniciando-se com a concentração mais baixa da solução (recipiente 10) em comparação com outro recipiente inodoro. Quando respondido incorretamente, o paciente recebe outro recipiente com uma concentração mais alta da solução, e assim progressivamente. A resposta correta deve ser considerada apenas quando o participante responde por quatro vezes seguidas a detecção da mesma concentração de 1-butanol. Os testes devem ser realizados separadamente em cada cavidade nasal e apresentados a uma distância aproximada de 2 cm destas. Um escore de 0 a 10 é obtido em cada cavidade nasal, correspondendo ao número do respectivo recipiente de acerto.

A segunda parte do teste consiste na *identificação de odores*. São apresentados sete recipientes contendo as seguintes substâncias: talco, chocolate, canela, café, naftalina, pasta de amendoim, sabonete. A cada recipiente oferecido, o paciente recebe uma lista com quatro possíveis alternativas de odor e deve selecionar a que mais se aproxima do odor apresentado. Nesse caso, uma resposta incorreta ainda pode dar a chance para uma segunda tentativa ao final da avaliação que, se respondida corretamente, será contabilizada como resposta correta. Os testes devem ser realizados separadamente em cada cavidade nasal e apresentados a uma distância aproximada de 2 cm destas. Ao final do teste um escore é obtido de cada cavidade nasal, correspondendo ao número de respostas corretas entre 0 e 7.

A classificação olfativa de cada paciente é calculada da seguinte maneira: Cálculo do *escore combinado* (entre o teste de limiar e a identificação de odores), que corresponde à média aritmética dos dois escores. A partir daí, obtém-se um escore combinado para cada cavidade nasal separadamente. Dessa maneira são considerados, de acordo com os *índices de escore combinado* obtidos, os seguintes valores para a classificação do *status* olfativo de cada paciente: 6,0-7,0 Normosmia; 5,0-5,75 Hiposmia leve; 4,0-4,75 Hiposmia moderada; 2,0-3,75 Hiposmia severa; 0-1,75 Anosmia.

Teste da Universidade da Pensilvânia

Teste conhecido comercialmente como Smell Identification Test. Consiste em quatro livretes contendo 10 odoríferos cada um, dispostos em tiras para "raspar" e "cheirar". A cada odor o paciente deve responder a uma pergunta com quatro alternativas de odores possíveis e ele deve escolher uma resposta mesmo que nenhuma lhe pareça satisfatória. A pontuação é dada pelo número de respostas acertadas, que pode ser graduada conforme idade e sexo.

---

buídas a dano neural tem pior prognóstico de melhora.

Um estudo mostrou que o ácido alfalipoico ajudou a restaurar a função do olfato em pacientes com problemas olfativos induzidos por vírus.[15] O ácido alfalipoico é um ácido graxo que atravessa a barreira hematencefálica, estimula a expressão do fator de crescimento neural, da substância P, do neuropeptídeo Y, age na microcirculação, melhora a velocidade, de condução nervosa e, por seu efeito antioxidante diminui o dano neural causado por radicais livres. Por essas características, ele já vem sendo utilizado na neuropatia diabética e há alguns anos começou a ser usado em pacientes com distúrbios olfativos.

Conclusão

O diagnóstico de causa idiopática de distúrbio da olfação só se faz possível quando são afastadas

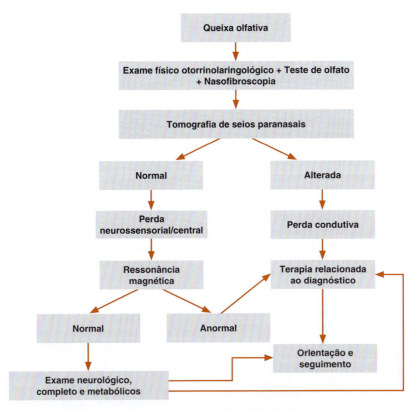

FIGURA 4.19.3 Fluxograma de avaliação da disfunção olfativa neurossensorial.

outras causas identificáveis na história, exame físico e exames complementares. Ainda assim, tão importante quanto o tratamento da doença são os esclarecimentos e as orientações ao paciente sobre sua afecção e medidas de segurança quanto aos alimentos e exposição a gases em seu dia a dia.

Pacientes que possuem qualquer disfunção do olfato também devem adquirir hábitos rotineiros para sua proteção, a fim de evitar eventos que podem colocar em risco sua saúde. Deve-se desmotivar o paciente a ter um aquecedor a gás em sua casa; manter os equipamentos que utilizem gás (como fogão) em locais permanentemente ventilados; ao acendê-los, manter o corpo afastado e verificar se todos os comandos que regulam a entrada de gás estão fechados; incentivar a instalação de detectores de gás e fumaça.

O paciente deve ser instruído a observar rigorosamente o prazo de validade das comidas e bebidas e pedir que algum membro da família, vizinho ou amigo (que não tenha problemas de olfato) verifique esporadicamente o cheiro da geladeira ou despensa com a finalidade de identificar alguma comida ou bebida estragada.

Por fim, quando o olfato - um sentido hedônico – foi perdido ou está prejudicado, deve-se incentivar o paciente a procurar tirar prazer de outras características dos alimentos e bebidas, tais como sua temperatura, cor, textura e consistência.

Teoria versus prática

A disfunção olfativa é uma afecção prevalente e, muitas vezes, desprezada pelos otorrinolaringologistas. Mesmo sendo uma condição que acarreta importante prejuízo na qualidade de vida dos pacientes afetados, nem sempre é abordada de rotina nas consultas.

Referências

1. Baylei BJ, Johnson JT. Otorrinolaringologia cirurgia de cabeça e pescoço. In: Doty RL, Bromley SM, Panganiban WD. Função e disfunção olfatórias. Rio de Janeiro: Revinter; 2010. p. 499-517.
2. Associação Brasileira de Otorrinolaringologia e Cirurgia Cérvico-Facial. Tratado de otorrinolaringologia e cirurgia cérvico facial. In: Augusto AGLBS, Starzewski A. Doenças da olfação. São Paulo: Roca; 2011. p. 239-47.
3. Toller SV. Assessing the impact of anosmia: review of a questionnaire´s findings. Chem Senses. 1999;24(6):705-12.
4. Hoffman HJ, Ishii EK, MacTurk RH. Age-related changes in the prevalence of smell/taste problems among the United States adult population. Results of the 1994 disability supplement to the National Health Interview Survey (NHIS). Ann N Y Acad Sci. 1998;855:716-22.
5. Murphy C, Schubert CR, Cruickshanks KJ, Klein BE, Klein R, Nondahl DM. Prevalence of olfactory impairment in older adults. JAMA. 2002;288(18):2307-12.
6. Associação Brasileira de Otorrinolaringologia e Cirurgia Cérvico-Facial. Tratado de otorrinolaringologia e cirurgia cérvico facial. In: Augusto AGLBS, Campos CAH, Demarco RC, Starzewski A, Lima WTA. Histologia e fisiologia da mucosa nasossinusal e olfação. São Paulo: Roca; 2011. p. 641-61.
7. Palheta Neto FX, Targino MN, Peixoto VS, Alcântara FB, Jesus CC, Araújo DC, et al. Anormalidades sensoriais: olfato e paladar. Aquivos Int Otorrinolaringol. 2011;15(3):350-8.
8. Holbrook EH, Leopold DA. Anosmia: diagnosis and management. Curr Opin Otolaryngol Head Neck Surg. 2003;11(1):54-60.
9. Jumaily JS, Fayad C, Mardirossian V, Singh A, Stram J, Spiegel J. Preoperative incidence of olfactory dysfunction in nasal surgery patients. Otolaryngol Head Neck Surg. 2012;147(1):157-60.
10. Hoffman HJ, Cruickshanks KJ, Davis B. Perspectives on population-based epidemiological studies of olfactory and taste impairment. Ann N Y Acad Sci. 2009;1170:514-30.
11. Vennemann MM, Hummel T, Berger K. The association between smoking and smell and taste impairment in the general population. J Neurol. 2008;255(8):1121-6.
12. Cain WS, Gent JF, Goodspeed RB, Leonard G. Evaluation of olfactory dysfunction in the Connecticut Chemosensory Clinical Research Center. Laryngoscope. 1988;98(1):83-8.
13. Doty RL, Shaman P, Kimmelman CP. University of Pennsylvania Smell Identification Test: to rapid quantitative olfactory function test for the clinic. Laryngoscope. 1984;94(2 Pt 1):176-8.
14. Schriever VA, Merkonidis C, Gupta N, Hummel C, Hummel T. Treatment of smell loss with systemic methylprednisolone. Rhinology. 2012;50(3):284-9.
15. Hummel T, Heilmann S, Hüttenbriuk KB. Lipoic acid in the treatment of smell dysfunction following viral infection of the upper respiratory tract. Laryngoscope. 2002;112(11):2076-80.

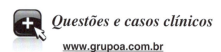 *Questões e casos clínicos*

www.grupoa.com.br

PARTE III

Laringe, cabeça e pescoço

Semiologia otorrinolaringológica do trato aerodigestivo alto

Gabriel Kuhl e Gerson Schulz Maahs

Como nas demais áreas da otorrinolaringologia (ORL), o conhecimento sobre anatomia e fisiologia da cabeça e pescoço (via aerodigestiva superior, cavidade bucal, faringe, laringe e pescoço) também é muito importante (Figs. 5.1, 5.3, 5.6 e 5.9).

Em relação à anamnese e ao exame físico, inicia-se posicionando-se, de preferência, atrás do paciente. O exame deve começar pela palpação cervical (Fig. 5.2A) com o intuito de identificar as estruturas normais (músculos, cartilagens, glândulas salivares, tireoide e os diferentes grupos de linfonodos). As características no que diz respeito a tamanho, consistência e mobilidade, além de sinais inflamatórios, como calor e rubor, devem ser descritas e localizadas de acordo com os grupos de linfonodos (Fig. 5.2B).

A cavidade bucal apresenta, como limites, os lábios anteriormente, o istmo orofaríngeo posteriormente, as bochechas lateralmente, o palato superiormente e a língua e o soalho bucal inferiormente (Fig. 5.3). Tem função digestiva, sendo que os dentes atuam na mastigação, a língua, definindo o paladar, movimentando e empurrando o alimento em direção posterior, e as glândulas salivares (divididas em parótida, submandibular, sublingual e glândulas salivares menores), secretando saliva, rica em amilase, importante para o processo de digestão (Fig. 5.4).

Os principais sintomas relacionados à cavidade bucal manifestados pelos pacientes são a presença de ulcerações ou feridas, manchas, áreas endurecidas, pontos dolorosos, mobilidade dentária, halitose e alterações de sensibilidade, como anestesia e ardência.

Para o exame da cavidade bucal, realiza-se a oroscopia. Utiliza-se uma fonte de luz e solicita-se que o paciente abra a boca. Apesar de muitos pacientes abrirem adequadamente a boca e possibili-

tarem uma correta inspeção, invariavelmente utilizam-se instrumentos denominados abaixadores de língua, que atuam também como afastadores de estruturas para um melhor exame. O abaixador deve ser colocado no terço anterior e médio da língua, a fim de evitar reflexo nauseoso. É importante que o paciente relaxe a musculatura da língua e respire pela boca no momento do exame. A inspeção dos óstios dos ductos de Stensen e Warthon é rotina, sendo fundamental realizar a palpação das estruturas da boca, especialmente da língua, bochechas e, bidigitalmente, do soalho bucal (Fig. 5.5).

Posteriormente à cavidade bucal localiza-se a faringe. Apresenta uma parte nasal denominada naso ou rinofaringe, que se situa posterior ao nariz e acima do nível do palato mole. A nasofaringe é uma cavidade que está sempre aberta e, lateralmente, apresenta o óstio tubário da tuba auditiva. A tuba é limitada posteriormente por uma protrusão sob a mucosa, que é cartilagem da tuba. Uma prega vertical da mucosa prolonga-se inferiormente e contém o músculo salpingofaríngeo; uma segunda prega, menor, denominada salpingopalatina, estende-se da parte superior do tórus até o palato mole. Atrás do óstio da tuba auditiva situa-se o recesso faríngeo (fossa de Rosenmüller) e, na face posterior da nasofaringe, encontra-se uma saliência de tecido linfático, conhecida como vegetações adenoides, que sofre involução com a puberdade. A porção oral da faringe estende-se do palato mole ao plano do osso hioide. Anteriormente abre-se na boca e, lateralmente, estão as tonsilas palatinas (amígdalas) delimitadas pelos pilares palatinos. A porção mais inferior da faringe denomina-se hipofaringe, delimitada superiormente pelo hioide e inferiormente pelo limite inferior da cartilagem cricoide. A hipofaringe apresenta três porções, denominadas seio piriforme, parede posterior e região pós-cricoide (Fig. 5.6).

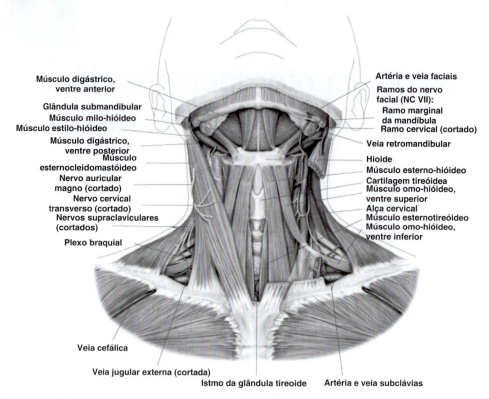

FIGURA 5.1 Algumas estruturas musculares, vasculares, cartilaginosas e ósseas da região do pescoço (veja colorida em www.grupoa.com.br).

Anatomicamente, são cavidades revestidas por uma túnica mucosa contínua, com epitélio cilíndrico ciliado na nasofaringe e epitélio pavimentoso estratificado nas demais porções da faringe, laringe e cavidade bucal. Abaixo da mucosa, situam-se glândulas mucosas e salivares em abundância. Conglomerados de nódulos linfocitários constituem as chamadas amígdalas lingual, palatina e fa-

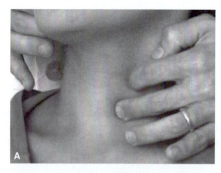
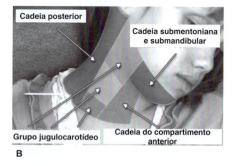

FIGURA 5.2 (A) Posicionamento para palpação cervical; (B) grupos de linfonodos a serem pesquisados.

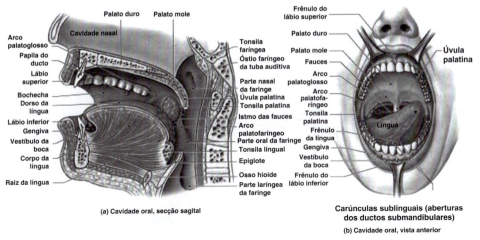

FIGURA 5.3 Cavidade oral (veja colorida em www.grupoa.com.br).

ríngea **(Fig. 5.7)**. Todo esse conjunto forma um verdadeiro círculo, denominado anel linfático de Waldeyer.

Os sintomas e sinais apresentados mais frequentemente por pacientes com patologia na faringe são odinofagia, disfagia, alterações da voz, halitose, ar-

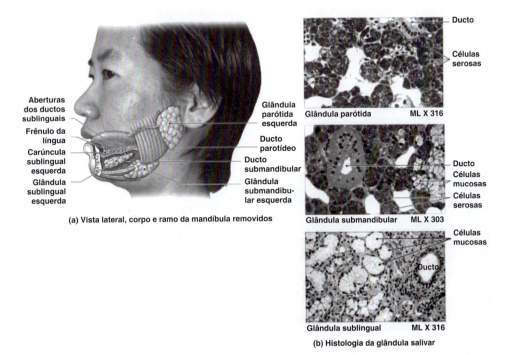

FIGURA 5.4 Diferentes estruturas glandulares produtoras de saliva (veja colorida em www.grupoa.com.br).

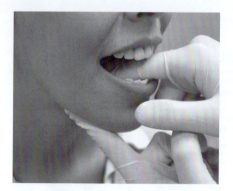

FIGURA 5.5 Forma adequada de realização da palpação bidigital do soalho da boca.

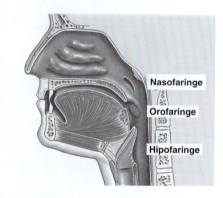

FIGURA 5.6 Esquema ilustrativo dos diferentes segmentos da faringe.

dência, hipoacusia, sangramentos, massas cervicais, processos ulcerativos e edema da mucosa.

Semiologicamente, o exame da faringe inicia-se em continuidade com o exame da cavidade bucal pela oroscopia.

É importante avaliar o formato e a dimensão das tonsilas, a parede posterior da orofaringe, o movimento e as alterações de sensibilidade e integridade da mucosa do palato mole. A palpação das lojas amigdalianas, bem como da porção mais posterior da língua, deve ser também realizada. A nasofaringe e a hipofaringe são inspecionadas de forma indireta. A rinoscopia posterior consistia na visualização da nasofaringe com a utilização de pequenos espelhos introduzidos pela boca e auxiliados pela retração do palato por uma sonda introduzida pela fossa nasal. Esse método semiológico foi muito utilizado, mas substituído pela nasofaringoscopia realizada com endoscópios rígidos ou flexíveis acessados pela fossa nasal. A possibilidade de registrar o exame em mídia digital, bem como a visualização endoscópica em um monitor, permite uma qualidade de imagem muito precisa. O exame da hipofaringe pode ser realizado como uma extensão da nasofibroscopia flexível ou também pela cavidade bucal realizado com um endoscópio rígido angulado de 70 graus, denominado laringoscopia indireta. O exame deve buscar identificar alterações do relevo mucoso, especialmente lesões ulceroinfiltrativas e lagos de secreção em seios piriformes. A nasofibrolaringoscopia é de extrema relevância na avaliação de um paciente disfágico, devendo-se seguir protocolos específicos para esses pacientes. Na **Figura 5.8** estão ilustradas as diferentes fases da deglutição.

A laringe tem funções importantes, como aparelho vocal, proteção contra penetração de substâncias, eliminação de secreções da via aérea inferior e como via respiratória. Anatomicamente, a laringe é um órgão musculocartilaginoso. Apresenta músculos com função adutora e abdutora, que movimentam cartilagens articuladas, desencadeando movimentos dinâmicos voluntários e involuntários das pregas vocais **(Fig. 5.9)**.

Os sintomas de patologias laríngeas mais frequentemente apresentados pelos pacientes são alterações no padrão vocal (disfonia), disfagia, odinofagia, dispneia, pigarro e tosse. Na avaliação da laringe, o examinador deve estar atento à qualidade vocal e aos ruídos respiratórios, e palpar a laringe externamente pesquisando seu formato e mobilidade no pescoço. A visualização da laringe é denominada laringoscopia indireta. Os endoscópios

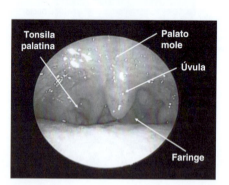

FIGURA 5.7 Estruturas da orofaringe (veja colorida em www.grupoa.com.br).

Rotinas em Otorrinolaringologia 283

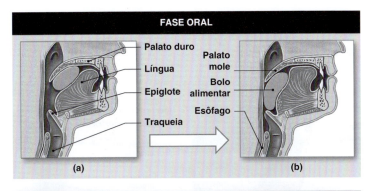

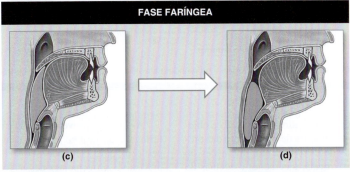

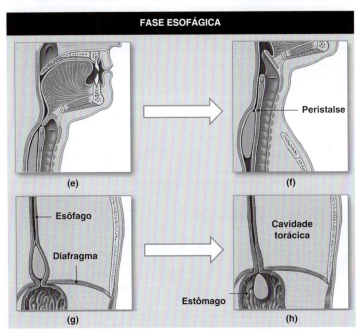

FIGURA 5.8 Diferentes fases da deglutição (veja colorida em www.grupoa.com.br).

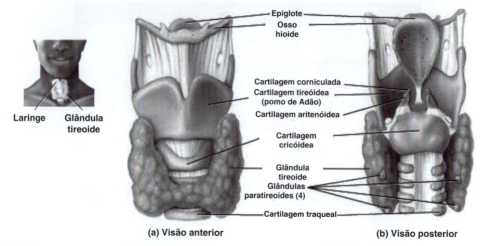

FIGURA 5.9 Ilustração do arcabouço laríngeo e da glândula tireoide (veja colorida em www.grupoa.com.br).

empregados podem ser rígidos ou flexíveis e objetivam identificar alterações de movimento das pregas vocais, áreas de estreitamento, alterações do relevo das pregas vocais, ulcerações e edemas do forro mucoso da laringe, incluindo, além das pregas vocais, as pregas vestibulares, epiglote, aritenoides e região interaritenóidea. Durante o exame, é solicitado ao paciente que realize emissões vocais, especialmente com a vogal "i", pois isso propicia a elevação da laringe, possibilitando sua melhor visualização **(Fig. 5.10)**. Os exames endoscópicos são realizados, se necessário, com anestesia tópica do nariz e da orofaringe e executados invariavelmente no consultório, não exigindo preparo especial.

As queixas provenientes da cavidade bucal, da faringe e da laringe exigem sempre o exame do pescoço, pois ele pode ser sede secundária de metástases provenientes dessas regiões. A presença de uma massa cervical pode ser secundária a uma queixa da via aerodigestiva superior ou primária, como queixa única no pescoço. Processos inflamatórios e infecciosos da boca, faringe e laringe podem se estender para espaços profundos da região cervical, bem como outras infecções específicas com repercussão ganglionar. Patologias congênitas, tumores benignos, doenças linfoproliferativas e neoplasias da glândula tireoide também devem ser investigadas na presença de massa cervical.

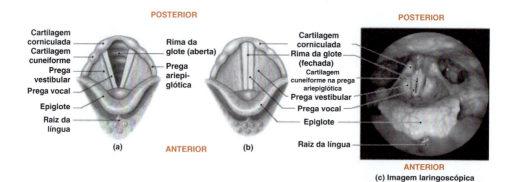

FIGURA 5.10 Ilustração da glote com as diferentes posições das pregas vocais (veja colorida em www.grupoa.com.br).

Principais queixas

Dor de garganta (odinofagia)

É o termo médico para descrever o sintoma de dor ou ardência na garganta ocasionado pela deglutição de alimentos, ou seja, uma deglutição dolorosa. A dor pode ser leve até muito intensa, causando, em algumas situações, dificuldade para engolir (disfagia) a própria saliva. A odinofagia, quando intensa, pode estar acompanhada de disfagia. Geralmente é ocasionada por patologias que causam inflamação da mucosa da faringe, podendo ser infecciosas ou não. As causas mais frequentes de odinofagia são as infeções por vírus, seguidas de bactérias e fungos (mais raramente). Os processos inflamatórios infecciosos da faringe caracterizam as faringotonsilites. Nesse aspecto, mais uma vez, cabe ressaltar que o termo faringite, ou faringotonsilite, indica somente a presença de um processo inflamatório, não estando implícita a etiologia bacteriana. Cabe ao profissional de saúde envolvido no caso agregar a nomenclatura à etiologia suspeitada, por exemplo, tonsilite viral, tonsilite bacteriana, etc., e prescrever um tratamento adequado. Situações em que o paciente apresenta xerostomia (boca seca), como síndrome de Sjögren, radioterapia, respiração bucal e efeitos colaterais a medicamentos, também podem ocasionar odinofagia. Outras causas não infeciosas de odinofagia são traumatismos, corpo estranho e neoplasias da via aerodigestiva superior.

Dor/dificuldade para engolir (disfagia)

Definida como dificuldade para engolir, é um sintoma comum de muitas doenças. A presença de disfagia pode cursar concomitantemente com odinofagia, tosse e regurgitação nasal. A disfagia pode ser temporária ou de longa duração, acometendo crianças, adultos e, mais frequentemente, os idosos. Diversas patologias ocasionam disfagia, sendo divididas em causas orofaríngeas e esofágicas. As causas de disfagia orofaríngea temporária mais frequentes são processos inflamatórios/infecciosos agudos; as disfagias de longa duração são ocasionadas por patologias que acarretam obstrução mecânica da via digestiva, como corpo estranho, neoplasias e doenças que causam alterações neuromusculares, geralmente de origem neuroló-

gica. Efeitos adversos de medicamentos, pós-cirúrgico, radioterapia e alterações estruturais da via digestiva, como divertículo de Zenker e osteófitos, também são causas de disfagia.

Rouquidão (disfonia)

A voz é o instrumento mais rápido, claro e preciso da comunicação de nossos pensamentos, sensações e sentimentos. A laringe, órgão de produção da voz, é constituída por estruturas cartilaginosas, musculares, neurais e de revestimento respiratório, com características específicas para a produção da voz, que, quando íntegras, apresentam eufonia; caso contrário, tem-se disfonia.

A voz faz parte da identidade de uma pessoa. Diante de alterações agudas da voz, o reconhecimento da presença de algum problema e, consequentemente, a avaliação médica é mais comum em relação a alterações mais insidiosas ou que o paciente apresenta desde sua infância. Paradoxalmente, são os quadros mais insidiosos ou crônicos que estão mais associados à presença de alterações estruturais da laringe ou ao desenvolvimento de tumores. Quando há alguma alteração da voz, tem-se a disfonia ou rouquidão.

A rouquidão é o sintoma mais frequente nas doenças da laringe. Não ocorre quando a patologia não estiver localizada nas pregas vocais ou no mecanismo motor da laringe, estando limitada às doenças da laringe localizadas na região glótica.

Consiste no sintoma mais frequente e mais importante para o diagnóstico e o tratamento dos tumores da laringe. Outro sintomas, como disfagia e dispneia, podem estar associados, mas com incidência menor.

Massa cervical

O aumento de volume da região cervical representa um desafio diagnóstico, pois expressa inúmeras possibilidades etiológicas. A presença de uma massa cervical remete a uma rotina na abordagem clínica, especialmente quando concomitante a outros sintomas e sinais. A anamnese deve incluir a pesquisa de fatores de risco, como álcool e tabagismo, perda de peso, febre e contato com doenças infecciosas. O conhecimento topográfico anatômico, a faixa etária e o exame físico otorrinolaringológico completo permitem inferir hipóteses diagnósticas, cuja etiologia é dividida em inflamatória, congênita ou neoplásica.

Ronco e apneia do sono

O ronco é um ruído produzido pela vibração dos tecidos frouxos das vias aéreas superiores quando há passagem de ar; isso ocorre com a pessoa dormindo. É uma queixa bastante comum nos consultórios dos otorrinolaringologistas, levada principalmente pelo cônjuge, podendo ocasionar transtornos de ordem social e psicológica.

Pode ocorrer em qualquer idade e em ambos os sexos, porém é mais comum nos homens e entre pessoas com mais de 50 anos. Aproximadamente 60% dos homens com mais de 50 anos roncam.

A apneia do sono ou SAHOS – síndrome da apneia-hipopneia do sono – é a parada respiratória causada pela obstrução das vias aéreas em episódios repetidos durante o sono.

> **Todo apneico é um roncador.**

Os sintomas principais da apneia do sono são ronco, respiração ruidosa durante o sono, sonolência diurna excessiva, sensação de cansaço ou de que não se dormiu o suficiente, transtornos cognitivos, como dificuldade de memória, concentração e atenção, irritabilidade, fadiga, nictúria, cefaleia matinal, entre outros.

O padrão-ouro para o diagnóstico da SAHOS é o exame de polissonografia, e o tratamento será feito de acordo com as necessidades individuais de cada paciente e com o grau da apneia.

Falta de ar/barulho quando respira (estridor/dispneia)

O estridor é um som audível produzido pelo fluxo turbulento e rápido através de um segmento estreitado da via aérea. Ele pode ser causado por inúmeras doenças e também ser um sintoma proeminente de obstrução da via aérea. O seu manejo adequado somente pode ser estabelecido após o diagnóstico correto. Portanto, por ser um sintoma, não deve ser manejado com base em um diagnóstico presuntivo.

Geralmente, o estridor produzido por uma lesão obstrutiva extratorácica é inspiratório. Isso ocorre pela natureza dinâmica das estruturas que colapsam com a pressão negativa criada com a inspiração. A exceção são as lesões fixas, como a estenose subglótica, que não mudam com a respiração e produzem estridor bifásico. As lesões intratorácicas costumam produzir estridor expiratório.

A avaliação da gravidade do estridor nem sempre é fácil, assim como a decisão de realizar endoscopia de via aérea no consultório ou sob anestesia geral. Existe uma regra mnemônica criada por Holinger que ajuda a determinar quais pacientes precisam ser submetidos à anestesia geral: SPECS-R. S: *severity* – impressão subjetiva dos pais de que há piora da obstrução; P: *progression* – progressão ao longo do tempo; E: *eating or feeding difficulties* – dificuldades alimentares, aspiração, falha de desenvolvimento; C: *cyanotic episodes* – cianose; S: *sleep* – obstrução que piora durante o sono; R – *radiology* – alterações específicas vistas em exames de imagem.

Mau hálito (halitose)

Halitose ou mau hálito deriva do latim, *halitus*, que significa ar expirado, e consiste na eliminação de odores desagradáveis pela boca durante a fala ou a expiração. Popularmente conhecida como "bafo", é um sinal de que algo está alterado no organismo e que deve ser identificado e tratado. As causas de mau hálito podem ser fisiológicas, como jejum prolongado, dietas inadequadas e pouca salivação; patologias da boca (compreendem 90% dos casos), como má higiene bucal, gengivites, saburra lingual e caseum amigdalino; e doenças sistêmicas, como manifestação de diabetes, doenças renais e hepáticas. A história clínica detalhada associada ao exame físico completo da via aerodigestiva superior são fundamentais para o diagnóstico etiológico da halitose.

6

Principais doenças

6.1 Faringotonsilites

Maria Beatriz Rotta Pereira
Denise Rotta Ruttkay Pereira

Introdução

As infecções das vias aéreas superiores (IVAS) têm prevalência elevada e são causas comuns de consultas médicas. Dor de garganta é a terceira principal queixa entre pacientes que procuram serviços de emergência, e as faringotonsilites agudas são responsáveis por aproximadamente 5% das consultas médicas. As faringotonsilites são IVAS de ocorrência frequente e autolimitadas. Na maioria das vezes, as crianças e os adultos se recuperam rapidamente (3 a 4 dias) de uma infecção faringotonsilar, mas, ocasionalmente, podem desenvolver complicações.

As faringotonsilites são mais costumeiramente de origem viral, mas podem ser causadas por bactérias, especialmente o estreptococo β-hemolítico do grupo A (EBHGA), responsável pela única faringotonsilite bacteriana para a qual o tratamento com antibióticos está definitivamente indicado, com o objetivo de prevenir sequelas supurativas e não supurativas.

Apesar de a necessidade de tratamento com antibacterianos não estar presente na maioria das vezes, as faringotonsilites são exemplos típicos de prescrição inadequada de antibióticos. A possibilidade de iatrogenias, os custos mais elevados do tratamento e, principalmente, a emergência de cepas bacterianas resistentes aos antimicrobianos são consequências óbvias do emprego desnecessário desses medicamentos.

Papel das tonsilas

As principais funções das tonsilas são: atuar como tecido imunocompetente local, secretando imunoglobulinas nas criptas (são capazes de produzir as cinco classes de imunoglobulinas – IgA, IgG, IgM, IgD e IgE) e, com isso, impedindo a replicação bacteriana e viral no trato respiratório superior, o que representa a primeira linha de defesa contra doenças infecciosas na região; e produzir cadeias J, que completarão a estrutura molecular das imunoglobulinas A e que, posteriormente migram para outras áreas do trato respiratório superior.

Incidência das faringotonsilites

Em crianças e adolescentes, em especial naqueles em que o contato é muito próximo, como nas escolas, a transmissão ocorre por meio de gotículas de saliva, com período de incubação de 1 a 4 dias. As infecções de origem viral correspondem a 75% dos casos em crianças menores de 3 anos e diminuem após a puberdade, tanto nos casos agudos quanto nos de recorrência. No Brasil, o EBHGA está presente em 24% das faringotonsilites em crianças entre 2 e 12 anos de idade.

Etiologia

Vários vírus, bactérias e alguns fungos podem causar faringotonsilites. Entre os vírus, os agentes mais comuns são adenovírus, influenza, parainfluenza, Coxsackie, vírus sincicial respiratório, herpes e vírus de Epstein-Barr. EBHGA (20-30% das etiologias bacterianas), hemófilos (15%), moraxela (15%), estafilococo dourado (20%), pneumococo (1%), germes anaeróbios, clamídia e micoplasma são as bactérias envolvidas na gênese das infecções faringotonsilares. Com exceção de situações individuais, aparentemente não há necessidade de diagnóstico e tratamento de faringotonsilites causadas por bactérias que não o EBHGA.

O *Streptococcus viridans* é a bactéria mais encontrada nas tonsilas de indivíduos sem infecção aguda, corroborando a importância da flora normal da cavidade orofaríngea para a interferência bacteriana, que é a ação de certas bactérias em relação à inibição do crescimento ou aderência de outras, potencialmente patogênicas. Nunca é demais lembrar que o uso repetido de antibióticos pode levar a um desequilíbrio dessa flora, além de contribuir para o aparecimento de resistência bacteriana.

Antes dos 3 anos de idade, a prevalência das infecções bacterianas de orofaringe é baixa em virtude da proteção fornecida pela IgG materna. As faringotonsilites por EBHGA são mais frequentes na faixa de 3-15 anos de idade, e a preocupação em relação a essa etiologia deve-se ao seu potencial de causar infecções purulentas e invasivas, escarlatina, glomerulonefrite e febre reumática, sendo altamente transmissível e capaz de disseminar-se rapidamente em creches e escolas.

Aspectos da história e do exame físico podem sugerir a etiologia viral ou bacteriana, infelizmente com baixa especificidade e sensibilidade. Coriza, obstrução nasal, espirros, rouquidão, aftas (Coxsackie ou herpes) e sintomas gastrintestinais associam-se frequentemente a doenças virais, acompanhados ou não de elevações da temperatura corporal.

Já a infecção por EBHGA costuma ter início súbito, febre ≥ 38°C, dor de garganta e achados no exame físico que incluem hiperemia, hipertrofia e exsudato tonsilar, junto com linfadenopatia cervical anterior e subângulo mandibular doloroso. Sinais de envolvimento mais extenso das vias aéreas superiores (coriza, espirros, etc.) não costumam estar presentes nas infecções pelo estreptococo **(Tab. 6.1.1)**.

Diagnóstico

É consenso que o diagnóstico da faringotonsilite estreptocócica deve ser suspeitado conforme dados clínicos e epidemiológicos e confirmado por exame cultural ou pelo teste rápido de detecção do antígeno estreptocócico. Há intensa sobreposição de sinais e sintomas entre faringotonsilites estreptocócicas e virais, e a identificação das faringotonsilites por EBHGA, baseada exclusivamente em sinais clínicos, é tida como imprecisa e não reco-

mendada. A exceção se aplica a casos de infecção em paciente afebril e com a presença de conjuntivite, tosse, rouquidão, coriza, exantema e diarreia, que sugerem fortemente uma etiologia viral.

O exame cultural da orofaringe é considerado o padrão-ouro para o diagnóstico de infecção por EBHGA e apresenta uma sensibilidade de 90 a 95%. É necessário cuidado para que o material seja obtido das duas tonsilas e da parede da faringe, sem tocar em outros locais da cavidade oral. A maior desvantagem do método reside no tempo necessário para a obtenção do resultado.

O teste rápido de detecção do antígeno estreptocócico é um método adequado, com especificidade de 95% e sensibilidade de 75%. Assim, um resultado positivo no teste rápido não exige confirmação por cultura e aponta para o tratamento imediato. Em crianças e adolescentes, havendo forte suspeita de infecção bacteriana, um resultado negativo com o teste rápido não exclui a etiologia estreptocócica e indica a necessidade de exame cultural. Já em adultos, em razão da incidência baixa de faringotonsilite por EBHGA e do risco muito baixo de febre reumática subsequente, o resultado do teste rápido negativo costuma ser suficiente. Essa técnica oferece extrema rapidez na obtenção do resultado (na própria consulta), mas seu custo pode ser um fator limitante.

TABELA 6.1.1 Achados clínicos e epidemiológicos sugestivos de infecção por EBHGA ou vírus

Infecção por EBHGA
Dor de garganta de início súbito
Idade entre 5-15 anos
Febre
Cefaleia
Náusea, vômitos, dor abdominal
Hiperemia faringotonsilar
Exsudato faringotonsilar
Petéquias no palato
Linfonoadenopatia cervical anterior dolorosa
Ocorrência no inverno ou início da primavera
História de contato com indivíduo com faringotonsilite estreptocócica
Exantema escarlatiniforme

Infecção por vírus
Conjuntivite
Coriza
Tosse
Diarreia
Rouquidão
Estomatite ulcerativa
Exantema viral

As mais recentes diretrizes contraindicam a realização do teste da antiestreptolisina O (ASLO), proteína C-reativa e leucograma para o diagnóstico de infecção pelo EBHGA.

Indiscutivelmente, há a necessidade de diminuir ainda mais o tempo e o custo da identificação precisa da infecção estreptocócica para, com tratamento adequado, evitar complicações não piogênicas tardias como a febre reumática, sem, no entanto, prescrever antibióticos desnecessariamente.

As complicações das infecções por EBHGA são classificadas em supurativas e não supurativas. Febre reumática (rara em adultos) e glomerulonefrite aguda são as principais complicações não supurativas, geralmente presentes 1 a 3 semanas após a infecção. Já as complicações supurativas incluem abscesso peritonsilar, abscesso retrofaríngeo e adenite/abscesso cervical.

Situações especiais de tonsilites agudas

Mononucleose infecciosa

O diagnóstico diferencial das faringotonsilites agudas deve incluir a mononucleose infecciosa, doença causada pelo vírus Epstein-Barr (EBV), agente altamente linfotrópico. A maioria dos casos de mononucleose infecciosa não é diagnosticada, e muitas crianças apresentam níveis elevados de anticorpos da classe IgG contra o antígeno do capsídeo viral (Ig G anti-VCA), o que denota infecção passada. O vírus causa edema difuso dos tecidos linfáticos do anel de Waldeyer, região cervical, axilar e inguinal. Produz odinofagia intensa, que pode levar à desidratação e aumento das tonsilas palatinas e faríngeas, podendo causar obstrução importante das vias aéreas superiores.

A anamnese costuma revelar uma doença com início rápido dos sintomas, que podem manter-se por semanas, e, frequentemente, um tratamento malsucedido com antibióticos.

Ao exame, o paciente geralmente apresenta mal-estar geral, astenia, temperatura normal ou elevada, tonsilas palatinas muito aumentadas e com exsudato, hepatomegalia e esplenomegalia.

A investigação laboratorial deve incluir cultura de material obtido das tonsilas (para o diagnóstico de infecção bacteriana coexistente), hemograma completo (leucocitose, às vezes intensa, e linfocitose são alterações clássicas), pesquisa de linfócitos atípicos e testes sorológicos para estabe-

lecer a responsabilidade do EBV. Testes que buscam anticorpos contra o antígeno do capsídeo do EBV (anti-VCA) estão disponíveis na maioria dos laboratórios, e níveis de IgM anti-VCA > 1:10 e de IgG anti-VCA > 1:320 evidenciam infecção aguda ou recente. Já o monoteste (pesquisa de anticorpos heterófilos da classe IgM ou teste de Paul Bunnell) é um exame mais comum e barato, mas não é fidedigno na fase inicial da doença e em crianças menores de cinco anos de idade.

Abscesso peritonsilar

É um processo mais grave que a faringotonsilite aguda. Produz dor de garganta unilateral intensa, sialorreia, trismo, febre e comprometimento do estado geral. Na maioria das vezes é causado por estafilococo dourado ou por flora múltipla de germes anaeróbios.

Tratamento clínico

Faringotonsilite viral

Alívio dos sintomas com analgésicos / antitérmicos e hidratação. Reavaliação clínica em 48-72 horas nos casos em que não houver remissão da febre.

Faringotonsilite bacteriana

O tratamento com antimicrobianos encurta a fase aguda da doença, diminui o potencial de transmissão e reduz o risco de sequelas supurativas e não supurativas associadas às infecções por EBHGA. O emprego correto de antibacterianos até nove dias após o início do quadro infeccioso é capaz de impedir a febre reumática. Dessa forma, na impossibilidade de efetuar exame cultural ou teste rápido de detecção do antígeno estreptocócico (conduta ideal), recomenda-se reavaliar em 48 a 72 horas todo o paciente com quadro clínico de faringotonsilite aguda.

Os antibióticos de 1ª escolha são a penicilina e a amoxicilina **(Tab. 6.2.2)**. Para prevenir a febre reumática, a penicilina ou a amoxicilina devem ser administradas oralmente por 10 dias, inclusive quando o paciente ficar assintomático após os primeiros dias de tratamento. A penicilina G benzatina por via intramuscular está indicada para os que não aderem ao tratamento oral pelo prazo recomendado.

Os novos macrolídeos (claritromicina e azitromicina) são efetivos no tratamento da doença, ha-

TABELA 6.1.2 Antibióticos recomendados para faringotonsilite estreptocócica		
Fármaco/Via	**Dose**	**Duração ou quantidade**
Indivíduos não alérgicos à Penicilina		
Penicilina V/oral	Crianças: 250 mg, 2 ou 3 x/dia; adolescentes e adultos: 250 mg, 4x/dia ou 500 mg, 2x/dia	10 dias
Amoxicilina/oral	50 mg/kg, 1x/dia (máx.: 1000 mg); ou 25 mg/kg/dose (máx = 500 mg), 2x/dia	10 dias
Penicilina G Benzatina/ intramuscular	< 27 kg: 600.000 UI; > 27 kg: 1.200.000 UI	1 dose
Indivíduos alérgicos à Penicilina		
Cefalexina[a]/oral	20 mg/kg/dose, 2x/dia (máx.: 500 mg/dose)	10 dias
Cefadroxila[a]/oral	30 mg/kg, 1x/dia (máx= 1 g)	10 dias
Clindamicina/oral	7 mg/kg/dose, 3x/dia (máx.: 300 mg/dose)	10 dias
Azitromicina[b]/oral	12 mg/kg, 1x/dia (máx.: 500 mg)	5 dias
Claritromicina[b]/oral	7,5 mg/kg/dose, 2x/dia (máx.: 250 mg/dose)	10 dias

[a] Evitar em pacientes com hipersensibilidade imediata à penicilina.
[b] Resistência do EBHGA a esses fármacos é bem documentada e varia geográfica e temporalmente.
Fonte: Shulman e colaboradores.[1]

vendo inclusive estudos demonstrando superioridade na erradicação do EBHGA, quando comparados à penicilina. Por outro lado, evidências recentes sobre o aparecimento de EBHGA resistentes aos macrolídeos devem restringir seu uso aos pacientes com história de hipersensibilidade à penicilina.

Cefalosporinas orais de 1ª geração (cefalexina ou cefadroxila) tomadas durante 10 dias são alternativas aceitáveis, principalmente em pessoas alérgicas à penicilina, devendo-se lembrar que até 20% dos indivíduos sensíveis à penicilina também o são às cefalosporinas. Pacientes com hipersensibilidade imediata (anafilática ou do tipo I) à penicilina não devem ser tratados com cefalosporinas.

Tratamentos curtos (cinco dias ou menos) com cefalosporinas de 1ª e 2ª geração e claritromicina já foram testados e comprovaram a erradicação do estreptococo, mas não existem evidências definitivas que justifiquem sua recomendação.

Apesar de disponíveis em muitos postos de saúde, as sulfonamidas não devem ser empregadas no tratamento da faringotonsilite para EBHGA, pela ineficácia desse medicamento para esse microrganismo.

Em situações de tonsilites recorrentes e crônicas, há que se aventar a possibilidade etiológica ou de copatogenicidade por parte de bactérias produtoras de β-lactamase e anaeróbios. Sendo assim, a escolha recai sobre amoxicilina+ácido clavulâni-co, cefalosporinas de 2ª geração ou clindamicina, relembrando que ainda não existe consenso quanto à melhor conduta nessas situações.

Tratamento cirúrgico

A escolha entre o acompanhamento clínico continuado e a tonsilectomia no manejo das faringotonsilites recorrentes também exige uma atenção individualizada, com a definição dos aspectos positivos e negativos de cada uma das opções. Diretrizes atualizadas[1,2] recomendam o procedimento para crianças que atendam os critérios de Paradise, que são: infecções recorrentes, que se repetem mais que sete vezes ao ano, ou cinco vezes por ano nos últimos dois anos, ou três vezes anuais nos últimos três anos **e** que se acompanharam de uma ou mais das seguintes manifestações ou testes: febre > 38ºC, adenopatia cervical dolorosa, exsudato tonsilar ou teste positivo para EBHGA, seja ele teste rápido ou exame cultural.

A tonsilectomia também pode ser útil nas crianças com faringotonsilites recorrentes que não atendam os critérios de Paradise, mas que apresentam determinadas condições como febre periódica, estomatite aftosa, intolerância ou hipersensibilidade a vários antibióticos ou história de abscesso peritonsilar.

Nos casos em que os episódios de infecção de garganta não estiverem bem documentados, recomenda-se um período de observação de 12 meses, em virtude da história natural de resolução espontânea da doença.

Conclusão

- a maioria das faringotonsilites é viral, não necessitando tratamento com antibióticos e exigindo apenas tratamento sintomático;
- as infecções faringotonsilares por bactérias perfazem aproximadamente 30% do total e seu tratamento deve visar o germe mais frequente que é o EBHGA;
- o diagnóstico de infecção pelo EBHGA deve ser realizado com a comprovação por exame cultural ou teste rápido de detecção do antígeno estreptocócico;
- o tratamento da faringotonsilite por EBHGA visa encurtar a fase aguda da doença e reduzir o risco de sequelas supurativas e não supurativas associadas às infecções por EBHGA. Principalmente em crianças, o emprego de antibacterianos até nove dias após o início do quadro infeccioso é capaz de impedir a febre reumática.

Teoria versus prática

A obtenção da confirmação diagnóstica da faringotonsilite estreptocócica por meio do teste cultural de orofaringe ou do teste rápido de detecção do antígeno estreptocócico ainda é, em nosso país, difícil, principalmente em setores de atendimento público emergencial. Infelizmente, os critérios e escores exclusivamente clínicos para diagnóstico de infecção estreptocócica são imprecisos e têm pouco valor preditivo. Todavia, esses fatos não justificaml que pacientes com coriza, obstrução nasal, rouquidão e/ou tosse, associados à dor de garganta, sigam recebendo antimicrobianos de forma indiscriminada.

Referências

1. Shulman ST, Bisno AL, Clegg HW, Gerber MA, Kaplan EL, Lee G, et al. Clinical practice guideline for the diagnosis and management of group A streptococcal pharyngitis: 2012 update by the Infectious Diseases Society of America. Clin Infect Dis. 2012;55(10):e86-102.

2. Pickering LK, Baker CJ, Kimberlin DW, Long SS. Group A streptococcal infections. In: American Academy of Pediatrics. Red Book: 2012: report of the Committee on Infectious diseases. 29th ed. Elk Groove Village: AAP; 2012. p. 668-80.

Leituras sugeridas

Baugh RF, Archer SM, Mitchell RB, Rosenfeld RM, Amin R, Burns JJ, et al. Clinical practice guideline: tonsillectomy in children. Otolaryngol Head Neck Surg. 2011;144(1 Suppl):S1-30.

Chiappini E, Regoli M, Bonsignori F, Sollai S, Parretti A, Galli L, et al. Analysis of different recommendations from international guidelines for the management of acute pharyngitis in adults and children. Clin Ther. 2011;33(1):48-58.

Discolo CM, Darrow DH, Koltai PJ. Indicações de tonsilectomia decorrentes de causas infecciosas. In: Sih T, Chinsky A, Eavey R, editores. III Manual de otorrinolaringologia pediátrica da IAPO. São Paulo: IAPO; 2003. p. 114-28.

Gerber MA, Baltimore RS, Eaton CB, Gewitz M, Rowley AH, Shulman ST, et al. Prevention of rheumatic fever and diagnosis and treatment of acute Streptococcal pharyngitis: a scientific statement from the American Heart Association Rheumatic Fever, Endocarditis, and Kawasaki Disease Committee of the Council on Cardiovascular Disease in the Young, the Interdisciplinary Council on Functional Genomics and Translational Biology, and the Interdisciplinary Council on Quality of Care and Outcomes Research: endorsed by the American Academy of Pediatrics. Circulation. 2009;119(11):1541-51.

Moraes-Pinto MI. Faringotonsilite estreptocócica: necessidade do uso de testes microbiológicos para diagnóstico preciso. Rev Paul Pediatr. 2013;31(1):2-3.

Nascimento-Carvalho CM, Marques HHS. Recomendação do departamento de infectologia da sociedade brasileira de pediatria para conduta de crianças e adolescentes com faringotonsilites agudas. J Pediatr (Rio J.). 2006;82(1):79-80.

Pereira MBR, Pereira MR. Adenotonsilites. In: Ferreira JP, organizador. Pediatria diagnóstico e tratamento. Porto Alegre: Artmed; 2005. p. 365-70.

Sih T. Tonsilite viral ou bacteriana. In: Sih T, Chinsky A, Eavey R, Godinho R, editores. IV Manual de otorrinolaringologia pediátrica da IAPO. Guarulhos: Lis; 2006. p. 57-60.

Questões e casos clínicos

www.grupoa.com.br

6.2 Hipertrofia do anel linfático de Waldeyer

Viviane Martha
Aline Silveira Martha

Introdução

As tonsilas palatinas (ou amígdalas), tonsilas nasofaríngeas ou adenoides, conforme a nômina antiga), tonsilas linguais, tonsilas peritubárias e todo o tecido linfático distribuído pela parede posterior da onofaringe na entrada do trato aerodigestivo, apresentam a configuração de um anel. O anel de Waldeyer foi assim denominado em função do trabalho do anatomista alemão de mesmo sobrenome, que o descreveu pela primeira vez no século XIX.[1,2]

Alterações dos componentes do anel linfático de Waldeyer dão origem ou são foco de diversas doenças com seus respectivos sinais e sintomas: dispneia, apneias, roncos relacionados a hipertrofia/hiperplasia; dor em quadros inflamatórios/infecciosos (virais e bacterianos); problemas renais e/ou cardíacos (complicações sistêmicas das infecções pelo estreptococo beta-hemolítico do grupo A) e halitose (caseum nas criptas das tonsilas palatinas); alterações da orelha média por obstrução da tuba auditiva ou foco de infecção por bactérias presentes na adenoide. Neste capítulo, o foco é a hipertrofia adenotonsilar, o problema mais frequente desses tecidos.[3,4] No capítulo X, vários aspectos importantes também relacionados a este tema são abordados e complementam esta leitura.

A verdadeira importância do anel de Waldeyer na fisiologia e imunologia e a idade na qual esse papel definitivamente diminui ainda não estão totalmente estabelecidas.[5] Como diversos estudos demonstram que a adenotonsilectomia, tanto a curto como a longo prazo, não apresenta repercussão negativa sobre a imunidade celular e humoral das crianças submetidas a esse procedimento, conclui-se que seu papel não seja fundamental nesse sentido.[6,7] Uma das explicações para tais resultados repousa no fato de que os pacientes cujos tecidos foram removidos por tonsilites de repetição teriam o processo de transporte e apresentação de antígenos prejudicado pela de células M das mesmas. Dessa forma haveria um contato direto entre antígeno e tonsilas aumentando desproporcionalmente a produção de clones de células B; além disso, os linfócitos da tonsila tornam-se sobrecarregados e dessensibilizados para outros antígenos. Estabelecido esse dano ao sistema imunológico, a tonsila não teria mais função de proteção local ou função de auxílio ao sistema imune do trato respiratório alto, não apenas excluindo um malefício na remoção desses tecidos quando doentes, mas levando a um possível benefício pela sua remoção. Além disso, estudos mostram que os níveis de imunoglobulina sérica e em tecidos periféricos são alterados minimamente após tonsilectomias.[6,7] Apesar de não ser o propósito deste capítulo e de não haver evidências quanto à possível falta dos tecidos do anel de Waldeyer no sistema imune, é muito importante que o leitor busque uma leitura específica sobre a fisiologia dos tecidos linfoides e seus respectivos papéis no sistema imune.

Quadro clínico

As manifestações clínicas mais frequentes da hipertrofia das tonsilas são o ronco e a apneia. Outras alterações estão relacionadas no Quadro 6.2.1. As hipertrofias das tonsilas faríngeas e palatinas são as mais prevalentes, enquanto as peritubárias, linguais e demais aglomerados linfoides dispostos na nasofaringe têm menor expressão clínica.

Entre as complicações mais graves do processo obstrutivo crônico, estão hipertensão pulmonar (HP) e cor pulmonale.[8]

QUADRO 6.2.1

Manifestações clínicas da hipertrofia adenotonsilar

Ronco

Apneia

Dificuldade de aprendizado

Déficit de crescimento

Enurese

Distúrbios de comportamento

Distúrbios de fala

Alterações musculoesqueléticas

Alterações ortodônticas

Alterações cardiovasculares

Classificação

Durante o exame otorrinolaringológico, deve-se avaliar o tamanho das tonsilas palatinas, que foram classificadas em cinco diferentes graus, dependendo da magnitude da obstrução determinada no nível da orofaringe, conforme a escala de Brodsky e Koch[9] (Tab. 6.2.1 e Fig. 6.2.1).

O grau de hipertrofia adenoidiana pode ser avaliado pela radiografia simples de *cavum* ou pela videonasofibroendoscopia e classificado em cinco diferentes níveis, dependendo da obstrução evidenciada ao exame. Os mesmos critérios utilizados para avaliar o grau de obstrução produzido pela hipertrofia das tonsilas palatinas são empregados para avaliar a da obstrução decorrente da hi-

TABELA 6.2.1 Classificação das tonsilas palatinas de Brodsky

Grau	
0	Tonsilas palatinas situadas dentro da loja tonsilar, não perceptíveis na oroscopia
1	Obstrução da orofaringe de até 25%
2	Obstrução de 25 a 50% da orofaringe
3	Obstrução de 50 a 75% da orofaringe
4	Obstrução maior que 75% da luz da orofaringe

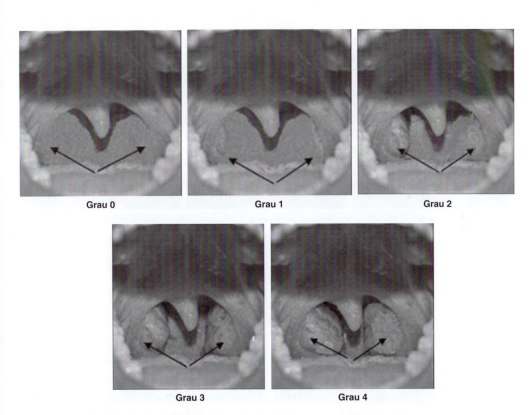

FIGURA 6.2.1 Classificação das tonsilas palatinas (veja colorida em www.grupoa.com.br).

pertrofia das tonsilas faríngeas (Tab. 6.2.2 e Fig. 6.2.2).

Avaliação clínica

Anamnese

Para o diagnóstico adequado, é fundamental uma história clínica detalhada. Existem instrumentos que guiam o entrevistador e contribuem para a quantificação das queixas por meio de perguntas referentes a qualidade de vida, frequência de sintomas, alterações comportamentais, etc. Ou seja, apesar de muitas vezes somente queixas como obstrução nasal e roncos serem valorizadas pelos pacientes e familiares, muitos outros sinais e sintomas importantes devem ser investigados. Um exemplo é o questionamento sobre a ocorrência de apneias à noite, que, muitas vezes, é negada pelos pais, mas que pode ser confirmada pela filmagem do sono ou a documentação por um exame do sono. Nos dias atuais, aspectos comportamentais e relacionados ao desenvolvimento neuropsicomotor ganham destaque em razão das consequências que um sono inadequado ocasionado pela hipertrofia dos tecidos linfoides do anel de Waldeyer determinam.[10]

TABELA 6.2.2 Classificação das tonsilas faríngeas de Brodsky

Grau	
0	Sem hiperplasia da tonsila faríngea (TF)
1	Até 25% do volume da TF
2	25-50% de volume da Tf
3	50-75% de volume da TF
4	Acima de 75% de volume da TF

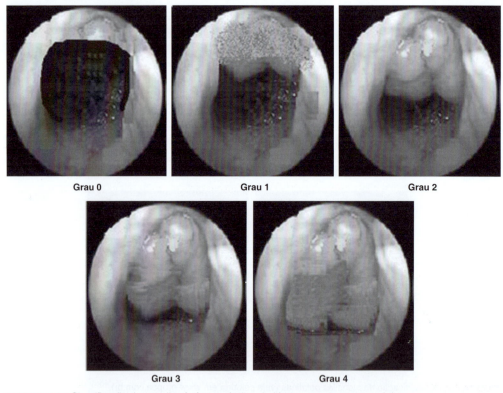

FIGURA 6.2.2 Classificação das tonsilas faríngeas (veja colorida em www.grupoa.com.br).

Exame físico

O exame da oroscopia deve permitir uma visualização adequada do orofaringe, sem gerar reflexo nauseoso no paciente, pois, nesses casos, as tonsilas palatinas são projetadas medialmente, levando muitas vezes a uma impressão equivocada do verdadeiro tamanho das tonsilas. Outra observação é quanto à necessidade de se buscar uma adequada visualização dos polos inferiores das tonsilas palatinas, pois, muitas vezes, a hipertrofia ocorre isoladamente nessa região com consequências importantes na área de passagem do ar quando o paciente fica em decúbito dorsal; todavia, na região dos polos superiores, guarda uma relação de tamanho normal e pode levar o profissional a não perceber o problema. Com o uso de exames de imagem e com videofibronasofaringolaringoscopia, esse tipo de falha diagnóstica é muito mais raro. Apesar de raramente utilizadas nos dias atuais, tanto a rinoscopia posterior como a laringoscopia indireta com espelhos apropriados podem ser úteis nesse contexto. A rinoscopia anterior com espéculos nasais não é apropriada para avaliação do rinofaringe. Além de classificar o tamanho das tonsilas palatinas e faríngeas, podem-se observar alterações relacionadas à obstrução nasal crônica **(Quadro 6.2.2)**.

Exames complementares

Além da anamnese, o médico pode valer-se de exames que auxiliam no diagnóstico e na investigação de complicações pré, trans e pós-operatórias.

O grau de hipertrofia das tonsilas palatinas e faríngeas pode ser avaliado pelo radiografia simples de *cavum* e pela videonasofibroendoscopia. O primeiro exame, se realizado de forma apropriada, guarda boa correlação com a visualização direta pela videoendoscopia em termos de graus de obstrução, mas não permite diagnósticos diferenciais que o exame com fibroendoscopia possibilita. Apesar de a radiografia ser muito utilizada para análise da rinofaringe, é na região da oro e hipofaringe com estreitamentos ocasionados pelo volume das tonsilas que se pode ter uma ideia do grau de participação desse componente do anel de Waldeyer na clínica do paciente. Sugere-se a realização do exame digitalizado em perfil da mesma forma que se coletam imagens para a realização da cefalometria. Não há indicação para realização de tomografia computadorizada ou ressonância magnética nos casos de rotina. Tais exames só têm indicação quando o diagnóstico diferencial com tumores ou malformações se fizer necessário.

Em relação aos exames de videoendoscopia, as fibras flexíveis são as preferidas, pela possibilidade de visualização não apenas das narinas, mas também da rinofaringe e da oro e hipofaringe, tendo-se, com isso, uma ideia do grau de participação dos tecidos linfoides da região nas vias aerodigestivas. Trata-se de um exame praticamente isento de complicações, embora, dependendo da idade do paciente, seja bastante desconfortável. Dessa forma, deve ser realizado quando realmente necessária para o diagnóstico diferencial e para auxiliar, em casos que o exame físico com ou sem imagem associada não permitir uma definição sobre a necessidade ou não de intervenção cirúrgica.

A polissonografia é o exame padrão-ouro para documentação e avaliação de apneias do sono. Auxilia no diagnóstico, pois, em muitos casos, a magnitude das queixas do paciente não é traduzida no exame físico.[11] Entretanto, é um método dispendioso e pouco acessível em nível de saúde pública, mesmo em países desenvolvidos. Considerando-se que a polissonografia mede, entre outros fatores, a pausa no fluxo aéreo e que esta nem sempre vem acompanhada de dessaturação da hemoglobina, a avaliação da presença de dessaturações pode ser

---

QUADRO 6.2.2

Alterações de exame físico em pacientes com hipertrofia adenotonsilar

Impressão geral	Alterações posturais, hipotonia da musculatura da face, lábio inferior evertido, fenda labial, olheiras
Alterações posturais	Escápulas aladas, *pectus excavatum*, hipercifose, pé plano
Alterações ortodônticas	Mordida cruzada, mordida aberta, palato ogival, apinhamento dentário, presença de cáries

tão relevante quanto a avaliação de pausas ventilatórias.[12]

Nesse cenário, a oximetria apresenta-se como um bom método alternativo de triagem para avaliação de dessaturações, pois tem baixo custo e alta sensibilidade. A oximetria de pulso é a medida não invasiva da saturação periférica de O_2, introduzida para uso clínico em meados da década de 1980. Ela funciona pelo exame transcutâneo do espectro de cores da hemoglobina, que muda com seu grau de saturação.[13]

Para a avaliação cardiovascular dos pacientes, a medida mais fidedigna da pressão pulmonar é realizada através de cateterismo cardíaco. Entretanto, esse é um método não isento de riscos, o que o torna inviável para avaliação de triagem de pacientes assintomáticos do ponto de vista cardiovascular. Já o ecocardiograma é um método não invasivo, de baixo custo e amplamente disponível, que permite a avaliação anatômica e funcional das cavidades cardíacas e a estimativa das pressões na artéria pulmonar, apresentando boa correlação com dados hemodinâmicos obtidos pelo cateterismo cardíaco. Tal avaliação fica reservada para casos de suspeita de HP: crianças abaixo de dois anos, síndrome de Down, muitas dessaturações na avaliação com polissonografia ou oximetria, episódios de cianose ou sinais de insuficiência cardíaca.[14]

Complicações da hipertrofia adenotonsilar

Na verdade, qualquer alteração craniofacial, neuropsicomotora ou postural já deveriam ser consideradas complicações importantes. Todavia, entre as complicações mais graves do processo obstrutivo crônico, provavelmente pelo risco de vida associado, salientam-se a HP e o *cor pulmonale*. A hipertrofia adenotonsilar é descrita como uma das principais causas de HP em crianças, porém tem merecido pequena atenção na literatura, encontrando-se nela poucos relatos, possivelmente devido às dificuldades na investigação e à ocorrência de pronta remissão do quadro após a adenotonsilectomia.[15]

Embora a hipertrofia adenotonsilar seja uma condição clínica reconhecida há bastante tempo, foi somente descrita como causadora de HP e *cor pulmonale* em 1965. Subsequentes autores descreveram a ocorrência de HP associada ao aumento excessivo das tonsilas palatinas e das vegetações adenoidianas.[12,16]

Noonan[12] definiu *cor pulmonale* secundário à obstrução de vias aéreas superiores como "síndrome clínica com respiração estertorosa, estridor, sonolência, evidências eletrocardiográficas de hipertrofia ventricular direita, sinais radiológicos de cardiomegalia e ocasionalmente edema pulmonar e insuficiência cardíaca". A partir desses estudos, estabeleceram-se os fatores que determinariam o surgimento do *cor pulmonale* secundário.[12]

Tratamento

O tratamento cirúrgico da hipertrofia adenotonsilar e a indicação da adenotonsilectomia geram frequentemente questionamentos e reflexões, sobretudo na população pediátrica. Entretanto, diagnosticada a HP como decorrente de hipertrofia adenotonsilar, a indicação cirúrgica torna-se absoluta.

Indicação cirúrgica

Devido ao desconhecimento claro das indicações da adenotonsilectomia, houve um grande entusiasmo pela realização dessa cirurgia, principalmente na primeira metade do século XX. Era, muitas vezes, indicada para pacientes com sintomatologia mínima ou portadores de moléstias não relacionadas às tonsilas palatinas e às tonsilas faríngeas, como processos alérgicos. Na década de 1970, nos Estados Unidos, eram realizadas cerca de 1.200 adenotonsilectomias para cada 100 mil intervenções cirúrgicas gerais. As décadas seguintes, no entanto, foram marcadas por um ceticismo quanto à indicação da adenotonsilectomia, observando-se redução de aproximadamente 30% no número de cirurgias realizadas. Ainda que tenha ocorrido diminuição significativa na indicação após a década de 1980, a adenotonsilectomia é o procedimento cirúrgico mais efetuado na faixa etária pediátrica.[8]

Após o surgimento da classificação do tamanho das tonsilas faríngeas e palatinas (Brodsky), o consenso sobre as indicações absolutas e relativas, bem como os cuidados perioperatórios, tornou a tonsilectomia um procedimento mais seguro, porém não menos desafiador.

De modo geral, as indicações de tonsilectomia e adenoidectomia envolvem roncos e/ou apneias, preferencialmente documentados, tonsilites de repetição, abscesso peritonsilar, suspeita de neoplasia (assimetria das tonsilas palatinas) e halitose. Entretanto, ainda existem diversos pontos da indicação cirúrgica referentes ao conhecimento do pré, intra e pós-operatório da adenotonsilectomia que são controversos.[7]

O último consenso da Academia Americana de Otorrinolaringologia (2011) informa que as duas causas mais comuns de indicação de adenotonsilectomia são distúrbios respiratórios do sono (de ronco primário a apneia do obstrutiva do sono) e infecção tonsilar recorrente. Ambas as afecções trazem custos altos para o sistema de saúde em termos de números de consultas médicas, uso de medicação mais frequente, mais episódios que requerem visita hospitalar, mais dias de aula perdidos e mais dias de trabalho perdidos pelos cuidadores.

Além disso, distúrbios respiratórios do sono e tonsilites estão associados a crianças com índices menores de qualidade de vida, avaliados por instrumentos já validados que englobam saúde, comportamento, dor e impacto na vida do cuidador.[7,17]

Persiste a controvérsia acerca dos benefícios da tonsilectomia, embora estudos mostrem que a tonsilectomia por tonsilites de repetição grave reduz a severidade do caso nos dois anos de seguimento pós-cirúrgico, o que não ocorre em casos leves. Além disso, ocorre melhora dos índices de qualidade de vida com menor número de infecções após a cirurgia e menor número de visitas ao médico.[18,19]

Os distúrbios respiratórios do sono também têm mostrado melhora após tonsilectomia, uma vez que a hipertrofia adenotonsilar é sua principal causa, acarretando melhora comportamental, de desempenho escolar e de qualidade de vida após resolução do distúrbio do sono.[7,20,21]

Atualmente, é possível que a adenotonsilectomia seja menos indicada do que deveria. Alguns fatores relacionados aos riscos, como sangramento, e a baixa remuneração pelos planos de saúde contribuem para que pediatras e otorrinolaringologistas temam ou evitem a indicação, podendo ocasionar as complicações a longo prazo. Um estudo aponta que, embora na Austrália e na Nova Zelândia 2 a 3% das crianças apresentem apneia obstrutiva do sono significativa, apenas 0,67% delas são submetidas a adenotonsilectomias, sendo a maior parte do setor privado (64%).[22]

Descrição cirúrgica

A tonsilectomia é definida como o procedimento cirúrgico realizado com ou sem adenoidectomia que remove completamente as tonsilas palatinas, incluindo a cápsula, através da dissecção do espaço peritonsilar, entre a cápsula da tonsila e a musculatura da parede da orofaringe.[7]

Se, por um lado, a literatura não indica necessidade de coagulograma e hemograma em crianças hígidas sem história compatível, crianças com sintomas respiratórios obstrutivos (síndrome da apneia/hipopneia obstrutiva do sono) deveriam ser mais investigadas do ponto de vista cardiorrespiratório antes de um procedimento cirúrgico pelos cuidados específicos que essas alterações geram no pós-operatório imediato.[23,24]

Conclusão

Se não há consenso para a indicação de adenotonsilectomias, que se valha do bom senso. É importante que o otorrinolaringologista saiba reconhecer todas as condições associadas à hipertrofia adenotonsilar, que realize minuciosa anamnese, que observe no exame físico todas as alterações que não se restringem à naso ou à orofaringe e que solicite exames complementares quando suspeitar de potenciais complicações. Finalmente, após toda sua avaliação, que julgue qual o melhor tratamento para esse paciente, integrando a medicina baseada em evidências e a individualização de cada caso.

Teoria versus prática

Por falta de conhecimento quanto ao real impacto imunológico das adenotonsilectomias, pelo fato de pacientes e familiares serem informados de que, com o passar dos anos, ocorre uma redução natural do tamnho desses tecidos e, infelizmente, por questões relacionadas à falta de serviços de saúde públicos que realizem o procedimento ou em razão de remunerações vexatórias dos planos de saúde, muitas crianças com indicação clara deixam de ser submetidas a esse procedimento. Tal cirurgia, se corretamente indicada, determinaria uma vida mais saudável e plena para esses indivíduos.

 Referências

1. Fillizzola VCC. Imunologia do anel linfático de Waldeyer. In: Caldas Neto S, Mello Júnior, Martins RHG, Costa SS, coordenadores. Tratado de otorrinolaringologia. São Paulo: Roca; 2003. p. 712-3.

2. Brodsky L. O tecido linfático do anel de Waldeyer: tonsilas palatinas, nasofaríngeas e linguais. In: Interamerican Association of Pediatric Otorhinolaryngology. IX Manual otorrinolaringologia pediátrica. São Paulo: IAPO; 2012. p. 69-70.
3. Alcântara LJL, Pereira RG, Mira JGS, Soccol AT, Tholken R, Koerner HN, et al. Impacto na qualidade de vida nos pacientes adenoamigdalectomizados. Arq Int Otorrinolaringol. 2008;12(2):172-8.
4. de Serres LM, Derkay C, Astley S, Deyo RA, Rosenfeld RM, Gates GA. Measuring quality of life in children with obstructive sleep disorders. Arch Otolaryngol Head Neck Surg. 2000;126(12):1423-9.
5. Richtsmeier WJ, Shikhani AH. The physiology and immunology of the pharyngeal lymphoid tissue. Otolaryngol Clin North Am. 1987;20(2):219-28.
6. Santos FP, Weber R, Fortes BC, Pignatari SSN. Repercussão da adenotonsilectomia sobre o sistema imune a curto e longo prazo. Braz J Otorhinolaryngol. 2013;79(1):28-34.
7. Baugh RF, Archer SM, Mitchell RB, Rosenfeld RM, Amin R, Burns JJ, et al. Clinical practice guideline: tonsillectomy in children. Otolaryngol Head Neck Surg. 2011;144(1 Suppl):S1-30.
8. Casselbrant M. Atualização nas indicações e contra-indicações das adenotonsilectomias. In: Sih T. Infectologia em otorrinopediatria: uso criterioso de antibióticos em infecções das vias aéreas superiores. Rio de Janeiro: Revinter; 2001. p. 63-7.
9. Brodsky L, Koch J. Anatomic correlates of normal and diseased adenoids in children. Laryngoscope. 1992;102(11):1268-74.
10. Constantin E, Tewfik TL, Brouillette RT. Can the OSA-18 quality-of-life questionaire detect obstructive sleep apnea in children? Pediatrics. 2010;125(1):e162-8.
11. Martha V. Análise da pressão da artéria pulmonar em crianças com hipertrofia adenotonsilar no pré e pós-operatório de adenotonsilectomia [tese]. Porto Alegre: UFRGS; 2009.
12. Noonan JA. Reversible cor pulmonale due to hypertrofied tonsils and adenoids, studies in two cases (abstracts). Circulation. 1965;32:164.
13. Scalan CL. Intercâmbio e transporte gasoso. In: Scanlan CL, Wilkins RL, Stoller JK, Ikeda M. Fundamentos da terapia respiratória de Egan. 7. ed. São Paulo: Manole; 2000. p. 231-8.
14. Sofer S, Weinhouse E, Tal A, Wanderman KL, Margulis G, Leiberman A, et al. Cor pulmonale due to adenoid or tonsilar hypertrophy in children. Noninvasive diagnosis and follow-up. Chest. 1988;93(1):119-22.
15. Sebusiani BB, Pignatari SSN, Armínio G, Mekhtarian Neto L, Stamm AEC. Hipertensão pulmonar em pacientes com hipertrofia adenoamigdaliana. Braz J Otorhinolaryngol. 2003;69(6):819-23.
16. Ainger LE. Large tonsils and adenoids in small children with cor pulmonale. Br Heart J. 1968;30(3):356-62.
17. Tarasiuk A, Greenberg-Dotan S, Simon-Tuval T, Freidman B, Goldbart AD, Tal A, et al. Elevated morbidity and health care use in children with obstructive sleep apnea syndrome. Am J Respir Crit Care Med. 2007;175(1):55-61.
18. Paradise JL, Bluestone CD, Bachman RZ, Colborn DK, Bernard BS, Taylor FH, et al. Efficacy of tonsillectomy for recurrent throat infection in severely affected children. Results of parallel randomized and nonrandomized clinical trials. N Engl J Med. 1984;310(11):674-83.
19. Goldstein NA, Stewart MG, Witsell DL, Hannley MT, Weaver EM, Yueh B, et al. Quality of life after tonsillectomy in children with recurrent tonsillitis. Otolaryngol Head Neck Surg. 2008;138(1 Suppl):S9-S16.
20. Mitchell RB, Kelly J. Behavior, neurocognition and quality-oflife in children with sleep-disordered breathing. Int J Pediatr Otorhinolaryngol. 2006;70(3): 395-406.
21. Mitchell RB, Kelly J. Outcomes and quality of life following adenotonsillectomy for sleep-disordered breathing in children. ORL J Otorhinolaryngol Relat Spec. 2007;69(6):345-8.
22. Indications for adenoidectomy and tonsillectomy in Australia: a joint position paper of the Paediatrics & Child Health Division of The Royal Australasian College of Physicians and The Australian Society of Otolaryngology Head and Neck Surgery. Sydney: RACP; 2008.
23. Asaf T, Reuveni H, Yermiahu T, Leiberman A, Gurman G, Porat A, et al. The need for routine pre-operative coagulaion screening testes (prothrombin time PT/patial thromboplastin time PTT) for healthy children undergoing elective tonsillectomy and/or adenoidectomy. Int J Pediatr Otorhinolaryngol. 2001;61(3):217-22.
24. Smetana GW, Macpherson DS. The case against routine preoperative laboratory testing. Med Clin North Am. 2003;87(1):7-40.

 Leituras sugeridas

Endo LH, Nicola EMD, Caldato MF. Cor pulmonale por hipertrofia de amigdalas e das adenóides. Fatores predisponentes. Braz J Otorhinolaryngol. 1981;47(1):83-92.

Martha VF, Moreira JS, Martha AS, Velho FJ, Eick RG, Goncalves SC. Reversal of pulmonary hypertension in children after adenoidectomy or adenotonsillectomy. Int J Pediatr Otorhinolaryngol. 2013;77(2):237-40.

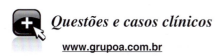

Questões e casos clínicos
www.grupoa.com.br

6.3 Massas cervicais: diagnóstico diferencial

Gerson Schulz Maahs
Camila Degen Meotti
Lucas Gerhard Peter Maahs

Introdução

Massas cervicais acometem pacientes de todas as idades e podem ter muitas etiologias. Assim, uma história clínica detalhada e um exame físico bem conduzidos auxiliam a formular as principais hipóteses diagnósticas, diminuindo a necessidade de exames laboratoriais e de imagem, o que leva à redução dos custos e do tempo de investigação. Este capítulo tem o intuito de orientar o médico em relação à abordagem e ao diagnóstico diferencial frente um paciente com massa cervical.

Abordagem inicial

As causas podem ter origem inflamatória, congênita ou neoplásica. Na abordagem inicial, a anamnese e o exame físico são capazes de direcionar a investigação entre esses diferentes grupos de doenças, de acordo com alguns aspectos relevantes, demonstrados no Quadro 6.3.1. Exames de imagem e laboratoriais podem auxiliar o diagnóstico.

Anamnese e exame físico

A anamnese e o exame físico devem englobar não apenas questões otorrinolaringológicas, mas de todos os sistemas, que também podem ser origem de massas cervicais.

A idade do paciente é um dos principais fatores que orientam o diagnóstico, pois a prevalência das causas varia muito entre as faixas etárias (Tab. 6.3.1). Em crianças, por exemplo, 75% das massas cervicais devem-se a um processo inflamatório/infeccioso e dificilmente serão um tumor maligno. Já em pacientes maiores de 50 anos, as neoplasias malignas são as principais causas (75%), sendo as inflamatórias menos comuns (10%).

QUADRO 6.3.1

Aspectos relevantes da anamnese e do exame físico de massas cervicais

Idade
Comorbidades
Exposição a fatores ambientais (fumo, álcool)
Sintomas associados (febre, sudorese noturna, perda de peso, prostração, etc.)
História de trauma, irradiação ou cirurgias
Tempo de aparecimento da lesão
Localização
Móvel ou aderida
Dolorosa ou indolor à palpação
Tamanho
Consistência (elástica, firme, endurecida, pétrea)
Lesão única ou múltipla
Massa pulsátil ou presença de sopro

TABELA 6.3.1 Prevalência das causas de massas cervicais em relação à faixa etária

Faixa etária	Inflamatórias/infecciosas	Tumores benignos	Tumores malignos
Até 20 anos*	75%	20%	5%
20 a 50 anos	45%	45%	10%
Mais de 50 anos	10%	15%	75%

*Até os 2 anos de idade, as massas de origem congênita são as mais frequentes.

A presença de sintomas associados direciona o raciocínio diagnóstico. Massa cervical em paciente com febre, odinofagia e tosse, por exemplo, sugere processos infecciosos da via aérea superior. Se houver sudorese noturna e perda de peso, deve-se pensar em doenças infecciosas crônicas (p. ex., tuberculose) ou linfoproliferativas (p. ex., linfoma). Já a presença de febre, fadiga e artralgias deve lembrar diagnósticos que envolvam doenças vasculares, relacionadas à imunossupressão ou doenças do colágeno.

A presença de dor (relatada ou à palpação) é geralmente indicativa de processos inflamatórios e infecciosos. Entretanto, lesões tumorais malignas podem cursar com dor, devido ao processo inflamatório associado, necrose tumoral ou mesmo invasão de tecidos ósseos ou nervos adjacentes.

O exame físico da região cervical deve ser realizado por meio de inspeção (estática e dinâmica) e palpação de todo o pescoço. A presença de múltiplas massas palpáveis pode inferir a suspeita clínica de um linfoma, por exemplo.

A localização da lesão é um aspecto de extrema importância e deve ser descrita adequadamente. Muitas lesões cervicais seguem um padrão de acometimento em relação à localização, como demonstrado no **Quadro 6.3.2**.

Frente a um paciente com linfonodomegalias, infecciosas ou metastáticas, a localização tem grande papel na investigação do sítio primário de infecção ou lesão tumoral, já que a disseminação segue as cadeias linfonodais de drenagem.

O tempo de aparecimento da lesão e os sintomas associados são fortes indicadores etiológicos. Doenças inflamatórias geralmente são de início recente, associadas com sinais flogísticos e sintomas como prostração e febre. Os abscessos cervicais, por exemplo, apresentam-se como massas de crescimento progressivo rápido, associados a sinais flogísticos (tumor, rubor, calor e dor) e achados sistêmicos intensos, que devem ser prontamente

diagnosticados para o início precoce do tratamento adequado. Ao contrário, lesões de longa evolução (anos), em adultos, sugerem tumores benignos ou lesões congênitas diagnosticadas tardiamente.

A palpação minuciosa da massa fornece informações relevantes que também podem auxiliar no diagnóstico diferencial. As massas podem apresentar consistência amolecida, fibroelástica, císti-

---

QUADRO 6.3.2

Relação das principais doenças com a localização no pescoço

Mediais

Cisto do ducto tireoglosso

Cisto dermoide

Teratoma

Rânula mergulhante

Laterais

Anomalias branquiais

Cisto tímico

Schwannomas

Paragangliomas

Pseudotumor infantil/torcicolo congênito

Ectasia jugular

Laringocele

Tuberculose ganglionar (mais posterior)

Higroma cístico (mais posterior)

Todo o pescoço (sem localização específica)

Hemangioma

Lipoma

Linfadenopatia inflamatória

Metástase (depende do sítio primário)

ca ou endurecida. É importante também diferenciar massas aderidas e não aderidas a planos profundos, bem como verificar se a massa é pulsátil ou não. Massas endurecidas e aderidas são mais sugestivas de lesões tumorais potencialmente malignas, principalmente em adultos. As lesões infecciosas geralmente são fibroelásticas e não aderidas, e as lesões do tecido adiposo (lipomas) são caracteristicamente amolecidas, não aderidas e bem delimitadas. Massas císticas são sugestivas de lesões congênitas. Já massas pulsáteis (com ou sem sopro à ausculta) indicam presença de lesões vasculares, como aneurismas, hemangiomas, malformações arteriovenosas, paragangliomas (tumores glômicos) ou hemangiopericitomas, entre outras lesões.

Exames de imagem

Os exames de imagem têm o papel de auxiliar ou confirmar a suspeita diagnóstica, pois permitem a identificação da estrutura acometida (linfonodos, vasos, nervos, tecido muscular, etc.), a mensuração do tamanho, o estudo do conteúdo e a análise da relação da lesão com estruturas adjacentes. A escolha do exame de imagem deve basear-se nas principais hipóteses diagnósticas.

A ecografia é útil para diferenciar lesões císticas de lesões sólidas, como um cisto branquial e uma linfonodomegalia. Pode ser o único exame de imagem em casos como cisto tireoglosso e outras massas que apresentem exame físico típico.

A tomografia computadorizada (TC), além de diferenciar lesões císticas e sólidas, avalia adequadamente a extensão e a vascularização (quando realizada com contraste).

A ressonância magnética (RM) fornece basicamente as mesmas informações da TC, mas é o melhor exame para avaliar a relação da lesão com regiões adjacentes, pois define melhor as estruturas do pescoço. Entretanto, a TC geralmente é o exame de escolha, pelo baixo custo e acessibilidade em relação à RM.

Punção aspirativa com agulha fina (PAAF) e biópsia

A PAAF fornece material para exame citológico, sendo, na maioria das vezes, o método inicial, visto que apresenta alta sensibilidade (92 a 98%) e especificidade (94 a 100%). É muito usada para o diagnóstico de nódulos tireoidianos, suspeita de metástases e outras massas cervicais, sendo considerada o método minimamente invasivo mais simples e seguro para esse fim. Pode ser guiada por exame de imagem (geralmente a ecografia), que fornece localização mais precisa do local da punção. Uma das limitações é a necessidade de um patologista treinado para a interpretação dos achados.

As biópsias são um meio de coleta de material da lesão para exame histopatológico, que é o padrão-ouro diagnóstico na maioria das doenças que acometem o pescoço. Entretanto, antes de realizar biópsia de uma massa cervical, deve-se investigar exaustivamente a via área e digestiva superior do paciente, já que biópsias incisionais ou excisionais isoladamente pioram muito o prognóstico da doença de base em casos de metástases, ou mesmo de tumores primários. A biópsia deve acompanhar o raciocínio clínico com a elaboração de hipóteses diagnósticas, e o exame de congelação deve ser indicado, visto que o conhecimento histológico no transoperatório poderá determinar o tratamento cirúrgico da doença (esvaziamentos cervicais), como, por exemplo, nas metástases de carcinoma epidermoide ou de um carcinoma de tireoide.

Diagnósticos diferenciais

Lesões congênitas

São lesões presentes desde o nascimento, não necessariamente genéticas ou hereditárias. A grande maioria das alterações classificadas didaticamente como "congênitas" podem aparecer em qualquer idade, devendo ser sempre lembradas como diagnóstico diferencial das massas cervicais, tanto nas crianças quanto nos adultos, o que leva alguns autores a preferir o termo "lesões de desenvolvimento".

Em geral são causadas por alterações no desenvolvimento embriológico, que podem ser de três tipos: parada no desenvolvimento normal ou defeito de coalescência (como os cistos, trajetos e fístulas), persistência de uma estrutura que deveria ter desaparecido durante o desenvolvimento (como o cisto tireoglosso) ou inclusão anormal de tecidos (como o teratoma e o cisto dermoide).

Essas lesões são abordadas em capítulo específico.

Causas inflamatórias/infecciosas

Suspeita-se de massas de causa inflamatória quando a lesão apresenta curta duração (dias), acompanhada de dor, febre e prostração. Exames laboratoriais, como hemograma e sorologias específicas, são fundamentais para a confirmação do diagnóstico.

Linfadenite aguda

Pode ser causada por vírus, protozoários ou bactérias (Fig. 6.3.1).

Os vírus mais associados a massas cervicais são o citomegalovírus, o vírus da imunodeficiência humana e o vírus Epstein-Barr (EBV), agente da mononucleose infecciosa. Entretanto, na maioria dos casos trata-se de linfonodomegalia reacional à infecções da via aérea superior.

O *Toxoplasma gondii* é um protozoário, agente da toxoplasmose.

Entre as causas bacterianas, encontram-se a linfadenite purulenta, os abscessos cervicais e a doença da arranhadura do gato (*Bartonella henselae*). As bactérias mais prevalentes são: *Staphylococcus aureus* coagulase-positivo, *Staphylococcus* coagulase-negativo, *Streptococcus* beta-hemolítico do grupo A e *Mycobacteria* sp. Entretanto, na maioria dos casos (51%), o agente infeccioso é indeterminado.

O quadro dura até 12 semanas, de modo que, na presença de lesões mais prolongadas, devem-se investigar doenças crônicas granulomatosas ou neoplasias.

Linfadenite crônica

Pode ser causada por linfadenite reacional, micobacteriose atípica, síndrome da arranhadura do gato, tuberculose e blastomicose, entre outras (Fig. 6.3.2).

A radiografia de tórax e os testes de reação cutânea têm grande utilidade na investigação, principalmente quando se suspeita de lesões granulomatosas, como a tuberculose.

Causas Neoplásicas

O pescoço pode ser acometido por lesões tumorais benignas e malignas, conforme ilustrado no Quadro 6.3.3.

As lesões malignas podem ser divididas em metástases e tumores primários do pescoço (linfomas, tumores do tecido conectivo e glandulares).

Apresentam-se como lesões sólidas à palpação. No exame de imagem, a presença de necrose central é um dos indicativos de malignidade, geralmente metástase de carcinoma epidermoide.

Metástases

As neoplasias malignas mais comuns do pescoço em adultos são as metástases, oriundas, na maioria dos casos, de tumores da via aerodigestiva superior ou da tireoide. Muitas vezes, lesões cervicais podem ser o primeiro sinal de tumores em outros locais, como rinofaringe, por exemplo, que costuma metastatizar precocemente para as cadeias ganglionares II e V (Fig. 6.3.3). O linfonodo metastático pode ser o único sinal do paciente, sendo denominado linfonodo metastático com primário desconhecido quando o primário não for identificado.

Setenta por cento dos tumores primários ocultos estão localizados na orofaringe (base de língua e amígdalas palatinas) e hipofaringe. Dessa forma, frente a uma massa cervical, além de um exame

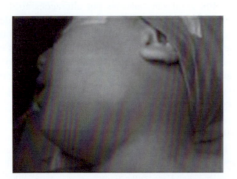

FIGURA 6.3.1 Criança com linfadenite aguda (veja colorida em www.grupoa.com.br).

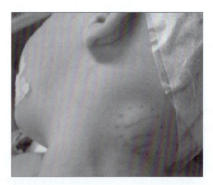

FIGURA 6.3.2 Criança com linfadenite crônica (veja colorida em www.grupoa.com.br).

QUADRO 6.3.3
Tumores benignos e malignos do pescoço

Tumores benignos	Tumores malignos
• Tumores da tireoide e das glândulas salivares • Paragangliomas (glomus) • Tumores do sistema nervoso periférico (neurofibromas e schwannomas) • Lipomas	• Metástases • Linfomas • Tumores de tireoide e das glândulas salivares • Sarcomas (lipossarcoma, fibrossarcoma) • Neuroepitelioma, neuroblastoma

minucioso de todas as cadeias ganglionares do pescoço, é obrigatória a realização de um exame otorrinolaringológico completo, incluindo endoscopia da via aérea alta (nasofibrolaringoscopia e/ou endoscopia rígida), palpação da boca (uni e bidigital) e palpação da tireoide. Alguns autores sugerem a realização de biópsias às cegas para tumores ocultos, que devem ser realizadas nas tonsilas palatinas (tonsilectomia), base de língua e rinofaringe, em busca do sítio primário.

Nos casos de metástase cervical com exame físico normal, pode-se lançar mão de exames de imagem, como TC, tomografia por emissão de pósitrons (PET) e RM, que têm, no entanto, sensibilidade e especificidade semelhantes às do exame físico acurado da via aerodigestiva superior.

Ao se examinar um linfonodo, deve-se ter em mente algumas características que o tornam suspeito de malignidade: consistência endurecida, ausência de dor, tamanho maior que 2 cm, perda do formato e fixação a estruturas adjacentes. Além disso, deve-se ter atenção às lesões císticas, pois podem representar necrose central de metástases volumosas no pescoço.

A localização da metástase fornece pistas em relação ao tumor primário, já que segue a drenagem linfática da região acometida. A **Tabela 6.3.2** resume os principais sítios primários com seus respectivos locais de metástases cervicais.

As metástases cervicais mais comuns são: carcinoma epidermoide, carcinomas glandulares (mucoepidermoide de alto grau, adenocarcinoma, carcinoma adenoide cístico), melanoma, carcinoma papilífero de tireoide e carcinoma indiferenciado.

O manejo adequado das metástases cervicais é de extrema importância, sendo o principal fator prognóstico da doença. Assim, é fundamental evitar procedimentos que possam piorar o prognóstico do paciente. Biópsias prévias ao tratamento definitivo pioram a sobrevida, pois aumentam a re-

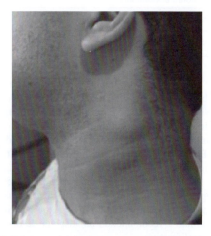

FIGURA 6.3.3 Adulto jovem com carcinoma de rinofaringe apresentando-se como massa cervical (veja colorida em www.grupoa.com.br).

corrência no pescoço, metástases à distância e necrose de retalhos quando se compara com pacientes não biopsiados.

Tumores primários do pescoço

Linfomas

São as neoplasias malignas cervicais mais comuns nas crianças, e as segundas mais comuns nos adultos.

Podem ser do tipo não Hodgkin (mais comuns) e Hodgkin. Apresentam-se como massa única ou múltiplas, móveis à palpação, indolores, sendo comum a associação com emagrecimento. Pode haver febre de origem indeterminada e sudorese noturna.

O diagnóstico é baseado em história clínica, exame físico, PAAF, biópsia (diagnóstico definiti-

TABELA 6.3.2 Tumores primários e seus principais locais de metástase cervical

Local do tumor primário	Local da metástase cervical (cadeias ganglionares)
Cavidade oral	I, II e III
Parede lateral da orofaringe, hipofaringe e laringe*	II, III e IV
Rinofaringe	V
Parótida	II e V, pré-auriculares, intraparotídeos e periparotídeos
Tireoide	III e VI
Tumores abdominais	Supraclavicular esquerdo (linfonodo de Virchow)
Pulmão	Supraclavicular direito

* Para tumores de subglote, adicionar nível VI.

vo), TC e RM (para estadiamento). É importante lembrar que a PAAF não fornece diagnóstico definitivo, sendo seu maior papel excluir outros tipos de lesões, como o carcinoma epidermoide por exemplo, em que as biópsias são contraindicadas.

Portanto, na suspeita de linfoma (com estudo citológico por meio de PAAF excluindo outras lesões), a biópsia pode ser realizada, mas deve ser sempre excisional, para que todas as estruturas do linfonodo possam ser analisadas. A biópsia incisional não é recomendada na suspeita de doença linfoproliferativa.

Conclusão

Devido à grande variedade de fatores etiológicos das massas cervicais, a investigação deve ser sistematizada, iniciando com anamnese e exame físico completos, formulação das principais hipóteses diagnósticas e, então, investigação por imagem e laboratorial. Dessa forma, são evitados muitos exames desnecessários e condutas inadequadas que podem trazer mais morbidade aos pacientes.

Teoria versus prática

Mesmo estando bem estabelecido na literatura que o manejo diagnóstico das massas cervicais engloba uma história e um exame clínico adequados, seguidos de exames endoscópicos, laboratoriais e de imagem conforme o quadro clínico, ainda é muito comum a realização de biópsias incisionais ou excisionais de forma inadvertida. O diagnóstico de um linfonodo metastático no pós-operatório irá piorar o prognóstico do paciente. Sendo assim, essa prática deve ser sempre evitada, e, na dúvida, o médico deverá realizar o exame de congelação a fim de já determinar o tratamento cirúrgico da doença.

Leituras sugeridas

Burezq H, Williams B, Chitte SA. Management of cystic hygromas: 30 year experience. J Craniofac Surg. 2006;17(4):815-8.

Kenealy JF, Torsiglieri AJ Jr, Tom LW. Branchial cleft anomalies: a five-year retrospective review. Trans Pa Acad Ophthalmol Otolaryngol. 1990;42:1022-5.

Lane RJ, Keane WM, Potsic WP. Pediatric infectious cervical lymphadenitis. Otolaryngol Head Neck Surg. 1980;88(4):332-5.

LaRiviere CA, Waldhausen JH. Congenital cervical cysts, sinuses, and fistulae in pediatric surgery. Surg Clin North Am. 2012;92(3):583-97, viii.

Moldenhauer JS. Ex utero intrapartum therapy. Semin Pediatr Surg. 2013;22(1):44-9.

Mulliken JB, Glowacki J. Hemangiomas and vascular malformations in infants and children: a classification based on endothelial characteristics. Plast Reconstr Surg. 1982;69(3):412-22.

Schroeder JW Jr, Mohyuddin N, Maddalozzo J. Branchial anomalies in the pediatric population. Otolaryngol Head Neck Surg. 2007;137(2):289-95.

Urquhart A, Berg R. Hodgkin's and non-Hodgkin's lymphoma of the head and neck. Laryngoscope. 2001;111(9):1565-9.

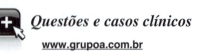

Questões e casos clínicos

www.grupoa.com.br

6.4 Tumores das glândulas salivares

Gerson Schulz Maahs
Raphaella de Oliveira Migliavacca
Lucas Gerhard Peter Maahs

Introdução

O sistema salivar consiste em três pares de glândulas salivares maiores: *parótida*, *submandibular* e *sublingual* e centenas (600 a 1.000) de *glândulas salivares menores* (na língua, palato, mucosa jugal, soalho bucal, laringe, rinofaringe, seios da face, amígdala e traqueia).

Aproximadamente 1.000 a 1.500 mL de líquido seromucoso são produzidos a cada 24 horas. Ao estímulo, 90% da saliva é produzida, principalmente, pelas parótidas e, menos, pelas glândulas submandibulares; 5%, pelas glândulas sublinguais; e o restante, pelas glândulas salivares menores. Já a produção basal predominante é feita pelas submandibulares, chegando a 70%.

De acordo com a morfologia dos ácinos, as glândulas salivares podem também ser classificadas de acordo com sua viscosidade. A parótida é uma glândula serosa, com baixa viscosidade; a submandibular é mista; as sublinguais e as glândulas salivares menores são as que possuem mais ácinos mucosos, possuindo, assim, maior viscosidade.

Os ácinos são constituídos por células serosas e/ou mucosas (de acordo com a glândula) e produzem a secreção em direção aos canalículos, que, juntos, levam secreção acinar misturada com água e sais minerais para o canal principal. Cada glândula salivar maior possui seu canal principal, como exposto a seguir.

- Parótida: ducto de Stenon (drenagem final na boca, no nível do 2º molar superior)
- Submandibular: ducto de Wharton (passa entre o músculo milo-hióideo e hioglosso, penetrando no soalho da boca junto ao freio lingual)
- Sublingual: ducto de Rivinus (drenagem junto à plica lingual) e Bartholin (se junta ao ducto de Wharton)

O nervo facial possui íntima relação com a parótida. Ele sai do forame estilomastóideo e passa anteriormente ao ventre posterior do músculo digástrico, lateralmente ao processo estiloide, inferiormente ao canal auditivo e entra na parótida. Seu tronco principal mede entre 5 e 15 mm e se ramifica na parótida nas porções zigomaticotemporal e cervicofacial. É o nervo facial que divide a parótida em porção superficial (três quartos da glândula) e porção profunda (um quarto da glândula). Já o ramo mandibular do nervo facial, o nervo hipoglosso e o nervo lingual estão em contato direto com a submandibular.

As neoplasias de glândulas salivares possuem uma frequência aproximada de 3/100.000 habitantes. A maioria se localiza na parótida (80 a 85%), sendo 70 a 80% tumores benignos e 20 a 30% tumores malignos. Na glândula submandibular (10 a 15% do total), 50% dos tumores são benignos, e 50%, malignos. Nas glândulas sublinguais e salivares menores aumenta a incidência de lesões malignas para 80 a 90% e 40 a 65% respectivamente.

O Quadro 6.4.1 mostra a classificação histológica dos tumores de glândulas salivares mais prevalentes.

Considerando os tumores benignos, um fator de risco bem documentado é o tabaco para o subtipo de Warthin. Já entre os tumores malignos, o tabagismo não é um fator de risco comprovado, diferentemente de outros tumores de cabeça e pescoço (exceto metástases desses tumores em glândulas

---

QUADRO 6.4.1
Classificação histológica

Tumores benignos

Adenoma pleomórfico
Tumor de Warthin
Oncocitoma
Adenomas monomórficos
Lesões vasculares: hemangiomas, linfangiomas
Lesões que simulam tumores: cistos benignos, hiperplasia linfoide, sialoadenose, lesão linfoepitelial benigna

Tumores Malignos

Carcinoma mucoepidermoide
Carcinoma adenoide cístico
Adenocarcinoma
Carcinoma de células acinares
Carcinoma ex-tumor misto
Metástases de carcinoma epidermoide
Outros carcinomas anaplásicos

salivares). Radioterapia prévia, presença de tumores no passado (como orofaringe, tireoide e pulmão), fatores genéticos (como mutações no gene H-ras, perda do supressor tumoral p16 ou comprometimento do sistema caderina-catenina) e exposição ocupacional a pó de sílica se relacionam com aumento de risco para carcinomas de glândulas salivares. Consumo de verduras e legumes, ingesta de carne de fígado e vitamina C podem possuir propriedades protetoras contra essas neoplasias. Por outro lado, doenças virais e fatores hormonais não possuem um papel bem estabelecido nas doenças neoplásicas do sistema salivar.

Tumores benignos da parótida ou submandibular se apresentam geralmente como um nódulo ou "caroço" indolor em uma das glândulas salivares. Paralisia ou paresia do nervo facial, comprometimento cutâneo ou presença de linfodenomegalias cervicais sugerem fortemente processo neoplásico maligno, assim como sinais mais inespecíficos, como processo inflamatório associado (diagnóstico diferencial de neoplasia maligna avançada com sialoadenite), crescimento rápido da lesão, endurecimento à palpação e limites imprecisos. O tumor que acomete a região parotídea pode ser secundário a tumores primários de outros locais (com destaque para tumores cutâneos, como carcinoma epidermoide ou mesmo melanomas e metástase de carcinoma de rinofaringe), oriundos de linfonodos intraparotídeos (linfomas), não glandulares e desenvolvidos a partir do parênquima glandular. Tumores de glândula sublingual ou de glândulas salivares menores aparecem como um nódulo sublingual ou intraoral com ou sem ulceração central (denotando malignidade). Tumores de glândulas salivares menores faríngeas ou do lobo profundo da parótida podem mostrar-se como uma massa no espaço parafaríngeo ou em área de mucosa jugal causando assimetria da faringe à oroscopia.

Tumores benignos apresentam evolução variável, mas, em geral, seu crescimento é lento, enquanto tumores malignos apresentam história de crescimento rápido e progressivo. Alguns tipos histológicos malignos simulam neoplasia benigna pela história de lento crescimento, e a evolução, isoladamente, não pode ser determinante na suspeita de benignidade ou malignidade.

O exame complementar mais importante na avaliação das neoplasias de glândulas salivares é a ultrassonografia. Tamanho, localização, relação com estruturas vizinhas, presença de linfonodos metastáticos são dados que podem ser coletados a partir desse exame. O ponto negativo da ultrassonografia é que é um exame operador-dependente e, como todos os exames com essa característica, pode ter uma variação nos achados conforme a experiência do ecografista. Tumores da região parotídea que se insinuam posteriormente ao ramo da mandíbula têm limitações para serem avaliados com ultrassonografia. Tomografia computadorizada ou mais raramente ressonância magnética devem ser usadas de forma complementar à ultrassonografia, especialmente para o estudo do espaço parafaríngeo, de neoplasias avançadas com invasão de estruturas vizinhas ou de lesões que não ficaram adequadamente caracterizadas à ultrassonografia. A ultrassonografia pode ser complementada com punção aspirativa com agulha fina (PAAF) com coleta de células para estudo histológico pré-operatório. O exame também pode ser coletado diretamente pelo médico-assistente se a lesão for facilmente indentificável. O papel da PAAF é interessante nos pacientes com suspeita de lesão maligna para planejamento cirúrgico e alerta ao paciente sobre suas sequelas.

A PAAF possui uma acurácia de 86 a 91% na diferenciação entre tumores benignos e malignos, sendo que, nos tumores malignos, o tipo histológico é mais difícil de ser definido pela PAAF.

O tratamento dessas patologias é cirúrgico com congelação transoperatória (mesmo na realização de PAAF). O exame de congelação pode determinar a malignidade, assim como auxiliar no alcance das margens cirúrgicas adequadas. Biópsias incisionais e excisionais estão contraindicadas, como veremos adiante.

Tumores benignos

Adenoma pleomórfico

O adenoma pleomórfico é o subtipo histológico mais comum, correspondendo a 90 a 95% dos tumores benignos de glândulas salivares e a 70% dos tumores da parótida. Esse subtipo é também o tumor benigno mais prevalente na submandibular. É chamado de pleomórfico por possuir componentes epiteliais e mesenquimatosos em sua constituição. Pouco capsulado ou não capsulado, é um tumor com evolução lenta, de meses a anos e acomete pacientes entre a 4ª e 5ª década de vida.

A apresentação clínica costuma cursar como uma massa ou caroço na região parotídea (Fig. 6.4.1) de tamanho variável (em média 2 cm), com limite bem definido à palpação, sendo móvel e indolor. Sua consistência é sólida e com áreas endurecidas. O nervo facial é preservado em lesões be-

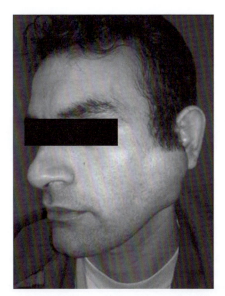

FIGURA 6.4.1 Adenoma pleomórfico de parótida esquerda (veja colorida em www.grupoa.com.br).

nignas mesmo em tumores com grande dimensão. Em tumores de lobo profundo, a palpação e consequente delimitação do tumor são dificultadas, pois o tumor pode se projetar posterior ao ramo ascendente da mandíbula. Semiologicamente para avaliar os tumores da glândula submandibular, a palpação deve ser bidigital, pois permite distinguir um nódulo intra ou extraglandular.

Tumor de Warthin

Também chamado de cistadenoma linfomatoso papilífero, é o segundo tumor mais frequente na parótida. Acomete homens tabagistas com mais de 50 anos e pode ser bilateral em 10% dos casos. Acomete somente a glândula parótida, pois cresce a partir de tecido linfoide (glândula salivar com linfonodos intraglandulares) aprisionado pelo tecido glandular. Pode ter crescimento súbito associado a infecção auricular, faríngea ou dentária ou mesmo trauma (p. ex., após PAAF). O tratamento definitivo é o cirúrgico.

Outros tumores benignos

As variantes monomórficas dos adenomas incluem o mioepitelioma, o adenoma de células basais, o adenoma canalicular e o adenoma oxifílico (oncocitoma). A clínica e o exame físico dessas lesões são semelhantes aos do adenoma pleomórfico, com a confirmação diagnóstica por citologia ou histologia (congelação ou parafina). Mais raramente, são encontrados tumores sebáceos e cistadenomas.

Lesões císticas são separadas em cistos verdadeiros, cistos linfoepiteliais e cistos branquiais. A infecção inicial por HIV pode levar a um aumento cístico e linfoproliferativo nas glândulas salivares, principalmente na parótida, sendo, muitas vezes, o primeiro sinal e sintoma do vírus. Assim, em pacientes com lesões císticas nas parótidas deve-se sempre pedir anti-HIV.

Tratamento

O tratamento de escolha nos tumores benignos de glândula parótida é a parotidectomia com preservação do nervo facial, buscando-se o radicalismo na ressecção. Especialmente no adenoma pleomórfico, a retirada apenas do nódulo aumenta o risco de recidivas e não está indicada, assim como biópsias excisionais do tumor, que também podem gerar implantes neoplásicos no trajeto da biópsia. Pacientes submetidos inadvertidamente a biópsias prévias apresentam, mesmo com cirurgia adequada, risco de recidiva do adenoma pleomórfico. Além disso, pacientes com múltiplas recidivas de adenoma pleomórfico ou que retardam o seu tratamento aumentam o risco de malignização (carcinoma ex-adenoma pleomórfico) **(Fig. 6.4.2)**. As principais complicações da cirurgia são: paresias (a própria manipulação justifica paresias no pós-operatório, geralmente com recuperação **[Fig. 6.4.3]**), hipoestesias (recuperam-se em seis meses), fístulas e síndrome de Frey (ou síndrome auriculotemporal, que consiste em sudorese sobre a glândula, geralmente em região pré-auricular ou em ângulo da mandíbula).

Em tumores benignos na submandibular, o tratamento consiste em submandibulectomia.

Tumores malignos

Os tumores malignos de glândulas salivares possuem variabilidade à progressão, sendo que alguns têm rápida evolução e outros são insidiosos. São sinais específicos para malignidade o comprometimento do nervo facial, o envolvimento primário da pele e a presença de massa cervical associada (sugerindo metástase em linfonodo). Eventualmente, cursam com dor e simulam um processo inflamatório, com hiperemia e comprometimento cutâneo.

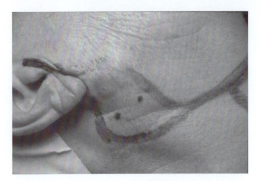

FIGURA 6.4.2 Recidiva de biopsias de adenoma pleomórfico. Carcinoma ex-tumor misto com metástases cervicais (veja colorida em www.grupoa.com.br).

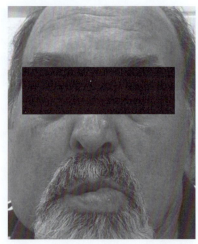

FIGURA 6.4.3 Paresia do ramo mandibular do nervo facial.

As características do exame físico em tumores malignos incluem: palpação com limites imprecisos, massa endurecida, aderida a planos profundos e, eventualmente, pele, paresia ou paralisia facial, podendo haver extensão da doença para o pescoço (adenopatia cervical). A seguir, são destacadas as peculiaridades dos principais tumores malignos.

Carcinoma mucoepidermóide

É o mais comum dos tumores malignos em glândulas salivares, composto por células mucosas e escamosas com crescimento cístico abundante, sendo caracterizado, assim, por possuir áreas sólidas e císticas. Histologicamente podem ser debaixo grau ou de grau intermediário e terão prognóstico significativamente melhor que tumores de alto grau. Sessenta a 70% se localizam na parótida, e 15 a 20%, na cavidade oral.

Carcinoma adenoide cístico

É uma neoplasia epitelial maligna que se caracteriza pelo neurotropismo. Histologicamente apresentam alta taxa de invasão perineural. É o subtipo mais comum de glândulas salivares menores. Cresce lentamente, podendo ser confundido com um tumor benigno. Por outro lado, é altamente recidivante. Spiro, em 1974, relatou 67% de recidivas locorregionais e 21% de metástases a distância (pulmões e fígado) em sua população estudada. O tratamento do carcinoma adenoide cístico é cirúrgico, com a radicalidade conforme as margens exigidas. No caso de haver radicalidade associada à radioterapia, há uma tendência a mais tempo livre de doença. Metástases hematogênicas podem aparecer anos após a ressecção.

Adenocarcinoma e carcinoma de células acinares

É o terceiro tumor maligno mais relatado. Globalmente, suas taxas de sobrevida variam de 45 a 80% em cinco anos, com redução desses números se houver infiltração de tecidos vizinhos. Possui um subtipo de baixo grau com características especiais, o carcinoma de células acinares. Esse subtipo possui alta chance de cura se houver ressecção completa, com baixa taxa de metástases.

Carcinoma epidermoide

Raramente é um tumor primário da glândula acometida, correspondendo, em geral, a metástases de tumores epidérmicos. Cerca de um terço dos pacientes possuem metástases em linfonodos regionais. Seu prognóstico é reservado, com alta taxa de recidiva e metástases a distância (pulmão, ossos, vísceras abdominais).

Carcinoma ex-tumor misto (carcinoma ex-adenoma pleomórfico)

Surgem geralmente após sucessivas recidivas de lesões de adenoma pleomórfico, tendo longa evolução como característica. A presença de necrose, calcificações e hemorragias sugerem malignização dos adenomas pleomórficos. Até 40% dos casos se associam a metástases ganglionares (Fig. 6.4.4).

Tratamento

Via de regra, o tratamento dos tumores malignos de glândulas salivares é cirúrgico, com ressecção completa e radical. Se houver associação com massa cervical, há indicação de esvaziamento. Em pescoço negativo (sem adenomegalias palpáveis), o esvaziamento cervical está indicado em caso de carcinoma mucoepidermoide de alto grau, ex-tumor misto, carcinoma epidermoide e adenocarcinoma de alto grau. A radioterapia está reservada nessas neoplasias para tumores irressecáveis, tumores residuais, margens positivas, anatomopatológico com evidência de metástases ganglionares, tumores agressivos (carcinoma indiferenciado e carcinoma mucoepidermoide de alto grau) e recidivas inoperáveis.

Tumores parotídeos em crianças

Em crianças, os tumores mais frequentes são os hemangiomas. Linfangiomas também são diagnóstico diferencial relevante nessa população.Considerando-se as neoplasias pediátricas primárias da parótida, 50%são benignas (adenoma pleomórfico), e 50%, malignas (carcinoma mucoepidermoide e de células acinares) (Fig. 6.4.4).

Conclusão

O adenoma pleomórfico é o tumor benigno mais comum das glândulas parótida e submandibular. A ecografia é um exame não invasivo e interessante para a complementação da avaliação, especialmente para a diferenciação de lesões com conteúdo líquido e sólido. O paciente com tumor de parótida deve ter indicação de tratamento cirúrgico, e sua remoção deve ser com margem de tecido glandular sadio como segurança. Biópsia inadvertidas de tumores glandulares não são indicadas, pois comprometem a cura. A dúvida quanto à histologia pode ser esclarecida no pré-operatório pela PAAF, que ajudará a determinar se o tumor é benigno ou maligno. A indicação cirúrgica deve ser acompanhada de estudo histológico transoperatório a fim de que complementos de tratamentos, como um esvaziamento, seja oferecido no ato cirúrgico. A remoção completa da glândula sublingual e submandibular é indicada na presença de neoplasias, e a parotidectomia parcial com preservação do nervo facial é a cirurgia mais frequentemente indicada no tratamento dos tumores da glândula parótida.

Teoria versus prática

Talvez o ponto que mereça maior destaque prático para o conhecimento do médico generalista ou mesmo do especialista é a contraindicação de uma biópsia inadvertida em casos de suspeita de neoplasias de glândulas salivares. Mesmo em casos de

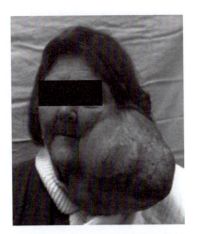
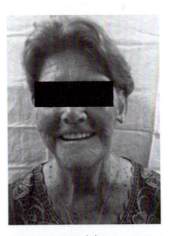

FIGURA 6.4.4 Carcinoma ex-tumor misto (veja colorida em www.grupoa.com.br).

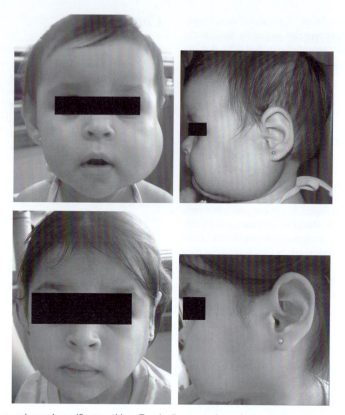

FIGURA 6.4.5 Hemangioma de região parotídea. Remissão espontânea (veja colorida em www.grupoa.com.br).

suspeita de tumores benignos, esse procedimento é um desserviço para o paciente, uma vez que há aumento do risco de recidivas e de implantação da doença no trajeto da biópsia, como no caso de adenomas pleomórficos. A cirurgia definitiva do paciente que já foi submetido a biópsia inadvertida da lesão acaba apresentando maiores dificuldades técnicas, assim como maior extensão (necessidade de ressecção da pele associada). Deve-se ressaltar também que isso pode impactar no prognóstico geral do paciente, pois indivíduos com múltiplas recidivas de adenoma pleomórfico ou que retardam o seu tratamento têm aumentado o risco de malignização no caso de carcinoma ex-adenoma.

 Leituras sugeridas

Conley J, Barker D. Cancer of the salivary glans. In: Suen JY, Myers EM, editors. Cancer of head and neck. New York: Churchill Livingstone; 1981. p. 524.

Costa HOO, Vianna MR. Tumores de glândulas salivares. In: Caldas Neto S, Mello Júnior JF, Martins RHG, Costa SS, coordenadores. Tratado de otorrinolaringologia e cirurgia cérvicofacial. 2. ed. São Paulo: Roca; 2011. v. 4. p. 769-95.

Herter NT, Sperb D. Neoplasias de glândulas salivares. In: Lopes AC. Tratado de clínica médica. 2 ed. São Paulo: Roca; 2009. p. 3127-9.

Myers EN, Arriaga MA. Patologias das glândulas salivares. In: Costa SS, Cruz OLM, Oliveira JAA, coordenadores. Otorrinolaringologia: princípios e prática. 2. ed. Porto Alegre: Artmed; 2006. p. 1082-9.

Spiro RH, Huvos AG, Strong EW. Adenoid cystic carcinoma of salivary origin. A clinicopathologic study of 242 cases. Am J Surg. 1974;128(4):512-20.

 Questões e casos clínicos

www.grupoa.com.br

6.5 Sialoadenites e sialolitiase

Carlos Takahiro Chone

Introdução

Sialoadenite de origem bacteriana é uma ocorrência relativamente incomum, sendo de forma geral um processo associado à presença de sialólitos. Tanto infecções bacterianas como virais podem causar as sialoadenites, que do ponto de vista temporal são definidas como agudas ou crônicas. Estudos em cadáveres sugerem que a prevalência de cálculos salivares pode ser de cerca de 1,2% da população.

Classificação

Infecções bacterianas

Infecções bacterianas agudas

A sialoadenite bacteriana aguda é causada por bactérias ascendentes da boca e mais raramente por bacteriemia no paciente imunocomprometido. A saliva em si tem propriedades antibacterianas, e o fluxo salivar fisicamente leva detritos e bactérias para fora do ducto salivar. Qualquer processo que interrompa o fluxo salivar aumenta o risco de infecções via ascendente.

A sialoadenite bacteriana aguda é mais comum na glândula parótida. O maior conteúdo mucoide nas secreções submandibulares e sublinguais protege contra infecção bacteriana. A saliva mucoide contém lisozimas, que quebram mucopeptídeos da parede celular bacteriana e quantidades significativas de IgA secretora e ácidos siálicos, que inibem a fixação bacteriana às células epiteliais do ducto salivar. Outro aspecto considerado é a abertura do ducto parotídeo próximo aos segundos molares superiores, considerados possíveis fontes de bactérias na boca malcuidada.

Parotidite bacteriana aguda

A incidência de parotidite bacteriana aguda foi de 3,68 casos por 10 mil cirurgias (0,0368%), na era pré-antibiótica, comparada a 0,173 casos por 10 mil cirurgias (0,00173%) na era pós-antibiótica.

A flora bacteriana da cavidade oral mudou ao longo das últimas décadas, o que alterou o perfil microbiológico da parotidite bacteriana aguda. Isso ocorreu por três razões: a primeira é o aumento da incidência de infecções nosocomiais e oportunistas em pacientes imunocomprometidos e pacientes de unidades de tratamento intensivo (UTIs), cujas bocas se tornaram colonizadas com microrganismos que anteriormente eram raros na cavidade oral. A segunda é a melhoria na recuperação laboratorial de microrganismos anaeróbios que eram anteriormente difíceis de se observar; finalmente, o uso rotineiro e indiscriminado de antibióticos orais na comunidade que selecionou organismos incomuns na cavidade bucal e aumentou a resistência aos antibióticos dos organismos comumente vistos.

Quando o fluxo salivar é adequado em seu volume, bactérias são observadas apenas na papila do ducto, mas não dentro dele, e, quando o fluxo salivar é deprimido, há presença de bactérias nas papilas e no ducto.

Pacientes saudáveis apresentam altas concentrações de fibronectina na glândula parótida, favorecendo a aderência de *Streptococcus* e *Staphylococcus aureus* no orifício do ducto do Stenson. Em pacientes imunocomprometidos, a fibronectina é deficiente, promovendo a aderência de *Pseudomonas* e *Escherichia coli*, o que explica a etiologia por gram-positivos na presença de desidratação e gram-negativos nos pacientes imunocomprometidos.

Nos quadros hospitalares, amostras de culturas observam presença de *Staphylococcus aureus* em mais de 50%, e resistência à meticilina deve ser investigada. Quando ocorre em UTI, os pacientes podem apresentar infecção por *Eikenella corrodens*, *Escherichia coli*, espécies de *Fusobacterium*, *Haemophilus influenzae*, *Klebsiella*, *Prevotella*, *Proteus* e *Pseudomonas*. Do ponto de vista do tempo, a maioria das infecções ocorrem entre 5 e 7 dias após a cirurgia.

Na comunidade, as infecções são mais frequentes que entre pacientes hospitalizados. Essa variante é geralmente associada a estafilococos e estreptococos. São fatores desencadeantes: medicamentos que diminuem o fluxo salivar, mordida de mucosa da bochecha, diabetes, doença hepática, doença renal, desnutrição e desidratação. Doenças e medicamentos imunossupressores, radioterapia, radioiodoterapia por câncer de tireoide, litíase, sialectasias, estenoses de ductos salivares, tumores e doenças de glândulas salivares, como sarcoidose e síndrome de Sjögren, também podem ser fatores etiológicos. Ocasionalmente, pacientes com doença mais avançada de síndrome de Sjögren relatam inchaço doloroso intermitente das glândulas parótidas que parece responder aos antibióticos. Em geral são pacientes que apresentam alterações anatômicas na drenagem da saliva advindas da síndrome com infecções bacterianas superpostas.

Medicamentos que interfiram com a inervação parassimpática secretomotora da glândula parótida, como anticolinérgicos, anti-histamínicos, bloqueadores dos receptores tubocurarínicos e atropínicos e drogas que inibem a liberação de acetilcolina, como toxina botulínica, são consideradas predisponentes às sialoadenites. Pacientes psiquiátricos, por esse motivo, podem ter uma incidência maior de infecções.

Diagnóstico e tratamento: Uma anamnese e um exame físico detalhados são fundamentais. É necessário pesquisar uso de medicamentos antissialogogos, desnutrição, diabetes melito ou outras doenças sistêmicas, desidratação ou cirurgia recente. Acomete mais homens com idade média de 60 anos. Os sintomas clássicos incluem história abrupta de edema doloroso da região da parótida, especialmente quando se come. Se o ducto de Stenson é patente, a palpação da glândula pode resultar na expressão de pus (Fig. 6.5.1). O pus deve ser coletado e enviado para cultura e antibiograma. Na consulta inicial, deve-se investigar a presença de sinais e sintomas sistêmicos, como febre e calafrios. Deve-se solicitar um hemograma completo e um painel metabólico básico (glicemia, sódio, potássio, ureia, creatinina). Uma leucocitose e sinais compatíveis com desidratação incluem hiperpotassemia e ureia elevada. Essa informação pode ser útil no processo de decisão se o paciente precisar ser hospitalizado para hidratação venosa, administração de antibióticos endovenosos e controle de comorbidades. Uma radiografia panorâmica pode ser obtida e pode revelar a presença de um sialólito, porém somente 10% dos cálculos de parótidas são radiopacos.

Na maioria das vezes, pacientes com sialoadenite aguda são tratados empiricamente. Isso se aplica aos pacientes com sintomas mínimos relacionados a um diagnóstico clínico de sialoadenite. Por exemplo, um paciente com um inchaço difuso submandibular ou parotídeo, com mínimo ou nenhum exsudato no ducto, pode ser tratado inicialmente com massagem digital, antibióticos orais com cobertura para estafilococos e estreptococos, calor local, hidratação adequada e sialagogos (gotas de limão) ambulatorialmente. Se um sialólito é identificado e estiver acessível, deve ser removido. Em termos gerais, um sialólito que é palpável transoralmente pode ser removido sem necessidade de sacrificar a glândula salivar. Quando não é palpável, a remoção da glândula salivar é reservada para os pacientes que desenvolvem um quadro refratário.

Pacientes com sinais e sintomas sistêmicos, má evolução clínica nas primeiras 48 a 72 horas (aumento do edema local, dor, leucocitose) podem evoluir para um abscesso de parótida, e exames de imagem como tomografia computadorizada ou ressonância magnética serão úteis na elucidação diagnóstica e no planejamento para drenagem cirúrgica (Figs. 6.5.2 a 6.5.4). A progressão da parotidite bacteriana aguda para crônica pode ocorrer em três situações: atraso no diagnóstico de quadro agudo, sialoadenite refratária a tratamento e, finalmente, parotidite não tratada que desenvolve doença remitente e recidivante, cuja infecção latente existe apesar de evidência clínica de resolução da doença.

Sialoadenite submandibular bacteriana aguda

O ducto submandibular é mais propenso à obstrução por cálculo (Fig. 6.5.5) e menos por desidratação. Em uma revisão de 1.200 casos de cálculos salivares, 83% eram no sistema submandibular, 10% na parótida e 7% na sublingual.

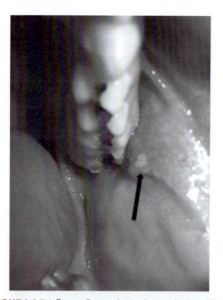

FIGURA 6.5.1 Secreção purulenta drenando de orifício do ducto de Stensen (seta) (veja colorida em www.grupoa.com.br).

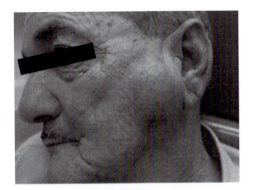

FIGURA 6.5.2 Área hiperemiada de pele com abscesso (veja colorida em www.grupoa.com.br).

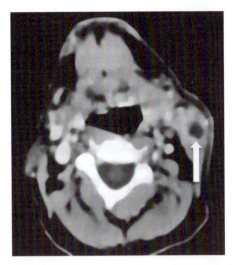

FIGURA 6.5.3 Seta branca apontando para coleção purulenta no interior de glândula parótida esquerda na tomografia computadorizada do paciente da Figura 6.5.2.

A primeira razão para esse fato é que a glândula submandibular se encontra inferior ao ducto de Wharton, de tal forma que o fluxo de saliva atua contra as forças da gravidade, com o desenvolvimento relativo de estase salivar em comparação com a glândula parótida; além disso, a saliva é mais alcalina, viscosa e rica em Ca^{++}. Os cálculos são compostos principalmente de fosfato de cálcio com traços de magnésio e amônia, com uma matriz orgânica de carboidratos e aminoácidos. A estase salivar incentiva a precipitação dos sais de fosfato de cálcio. No que diz respeito à localização anatômica dos cálculos submandibulares, 75 a 85% estão localizados no ducto de Wharton.

Diagnóstico e tratamento de sialoadenite submandibular bacteriana aguda: O quadro clínico inclui dor e inchaço da região submandibular, que pode ser súbito, ocorrendo durante a alimentação. Presença de secreção purulenta pode ser observada na abertura do ducto de Wharton no soalho da boca, possibilitando o diagnóstico de uma sialoadenite. A radiografia panorâmica **(Fig. 6.5.6)** é indicada para a identificação de um sialólito, visto que 90% são radiopacos. A ultrassonografia pode também auxiliar no diagnóstico. Os cálculos em 75% dos casos são únicos e, uma vez identificados, sua remoção contribui para evitar a recidiva da sialoadenite. O tratamento clínico é semelhante ao da pa-

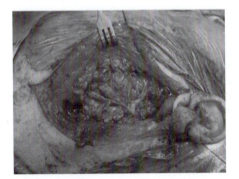

FIGURA 6.5.4 Drenagem cirúrgica de abscesso de parótida esquerda com dissecção de nervo facial (veja colorida em www.grupoa.com.br).

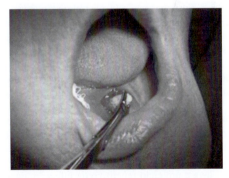

FIGURA 6.5.5 Sialólito em remoção pelo ducto de Warthon (veja colorida em www.grupoa.com.br).

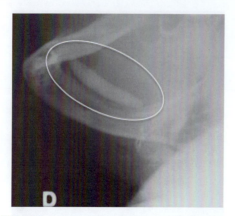

FIGURA 6.5.6 Radiografia simples mostrando o sialólito dentro de oval branco.

rotidite aguda bacteriana. A instituição de antibioticoterapia oral empírica é necessária podendo ser utilizadas penicilina de amplo espectro, cefalosporina de primeira geração, clindamicina ou um macrolídeo. Analgesia e corticoterapia são prescrita a critério do médico, especialmente nos casos de muito edema. A submandibulectomia pode ser indicada em casos refratários, cronicidade e cálculos intraglandulares.

Infecções bacterianas crônicas

Parotidite bacteriana crônica

Classicamente, dois tipos de parotidite crônica têm sido descritos, incluindo formas adultas e juvenis, sendo o *Staphylococcus* predominante entre adultos e o *Streptococcus viridans* entre crianças. O sexo masculino é mais acometido. A forma juvenil pode se resolver espontaneamente na puberdade, com recuperação funcional do glândula.

A parotidite bacteriana crônica é uma entidade incomum. Em geral começa com um quadro agudo ou infecções secundárias à presença de um sialólito ou síndrome do Sjögren. Inflamação pode causar irregularidades da parede ductal levando à formação de estenose. As eventuais mudanças arquitetônicas com dano do parênquima e estase são um prelúdio para infecções recorrentes e persistentes. Isso leva a um ciclo repetitivo de infecção, danos da glândula e redução do fluxo de saliva. O acúmulo de material semissólido nos ductos provoca obstrução do sistema ductal e perpetua o edema. O exame endoscópico da glândula, sialoendoscopia, mostra que a saliva gelifica. Esta forma de saliva predomina na infecção crônica e faz parte de sua patogênese.

A glândula, quando cronifica, apresenta formação de fibrose e microcistos no parênquima glandular, que pode ser pesquisado com exame de ultrassonografia. A parotidite crônica recorrente da infância ou juvenil provavelmente não é uma única entidade. Uma forma é causada por uma anomalia congênita dos ductos das glândulas salivares, que são grandes e têm pouca força no esfincter. Além disso, estenoses de ducto de Stenson, história da caxumba viral, trauma ou corpos estranhos no interior do ducto podem levar ao quadro crônico. Esta afecção é 10 vezes mais comum que a parotidite crônica em adultos, afeta principalmente crianças entre 3 e 6 anos, do sexo masculino, e quando começa na puberdade é mais frequente entre as mulheres. Em geral as recorrências começam a diminuir na adolescência.

Clinicamente, em ambos os casos ocorre edema difuso súbito da parótida, em geral unilateral, mas ocasionalmente bilateral, com diferentes graus de desconforto. Não há relação conhecida com refeições ou estação do ano, não sugerindo fenômeno obstrutivo ou alérgico. O edema pode persistir por dias, semanas ou meses, e uma febre baixa é comum. Os inchaços se resolvem e estão associados a períodos de quiescência clínica, variando de semanas a anos. Geralmente o pus não é observado, mas um material conhecido como mucopus é produzido, e serve para obstruir o lúmen do ducto salivar, levando a uma condição que favorece ainda mais o crescimento bacteriano e a estase. Se houver presença de secreção purulenta por vários dias, o clínico deve considerar a possibilidade de uma parotidite supurativa aguda sobreposta, e o paciente deve ser tratado em conformidade.

Diagnóstico e tratamento da parotidite bacteriana crônica: Anamnese, exame físico e estudos radiográficos são importantes no diagnóstico. É necessária uma radiografia panorâmica de triagem para afastar litíase. Para descrever claramente o sistema ductal da glândula parótida, a sialografia com um meio de contraste hidrossolúvel é muito útil. A parotidite crônica começa com uma sialectasia punctual e dilatação dos ductos periféricos. Essas dilatações e estenoses criam uma aparência tipo "salsicha" **(Fig. 6.5.7)**. A ressonância magnética é considerada padrão-ouro para imagem de tecidos moles, incluindo infecções, e sua sensibilidade excede a da tomografia computadorizada. Outro

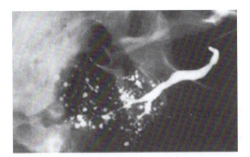

FIGURA 6.5.7 Sialografia com demonstração de dilatações ductais.

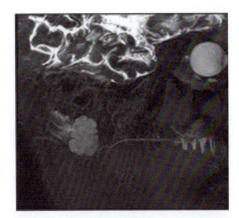

FIGURA 6.5.8 Sialorressonância.

método altamente sensível é a sialorressonância, que mostra os tecidos parenquimatosos salivares com grande precisão. A sialorressonância é uma técnica de imagem não invasiva realizada sem a injeção de meio de contraste. O próprio fluxo salivar é utilizado como meio de contraste **(Fig. 6.5.8)**, por isso, quando necessário, utilizam-se sialagogos antes do exame.

O tratamento envolve a redução ou eliminação de inflamação na glândula. Corticosteroides são usados a curto prazo. O antibiótico será eficaz apenas se houver infecção sobreposta. Todavia, quando esta condição ocorrer na infância, deve ser tratada agressivamente com um curso prolongado de antibióticos, apoiado por corticosteroides. O segundo objetivo da terapia é eliminar as proteínas de soro precipitadas dentro do sistema intraductal. Pode-se aumentar a produção salivar com sialagogos e compressas quentes. O meio mais eficaz para alcançar esse objetivo é realizar sialoendoscopia diagnóstica e intervencionista. A sialoendoscopia é realizada para melhorar as múltiplas estenoses no ducto salivar. Os pacientes são candidatos a tratamento intervencionista quando sofrem mais do que um episódio agudo por ano. Um *stent* pode ser inserido para auxiliar na prevenção da reestenose durante um período de quatro semanas.

Pacientes com dor intratável, relacionada ao quadro crônico, tornam-se candidatos à ressecção da glândula parótida, muitas vezes de toda a glândula, com preservação do nervo facial **(Fig. 6.5.9)**.

Sialoadenite submandibular crônica recorrente

A sialoadenite submandibular crônica recorrente é devida à resolução incompleta de uma infecção aguda que persiste como uma condição crônica recidivante, geralmente devido a uma falha para tratar a causa subjacente da infecção aguda (p. ex., a remoção do cálculo). Acredita-se que a infecção crônica persiste mesmo após a remoção do cálculo **(Fig. 6.5.10)** por causa de lesão parenquimatosa com estase e formação de sialolitíase crônica. A taxa de recorrência de cálculos após a remoção é de aproximadamente 20%. A infecção na glândula submandibular quase sempre envolve a glândula sublingual. A sialadenite submandibular recorrente crônica ocorre mais comumente do que a parotidite crônica entre adultos.

Diagnóstico e tratamento da sialoadenite submandibular crônica recorrente: Os pacientes podem relatar uma longa história de dor, infecção e inchaço da glândula submandibular. Além disso,

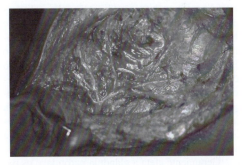

FIGURA 6.5.9 Paciente submetido à parotidectomia total por infecções recorrentes recalcitrantes (veja colorida em www.grupoa.com.br).

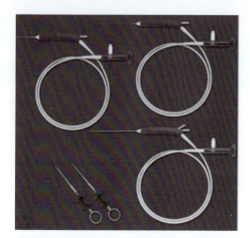

FIGURA 6.5.10 Sistema de sialoendoscópios.

o exame físico irá mostrar uma glândula significativamente endurecida e, ocasionalmente, uma pequena glândula devido à contratura cicatricial. O soalho da boca é firme e uma descarga pode ser ordenhada do ducto submandibular. Anamnese e exame físico são suficientes para dar ao paciente o diagnóstico de sialoadenite crônica. A palpação bidigital identificará uma glândula geralmente aumentada e endurecida. O tratamento inicial envolve hidratação, sialagogos e terapia empírica com antibióticos, porém uma glândula endurecida e não funcionante exigirá sua remoção.

Vírus da imunodeficiência humana (HIV)

A doença das glândulas salivares na infecção por HIV não é uma infecção das glândulas salivares em si, mas uma reação das glândulas ao agente do HIV. O aumento resultante das glândulas é denominado doença de glândula salivar associada ao HIV. Essa condição resulta em redução da função das glândulas salivares e pode levar à infecção secundária ascendente. A aparência na ultrassonografia é quase diagnóstica com a história clínica adequada. A glândula aparenta-se com vários microcistos (Fig. 6.5.11), um aspecto que também é visto no tecido linfático associado à mucosa.

Geralmente afeta a glândula parótida, e os pacientes apresentam uma história de inchaço indolor de uma ou mais glândulas salivares. Esses inchaços podem flutuar, mas costumam ser persistentes e podem imitar cistos linfoepiteliais, casos em que estudos de imagem são indicados para distinguir esses processos. O tratamento requer o uso compatível de antirretroviral, corticosteroides e, possivelmente, sialagogos, além da observação de meticulosa higiene oral.

Caxumba

É uma infecção comum da infância no mundo inteiro causada por um paramixovírus. Surtos epidêmicos ocorrem nos meses de inverno e primavera. A vacinação rotineira da vacina sarampo-caxumba-rubéola (MMR) diminuiu sua incidência. A incidência anual diminuiu de 76 para 2 casos por 100.000 habitantes desde a introdução da vacina de vírus atenuado nos Estados Unidos em 1967. Aparentemente, em 25% dos casos, o inchaço da glândula salivar pode ser unilateral, o que pode dificultar o diagnóstico, a menos que haja atenção aos sintomas sistêmicos. Ela é transmitida pela saliva e urina e normalmente produz um inchaço doloroso da glândula parótida. Complicações da caxumba incluem meningite, encefalite, tireoidite, hepatite e miocardite, bem como orquite, ooforite, e mais raramente surdez e pancreatite.

O período de incubação entre a exposição ao vírus e o desenvolvimento dos sinais e sintomas é de 15 a 18 dias. A condição geralmente começa com um pródromo de 1 a 2 dias, com mal-estar, anorexia e febre baixa com dor de cabeça, seguido pelo aumento da glândula parótida, sem secreção purulenta. O aumento da parótida afeta 95% de indivíduos sintomáticos (Fig. 6.5.12). O inchaço progride ao longo de alguns dias e dura cerca de uma

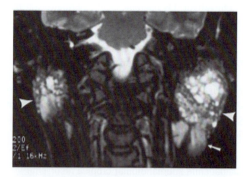

FIGURA 6.5.11 Ressonância magnética de paciente com HIV e microcistos nas glândulas parótidas (setas).

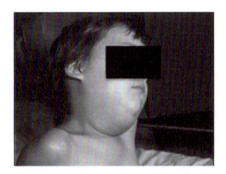

FIGURA 6.5.12 Criança com caxumba (veja colorida em www.grupoa.com.br).

semana. O orifício do ducto de Stensen pode estar edemaciado. Em 90% dos casos, a glândula contralateral também é afetada, mas pode haver um atraso de tempo entre os dois lados. As glândulas submandibular e sublingual são afetadas em cerca de 10% dos casos, sendo este acometimento geralmente bilateral, concomitante com o aumento da parótida. Pleocitose cerebrospinal ocorre em mais de 50% dos casos de caxumba, em geral sem outros sinais ou sintomas de meningite. Embora a meningite na caxumba seja benigna, na encefalite há aproximadamente 1,5% de mortalidade.

O diagnóstico é feito pela demonstração de anticorpos solúveis (S) para o núcleo do vírus por fixação de complemento, os quais são os primeiros anticorpos a aparecer, associados a infecção ativa. O tratamento da caxumba é favorável, com resolução espontânea da doença dentro de 5 a 10 dias após o início dos sintomas com sintomáticos. Durante esse tempo, as modificações dietéticas para minimizar a atividade glandular, a hidratação adequada e o repouso absoluto podem ser necessários.

Doença micobacteriana tuberculosa

A infecção das glândulas salivares por tuberculose é incomum, mas pode ser vista em crianças mais velhas e adultos. Linfonodos adjacentes de glândulas salivares são mais frequentemente envolvidos que os linfonodos intraglandulares **(Fig. 6.5.13)**. A presença de doença micobacteriana na glândula parótida em adultos é complicada por sua semelhança clínica com doença neoplásica. A presença de uma massa discreta nesses casos requer uma biópsia de aspiração por agulha fina para verificar o diagnóstico. Não obstante, isso pode ser inconclusivo, com necessidade de parotidectomia para confirmar o diagnóstico. Uma vez que o diagnóstico tenha sido estabelecido, inicia-se terapia médica multidroga. Teste de Mantoux e radiografias de tórax podem auxiliar no diagnóstico.

Síndrome de Sjögren

Devido à natureza autoimune desses transtornos, as mulheres são mais comumente afetadas na quarta e quinta décadas de vida, e todas as glândulas salivares podem ser envolvidas. A etiologia da síndrome é desconhecida e sua associação com Epstein-Barr, citomegalovírus, hepatite C e herpes tem sido mencionada. Há um aumento lento e progressivo das glândulas salivares, mais prevalente nas parótidas, por um infiltrado de linfócitos comprometendo ácinos glandulares e ductos terminais (parotidite linfocítica). A parotidite apresenta-se sem edema e dor. O quadro clássico da síndrome é de boca seca, aumento glandular e olho seco. Prurido vaginal, pele seca, artralgia e mialgia estão frequentemente associados. A xerostomia pode levar a uma mucosa da boca atrófica, hiperêmica, com atrofia das papilas filiformes, dificuldade para falar, e secura da faringe, laringe e traqueia. A suspeita clínica pode ser complementada com exames laboratoriais para doença autoimune. Os mais importantes são hemograma, VSG, proteinograma, FAN, proteína C reativa, fator reumatoide, anti-SSA e anti-SSB. Histologia do parênquima glandular também pode ser útil a fim de medir o infiltrado linfocitário. Os critérios diagnósticos para a síndrome podem ser observados no **Quadro 6.5.1**.

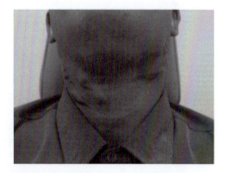

FIGURA 6.5.13 Múltiplos linfonodos aumentados em quadro de tuberculose, inclusive os periparotídeos (veja colorida em www.grupoa.com.br).

QUADRO 6.5.1
Critérios diagnósticos para síndrome de Sjögren

I –	Sintomas de olho seco
II –	Sintomas de boca seca
III –	Sinais de olho seco Teste de Schirmer ≤ 5 mm em 5 minutos
IV –	Histopatologia ≥ 1 agrupamento de pelo menos 50 células mononucleadas em uma área de 4 mm^2 de tecido glandular
V –	Envolvimento objetivo de glândulas salivares Sialografia ou cintilografia de glândulas salivares ou medidas objetivas de fluxo salivar
VI –	Autoanticorpos Anti-Ro ou Anti-La positivos
Critérios:	Presença de 4 itens de I a VI com IV ou VI Presença de 3 critérios objetivos IV a VI Presença de I ou II e mais 2 de III a V

Quando a síndrome de Sjögren ocorrer concomitante a outra doença autoimune, será definida como secundária, e se ocorrer isoladamente será primária. Atenção deve ser dada ao risco do paciente com a síndrome evoluir para doença linfoproliferativa, que ocorre em 5% dos casos. A formação de nódulos parotídeos ou o aumento progressivo por dois meses devem ser afastados, linfoma e a histologia devem ser requisitados. O tratamento é comum às doenças autoimunes.

Conclusão

As infecções das glândulas salivares têm um conjunto diversificado de fatores de risco, causas e estratégias de tratamento. Geralmente, se possível, o objetivo do tratamento de tais infecções é preservar a glândula. Terapia médica e terapia cirúrgica minimamente invasiva destinam-se a deixar a remoção da glândula salivar como um último esforço para eliminar as infecções das glândulas salivares. Enquanto é realizada análise e planejamento do exame e o tratamento de um paciente com edema da glândula salivar, é fundamental considerar a possibilidade de uma neoplasia disfarçada de uma infecção (Fig. 6.5.14).

Teoria versus prática

Apesar de um percentual elevado dos quadros agudos inflamatórios das glândulas salivares serem causados por obstrução da drenagem das glândulas, por sialólitos ou não, é necessário que os profissionais de saúde lembrem, diante desses pacientes, da possibilidade de doenças sistêmicas, autoimunes ou não, estarem relacionadas. Da mesma forma, de nada adianta focar nos principais agentes bacterianos envolvidos quando aspectos gerais dos pacientes, como o estado de hidratação, não forem lembrados, tanto para a eficácia do tratamento

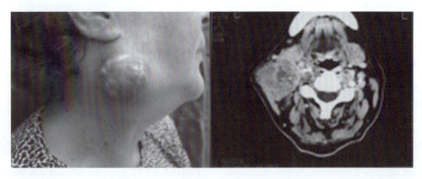

FIGURA 6.5.14 Carcinoma mucoepidermoide de alto grau, com infiltração de pele e necrose central, simulando quadro infeccioso com tomografia computadorizada correspondente (veja colorida em www.grupoa.com.br).

como para definir a necessidade de um acompanhamento ambulatorial ou em nível hospitalar.

 Leituras sugeridas

Arrieta AJ, McCaffrey TV. Inflammatory disorders of the salivary glands. In: Cummings CW, editor. Otolaryngology: head and neck surgery. 4th ed. Philadelphia: Elsevier Mosby; 2005. p. 1323-38.

Baurmash HD. Chronic recurrent parotitis: a closer look at its origin, diagnosis, and management. J Oral Maxillofac Surg. 2004;62(8):1010-8.

Brown JE. Interventional sialography and minimally invasive techniques in benign salivary gland obstruction. Semin Ultrasound CT MR. 2006;27(6):465-75.

Carlson ER, Ord RA. Infections of the salivary glands. In: Carlson ER, Ord RA, editors. Textbook and color atlas of salivary gland pathology: diagnosis and management. Ames: Wiley-Blackwell; 2008. p. 67-89.

Chitre VV, Premchandra DJ. Recurrent parotitis. Arch Dis Child. 1997;77(4):359-63.

Escudier MP, McGurk M. Symptomatic sialoadenitis and sialolithiasis in the English population, an estimate of the cost of treatment. Br Dent J. 1999;186(9):463-6.

Galili D, Marmary Y. Spontaneous regeneration of the parotid salivary gland following juvenile recurrent parotitis. Oral Surg Oral Med Oral Pathol. 1985;60(6):605-7.

Goldberg MH, Bevilacqua RG. Infections of the salivary glands. Oral Maxillofac Surg Clin North Am. 1995;3:423-30.

Homes S, Gleeson MJ, Cawson RA. Mycobacterial disease of the parotid gland. Oral Surg Oral Med Oral Pathol Oral Radiol Endod. 2000;90(3):292-8.

Hviid A, Rubin S, Mühlemann K. Mumps. Lancet. 2008;371(9616):932-44.

Iro H, Zenk J, Escudier MP, Nahlieli O, Capaccio P, Katz P, et al. Outcome of minimally invasive management of salivary calculi in 4,691 patients. Laryngoscope. 2009;119(2):263-8.

Jungehülsing M, Fischbach R, Schröder U, Kugel H, Damm M, Eckel HE. Magnetic resonance sialography. Otolaryngol Head Neck Surg. 1999;121(4):488-94.

Katz J, Fisher D, Leviner E, Benoliel R, Sela MN. Bacterial colonization of the parotid duct in xerostomia. Int J Oral Maxillofac Surg. 1990;19(1):7-9.

Mandel L, Witek EL. Chronic parotitis: diagnosis and treatment. J Am Dent Assoc. 2001;132(12):1707-11; quiz 1727.

Maynard JD. Recurrent parotid enlargement. Br J Surg 1965;52(10):784-9.

McQuone SJ. Acute viral and bacterial infections of the salivary glands. Otolaryngol Clin North Am. 1999;32(5):793-811.

Motamed M, Laugharne D, Bradley PJ. Management of chronic parotitis: a review. J Laryngol Otol. 2003;117(7):521-6.

Nahlieli O, Bar T, Shacham R, Eliav E, Hecht-Nakar L. Management of chronic recurrent parotitis: current therapy. J Oral Maxillofac Surg. 2004;62(9):1150-5.

Ngu RK, Brown JE, Whaites EJ, Drage NA, Ng SY, Makdissi J. Salivary duct strictures: nature and incidence in benign salivary obstruction. Dentomaxillofac Radiol. 2007;36(2):63-7.

Nichols RD. Surgical treatment of chronic suppurative parotitis. A critical review. Laryngoscope. 1977;87(12):2066-81.

Norman JE, Mitchell RD. Unusual conditions of the major and minor salivary glands. Int J Oral Maxillofac Surg. 1998;27(3):157-72.

Rausch S, Gorlin RJ. Diseases of the salivary glands. In: Gorlin RJ, Goldman HM, editors. Thoma's oral pathology. 6th ed. Saint Louis: Mosby; 1970. p. 962.

Robinson JR. Surgical parotitis, a vanishing disease. Surgery. 1955;38:703-7.

Tabak LA, Levine MJ, Mandel ID, Ellison SA. Role of salivary mucins in the protection of oral cavity. J Oral Pathol. 1982;11(1):1-17.

Vitali C, Bombardieri S, Jonsson R, Moutsopoulos HM, Alexander EL, Carsons SE, et al. Classification criteria for Sjögren's syndrome: a revised version of the European criteria proposed by the American-European Consensus group. Ann Rheum Dis. 2002;61(6):554-8.

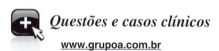

Questões e casos clínicos

www.grupoa.com.br

6.6 Massas cervicais congênitas

Melissa A.G. Avelino

Rebecca Maunsell

Introdução

As massas cervicais congênitas podem já estar presentes ao nascimento. No entanto, frequentemente essas anomalias passam despercebidas tanto pelo paciente quanto pelo médico, até que uma infecção secundária provoque um aumento em seu volume. Algumas patologias cervicais congênitas se manifestam na idade adulta, portanto é um erro associar o termo congênito ou embrionário às doenças que aparecem exclusivamente durante a infância. A persistência de uma massa cervical ou sua recorrência, sobretudo em uma mesma localização, independentemente da faixa etária, deve levantar suspeita de uma massa de origem congênita ou relacionada a um defeito embrionário.

As lesões congênitas que ocorrem na região da cabeça e do pescoço podem se manifestar não apenas como massas, mas também como fístulas, que são pequenas depressões ou orifícios assintomáticos na pele.

Grande parte das lesões cervicais congênitas pode ser diagnosticada na infância e na adolescência. No entanto, algumas lesões, como os cistos do segundo e do terceiro arcos branquiais, são mais frequentemente diagnosticados na idade adulta, entre a segunda e a quarta décadas de vida, devendo sempre ser lembrados nos diagnósticos diferenciais dos tumores de cabeça e pescoço e das adenopatias crônicas.

Diagnóstico

Diante de qualquer paciente com uma massa cervical, o primeiro ponto a ser considerado é sua idade. Uma boa maneira de iniciar o raciocínio é dividir os pacientes em três grupos: a população pediátrica (até 15 anos), os adultos jovens (de 16 a 50 anos) e os adultos mais velhos (após os 50 anos). Em cada grupo, a incidência das massas cervicais congênitas, assim como das inflamatórias e neoplásicas, vai ser diferente. Na população pediátrica, as massas cervicais inflamatórias, como as adenopatias infecciosas/inflamatórias, vão ser mais incidentes do que as congênitas. Já na população de adultos jovens, a incidência de massas cervicais congênitas e inflamatórias vai ser semelhante, enquanto, na população adulta, a partir dos 50 anos de idade, as massas cervicais neoplásicas são mais incidentes.

Assim, até que se prove o contrário, a presença de uma massa cervical sem sinais ou evidência de processo infeccioso/inflamatório em uma criança ou adolescente indica uma alteração no desenvolvimento embrionário e, no adulto, faz parte dos diagnósticos diferenciais inicialmente. Daí a confusão diagnóstica quando a massa congênita se apresenta com infecção secundária e adenopatia reacional, principalmente nas crianças onde as adenopatias reacionais são muito frequentes. Em nosso país, em particular, é importante também considerarmos o diagnóstico diferencial com as

doenças inflamatórias crônicas, em especial as doenças granulomatosas, como tuberculose, blastomicose, que também podem cursar com adenopatia crônica ou persistente e até mesmo abscessos cervicais recorrentes.

A ocorrência de massas cervicais persistentes ou recorrentes inevitavelmente é motivo de biópsias excisionais diagnósticas, porém exames de imagem complementares devem ser realizados previamente para investigação de possíveis anomalias congênitas.

O conhecimento da localização das principais massas ou alterações congênitas que ocorrem na cabeça e pescoço é uma boa maneira de organizar o raciocínio clínico e facilitar o processo diagnóstico dessas lesões **(Tab. 6.6.1)**. As características palpatórias e a localização da massa cervical são fundamentais no exame físico do paciente.

Os exames de imagem podem auxiliar na diferenciação entre massas sólidas e císticas. A presença de uma lesão cística e cervical pode sugerir o diagnóstico de lesão benigna e de provável etiologia embrionária, principalmente em crianças e adolescentes. A ultrassonografia pode auxiliar na diferenciação entre uma lesão cística e sólida, enquanto a tomografia computadorizada com contraste permite uma boa caracterização das diversas lesões cervicais, assim como permite definir lesões vasculares, como os hemangiomas. A ressonância magnética é melhor para avaliar as lesões vasculares.

Cistos tireoglossos

A glândula tireoide se origina de um divertículo no soalho da faringe; ao longo do desenvolvimento, ela desce na linha média do pescoço. Durante sua descida, a glândula permanece conectada ao soalho da faringe por um trato ou canal, o ducto tireoglosso, que eventualmente involui. Quando há uma interrupção no seu trajeto de descida, ocorrem as tireoides ectópicas, ao passo que a persistência do ducto tireoglosso é causa da origem do cisto tireoglosso, que representa aproximadamente um terço das massas cervicais congênitas nas crianças.

A maioria desses cistos (70%) se apresenta em crianças e adolescentes como massas móveis à protrusão da língua, localizados na linha média próxima ou no nível do osso hioide. Podem ocorrer também em posições paramedianas e, embora raramente, em qualquer nível do trajeto fistuloso até a base da língua **(Fig. 6.6.1)**. Quando ocorrem em posição paramediana, devem ser diferenciados dos

TABELA 6.6.1 Localização e características clínicas das massas cervicais congênitas

Localização	Características
Região lateral cervical	
Anomalia dos arcos branquiais	Anterior ao esternocleidomastóideo
Laringocele	Compressível, preenchida por ar
Pseudotumor da infância	Firme, contido no esternocleidomastóideo
Linha média	
Cisto do ducto tireoglosso	Móvel à protrusão da língua
Rânula mergulhante	Cisto, se estende ao soalho bucal
Cisto dermoide	Geralmente submentoniano, firme
Cisto tímico	Porção mais inferior do pescoço
Teratoma	Recém-nascido com obstrução
Região posterior cervical*	
Linfangioma	Parede delgada, multicístico
Hemangioma	Massas dolorosas mais comumente no trapézio, escaleno, esternocleidomastóideo

*Ou em qualquer região cervical.
Fonte: Adaptada de Bailey e Johnson.[1]

cistos branquiais. Exames de imagem podem melhor evidenciar a relação com o osso hioide, enquanto os cistos branquiais estão relacionados com a região jugulocarotídea. É imprescindível a realização de ultrassonografia para avaliar a topografia da glândula tireoide pois, em raras ocasiões, pode haver tireoide ectópica. A tomografia computadorizada pode auxiliar o diagnóstico nos cistos desviados da linha média ou muito volumosos. O exame histopatológico da lesão é fundamental, visto que pode ocorrer malignização de cisto tireoglosso, geralmente um carcinoma papilífero; sendo assim, o tratamento cirúrgico do cisto tireoglosso deve ser indicado.

O tratamento desses cistos envolve a retirada não apenas do cisto, mas de seu trajeto até a base da língua, passando pelo osso hioide e utilizando a técnica descrita por Sistrunk,[2] em 1920, para evitar a ocorrência de recidivas.

Cistos dermoides

Consistem em cistos revestidos de uma camada de epiderme com inclusões de apêndices epidérmicos, como folículos pilosos e glândulas sebáceas. Formam-se em linhas de fusão embriológica e, assim, ocorrem potencialmente na linha média, tanto na região da tireoide quanto na região supraesternal, e principalmente com frequência na região submentoniana **(Fig. 6.6.2)**. Algumas vezes, são confundidos com cistos tireoglossos e diferenciados apenas histopatologicamente, conforme descrito por alguns autores.[3] Também podem ser confundidos com cistos de arcos branquiais.

Clinicamente são nodulações indolores móveis em relação à pele, mas não à protrusão da língua, como o cisto tireoglosso, e seu tratamento consiste na ressecção completa do cisto.

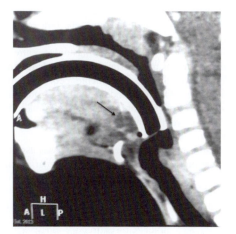

FIGURA 6.6.1 Corte sagital de tomografia computadorizada de criança de 3 anos com cisto tireoglosso de base de língua (seta preta).

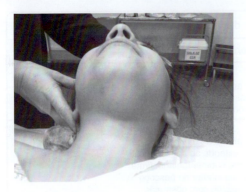

FIGURA 6.6.2 Criança de 6 anos com cisto dermoide de região submentoniana (veja colorida em www.grupoa.com.br).

Cistos branquiais

As massas congênitas que ocorrem na região anterolateral em geral estão relacionadas com alterações do desenvolvimento dos arcos branquiais. Embora o real mecanismo envolvido na gênese dos cistos branquiais seja ainda considerado incerto, alguns autores[4] sugerem inclusive que sejam restos epiteliais do anel linfático de Waldeyer.

A maioria das anomalias dos arcos branquiais (65 a 90%) provêm do segundo arco, seguidas pelas anomalias do primeiro arco (8 a 25%).[5] As anomalias do terceiro e quarto arcos são bastante infrequentes.

Essas alterações podem se manifestar como cistos (resquício embrionário sem abertura), fístulas (resquício embrionário com uma abertura) ou seios (resquício embrionário com duas aberturas). Geralmente os seios de arcos branquiais com aberturas externas na pele estão associados ao primeiro e segundo arcos. Seios de sacos branquiais com aberturas internas para a faringe estão associados ao terceiro e quarto arcos.

As três primeiras fendas e sacos branquiais podem formar trajetos fistulosos completos tanto para a faringe quanto para a pele. Enquanto os cistos se manifestam com crescimento lento progressivo e são, portanto, mais diagnosticados na idade adulta, os seios e as fístulas costumam estar presentes ao nascimento ou logo nos primeiros anos de vida. Tanto os cistos quanto as fístulas e os seios podem se apresentar clinicamente com infecções secundárias: massas com sinais flogísticos e adenites regionais associadas ou depressões com drenagem de secreção purulenta pelo pescoço ou dentro do conduto auditivo externo. Mais raramente, essas lesões podem se apresentar como abscessos cervicais recorrentes.

As anomalias do primeiro arco, embora raras, normalmente se apresentam no ângulo da mandíbula ou na face em relação íntima com o pavilhão auricular. Têm origem no soalho do conduto auditivo externo, na altura da junção osteocartilaginosa, seguem entre os arcos da mandíbula e do hioide e terminam na região submandibular. Fístulas costumam ter abertura no soalho do conduto auditivo externo e outra abaixo do ângulo da mandíbula, anterior ao músculo esternocleidomastóideo e acima do osso hioide.

Work[6] dividiu as anomalias do primeiro arco em dois tipos **(Figs. 6.6.3 e 6.6.4)**: no tipo I são encontrados apenas elementos da epiderme e apresentam-se mais frequentemente na face; no tipo II encontram-se elementos da ectoderme e mesoderme, sendo sua apresentação mais frequente no pescoço, na altura do ângulo da mandíbula. Sua extensão interna vai até a junção osteocartilaginosa do conduto auditivo externo. Alguns autores descrevem achados junto à membrana timpânica: aderência fibrosa do soalho do conduto auditivo externo até a membrana timpânica.

Nesta forma é frequente a apresentação em vigência de infecção secundária por germes habituais da pele, principalmente após manipulações cirúrgicas inadvertidas, como drenagens superficiais **(Fig. 6.6.5)**. As anomalias do segundo arco ocorrem na porção superior do pescoço, no bordo anterior do músculo esternocleidomastóideo **(Fig. 6.6.6)**. Nas anomalias do segundo arco, quando há uma abertura externa, esta geralmente se localiza ao longo do bordo anterior do músculo esternocleidomastóideo, entre os seus dois terços mais distais. O cisto pode ter uma abertura interna que geralmente ocorre na loja amigdaliana. Os cistos podem ocorrer em qualquer nível desse trajeto, porém ocorrem com mais frequência na região anterior do pescoço, abaixo do nível do osso hioide.

Clinicamente aparecem como massas assintomáticas ou associadas a infecções secundárias com sinais flogísticos locais, entrando, portanto, no diagnóstico diferencial das adenopatias cervicais e dos abscessos profundos do pescoço. O que as diferencia das adenites, no entanto, é a recorrência de infecções na mesma localização, o fato de ser única e a característica cística. Em adultos, devem ser lembradas no diagnóstico diferencial as metástases císticas de pacientes com carcinoma epidermoide primários da orofaringe HPV-positivo, re-

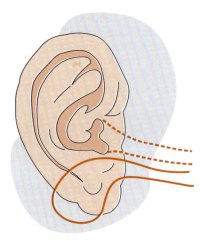

FIGURA 6.6.3 Cisto de primeiro arco branquial tipo I, segundo Work.[7]
Fonte: Adaptada de Loré.[7]

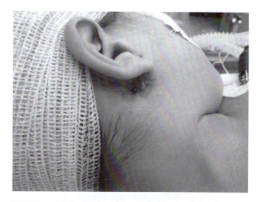

FIGURA 6.6.5 Criança com fístula de primeiro arco branquial tipo II após infecções secundárias recorrentes e manipulação.

forçando a importância do exame otorrinolaringológico completo do paciente sob investigação de uma massa cervical. Vale lembrar que as anomalias branquiais mais frequentes – as do segundo arco – são diagnosticadas geralmente na idade adulta. Outros sintomas, embora mais raros e dependendo do tamanho do cisto, podem ser disfagia, dispneia e estridor. Clinicamente, os cistos de segundo e terceiro arco geralmente se manifestam com infecção secundária associada.

As anomalias do terceiro arco, quando apresentam abertura externa, localizam-se na mesma posição do segundo arco; no entanto, a abertura interna localiza-se no seio piriforme. Cistos do ter-

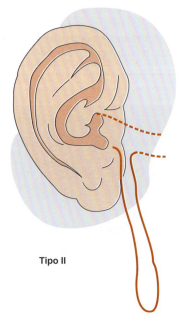

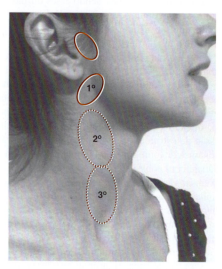

FIGURA 6.6.4 Cisto de primeiro arco branquial tipo II, segundo Work.[7]
Fonte: Adaptada de Loré.[7]

FIGURA 6.6.6 Distribuição dos cistos e anomalias de primeiro (linhas vermelhas cheias), segundo e terceiro arcos branquiais no pescoço (linhas vermelhas pontilhadas).

ceiro arco podem ocorrer em qualquer nível desse trajeto, porém mais frequentemente ocorrem na região cervical anterior, em seu terço inferior, próxima ao polo superior da glândula tireoide e mais à esquerda (Fig. 6.6.6).

A remoção completa das lesões é o tratamento de escolha para as anomalias dos arcos branquiais a fim de se evitar recorrências. No caso de lesões com histórico de infecções secundárias e manipulações cirúrgicas, como drenagens, a exérese completa torna-se bastante difícil, e o índice de recorrências é alto, daí a importância do diagnóstico preciso. No caso dos cistos e fístulas do tipo II do primeiro arco branquial, sua proximidade com o nervo facial torna imprescindível a identificação deste no intra-operatório para evitar uma lesão inadvertida.

A ultrassonografia permite diferenciar a lesão cística de sólida; a tomografia e a ressonância, além de confirmarem as características císticas da massa cervical, também delimitam as relações do cisto com as estruturas vizinhas e têm importante papel no planejamento cirúrgico.

Linfangiomas e hemangiomas

As massas cervicais que ocorrem mais frequentemente na região lateral do pescoço são os linfangiomas e os hemangiomas, sendo esses últimos os tumores mais comuns da infância. Vale notar, no entanto, que são lesões que podem ocorrer em praticamente qualquer localização (Fig. 6.6.7).

Linfangiomas estão presentes ao nascimento e se manifestam clinicamente de forma significativa até os 2 anos de idade. São massas cervicais macias e depressíveis ao exame de palpação. Muitas vezes, a queixa clínica é puramente estética, porém, quando extensas, podem cursar com compressão de estruturas das vias aéreas e digestivas. Os exames de tomografia computadorizada ou ressonância com contraste são essenciais para definir a extensão da massa e sua relação com estruturas vizinhas. Os linfangiomas são malformações congênitas do tecido linfático. As lesões císticas tendem a ser muito heterogêneas.[8] No pescoço, onde a maior parte deles ocorre, devido às características de fáscias bem delimitadas, as lesões costumam ser macrocísticas (higromas císticos) e, quando há envolvimento de glândulas salivares e músculos, são vistos mais microcistos. O objetivo da abordagem cirúrgica é estético e/ou o restabelecimento da respiração e deglutição. Devido à natureza infiltrativa dos linfangiomas, muitas vezes a remoção cirúrgica completa é difícil, o que motiva alguns autores a defenderem o manejo com agentes esclerosantes, principalmente em se tratando de lesões macrocísticas como nos higromas císticos. Resultados muito bons têm sido relatados com o uso do OK-432, ou picibanil.[9] Trata-se de um produto liofilizado de cultura de estreptococos A com penicilina G. A técnica da injeção para tratamento de linfangiomas foi bem descrita por Smith e colaboradores.[10] É bastante utilizado no Japão e na Europa, mas tem seu uso limitado nos Estados Unidos devido à falta de aprovação pelo Food and Drug Administration (FDA).

Os hemangiomas são malformações do tecido vascular. Apenas um terço está presente ao nascimento, apresentando-se ao longo dos primeiros meses de vida,[1] com crescimento rápido no primeiro ano, e normalmente regredindo entre 18 e 24 meses de vida. Costumam se apresentar como massas dolorosas, edematosas e localizadas. Os músculos mais acometidos são o trapézio, escalenos e o esternocleidomastóideo. Em geral a pele não tem acometimento concomitante. O seguimento clínico e observação é possível em geral, mas em alguns casos pode ser necessária uma intervenção, que pode ser feita com corticoides sistêmicos e agentes esclerosantes, porém com resultados pobres. Mais recentemente, resultados excelentes têm sido relatados com o uso do propranolol.[11]

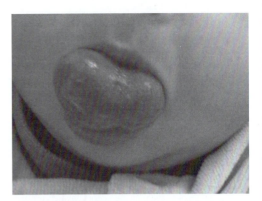

FIGURA 6.6.7 Criança de 3 meses com higroma cístico de língua (veja colorida em www.grupoa.com.br).

Conclusão

- Massa cervical persistente ou recorrente de característica cística sugere anomalia embrionária ou massa congênita independentemente da idade, sobretudo em adultos jovens.
- Cada massa tem uma apresentação e uma localização típica no pescoço.
- Os cistos branquiais mais frequentes geralmente são diagnosticados em pacientes adultos jovens.
- Abscessos cervicais recorrentes podem indicar uma malformação cervical congênita de base.
- O diagnóstico pré-operatório preciso deve possibilitar a ressecção completa da massa, sem lesões às estruturas neurais e vasculares previstas no trajeto dessas anomalias.
- A melhor oportunidade de tratamento das massas cervicais congênitas é a primeira cirurgia; no entanto, ressecções completas após a ocorrência de infecções secundárias podem ser bastante difíceis, mesmo para um cirurgião experiente.
- As infecções secundárias devem ser tratadas antes da cirurgia definitiva para minimizar o risco de iatrogenias.

Teoria versus prática

Apesar do diagnóstico das massas cervicais congênitas ser essencialmente clínico, na prática, os exames complementares em especial os de imagem, são utilizados praticamente de rotina quando disponíveis. Porém, como diz a máxima: "Quem não sabe o que procura não percebe quando encontra.", tampouco a clínica como os exames terão serventia se o profissional de saúde envolvido não tiver conhecimento adequado sobre as características das diferentes massas cervicais congênitas. Dessa forma, as investigações e tratamentos poderão ser idealmente individualizados de acordo com a idade e extensão da doença.

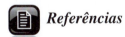

Referências

1. Bailey BJ, Johnson JT, editors. Head and neck surgery-otolaryngology. 4th ed. Philadelphia: Lippincott Williams & Wilkins; c2006.
2. Sistrunk WE. The surgical treatment of cysts of the thyroglossal tract. Ann Surg. 1920;71(2):121-2.
3. de Mello DE, Lima JA, Liapis H. Midline cervical cysts in children. Thyroglossal anomalies. Arch Otolaryngol Head Neck Surg. 1987;113(4):418-20.
4. Wild G, Mischke D, Lobeck H, Kastenbauer E. The lateral cyst of the neck: congenital or acquired? Acta Otolaryngol. 1987;103(5-6):546-50.
5. Cotton RT, Myer CM 3rd, editors. Practical pediatric otolaryngology. Philadelphia: Lippincott-Raven; c1999.
6. Work WP. Newer concepts of first branchial cleft defects. Laryngoscope. 1972;82:1581-93.
7. Loré JM. An atlas of head and neck surgery. Philadelphia: Saunders; 1962.
8. Sie KC, Tampakopoulou DA. Hemangiomas and vascular malformations of the airway. Otolaryngol Clin North Am. 2000;33(1):209-20.
9. Ogita S, Tsuto T, Tokiwa K, Takahashi T. Intracystic injection of OK-432: a new sclerosing therapy for cystic hygroma in children. Br J Surg. 1987;74(8):690-1.
10. Smith RJ, Burke DK, Sato Y, Poust RI, Kimura K, Bauman NM. OK-432 therapy for lymphangiomas. Arch Otolaryngol Head Neck Surg. 1996;122(11):1195-9.
11. Denoyelle F, Leboulanger N, Enjolras O, Harris R, Roger G, Garabedian EN. Role of propranolol in the therapeutic strategy of infantile laryngotracheal hemangioma. Int J Pediatr Otorhinolaryngol. 2009;73(8):1168-72.

Leituras sugeridas

Maddalozzo J, Goldenberg JD. Pseudotumor of infancy: the role of ultrasonography. Ear Nose Throat J. 1996;75(4):248-54.

Triglia JM, Nicollas R, Ducroz V, Koltai PJ, Garabedian EN. First branchial cleft anomalies: a study of 39 cases and a review of the literature. Arch Otolaryngol Head Neck Surg. 1998;124(3):291-5.

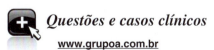

Questões e casos clínicos

www.grupoa.com.br

6.7 Ronco primário

Jose Antonio Pinto
Arturo Frick Carpes

Introdução

O ronco primário (RP), definido como o ronco sem eventos respiratórios do sono, representa um fenômeno complexo gerado na via aérea superior (VAS) pela interação dos tecidos moles da área colapsável da faringe. O RP não só é causa de constrangimento social, mas também de danos ao sono do cônjuge e de sua própria família. Como estágio inicial dentro de um conceito evolutivo dos distúrbios respiratórios relacionados ao sono (DRRS), pode estar progressivamente associado a distúrbios cognitivos, riscos cardiovasculares e metabólicos. Seu diagnóstico é fundamental e em geral simples. A interação difusa da musculatura na vibração das estruturas do palato mole, tonsilas e orofaringe, somada à adesão geralmente baixa ao tratamento clínico, tornam a eficácia do tratamento difícil.

Epidemiologia

O RP pode ocorrer em qualquer faixa etária, porém é mais prevalente durante a meia-idade, especialmente no homem acima do peso ideal. O Wisconsin Sleep Cohort Study[1] concluiu que o RP está presente em cerca de 24% das mulheres adultas e 40% dos homens adultos. A prevalência de ronco aparentemente se eleva com a idade. Tem sido descrita influência familiar, geralmente em irmãos com os mesmos hábitos alimentares.

Ronco é o sintoma mais comum presente nos DRRS. Todavia, não é, por si só, um preditor deles.

Importância

O RP pode ser considerado uma forma leve de distúrbio respiratório do sono. Roncadores são mais predispostos a hipertensão arterial sistêmica, doenças cardíacas e cerebrovasculares. Porém, seu valor como marcador para apneia do sono, risco cardiovascular, metabólico ou cognitivo ainda não foi estabelecido. Há comprovadamente aumento da incidência de aterosclerose, nictúria e refluxo faringolaríngeo na população roncadora.

De certa forma, pode-se considerar o processo como um *continuum*, com a VAS normal evoluindo para RP e, progressivamente, para síndrome da resistência de via aérea superior (SRVAS), hipoventilação obstrutiva, culminando na síndrome da apneia obstrutiva do sono (SAOS) **(Fig. 6.7.1)**.

Classificação

A Classificação Internacional dos Distúrbios do Sono (ICSD-2)[2] localiza o RP no *grupo 2 – parassonias, dentro do subgrupo D – outras parasso-*

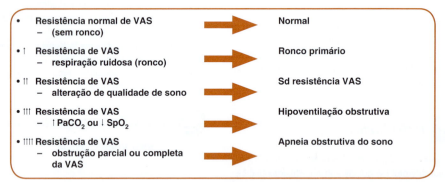

FIGURA 6.7.1 Espectro *continuum* dos distúrbios respiratórios do sono. VAS, via aérea superior; $PaCO_2$, pressão arterial de dióxido de carbono; SpO_2, saturação periférica de oxigênio.

nias, junto com bruxismo e enurese noturnos, entre outros. Já a SAOS está no *grupo 1 – dissonias, subgrupo A – distúrbios intrínsecos do sono*, junto com narcolepsia, insônias e síndrome das pernas inquietas, por exemplo.

Alguns termos sinônimos, indevidamente usados, são comuns: ronco simples, ronco habitual, ronco sem apneia, respiração ruidosa durante o sono, ronco rítmico, ronco contínuo.

Definição e fisiopatologia

O RP é caracterizado pelo som respiratório na VAS durante o sono sem apneia ou hipoventilação. Geralmente ocorre durante a inspiração ou expiração de forma contínua, presente a cada ciclo respiratório e não acompanhado de despertares ou evidência de distúrbio do sono. Atinge volume sonoro suficiente para causar distúrbios do sono no companheiro de quarto.

O mecanismo de geração do ronco não é composto somente por fatores anatômicos, mas também por uma complexa inter-relação neuromuscular sob comando central, mecanorreceptores locais e fatores circunstanciais como posição de decúbito, higiene do sono e ingestão de substâncias.

Anatomicamente, o ronco pode decorrer de desproporções esqueléticas faciais, do excesso de tecido mole, do estreitamento e instabilidade na área colapsável da VAS (que se estende do nível do palato duro até o osso hioide). Em consequência, há aumento da pressão negativa intratorácica a fim de assegurar o volume de fluxo aéreo. O estreitamento das vias aéreas leva ao efeito de vácuo de acordo com o *princípio de Bernoulli*. O fluxo de ar passa a ser turbulento gerando vibração, trauma local e edema.

O som é produzido pela vibração dos tecidos faríngeos (base de língua, palato mole, úvula, parede faríngea posterior e lateral) ou laríngeos (por ptose da epiglote) na inspiração devido a um fluxo de ar turbulento através de uma VAS estreita e relaxada.

Fatores de risco

Obesidade ou ganho de peso; consumo de álcool antes de dormir; tabagismo; fármacos depressores do sistema nervoso central, como ansiolíticos, miorrelaxantes, hipnóticos; hipotireoidismo e outras condições médicas; alterações anatômicas da VAS como hipertrofia tonsilar, discrepâncias maxilomandibulares; obstrução nasal; refluxo farin-

golaríngeo e menopausa sem reposição hormonal; decúbito supino.

Apresentação clínica

A queixa inicial geralmente é do parceiro de quarto perturbado pelo ruído alto ocasionado pelo ronco. A intensidade do ronco pode variar e, muitas vezes, até mesmo causar o despertar do próprio paciente. O paciente pode referir boca seca, que potencialmente leva a despertares com desejo de tomar água.

Não há queixa de sonolência excessiva diurna (SED), cansaço, insônia ou fragmentação do sono, como ocorre na SRVAS ou na SAOS. Dessa forma, o paciente roncador pode ser assintomático e não estar ciente do seu problema.

Avaliação diagnóstica

O diagnóstico de RP deve considerar, antes de tudo, a anamnese detalhada, observando os fatores de risco. Questionários do sono como, por exemplo, a Escala de Sonolência de Epworth (ESE) agregam informação, mas quando sintomas de SED ou apneias presenciadas são concomitantes ao RP, o exame polissonográfico é mandatório para a avaliação objetiva.

A maioria apresenta pontuação inferior a 10 na ESE. Somente 13% dos pacientes com RP apresentam pontuação maior ou igual.

A polissonografia deve considerar o esforço respiratório relacionado à despertares (RERA). Quando o índice de distúrbio respiratório do sono (IRD) é menor do que 5 eventos/hora, sem alterações nos gases arteriais e índice de despertares (ID) normal para idade, o paciente pode ser classificado como portador de RP ou SRVAS.

A presença do ronco, na ausência de queixa ou dos sinais de SED, apneias presenciadas, sufocamento noturno ou cefaleia matinal, caracteriza o roncador primário.

Critérios diagnósticos

Critério mínimo: A + B + E.

A. Queixa de ronco feita por um observador.
B. Não há evidência de insônia ou sonolência excessiva diurna causada pelo ronco.
C. O paciente queixa-se de boca seca ao acordar.
D. A polissonografia demonstra:

1. Ruído inspiratório ou expiratório geralmente ocorrendo por longos períodos durante o sono.
2. Ausência de associação de despertares abruptos, dessaturação de oxigênio arterial ou distúrbio cardíacos.
3. Padrão normal de sono.
4. Padrão respiratório normal durante o sono.
E. Os sintomas não encontram critérios diagnósticos de outros distúrbios do sono (síndrome da apneia do sono central, SAOS, síndrome da hipoventilação alveolar central, laringospasmo relacionado ao sono, etc.).

Critérios de severidade

→ *Leve*: O ronco não acontece todas as noites e somente quando o paciente está em decúbito dorsal.
→ *Moderado*: O ronco ocorre todas as noites; ocasionalmente incomoda terceiros; em geral é abolido pela mudança de posição do decúbito.
→ *Severo*: O ronco ocorre todas as noites, incomoda terceiros, não é alterado pela mudança de posição do decúbito. O parceiro de quarto eventualmente deixa o aposento devido ao volume do ruído (Fig. 6.7.2).

Critérios de duração

→ *Agudo*: 3 meses ou menos.
→ *Subagudo*: Entre 3 meses e 1 ano.
→ *Crônico*: Mais de 1 ano (Fig. 6.7.3).

Tratamento

O tratamento do ronco primário consiste em intervenção conservadora/comportamental por meio de perda de peso, correção do decúbito durante o sono, evitação de sedativos, tratamento da rinite alérgica e da obstrução nasal e cessação do tabagismo.

Procedimentos cirúrgicos clássicos sobre o palato (faringoplastias) e correção da obstrução nasal são utilizados (septoplastias e turbinoplastias). As técnicas ambulatoriais têm ganhado popularidade graças à vantagem de se poder evitar a hospitalização e a anestesia geral. Dentre elas, citam-se:

1. **Uvulopalatoplastia assistida por** *laser*
   A LAUP é um procedimento cirúrgico que envolve a redução e o recontorno dos tecidos da úvula e do palato mole, usando o *laser* de dióxido de carbono, visando à redução vibratória da orofaringe. Introduzida por Kamami,[3] na França, em 1986, para o tratamento de ronco por meio da vaporização com *laser* da úvula e da margem livre do palato, tornou-se método amplamente difundido, principalmente na década de 1990, por poder ser utilizada em ambulatório e sob anestesia local. Em seus primeiros procedimentos, Kamani[3] demonstra 77% de bons resultados em pacientes roncadores não apneicos (Fig. 6.7.4).
2. **Radiofrequência**
   A redução do volume de tecido por radiofrequência (RFTVR) é uma tecnologia cirúrgica minimamente invasiva que usa corrente de radiofrequência para reduzir o volume de tecido de forma precisa. A energia da radiofrequência produz uma agitação iônica de moléculas a um nível celular. Os íons tendem a seguir uma mudança de direção com a corrente alternada gerada. A corrente passa através do paciente, o calor é gerado no tecido que envolve o eletrodo e a temperatura máxima variável da radiofrequência é de 105ºC. O aumento do calor nos tecidos ocasiona a dissecação e a coagulação de proteínas. Há dois tipos de radiofrequência: monopolar (SOMNUS – GYRUS) e Bipolar

Escala de ronco	
Sem ronco	0
Ronco leve (sem atrapalhar o sono do parceiro)	1 a 3
Ronco alto (que aborrece o parceiro)	4 a 6
Ronco muito alto (aborrece outros em diferentes ambientes)	7 a 9
Parceiro deixa o quarto	10

FIGURA 6.7.1 Escala de ronco (grau de perturbação ao parceiro).

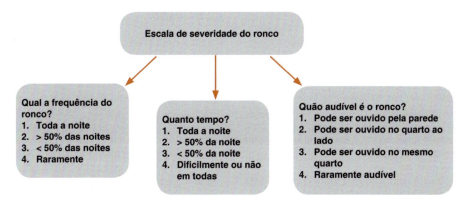

FIGURA 6.7.? Escala do ronco (frequência - tempo - intensidade).

(CELON/Arthrocare – Coblation/ Plasma incision) **(Fig. 6.7.3)**.
3. **Enrijecimento palatal por cautério (CAPSO)**
Consiste em desnudar ou ressecar uma área da mucosa palatal na face oral causando cicatrização, fibrose e enrijecimento do palato mole. É realizada anestesia tópica com benzocaína a 14%, *spray* oral, seguida por benzocaína gel *"lollypop"* (200 mg g, gel; Henry Schein, Port Washington, NY). Injetar, com agulha de calibre 27,5 mL de lidocaína 1:100.000 unidades de epinefrina na submucosa da linha média do palato mole estendendo 1 cm lateralmente em cada lado. A cauterização é uma associação de corte e coagulação. Possui ótima hemostasia, minimiza a dor pós-operatória e as lesões térmicas. A vantagem é o baixo custo e as complicações são semelhantes às da LAUP, porém com taxas menores.

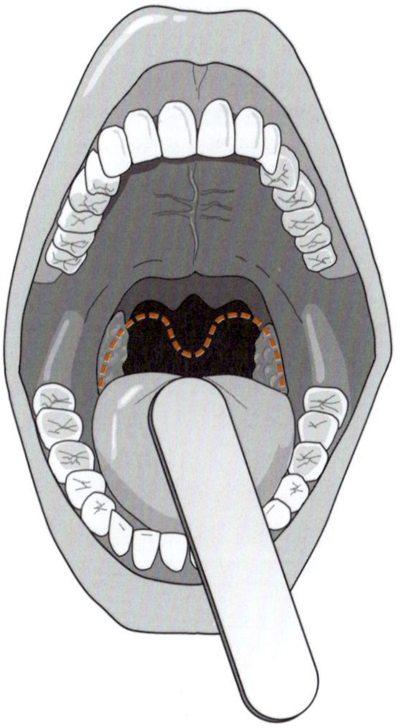

FIGURA 6.7.2 Desenho esquemático do resultado final - uvulopalatoplastia por *laser*.

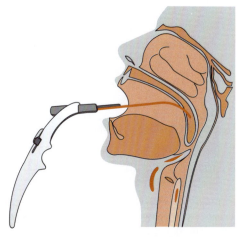

FIGURA 6.7.3 Aplicação da radiofrequência em palato mole.

4. **Injeção roncoplástica**
   As injeções roncoplásticas podem ser realizadas em consultório, sob anestesia tópica, usando o etanol a 50%, diluído em lidocaína a 2%, ou o oleato de monoetanolamina (Ethamolin). Aplica-se 0,5 mL da solução em três pontos do palato mole, um mediano e dois laterais, com uma média de três sessões, em intervalos mensais. O procedimento é simples, rápido, com poucas complicações, e baixo custo, podendo ser repetido (Fig. 6.7.4).
5. **Implantes palatais**
   A primeira indicação para locação de implante palatal é o tratamento de ronco primário de origem palatal. Tem como vantagem ser um procedimento minimamente invasivo, que dura cerca de 20 minutos, com mínima dor, necessidade apenas de anestesia local, pouco desconforto, pouca morbidade e efetivo enriquecimento do palato. São inseridos no palato mole, por meio de um aplicador especial, 3 a 5 implantes sintéticos de poliéster, medindo 18 × 1,5 mm cada, paralelos, um na linha média e quatro laterais, a 2 mm de distância um do outro. Há uma resposta natural do organismo à locação dos implantes causando um ancoramento deles, encapsulamento e conexão entre eles, o que traz suporte e enriquece o palato, reduzindo obstrução e vibração do tecido (Fig. 6.7.5).

Conclusão

O ronco é um problema multifatorial com constituintes subjacentes que interagem de maneira complexa no processo evolutivo dos distúrbios respiratórios do sono. Portanto, seu diagnóstico é fundamental para a prevenção da SAOS, exigindo investigação clínica acurada associada à polissonografia. O tratamento, seja clínico, cirúrgico ou comportamental, é complexo e desafiador. Na maioria das vezes, requer abordagem multidisciplinar que inclua diversas especialidades médicas e cirúrgicas. É essencial que haja perda de peso, terapia posicional de decúbito, dieta livre de álcool e sedativos e, principalmente, a adesão do paciente ao plano de tratamento. A intervenção cirúrgica ambulatorial torna-se uma opção mais viável para pacientes jovens, não obesos e com Mallampati I ou II. Muitas vezes, é necessária uma nova abordagem em segundo tempo, já que o tratamento pode não conter a evolução da doença.

Teoria versus prática

Apesar de a população encarar o ronco como problema somente social, os profissionais da saúde devem alertar para o diagnóstico correto e para o caráter evolutivo do problema com todas suas

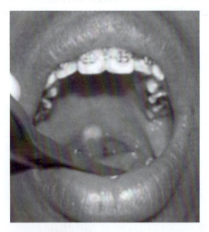

FIGURA 6.7.4 Presença de ulceração mediana no palato após injeção roncoplástica (veja colorida em www.grupoa.com.br).

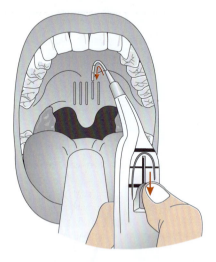

FIGURA 6.7.5 Desenho esquemático dos implantes palatais.

morbidades, não sendo mais aceitável a busca de resolução do sono sem a compreensão do problema.

 Referências

1. Young T, Palta M, Dempsey J, Peppard PE, Nieto FJ, Hla KM. Burden of sleep apnea: rationale, design, and major findings of the Wisconsin Sleep Cohort study. WMJ. 2009;108(5):246-9.
2. Duchna HW. [Sleep-related breathing disorders: a second edition of the International Classification of Sleep Disorders (ICSD-2) of the American Academy of Sleep Medicine (AASM)]. Pneumologie. 2006;60(9):568-75.
3. Kamami YV. Outpatient treatment of sleep apnea syndrome with CO 2 laser, LAUP: laser-assisted UPPP results on 46 patients. J Clin Laser Med Surg. 1994;12(4):215-9.

 Leituras sugeridas

Charakllas N, Mamais C, Pothula V, Kumar BN. Laryngopharyngeal reflux and primary snoring: a pilot case-control study. B-ENT. 2013;9(2):89-93.

Cho JG, Witting PK, Verma M, Wu BJ, Shanu A, Kairaitis K, et al. Tissue vibration induces carotid artery endothelial dysfunction: a mechanism linking snoring and carotid atherosclerosis? Sleep. 2011; 34(6): 751-7.

Friedman M, Ibrahim H, Joseph NJ. Staging of obstructive sleep apnea/hypopnea syndrome: a guide to appropriate treatment. Laryngoscope. 2004;114(3):454-9.

Gottlieb DJ, Yao Q, Redline S, Ali T, Mahowald MW. Does snoring predict sleepiness independently of apnea and hypopnea frequency? Am J Respir Crit Care Med. 2000;162(4 Pt 1):1512-7.

Hoffstein V, Szalai JP. Predictive value of clinical features in diagnosing obstructive sleep apnea. Sleep. 1993;16(2):118-22.

Hoffstein V. Snoring. In: Kryger MH, Roth T, Dement WC, editors. Principles and practice sleep medicine. Philadelphia: Saunders; 2000. p. 813-26.

Lee DS. Respiratory and cardiac manifestations of obstructive sleep apnea. Nurs Clin North Am. 2008; 43(1):55-76; vi.

Lindberg E. Snoring and sleep apnea. A study of evolution and consequences in a male population. Minireview based on a doctoral thesis. Ups J Med Sci. 1998;103(3):155-202.

Lorenzetti FT, Formigoni GG, Cahali MB. A proposition for a new term: "rhonchoplastic injection". Braz J Otorhinolaryngol. 2008;74(3):327.

Loube DI, Andrada TF. Comparison of respiratory polysomnographic parameters in matched cohorts of upper airway resistance and obstructive sleep apnea syndrome patients. Chest. 1999;115(6):1519-24.

Mair EA, Day RH. Cautery-assisted palatal stiffening operation. Otolaryngol Head Neck Surg. 2000;122(4):547-56.

Pinto JA, Colombini NEP, Faller GJ. Complicações em cirurgias da SAOS. In: Stamm A, editor. Rhinology 2002. São Paulo: Komedi; 2002. p. 121-31.

Pinto JA, Fomin DS. Radiofrequência para redução volumétrica dos tecidos (RFRVT) no tratamento da Síndrome da apneia obstrutiva do sono (SAOS). In: Pinto JA, editor. Ronco e apneia do sono 2. ed. Rio de Janeiro: Revinter; 2010. p. 219-25.

Pinto JA, Fomin DS. Ronco e apneia obstrutiva do sono. Tratamento com laser de CO2: resultados preliminares. Braz J Otorhinolaryngol. 1996;62(6):463-7.

Pinto JA, Silva RH, Prado EP. A técnica da palatoplastia no tratamento de estenose de rinofaringe. Braz J Otorhinolaryngol. 2005;71(5):32-7.

Remacle M, Betsch C, Lawson G, Jamart J, Eloy P. A new technique for laser-assisted uvulopalatoplasty: decision-tree analysis and results. Laryngoscope. 1999;109(5):763-8.

Ross SD, Sheinhait IA, Harrison KJ, Kvasz M, Connelly JE, Shea SA, et al. Systematic review and meta-analysis of the literature regarding the diagnosis of sleep apnea. Sleep. 2000;23(4):519-32.

Stoohs RA, Knaack L, Blum HC, Janicki J, Hohenhorst W. Differences in clinical features of upper airway resistance syndrome, primary snoring, and obstructive sleep apnea/hypopnea syndrome. Sleep Med. 2008; 9(2):121-8.

Walker RP, Gopalsami C. Laser-assisted uvulopalatoplasty: postoperative complications. Laryngoscope. 1996;106(7):834-8.

Woolford T, Farrington T. Laser-assisted uvulopalatoplasty: the British method. Oper Tech Otolaryngol Head Neck Surg. 1994;5:292-3.

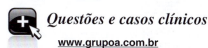

6.8 Síndrome da apneia obstrutiva do sono (SAOS)

Denise Manica
Michelle Lavinsky Wolff
Rafael Rossell Malinsky

Introdução

A síndrome da apneia obstrutiva do sono (SAOS) é um importante problema de saúde pública associado a repercussões hemodinâmicas, neurológicas e comportamentais. A prevalência de SAOS relatada na literatura varia de 3,7 a 26%.[1,2] Essa ampla variação acontece pela falta de homogeneidade dos estudos epidemiológicos e pela mudança dos critérios de SAOS ao longo do tempo. Um estudo populacional realizado na cidade de São Paulo mostrou uma prevalência de SAOS de 32,8%, considerados os critérios da American Academy of Sleep Medicine (AASM).[3]

É uma doença crônica e evolutiva, ocorrendo na seguinte ordem cronológica: ronco primário, síndrome da resistência das vias aéreas superiores, apneia obstrutiva do sono, SAOS leve, SAOS moderada e SAOS grave. O diagnóstico e o tratamento são importantes em qualquer um desses estágios.[4]

Definição e diagnóstico

O diagnóstico de SAOS baseia-se em história clínica (a entrevista deve ser realizada também com membros da família), exame físico otorrinolaringológico, incluindo nasofibrolaringoscopia, medida de pressão arterial, cálculo de índice de massa corporal (IMC), medidas de circunferência cervical (realizada na altura da membrana cricotireóidea) e abdominal e polissonografia.

Familiares normalmente referem roncos, sono agitado, "engasgos" e apneias. O paciente reclama de sonolência diurna excessiva (sonolência em situações nas quais se espera que ele esteja atento), fadiga (sensação subjetiva de cansaço), cefaleia matinal (possivelmente associada a retenção de CO_2), impotência, noctúria, pirose, alterações de memória e concentração.

Ao exame físico, as alterações mais relevantes são obesidade, alterações do esqueleto craniofacial (retrognatia é um achado relativamente frequente) e alterações anatômicas da via aérea. A graduação das tonsilas palatinas[5] (Fig. 6.8.1) e o escore de Mallampati modificado[6] (com a língua no interior da cavidade oral) (Fig. 6.8.2) estão associados a um maior estreitamento da via aérea.

A endoscopia da via aérea superior utilizando nasofibrolaringoscopia flexível permite uma avaliação dinâmica do nariz até a laringe. Ela pode ser realizada com manobra de Müller, na qual o paciente inspira com nariz e boca fechados para criar o máximo de pressão negativa.[7] Ela é avaliada nas regiões retropalatal e retroglossal e classificada como 1+: < 25%; 2+: 25-50%; 3+: 50-75%; 4+: 75-100% de obstrução, que pode ser concêntrica, lateroateral ou anteroposterior. O exame é subjetivo, depende do esforço do paciente e da impressão do examinador.

Apesar de sofrer algumas críticas, como a variabilidade do sono, a polissonografia é o padrão-ouro para o diagnóstico da SAOS.[8]

Para uma melhor compreensão e entendimento da SAOS, devem-se conhecer alguns conceitos e definições, conforme vistos no Quadro 6.8.1.

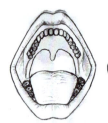 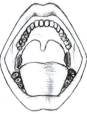 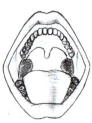 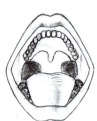 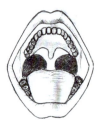

FIGURA 6.8.1 Graduação das tonsilas palatinas proposta por Brodsky. Grau 0: tonsilas nas fossas tonsilares; grau 1: tonsilas ocupando menos de 25% da orofaringe; grau 2: tonsilas ocupando 25-50% da orofaringe; grau 3: tonsilas ocupando 50-75% da orofaringe; grau 4: tonsilas ocupando mais de 75% da orofaringe.

Agradecimento ao Dr. Leo Sekine pela ilustração.
Fonte: Adaptada de Brodsky.[5]

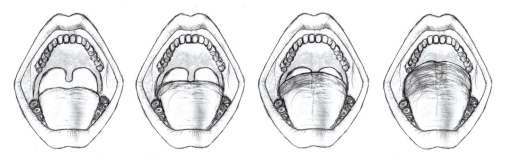

FIGURA 6.8.2 Classificação de Mallampati, modificada por Friedman e colaboradores Classe I: visualizam-se toda a parede posterior da orofaringe, tonsilas palatinas, pilares e úvula; classe II: visualizam-se a porção superior das tonsilas palatinas, a úvula e o palato mole; classe III: visualizam-se o palato mole e a base da úvula; classe IV: visualiza-se apenas o palato duro.
Agradecimento ao Dr. Leo Sekine pela ilustração.
Fonte: Adaptada de Friedman e colaboradores.[6]

QUADRO 6.8.1
Definições relacionadas à SAOS

Apneia	Ausência de fluxo aéreo detectado pelo termistor oronasal com duração mínima de 10 segundos.
Hipopneia	Redução do fluxo aéreo maior ou igual a 30% com dessaturação maior ou igual a 4% (critério recomendado). Também pode ser definida como redução de 50% com dessaturação maior ou igual a 3% com microdespertar (critério alternativo).
Índice de apneia e hipopneia	Número de apneias e hipopneias por hora de sono.

Por meio do índice de apneia e hipopneia (IAH) obtido pela polissonografia, pode-se classificar a SAOS conforme segue:

SAOS leve: IAH 5-15/h
SAOS moderada: IAH 15-30/h
SAOS severa: IAH 30/h

Os critérios diagnósticos para a SAOS, segundo a International Classification of Sleep Disorders (Classificação Internacional dos Distúrbios do Sono – ICSD-2, 2005) da AASM,[9] encontram-se no **Quadro 6.8.2**.

A sonolência diurna excessiva (SDE) representa a principal sequela da fragmentação do sono e pode ser avaliada subjetivamente por escalas, como a Escala de Sonolência de Epworth, que foi validada para o português[10] e encontra-se na **Tabela 6.8.1**. Es-

cores acima de 10 sugerem SDE. A escala é útil na investigação diagnóstica e no acompanhamento ambulatorial dos pacientes após tratamentos clínico e/ou cirúrgico. Pode ser feita também a avaliação objetiva da SDE por meio do teste de latências múltiplas de sono, realizado em laboratório de sono. A SDE aumenta o risco de acidentes automobilísticos.

A SAOS é fator de risco independente para doenças cardiovasculares e acidente vascular encefálico isquêmico. Todo paciente com hipertensão arterial sistêmica resistente ao tratamento deve ser investigado para SAOS.[11]

Fatores de risco

Fatores anatômicos (aumento de partes moles ou desproporções esqueléticas) e funcionais determi-

QUADRO 6.8.2

Critérios diagnósticos para a SAOS segundo a American Academy of Sleep Medicine, 2005[9]

A + B + D ou C + D

A. No mínimo 1 de:
- Episódios de sono não intencionais durante a vigília, SDE, sono não reparador, fadiga ou insônia
- Acordar com pausas respiratórias, engasgos ou asfixia
- Companheiro relata ronco alto e/ou pausas respiratórias no sono

B. Polissonografia mostra:
- 5 ou mais eventos respiratórios detectáveis (apneias ou hipopneias e/ou DRER/hora de sono)
- Evidência de esforço respiratório durante todo ou parte de cada evento

C. Polissonografia mostra:
- 15 ou mais eventos respiratórios detectáveis (apneias ou hipopneias e/ou DRER/hora de sono)
- Evidência de esforço respiratório durante todo ou parte de cada evento

D. O distúrbio não pode ser mais bem explicado por outra condição.

DRER, despertar relacionado ao esforço respiratório.
Fonte: Adaptado de American Academy of Sleep Medicine.[9]

TABELA 6.8.1 A escala de sonolência de Epworth em português do Brasil

Escala de Sonolência de EPWORTH (ESS-BR)

Nome: _____

Data: _____ Idade (anos): _____

Qual a probabilidade de você cochilar ou dormir, e não apenas se sentir cansado, nas seguintes situações?
Considere o modo de vida que você tem levado recentemente. Mesmo que você não tenha feito algumas destas coisas recentemente, tente imaginar como elas o afetariam. Escolha o número mais apropriado para responder cada questão.
0 – nunca
1 – pequena probabilidade de cochilar
2 – probabilidade média de cochilar
3 – grande probabilidade de cochilar

Situação	Probabilidade de cochilar			
Sentado e lendo	0	1	2	3
Assistindo TV	0	1	2	3
Sentado, quieto, em um lugar público	0	1	2	3
(p. ex., em um teatro, reunião ou palestra)				
Andando de carro por uma hora sem parar, como passageiro	0	1	2	3
Sentado quieto após o almoço sem bebida de álcool	0	1	2	3
Em um carro parado no trânsito por alguns minutos	0	1	2	3

Obrigado por sua cooperação

Fonte: Adaptada de Bertolazi e colaboradores.[10]

---

nam o estreitamento e o colapso da via aérea durante o sono. O ronco – ruído de baixa frequência ocasionado pela vibração dos tecidos – é mais prevalente durante a inspiração, aumentando a chance de SAOS leve em 2,63 vezes, SAOS moderada em 3,20 e SAOS grave em 4,72.[12]

Esse colapso é causado por um desequilíbrio entre a pressão de sucção inspiratória intrafaríngea e as forças dilatadoras dos músculos faríngeos. A obstrução da via aérea pode acontecer em vários níveis, resultando em diminuição do fluxo aéreo com apneia ou hipopneia, apesar do esforço respiratório.

Sexo masculino, obesidade e idade são fatores de risco independentes para a presença de SAOS.[3] Tabagismo, alcoolismo, uso de drogas sedativas, período pós-menopausa e história familiar (possivelmente relacionada com anormalidades craniofaciais ou hábitos que levem à obesidade) também são fatores relacionados.[13]

Várias doenças são causa de obstrução das vias aéreas superiores e, assim, podem originar ou agravar a SAOS: rinite alérgica, polipose nasossinusal, desvio septal, tumores da via aérea superior, hipertrofia adenoamigdaliana, glossoptose, paralisia de prega vocal e doenças neuromusculares.

Tratamento

A SAOS está associada a morbidade e mortalidade significativas, mas, uma vez identificada, pode ser tratada efetivamente com perda de peso, *continuous positive airway pressure* (CPAP) e alguns procedimentos cirúrgicos.[13]

Cada paciente é único, devendo-se realizar uma minuciosa e exaustiva investigação diagnóstica. Após investigação clínica, realização do exame físico e conhecimento do resultado da polissonografia, pode-se planejar o melhor tratamento para cada paciente.

Os tratamentos normalmente são divididos em clínicos e cirúrgicos, embora alguns pacientes necessitem de tratamentos combinados (**Quadros 6.8.3 e 6.8.4**). Entre os tratamentos clínicos, algumas medidas servem para todos os pacientes com SAOS independentemente da sua gravidade (**Quadro 6.8.5**).

Para aqueles pacientes com apneia posicional (IAH pelo menos duas vezes maior em posição supina comparada com outras posições), a terapia posicional é uma opção efetiva. Consiste em evitar a posição supina durante o sono, o que pode ser realizado com a fixação de bolas de tênis na região posterior do traje de dormir do paciente.

O uso do aparelho intraoral (AIO) é uma opção que apresenta bons resultados para SAOS leve a moderada ou com ronco primário.[14] O paciente deverá ser avaliado por um cirurgião-dentista habilitado, pois nem todos os pacientes possuem uma conformação dentária que permite seu uso.

Os exercícios orofaríngeos orientados por profissionais da fonoaudiologia são uma opção ainda em investigação para SAOS moderada. São exercícios diários que visam reduzir a altura da base da língua e aumentar a altura do palato mole, aumentando, assim, a luz da faringe.[15]

Os aparelhos de pressão positiva consistem em um método não invasivo que evita o colapso da via aérea e incluem as modalidades com pressão fixa ou contínua (CPAP), com pressão ajustável automaticamente (APAP, *autotitrating positive airway pressure*) e com dois níveis de pressão (Bilevel PAP – *bilevel positive airway pressure*). Eles são eficazes na melhora dos sintomas de SAOS, da sonolência diurna na escala de Epworth e na qualidade de vida medida por questionários específicos. Portanto, são a primeira escolha em SAOS moderada a grave. O tratamento deve ser vitalício e com um uso mínimo de 4 horas por noite em 70% das noites.[14] Apesar da sua alta efetividade, há uma baixa adesão, e essa é a maior limitação dessa terapia.

Os tratamentos cirúrgicos são norteados pela idade do paciente, anatomia da via aérea superior e gravidade da doença. A cirurgia nasal melhora a qualidade do sono, reduz a sonolência diurna e o ronco, mas não melhora o IAH. Ela pode ser usada para uma melhor adaptação ao CPAP ou ao AIO.

QUADRO 6.8.3

Tratamentos clínicos

- Mudança comportamental/higiene do sono
- Perda de peso
- Aparelho intraoral
- CPAP/BIPAP
- Exercícios orofaríngeos

QUADRO 6.8.4
Tratamentos cirúrgicos

Anatomia	Cirurgia
Nariz	• Septoplastia • Turbinectomia/turbinoplastia • Rinosseptoplastia • Cirurgia de válvula nasal • Cirurgias endoscópicas funcionais
Orofaringe	• Adeno/amigdalectomia • Injeção roncoplástica • Radiofrequência em palato mole • Uvulectomia • Uvulopalatofaringoplastia • Faringoplastia lateral • Faringoplastia expansiva • Implantes palatais
Hipofaringe	• Avançamento genioglosso • Glosectomia da linha média • Cirurgias da base da língua • Suspensão hióidea
Face	• Avançamento maxilomandibular

QUADRO 6.8.5
Higiene do sono

Recomendações para o paciente com apneia do sono

1. Perder peso
2. Evitar álcool no mínimo quatro horas antes de dormir e antes das sonecas
3. Evitar medicamentos sedativos principalmente antes de dormir
4. Evitar decúbito dorsal
5. Evitar refeições pesadas principalmente antes de dormir
6. Evitar bebidas cafeinadas no mínimo quatro horas antes de dormir
7. Se tabagista, evitar fumar no mínimo quatro horas antes de dormir
8. Evitar privação de sono
9. Procurar dormir no mínimo 7,5 horas por noite
10. Procurar manter horário relativamente constante para dormir e acordar

As cirurgias faríngeas mais utilizadas no tratamento da SAOS são a uvulopalatofaringoplastia, a uvulopalatoplastia com *laser* ou radiofrequência e a faringoplastia lateral. Há muita heterogeneidade nos estudos, o que dificulta a comparação entre as técnicas e com o CPAP ou AIO.

Friedman e colaboradores[6] identificaram como principais fatores preditores para o sucesso da uvulopalatofaringoplastia o escore de Mallampati modificado, o tamanho das tonsilas palatinas e o IMC. A partir disso, dividiram os pacientes em quatro estágios, conforme a **Tabela 6.8.2**. Para

TABELA 6.8.2 Sistema de estadiamento de Friedmann e colaboradores

	Mallampati modificado	Tamanho das tonsilas	IMC
Estágio I	1	3,4	< 40
	2	3,4	< 40
Estágio II	1,2	1,2	< 40
	3,4	3,4	< 40
Estágio III	3	0,1,2	< 40
	4	0,1,2	< 40
Estágio IV	1,2,3,4	0,1,2,3,4	> 40
	Significativa alteração esquelética ou outra deformidade anatômica		

Fonte: Adaptada de Friedman e colaboradores.[6]

o estágio I, ele relata sucesso de 80%, para o II, 40%, para o III, 8,1%. Os pacientes em estágio IV não são candidatos ao tratamento cirúrgico no palato mole.

O avanço maxilomandibular é uma opção em pacientes com SAOS que não tiveram adaptação ou não desejam CPAP, principalmente se houver alteração do esqueleto craniofacial.

A traqueostomia é o procedimento mais agressivo, sendo utilizado quando houver falha de todos os outros tipos de tratamento para SAOS.

Conclusão

A SAOS é uma doença evolutiva, multifatorial e que pode, a longo prazo, causar uma série de danos aos diversos sistemas do organismo. Portanto, é fundamental que ela seja identificada e que os pacientes sejam conscientizados da importância do seu tratamento.

Teoria versus prática

Como ronco primário e apneia do sono são doenças muito comuns, acabam sendo vistas como normais pelos pacientes que as apresentam. Além disso, os pacientes entendem que o problema é apenas um incômodo para o companheiro, quando, na verdade, é uma doença com sérias repercussões para o sistema cardiovascular e para o aumento de risco de acidentes automobilísticos e de trabalho. Portanto, é obrigação médica alertar o paciente sobre o fato de que a apneia do sono não é normal, tem tratamento e representa um risco significativo para sua própria saúde.

O tratamento deve ser individualizado. O otorrinolaringologista tem um papel muito importante na identificação da causa obstrutiva da apneia do sono, podendo direcionar o melhor planejamento terapêutico, seja clínico ou cirúrgico. A cirurgia, em casos selecionados, trata a SAOS ou auxilia na melhor adaptação ao CPAP ou AIO.

 Referências

1. Kim J, In K, Kim J, You S, Kang K, Shim J, et al. Prevalence of sleep-disordered breathing in middle-aged Korean men and women. Am J Respir Crit Care Med. 2004;170(10):1108-13.
2. Bearpark H, Elliott L, Grunstein R, Cullen S, Schneider H, Althaus W, et al. Snoring and sleep apnea. A population study in Australian men. Am J Respir Crit Care Med. 1995;151(5):1459-65.
3. Tufik S, Santos-Silva R, Taddei JA, Bittencourt LR. Obstructive sleep apnea syndrome in the Sao Paulo epidemiologic sleep study. Sleep Med. 2010;11(5):441-6.
4. Associação Brasileira de Otorrinolaringologia e Cirurgia Cérvico-Facial; Academia Brasileira de Neurologia; Sociedade Brasileira de Cardiologia; Sociedade Brasileira de Pediatria; Sociedade Brasileira de Pneumologia e Tisiologia. Apneia obstrutiva do sono e ronco primário: diagnóstico. São Paulo: Associação Médica Brasileira; 2012 [capturado em 4 nov. 2013]. Disponível em: http://www.projetodiretrizes.org.br/diretrizes12/apneia_obstrutiva_do_sono_e_ronco_primario_diagnostico.pdf.
5. Brodsky L. Modern assessment of tonsils and adenoids. Pediatr Clin North Am. 1989;36(6):1551-69.

6. Friedman M, Ibrahim H, Bass L. Clinical staging for sleep-disordered breathing. Otolaryngol Head Neck Surg. 2002;127(1):13-21.
7. Borowiecki BD, Sassin JF. Surgical treatment of sleep apnea. Arch Otolaryngol. 1983;109(8):508-12.
8. Ross SD, Sheinhait IA, Harrison KJ, Kvasz M, Connelly JE, Shea SA, et al. Systematic review and meta-analysis of the literature regarding the diagnosis of sleep apnea. Sleep. 2000;23(4):519-32.
9. American Academy of Sleep Medicine. International classification of sleep disorders: diagnostic and coding manual (ICSD-2). 2nd ed. Westchester: AASM; 2005.
10. Bertolazi AN, Fagondes SC, Hoff LS, Pedro VD, Menna Barreto SS, Johns MW. Portuguese-language version of the Epworth sleepiness scale: validation for use in Brazil. J Bras Pneumol. 2009;35(9):877-83.
11. Marshall NS, Wong KK, Liu PY, Cullen SR, Knuiman MW, Grunstein RR. Sleep apnea as an independent risk factor for all-cause mortality: the Busselton Health Study. Sleep. 2008;31(8):1079-85.
12. Durán J, Esnaola S, Rubio R, Iztueta A. Obstructive sleep apnea-hypopnea and related clinical features in a population-based sample of subjects aged 30 to 70 yr. Am J Respir Crit Care Med. 2001;163(3 Pt 1):685-9.
13. Myers KA, Mrkobrada M, Simel DL. Does this patient have obstructive sleep apnea?: the rational clinical examination systematic review. JAMA. 2013;310(7):731-41.
14. Associação Brasileira de Otorrinolaringologia e Cirurgia Cérvico-Facial; Academia Brasileira de Neurologia; Sociedade Brasileira de Cardiologia; Sociedade Brasileira de Pediatria; Sociedade Brasileira de Pneumologia e Tisiologia. Apneia obstrutiva do sono e ronco primário: tratamento. São Paulo: Associação Médica Brasileira; 2012 [capturado em 4 nov. 2013]. Disponível em: http://www.projetodiretrizes.org.br/diretrizes12/apneia_obstrutiva_do_sono_e_ronco_primario_tratamento.pdf.
15. Guimarães KC, Drager LF, Genta PR, Marcondes BF, Lorenzi-Filho G. Effects of oropharyngeal exercises on patients with moderate obstructive sleep apnea syndrome. Am J Respir Crit Care Med. 2009;179(10):962-6.

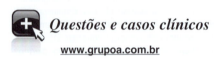

6.9 Disfagias neurológicas (centrais e periféricas)

Agricio Crespo

Lucia Mourão

Karen Fontes Luchesi

Introdução

As doenças neurológicas podem ser divididas em dois grandes grupos de acordo com seu curso, progressivas e não progressivas, podendo acometer de diferentes formas o sistema nervoso central e periférico. As doenças neurológicas centrais englobam afecções de diferentes graus de extensão nos níveis cortical, subcortical ou no tronco encefálico. Já as doenças neurológicas de origem periférica acometem os nervos, músculos ou a junção muscular.

As doenças neurológicas podem manifestar diferentes fisiopatologias, a saber: fraqueza muscular, hipertonia ou hipotonia, hipercinesia ou hipocinesia, presença de movimentos involuntários e incoordenação dos movimentos. As características da condição muscular, bem como da coordenação dos movimentos necessários para a execução do ato da deglutição, podem interferir negativamente na eficiência do processo da deglutição, levando ao aparecimento da disfagia.

A disfagia orofaríngea refere-se à alteração do processo da deglutição desde a entrada do alimento na cavidade oral até sua chegada ao estômago, com possíveis complicações no estado pulmonar e nutricional do paciente. As queixas mais comuns dos pacientes disfágicos são dificuldade para mastigar, dificuldade para empurrar o alimento, sensação de alimento parado, presença de tosse e engasgos antes, durante ou após a alimentação. No entanto, dependendo do comprometimento sensorial periférico ou central, o paciente pode não apresentar queixas e ter aspirações silentes e estases na ausência de queixa. É de extrema importância identificar o risco que a doença neurológica pode causar no processo da deglutição e realizar avaliações estruturais e funcionais, mesmo não havendo queixas.

A qualidade de vida desses pacientes é uma das metas da equipe médica e terapêutica, pois a disfagia afeta uma função prazerosa e vital do ser humano, a alimentação. O adequado manejo dessa função pode, quando possível, devolver ao paciente o prazer social e essencial que o ato de alimentar-se representa.

Características da deglutição em doenças neurológicas

Existem mais de 600 doenças neurológicas, e grande parte delas cursa com a disfagia como um de seus sintomas. A seguir, são apresentadas as características da deglutição das doenças neurológicas centrais e periféricas de maior prevalência e de alto risco no desenvolvimento de pneumonia aspirativa.

Doenças neurológicas centrais que cursam com disfagia

Acidente vascular encefálico (AVE)

Mundialmente, o AVE é a maior causa de disfagia neurológica. Na América Latina, o AVE apresenta uma incidência em torno de 150 casos a cada 100 mil habitantes por ano.[1] Os AVEs podem afetar diversos níveis do sistema nervoso, como córtex e subcórtex cerebral e tronco encefálico. A extensão e a região afetada poderão manifestar sequelas motoras, sensitivas, cognitivas, de modo isolado ou associado. Assim, a gravidade da disfagia dependerá do tipo e do grau de acometimento. Na presença do envolvimento motor, o paciente poderá encontrar dificuldades na manipulação e na ejeção do bolo, além de problemas na contração faríngea e na proteção das vias aéreas, devido à ineficiência na elevação, anteriorização e estabilização da laringe. Os AVEs com impacto sensitivo podem causar falha completa na manipulação do bolo alimentar e atraso ou ausência no disparo do reflexo da deglutição. As alterações cognitivas e de linguagem podem levar à ausência de intenção alimentar ou falha no reconhecimento dos alimentos. A disfagia decorrente da fase aguda no pós-AVE pode estar presente em 55% dos pacientes, pode persistir e talvez piorar durante o primeiro mês, sendo responsável pela pneumonia aspirativa, cuja incidência é de 18% nesses pacientes.[2] Na maioria dos casos, ocorre uma melhora espontânea dos sintomas; contudo, em um número substancial de pacientes, a disfagia permanece por alguns meses.[3]

Doença de Parkinson (DP)

A DP é uma das doenças neurodegenerativas mundialmente mais frequentes, apresentando uma incidência anual de 1 a 20 casos por 1.000 habitantes.[4] A DP é caracterizada pela afecção dos gânglios da base, causando diminuição dos movimentos voluntários, tremor de repouso, rigidez, bradicinesia e inabilidade postural.[5]

A disfagia é um sintoma bastante comum em pacientes com DP, afeta mais de 80% dos pacientes e é progressiva, assim como o curso natural da doença.[6] As alterações de deglutição na DP estão frequentemente associadas às fases oral e faríngea devido à dificuldade de manipulação do bolo alimentar e atraso no disparo do reflexo de deglutição. A rigidez, a bradicinesia e os movimentos involuntários prejudicam a fase oral e faríngea da deglutição, aumentando os riscos para penetração e aspiração laringotraqueal. É importante destacar que, muitas vezes, o paciente com DP não identificará a presença de estases, e a tosse será ineficiente para permitir proteção das vias aéreas, destacando a importância de se realizar avaliações instrumentais para determinar a forma e a quantidade da oferta dos alimentos a fim se de estabelecer uma alimentação sem riscos de complicações pulmonares.

Doença de Alzheimer (DA)

A DA também é uma das doenças neurodegenerativas mundialmente mais frequentes, apresentando uma incidência anual de 2,3 a 25,2 casos por 1.000 habitantes.[7] É caracterizada pela degeneração progressiva do tecido cerebral. Apresenta como sintomas comumente observados perda de memória de curto prazo, confusão mental, alterações de humor e personalidade.

A disfagia na DA é resultado de diversos fatores. Por tratar-se de uma doença incidente em idosos, há aspectos do envelhecimento das estruturas orais, faringe, laringe e esôfago somados às alterações secundárias à própria doença.

Inicialmente, há agnosia visual e tátil para comida, ou seja, o paciente não reconhece o alimento, não atribui sentido quando vê ou sente a comida.[8] Com a progressão da doença, também ocorre apraxia oral, o que compromete as fases preparatória e oral da deglutição, e déficit sensório-motor, impactando também a fase faríngea da deglutição. Quando a progressão da doença atinge um nível de comprometimento em que a alimentação por via oral não é segura, podendo causar complicações pulmonares, desnutrição e desidratação, a via alternativa é indispensável.

Esclerose múltipla (EM)

A EM é uma doença inflamatória desmielinizante de origem autoimune. A incidência e prevalência é alta, de 6/100 mil pessoas por ano e 100/100 mil, respectivamente, em países do hemisfério norte.[9] Embora a causa ainda não seja conhecida, acredita-se que linfócitos penetram a barreira hematencefálica e eventos imunológicos são iniciados, tais como a ativação de certas citocinas pró-inflamatórias. Além desse processo, ocorre também a desmielinização dos axônios da substância branca e cinzenta no cérebro, na medula espinal e até perda axonal. Em cerca de 80% dos pacientes, a doença apresenta um início remissão-recorrente, ao passo que 20% dos pacientes sofrem de um curso progressivo-primário. Depois de alguns anos, cerca de metade dos pacientes com EM remissão-recorrente desenvolvem a EM secundária-progressiva. O curso da doença é variável, iniciando com surtos que podem durar de semanas a meses. O aumento da frequência dos surtos leva à progressão da doença devido à não regeneração da bainha de mielina.

As lesões no cérebro e no tronco encefálico causam disfagia devido a comprometimento motor e sensitivo. O envolvimento sensitivo justifica o aparecimento de aspirações silentes, além da ocorrência de escape anterior e dificuldade de mastigação.[10] A avaliação otorrinolaringológica da deglutição em pacientes com EM é fundamental, dada a frequente presença de aspiração silente.

Esclerose lateral amiotrófica (ELA)

A ELA é caracterizada pela degeneração dos neurônios motores superior e inferior, de caráter progressivo. A disfagia na ELA é consequente a fraqueza e espasticidade dos músculos inervados pelos nervos trigêmeo, facial, hipoglosso, glossofaríngeo e vago.[11] Na ELA, a espasticidade, a atrofia e o tônus muscular reduzido causam dificuldade na manipulação e ejeção do bolo alimentar, diminuem a proteção das vias aéreas e, com a progressão da doença, tornam a alimentação por via oral inviável. A disfagia grave, a fadiga muscular e/ou a insuficiência respiratória dificultam ou impossibilitam que todo o aporte alimentar seja ingerido por via oral, necessitando de via alternativa de alimentação, preferencialmente a gastrostomia, nos estágios mais avançados da doença.

Doenças neurológicas periféricas que cursam com disfagia

Neuromiopatias

Polimiosite e *dermatomiosite* são as miopatias mais frequentes em adultos.[9] Causam fraqueza e flacidez muscular devido à inflamação da musculatura estriada; quando afetam os músculos da cabeça e pescoço há disfagia, o que pode ocorrer em até 80% dos casos.[12]

Em doenças como a *miastenia grave* ocorre o comprometimento da comunicação entre os nervos e os músculos devido ao processo autoimune, caracterizado pela destruição dos receptores de acetilcolina. Em decorrência da alteração na junção neuromuscular, há aumento de fadiga, fraqueza e degeneração com o uso da musculatura. Dessa forma, a disfagia tende a piorar ao longo da refeição, e, assim como na EM e na ELA, o fracionamento da alimentação em pequenas porções ao longo do dia pode diminuir o risco de aspiração laringotraqueal.

Avaliação clínica da deglutição

A avaliação clínica da deglutição realizada pelo fonoaudiólogo tem por objetivo compreender a natureza do quadro disfágico, sendo possível obter informações sobre a localização, o caráter estrutural ou funcional e a etiologia subjacente, além de determinar a efetividade de condutas. Assim, a avaliação clínica da deglutição busca identificar e interpretar as alterações na dinâmica da deglutição. Para tanto, são avaliadas as estruturas, a mobilidade e a sensibilidade orofacial, além das funções orais de fala, deglutição, mastigação e fonação. São oferecidas diferentes consistências alimentares (líquida, néctar, mel, pudim e sólida) em diferentes volumes (3, 5 e 10 mL). Para a identificação do risco de aspiração silente, são utilizadas a ausculta cervical e a oximetria de pulso. Além da ausculta cervical e da saturação de O_2, são observadas a ocorrência de tosse, engasgos, a alteração da coloração facial e o aumento da frequência respiratória.

A realização de avaliação instrumental é recomendada, visto que a avaliação clínica pode não detectar as aspirações silentes.

Videoendoscopia da deglutição

Cabe ao otorrinolaringologista realizar a avaliação do exame de videoendoscopia da deglutição (VED), denominado internacionalmente de *Fiberoptic Endoscopic Examination of Swallowing Safety* (FEESS). Esse exame consiste na introdução da fibra óptica flexível pelo nariz do paciente e permite a visualização da integridade das estruturas desde a cavidade nasal até a laringe inferiormente, bem como de suas funções. Por ser um exame comum na prática otorrinolaringológica, a VED tem se mostrado procedimento acessível e factível para avaliar a deglutição. A avaliação otorrinolaringológica por meio da VED fornece informações estruturais e sensitivas da região faringolaríngea. É possível a observação funcional da fase faríngea da deglutição, bem como a visualização de aspiração silente. Por ser um exame simples, de baixo custo e facilmente transportado, torna-se possível a realização de avaliações sequenciais em pacientes com dificuldade de locomoção. O exame possibilita ainda a realização de manobras de proteção de via aérea, permitindo melhor orientação em relação à dieta desses pacientes. Estudos descrevem vantagens e contribuições da VED para a avaliação funcional da deglutição e destacam o espaço que tal exame otorrinolaringológico vem ganhando no diagnóstico da disfagia.[13]

Podem ser utilizadas consistências padronizadas e/ou a própria alimentação do paciente, avaliadas em volumes diferentes. Para a visibilização do alimento no trato aerodigestivo alto, recomenda-se corar os alimentos em cores mais contrastantes, como verde ou azul. A progressão da quantidade do alimento oferecido depende da análise de competência do sujeito, ou seja, ao se identificar dificuldades no processo da deglutição são efetuadas manobras protetoras das vias aéreas e/ou de mudança de postura de cabeça que possam auxiliar na alimentação via oral de forma segura. No momento da introdução dos diferentes alimentos oferecidos, observam-se ocorrência de estases e suas localizações; tempo de trânsito oral e faríngeo região do alimento que desencadeia a fase faríngea da deglutição; penetrações; os momentos das aspirações; e, por fim, estabelece-se o grau de gravidade da disfagia, segundo a classificação de Macedo Filho e colaboradores.[14]

Videofluoroscopia da deglutição

A videofluoroscopia da deglutição é um procedimento considerado padrão-ouro para a avaliação da deglutição, que permite a observação de todo o processo e possibilita a obtenção de dados quantitativos e qualitativos referentes às fases oral e faríngea. Trata-se de um método radiológico, com baixo índice de exposição à radiação, que permite acompanhar toda a dinâmica do fenômeno da deglutição em tempo real, possibilitando a correlação morfológica e funcional dos eventos observados nesse processo.[15] O procedimento pode ser realizado em diferentes posicionamentos, entre eles o lateral e o anteroposterior. A visão lateral permite analisar tempo de trânsito oral e faríngeo, restos de alimentos na cavidade oral e faríngea, formação e centralização do bolo, assim como sua descida pela via esofagodigestiva. A anteroposterior permite a identificação da assimetria do fluxo de passagem do alimento no segmento faringoesofágico, ocasionando lateralização do alimento. Podem ser utilizados diferentes alimentos preparados com sulfato de bário para atingir as mesmas consistências anteriormente referidas: néctar, mel, pudim e sólida. Após a realização de todo o procedimento, estabelece-se o grau de gravidade da disfagia com base na escala de Rosenbek e colaboradores[16] e na escala de penetração/aspiração proposta por O'Neil e colaboradores.[17]

Manometria

A manometria avalia o relaxamento, a contração dos esfincteres esofágicos e a força das ondas peristálticas por meio de medidas de pressão. De modo simplificado, um tubo flexível com sensores de pressão passa pela cavidade nasal e desce em direção ao esôfago e estômago. Os sensores medem a pressão gerada pela contração dos músculos durante a deglutição em milímetros de mercúrio (mmHg). Em disfagia, geralmente a manometria é indicada nos casos em que se suspeita de comprometimento da fase esofágica da deglutição, contribuindo para a definição de eventual conduta cirúrgica ou conservadora. No entanto, quanto combinada com a videofluoroscopia, é capaz de fornecer informações quantitativas sobre o deslocamento do bolo alimentar pelas estruturas aerodigestivas. Frequentemente, utilizam-se três ou quatro sensores de pressão que ficam posicionados na base da língua, na hipofaringe, no esfincter esofágico superior (EES) e no estômago, conseguindo mensurar o relaxamento esofágico e a elevação da laringe. Quando há normalidade no transporte do bolo alimentar, a elevação laríngea e o relaxamento do EES ocorrem antes da chegada da parte anterior do bolo, considerando-se a pressão negativa em torno de -6 a -2 mmHg.[18]

Tratamento clínico

Por se tratar de diferentes doenças neurológicas que podem causar disfagia, é importante que se conheça o mecanismo fisiopatológico de cada uma, a fim de que seja estabelecido o diagnóstico clínico da disfagia para que a decisão terapêutica possa ser delineada. O prognóstico dependerá significativamente do caráter da doença, se progressivo ou não, do tipo e da extensão do acometimento do sistema nervoso.

De modo geral, é indicado aos pacientes com disfagias neurológicas acompanhamento interdisciplinar, sendo que os principais profissionais dessa equipe serão o otorrinolaringologista, o neurologista, o gastrenterologista, o fonoaudiólogo, o nutricionista, o fisioterapeuta e o enfermeiro.

A proposta de intervenção terapêutica fonoaudiológica em disfagia pode ser didaticamente dividida em dois grandes grupos: (1) estratégias compensatórias e (2) estratégias de reabilitação. A abordagem compensatória pode ser indicada quando o objetivo é manter o *status* clínico e reduzir o risco de morbidade. Nessa condição, o intuito não é modificar os mecanismos da deglutição, e sim reduzir as complicações e manter o estado nutricional e de hidratação. A atuação da abordagem compensatória é geralmente temporária. Por outro lado, nos casos em que se espera a melhora dos mecanismos da deglutição, a abordagem reabilitadora é mais indicada, pois o objetivo é a modificação da fisiologia da deglutição com ações de caráter temporário ou permanente.[19,20]

As estratégias compensatórias referem-se às mudanças de postura de corpo e cabeça, os diferentes estímulos sensoriais, utensílios (p. ex., canudo), consistência, volume, textura, temperatura e sabor dos alimentos. As estratégias de reabilitação englobam as manobras de proteção de vias aéreas, o fortalecimento da musculatura e o aumento da duração dos eventos fisiológicos da deglutição.

Há evidências de que até mesmo em pacientes com doenças graves, como a ELA, o gerenciamento terapêutico da deglutição pode promover adaptações musculares capazes de manter a funcionalidade da deglutição por maior período de tempo, diminuindo o risco de complicações pulmonares secundárias à disfagia.[21]

Conclusão

Os distúrbios neurológicos da deglutição podem, se suspeitados e investigados de forma adequada, representar ao mesmo tempo o diagnóstico e o tratamento de uma doença em andamento, com a reto-

mada de uma vida mais plena, normal e segura por meio de um ato de alimentar-se adequadamente.

Teoria versus prática

Apesar do impacto na qualidade de vida e dos riscos relacionados aos distúrbios da deglutição (pneumonias aspirativas), ainda se trata de um problema muitas vezes relevado pela falta de conhecimento e prática desde o diagnóstico até o seu manejo. Deve haver esforços no sentido de todos os profissionais da saúde estarem atentos à possibilidade desse tipo de distúrbio e mais serviços se tornarem capacitados à confirmação diagnóstica e ao manejo adequado com equipes multidisciplinares.

Referências

1. Saposnik G, Del Brutto OH; Iberoamerican Society of Cerebrovascular Diseases. Stroke in South America: a systematic review of incidence, prevalence and stroke subtypes. Stroke. 2003;34(9): 2103-7.

2. Martino R, Foley N, Bhogal S, Diamant N, Speechley M, Teasell R. Dysphagia after stroke: incidence, diagnosis and pulmonary complications. Stroke. 2005;36(12):2756-63.

3. Mann G, Hankey GJ, Cameron D. Swallowing function after stroke: prognosis and prognostic factors at 6 months. Stroke. 1999;30(4):744-8.

4. de Rijk MC, Breteler MM, Graveland GA, Ott A, Grobbee DE, van der Meché FG, et al. Prevalence of Parkinson's disease in the elderly: the Rotterdam study. Neurology. 1995;45(12):2143-6.

5. Schrag A, Ben-Shlomo Y, Quinn NP. Cross sectional prevalence survey of idiopathic Parkinson's disease and parkinsonism in London. BMJ. 2000;321(7252):21-2.

6. Potulska A, Friedman A, Królicki L, Spychala A. Swallowing disorders in Parkinson's disease. Parkinsonism Relat Disord. 2003;9(6):349-53.

7. Hendrie HC, Ogunniyi A, Hall KS, Baiyewu O, Unverzagt FW, Gureje O, et al. Incidence of dementia and Alzheimer disease in 2 communities: Yoruba residing in Ibadan, Nigeria, and African Americans residing in Indianapolis, Indiana. JAMA. 2001;285(6):739-47.

8. Mourão LF. Disfagias orofaríngeas em doenças degenerativas. In: Ferreira LP, Befi-Lopes DM, Limongi SCO, organizadores. Tratado de fonoaudiologia. São Paulo: Roca; 2004. p. 343-53.

9. Ekberg O, editor. Dysphagia: diagnosis and treatment. Heidelberg: Springer; c2012.

10. Yorkston KM, Miller RM, Strand EA. Management of speech and swallowing disorders in degenerative diseases. Austin: Pro-Ed; 2003.
11. Oliveira AS, Pereira RD. Amyotrophic lateral sclerosis (ALS): three letters that change the people's life. For ever. Arq Neuropsiquiatr. 2009;67(3A):750-82.
12. Houser SM, Calabrese LH, Strome M. Dysphagia in patients with inclusion body myositis. Laryngoscope. 1998;108(7):1001-5.
13. Doria S, Abreu M, Buch R, Assumpção R, Nico MAP, Eckley CA et al. Estudo comparativo da deglutição com nasofibrolaringosopia e videodeglutograma em pacientes com acidente vascular cerebral. Braz J Otorhinolaryngol. 2003;69(5):636-42.
14. Macedo Filho ED, Gomes GF, Furkim AM. Manual de cuidados do paciente com disfagia. São Paulo: Lovise; 2000. p. 17-27.
15. Costa MMB, Monteiro JS. Exame videofluoroscópico das fases oral e faríngea da deglutição. In: Costa M, Castro LP. Tópicos em deglutição e disfagia. Rio de Janeiro: Medsi; 2003. p. 273-84.
16. Rosenbek JC, Robbins JA, Roecker EB, Coyle JL, Wood JL. A penetration-aspiration scale. Dysphagia. 1996;11(2):93-8.
17. O'Neil KH, Purdy M, Falk J, Gallo L. The dysphagia outcome and severity scale. Dysphagia. 1999;14(3):139-45.
18. Corbin-Lewis K, Liss JM, Sciortino KL. Anatomia clínica e fisiologia do mecanismo de deglutição. São Paulo: Cengage Learning; 2009.
19. Crary MA. Treatment for adults. In: Groher ME, Crary MA. Dysphagia - clinical management in adults and children. Maryland Heights: Mosby Elsevier; c2010. p. 275-307.
20. Rosenbek JC. Swallowing and neurodegenerative disease. Rockville: ASHA; 2012.
21. Pontes RT, Orsini M, De Freitas MRG, Antonioli RS, Nascimento OJM. Speech and swallowing disorders in amyotrophic lateral sclerosis: literature review. Rev Neurocienc. 2010;18(1):69-73.

Leitura sugerida

Chandra V, Pandav R, Dodge HH, Johnston JM, Belle SH, DeKosky ST, et al. Incidence of Alzheimer's disease in a rural community in India: the Indo-US study. Neurology. 2001;57:985-9.

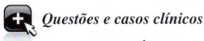

Questões e casos clínicos

www.grupoa.com.br

6.10 Disfonias psicogênicas

Paulo Sérgio Lins Perazzo
Adriano Zenir Palma Chaves
Ivan Alexandre dos Santos Filho

Introdução

A voz é o resultado sonoro da integração das dimensões biológicas, psicoemocionais e socioculturais que compõem o ser humano e está intimamente relacionada com a necessidade do indivíduo de se agrupar e estabelecer comunicação interpessoal. Ela é o produto da evolução do ser humano, iniciada há milhares de anos com mudanças anatomofuncionais significativas no trato aéreo superior, que facilitou o desenvolvimento da fala e da linguagem.

Apesar de as alterações vocais terem manifestações nas dimensões biológicas do indivíduo, é imprescindível saber reconhecer que fatores psicológicos podem atuar de forma decisiva na causa, coocorrência e consequência dos desequilíbrios vocais.

Dessa forma, é possível deparar-se com pacientes que apresentam alterações vocais mesmo apresentando uma laringe mecânica e neurologicamente íntegra. O que isso indica e o que nos leva a pensar? Com base nesse questionamento, é abordada a temática disfonia psicogênica, fenômeno que apresenta relação direta com os aspectos psicológicos do indivíduo, afetando a laringe, com alterações no controle vocal e em seus principais parâmetros, bem como na musculatura responsável pela fonação.

Definição e classificação

Os distúrbios psicogênicos da voz se constituem em distúrbios do comportamento vocal causados por estresse psicossocial na ausência de alterações estruturais e neurológicas da laringe e estão incluídos na Classificação dos Transtornos de Comportamento da CID-10, que são os transtornos somatoformes. Nesses casos, existe a repetida apresentação de sintomas físicos junto com persistentes solicitações de investigações médicas (apesar de repetidos achados negativos e de confirmações sucessivas pelos médicos de que os sintomas não têm base física). Além disso, se quaisquer transtornos físicos estiverem presentes, eles não explicam a natureza e a extensão dos sintomas ou a angústia e a preocupação do paciente, que resiste às tentativas de discutir a possibilidade de causa e ação psicológica.[1-4]

Não há consenso entre os pesquisadores quanto à nomenclatura e classificação dos distúrbios da voz.[5] Podem-se encontrar inúmeros tipos de disfonia psicogênica com manifestações clínicas típicas, podendo ser facilmente reconhecidas por um examinador experiente. Entre os quadros típicos comuns, podem-se citar os casos de:

- *Afonia de conversão, com fala articulada ou com fala sussurrada*: quadros que evidenciam a ausência de voz na função da fala, preservação das funções vegetativas com voz presente.
- *Uso divergente de registros*: casos caracterizados pela emissão alternada em dois tipos de registros vocais (pode ser peito e cabeça, peito e falsete, basal e peito) sem relação com o discurso e sem a consciência do paciente sobre o seu desvio fonatório.
- *Falsete de conversão*: manifestação em que o paciente apresenta emissão habitual em registro vocal de falsete, não limpo, com grande fluxo de ar e qualidade vocal com predomínio de soprosidade e esforço ao falar.
- *Sonoridade intermitente*: quadros que se manifestam com a alternância surdo-sonoro em pequenas unidades de fala (sílabas e palavras), passando a impressão de que a laringe "liga e desliga", ou alternância de trechos áfonos e sonoros durante a conversação.

Além dessas manifestações, há outros quadros categorizados como disfonias psicogênicas com suas respectivas formas clínicas definidas, que podem envolver os casos de síndrome de tensão musculoesquelética, disfonia vestibular, disfonia por fixação em registro basal, disfonia espasmódica de adução psicogênica, disfonia espasmódica de abdução psicogênica e disfonia por movimentos paradoxais de pregas vocais.[2]

Outro grupo de disfonias que podem ser enquadradas na esfera psicoemocional são os casos relacionados às disfonias de muda vocal (puberfonia), relacionadas aos pacientes com medo de assumir responsabilidades da vida adulta, podendo aparecer com mais frequência em filhos únicos, educados em um sistema de superproteção e carac-

terísticas edipianas. As disfonias da muda vocal envolvem mutação prolongada, mutação incompleta, mutação excessiva, mutação precoce, mutação retardada e falsete mutacional. Todavia, é preciso considerar que, além da causa de natureza emocional, podem estar presentes as de origem funcional ou orgânicas.[6,7]

Existem casos menos comuns que podem estar relacionados às disfonias psicogênicas, em que os desvios vocais são conscientemente provocados pelos indivíduos. Nesse grupo, encontram-se os distúrbios vocais volitivos, envolvendo as disfonias factícias e disfonias por simulação, diferindo entre si principalmente quanto à sua finalidade utilitária.[2,8,9]

Além dessas categorias de classificação, alguns indivíduos podem apresentar quadros específicos de tremor vocal psicogênico associado a situações específicas de comunicação, ou ainda numerosas manifestações monossintomáticas, com desvios em parâmetros específicos da voz, que estão relacionadas às formas de aceitação ou rejeição de um determinado modelo vocal.[2]

Incidência e prevalência

Dados da literatura apontam que a incidência de disfonia psicogênica é, em média, de 5% do total das disfonias funcionais e entre 1,7 e 3,8% do total das disfonias,[10] prevalecendo em mulheres.[6,11,12] Porém, a frequência maior nos homens se refere aos casos de disfonias de muda vocal.[2,6] Os registros de casos em crianças são raros.[10]

Avaliação

A atuação multiprofissional se torna relevante nos casos de disfonias psicogênicas, principalmente no estabelecimento do diagnóstico diferencial, uma vez que existem outras doenças que apresentam manifestações semelhantes aos distúrbios psicogênicos, como em alguns quadros neurológicos, a exemplo das disfonias espasmódicas. Além disso, o paciente precisa ser avaliado de modo preciso e detalhado, levando em consideração a história prévia, as circunstâncias e como a voz sofre mudanças, evitando dizer que ele "não apresenta nada", uma vez que estaria falando normalmente caso não apresentasse alteração. Toda e qualquer doença orgânica precisa ser descartada, e o otorrinolaringologista exerce um papel relevante nesse processo. A avaliação fonoaudiológica detalhada pode evidenciar riqueza de dados contrastando com a pobreza de achados do exame otorrinolaringológico. Deve-se, ainda, considerar a necessidade de encaminhamentos para o serviço de psicologia ou psiquiátrico.[2,10,13,14]

Os sintomas vocais nos quadros psicogênicos podem ser intermitentes, com instantes, horas ou mesmo semanas de voz completamente normal ou sem alterações. Os exames otorrinolaringológicos evidenciam quadros laríngeos distintos correspondentes a cada tipo de alteração.

Nos casos de afonia de conversão em que ocorre a fala articulada, é comum observar ligeira adução das pregas vocais durante as emissões, mantendo a glote ampla, formando uma fenda triangular anteroposterior, por onde o ar flui sem a produção do som.[15] Pode-se, ainda, encontrar fenda restrita à região posterior, com forte constrição laríngea. Nesses casos, não ocorre movimento vibratório da mucosa, estando inativas as fontes glóticas e friccionais.[13,15] Já nas manifestações sussurradas, há praticamente o desaparecimento da glote fonatória com aproximação das pregas vocais, que se mantêm acopladas firmemente, direcionando o ar para a região respiratória, que se mantém aberta, permitindo a fricção do ar nesse espaço reduzido, produzindo a turbulência característica do sussurro.[15] Não há movimento vibratório da mucosa das pregas vocais, porém as fontes friccionais estão ativadas.[13,15] O diagnóstico da afonia é basicamente clínico, uma vez que não há lesão no órgão da laringe ou nas pregas vocais.[16,17]

Nos casos divergentes de registro, o exame da laringe pode apresentar duas configurações musculares distintas de acordo com o registro empregado, cuja passagem entre os registros pode ser acompanhada de saltos verticais ou constrição supraglótica. Ressalta-se ainda que, nesses casos de disfonia, o exame pode ser erroneamente classificado apenas como um exame de difícil execução em pacientes com reflexo nauseoso.[2,13,15]

Nos casos de falsete de conversão, há uma hipercontração do músculo cricotireóideo, e podem-se observar a laringe elevada e pregas vocais alongadas, afiladas com vibração restrita apenas à região anterior das bordas livres da mucosa e fenda à fonação.[15]

Nos quadros de sonoridade intermitente, o exame otorrinolaringológico evidencia uma laringe normal, porém com presença de fenda posterior transitória ou momentos de abdução das pregas vocais durante a fonação.[15]

Tratamento

O tratamento pode envolver fonoterapia, psicoterapia e até estimulação magnética transcraniana. Os fatores psicológicos subjacentes no desenvolvimento e na manutenção das disfonias psicogênicas são importantes para a compreensão da doença e para o planejamento das intervenções terapêuticas.[12,18-20]

Como forma de ilustrar a atuação interdisciplinar em casos de disfonias psicogênicas, o leitor pode referir-se ao caso clínico apresentado no site do livro.

Conclusão

A voz é uma das maiores expressões da personalidade do indivíduo, estando sujeita à interferência de inúmeros fatores, entre eles o psicoemocional, que permite a riqueza de entonações compatíveis com o conteúdo subjetivo da mensagem a ser transmitida. No entanto, desequilíbrios nesse sistema psicoemocional podem ser responsáveis diretos por desajustes vocais. Dessa forma, o profissional que estiver atuando com pacientes disfônicos precisa considerar esses fatores como causa, coocorrência ou consequência das alterações vocais. Ressalta-se, ainda, a importância da atuação interdisciplinar para o sucesso terapêutico.

Não se pretendeu esgotar o assunto nem as possibilidades de classificações em torno da temática das disfonias psicogênicas, mas ampliar o fenômeno da voz para além dos limites orgânicos e aparentemente visíveis, considerando-a como a identidade sonora do indivíduo e que deve ser expressa em sua plenitude.

Teoria versus prática

Não é incomum que pacientes com algum fator orgânico sejam diagnosticados como portadores de disfonia psicogênica por não terem uma avaliação adequada da função laríngea. Por outro lado, também há pacientes com quadros psicogênicos inadequadamente conduzidos em razão dos diversos preconceitos ligados aos problemas de ordem emocional, tanto pelos médicos, nem sempre preparados para essas situações, como por eles próprios, que têm dificuldade em entender e aceitar a situação.

 Referências

1. Andersson K, Schalén L. Etiology and treatment of psychogenic voice disorder: results of a follow-up study of thirty patients. J Voice. 1998;12(1):96-106.
2. Behlau M. Voz: o livro do especialista. Rio de Janeiro: Revinter; c2001.
3. Carvajal C, Sanfuentes MT, Eva P, Jara C, Stepke FL. Disfonia funcional: relación com personalidad Y criterios de la CIE-10 (Clasificación Internacional de Enfermedades). Acta Psiquiátr Psicol Am Lat. 1992;38(1):47-51.
4. Colton RH, Casper JK. Compreendendo os problemas de voz: uma perspectiva fisiológica ao diagnóstico e ao tratamento. Porto Alegre: Artes Médicas; 1996.
5. Baker J, Ben-Tovim DI, Butcher A, Esterman A, McLaughlin K. Development of a modifield classifications system for voice disorders with inter-rater reliability study. Logoped Phoniatr Vocol. 2007;32(3):99-112.
6. Behlau M, Pontes P. Disfonias Psicogênicas. In: Ferreira LP. Um pouco de nós sobre voz. Carapicuiba: Pró-fono; 1993.
7. Pinho SMR. Tópicos em voz. Rio de Janeiro: Guanabara Koogan; c2001.
8. Duffy JR. Motor speech disorders substrates differential diagnosis and management. Saint Louis: Mosby; 1995.
9. Kaplan HI, Sadock BJ, Grebb JA. Transtornos factícios. In: Kaplan HI, Sadock BJ, Grebb JA. Compêndio de psiquiatria: ciências do comportamento e psiquiatria clínica. Porto Alegre: Artes Médicas; 1997. p. 598-602.
10. Cardoso FP. Disfonia psicogênica e os mecanismos subjacentes [monografia]. Porto Alegre: Centro de Especialização em Fonoaudiologia Clínica; 1999.
11. House AO, Andrews HB. Life events and difficulties preceding the onset of functional dysphonia. J Psychosom Res. 1988;32(3):311-9.
12. Nemr K, Simões-Zerani M, Marques SF, Cortez JP, Silva AL. Disfonia psicogênica associada a outras doenças: desafio para o tratamento fonoaudiológico. Pró-Fono R Atual Cient. 2010;22(3):359-62.
13. Behlau M, Pontes P. Avaliação e tratamento das disfonias. São Paulo: Lovise; 1995.
14. Case JL. Psychogenic (nonorganic) voice disorders. In: Case JL. Clinical management of voice disorders. 3rd ed. Austin: Pro-Ed; 1996. p. 217-59.
15. Baena AG. Tipos de manifestações vocais nas disfonias psicogênicas [monografia]. Curitiba: Centro de Especialização em Fonoaudiologia Clínica, 2001.
16. Guimarães V, Siqueira PH, Castro VLS, Barbosa MA, Porto CC. Afonia com etiologia desconhecida: relato de caso. Arq Int Otorrinolaringol. 2010; 14(2):247-50.
17. Maniecka-Aleksandrowicz B, Domeracka-Kołodziej A, Rózak-Komorowska A, Szeptycka-Adamus A. [Management and therapy in functional aphonia: analysis of 500 cases]. Otolaryngol Pol. 2006; 60(2):191-7.
18. Baker J. The role of psychogenic and psychosocial factors in the development of functional voice disorders. Int J Speech Lang Pathol. 2008;10(4):210-30.
19. Chastan N, Parain D, Vérin E, Weber J, Faure MA, Marie JP. Psychogenic aphonia: spectacular recovery after motor cortex transcranial magnetic stimulation. J Neurol Neurosurg Psychiatry. 2009; 80(1):94.
20. Sudhir PM, Chandra PS, Shivashankar N, Yamini BK. Comprehensive management of psychogenic dysphonia: a case illustration. J Commun Disord. 2009;42(5):305-12.

 Questões e casos clínicos

www.grupoa.com.br

6.11 Disfonias organofuncionais

Geraldo Druck Sant'Anna
Izabela Rodrigues Ávila

Definição

As disfonias organofuncionais podem ser definidas como alterações na qualidade vocal decorrentes de lesões benignas nas pregas vocais, geradas por comportamento vocal inadequado – fonotrauma –, sendo as mais frequentes nódulos, pólipos e edema de Reinke.

Fisiopatologia

A estrutura histológica das pregas vocais é constituída por mucosa e músculo vocal. A camada mucosa é revestida externamente por epitélio escamoso estratificado e internamente pela lâmina própria. A lâmina própria, por sua vez, é dividida em camada superficial (ou espaço de Reinke), intermediária e profunda. As camadas intermediária e profunda compõem o ligamento vocal, que se localiza medialmente em relação ao músculo tireoaritenóideo (músculo vocal) (Fig. 6.11.1).

As lesões organofuncionais afetam em geral a camada superficial da lâmina própria, camada responsável pela perpetuação da onda mucosa e consequentemente pela qualidade vocal. Essas lesões podem causar disfonia por interferirem na vibração, no fechamento glótico, assim como provocar adaptações inadequadas que causarão ainda mais fonotrauma.

Certas comorbidades, como rinite, asma, refluxo laringofaríngeo e tabagismo, podem estar relacionadas ao desenvolvimento das lesões benignas das pregas vocais, provavelmente devido a efeitos inflamatórios sinérgicos.

Geralmente as características histológicas das lesões organofuncionais são semelhantes, e sua diferenciação decorre dos seus aspectos macroscópicos e história clínica.

Epidemiologia

Os nódulos de pregas vocais e o edema de Reinke são lesões mais comuns nas mulheres, enquanto os pólipos acometem mais os homens.

As lesões fonotraumáticas costumam ser encontradas em indivíduos expostos ao abuso vocal, sendo especialmente comuns em algumas profissões, como professores, cantores e atendentes de *telemarketing*.

Lesões benignas organofuncionais

Nódulos de pregas vocais

Definição

Nódulos são áreas de espessamento epitelial, localizados simetricamente entre o terço anterior e o médio das pregas vocais, bilateralmente.

Epidemiologia

Acometem, em geral, adultos jovens e crianças. Nos adultos, têm predileção pelo sexo feminino; já nas crianças, acometem mais os meninos. A tendência das mulheres e crianças para a formação de nódulos se deve à proporção glótica menor nesses grupos (diâmetro anteroposterior da glote menor em relação ao laterolateral), sendo, portanto, mais propensos à fonotrauma no terço médio das pregas vocais (área de maior contato à fonação).

História ocupacional de abuso vocal também é fator de risco para nódulos de pregas vocais.

O fato de os homens possuírem mais ácido hialurônico na composição da lâmina própria também é um fator protetor para a formação de nódulos.

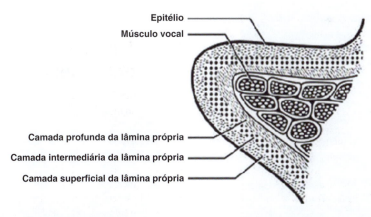

FIGURA 6.11.1 Estrutura da prega vocal.

O perfil psicológico dos pacientes com nódulos costuma ser de indivíduos socialmente dominantes, extrovertidos e impulsivos.

Fisiopatologia

A proporção glótica menor, em geral presente em crianças e mulheres, propicia um maior contato das pregas vocais em seu terço médio à fonação. Isso gera, consequentemente, uma fenda glótica triangular posterior que, associada ao fonotrauma, atua como fator predisponente importante na formação de nódulos, causando edema e fibrose localizados.

Quadro clínico

O quadro clínico clássico é o de uma mulher com história de abuso vocal (professora, operadora de *telemarketing*) e disfonia.

Em geral há rouquidão (lesão de massa), e a voz é grave e soprosa devido ao escape de ar pela fenda glótica, classicamente fenda em ampulheta ou triangular média posterior.

Pode haver períodos de afonia. Cantores frequentemente se queixam de dificuldade para atingir tons agudos e cansaço vocal.

Diagnóstico

A videolaringoscopia evidencia nódulos simétricos entre o terço anterior e o médio de ambas as pregas vocais **(Fig. 6.11.2)**.

Na videoestroboscopia a onda mucosa pode estar reduzida no local dos nódulos e o fechamento glótico é incompleto, com a formação de fenda glótica em ampulheta ou triangular posterior à fonação **(Fig. 6.11.3)**.

Tratamento

O tratamento inicial para nódulos é a fonoterapia, com bom resultado na maioria dos casos. Havendo falha terapêutica, a cirurgia é uma opção, sendo necessário acompanhamento pós-operatório com fonoterapia para evitar recidiva.

Na infância, pode-se optar por conduta expectante, uma vez que as lesões tendem a regredir completamente na adolescência.

Pólipos vocais

Definição

Pólipos são lesões benignas das pregas vocais, geralmente unilaterais, podendo ser pediculadas ou sésseis e apresentar os mais diferentes formatos.

Epidemiologia

Pólipos acometem predominantemente indivíduos do sexo masculino, entre 20 e 60 anos, e raramente crianças.

Costumam estar associados a abuso vocal intenso, especialmente na vigência de infecção de vias

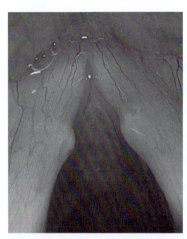

FIGURA 6.11.2 Nódulos vocais (veja colorida em www.grupoa.com.br).

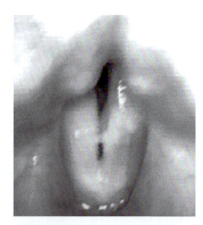

FIGURA 6.11.3 Fenda triangular médio-posterior (veja colorida em www.grupoa.com.br).

aéreas superiores. O paciente pode inclusive relacionar a disfonia a um episódio de abuso vocal agudo. Uso de anticoagulantes e antiagregantes plaquetários, trauma vocal (entubação traqueal), tabagismo e refluxo laringofaríngeo também estão descritos na literatura como fatores de risco para pólipos.

Fisiopatologia

Acredita-se que a formação de pólipos esteja relacionada com fonotrauma, por ruptura dos capilares da camada superficial da lâmina própria, hemorragia local e edema, resultando em proliferação de fibroblastos e hialinização do estroma.

Quadro clínico

O quadro clínico clássico é o de um paciente do sexo masculino, adulto, com disfonia após esforço vocal intenso. Pode haver dispneia, dependendo do tamanho do pólipo e em caso de obstrução da via aérea. Cansaço vocal e diplofonia podem ser notados.

A voz é rouca (efeito de massa), a soprosidade é relativa e depende do tamanho do pólipo e do grau de escape de ar pela fenda glótica formada.

Diagnóstico

A videolaringoscopia evidencia lesão em prega vocal, unilateral, geralmente com aspecto vascularizado (avermelhada), séssil (maioria) ou pedunculado (Fig. 6.11.4).

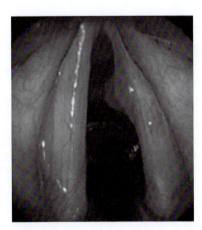

FIGURA 6.11.4 Pólipo vocal (veja colorida em www.grupoa.com.br).

Na videoestroboscopia, nota-se redução da amplitude da onda mucosa no local da lesão, movimentos vibratórios assimétricos e fechamento glótico incompleto com formação de fenda anterior e/ou posterior ao pólipo. A assimetria dos movimentos fonatórios pode gerar vibração do tipo aperiódica.

Tratamento

O tratamento de escolha é cirúrgico.

Alguns autores têm relatado sucesso terapêutico com fonoterapia para pólipos pequenos. Essa conduta pode ser considerada especialmente naqueles pacientes com restrição ao tratamento cirúrgico e lesões pequenas.

Edema de Reinke

Definição

Lesão benigna que se apresenta como edema das pregas vocais, podendo ser simétrico ou assimétrico.

Epidemiologia

O edema de Reinke acomete predominantemente mulheres, embora se subestime a incidência real dessa patologia em homens, devido ao fato de as mulheres procurarem mais os serviços de saúde do que os homens queixando-se de voz masculinizada e grave.

A faixa etária mais acometida é a de mulheres com mais de 50 anos (fase da pós menopausa).

Tabagismo, fonotrauma e refluxo laringofaríngeo são os fatores de risco mais importantes para o desenvolvimento de edema de Reinke.

Fisiopatologia

A irritação crônica causada por cigarro, refluxo ou fonotrauma gera extravasamento vascular e consequentemente formação de edema no espaço de Reinke (camada superficial da lâmina própria).

Quadro clínico

O quadro clínico clássico é o de mulher na pós-menopausa com queixa de disfonia crônica e voz masculinizada.

O aumento da amplitude de vibração, devido à flacidez da lâmina própria, resulta em redução da frequência fundamental da voz nos pacientes com edema de Reinke (voz grave). O grau de soprosidade é variável e depende da assimetria do edema e do escape de ar pela fenda glótica.

Diagnóstico

A videolaringoscopia evidencia edema das pregas vocais, que pode ser simétrico ou assimétrico. Em casos extremos, há grandes degenerações polipoides que podem causar desde dispneia até obstrução completa da luz glótica – tal situação configura uma urgência otorrinolaringológica (Fig. 6.11.5).

Na videoestroboscopia, o fechamento glótico em geral é completo em lesões simétricas, ou incompleto (com fendas glóticas) em lesões assimétricas. A amplitude dos movimentos fonatórios está aumentada devido à consistência das pregas vocais.

Tratamento

O tratamento cirúrgico é indicado naquele paciente que desejam melhorar a qualidade vocal.

Cessar o tabagismo deve ser uma orientação constante em todas as visitas ao otorrinolaringologista, tendo papel importante tanto no pré-operatório, na tentativa de reduzir lesões pequenas, como no pós-operatório, para evitar recidiva.

Fonoterapia e controle do refluxo laringofaríngeo também estão indicados para manter o resultado cirúrgico e a qualidade vocal.

Não há atualmente consenso científico no que se refere à transformação do edema de Reinke em lesão neoplásica. No entanto, o acompanhamento desses pacientes deve ser realizado periodicamente, uma vez que o tabagismo por si só é um importante fator de risco para neoplasia de laringe, independentemente do edema de Reinke.

Conclusão

O entendimento do mecanismo fisiopatogênico, a realização do diagnóstico e o tratamento das lesões fonotraumáticas da laringe são muito importantes. A diferenciação entre nódulos vocais, pólipos e edema de Reinke (incluindo o diagnóstico diferencial de outras lesões não decorrentes do fonotrauma) é fundamental para o melhor resultado no restabelecimento da voz do paciente e sua consequente satisfação.

Teoria versus prática

Uma situação bastante comum na prática laringológica é atender pacientes que já passaram por vários otorrinolaringologistas referindo o diagnóstico de nódulos ou "calos nas cordas vocais". Isso ocorre porque até algum tempo atrás os métodos diagnósticos e o entendimento das fisiopatogenias das lesões fonotraumáticas não permitiam um melhor diagnóstico. Hoje o cenário é outro, e o objetivo deste capítulo é ajudar o otorrinolaringologista a diferenciar essas lesões, pois terão terapêutica diferenciada, proporcionando um melhor resultado vocal e a satisfação do paciente.

Leituras sugeridas

Altman KW. Vocal fold masses. Otolaryngol Clin North Am. 2007;40(5):1091-108, viii.

Chung JH, Tae K, Lee YS, Jeong JH, Cho SH, Kim KR, et al. The significance of laryngopharyngeal reflux in benign vocal mucosal lesions. Otolaryngol Head Neck Surg. 2009;141(3):369-73.

Cielo CA, Finger LS, Rosa JC, Brancalioni AR. Organic and functional lesions: nodules, polyps and Reinke's edema. Rev CEFAC. 2011;13(4):735-48.

Cipriani NA, Martin DE, Corey JP, Portugal L, Caballero N, Lester R, et al. The clinicopathologic spectrum of benign mass lesions of the vocal fold due to vocal abuse. Int J Surg Pathol. 2011;19(5):583-7.

Duprat AC, Bannwart SFD. Lesões fonotraumáticas. In: Caldas Neto S, Mello Júnior JF, Martins RHG, Costa

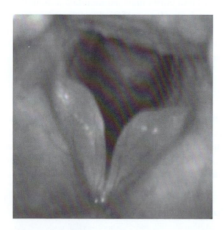

FIGURA 6.11.5 Edema de Reinke (veja colorida em www.grupoa.com.br).

SS, coordenadores. Tratado de otorrinolaringologia e cirurgia cervico-facial. 2. ed. São Paulo: Roca; 2011. v. 4. p. 330-5.

Franco RA, Andrus JG. Common diagnoses and treatments in professional voice users. Otolaryngol Clin North Am. 2007;40(5):1025-61, vii.

Johns MM. Update on the etiology, diagnosis, and treatment of vocal fold nodules, polyps, and cysts. Curr Opin Otolaryngol Head Neck Surg. 2003;11(6):456-61.

Karkos PC, McCormick M. The etiology of vocal fold nodules in adults. Curr Opin Otolaryngol Head Neck Surg. 2009;17(6):420-3.

Pinho SMR, Camargo Z, Sakae FA, Pontes P. Disfonias: classificação, diagnóstico e tratamento. In: Caldas Neto S, Mello Júnior JF, Martins RHG, Costa SS, coordenadores. Tratado de otorrinolaringologia e cirurgia cervico-facial. 2. ed. São Paulo: Roca; 2011. v. 4. p. 320-9.

Ruotsalainen J, Sellman J, Lehto L, Verbeek J. Systematic review of the treatment of functional dysphonia and prevention of voice disorders. Otolaryngol Head Neck Surg. 2008;138(5):557-65.

Sataloff RT, Hawkshaw MJ, Divi V, Heman-Ackah YD. Physical examination of voice professionals. Otolaryngol Clin North Am. 2007;40(5):953-69, v-vi.

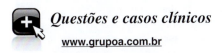

Questões e casos clínicos
www.grupoa.com.br

6.12 Disfonias orgânicas

Adriana Hachiya
Domingos H. Tsuji

Introdução

A laringe é um orgão responsável por importantes atividades fisiológicas e muito bem adaptado para cumprir tais tarefas. As funções básicas da laringe compreendem a proteção das vias aéreas, a respiração e a fonação. Durante a fonação, a energia aerodinâmica gerada pelo fluxo respiratório é convertida em energia acústica através da vibração das pregas vocais. Para que a vibração ocorra é necessário que forças antagônicas atuem sobre as pregas vocais, produzindo sua abertura e fechamento de modo sucessivo. A força de abertura é representada pela pressão subglótica, enquanto a elasticidade das pregas vocais e o efeito de Bernoulli constituem as principais forças de fechamento. O quanto o fenômeno de Bernoulli contribui para o fechamento da glote depende da mobilidade da mucosa da prega vocal. Quanto mais móvel a mucosa, maior o papel do efeito de Bernoulli no fechamento das pregas vocais durante o ciclo vibratório.

A estrutura das pregas vocais é organizada em camadas com propriedades estruturais e mecânicas diferentes, sendo mais maleáveis na superfície e tornando-se cada vez mais rígidas em direção ao músculo vocal. Essa organização é essencial para a vibração adequada da prega vocal.

Disfonia é definida como uma dificuldade na emissão da voz manifestada por rouquidão ou outras alterações durante o processo de fonação e pode ser causada por afecções orgânicas, funcionais ou psíquicas.

Epidemiologia

A disfonia é um sintoma extremamente prevalente. Estima-se que 29,9% da população apresente em algum momento da vida o sintoma. A prevalência transversal na população é de 6,6% em adultos com idade inferior a 65 anos.

Há uma prevalência maior em pacientes profissionais da voz, como operadores de *telemarketing* (31%) e professores (58%).

Definição, classificação e diagnóstico

As disfonias orgânicas são causadas por lesões ou alterações anatômicas da laringe, e seu estabelecimento independe do uso da voz. Podem ser subdivididas em:

- *Disfonias orgânicas secundárias*: decorrentes de lesões causadas por distúrbios funcionais, como nódulos, pólipos e edemas. São também chamadas de lesões fonotraumáticas da laringe. Em geral, o tratamento dessas lesões requer fonoterapia, associada ou não a tratamento cirúrgico. O tratamento do comportamento hiperfuncional e do abuso de voz com fonoterapia é essencial para o sucesso terapêutico.
- *Disfonias orgânicas primárias*: decorrentes de lesões que independem do uso inadequado da voz para seu estabelecimento. Incluem-se aqui doenças inflamatórias, infecciosas, neoplasias, malformações congênitas, lesões traumáticas, doenças sistêmicas e disfunções do sistema nervoso central e periféricas.

O diagnóstico das diferentes causas de disfonia orgânica é baseado na história clínica do paciente e nos achados do exame físico. Tempo de instalação da doença, características de sua evolução, fatores de risco individuais (tabagismo, etilismo, uso abusivo da voz, alergias), presença de outras doenças de base e sintomas associados são de extrema importância para o otorrinolaringologista identificar as diferentes causas orgânicas que cursam com disfonia.

A laringoscopia é uma ferramenta diagnóstica imprescindível nos pacientes com disfonia persistente (evolução maior que 15 dias) ou nos pacientes em que há suspeita clínica de lesão orgânica na laringe.

De maneira didática, as lesões orgânicas, sejam elas primárias ou secundárias, podem ser subdivididas em sete grupos principais:

- Lesões inflamatórias benignas
- Lesões estruturais mínimas
- Laringites agudas
- Laringites crônicas infecciosas
- Manifestações laríngeas das doenças sistêmicas
- Lesões tumorais
- Lesões neurológicas

Lesões inflamatórias benignas

As lesões inflamatórias benignas da laringe (Figs. 6.12.1 a 6.12.3) são também conhecidas como lesões fonoatraumáticas da laringe, pois sua origem e/ou a sua persistência têm uma estreita relação com os mecanismos da produção vocal, principalmente quando esta ocorre de forma abusiva. O trauma tecidual causado pela vibração cordal pode produzir um processo inflamatório que evolui para uma lesão, ou pode perpetuar ou piorar a presença de uma lesão já existente.

As principais lesões inflamatórias benignas são mostradas na Tabela 6.12.1.

Lesões estruturais mínimas de cobertura das pregas vocais

Segundo Pontes e colaboradores,[1] a expressão *alterações estruturais mínimas de cobertura das pregas vocais* é empregada para denominar um grupo de lesões que alteram a estrutura tecidual das pregas vocais e cujo impacto, quando existente, restringe-se à função fonatória da laringe. As principais lesões são apresentadas na Tabela 6.12.2.

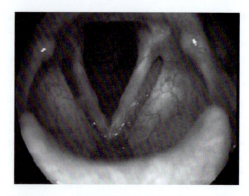

FIGURA 6.12.1 Nódulos vocais (veja colorida em www.grupoa.com.br).

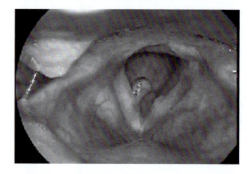

FIGURA 6.12.2 Pólipo de prega vocal à direita (veja colorida em www.grupoa.com.br).

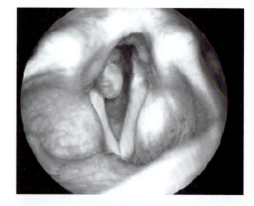

FIGURA 6.12.3 Granuloma de processo vocal (veja colorida em www.grupoa.com.br).

TABELA 6.12.1 Principais lesões inflamatórias benignas da laringe

Tipo de lesão	Etiologia	Manifestação clínica	Achados na laringoscopia	Diagnóstico	Tratamento
Nódulos vocais (Fig. 6.12.1)	Fonotrauma, abuso vocal	Disfonia intermitente ou persistente, podendo piorar com o uso abusivo	Lesão protuberante, bilateral e simétrica entre os dois terços anteriores das pregas vocais	História clínica e laringoscopia ambulatorial	Essencialmente fonoterapia e cirurgia nos casos persistentes
Pólipo (Fig. 6.12.2)	Principalmente fonotrauma; fatores associados: tabagismo, alergia e refluxo faringolaríngeo	Disfonia permanente de graus variáveis, podendo piorar com o uso abusivo	Lesão geralmente única, de aspecto liso, translúcido ou telangiectásico, séssil ou pediculado	História clínica e laringoscopia ambulatorial	Essencialmente cirúrgico, preferencialmente seguido de fonoterapia
Edema de Reinke	Principalmente tabagismo; fatores associados: etilismo, refluxo faringolaríngeo e hipotireoidismo	Disfonia persistente de grau variável; voz bastante grave nos casos avançados	Edema das pregas vocais de grau variável; mucosa geralmente translúcida e hiperemiada	História clínica de disfonia crônica, tabagismo e achado de laringoscopia ambulatorial	Controle do tabagismo e fonoterapia nos casos leves; essencialmente cirúrgico, preferencialmente seguido de fonoterapia
Cisto de retenção grandular	Principalmente fonotrauma; fatores associados: tabagismo, alergia e refluxo faringolaríngeo	Disfonia permanente de graus variáveis, podendo piorar com o uso abusivo	Lesão arredondada submucosa e saliente ou apenas um espessamento na mucosa, geralmente sem hiperemia ou ectasia capilar	História clínica de disfonia e achados de videoestroboscopia de laringe	Essencialmente cirúrgico, preferencialmente seguido de fonoterapia
Pseudocisto	Principalmente fonotrauma; fatores associados: tabagismo, alergia e refluxo faringolaríngeo	Disfonia permanente de graus variáveis, podendo piorar com o uso abusivo	Lesão geralmente única, de aspecto liso e translúcido, cujo aspecto se assemelha a uma protuberância cística	Disfonia crônica e videoestroboscopia de laringe	Essencialmente cirúrgico, preferencialmente seguido de fonoterapia
Granuloma de contato (Fig. 6.12.3)	Fatores traumáticos, como fonotrauma e entubação, geralmente associados a refluxo faringolaríngeo	Odinofagia, podendo ou não apresentar disfonia de grau variável; hemoptise ocasionalmente	Lesão uni ou bilateral, de aspecto liso ou ulcerado, localizado junto ao processo vocal das pregas vocais	História clínica de entubação, refluxo gastresofágico, abuso vocal e laringoscopia ambulatorial	Tratamento clínico com aplicação de corticosteroides em *spray*, controle do refluxo faringolaríngeo e fonoterapia; cirurgia nos casos persistentes; aplicação de toxina botulínica na prega vocal ipsilateral pode ser uma opção
Cordite inespecífica	Fonotrauma, refluxo faringolaríngeo, tabagismo, etilismo e alergia	Disfonia intermitente ou persistente	Hiperemia de pregas vocais, podendo haver leve edema	História clínica e laringoscopia ambulatorial	Fonoterapia e controle de outros fatores quando existentes
Fibrose	Trauma, cirurgia prévia	Disfonia persistente	Palidez de mucosa, retração anatômica, sinéquias e vascularização anômala	História clínica e laringoscopia ambulatorial com estroboscopia	Fonoterapia e tratamento cirúrgico de reconstrução do espaço de Reinke – implante de gordura ou pré-fáscia

TABELA 6.12.2 Principais lesões estruturais mínimas de cobertura de pregas vocais

Tipo de lesão	Etiologia	Manifestação clínica	Achados na laringoscopia	Diagnóstico	Tratamento
Cisto epidermoide **(Fig. 6.12.4)**	Provavelmente congênita	Disfonia de grau variável, geralmente de longa história	Lesão arredondada submucosa e saliente ou apenas um espessamento da mucosa, acompanhado de hiperemia e ectasia capilar	Baseado em história clínica de disfonia crônica de longa duração e achados de videoestroboscopia de laringe	Dependendo do tamanho da lesão e do grau da disfonia, pode ser fonoterapia, cirurgia (exérese da lesão) ou ambas
Sulco vocal	Congênita ou estado evolutivo de cisto epidermoide rompido	Disfonia de grau variável, geralmente de longa história	Fenda ou depressão longitudinal uni ou bilateral de pregas vocais	Baseado em história clínica de disfonia crônica de longa duração e achados de videoestroboscopia de laringe	Dependendo da extensão da lesão e do grau da disfonia, pode ser fonoterapia, cirurgia (implante de material) ou ambas
Ponte mucosa	Congênita ou estado evolutivo da ruptura de um cisto epidermoide	Disfonia de grau variável, geralmente de longa história	Consiste em uma "alça" de mucosa aderida na prega vocal, dificilmente identificada durante exame ambulatorial	No intraoperatório, por palpação, durante cirurgia para outras lesões inflamatórias ou estruturais mínimas concomitantes	Dependendo da localização e da espessura da lesão, pode ser extirpada cirurgicamente ou mantida intacta, seguido de fonoterapia
Microdiafragma	Congênita	Disfonia quando a lesão está associada a outras, como nódulos vocais ou lesões estruturais mínimas, como sulco e cisto	Pequena sinéquia em forma de membrana com 1 ou 2 mm de extensão, junto à comissura anterior	Durante laringoscopia ambulatorial ou palpação intraoperatória	Secção cirúrgica isolada é rara; geralmente é realizada como ato complementar à cirurgia de outras lesões concomitantes
Vasculodis-genesia	Congênita ou adquirida	Quando isolada, raramente provoca alterações vocais, mas pode predispor a edema e hematoma de pregas vocais	Capilares ingurgitados e de trajetória tortuosa, paralela ou perpendicular à borda livre	Durante laringoscopia ambulatorial	Quando sintomática, fonoterapia isolada ou microcauterização cirúrgica

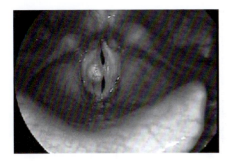

FIGURA 6.12.4 Cisto intracordal (veja colorida em www.grupoa.com.br).

Laringites agudas

Embora seja impossível precisar a real incidência de infecções do trato respiratório superior, uma vez que a grande maioria dos pacientes não procura assistência médica, estima-se uma alta prevalência dessas afecções na população. Um adulto tem em média 2 a 5 resfriados por ano, e a criança, de 6 a 9 episódios.

Uma parcela desses pacientes evolui com inflamação da mucosa das pregas vocais e aumento da produção de muco (Fig. 6.12.5). Esses pacientes apresentam-se clinicamente com rouquidão, odinofonia e tosse. Estudos epidemiológicos mostram que a principal causa de disfonia na população são os casos de laringites virais.

Os principais agentes etiológicos são os rinovírus (mais frequentes), adenovírus (geralmente com maior dificuldade respiratória), picornavírus, entre outros. Em cerca de 50% dos casos, o agente não é identificado.

O processo inflamatório é autolimitado e há melhora da queixa de disfonia em menos de uma semana. O tratamento inclui hidratação, analgésicos e repouso vocal. Laringites agudas bacterianas devem ser descartadas, e tratamento antimicrobiano específico deve ser instituído.

Laringites crônicas infecciosas

Infecções crônicas da laringe podem causar disfonia. Na maioria dos casos, a queixa de rouquidão não vem isolada, mas associada a outros sintomas, como dispneia, dor, eventual perda de peso, história de tabagismo e alcoolismo. Como o quadro clínico e as características epidemiológicas do paciente são muito semelhantes aos pacientes com câncer laríngeo, é de suma importância descartar esse diagnóstico.

Edema laríngeo difuso e eritema podem ser os únicos achados, e deve-se excluir causas não infecciosas, como a doença do refluxo gastresofágico. A biópsia das lesões constitui um elemento essencial para o diagnóstico correto. Também é importante enviar material para pesquisa e cultura de fungos e de bacilos álcool-ácido resistentes (BAAR). A possibilidade de sarcoidose, policondrite e doenças autoimunes também deve ser considerada.

Na Tabela 6.12.3, encontram-se as principais causas de laringites crônicas específicas que cursam com disfonia.

Disfonia e doenças sistêmicas

Algumas doenças sistêmicas podem cursar com disfonia. A história clínica do paciente, o exame físico detalhado e o conhecimento da fisiopatologia de cada doença são essenciais para a atribuição da causa da disfonia ao processo da doença de base. Doenças sistêmicas que cursam com disfonia incluem sarcoidose, granulomatose de Wegener, pênfigo, lúpus eritematoso sistêmico, policondrite recidivante, artrite reumatoide com acometimento da articulação cricoaritenóidea, entre outras. A disfonia é apenas um dos sintomas apresentados pelos pacientes. Outros sintomas atribuídos à doença de base estão geralmente presentes e auxiliam o médico na suspeita diagnóstica.

Lesões tumorais

A papilomatose laríngea é uma lesão tumoral benigna, caracterizada por lesões exofíticas e friáveis, pediculadas ou sésseis (Fig. 6.12.7). É considerada a neoplasia benigna mais comum da laringe.

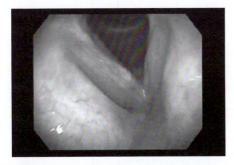

FIGURA 6.12.5 Laringite aguda (veja colorida em www.grupoa.com.br).

TABELA 6.12.3 Disfonia e laringite crônica infecciosa

Laringites crônicas infecciosas		Agente etiológico	Achados na laringoscopia	Diagnóstico
Bacterianas	Tuberculose		Achados heterogêneos que incluem desde lesões exofíticas até áreas de ulceração. A glote, principalmente o terço posterior, é a região mais acometida	História de tuberculose pulmonar, achados laboratoriais e histopatológicos compatíveis ou cultura positiva
	Sífilis (Fig. 6.12.6)		Lesões nodulares ou ulceradas associadas a pericondrite e fibrose. Na sífilis secundária, o achado mais comum são lesões ulceradas não dolorosas na mucosa laríngea	Identificação do agente etiológico na biópsia (microscopia de campo escuro) Sorologia positiva (Obs.: baixas titulações do VDRL podem ser falso-negativas)
	Rinoscleroma	*Klebsiella rhinoscleromatis*	Escleromas subglóticos são as lesões mais frequentes. Lesões nasais precedem as lesões laríngeas	Biópsia com isolamento do microrganismo em cultura
	Actinomicose	*Actinomyces israelii*	A laringe é acometida por extensão das lesões cervicais. A laringoscopia mostra eritema difuso, exsudato purulento ou massa exofítica	Biópsia com isolamento do microrganismo em cultura ou exame histopatológico

(Continua)

TABELA 6.12.3 Disfonia e laringite crônica infecciosa (*Continuação*)

Laringites crônicas infecciosas		Agente etiológico	Achados na laringoscopia	Diagnóstico
Fúngicas	Histoplasmose	*Histoplasma capsulatum*	Granulomas na supraglote	Biópsia com isolamento do microrganismo em cultura ou exame histopatológico. Teste cutâneo indica apenas exposição presente ou pregressa ao organismo
	Blastomicose	*Blastomyces dermatitidis*	Lesões eritematosas de mucosa, pequenos abscessos, ulceração de mucosa recoberta por membrana acinzentada ou fibrose cicatricial	Biópsia com isolamento do microrganismo em cultura ou exame histopatológico, que pode mostrar necrose tecidual com processo inflamatório agudo, microabscessos e hiperplasia pseudoepeteliomatosa
	Paracoccidioidomicose	*Paracoccidioides brasiliensis*	Granulomas na laringe e na árvore traqueobrônquica	Biópsia com visualização do fungo birrefringente com aspecto de "roda de leme"
	Rinosporidíase	*Rhinosporidium seeberi*	Granulomas polipoides com pontos amarelos esbranquiçados que sangram facilmente	Biópsia com esfregaço com coloração de May Grundwald e exame histopatológico
Protozoários	Leishmaniose	*Leishmania brasiliensis*	Lesões ulcerogranulomatosas, principalmente presentes na supraglote. Lesões nasais precedem o acometimento laríngeo	O diagnóstico é clínico, associado à reação de Montenegro, isolamento do agente no exame histopatológico e sorologia positiva
	Esquistossomose	*Schistosoma* ssp.	Massa exofítica granulomatosa (intensa resposta granulomatosa à deposição dos ovos do protozoário na laringe)	História clínica e biópsia com isolamento do agente etiológico

São lesões secundárias à infecção pelo papilomavírus humano (HPV), geralmente por transmissão vertical de mãe para filho. Existem dúvidas quanto a outras possíveis formas de transmissão. Os subtipos mais encontrados na laringe são o 6 e o 11.

A laringe é o local mais comum de manifestação da papilomatose laríngea, principalmente na glote e subglote. O sintoma mais comum é a disfonia progressiva. O crescimento da lesão pode levar à obstrução da via aérea, causando estridor e insuficiência respiratória.

O tratamento é cirúrgico com ressecção completas das lesões.

Outras lesões tumorais benignas que podem acometer as pregas vocais e cursar com rouquidão incluem amiloidose, hemangiomas e schwannoma.

O carcinoma espinocelular (CEC) é uma neoplasia maligna de linhagem epitelial responsável por mais de 95% dos tumores malignos primários da laringe.

Os principais fatores de risco para o seu desenvolvimento são etilismo, tabagismo, refluxo laringofaríngeo, predisposição genética e infecção pelo HPV.

Dependendo do local de origem, são classificados em glóticos, supraglóticos e subglóticos.

Disfonia persistente, principalmente em pacientes com fatores de risco, deve ser investigada para descartar doença maligna.

O aspecto usual da laringoscopia é uma lesão vegetante, infiltrativa ou ulcerada em laringe **(Fig. 6.12.8)**. Durante o exame, é importante observar local de origem, tamanho, extensão para outras regiões laríngeas e faríngeas, comprometimento da comissura anterior e processo vocal, mobilidade de pregas vocais e permeabilidade de via aérea.

Nas lesões laríngeas suspeitas, é mandatória a biópsia para confirmação anatomopatológica da doença maligna. O estadiamento da lesão depende dos achados da laringoscopia, palpação cervical em busca de linfonodomegalia e realização de tomografia computadorizada, sendo essencial para a definição do tratamento mais adequado e avaliação do prognóstico do paciente.

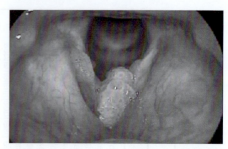

FIGURA 6.12.7 Papiloma laríngeo (veja colorida em www.grupoa.com.br).

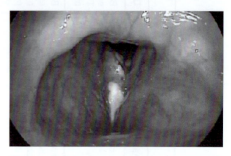

FIGURA 6.12.8 Carcinoma transglótico. Lesão infiltrativa e ulcerada acometendo ambas as pregas vocais. Há comprometimento da comissura anterior e extensão para a subglote (veja colorida em www.grupoa.com.br).

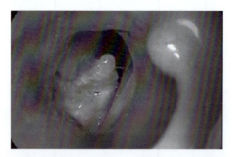

FIGURA 6.12.6 Sífilis (veja colorida em www.grupoa.com.br).

Lesões neurológicas

As lesões neurológicas periféricas ou centrais constituem um grupo heterogêneo de patologias que causam disfonia.

A paralisia unilateral da prega vocal resulta em voz rouca e soprosa e é geralmente causada por tumores torácicos, cervicais ou do sistema nervoso central, que comprimem ou invadem o nervo vago ou uma de suas ramificações que inervam a laringe. O acidente vascular encefálico pode levar à rouquidão por acometimento do núcleo do X par **(Fig. 6.12.9)**.

Outras causas neurológicas que cursam com disfonia incluem: doença de Parkinson, esclerose lateral amiotrófica, miastenia grave, tremor vocal e disfonia espasmódica.

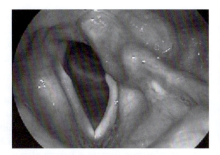 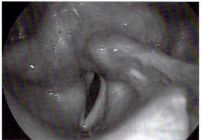

FIGURA 6.12.9 Paralisia de prega vocal esquerda. Nota-se o arqueamento do bordo livre da prega vocal esquerda causado pela atrofia muscular do tireoaritenóideo. O fechamento glótico é incompleto durante a fonação sustentada (veja colorida em www.grupoa.com.br).

Conclusão

Nos pacientes com disfonia orgânica, existe uma causa específica que independe do uso abusivo da voz. A principal causa de disfonia orgânica é a laringite viral. A disfonia, nesses casos, é autolimitada e tem duração de 1 a 2 semanas. Pacientes que persistem com a queixa clínica ou aqueles em que há suspeita de lesão laríngea devem ser submetidos a laringoscopia e investigação diagnóstica para descartar patologias malignas, doenças específicas ou lesões benignas da laringe. O tratamento direcionado e instituído precocemente reduz a morbimortalidade desses pacientes.

Teoria versus prática

Apesar das campanhas frequentes de alerta e esclarecimentos à população e da maior facilidade de acesso do médico e do paciente à informação, através dos diversos meios de comunicação, é ainda muito comum encontrarmos pacientes com quadros agudos tipicamente de etiologia viral sendo tratados desnecessariamente com antimicrobianos. Outra situação frequente na prática clínica são os pacientes com queixas crônicas que postergam à procura ao atendimento médico e àqueles que buscam precocemente atendimento mas se defrontam como os profissionais de saúde que ignoram a importância da visualização do laringe para esclarecimento da etiologia.

 Referência

1. Pontes P, Behlau M, Gonçalves I. Alterações estruturais mínimas da laringe AEM: considerações básicas. Acta AWHO. 1994;13(1):2-6.

 Leituras sugeridas

Bento RF, Bittencourt AG, Voegels RL. Seminários em otorrinolaringologia. São Paulo: Fundação Otorrinolaringologia; 2012.

Chang JI, Bevans SE, Schwartz SR. Otolryngologic Clinic of North America: evidence-based practice: management of hoarseness/dysphonia. Otolaryngol Clin North Am. 2012;45(5):1109-26.

Cohen SM, Kim J, Roy N, Asche C, Courey M. Prevalence and causes of dysphonia in a large treatment-seeking population. Laryngoscope. 2012;122(2):343-8.

Diretrizes Brasileiras de Rinossinusites. Braz J Otorhinolaryngol. 2008;74(2):6-59.

Gutiérrez Castillo C, Monerris García E, Duran MD, Sancho Mestre M, Gras JR. Papilomas y papilomatosis laríngea. Tratamiento con láser CO2. Nuestra experiencia en 15 años. Acta Otorrinolaringol Esp. 2010; 61(6):422-7.

Pinho SMR, Camargo Z, Sakae FA, Pontes P. Disfonias: classificação, diagnóstico e tratamento. In: Caldas Neto S, Mello Júnior JF, Martins RHG, Costa SS, coordenadores. Tratado de otorrinolaringologia e cirurgia cervico-facial. 2. ed. São Paulo: Roca; 2011. p. 320-9.

Schwartz SR, Cohen SM, Dailey SH, Rosenfeld RM, Deutsch ES, Gillespie MB, et al. Clinical practice guideline: hoarseness (dysphonia). Otolaryngol Head Neck Surg. 2009;141(3 Suppl 2):S1-S31.

Zhuang P, Sprecher AJ, Hoffman MR, Zhang Y, Fourakis M, Jiang JJ, et al. Phonation threshold flow measurements in normal and pathological phonation. Laryngoscope. 2009;119(4):811-5.

 Questões e casos clínicos

www.grupoa.com.br

6.13 Tumores malignos da laringe

Nédio Steffen
Luciane Steffen
Aline Silveira Martha

Introdução

A laringe pode apresentar diversos tipos de lesões, desde alterações inerentes à atividade profissional até neoplasias malignas. O câncer da laringe, por seus aspectos anatômicos e embriológicos, é o que proporciona os maiores índices de cura dentre as neoplasias da via aerodigestiva superior.[1]

De acordo com os últimos dados levantados pelo Instituto Nacional do Câncer (INCA), no ano de 2012 houve mais de 6 mil novos casos de câncer de laringe no Brasil e, em 2010, mais de 3 mil mortes pela doença.[2] O câncer de laringe tem distribuição universal, ocorre na sétima década de vida e é mais prevalente em homens em uma proporção de 6:1, embora haja uma incidência crescente entre as mulheres devido ao hábito do fumo. Dentre as neoplasias de cabeça e pescoço, esta merece destaque por apresentar boas possibilidades de cura quando diagnosticada precocemente. Entretanto, 90% dos pacientes não tratados evoluirão para óbito em menos de três anos.[3,4]

O tipo histológico mais prevalente, em mais de 90% dos pacientes, é o carcinoma epidermoide.[2] Também podem ocorrer outros tipos de câncer, embora sejam bem mais raros (5%): carcinoma indiferenciado, anaplásico, carcinoma de células basais, linfoepitelioma, carcinoma adenoide cístico e, ainda, neoplasias do tecido conjuntivo.[5]

A região glótica, andar onde se situam as pregas vocais, é a mais frequentemente acometida e possibilita um diagnóstico precoce devido aos sintomas originados por uma pequena alteração que compromete a fisiologia da prega vocal, ocasionando disfonia, que, se persistir por mais de duas semanas, deverá ser avaliada.[3]

Fatores de risco

Todas as publicações mundiais acordam que esse tipo de câncer está intimamente relacionado com a associação de tabaco e álcool, que sinergicamente elevam o risco de desenvolver a doença em 40 vezes.[3,6]

O tabaco é considerado o principal fator de risco para o desenvolvimento da doença. Há relação entre início do uso, duração e quantidade. Sabe-se que pacientes que fumam mais de 20 cigarros por dia (tabagista pesado) por mais de 20 anos têm chance de 2:1 em relação aos não fumantes de virem a desenvolver câncer de laringe. Alguns autores estimam que o risco relativo chega a 8 vezes para aqueles que fumam e bebem álcool abusivamente.[6-8]

A deficiência das vitaminas A e C também é um fator de risco por levar à metaplasia epitelial e assim associar-se ao carcinoma.[5] Os fatores de risco ocupacionais também são descritos: exposição ao asbesto, que duplica o risco de câncer de laringe, e trabalhadores industriais dos setores de couro, metais, têxteis e indústria moveleira expostos a gases poluentes. A exposição à irradiação cervical também tem potencial oncogênico e pode determinar o aparecimento de carcinoma de laringe.[3,5]

A infecção viral pelo papiloma vírus humano (HPV) vem sendo relacionada com diversos cânceres do trato aereodigestivo superior, entre eles orofaringe, esôfago e laringe. Os subtipos do vírus 16,18 e 33 são os que estão implicados nos estudos como carcinógenos.[4,5]

Anatomia e embriologia aplicada ao câncer da laringe

A laringe é um órgão musculocartilaginoso situado entre a 4ª e 6ª vértebra cervical. É dividida didaticamente em três andares: supraglote, glote e subglote.

A região supraglótica tem origem embriológica digestiva, o que caracteriza a maior agressividade dos tumores dessa região em função do maior potencial metastático decorrente da ampla drenagem linfática. Por outro lado, a região glótica apresenta origem respiratória, dos V e VI arcos branquiais, pobre em drenagem linfática, logo com menor potencial metastático.[3]

De modo geral, os tumores malignos de laringe distribuem-se um terço na laringe supraglótica, dois terços na glote e, em menor proporção, na subglote (1%) geralmente por extensão **(Fig. 6.13.1)**.[2]

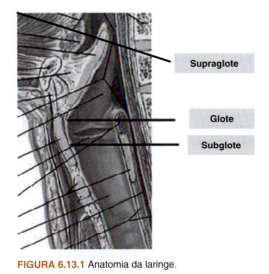

FIGURA 6.13.1 Anatomia da laringe.

Fisiopatologia do câncer da laringe

Clinicamente, uma lesão pode apresentar característica eritroplásica ou leucoplásica. A eritroplasia apresenta maior correlação com a displasia do epitélio, enquanto a leucoplasia pode corresponder desde a uma simples hiperplasia até uma displasia grave. No aspecto clínico, deve-se dar atenção ao movimento ondulatório de vibração da prega vocal. Há de se observar que, à medida que aumenta o grau de displasia, ocorre uma extensão da lesão em direção à membrana basal. A infiltração da mucosa ocasiona diminuição do movimento ondulatório da prega vocal, o que vai acarretar maior disfonia e, ao exame clínico, maior rigidez de mucosa da prega vocal. O uso da estroboscopia no exame videoendoscópico laríngeo proporciona uma avaliação mais precisa dessas lesões. As displasias aumentam em grau até o carcinoma microinvasor, onde há o comprometimento da membrana basal do epitélio da prega vocal sem atingir o músculo vocal. O epitélio com displasia grave tem características histológicas muito semelhantes às do carcinoma *in situ*, sendo considerada uma mesma entidade por alguns autores.

Morfológica e macroscopicamente, o câncer da laringe se apresenta sob três formas: ulcerativa, infiltrativa e vegetante, podendo ocorrer a combinação de uma ou mais, dependendo da localização e do tempo de evolução da lesão. Pode ainda existir outra forma, chamada fagedênica, em que se encontra destruição das partes afetadas pela doença, em decorrência do seu caráter ulceronecrosante. O prognóstico de câncer de laringe guarda relação, entre outros fatores, com a morfologia das lesões, sendo mais favorável nas exofíticas, que crescem na luz do órgão, do que nas ulceroinfiltrativas.

A avaliação clínica precisa da lesão e seu estudo anatomopatológico são fundamentais para o manejo terapêutico do paciente.[3,4]

Sintomas e sinais

As queixas em geral são inespecíficas e podem ser variadas em função dos vários tipos e locais de comprometimento da lesão que interfiram na sua anatomia e função específica. Disfonia progressiva, com evolução de semanas ou meses, em indivíduos do grupo de risco, é o sintoma mais comum e permite pensar em neoplasia glótica.[3] O crescimento do tumor comprometerá a mobilidade da prega vocal e sua extensão para a supra e subglote e desencadeará outros sintomas, mais tardios que a disfonia. O paciente com neoplasia glótica apresenta disfonia de longa duração como sintomatologia inicial. Com a evolução da doença, poderá surgir dispneia, disfagia, otalgia reflexa, aumento de volume do pescoço por extensão extralaríngea do tumor e adenomegalia metastática.

Os tumores supraglóticos provocam desconforto localizado e persistente, ocasionando sensação de corpo estranho na garganta. Podem provocar odinofagia e disfagia e, dependendo de sua extensão/infiltração, otalgia reflexa. Este sintoma é decorrente do comprometimento do ramo interno do nervo laríngeo superior, que se dirige ao gânglio jugular, estimulando indiretamente o nervo auricular (nervo de Arnold). Geralmente está associado a tumores com extensão à hipofaringe. Os tumores supraglóticos mais extensos irão comprometer a mobilidade da laringe, ocasionando disfonia: isso ocorre por comprometimento da articulação cricoaritenóidea, extensão do tumor para o espaço paraglótico ou invasão direta da prega vocal.

O escarro hemático e a aspiração laringotraqueal podem estar presentes nos tumores supraglóticos. O paciente apresenta aspiração para líquidos, referindo "engasgo". A necrose do tumor e a saliva conferem a esses pacientes uma halitose característica. Devido à extensa rede linfática, a adenopatia cervical algumas vezes é o primeiro sinal a ser encontrado nos tumores localizados nessa região.

Quando a região subglótica está acometida, é comum ocorrer tosse e/ou dispneia. Todos os sintomas poderão se apresentar isolada ou conjuntamente, como no caso das lesões transglóticas **(Quadro 6.13.1)**.[3]

Diagnóstico

O diagnóstico do câncer de laringe é realizado por meio da anamnese dirigida e do exame físico. Este deve iniciar com a inspeção do pescoço, procurando-se detectar adenopatias ou aumento de volume. Durante a inspeção, ainda é possível observar sinais de esforço respiratório e estridor no momento da inspiração. Após, deve-se realizar palpação, em busca de linfonodo metastático ou aumento de volume cervical por extravasamento do tumor para fora da laringe. A palpação da cartilagem tireóidea sobre os planos pré-vertebrais determinará uma crepitação normal e permitirá que se detecte neoplasia de seio piriforme. A ausência de crepitação laríngea é um sinal altamente suspeito de neoplasia maligna.

A videolaringoscopia com endoscópio rígido ou flexível permite um exame dinâmico da laringe, sendo o melhor método semiológico, permitindo localizar a lesão, realizar estadiamento e visualizar a mobilidade laríngea. Nos pacientes reflexógenos, o exame com endoscópio rígido é difícil e, nessas circunstâncias, o endoscópio flexível por fibronasofaringolaringoscopia oferece grande contribuição **(Fig. 6.13.2)**.

Para confirmação diagnóstica, deve-se realizar biópsia em consultório ou em bloco cirúrgico, sob anestesia geral, com a laringoscopia direta sob visão microscópica e com o auxílio de óticas de diferentes graus. Faz-se a avaliação da extensão da neoplasia, já com vistas ao estadiamento clínico e posterior tratamento. O exame sob anestesia geral não é adequado para análise do movimento das pregas vocais e aritenoides. A laringoscopia com o uso de endoscópios rígidos de 0°, 30°, 70° e 120° poderá definir com maior precisão os limites do tumor. Essas óticas, acopladas a um sistema de vídeo, permitem a magnificação da imagem e visualização do tumor por diferentes ângulos. Áreas como a face inferior da prega vocal, subglote, comissura anterior, ventrículos e pecíolo da epiglote são muito bem estudadas dessa forma e são pouco visualizadas pela laringoscopia convencional sob microscopia, que dá somente uma visão linear.

O exame radiológico é controverso. As radiografias simples e as tomografias computadorizadas (TCs) são de pouca utilidade, e não são raras as vezes em que artefatos de técnica são erroneamente interpretados. A TC permite observar a invasão tumoral nos tecidos moles laríngeos e nos espaços paraglótico e pré-epiglótico. A invasão cartilaginosa é difícil de ser demonstrada devido ao fato de a calcificação e a ossificação não serem uniformes na cartilagem tireóidea. A cartilagem não ossificada, tomograficamente, tem densidade igual a do tumor, e lesões neoplásicas menores de 6 mm não são visualizadas na TC. A ressonância magnética (RM) apresenta maior sensibilidade que a TC, po-

---

QUADRO 6.13.1
Sintomatologia do câncer de laringe

Supraglote
- Sensação de corpo estranho
- Odinofagia ou disfagia
- Escarro hemático
- Aspiração laringotraqueal – engasgo, tosse
- Otalgia reflexa
- Dispneia
- Voz abafada (alteração da ressonância)
- Adenopatia cervical

Glote
- Disfonia progressiva
- Dispneia

Subglote
- Dispneia
- Disfonia

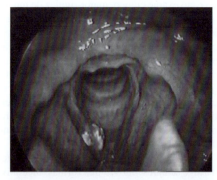

FIGURA 6.13.2 T1 de prega vocal direita (veja colorida em www.grupoa.com.br).

rém não diferencia alterações inflamatórias de infiltração tumoral, podendo levar a falso-positivos. O uso destes exames deve ser sempre complementar à clínica.[4,9]

Classificação e estadiamento

O estadiamento dos tumores de laringe é feito pela classificação TNM da UICC (União Internacional Contra o Câncer), em que T é tumor primário, N linfonodo regional e M metástase à distância. Classifica os tumores em supraglótico, glótico e subglótico e tem a finalidade de avaliar o prognostico do paciente e definir a melhor conduta terapêutica (Tabs. 6.13.1 a 6.13.5; Figs. 6.13.3 a 6.13.5).

Pode-se ainda agrupar esses estádios de forma a obter-se um valor prognóstico conforme tabela; assim se tem estádio clínico I, II, III e IV. Esse último subdivido em A, B, C, segundo a gravidade da doença. O estádio clínico IVA relaciona-se ao tumor primário (T). O estádio clínico IVB diz respeito à adenopatia metastática (N). O estádio clínico IVC refere-se à doença à distância (M) (Tab. 6.14.6).

Tratamento

A escolha do tratamento para o câncer de laringe depende de diversos fatores relacionados à doença e ao paciente, por isso a individualização de cada caso é fundamental. A classificação TNM influencia na determinação do tratamento no que tange a topografia do tumor, grau de invasão local, histologia, presença ou não de linfonodos locorregio-

---

TABELA 6.13.1 Classificação dos tumores supraglóticos – T

T1	Limitado a um subsítio da supraglote. Mobilidade das pregas vocais preservada.
T2	**Invasão da** mucosa de mais de um subsítio adjacente da epiglote (base de língua, valécula, recesso piriforme). Mobilidade das pregas vocais preservada.
T3	Limitado à laringe com fixação da prega vocal ou Invasão da área retrocricoide, tecidos periglóticos, espaço paraglótico, erosão da cartilagem tireóidea.
T4a	Invasão além da cartilagem tireóidea, traqueia, tecidos moles do pescoço (musculatura profunda/extrínseca da língua, músculos pré-tireoidianos, tireoide, esôfago).
T4b	**Invasão do** espaço pré-vertebral, mediastino, carótida.

TABELA 6.13.2 Classificação dos tumores glóticos – T

T1	Limitado às pregas vocais com mobilidade.
T1a	Limitado a uma prega vocal.
T1b	Ambas as pregas vocais.
T2	Estende-se à supraglote e/ou subglote e/ou mobilidade diminuída de prega vocal.
T3	Fixação de prega vocal: limitado à laringe. Invasão do espaço paraglótico. Erosão da cartilagem tireóidea.
T4a	Invasão além da cartilagem tireóidea, traqueia, tecidos moles do pescoço (musculatura profunda/extrínseca da língua, músculos pré-tireoidianos, tireoide, esôfago).
T4b	Invasão do espaço pré-vertebral, estruturas do mediastino e carótida.

TABELA 6.13.3 Classificação dos tumores subglóticos – T	
T1	Limitado à subglote.
T2	Extensão à prega vocal com ou sem mobilidade diminuída.
T3	Limitado à laringe com fixação de prega vocal.
T4a	Doença local moderadamente avançada. Invasão da cartilagem cricoide ou tireóidea e/ou invasão de tecidos moles do pescoço (musculatura profunda/extrínseca da língua, músculos pré-tireoidianos, tireoide, esôfago).
T4b	Localmente avançado. Invasão do espaço pré-vertebral, estruturas do mediastino e carótida.
PV, Prega vocal.	

TABELA 6.13.4 Classificação dos linfonodos – N	
N0	Ausência de linfonodos clinicamente metastáticos.
N1	< 3 cm, único.
N2a	3-6 cm, único, ipsilateral.
N2b	< 6 cm, múltiplos, ipsilaterais.
N2c	< 6 cm, bilaterais.
N3	> 6 cm.

TABELA 6.13.5 Classificação das metástases à distância – M	
M0	Ausência de metástases à distância
M1	Presença de metástases à distância

nais, potencial de metástases, localização e tamanho de gânglios suspeitos e presença ou não de metástases, órgão comprometido e potencial de recorrência.[3,10]

Na avaliação do paciente, consideram-se: idade, estado geral e nutricional, comorbidades, imunocompetência, irradiação prévia, potencial de reabilitação, nível socioeconômico e aceitação quanto à doença. A escolha é definida pelo binômio médico-paciente, levando-se em conta os recursos disponíveis, o estadiamento da doença e os sintomas, o que é fundamental para a efetividade do tratamento e para o prognóstico do paciente.[10]

O tratamento cirúrgico pode ser realizado por cirurgia endoscópica ou por cirurgias abertas (laringectomias). A cirurgia endoscópica tem como benefícios menor tempo cirúrgico, recuperação pós-operatória mais rápida e baixos índices de complicações. Deve ser usada para casos selecionados, considerando-se tamanho do tumor, localização, exposição cirúrgica, radioterapia prévia, disponibilidade de aparelhagem adequada e aptidão do cirurgião.

As laringectomias podem ser parciais ou totais e estão indicadas conforme o tamanho da lesão e a exposição cirúrgica. A laringectomia total aplica-se a pacientes nos estadiamentos T3 e T4, sendo

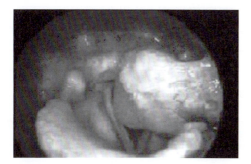

FIGURA 6.13.3 Carcinoma supraglótico (veja colorida em www.grupoa.com.br).

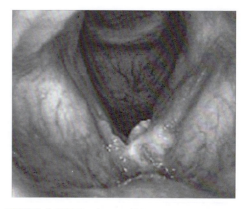

FIGURA 6.13.5 Carcinoma glótico com invasão de comissura anterior (veja colorida em www.grupoa.com.br).

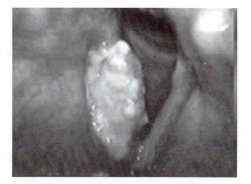

FIGURA 6.13.4 T2 glótico de prega vocal direita (veja colorida em www.grupoa.com.br).

que o esvaziamento cervical dependerá da topografia do tumor e de seu estadiamento.

A radioterapia pode ser utilizada de forma exclusiva ou complementar. Quando exclusiva, é indicada para casos T1 com comprometimento superficial e mínima infiltração ou no caso de contraindicação clínica para tratamento cirúrgico. A radioterapia em pacientes jovens dirigida à região cervical deve ser evitada por seu efeito oncogênico. Quando complementar, está indicada em pós-operatório de laringectomia total T4N0, em paciente com traqueostomia prévia, N1 com comprometimento capsular, N2 e N3, margens exíguas ou comprometidas e invasão subminada na forma multicêntrica.[4]

A localização do tumor também é relevante para se decidir qual conduta seguir, conforme descrito na Tabela 6.13.7 e no Quadro 6.13.2.

Para o tratamento do carcinoma glótico inicial, a classificação da European Laryngological Society (ELS) deve ser aplicada conforme mostrado nas Figuras 6.13.6 a 6.13.9.

TABELA 6.13.6 Grupos prognósticos

	T0	T1	T2	T3	T4
N0	0	I	II	III	IV
N1	III	III	III	III	IV
N2	IV	IV	IV	IV	IV
N3	IV	IV	IV	IV	IV

TABELA 6.13.7 Tratamento do carcinoma glótico

Ca *in situ*	Decorticação – cordectomia tipo I (ELS).
Ca microinvasor	Cordectomias parciais tipo II e III (ELS).
T1a	Cordectomia endoscópica a *laser*. Radioterapia em casos selecionados por contraindicação cirúrgica.
T1b	Laringectomia frontolateral.
T2	Menor invasão: laringectomia frontolateral. Maior invasão: hemilaringectomia com reconstrução. Bilateral: laringectomia frontolateral alargada ou parcial. Esvaziamento cervical: parcial dos níveis II, III e IV quando compromete mobilidade vocal, radical ou modificado quando N1, N2 ou N3. Margem cirúrgica comprometida: radioterapia.
T3	Laringectomia total. Esvaziamento cervical. N0 – parcial níveis II, III, IV. N1 – radical modificado. N2 – radical modificado ou clássico. N3 – radical modificado ou clássico. Radioterapia + Quimioterapia em N3 ou com mais de 1 linfonodo positivo.
T4	Avaliar ressecabilidade do tumor com esvaziamento cervical seguido de radioterapia. Ou protocolo de preservação de órgão, quimioterapia e radioterapia seguindo protocolo.

Estudos recentes mostram resultados alarmantes quanto ao tratamento dos tumores de laringe, pois, no contrafluxo das outras neoplasias, os pacientes com tumores de laringe vêm apresentando redução de sobrevida.

Olsen,[11] em editorial para a revista Head and Neck surgery, mostrou que a quimioterapia e a radioterapia associadas passaram a ser usadas nos Estados Unidos (EUA) como *standard of care*, a fim de preservar a laringe, com base em dois grandes estudos que comparavam o uso da associação *versus* laringectomia.[12,13]

O autor sugere que se precisa reavaliar o tratamento do câncer avançado de laringe e, mais criteriosamente, identificar os pacientes que podem ter manejo não cirúrgico, sem comprometer a sobrevida, uma vez que, naquele país, a laringe é o único órgão que tem a taxa de sobrevida pós-câncer piorada.[15]

QUADRO 6.13.2

Tratamento do carcinoma supraglótico

Alta taxa de metástase cervical obriga tratamento do pescoço (cirurgia + radioterapia em casos selecionados).

Tratamento cirúrgico mais comum: laringectomia parcial horizontal ou supraglótica.

A ressecção endoscópica (epiglotectomia) com *laser* pode ser usada para tumores confinados à epiglote supra-hióidea.

Esvaziamento cervical: seletivo bilateral, níveis II, III e IV quando não há evidências de metástase linfonodal e o tumor for de linha média; esvaziamento cervical seletivo níveis II, III e IV unilateral se T1 lateral.

Esvaziamento cervical radical quando N2 ou N3.

Radioterapia pós-operatória dependendo do T e do N.

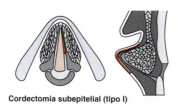

Tipo I – Subepitelial
- Ressecção epitelial
- Indicada para lesões pré-malignas

Cordectomia subepitelial (tipo I)

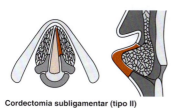

Tipo II – Subligamentar
- Epitélio + espaço de Reinke + ligamento vocal
- Indicada para lesões pré-malignas
- Indicações:
  – Ca microinvasor
  – Leucoplastia com sinais de transformação neoplásica

Cordectomia subligamentar (tipo II)

FIGURA 6.13.6 Tratamento do carcinoma glótico – cordectomias tipo I e II.

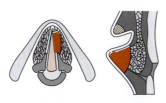

Tipo III – Transmuscular
- Epitélio + lâmina própria + parte do músculo vocal
- Pode ser necessária ressecção de parte da prega ventricular
- Indicada para Ca superficial

Cordectomia transmuscular (tipo III). A fim de expor toda a prega vocal, pode ser necessária a ressecção parcial da prega ventricular (área hachurada)

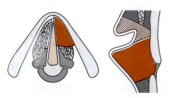

Tipo IV – Total
- Processo vocal até comissura anterior
- Até pericôndrio interno da cartilagem tireóidea
- T1a

Cordectomia total ou completa (tipo IV). A prega ventricular ipsilateral pode ser parcialmente ou totalmente removida para garantir a ressecção completa da prega vocal (área hachurada)

FIGURA 6.13.7 Tratamento do carcinoma glótico – cordectomias tipo III e IV.

Reabilitação

O diagnóstico do câncer de laringe implica em um estigma para o paciente, havendo uma associação imediata com perda definitiva da voz. A reabilitação pode ser primária ou secundária. Denomina-se primária quando é oferecida ao paciente uma alternativa para melhorar sua qualidade vocal no mesmo tempo do tratamento cirúrgico. As opções incluem a técnica de medialização vocal com enxertos (gordura, ácido hialurônico) para casos de ressecção endoscópica, e a confecção de uma fístula traqueoesofágica para colocação de prótese fonatória nos casos de laringectomia total **(Fig. 6.13.10)**.

A reabilitação vocal secundária pode ser feita também por meio de próteses fonatórias, além de

Tipo Va
- Inclui comissura anterior e segmento da prega colateral
- T1b – controverso

Cordectomia extendida envolvendo a prega contralateral (tipo Va). A extensão da prega contralateral ressecada depende da extensão do tumor

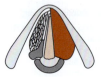

Tipo Vb
- Aritenoide ressecada
- Ca posterior, envolvendo processo vocal, mas poupando aritenoide
- Mobilidade controversa

Cordectomia extendida envolvendo a aritenoide (tipo Vb)

FIGURA 6.13.8 Tratamento do carcinoma glótico – cordectomias tipo Va e b.

Cordectomia extendida envolvendo a prega ventricular (tipo Vc). A ressecção inferior da prega vocal é máxima

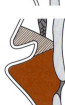

Tipo Vc
- Prega vestibular ressecada
- Ca de prega vestibular

Cordectomia extendida envolvendo a subglote a uma distância de 1 cm (tipo Vb)

Tipo Vd
- 1 cm abaixo da glote
- Contraindicada por alguns cirurgiões
- T2b

FIGURA 6.13.9 Tratamento do carcinoma glótico – cordectomias tipo Vc e d.

incluir a reabilitação com voz esofágica e uso de aparelhos de eletrolaringe. Em geral os pacientes são encaminhados para fonoterapia.[14,15]

Conclusão

Assim como para outras doenças malignas, o diagnóstico precoce é essencial. Somente dessa forma se torna viável que pacientes sejam tratados por cirurgias conservadoras endoscópicas (geralmente a Laser) com excelentes resultados funcionais. Isso inclui, até mesmo de forma ambulatorial, os T1, T2 e casos selecionados de T3, tanto glóticos como supraglóticos, não mudando as indicações de tratamento do pescoço. São procedimentos de muito baixo custo comparados à radioterapia, sem a exposição aos efeitos adversos e oncogênicos desta. Os protocolos de preservação de órgãos não se mostraram eficazes no controle da doença nem na preservação das funções laríngeas. A laringectomia total, com esvaziamento anterior (níveis II, III e IV) com reabilitação (vocal) primária, seguida ou não de radioterapia, se constitui no melhor índice de cura para as lesões avançadas.

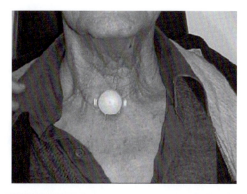

FIGURA 6.13.10 Laringectomia total com prótese fonatória valvulada (veja colorida em www.grupoa.com.br).

Teoria versus prática

Nos dias atuais, graças a uma massiva campanha de educação em saúde, disfonia progressiva já é interpretada pelo leigo como sinal de alerta para câncer de laringe. Todavia, tanto essas campanhas como o ensino, desde o nível acadêmico passando pela especialização, devem ser continuadamente reforçadas. Essa preocupação e alerta se baseiam na triste realidade, principalmente em nível de medicina pública, de inúmeros pacientes que continuam chegando aos Serviços especializados com doenças avançadas para as quais nem sempre cirurgias reconhecidamente mutiladoras associadas ou não a tratamentos de alto custo, significam a cura desses indivíduos.

 Referências

1. Noronha MJR, Dias FL. Epidemiologia: etiopatogenia e fatores etiológicos do câncer da laringe: potencial para quimioprevenção. In: Noronha MJR, Dias FL, coordenadores. Câncer da laringe: uma abordagem multidisciplinar. Rio de Janeiro: Revinter; 1997. p. 4-7.
2. Inca.gov.br [Internet]. Laringe. Rio de Janeiro: Instituto Nacional de Câncer José Alencar Gomes da Silva; c2014 [capturado em 9 maio 2014]. Disponível em: http://www2.inca.gov.br/wps/wcm/connect/tiposdecancer/site/home/laringe.
3. Steffen, N, Maahs GS. Câncer de laringe. In: Costa SS, Cruz OLM, Oliveira JAA, coordenadores. Otorrinolaringologia: princípios e práticas. Porto Alegre: Artes Médicas; 1994. p. 983-96.
4. Pontes P, Brasil OOC, Amorim F. Câncer de laringe. In: Costa Neto, Mello Júnior JF, Martins RHG, Costa SS, coordenadores. Tratado de otorrinolaringologia. São Paulo: Roca; 2011. v. 4. p. 885-97.
5. Koufmann JA, Burke AJ. The etiology and pathogenesis of laryngeal carcinoma. Otolaryngol Clin North Am. 1997;30(1):1-19.
6. Benhamou CA, Laraqul N, Touhaml M. Chekkoury A. Benchakroun Y, Samlall R, et al. Tobacco and cancer of the larynx: a prospective survey of 58 patients. Rev Laryngol Otol Rhinol (Bord). 1992;143:285-8.
7. Maier H, Weidauer H. Alcohol drinking and tobacco smoking are the chief risk factors for ENT tumors. Increased incidence of mounth cavity, pharyngeal and laryngeal carcinomas. Fortschr Med. 1995;113(11):157-60.
8. Spitz MR. Risk factors and genetic susceptibility. Cancer Treat Res. 1995;74:73-87.
9. Bigenzahn W, Steiner E, Denk DM, Turetschek K, Frühwald F. Stroboscopy and imaging in interdisciplinary diagnosis of early stages of laryngeal carcinoma. Radiologe. 1998;38(2):101-5.
10. Piccirillo JF. Inclusion of comorbidity in a staging system for head and neck cancer. Oncology (Williston Park). 1995;9(9):831-6; discussion 841, 845-8.
11. Olsen KD. Reexamining the treatment of advanced laryngeal cancer. Head Neck. 2010;32(1):1-7.
12. Induction chemotherapy plus radiation compared with surgery plus radiation in patients with advanced laryngeal cancer. The Department of Veterans Affairs Laryngeal Cancer Study Group. N Engl J Med. 1991;324(24):1685-90.
13. Forastiere AA, Goepfert H, Maor M, Pajak TF, Weber R, Morrison W, et al. Concurrent chemotherapy and radiotherapy for organ preservation in advanced laryngeal cancer. N Engl J Med. 2003;349(22):2091-8.
14. Calcaterra TC. Procedures for voice prodution after laryngectomy. In: Bailey BJ, Biller HF, editors. Surgery of the larynx. Philadelphia: Saunders; 1985. p. 347-65.
15. Panje WR. Prosthetic vocal rehabilitation following laryngectomy: the voice button. Ann Otol Rhinol Laryngol. 1981;90(2 Pt 1):116-20.

 Leituras sugeridas

Hoffman HT, Porter K, Karnell LH, Cooper JS, Weber RS, Langer CJ, et al. Laryngeal cancer in the United States: changes in demographics, patterns of care, and survival. Laryngoscope. 2006;116(9 Pt 2 Suppl 111):1-13.

Larynx. In: Edge SB, editor. AJCC cancer staging manual. 7th ed. New York: Springer; 2010. p. 57-67.

 Questões e casos clínicos

www.grupoa.com.br

6.14 Laringomalacia e outras causas de estridor

José Faibes Lubianca Neto

Rita Carolina Krumenauer

Introdução

A laringomalacia é a mais comum anomalia congênita da laringe e a principal causa de estridor não infeccioso na infância.

Estridor laríngeo

O estridor é um sintoma, e não um diagnóstico; é a característica mais proeminente da obstrução da via aérea (VA) na criança. Definido como o som gerado pela turbulência do ar durante passagem por local parcialmente obstruído, o estridor pode ser inspiratório, expiratório ou bifásico, conforme sua aparição no ciclo respiratório, o que depende da localização e do tipo de alteração na árvore respiratória. O manejo do estridor só poderá ser adequado após o diagnóstico preciso de sua causa.

Em lactentes, as principais causas são alterações laríngeas,[1-4] entre as quais a laringomalacia é a mais frequente. Se forem somadas as anomalias congênitas da laringe com trauma interno da laringe e com infecções (geralmente com comprometimento principal laríngeo), em torno de 70% de todas as causas de estridor em menores de 30 meses encontram-se em terreno otorrinolaringológico.[1]

Laringe infantil

A laringe da criança difere da do adulto em diversos aspectos (Tab. 6.14.1). A compreensão dessas diferenças é fundamental para o entendimento da fisiopatologia da laringomalacia e das outras causas de estridor. A Figura 6.14.1 traz uma visão endoscópica da laringe infantil.

A laringe infantil está na região mais alta no pescoço, pois a cartilagem cricoide encontra-se na altura da 4ª vértebra cervical (no adulto encontra-se entre a 6ª e a 7ª vértebras cervicais). Como a laringe está mais elevada, a epiglote faz contato com o palato, o que ajuda a explicar a respiração nasal exclusiva durante os primeiros 6 meses de vida e a capacidade da criança de alimentar-se (mamar) e respirar ao mesmo tempo. A epiglote tende ao formato em ômega, com pregas ariepiglóticas redundantes, que podem obstruir o lúmen já comprometido. O ângulo entre a epiglote e a glote é mais agudo no recém-nascido, predispondo à obstrução mais rápida.

Ao nascimento, a laringe tem aproximadamente um terço do tamanho que atingirá no adulto. As cartilagens aritenoides e cuneiformes são relativamente maiores em neonatos e lactentes. O diâmetro da luz da subglote no recém-nascido varia entre 5 e 7 mm. Diâmetro de 4 mm ou menos representa estenose, sendo que, do ponto de vista prático, um tubo endotraqueal de 3,5 mm deve passar sem dificuldades no momento da entubação. A túnica mucosa do recém-nascido e do lactente é mais frouxa e menos fibrosa que a do adulto, o que aumenta o risco de edema e obstrução durante a manipulação.

Um edema circunferencial de 1 mm dentro da laringe infantil leva à redução do espaço glótico em cerca de 60% (Fig. 6.14.2). Isso pode ocorrer nos casos de edema de mucosa precipitados por episódios de refluxo e taxados como episódios de "crupe recorrente".[5] Essa mudança é ainda mais dramática na presença de estenose subglótica.

Apesar de laringomalacia e estenose subglótica serem as causas mais frequentes de estridor em

TABELA 6.14.1 Diferenças principais entre a laringe infantil e a do adulto		
Característica	**Lactente**	**Adulto**
Posição da cricoide	4ª vértebra cervical	7ª vértebra cervical
Posição do hioide	Sobre a cartilagem tireoide	Acima da cartilagem tireoide
Processo vocal aritenoide	1/2 da glote	1/4 a 1/7 da glote
Cuneiformes	Proeminentes	Pouco visíveis
Epiglote	Posterior e tubular	Verticalizada
Tecido submucoso supraglótico	Frouxo	Aderido

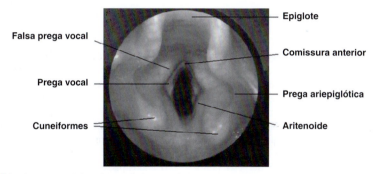

FIGURA 6.14.1 Laringe normal de criança de 2 anos de idade, vista em fibronasolaringoscopia (veja colorida em www.grupoa.com.br).

lactentes, existem outras alterações de VAs que causam estridor e não devem ser tratadas com base em um diagnóstico presuntivo.[1] É importante a identificação, sob visualização direta endoscópica, da causa do estridor, bem como das comorbidades e as lesões sincrônicas associadas.[7-8] A endoscopia é a melhor maneira de fazer um diagnóstico específico e planejar tratamento.

Avaliação do estridor

As anomalias congênitas das VAs representam a maior causa de estridor em recém-nascidos e lactentes.[1,9-11] No entanto, a maioria das crianças pode não apresentar estridor desde o nascimento. É o caso, por exemplo, de prematuros que podem apresentar obstrução sem estridor por não conseguirem produzir pressão inspiratória negativa o suficiente para gerar vibração dos tecidos laríngeos

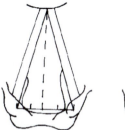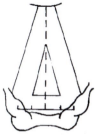

FIGURA 6.14.2 A abertura triangular da laringe infantil normal tem área aproximada de 14 mm². Quando ocorre 1 mm de edema, a área é reduzida para 5 mm², apenas 35% do normal.

Fonte: Adaptada de Holinger.[6]

pela relativa fraqueza da musculatura respiratória. Quando o estridor já estiver presente ao nascimento, em geral as causas são obstruções fixas, como membranas laríngeas e/ou estenose subglótica congênita. Frequentemente o estridor aparece lentamente ou como períodos de exacerbação (alimentação, choro, decúbito), produzindo dispneia, cianose ou apneia.[12]

A avaliação dos pacientes com estridor requer detalhamento completo do sintoma, como data de início, característica, intensidade, fatores agravantes e de alívio, progressão e complicações.[8] O estridor inspiratório é característico de lesões extratorácicas e é gerado pelo colapso das estruturas laríngeas, consequente à pressão negativa criada na caixa torácica pelo movimento de inspiração. A lesão da estenose subglótica, mesmo sendo extratorácica, produz estridor bifásico, por não ter sua morfologia modificada pelas pressões da VA. A traqueomalacia produz estridor predominantemente expiratório. Exceção deve ser feita se houver comprometimento da traqueia intra e extratorácica, quando haverá estridor bifásico.

No momento de coletar a história da criança, algumas perguntas devem ser sempre formuladas para que se possa ter uma noção inicial da gravidade do quadro. É útil assegurar que estridor raramente é emergência e tranquilizar os pais para obter o máximo de informações. Alguns parâmetros do estridor são especialmente importantes de se detalharem, como gravidade, progressão, presença de dificuldades alimentares e ganho de peso, cianose, comprometimento do sono e, no caso de já terem sido solicitados, exames de imagem com eventuais anormalidades. Embora muitas vezes os pais superestimem o sintoma estridor, a sua impressão subjetiva sobre a gravidade da obstrução deve ser levada em conta. Um dos parâmetros mais importantes é avaliar a progressão do quadro. Quadros instantâneos ou agudamente progressivos geralmente associam-se a infecções ou a corpos estranhos. Quadros graves recidivantes diagnosticados clinicamente em emergências pediátricas como "laringite" podem esconder estenose subglótica e/ou refluxo gastresofágico. Progressão mais lenta, mas com gravidade crescente, é a que se vê em casos de papilomatose laríngea e hemangiomas subglóticos. Casos em que ocorrem dificuldades na alimentação, com ou sem aspiração, levando a baixo ou nenhum ganho de peso, denotam necessidade de intervenção. Cianose respiratória deve ser diferenciada de cianose cardiovascular, pois a última ocorre independentemente da dificuldade respiratória. Cianose respiratória sempre é sinal de gravidade e de necessidade de intervenção. Outro achado compatível com gravidade é a dificuldade respiratória que persiste e atrapalha o sono. Nesse caso, existe uma exceção à regra da localização da lesão e a predominância sintomática durante sono ou vigília. A papilomatose laríngea, ao contrário da maioria de outras causas supraglóticas e glóticas, piora o padrão respiratório durante o sono. Por fim, casos que se apresentam com exames de imagem prévios mostrando malformações pulmonares, cardíacas ou de grandes vasos, merecem pronta atenção e avaliação sob anestesia geral. Parâmetros para caracterizar obstrução respiratória (Adaptado de Zwartenkot e colaboradores[13]):

1. Acordado X dormindo:
   a) Obstrução que piora no sono é faríngea (com exceção da papilomatose de laringe). Especialmente tonsilas faríngeas e palatinas.
   b) Obstrução que piora na vigília é laríngea, traqueal ou brônquica. Exacerbada pelo exercício.
2. Inspiratório X expiratório:
   a) Obstrução inspiratória é extratorácica:
      Ocasionalmente nasal ou faríngea
      Geralmente laríngea
      Laringomalacia
      Paralisia de pregas vocais bilateral
   b) Obstrução expiratória é intratorácica:
      Imita asma
      Traqueal ou brônquica
         Traqueo/broncomalacia
         Anel vascular, compressão extrínseca

Mesmo com toda a clínica, a caracterização simples do sintoma não é suficiente para um diagnóstico preciso.[13] Holinger[6] relatou uma série de 219 pacientes, onde houve 58 diagnósticos clínicos errôneos, corrigidos pela fibronasolaringobroncoscopia. Os principais diagnósticos errôneos foram asma, crupe e bronquiolite. Por isso o exame endoscópico é indispensável, uma vez que determina a causa exata do sintoma, além de excluir concomitância de outras lesões na VA. Em torno de 30% dos pacientes com estridor referenciados ao otorrino pelo não especialista com diagnóstico presuntivo apresentam doença diferente daquela para qual estão sendo tratados.[11] Em outro estudo,[9] 37% dos pacientes tiveram mais de uma lesão na VA. Nenhum outro exame, como fluoroscopia, esofagograma baritado ou radiograma lateral de pescoço, é tão definitivo e esclarecedor como a endoscopia.[14]

O que pode variar, dependendo do serviço onde o paciente é avaliado, é o tipo de procedimento inicial (nasofibrofaringolaringoscopia no consultório *versus* laringotraqueobroncoscopia no bloco cirúrgico). Alguns autores defendem que a nasofibrofaringolaringoscopia em consultório é suficiente e segura para diagnosticar a maioria dos pacientes com estridor de característica extratorácica sem sinais de gravidade, reservando a broncoscopia para casos em que os achados iniciais são insuficientes para explicar a gravidade do estridor ou para aqueles com história e apresentação sugestiva de lesão intratorácica.[15] Por outro lado, existem os que preferem já de início avaliar globalmente a VA sob anestesia geral. Estes apoiam-se na chance de existir lesão sincrônica na VA em aproximadamente 40% dos casos, que pode passar despercebida à nasofibrofaringolaringoscopia de consultório.[1,9,16] Talvez o que explique melhor essa discrepância seja o tipo de população avaliada. Pacientes com estridor avaliados em consultório privado ou mesmo em ambulatório de hospitais públicos geralmente são acometidos por formas leves de laringomalacia, sem repercussão sistêmica. Nestes, a nasofibrofaringolaringoscopia de consultório parece ser suficiente. No entanto, aqueles avaliados em hospitais, sejam provenientes de enfermarias de pneumologia ou de unidades de tratamento intensivo, representam uma população diferente, altamente selecionada, e tendem a ter comorbidades associadas.[17] Nesses casos, utiliza-se a laringotraqueobroncoscopia em bloco cirúrgico.

Epidemiologia do estridor

As incidências relativas das causas de estridor variam muito dependendo do local de onde provêm os dados. Se for considerada a experiência de serviços pediátricos de urgência, muito provavelmente as infecções e, dependendo do nível de complexidade do hospital, os corpos estranhos serão as causas mais comuns. Em casuísticas de serviços de otorrinolaringologia pediátrica situados dentro de hospitais terciários, no entanto, os dados serão necessariamente diferentes, sendo as malformações congênitas da laringe as causas principais (Tab. 6.14.2).

Laringomalacia

Importância/prevalência

A prevalência da laringomalacia na literatura é variável (19,4 a 75%) dependendo dos critérios utilizados no estudo e local de origem dos dados.[18,19] Meninos são duas vezes mais afetados que meninas. Geralmente é uma doença autolimitada, mas, em raros casos, pode produzir episódios graves de apneia, *cor pulmonale* e deficiências de desenvolvimento.

A etiologia exata da laringomalacia é desconhecida e continua sendo uma área de grande interesse e pesquisa. As teorias da etiologia incluem teoria anatômica, cartilaginosa e neurológica. A teoria anatômica propõe a existência de tecido laríngeo flácido redundante causando estridor. O desafio em comprovar essa teoria é a existência de crianças com achados anatômicos típicos de laringomalacia sem sintomatologia de obstrução respiratória. Ainda em relação à teoria anatômica, pacientes com laringomalacia apresentam encurtamento das pregas ariepiglóticas quando comparados a crianças sem a doença,[20] o que é demonstrado pela diferença na razão existente entre o comprimento da prega ariepiglótica e da glote; com a ressecção dessas pregas, a razão aumenta em média 30%, ficando muito próxima do normal.[21] Em 1897, Sutherland e Lack[22] propuseram a "teoria cartilaginosa" após estudo de 18 casos de obstrução laríngea, associando laringomalacia à imaturidade do tecido cartilaginoso. Outros autores também tentaram associar anormalidades intrínsecas do tecido laríngeo à laringomalacia, porém estudos histológicos de espécimes de biópsia falharam em demonstrar condropatia ou outras alterações ultraestruturais, excluindo essa hipótese.[23]

A teoria neurológica é a mais bem embasada pela literatura atual e também a mais aceita. Tal teoria reconhece que a laringomalacia pode ser consequência de uma alteração do sistema de integração entre nervos periféricos e núcleos do tronco encefálico responsáveis pela respiração e patência da VA, levando ao produto final, que é a diminuição do tônus laríngeo. À medida que a criança cresce, os sintomas provavelmente resolvem-se secundariamente ao amadurecimento da inervação. O reflexo adutor laríngeo (reflexo vagal) é responsável pela função e pelo tônus laríngeo. A ativação aferente desse reflexo é mediada pelo nervo laríngeo superior, localizado na prega ariepiglótica. A informação sensitiva desse nervo é então transmitida ao núcleo do sistema nervoso central (SNC) responsável pela regulação da respiração e deglutição. Uma resposta motora ao estímulo é mediada pelo nervo vago, resultando em fechamento glótico, inibição da respiração e deglutição. Uma alteração em qualquer ponto desse trajeto pode levar à laringomalacia e causar os sintomas de alimentação associados. Testes sensitivos laríngeos em crianças com laringomalacia demonstraram que o limiar do estímulo sensitivo necessário para desencadear a resposta motora típica (adução das pregas vocais) está elevado em crianças com doença moderada-grave comparadas àquelas com doença leve. Esse teste comprova a ideia de que há um déficit na integração entre sistema nervoso periférico e central na regulação da função e do tônus laríngeo, e o grau dessa alteração estaria associado à

TABELA 6.14.2 Causas de estridor em crianças com idade inferior a 30 meses em duas casuísticas otorrinolaringológicas

Alteração	Lubianca (n = 125)	Holinger (n = 219)
Laringomalacia	58%	60%
Estenose subglótica	19%	20%
Paralisia de pregas vocais	12%	13%
Outras	11%	7%
Total	100%	100%

gravidade da laringomalacia. Esses dados explicam a associação entre laringomalacia e outros distúrbios neurológicas.[24]

Definição e diagnóstico

O termo laringomalacia foi introduzido em 1942[25] e descrevia colapso de estruturas supraglóticas durante a inspiração. Anteriormente, doenças congênitas da laringe que geravam estridor eram descritas conjuntamente como "estridor laríngeo congênito".[22] Apesar de a laringomalacia ser a alteração de base na maioria dos recém-nascidos e lactentes que apresentam estridor,[26] não se pode desconsiderar a presença de outras causas.[10] Em 5 a 37% dos casos, é possível identificar lesão secundária de VA, somente diagnosticável por exame endoscópico.[4]

É muito importante para o pediatra clínico diferenciar laringomalacia de outras condições que causam respiração ruidosa. Não é infrequente que o diagnóstico de traqueomalacia, asma, bronquiolite e hiper-reatividade brônquica precedam um diagnóstico correto de laringomalacia. Entender os padrões e as características dos ruídos respiratórios auxilia o clínico a diferenciar a respiração ruidosa da laringomalacia de outras etiologias. Identificar a fase do ciclo respiratório também ajuda a determinar o nível da obstrução. Sibilo, ronco e estridor são os tipos de ruído respiratório. A sibilância é um som similar a um assovio audível durante a expiração e em geral se deve a doença pulmonar. O ronco é principalmente inspiratório e, em crianças, costuma ser causado por hiperplasia adenotonsilar.

A sintomatologia da laringomalacia é caracterizada por estridor inspiratório variável, que se inicia nas primeiras duas semanas de vida, geralmente tem seu pico entre a 6ª e a 8ª semanas e resolução completa entre 18 e 24 meses. O diagnóstico costuma ser é feito antes dos 4 meses de vida. O estridor pode ocorrer em repouso, mas piora com agitação, choro e alimentação. O sintoma também é relacionado à posição da criança, sendo agravado pela posição supina e aliviado pela pronação. O comprometimento respiratório na laringomalacia em geral não é grave, e a criança, na maioria das vezes, não apresentará cianose e dispneia. Mais frequentemente observam-se dificuldades para alimentação, incluindo regurgitação, engasgos, tosse e mamadas demoradas. Lactentes com laringomalacia podem ter dificuldade em coordenar a sequência sugar-engolir-respirar necessária para a amamentação, como resultado de sua obstrução respiratória. A demanda metabólica aumentada pela incoordenação respiração/alimentação pode ser grave a ponto de comprometer o ganho ponderoestatural, embora isso não seja comum. Outros sintomas associados menos frequentes, porém preocupantes, são taquipneia, retrações supraesternais e intercostais, cianose, *pectus excavatum* e apneia obstrutiva.

A laringomalacia tem sido associada a apneia do sono em crianças. Não há evidências que indiquem a necessidade de realizar polissonografia na avaliação inicial de rotina em todos os casos de laringomalacia. Evidências de nível IV e V embasam a solicitação do exame em casos graves para monitorar seu impacto no sono, bem como o efeito da supraglotoplastia na qualidade do sono e na síndrome da apneia-hipopneia obstrutiva do sono (SAOS),[27] embora parâmetros clínicos sejam relativamente sensíveis tanto para indicar a cirurgia quanto para monitorar seus efeitos (desaparecimento do estridor, do esforço respiratório, retomada do crescimento ponderoestatural). Evidências de nível IV embasam a extrapolação de indicações de polissonografia nas adenotonsilectomias para casos de laringomalacia de aparecimento tardio, principalmente nas crianças obesas, com malformações craniofaciais ou com má resposta ao tratamento cirúrgico prévio.[28]

O diagnóstico pode ser feito no consultório, por meio de nasofibrofaringolaringoscopia, ou, em casos mais graves, no bloco cirúrgico, sob anestesia geral com ventilação espontânea. A decisão de realizar o exame endoscópico no ambulatório ou no bloco cirúrgico dependerá das condições clínicas do paciente (rápida progressão do estridor, cianose, dificuldades alimentares importantes), das comorbidades associadas (malformações craniofaciais, alterações anatômicas e funcionais cardíacas) e da eventual desproporção entre os sintomas do paciente e os achados nasofibrolaringoscópicos do consultório. Quando a endoscopia for realizada sob anestesia geral, na medida do possível é aconselhável não aprofundá-la, permitindo movimentação da laringe, já que o diagnóstico da laringomalacia é dinâmico. O examinador poderá verificar a movimentação das estruturas laríngeas durante a respiração espontânea e diferenciar laringomalacia de outras causas de estridor inspiratório, como paralisia de pregas vocais. Os achados da endoscopia que caracterizam laringomalacia incluem pregas ariepiglóticas curtas;[21] cartilagens cuneiformes exageradamente grandes que são aspiradas para a luz da laringe durante a inspiração;[21] epiglote tubular exageradamente alongada em forma de ômega, que se curva sobre si mesma; colapso interno das aritenoides; e ângulo externo agudo da epiglote na entrada laríngea. Essas condições favorecem o colapso laríngeo durante a inspiração (Fig. 6.14.3).

Comorbidades

Refluxo gastresofágico (RGE)

O RGE está presente em 65 a 100% das crianças com laringomalacia.[29] A obstrução da VA na laringomalacia gera pressão negativa intratorácica que facilita o refluxo de ácido para os tecidos laringofaríngeos levando a refluxo laringofaríngeo. A mucosa laríngea, sensível à exposição ácida, torna-se edemaciada. O edema supraglótico resulta em colapso dos tecidos em direção à luz e piora dos sintomas obstrutivos. Inicia-se, então, um ciclo vicioso de obstrução, RGE e piora do edema. É difícil determinar o que vem primeiro, se o RGE ou a laringomalacia. Um estudo comparando índices de RGE em crianças no pré e pós-operatório de cirurgia para laringomalacia sugere que há melhora significativa do refluxo quando é aliviada a obstrução da VA pela supraglotoplastia.[30] Por outro lado, se há evidências de que o tratamento cirúrgico da obstrução causada pela laringomalacia alivia o RGE, há também evidências demonstrando que o tratamento clínico do RGE é eficaz em diminuir os sintomas da laringomalacia.[31] O consenso é que o RGE deve ser tratado em todos os pacientes com laringomalacia e sintomas alimentares. Cabeceira elevada durante a amamentação e uso de mamadeiras que minimizam a aerofagia podem diminuir o número de eventos de refluxo. Não há estudos controlados demonstrando qual seria o regime de tratamento mais efetivo para RGE em pacientes com laringomalacia. Geralmente utilizam-se bloqueadores de bomba de hidrogênio ou bloqueadores H2 e agentes pró-cinéticos. Em crianças com doença moderada a grave, estudos complementares (esofagograma, videofluoroscopia e pHmetria de 24 h) podem ser úteis para avaliação de prognóstico e manejo. Conforme o resultado desses estudos, pode-se optar por tratamento medicamentoso complementar ou até cirurgia de fundoplicatura.

Doença neurológica

Doença neurológica está presente em 20 a 45% das crianças com laringomalacia, incluindo epilepsia, hipotonia, retardo de desenvolvimento, paralisia cerebral e malformação de Chiari. Os pacientes com doença neurológica associada necessitam de intervenção cirúrgica mais frequentemente do que aqueles com laringomalacia isolada.[29] A hipotonia neuromuscular também leva a colapso da musculatura faríngea com piora dos sintomas respiratórios. Esses pacientes geralmente terão sintomas mais graves e por tempo mais prolongado. Alguns deles podem não ter resolução de seu quadro clínico apesar da supraglotoplastia e provavelmente necessitarão de traqueostomia.

Lesão secundária ou sincrônica de via aérea

A incidência de lesões sincrônicas da VA em laringomalacia varia de 7,5 a 64%, dependendo da literatura.[32-36] Traqueomalacia é a lesão associada mais comum, seguida por estenose subglótica. Essas lesões têm um efeito cumulativo na obstrução da VA. A obstrução respiratória causada pela laringomalacia combinada a outra lesão pode levar a uma maior obstrução de VA com aumento da pressão negativa intratorácica. Essa pressão negativa potencializa o RGE e laringofaríngeo, que aumentam a gravidade dos sintomas.[24,33] Crianças com doença leve a moderada, mas com alguma outra lesão de VA associada, têm 4,8 vezes mais chances de serem submetidas à intervenção cirúrgica.[33] O diagnóstico correto de outras lesões pode levar à intervenção precoce e afetar a progressão da doença. Da mesma forma, a cirurgia da laringomalacia também reduz os efeitos de outra lesão na VA.

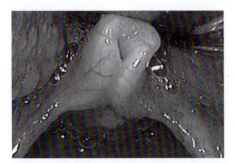

FIGURA 6.14.3 Imagem típica do colabamento supraglótico na laringomalacia (veja colorida em www.grupoa.com.br).

Cardiopatias congênitas

As cardiopatias congênitas estão presentes em cerca de 10% das crianças com laringomalacia. Essas criancas apresentam-se mais frequentemente com doença moderada a grave. A obstrução da VA leva à piora na função cardiovascular já comprometida. Até 34% delas irão necessitar de tratamento cirúrgico para laringomalacia.[24]

Síndromes/anomalias congênitas

Ocorrem em 8 a 20% dos casos de laringomalacia.[24,37] Essa incidência pode chegar a 40% em crianças com doença grave que necessitam cirurgia.[24,38] Crianças com anomalias congênitas muitas vezes apresentam outras comorbidades que comprometem a oxigenação e a respiração, o que torna qualquer grau de obstrução respiratória mais problemático. Tais crianças apresentam uma taxa de sucesso cirúrgico menor quando comparadas a crianças com laringomalacia isolada.[39] Alguns desses pacientes, especialmente aqueles com doença cardíaca ou neurológica associada, acabam necessitando de traqueostomia.

As crianças com laringomalacia e síndromes associadas à micrognatia, como CHARGE e sequência de Pierre Robin, têm pior prognóstico cirúrgico. O retroposicionamento da base da língua causa colapso posterior da epiglote, e a supraglotoplastia isolada não é capaz de corrigi-lo. Esses pacientes, por vezes, são submetidos à traqueostomia até que resolvam a sua micrognatia pelo crescimento ou por outra intervenção cirúrgica (p. ex., distração mandibular). Quando não há micrognatia, as anomalias associadas não devem contraindicar a cirurgia nos pacientes com laringomalacia grave. Deve-se levar em consideração, entretanto, que as taxas de falha e necessidade de traqueostomia são mais altas nesses casos.

Tratamento cirúrgico

O curso clínico é benigno na maioria dos pacientes, e a resolução dos sintomas ocorre até os 18 meses de idade, optando-se, sempre que possível, pelo tratamento conservador.[3] Entretanto, em alguns casos, pode haver complicações que tornam necessária intervenção cirúrgica, o que ocorre em torno de 10% do total. A cirurgia é indicada nos casos de retardo de crescimento, dificuldade importante na alimentação (com baixo ou nenhum ganho ponderoestatural), esforço respiratório importante com tiragem (algumas vezes com *pectus escavatum*), episódios de disfunção respiratória com cianose e necessidade de entubação. A decisão de operar é individualizada e baseada também

na saúde geral da criança e no seu desenvolvimento. A técnica cirúrgica é escolhida de acordo com a alteração laríngea que o paciente apresenta. Em casos onde há pregas ariepiglóticas curtas, a cirurgia se resume à simples secção delas, uni ou bilateralmente. No serviço dos autores, realiza-se rotineiramente a secção bilateral. Já quando há redundância dos tecidos laríngeos posteriores, a ressecção desses tecidos associada geralmente à secção das pregas ariepiglóticas é suficiente para aliviar o sintoma. Quando, no entanto, o problema é a retroprojeção da epiglote, que obstrui a supraglote, a glossoepiglotopexia é o tratamento de escolha. A cirurgia é a supraglotoplastia, termo que designa a ressecção das pregas ariepiglóticas ou de porção lateral da epiglote, além da redundância mucosa supraglótica, dependendo do tipo de alteração anatômica presente. Qualquer uma dessas cirurgias pode ser realizada com instrumentos frios ou a *laser*. Em alguns raros casos, conforme visto anteriormente, acaba sendo necessária a traqueostomia, na maioria das vezes transitória. Um estudo brasileiro recente com uma série de casos de pacientes submetidos a tratamento cirúrgico para laringomalacia demonstrou eficácia e segurança da supraglotoplastia em laringomalacia grave, sem relatos de complicações, quando realizado tratamento individualizado com cirurgia minimamente invasiva.[39] O sucesso da supraglotoplastia é de aproximadamente 94%, com uma baixa taxa de complicações. Cirurgia revisional pode ser necessária em cerca de 20% das crianças, e sua necessidade é diretamente influenciada pelo número e tipo de comorbidades apresentadas pelo paciente.[40]

Estenose subglótica

Ver Capítulo 6.15, Estenose subglótica.

Paralisia de pregas vocais

Terceira anomalia congênita mais comum de laringe, podendo ser uni ou bilateral.[1,16] A bilateral costuma ser secundária a malformação de sistema nervoso central (SNC) (a principal é a síndrome de Arnold-Chiari), enquanto a unilateral se deve a lesões periféricas, em geral traumáticas (sobretudo trauma de parto, mas também após procedimentos cardíacos e torácicos). Outras causas em neonatos incluem hidrocefalia, infecções, neoplasias, trauma de entubação, trauma cervical e asfixia.

É indispensável exame de imagem de SNC, tórax e abdome, além de avaliação clínica neurológica. O diagnóstico é firmado pela fibrolaringoscopia flexível com a criança em respiração espontânea, para comparação da mobilidade de pregas vocais.

A paralisia unilateral pode ser assintomática ao nascimento. A obstrução respiratória é mínima, com agravamento em situações de estresse. Pode haver estridor bifásico, aspiração e choro rouco ou fraco. Já a bilateral apresenta-se com insuficiência respiratória aguda e estridor importante, podendo exigir entubação ou traqueostomia de urgência para futura tentativa de cordotomia, aritenoidectomia e outras técnicas. A paralisia unilateral em geral não exige tratamento específico.[46] Já o tratamento definitivo da paralisia bilateral deve ser postergadoo máximo possível (pelo menos12 meses), pois a maioria dos pacientes sem comorbidade associada melhora espontaneamente.[46,47]

Hemangioma de laringe

Hemangiomas são os tumores mais comuns na infância, sendo mais frequentes em meninas(2 a 3:1). Os subglóticos são relativamente raros, e cerca de 50% dos pacientes têm associados hemangiomas cutâneos na cabeça e pescoço (Fig. 6.14.4A).

A sintomatologia começaem torno dos dois meses de vida, com intensidade crescente. O estridor, bifásico, piora com choro, esforço e infecção de vias aéreas. O tumor costumaapresentar fase de crescimento rápido por6 a 10 meses, e depois fica estacionário até iniciar fase de lenta involução. Embora a sintomatologia desapareça antes, a resolução completa dos hemangiomas se dáem torno de 70% dos casos aos 5 a 7 anos de vida.[1]

O diagnóstico é feito pela endoscopiaevidenciandoestreitamento assimétrico do lúmen da subglote e tumor bocelado, compressível, de superfície lisa e coloração avermelhada ou vinhosa (Fig. 6.14.4). A biópsia não costuma ser necessária, podendo provocar sangramento de grau variado. A TC de pescoço e tórax é útil para avaliar a extensão da lesão para mediastino e tórax.

A manutenção de via aérea permeável e anatômica é o maiorobjetivo, já que a lesão tende a involuir com o tempo. A traqueostomia é feitaem caso de obstrução respiratória aguda (cuidadosamente, evitando-se o sítio de lesão para não causar sangramento). O tratamento inicial pode ser feito com corticoterapia sistêmica em doses regressivas para reduzir o tamanho do tumor, mas temefeitos adversos. Aplicações de corticoide ou substância esclerosante intralesional também são usadas como terapia adjuvante, Atualmente, o propranolol é eficaz e seguro como opção inicial ou em casos refratários a outras terapias.[48,49, 50,51] *Laser* de CO_2 é o ideal para hemangiomas capilares, restritos à região lateroposterior da subglote por via endoscópica.[52] A exérese cirúrgica aberta com colocação de molde laríngeo temcomo maiordesvantagem o risco de estenose pós-operatória. Embolização,interferon e agentes quimioterápicos são opções para lesões refratárias ao tratamento convencional, podendo ser necessários em envolvimento mediastinal ou de outros órgãos.[53]

Diafragmas e atresia laríngea

Representam falha na recanalização da laringe durante o desenvolvimento pré-natal. São membra-

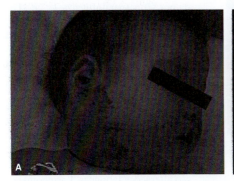 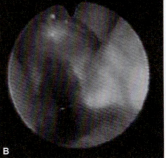

FIGURA 6.14.4 (A) Lesão hemangiomatosa de face e pescoço em criança de 3 meses e (B) videolaringoscopia mostrando hemangioma subglótico em região lateral e posterior da subglote (veja colorida em www.grupoa.com.br).

nas de espessura variável que se estendem parcialmente sobre a laringe ou por toda a glote (atresia). A atresia de laringe costuma estar associada à agenesia traqueal e na maioria dos casos é incompatível com a vida.[54] Pode haver associação com microdeleções do cromossomo 22q11 (síndrome velocardiofacial).

Os dois principais sintomas dos diafragmas congênitos de laringe são obstrução respiratória e disfunção vocal. A sintomatologia correlaciona-se diretamente com a sua extensão. O diagnóstico é feito por fibrolaringoscopia flexível e laringoscopia direta sob anestesia geral (Fig. 6.14.5).

O tratamento baseia-se na extensão da lesão e na gravidade dos sintomas. Devem-se evitar áreas cruentas opostas no ato cirúrgico para impedir a ocorrência desinéquias e estenoses. Às vezes são usados os *stents* de Keel para esse fim, que permanecem *in situ* por duas semanas. Cerca de 40% dos casos, conforme a gravidade do acometimento, acabam exigindo traqueostomia, em geral não definitiva.[54,55]

Papilomatose laríngea

Tumor benigno da laringe mais frequente em crianças, associado a alta morbidade pelo elevado número de intervenções e a traqueostomias. A papilomatose laríngea é abordada em capítulo específico.

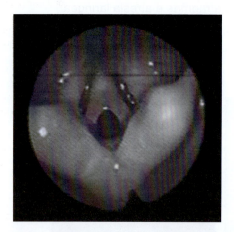

FIGURA 6.14.5 Videofibronasolaringoscopia demonstrando membrana laríngea anterior (veja colorida em www.grupoa.com.br).

Corpos estranhos

Corpos estranhos em vias aéreas são causas importantes de morbidade e mortalidade em crianças e podem apresentar-se com estridor.[65] O manejo começa com a coleta minuciosa da história com os pais, seguida por estudo radiológico de região cervical e tórax para localização do objeto e planejamento da broncoscopia.[65,66] Cerca de 57% dos pacientes em serviço de emergência com história sugestiva têm radiograma com corpo estranho nas vias aéreas. Os achados radiológicos são atelectasias, hiperinsuflação pulmonar, focos de consolidação e visualização do próprio objeto, quando radiopaco. Sementes são o corpo estranho mais encontrado, e o brônquio fonte direito, a localização mais comum (60%), por motivos anatômicos.[67] O tratamento de escolha (remoção) é feito por broncoscopia rígida.

Causas infecciosas de estridor

As laringites são um dos maiores motivos de consulta em urgências pediátricas, e até 30% dos casos são admitidos no hospital. A síndrome crupe compreende tosse ladrante, estridor e disfonia com ou sem disfunção respiratória, e costuma ser precedida por infecção de via aérea superior (IVAS). Há associação com laringite aguda, laringotraqueobronquite, laringite espasmódica, entre outras entidades e nomenclaturas variadas. O agente etiológico predominante é o vírus parainfluenza, sendo mais frequente em períodos de mudança de estação e variação de temperatura.

O tratamento consiste em umidificação, hidratação e analgesia. Conforme a gravidade do quadro, empregam-se corticosteroides e nebulização com adrenalina.

A laringotraqueobronquite costuma ser causada por vírus (parainfluenza 1, 2 e 3) e esporadicamente por *Mycoplasma pneumoniae*. Progride em 1 a 2 dias de IVAS para tosse ladrante com estridor que pode durar até 7 dias, com febre ou não. Os corticosteroides reduzem as complicações.

Conclusão

Estridor é sintoma, não diagnóstico. Ele pode ser inspiratório, expiratório ou bifásico, conforme sua localização e tipo de alteração na árvore respiratória.

Em lactentes, as principais causas de estridor são alterações laríngeas. Laringomalacia e estenose subglótica são as mais frequentes.

Mesmo nos casos com diagnóstico clínico presuntivo, é importante a identificação, sob visualização direta endoscópica, da causa do estridor, bem como das comorbidades associadas. Essa é a melhor maneira de fazer diagnóstico específico e planejar tratamento.

A avaliação clínica dos pacientes com estridor requer detalhamento completo do sintoma. O estridor inspiratório é característico de lesões extratorácicas, e o expiratório é característico de lesões intratorácicas. As alterações na subglote geralmente se apresentam com estridor bifásico.

A laringomalacia é a anomalia congênita da laringe mais comum. A sintomatologia é caracterizada por estridor, que se inicia nas primeiras duas semanas de vida e piora com agitação, choro e alimentação. O curso clínico é benigno na maioria dos pacientes, e a resolução dos sintomas ocorre até os 18 meses de idade, optando-se, sempre que possível, pelo tratamento conservador.

Teoria versus *prática*

Quando se trata de laringomalacia, a distância entre teoria e prática mais evidente é o não encaminhamento do paciente com estridor para avaliação com o otorrinolaringologista. A grande maioria dos casos de estridor tem evolução favorável e resolução espontânea. Porém, o diagnóstico precoce da laringomalacia permite um acompanhamento adequado e preparo dos pais para uma possível, ainda que improvável, intercorrência respiratória. Além disso, a avaliação do otorrinolaringologista permite o diagnóstico diferencial da laringomalacia com outras causas de estridor, como paralisia de pregas vocais, estenose subglótica e cisto laríngeo.

 Referências

1. Holinger LD. Etiology of stridor in the neonate, infant and child. Ann Otol Rhinol Laryngol. 1980;89(5 Pt 1):397-400.
2. Belmont JR, Grundfast K. Congenital laryngeal stridor (laryngomalacia): etyologic factors and associated disorders. Ann Otol Rhinol Laryngol. 1984;93(5 Pt 1):430-7.
3. Cotton RT, Prescott CAJ. Congenital anomalies of the larynx. In: Cotton RT, Myer III CM, editors. Practical pediatric otolaryngology. Philadelphia: Lippincott-Raven; 1999. p. 497-514.
4. Albert D, Leighton S. Stridor and airway management. In: Cummings CW, Fredrickson JM, Harker LA, Krause CJ, Schuller DE, Richardson MA. Pediatric otolaryngology head & neck surgery. 3rd ed. Saint Louis: Mosby; 1998. p. 285-302.
5. Waki EY, Madgy DN, Belenky WM, Gower VC. The incidence of gastroesophageal reflux in recurrent croup. Int J Pediatr Otorhinolaryngol. 1995; 32(3): 223-32.
6. Holinger LD. Evaluation of estridor and wheezing. In: Holinger LD, Lusk RP, Green CG. Pediatric laryngology and bronchoesophagology. Philadelphia: Lippincott-Raven; c1997.
7. Holinger LD. Diagnostic endoscopy of the pediatric airway. Laryngoscope. 1989;99(3):346-8.
8. Cotton RT, Richardson MA. Congenital laryngeal anomalies. Otolaryngol Clin North Am. 1981;14(1): 203-18.
9. Altman KW, Wetmore RF, Marsh RR. Congenital airway abnormalities in patients requiring hospitalization. Arch Otolaryngol Head Neck Surg. 1999; 125(5):525-8.
10. Holinger LD, Konior RJ. Surgical management of severe laryngomalacia. Laryngoscope. 1989; 99(2):136-42.
11. Zoumalan R, Maddalozzo J, Holinger LD. Etiology of stridor in infants. Ann Otol Rhinol Laryngol. 2007;116(5):329-34.
12. Richardson MA, Cotton RT. Anatomic abnormalities of the pediatric airway. Pediatr Clin North Am. 1984;31(4):821-34.
13. Zwartenkot JW, Hoeve HL, Borgstein J. Inter-observer reliability of localization of recorded stridor sounds in children. Int J Pediatr Otorhinolaryngol. 2010;74(10):1184-8.
14. Tunkel DE, Zalzal GH. Stridor in infants and children: ambulatory evaluation and operative diagnosis. Clin Pediatr (Phila). 1992;31(1):48-55.
15. O´Sullivan BP, Finger L, Zwerding RG. Use of nasopharyngoscopy in the evaluation of children with noisy breathing. Chest. 2004;125(4):1265-9.
16. Bluestone CD, Healy GB, Cotton RT. Diagnosis of laryngomalacia is not enough! Arch Otolaryngol Head Neck Surg. 1996;122(12):1417-8.
17. Lubianca Neto JF, Fischer GB, Peduzzi FD, L Junior H, Krumenauer RCP, Richter VT. Achados clínicos e endoscópicos em crianças com estridor. Braz J Otorhinolaryngol. 2002;68(3):314-8.
18. Rupa V, Raman R. Aetiological profile of paediatric laryngeal stridor in an Indian hospital. Ann Trop Paediatr. 1991;11(2):137-41.
19. Lane RW, Weider DJ, Steinem C, Marin-Padilla M. Laryngomalacia. A review and case report of surgical treatment with resolution of pectus excavatum. Arch Otolaryngol. 1984;110(8):546-51.

20. Prescott, CA. The current status of corrective surgery for laryngomalacia. Am J Otolaryngol. 1991;12(4):230-5.
21. Manning SC, Inglis AF, Mouzakes J, Carron J, Perkins JA. Laryngeal anatomic differences in pediatric patients with severe laryngomalacia. Arch Otolaryngol Head Neck Surg. 2005;131(4):340-3.
22. Sutherland GA, Lack HL. Congenital laringeal obstruction. Lancet 1897;150(3863):653-5.
23. Chandra RK, Gerber ME, Holinger LD. Histological insight into the pathogenesis of severe laryngomalacia. Int J Pediatr Otorhinolaryngol. 2001;61(1):31-8.
24. Thompson DM. Abnormal sensorimotor integrative function of the larynx in congenital laryngomalacia: a new theory of etiology. Laryngoscope. 2007;117(6 Pt 2 Suppl 114):1-33.
25. Jackson C, Jackson CL. Diseases and injuries of the larynx: a textbook for students and practitioners. New York: Macmillan; 1942.
26. Mancuso RF, Choi SS, Zalzal GH, Grundfast KM. Laryngomalacia. The search for the second lesion. Arch Otolaryngol Head Neck Surg. 1996;122(3):302-6.
27. Powitzky R, Stoner J, Fischer T, Digoy GP. Changes in sleep apnea after supraglottoplasty in infants with laryngomalacia. Int J Pediatr Otorhinolaryngol. 2011;75(10):1234-9.
28. Thevasagayam M, Rodger K, Cave D, Witmans M, El-Hakim H. Prevalence of laryngomalacia in children presenting with sleep-disordered breathing. Laryngoscope. 2010;120(8):1662-6.
29. Thompson DM. Laryngomalacia: factors that influence disease severity and outcomes of management. Curr Opin Otolaryngol Head Neck Surg. 2010;18(6):564-70.
30. Hadfield PJ, Albert DM, Bailey CM, Lindley K, Pierro A. The effect of aryepiglottoplasty for laryngomalacia on gastro-oesophageal reflux. Int J Pediatr Otorhinolaryngol. 2003;67(1):11-4.
31. Suskind DL, Thompson DM, Gulati M, Huddleston P, Liu DC, Baroody FM. Improved infant swallowing after gastroesophageal reflux disease treatment: a function of improved laryngeal sensation? Laryngoscope. 2006;116(8):1397-403.
32. Cohen SR, Eavey RD, Desmond MS, May BC. Endoscopy and tracheotomy in the neonatal period: a 10-year review, 1967-1976. Ann Otol Rhinol Laryngol. 1977;86(5 Pt 1):577-83.
33. Dickson JM, Richter GT, Meinzen-Derr J, Rutter MJ, Thompson DM. Secondary airway lesions in infants with laryngomalacia. Ann Otol Rhinol Laryngol. 2009;118(1):37-43.
34. Schroeder JW, Bhandarkar ND, Holinger LD. Synchronous airway lesions and outcomes in infants with severe laryngomalacia requiring supraglottoplasty. Arch Otolaryngol Head Neck Surg. 2009;135(7):647-51.
35. Krashin E, Ben-Ari J, Springer C, Derowe A, Avital A, Sivan Y. Synchronous airway lesions in laryngomalacia. Int J Pediatr Otorhinolaryngol. 2008;72(4):501-7.
36. Yuen HW, Tan HK, Balakrishnan A. Synchronous airway lesions and associated anomalies in children with laryngomalacia evaluated with rigid endoscopy. Int J Pediatr Otorhinolaryngol. 2006; 70(10):1779-84.
37. Olney DR, Greinwald JH Jr, Smith RJ, Bauman NM. Laryngomalacia and its treatment. Laryngoscope. 1999;109(11):1770-5.
38. Hoff SR, Schroeder JW Jr, Rastatter JC, Holinger LD. Supraglottoplasty outcomes in relation to age and comorbid conditions. Int J Pediatr Otorhinolaryngol. 2010;74(3):245-9.
39. Lubianca Neto JF, Drummond RL, Oppermann LP, Hermes FS, Krumenauer RC. Laryngomalacia surgery: a series from a tertiary pediatric hospital. Braz J Otorhinolaryngol. 2012;78(6):99-106.
40. Denoyelle F, Mondain M, Gresillon N, Roger G, Chaudre F, Garabedian EN. Failures and complications of supraglottoplasty in children. Arch Otolaryngol Head Neck Surg. 2003;129(10):1077-80; discussion 1080.

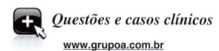

Questões e casos clínicos

www.grupoa.com.br

6.15 Estenose de laringe

Cláudia Schweiger
Denise Manica

Introdução

A estenose de laringe pode se apresentar como uma situação ameaçadora à vida ou se transformar em uma situação ameaçadora à vida por manejo inadequado.[1]

A incidência de estenose subglótica (ESG) adquirida encontrada na literatura é muito discrepante pela falta de homogeneidade dos estudos e varia de 0^2 a $11,4\%^3$ em crianças após o período neonatal, mas chega, em populações selecionadas, a 24,5% em neonatos[4] e a 26,6% em adultos.[5]

Para a resolução da estenose, a maioria dos pacientes necessita múltiplos e complexos tratamentos e internações prolongadas, sendo que a estenose representa um grande impacto em termos emocionais e econômicos. Crianças que permanecem traqueostomizadas por longos períodos por falta de diagnóstico ou tratamento adequado sofrem com a dificuldade na fala e com a discriminação social. No Brasil, não há estudos específicos de impacto socioeconômico sobre estenose de laringe.

Definição

A estenose de laringe consiste em um estreitamento da luz da via aérea que pode ocorrer em nível supraglótico, glótico ou subglótico.

Pode ser congênita ou adquirida. Na congênita, pode se apresentar como atresia, membrana laríngea ou ESG (diâmetro menor do que 4 mm no nível da cricoide em um recém-nascido a termo e 3 mm no prematuro).[6] Na adquirida, a região subglótica encontra-se frequentemente envolvida, podendo haver comprometimento isolado ou em combinação com outras regiões anatômicas da laringe, especialmente a glote posterior. A estenose supraglótica é mais rara e em geral vista após trauma térmico ou químico ou como sequela após cirurgia reconstrutiva da via aérea.

Fisiopatologia

A ESG e glótica posterior adquiridas costumam ser causadas por entubação endotraqueal. Na criança, a região subglótica é especialmente suscetível à obstrução por ser uma região cercada de cartilagem em seus 360 graus.

O tubo endotraqueal, em contato com a mucosa da laringe, causa inicialmente uma ulceração superficial, que pode progredir causando lesão à membrana basal e, em diferentes graus, ao tecido conectivo subjacente. Na sequência, podem ocorrer isquemia e necrose da mucosa por pressão direta do tubo. Esse evento ocorre quando a pressão exercida pelo tubo supera a pressão de perfusão capilar da mucosa, que, na criança, encontra-se entre 18 e 25 mmHg. A ulceração pode se tornar mais profunda, atingindo o pericôndrio e ocasionando pericondrite e condrite. Essas úlceras profundas, associadas à infecção local, formam tecido de granulação e proliferação de fibroblastos, que irão depositar colágeno e resultar em tecido cicatricial. Esse tecido cicatricial é que vai causar estenose da via aérea em maior ou menor grau **(Fig. 6.15.1)**.[7,8]

Sintomatologia e diagnóstico

A apresentação clínica da estenose de laringe pode variar de assintomática à obstrução aguda da via aérea. Uma ESG leve, por exemplo, pode se apresentar apenas com infecções recorrentes geralmente diagnosticadas como laringites ou com intolerância para exercícios. Uma história clínica detalhada ajuda a localizar o local da obstrução e a definir a melhor investigação diagnóstica. Em caso de sinais de gravidade, deve-se proceder imediatamente à estabilização da via aérea.

O estridor é o sinal maior da obstrução de via aérea. Em estenose de laringe, o estridor é bifásico, já que o estreitamento da via aérea não é afetado pela variação das pressões intra e extraluminais. O estridor que ocorreu por mais de 72 horas após a extubação ou teve seu início depois desse período mostrou-se acurado no diagnóstico de ESG por entubação em pacientes pediátricos após o período neonatal em estudo recente.[9] A partir desses acha-

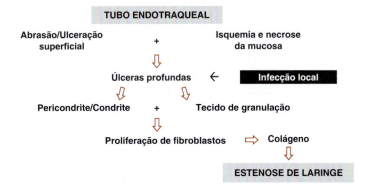

FIGURA.6.15.1 Fisiopatologia da lesão de laringe por entubação.

dos, parece razoável indicar endoscopia de via aérea após extubação para a confirmação de ESG apenas naqueles pacientes que apresentarem estridor com essas características.

Conforme a gravidade da obstrução, surgem outros sinais, como cianose, apneia, dificuldade alimentar, retrações. Uma voz ou choro fracos são indicativos de comprometimento glótico. Uma estenose subglótica isolada não altera a voz a não ser que seja muito grave. Uma voz abafada é um indicativo de lesão supraglótica.

A endoscopia laríngea com fibra óptica rígida e anestesia geral com ventilação espontânea é o melhor método para definir o local e a natureza da lesão laríngea, além de esclarecer sobre o grau de obstrução. A palpação intraoperatória das aritenoides é importante para avaliação de estenose glótica posterior. O exame sem anestesia é útil para avaliação glótica especialmente no que diz respeito à mobilidade das pregas vocais, mas fornece poucas informações sobre a subglote e não permite avaliar a traqueia. A avaliação radiológica pode ser necessária especialmente quando não é possível cruzar a estenose na laringoscopia a fim de se avaliar a extensão do comprometimento da via aérea.

A classificação mais utilizada para estenose glótica posterior foi proposta por Bogdasarian e Olson[10] e está apresentada no **Quadro 6.15.1**.

QUADRO 6.15.1

Classificação da estenose glótica posterior segundo Bogdasarian & Olson

Tipo I	Banda interaritenóidea e comissura posterior normal	
Tipo II	Banda interaritenoidea e comissura posterior com mobilidade das articulações cricoaritenóideas normal	
Tipo II	Banda acometendo a comissura posterior e uma articulação cricoaritenóidea comprometida	
Tipo II	Banda acometendo a comissura posterior e ambas as articulações cricoaritenóideas comprometidas	

A classificação mais utilizada para a ESG é a proposta por Charles Myer e colaboradores[11] e está apresentada na **Figura 6.15.2**. Monnier[6] modificou essa classificação acrescentando os dois piores indicadores prognósticos após a cirurgia, que são a presença de comorbidades e o envolvimento glótico. Essa nova classificação é vista na **Quadro 6.15.2**, na seção Tratamento.

Fatores de risco

Em estudo recente,[9] 42,8% das crianças submetidas à entubação endotraqueal por mais de 24 horas apresentaram alterações moderadas ou graves na nasofibrolaringoscopia realizada em até 8 horas após a extubação. Destas, 9,3% do total da amostra evoluíram para estenose. Ainda não está esclares-

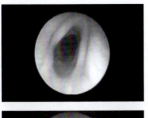
Grau I:
0 a 5% obstrução

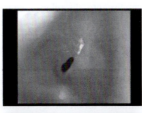
Grau III:
71 a 99% obstrução

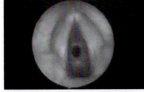
Grau II:
51 a 70% obstrução

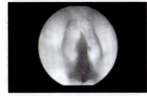
Grau IV:
sem lúmem

FIGURA 6.15.2 Classificação da estenose subglótica conforme Myer-Cotton (veja colorida em www.grupoa.com.br).

QUADRO 6.15.2
Tratamento da estenose subglótica (ESG) conforme classificação de Myer-Cotton modificada por Monnier

Myer-Cotton (% de obstrução)	ESG isolada	ESG + comorbidades	ESG + envolvimento glótico	ESG + comorbidades + envolvimento glótico
I (≤ 50%)	Incisões radiais com *laser* de CO_2 + dilatação ou observação			
II (51-70%)	TE ou RLT TU (EA)	TE ou RLT DT (EA)	RLT-TU ou RCTP-TU ou RLT - DT + *stenting* (EA ou EP)	RLT-DT + *stenting* (EA e/ou RCTP-DT)
III (71-99%)	RCTP-TU ou RLT-DT + *stenting*	RCTP-DT ou RLT-DT + *stenting*	RCTP-DT estendida + *stenting* ou RPT - DT com *stenting* prolongado	
IV (sem luz)				

ESG, estenose subglótica; TE, tratamento endoscópico; RLT – TU, reconstrução laringotraqueal tempo único; RLT – DT, reconstrução laringotraqueal dois tempos; RCTP – TU, ressecção cricotraqueal parcial tempo único; RCTP – DT, ressecção cricotraqueal parcial dois tempos; EA, enxerto anterior; EP, enxerto posterior; EAP, enxerto anterior e posterior. Fonte: Adaptado de Monnier.

cido por que alguns pacientes apresentam cicatrização com epitelização e outros com fibrose.

O tempo de entubação parece ser um fator muito importante em neonatos,[7] crianças[12] e adultos[5] no desenvolvimento da estenose após entubação. A necessidade de doses extras de sedação também se mostrou fator de risco em crianças.[12] Vários outros fatores relacionados tanto à entubação quanto ao paciente em si necessitam de mais estudos para esclarecimento da relação causa e efeito. O seu conhecimento é importante para a prevenção, que é, sem dúvida, a melhor maneira de lidar com a estenose de via aérea, uma vez que se trata de uma doença de tão difícil manejo.

Além da entubação, alguns distúrbios podem se apresentar dessa forma, como doenças granulomatosas (especialmente tuberculose), reumatológicas, trauma, injúria térmica e cáustica, efeitos da radiação e refluxo laringofaríngeo (geralmente como fator agravante).

As formas adquiridas normalmente são mais graves do que as formas congênitas.

A traqueostomia pode e deve ser indicada para prevenir estenose de laringe em pacientes submetidos à entubação endotraqueal prolongada, mas o momento da realização desse procedimento cirúrgico ainda não está bem estabelecido na literatura. Sabe-se, no entanto, que o risco basal de desenvolver ESG aumenta em 50% a cada cinco dias de entubação.[12]

Tratamento da estenose subglótica

A avaliação pré-operatória pulmonar, de refluxo gastresofágico e de risco de aspiração é fundamental para garantir o sucesso cirúrgico.

Não existe um tratamento ideal para todos os casos, sendo que cada paciente deve ser analisado individualmente. A maioria das ESGs grau I e muitas das estenoses grau II não exigem tratamento.

Muitas vezes, é necessária a combinação de técnicas cirúrgicas endoscópicas e abertas para se atingir a perviedade da via aérea, conforme se vê no Quadro 6.15.2.

Tratamento com técnicas endoscópicas

Entre as opções endoscópicas, tem-se o uso de *laser* de CO_2 ou YAG *laser*, dilatações com velas e broncoscópios rígidos e, mais recentemente, balões de angioplastia. Os balões de angioplastia (Fig. 6.15.3) vêm ganhando espaço no tratamento de estenoses subglóticas agudas (ainda com tecido de granulação), mostrando um índice de resolução total da estenose de 75%, sendo que todas as crianças ficaram assintomáticas no período de seguimento, mesmo as que apresentavam estenose residual grau I, não necessitando tratamentos adicionais.[13]

Tratamento com técnicas abertas

O *split* cricóideo anterior é uma alternativa à traqueostomia em neonatos cuja extubação não é bem-sucedida devido à patologia laríngea. Trata-se de uma abertura vertical anterior do anel cricóideo, com ou sem a colocação de enxerto de cartilagem, aumentando o diâmetro da via aérea.

A reconstrução laringotraqueal (RLT) consiste no aumento do diâmetro da via aérea por meio de

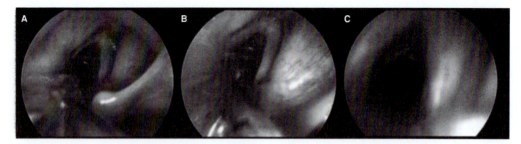

FIGURA 6.15.3 Laringoplastia com balão de angioplastia. (A) Laringoscopia mostrando ESG grau III com tecido de granulação e balão desinflado sendo introduzido na via aérea; (B) dilatação – balão; (C) aspecto da subglote imediatamente após o procedimento (veja colorida em www.grupoa.com.br).

enxertos de cartilagem – posterior, anterior ou ambos, conforme se vê na **Figura 6.15.4**.

A ressecção cricotraqueal parcial (RCTP) consiste na exérese parcial da cartilagem cricoide e/ou anéis traqueais estenosados e anastomose terminoterminal, conforme mostra a **Figura 6.15.5**.

Relatos de alguns centros têm mostrado séries de RLT em único estágio com taxas de decanulação variando de 84 a 96%.[14] Nos casos de RCTP, as taxas de decanulação variam de 91 a 95%.[15] Em uma série de casos brasileira, o índice de decanulação geral na população pediátrica foi de 83,3%.[16]

Tratamento da estenose glótica

A estenose glótica, isolada ou associada à ESG, é também muito desafiadora para os profissionais que a tratam. Como a glote é a região responsável diretamente pela produção da voz e proteção das vias aéreas inferiores, depara-se com muita dificuldade em encontrar um ponto de equilíbrio entre respiração, voz e proteção das vias aéreas/deglutição no momento da cirurgia. Assim, qualquer procedimento cujo objetivo é aumentar o diâmetro da glote posterior pode causar perda do mecanismo

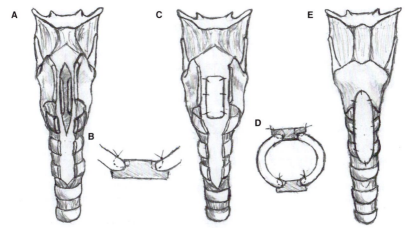

FIGURA 6.15.4 Reconstrução laringotraqueal com enxertos anterior e posterior. (A) Laringofissura anterior e incisão vertical da lâmina cricóidea. (B) O enxerto posterior é moldado, a partir de cartilagem costal, de forma retangular com bordas para apoio lateralmente. (C) Colocação do enxerto posterior. (D) O enxerto anterior é moldado de forma elíptica também com bordas para apoio. O pericôndrio deve ficar voltado para a luz. (E) Resultado após enxerto anterior com expansão da luz subglótica.

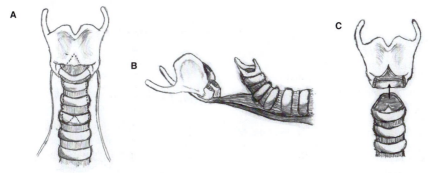

FIGURA 6.15.5 Ressecção cricotraqueal. (A) As linhas pontilhadas representam segmento estenótico para ressecção; (B) separação traqueoesofágica com elevação da traqueia; (C) visualização imediatamente antes da anastomose cricotraqueal posteriormente e tireotraqueal anteriormente.

de fechamento das pregas vocais para proteção contra a aspiração pulmonar e disfonia intensa.

Os procedimentos mais utilizados são aritenoidectomia parcial uni ou bilateral, cordopexia, cordotomia e colocação de enxerto de cartilagem posterior.

Conclusão

A avaliação e o manejo da estenose de laringe são complexos e desafiadores tecnicamente. Uma equipe multidisciplinar é essencial no cuidado a esses pacientes, e seu manejo deve ser realizado apenas dentro de centros que disponham de material adequado e pessoal preparado.

Teoria versus prática

A teoria onde serviços de otorrinolaringologia trabalham em conjunto com equipes de emergências e pronto atendimentos de forma sinérgica no manejo de pacientes com estridor buscando o diagnóstico sempre que possível através da visualização da via aérea ainda é, na prática, uma realidade para poucos.

Agradecimentos

Agradecemos ao Dr. Leo Sekine pelas ilustrações das **Figuras 6.15.4** e **6.15.5**.

 Referências

1. Rutter MJ, Cotton RT. Laryngeal stenosis. In: Bailey BJ, Johnson JT, Newlands SD, editors. Head & neck surgery--otolaryngology. 4th ed. Philadelphia: Lippincott Williams and Wilkins; c2006. p. 1133-45.
2. Jorgensen J, Wei JL, Sykes KJ, Klem SA, Weatherly RA, Bruegger DE, et al. Incidence of and risk factors for airway complications following endotracheal intubation for bronchiolitis. Otolaryngol Head NeckSurg. 2007;137:394-9.
3. Schweiger C, Marostica PJ, Smith MM, Manica D, Carvalho PR, Kuhl G. Incidence of post-intubation subglottic stenosis in children: prospective study. J Laryngol Otol. 2013;127(4):399-403.
4. Sherman JM, Lowitt S, Stephenson C, Ironson G. Factors influencing acquired subglottic stenosis in infants. J Pediatr. 1986;109(2):322-7.
5. Lundy DS, Casiano RR, Shatz D, Reisberg M, Xue JW. Laryngeal injuries after short- versus long-term intubation. J Voice. 1998;12(3):360-5.
6. Monnier P, editor. Pediatric airway surgery: management of laryngotracheal stenosis in infants and children. Heidelberg: Springer; c2011.
7. Weymuller EA Jr. Laryngeal injury from prolonged endotracheal intubation. Laryngoscope. 1988;98 (8 Pt 2 Suppl 45):1-15.
8. Rasche RFH, Kuhns LR. Histopathologic changes in airway mucosa of infants after endotracheal intubation. Pediatrics. 1972;50(4):632-7.
9. Enéas LV. Acurácia do estridor para o diagnóstico de estenose subglótica por intubação em pacientes pediátricos [dissertação]. Porto Alegre: UFRGS; 2013.
10. Bogdasarian RS, Olson NR. Posterior glottic laryngeal stenosis. Otolaryngol Head Neck Surg (1979). 1980;88(6):765-72.
11. Myer CM 3rd, O'Connor DM, Cotton RT. Proposed grading system for subglottic stenosis based on endotracheal tube sizes. Ann Otol Rhinol Laryngol. 1994;103(4 Pt 1):319-23.
12. Manica D, Schweiger C, Maróstica PJ, Kuhl G, Carvalho PR. Association between length of intubation and subglottic stenosis in children. Laryngoscope. 2013;123(4):1049-54.
13. Schweiger C, Smith MM, Kuhl G, Manica D, Marostica PJ. Balloon laryngoplasty in children with acute subglottic stenosis: experience of a tertiary-care hospital. Braz J Otorhinolaryngol. 2011; 77(6):711-5.
14. Gustafson LM, Hartley BE, Liu JH, Link DT, Chadwell J, Koebbe C, et al. Single-stage laryngotracheal reconstruction in children: a review of 200 cases. Otolaryngol Head Neck Surg. 2000;123(4): 430-4.
15. Sandu K, Monnier P. Cricotracheal resection. Otolaryngol Clin North Am. 2008;41(5):981-98, x.
16. Smith MM, Schweiger C, Manica D, Meotti CD, Enéas LV, Kuhl G, et al. Single-stage laryngotracheal reconstruction for the treatment of subglottic stenosis in children. Int Arch Otorhinolaryngol. 2012;16(2):217-21.

 Questões e casos clínicos

www.grupoa.com.br

6.16 Halitose

Davi Sousa Garcia
Ivo Bussoloti Filho

Introdução

A origem do termo halitose vem do latim "*halitus*" (ar expirado) e "*osis*" (doença), podendo ser percebido como um sintoma ("gosto ruim") ou um sinal ("mau hálito"). O odor desagradável está relacionado, na maioria dos casos, à volatização de compostos sulfúricos que se originam da decomposição de substâncias orgânicas por ação de bactérias anaeróbias da cavidade oral.[1,2] No entanto, outros odores endógenos extraorais ou exógenos podem estar implicados.

A quantidade de estudos epidemiológicos sobre o assunto é limitada, em razão de diferenças culturais e raciais na apreciação de odores, bem como da ausência de uniformidade nos métodos de avaliação.[2] Entretanto, estima-se uma prevalência de 25 a 50% na população geral.[3,4]

A halitose tem um amplo impacto social e econômico. A maioria dos pacientes que sofrem de mau hálito enfrentam constrangimentos em sua vida social. Deve-se ressaltar que muitos pacientes que procuram assistência médica ou odontológica não apresentam halitose perceptível,[2] o que evidencia o forte componente psicológico implicado.

Acredita-se que em 80 a 90% dos pacientes acometidos a causa é intraoral.[2-5] As demais causas estão relacionadas às vias aéreas superiores ou inferiores, ou são digestivas, metabólicas e exógenas alimentares ou não alimentares.

A presença da halitose pode ser indício de patologias sistêmicas graves. Além disso, há gastos importantes em consultas ambulatoriais, avaliações de especialistas, exames subsidiários e uso de substâncias mascaradoras do hálito.[6]

Etiologia

As doenças da cavidade oral são as causas mais frequentes de halitose e incluem, entre outras: cáries dentais, doenças periodontais, saburra lingual, processos endodônticos, ferida cirúrgica, impactação de alimentos nos espaços interproximais, próteses porosas ou mal-adaptadas, cistos com fístula drenando para a cavidade bucal, ulcerações e necrose. A maioria desses fatores causa halitose devido à má higiene e decomposição de restos alimentares e teciduais, o que resulta na liberação de compostos sulfurados voláteis (CSVs).[6]

A irregularidade da estrutura papilar do dorso da língua retém células epiteliais descamadas e restos de alimentos, formando a saburra e facilitando a decomposição pelos anaeróbios. Variações anatômicas da língua, tais como língua fissurada, pilosa ou ulcerada, podem contribuir para piorar a halitose.[7]

A xerostomia guarda relação com a halitose, pois a saliva é essencial no *clearance* e controle da microbiota bacteriana.[1]

Os pacientes com problemas nasossinusais geralmente se tornam respiradores orais, o que provoca aumento da descamação da mucosa bucal, da viscosidade da saliva e da formação da saburra lingual, responsável pela produção de odorivetores presentes no ar expirado.

As tonsilas palatinas contêm criptas que podem reter restos celulares, microrganismos e resíduos alimentares, formando o *caseum*.

Com relação aos pulmões e brônquios, algumas doenças, como bronquite crônica, carcinoma brônquico e bronquiectasias, causam necroses teciduais e ulcerações, produzindo gases que são liberados na respiração através do ar expirado.[6]

De origem no trato gastrintestinal, citam-se condições que causam aumento da eructação ou eliminação de compostos relacionados à decomposição de matéria orgânica (tumores, sangue), entre outros.

Alterações metabólicas promovem a eliminação pulmonar de substâncias odoríferas: diabetes (corpos cetônicos), nefropatias (ureia e amônia), hepatopatias (moléculas de baixo peso) e jejum (corpos cetônicos), por exemplo.

Causas exógenas alimentares (cebola, alho, ovo, brócolis, repolho, etc.) e não alimentares (tabaco, álcool, drogas e medicamentos, como antidepressivos, antieméticos, diuréticos, descongestionantes e hipotensores) também podem causar halitose, em razão da eliminação pulmonar e não pulmonar de odores.

Muitos pacientes com queixa de halitose não a possuem verdadeiramente. É a chamada halitose fictícia, também conhecida como halitofobia, uma halitose imaginária. Esses pacientes, quando são submetidos a exames objetivos, apresentam resultados normais, devendo, então, ser encaminhados para avaliação psicológica.[6]

Diagnóstico

A queixa de halitose pode ser referida pelo próprio paciente ou por terceiros. Nesse último caso, o nível de confiabilidade da informação deve ser considerado. Além disso, é importante reconhecer a halitose fisiológica, que surge ao acordar e desaparece após o ato de comer e escovar os dentes. Ela é considerada fisiológica por causa da diminuição do fluxo salivar e do aumento do processo de degradação dos restos celulares descamados na boca durante o período do sono, além do longo período de jejum que se dá durante a noite.[6]

A investigação deve abranger uma boa anamnese (incluindo hábitos alimentares e de higiene oral) e histórico médico e odontológico o mais completo possível. A realização de teste objetivo em todos os pacientes é fundamental, pois ajuda a quantificar o problema e identificar casos de halitose fictícia.

A halimetria é o teste mais utilizado e consiste em quantificar em partes por bilhão (ppb) a concentração de CSV em amostra de ar colhida da cavidade oral através de um monitor específico. A cromatografia gasosa é mais precisa, mas necessita de um aparelho de alto custo.[1]

O teste BANA utiliza um reagente em tiras de papel para identificação de bactérias que atuam no processo de destruição periodontal, que possuem uma enzima capaz de hidrolisar o substrato BANA (N-benzoil-DL-arginina-2-naftilamida).[8]

O exame físico contribui decisivamente para identificar as principais causas de halitose. Como a boca é a principal origem do problema, torna-se essencial a investigação especializada da cavidade oral em busca de gengivite, placa bacteriana, saburra lingual e alterações dentárias ou amigdalianas. Outros exames, como a nasofibroscopia, sialometria e tomografia dos seios da face, complementam a avaliação otorrinolaringológica. Em casos selecionados, a investigação de outros sistemas pode requerer exames laboratoriais, endoscopia digestiva e broncoscopia, por exemplo.

Tratamento

O tratamento da halitose deve contemplar as intervenções necessárias de acordo com causas específicas identificadas e suporte psicológico quando necessário.

Orientações gerais devem ser fornecidas a todos os pacientes:

- Ingesta abundante de água
- Mastigação adequada
- Dieta fracionada e rica em fibras
- Boa higienização oral (que inclui escovações frequentes dos dentes e da língua e o uso de enxaguantes bucais
- Abstenção de tabagismo, etilismo e substâncias que podem causar halitose
- Acompanhamento odontológico regular

Conclusão

A halitose é uma condição que deve ser valorizada pelo impacto social e psicológico que acarreta ao paciente. Por meio de uma investigação dirigida e uma abordagem multidisciplinar, é possível obter resultados satisfatórios em seu tratamento.

Teoria versus prática

Sabe-se que a maioria dos pacientes diagnosticados com halitose tem causa oral; no entanto, a maioria dos que buscam auxílio para a queixa não apresentam halitose objetivamente. Portanto, na prática clínica, a halitofobia mostra-se extremamente relevante e deve sempre ser um diagnóstico diferencial.

 Referências

1. Koishi HU, Arroyo HH. Halitose. In: Caldas Neto S, Mello Júnior JF, Martins RHG, Costa SS, coordenadores. Tratado de otorrinolaringologia e cirurgia cervico-facial. 2. ed. São Paulo: Roca; 2011.
2. Bollen CM, Beikler T. Halitosis: the multidisciplinary approach. Int J Oral Sci. 2012;4(2):55-63.
3. Zalewska A, Zatoński M, Jabłonka-Strom A, Paradowska A, Kawala B, Litwin A. Halitosis--a common medical and social problem. A review on pathology, diagnosis and treatment. Acta Gastroenterol Belg. 2012;75(3):300-9.
4. Akos N, Zsolt B, Péter N, Gábor N. [Clinical importance and diagnosis of halitosis]. Fogorv Sz. 2012;105(3):105-11.
5. Aylıkcı BU, Colak H. Halitosis: from diagnosis to management. J Nat Sci Biol Med. 2013;4(1):14-23.
6. Dal Rio ACC, Nicola EMD, Teixeira ARF. Halitose: proposta de um protocolo de avaliação. Braz J Otorhinolaryngol. 2007;73(6):835-42.
7. van Steenberghe D. Breath malodor: a step-by-step approach. Copenhagen: Quintessence; 2004.
8. Rêgo ROCC, Toledo BEC, Moreira MMSM, Salis AMV. A utilização do teste BANA na clínica periodontal. Rev Bras Odontol. 2000;57(4):242-4.

 Questões e casos clínicos

www.grupoa.com.br

6.17 Patologias da mucosa bucal

Maria Antonia Zancanaro de Figueiredo
Ruchielli Loureiro Borghetti

Este capítulo visa abordar, de forma sucinta, a etiopatogenia, as características clínicas, os recursos de diagnóstico e o tratamento de algumas patologias e condições relevantes que ocorrem na boca.

Os profissionais da área de saúde devem estar preparados para detectar, durante o exame de rotina, qualquer alteração da normalidade que possa estar presente. A partir das informações obtidas durante a anamnese e o exame físico, deverão estabelecer o diagnóstico clínico e solicitar, sempre que necessário, os exames complementares indicados, buscando definir o diagnóstico conclusivo e o adequado tratamento.

Lesões ulceradas

São comumente observadas nos tecidos moles bucais, tendo sua origem associada a inúmeros fatores, sejam eles de natureza física, química, térmica, medicamentosa ou outras. Os pacientes costumam referir a presença de lesão bucal, com tempo de evolução variável, acompanhada ou não de desconforto ou dor na área afetada.

Para o estabelecimento das hipóteses diagnósticas, é fundamental verificar se existe algum fator traumático local associado à presença da lesão. Esta pode ser desencadeada a partir de irregularidades encontradas nas superfícies dentárias ou protéticas, hábitos viciosos dos pacientes (mordiscações, lesões autoinduzidas), medicações em uso ou substâncias químicas aplicadas inadvertidamente sobre os tecidos bucais ou dentários causando danos à mucosa.

A úlcera traumática caracteriza-se como lesão única, amarelada, com halo avermelhado, dolorosa e de curso rápido. Contudo, na forma crônica, costuma ser indolor, com bordos mais evidentes e hiperceratóticos (Fig. 6.17.1). Na consulta inicial, é importante identificar e prontamente remover o agente causal vinculado à presença da lesão. O reparo do tecido deverá ocorrer em cerca de sete dias e, nos quadros dolorosos, indica-se o uso de analgésico e/ou anestésico tópico. Antissépticos e bochechos com agentes antimicrobianos podem ser associados visando diminuir a população bacteriana na área afetada. Para as lesões que persistem por mais de 15 dias, a biópsia incisional é indicada, buscando descartar alternativas diagnósticas, como, por exemplo, o carcinoma espinocelular.

As aftas bucais, ou ulcerações aftosas recorrentes (UARs), também se manifestam sob a forma de úlceras, afetando especialmente crianças e adultos jovens. Diferentes fatores envolvem o aparecimento da doença, no entanto o mecanismo para sua ocorrência permanece indefinido.

O diagnóstico da UAR é estabelecido através das informações obtidas durante a anamnese e o exame físico, a fim de que se excluam outras patologias que produzam ulcerações semelhantes às aftas. É prudente que se investigue condições sistêmicas associadas nos pacientes que manifestam formas mais complexas da doença.

As aftas apresentam-se como úlceras, cuja dor é desproporcional ao tamanho da lesão, de formato redondo ou oval, recobertas por membrana de fibrina, de cor branco-amarelada, circundadas por um halo eritematoso. Podem ser únicas ou múltiplas e acometem, preferencialmente, a mucosa não ceratinizada. Três variantes clínicas são reconhecidas: afta menor, que é o subtipo mais prevalente (Fig. 6.17.2), maior e herpetiforme.

Para o manejo dos pacientes, bochechos com corticosteroides são prescritos, embora a lista de possíveis terapias seja longa e possa incluir, ainda, anestésicos tópicos e laser em baixa potência, como adjuvante na sintomatologia e no reparo tecidual. As medidas terapêuticas diminuem a intensidade da doença, mas não impedem seu reaparecimento.

Infecção pelo vírus do herpes simples (HSV) tipo 1

É uma virose comum, que acomete de preferência crianças, e manifesta-se de forma exacerbada em cerca de 1% dos casos. Deve-se direcionar o diagnóstico para a hipótese de infecção herpética pri-

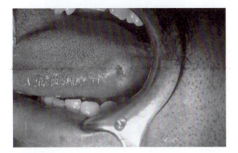

FIGURA 6.17.1 Úlcera crônica (veja colorida em www.grupoa.com.br).

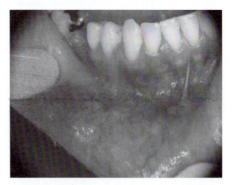

FIGURA 6.17.2 Quadro clínico de afta menor (veja colorida em www.grupoa.com.br).

mária, quando o paciente consulta apresentando prostração, inapetência, dificuldade durante a alimentação, a deglutição e a higiene oral. Ao exame, observa-se o súbito aparecimento de múltiplas lesões dolorosas, de aspecto vesicular, que se rompem rapidamente originando úlceras e crostas, distribuídas na mucosa oral, região dos lábios e perioral. Na boca também pode-se observar a clássica presença de gengivite e língua saburrosa. Quadro febril acompanhado de linfadenopatia regional inflamatória costuma ser detectado. O tratamento é sintomático, associando analgésicos, anestésicos tópicos, antitérmicos, bem como hidratação e nutrição adequadas. Diversos estudos sugerem a utilização do aciclovir sistêmico na infecção primária, entretanto ainda não há evidências suficientes para recomendar o seu uso nessas situações. Esse episódio é único e corresponde à entrada do HSV no organismo do paciente. Após, o portador poderá desenvolver, ao longo da sua vida, episódios recorrentes (Fig. 6.17.3).

A reativação viral está associada ao decréscimo da vigilância imunológica local e a fatores extrínsecos. Sinais e sintomas prodrômicos podem preceder o surgimento de vesículas que se rompem rapidamente, dando lugar a úlceras e, posteriormente, a crostas. A região dos lábios, perioral, do palato duro e gengiva são as áreas mais acometidas. O ciclo não ultrapassa duas semanas e tem caráter recidivante. O uso tópico de aciclovir no início do episódio costuma ser indicado e pode acelerar a resolução do quadro.

Patologias da língua

A estrutura da língua pode sediar um grande número de patologias que ocorrem especificamente nessa localização, bem como enfermidades que se manifestam, também, em outras áreas. Quando os pacientes referem queixa de ardência e desconforto lingual, correspondendo clinicamente a áreas despapiladas e atróficas no dorso e nas bordas da língua, pode-se estar diante de diversas enfermidades e condições clínicas vinculadas a diferentes etiologias. Estas podem ser de origem local e sistêmica, contemplando desde as doenças carenciais, de natureza fúngica, viral, bacteriana, entre outros possíveis agentes etiológicos.

Inicialmente, deve-se valorizar se o histórico do paciente menciona episódios de desconforto e repetição. Sendo um quadro crônico e cíclico, é necessário, de imediato, verificar a possibilidade de se estar mediante uma glossite migratória benigna (Fig. 6.17.4). Essa é uma condição de etiologia desconhecida, autolimitante e recorrente. O dorso da língua é mais acometido, com lesões atróficas, multicêntricas, avermelhadas e circundadas por um halo amarelado. Observa-se a migração das áreas acometidas, com períodos de exacerbação e remissão. Não há tratamento específico, e os pacientes devem evitar alimentos ácidos ou condimentos, a fim de minimizarem o desconforto local.

A detecção de atrofia das papilas e algia lingual também pode direcionar o profissional para o diagnóstico das doenças carenciais, nas quais está incluída a anemia. As manifestações estomatológicas não apresentam um padrão específico de sinais ou sintomas. As alterações mais prevalentes são a atrofia da mucosa bucal, incluindo a glossite atrófica (Fig. 6.17.5). Esta se caracteriza pela perda total ou parcial das papilas filiformes na superfície do dorso da língua, acompanhada, em boa parte dos

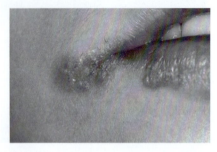

FIGURA 6.17.3 Herpes recorrente (veja colorida em www.grupoa.com.br).

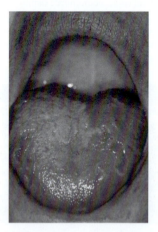

FIGURA 6.17.4 Língua geográfica (veja colorida em www.grupoa.com.br).

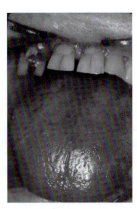

FIGURA 6.17.5 Glossite atrófica em portador de anemia (veja colorida em www.grupoa.com.br).

casos, pela queixa de desconforto ou ardência local. O diagnóstico é feito por meio da análise do hemograma.

Ainda no grupo de patologias que acometem a estrutura da língua, com queixa de desconforto local e presença de eritema e áreas atróficas, pode-se aventar a possibilidade de o paciente estar desenvolvendo um quadro de candidíase. Essa infecção é oportunista, causada pelo fungo do gênero *Candida* spp. Inúmeros fatores podem predispor à candidíase bucal, tais como imunossupressão, uso crônico de antibióticos, corticoides, imunomoduladores, drogas xerogênicas, antineoplásicas, bem como radioterapia e/ou quimioterapia. Higiene bucal deficiente e uso de próteses removíveis favorecem a instalação da doença na boca.

A candidíase bucal pode ser aguda ou crônica e manifestar-se de distintas formas. A eritematosa (Fig. 6.17.6) caracteriza-se pela presença de máculas vermelhas, que, em usuários de próteses, é a manifestação mais comum da infecção. Já a forma pseudomembranosa apresenta-se como placas brancas, destacáveis à raspagem.

O tratamento contempla antifúngicos tópicos (bochechos ou gel), aplicados nas regiões comprometidas. Em quadros exacerbados, pode ser feita a terapia sistêmica. É fundamental, para a remissão da doença, que portadores de aparelhos protéticos removíveis sejam orientados sobre a higiene destes.

Dentro das alterações que podem afetar a estrutura da língua, temos a língua saburrosa, condição que se manifesta em decorrência do acúmulo de resíduos alimentares, bactérias e células epiteliais descamadas no dorso da língua, tornando-a com aspecto esbranquiçado. Costuma ser associada à presença de halitose; portanto recomenda-se a higiene local. É necessário estabelecer o diagnóstico diferencial com a língua pilosa (Fig. 6.17.7), em que ocorre o espessamento da camada de ceratina na superfície das papilas filiformes, em resposta ao intenso depósito da mesma ou retardo na sua descamação. Esse fenômeno resulta na aparência de "pelos" no dorso da língua, que pode se apresentar com distintas colorações (esbranquiçada, esverdeada ou acastanhada) de acordo com o pigmento exógeno contínuo ao qual o indivíduo é exposto (detritos, chimarrão, cigarro, antibióticos, substâncias oxigenantes e enxaguantes bucais). A conduta é a identificação e retirada do agente etiológico, bem como a remoção mecânica da ceratina acumulada, através da higiene local ou raspagem.

Distúrbios potencialmente malignos

Constituem um grupo de alterações na mucosa bucal capaz de aumentar o risco para o desenvolvi-

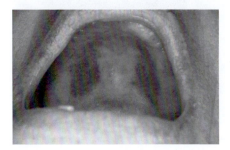

FIGURA 6.17.6 Candidíase eritematosa (veja colorida em www.grupoa.com.br).

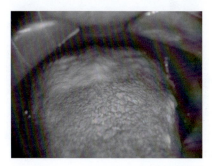

FIGURA 6.17.7 Língua pilosa (veja colorida em www.grupoa.com.br).

mento de carcinoma espinocelular. É imperativo que o paciente realize um controle sistemático e elimine fatores predisponentes, entre os quais entre os quais destacam-se o álcool e o tabaco. A exposição desprotegida à radiação solar em lesões labiais também deve ser evitada.

O distúrbio mais comum é a leucoplasia, descrita como uma placa ou mácula branca que não sai com raspagem e não pode ser classificada como qualquer outra doença. Ela apresenta um risco de transformação maligna de aproximadamente 4%. Quando a placa é delgada, plana, de cor branca uniforme, trata-se do tipo homogênea, enquanto a mucosa afetada pelo aspecto não homogêneo assume aparência irregular, salpicada, com um misto das cores branco e vermelho, também denominada eritroleucoplasia **(Fig. 6.17.8)**. O tratamento, sempre que possível, é a excisão cirúrgica.

Quando o paciente exibir uma lesão de cor avermelhada na boca, deve-se excluir a possibilidade de outras enfermidades, antes de se pensar em eritroplasia. Esse termo clínico é empregado para descrever uma placa ou mácula eritematosa para a qual não se pode estabelecer outro diagnóstico específico.

A placa pode ter superfície lisa ou rugosa e ser plana, envolvendo, geralmente, um único sítio da cavidade bucal. Isso pode ajudar na distinção com outras lesões, como o líquen plano erosivo e a candidíase eritematosa. Possui taxas elevadas de transformação maligna, embora ainda não haja evidência suficiente para especificar o seu percentual. O tratamento, quando possível, é a remoção cirúrgica da lesão.

Em mulheres idosas, sem histórico de tabagismo ou alcoolismo, podem-se encontrar múltiplas placas brancas, não removíveis por raspagem, o que caracteriza a leucoplasia verrucosa proliferativa (LVP) **(Fig. 6.17.9)**. Esta demonstra expressivo potencial de malignização e forte capacidade de recidiva após o tratamento cirúrgico. Os pacientes devem ser mantidos sob controle periódico, e as biópsias, realizadas sempre que o quadro apresentar alguma alteração significativa.

Dentro dos distúrbios potencialmente malignos, pode-se observar, ainda, a queilite actínica **(Fig. 6.17.10)**, causada pela exposição contínua e desprotegida aos raios solares. Acomete especialmente o lábio inferior, com perda da nitidez entre o limite do vermelhão labial e a pele, discromia, atrofia, ressecamento e descamação da área. Recomenda-se ao paciente o uso diário de filtro solar e hidratante labiais.

Uma manifestação controversa no grupo de doenças com potencial de malignidade é o líquen plano oral (LPO), que configura uma inflamação crônica mucocutânea, de natureza imunológica.

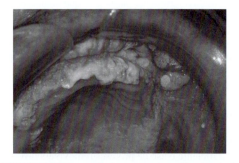

FIGURA 6.17.9 Leucoplasia verrucosa proliferativa (veja colorida em www.grupoa.com.br).

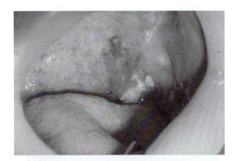

FIGURA 6.17.8 Eritroleucoplasia (veja colorida em www.grupoa.com.br).

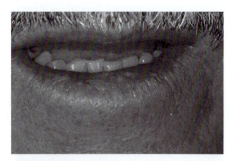

FIGURA 6.17.10 Queilite actínica (veja colorida em www.grupoa.com.br).

A literatura aponta um risco menor que 1% de transformação do LPO em carcinoma espinocelular.

Quanto ao aspecto clínico bucal, o líquen plano manifesta-se de 6 formas distintas: *papular, em placa, reticular, atrófico, erosivo e bolhoso*, as quais podem estar associadas no mesmo indivíduo. Acometem principalmente a mucosa jugal, gengiva e língua, podendo apresentar períodos de remissão e exacerbação.

A forma mais comum é a reticular, composta pelas estrias de Wickham, uma rede de linhas brancas entrelaçadas, localizadas de modo simétrico e bilateral. No LPO atrófico e erosivo, observam-se áreas eritematosas e/ou ulceradas, com sintomatologia dolorosa variável (Fig. 6.17.11A e B).

O diagnóstico costuma ser baseado na avaliação clínica, e o tratamento é efetuado exclusivamente quando o paciente referir desconforto na área das lesões. Para tanto, utiliza-se corticosteroide tópico ou sistêmico e acompanha-se sistematicamente o paciente. A biópsia incisional deverá ser feita em úlceras, sob terapia indicada, que não cicatrizam em até 15 dias ou, ainda, para diagnóstico diferencial com outras doenças.

Manifestações estomatológicas da sífilis e da aids

Ambas podem apresentar manifestações estomatológicas clássicas, que deverão ser identificadas, favorecendo o diagnóstico conclusivo e o tratamento dos portadores. A sífilis é uma doença infectocontagiosa causada pelo *Treponema pallidum*. Na maioria dos casos, a inoculação é genital, porém a contaminação por meio de outros sítios, como a boca, apesar de rara, pode ser encontrada.

A lesão característica da fase primária é denominada "cancro de inoculação" e se desenvolve exatamente no local do contato, entre 1 a 3 semanas após o contágio. Na maioria das vezes, a lesão é única, assintomática e localizada, com frequência, nos lábios e língua. Apresenta-se como uma úlcera avermelhada de bordos firmes acompanhada de linfadenopatia regional inflamatória.

A sífilis secundária caracteriza a fase de disseminação hematológica da doença. Na cavidade oral, as "placas mucosas" (Fig. 6.17.12) são as lesões clássicas desse estágio e apresentam-se como placas multicêntricas branco-peroladas. Depois da remissão dos sinais, instala-se um período assintomático de latência. Nessa fase, a transmissão se dá, exclusivamente, pelo contato direto com secreções ou sangue contaminado. A sífilis terciária é rara, no entanto manifestações mucocutâneas, ósseas, neurológicas e vasculares podem ocorrer com a progressão da doença.

O diagnóstico é feito através do teste sorológico não treponêmico, denominado VDRL (*venereal disease research laboratory*) e do exame sorológico FTA-ABS (*fluorescent treponema antibody absorption*). Na fase primária, o diagnóstico pode ser estabelecido pelo esfregaço, com a pesquisa do *T. pallidum* em microscopia de campo escuro.

A droga de escolha para o tratamento, independentemente do estágio, é a penicilina G benzatina, administrada por via intramuscular. Vale ressaltar a necessidade de tratar em conjunto a fonte de contágio e as pessoas que possam ter sido contaminadas pelo paciente.

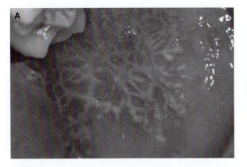 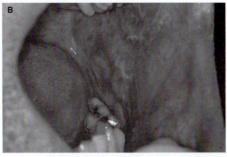

FIGURA 6.17.11 Líquen plano oral. (A) Forma predominantemente reticular. (B) Formas: erosiva, atrófica e reticular (veja colorida em www.grupoa.com.br).

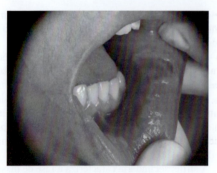

FIGURA 6.17.12 Manifestação bucal da sífilis secundária. Placas mucosas (veja colorida em www.grupoa.com.br).

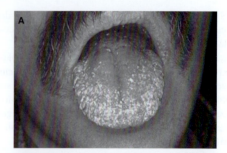
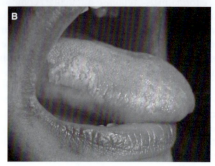

FIGURA 6.17.13 Manifestações estomatológicas associadas à aids. (A) Candidíase pseudomembranosa e queilite angular. (B) Leucoplasia pilosa (veja colorida em www.grupoa.com.br).

A síndrome da imunodeficiência adquirida (aids) é uma enfermidade causada pelo vírus da imunodeficiência humana (HIV). Sabe-se que inúmeros sinais e sintomas clínicos podem se manifestar na cavidade bucal. Portanto, o exame físico deve ser considerado um recurso rotineiro que auxilia no diagnóstico dessa enfermidade. Nesse contexto, o profissional deve estar apto a identificar as lesões orais associadas, solicitar o anti-HIV e, após o diagnóstico, referenciar o paciente para acompanhamento especializado.

Uma ampla gama de lesões bucais pode se desenvolver, contudo as mais prevalentes são a candidíase bucal **(Fig. 6.17.13A)** e a leucoplasia pilosa **(Fig. 6.17.13B)**. Lesões herpéticas frequentes e exacerbadas, úlceras inespecíficas, eritema gengival linear, condiloma acuminado e neoplasias malignas, especialmente o sarcoma de Kaposi (SK), também costumam ser observadas.

Conclusão

Um grande número de patologias, tanto de origem local quanto sistêmica, pode ser detectado pelo exame rotineiro e sistemático dos tecidos bucais. Essas enfermidades manifestam-se de forma variada, por meio de uma extensa gama de sinais clínicos, acompanhados ou não de sintomatologia regional. Dessa forma, enfatiza-se a importância de o profissional, respaldado pelo conhecimento básico da anatomia e patologia bucal, valorizar qualquer alteração do padrão de normalidade que possa estar presente. Com a soma das informações obtidas durante a anamnese, o exame físico do paciente, bem como dos exames complementares, solicitados quando necessários, objetiva-se o estabelecimento do diagnóstico conclusivo, visando conduzir apropriadamente o quadro na busca, sempre que possível, da melhor resolução para o paciente.

Teoria versus *prática*

As inúmeras patologias que acometem a cavidade bucal, com distintas etiopatogenias e variadas características clínicas, por vezes, dificultam o estabelecimento do diagnóstico conclusivo. Isto decorre da semelhança que podem apresentar em determinados estágios e da falta de familiaridade com as mesmas que alguns profissionais da área de saúde podem demonstrar.

Leituras sugeridas

Amirchaghmaghi M, Mohtasham N, Mosannen Mozafari P, Dalirsani Z. Survey of reactive hyperplastic lesions of the oral cavity in Mashhad, Northeast Iran. J Dent Res Dent Clin Dent Prospect. 2011;5(4):128-31.

Bascones-Martínez A, Figuero-Ruiz E, Esparza-Gómez GC. [Oral ulcers]. Med Clin (Barc). 2005; 125(15):590-7.

Carrard VC, Brouns ER, van der Waal I. Proliferative verrucous leukoplakia; a critical appraisal of the diagnostic criteria. Med Oral Patol Oral Cir Bucal. 2013; 18(3):e411-3.

Cawson RA, Odell EW. Cawson's fundamentos básicos de patologia e medicina oral. 8. ed. São Paulo: Santos; 2013.

Compilato D, Amato S, Campisi G. Resurgence of syphilis: a diagnosis based on unusual oral mucosa lesions. Oral Surg Oral Med Oral Pathol Oral Radiol Endod. 2009;108(3):e45-9.

Farah CS, Lynch N, McCullough MJ. Oral fungal infections: an update for the general practitioner. Aust Dent J. 2010;55(Suppl 1):48-54.

Goregen M, Miloglu O, Buyukkurt MC, Caglayan F, Aktas AE. Median rhomboid glossitis: a clinical and microbiological study. Eur J Dent. 2011;5(4):367-72.

Leão JC, Gueiros LA, Porter SR. Oral manifestations of syphilis. Clinics (Sao Paulo). 2006;61(2):161-6.

Nasser M, Fedorowicz Z, Khoshnevisan MH, Shahiri Tabarestani M. Acyclovir for treating primary herpetic gingivostomatitis. Cochrane Database Syst Rev. 2008; (4):CD006700.

Neville B, Damm D, Allen CM, Bouquot J. Patologia oral e maxillofacial. 3. ed. Rio de Janeiro: Elsevier; c2009.

Ortega KL, Vale DA, Magalhães MH. Impact of PI and NNRTI HAART-based therapy on oral lesions of Brazilian HIV-infected patients. J Oral Pathol Med. 2009;38(6):489-94.

Payeras MR, Cherubini K, Figueiredo MA, Salum FG. Oral lichen planus: focus on etiopathogenesis. Arch Oral Biol. 2013;58(9):1057-69.

Petruzzi MNMR, Salum FG, Cherubini K, Figueiredo MAZ. Epidemiological characteristics and HIV-related oral lesions observed in patients from a Southern Brazilian city. Rev Odonto Ciênc. 2012;27(2):115-20.

Scully C, Porter S. Oral mucosal disease: recurrent aphthous stomatitis. Br J Oral Maxillofac Surg. 2008; 46(3):198-206.

Short MW, Domagalski JE. Iron deficiency anemia: evaluation and management. Am Fam Physician. 2013;87(2):98-104.

Shulman JD, Carpenter WM. Prevalence and risk factors associated with geographic tongue among US adults. Oral Dis. 2006;12(4):381-6.

van der Waal I. Potentially malignant disorders of the oral and oropharyngeal mucosa; terminology, classification and present concepts of management. Oral Oncol. 2009;45(4-5):317-23.

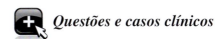

Questões e casos clínicos

www.grupoa.com.br

6.18 Manifestações atípicas da doença do refluxo gastresofágico

Claudia A. Eckley

Introdução

A doença do refluxo gastresofágico (DRGE) é a doença mais prevalente do trato digestório da atualidade, sendo caracterizada por sintomas ou complicações causadas por quantidade ou comportamento anormal de refluxo gastresofágico, ou seja, de retorno do conteúdo gastroduodenal para o esôfago. Essa doença é multifacetada, sendo que os sintomas clássicos de pirose e regurgitação podem ser sobrepostos ou acompanhados por sintomas supraesofágicos, considerados atípicos. Essas manifestações supraesofágicas da DRGE são denominadas de refluxo supraesofágico ou refluxo laringofaríngeo (RLF). Tanto a forma clássica da DRGE quanto o RLF são entidades extremamente comuns na prática clínica, chegando a acometer 20 a 30% da população geral. Cerca de 40% da população geral brasileira apresenta algum sintoma sugestivo da doença pelo menos duas vezes por semana.

A DRGE tem sido implicada na gênese e na manutenção de diversas doenças respiratórias, como a laringofaringite crônica, a rinossinusite crônica, a asma resistente ao tratamento, a doença pulmonar obstrutiva crônica (DPOC) e até a fibrose pulmonar idiopática. Um grande número de estudos mostrando a correlação de episódios de refluxo ácido líquido ou gasoso, bem como refluxo não ácido e fracamente ácido com sintomas e doenças respiratórias fortaleceu a compreensão dessa correlação, que se estende além dos casos clássicos de pirose e epigastralgia.

Apresentação clínica

As queixas que geralmente levam os pacientes com manifestações atípicas da DRGE a procurarem o médico raramente lembram a forma clássica da doença, pois em até 70% dos casos não há sintomas digestivos associados. Queixas comuns dos pacientes adultos que procuram o otorrinolaringologista são: dor ou ardor na garganta, tosse seca, pigarro, *globus* faríngeo e rinorreia posterior. A associação da disfonia com o RLF é controversa. Apesar de a disfonia ser frequentemente associada à suspeita de RLF, estudos baseados em evidência não conseguiram comprovar tal associação. Os mecanismos que causam esses sintomas atípicos da DRGE não estão completamente esclarecidos, mas aparentemente estão relacionados ao processo inflamatório local causado pela agressão química, alteração nos mecanorreceptores locais e também associados ao reflexo vagal.

Mais recentemente, estudos comprovando deficiências locais nos mecanismos de proteção da laringe e da faringe, mediadas principalmente pela saliva, vieram a consolidar o conceito de uma maior fragilidade do seguimento laringofaríngeo em contato com o conteúdo gastroduodenal. No entanto, vários outros fatores podem estar associados a esses mesmos sintomas, tais como fumo, abuso vocal, ingestão alcoólica, exposição a químicos ou alérgenos, idade e atividade profissional. Todos esses fatores devem ser considerados na interpretação dos achados clínicos, sendo que boa parte deles, além de servirem como agressores primários, também contribuem para aumentar a secreção gástrica e relaxar o esfincter inferior do esôfago facilitando o refluxo.

O pigarro, sintoma mais comum apresentado pelos pacientes com RLF, deve-se em parte ao edema da região retrocricóidea, além da estase salivar nessa região e nos seios piriformes, que causam a sensação de *globus* faríngeo, o segundo sintoma mais comum. Infelizmente, o próprio ato de pigarrear aumenta a inflamação local, perpetuando o processo e podendo até levar à formação de úlceras ou granulações causadas pelo contato na região dos processos vocais (granulomas de contato). Soma-se a essa inflamação da mucosa uma possível hiper-reatividade vagal e alteração nos mecanorreceptores da laringe, que contribuem para a gênese e perpetuação dos sintomas laringofaríngeos e respiratórios.

A disfonia também é relatada com grande frequência pelos pacientes com suspeita de RLF. Ela costuma ser mais acentuada pela manhã, devido ao edema das pregas vocais acumulado durante a noite quando há episódios de refluxo. Nos casos mais leves, onde ainda não há lesão das pregas vocais, a disfonia tende a melhorar no decorrer do dia, podendo recidivar após as refeições, abuso vocal ou atividades físicas de esforço. A disfonia de caráter mais constante é prenúncio de lesão orgânica e deve ser pesquisada imediatamente, pois, apesar de rara, a agressão química crônica pode levar à degeneração neoplásica do epitélio.

A tosse seca que ocorre na DRGE geralmente é de caráter crônico, podendo ocorrer a qualquer hora do dia, mas principalmente à noite, ao deitar, e após as refeições. Aparentemente, não só a aspiração do conteúdo refluído gera a tosse, mas o próprio estímulo químico no esôfago distal já é capaz de deflagrar o reflexo da tosse. Acrescenta-se a isso o fato da própria tosse aumentar a pressão intrabdominal, facilitando refluxo adicional e perpetuando o processo. Um dos sintomas de RLF mais angustiantes para o paciente e preocupantes para o médico é o laringospasmo. Há estudos demonstrando que a presença do refluxo no esôfago proximal já é capaz de deflagrar o reflexo laríngeo de espasmo e tosse, por estímulo dos nervos laríngeos recorrentes. Pacientes com esse sintoma são considerados graves, justificando um tratamento agressivo.

Na população pediátrica, os sintomas de RLF podem ser menos evidentes, confundindo-se frequentemente com outros sintomas e infecções das vias aéreas superiores. Isso se deve à anatomia e à proximidade das estruturas das vias aéreas altas com a região cricofaríngea, além do posicionamento mais alto da laringe nas crianças. Os sintomas e achados mais comuns associados às manifestações supraesofágicas da DRGE nas crianças pequenas são retardo no ganho ponderal, otites de repetição, sinusites, adenoidites e amigdalites, além da tosse crônica. É importante fazer o diagnóstico diferencial com doenças infecciosas primárias, malformações congênitas da laringe e trato respiratório e digestório, bem como de processos alérgicos, como as rinossinusites ou a esofagite eosinofílica. Essa última tem ganhado maior conhecimento em anos recentes e, apesar de sua etiologia não estar completamente esclarecida, pode cursar com sintomas que remetem à DRGE com manifestações clássicas ou supraesofágicas. Segundo o consenso do primeiro comitê multidisciplinar para estudos da esofagite eosinofílica, trata-se de doença caracterizada por sintomas que incluem (mas não se restringem) disfagia em adultos e intolerância alimentar em crianças, sendo que deve ser afastada a hipótese diagnóstica de DRGE (teste terapêutico com droga inibidora da bomba de prótons e pHmetria/pH-impedanciometria esofágicas negativas), também sendo necessária uma biópsia esofágica com a presença de mais de 15 eosinófilos por campo microscópico.

O RLF também tem sido correlacionado com laringomalácia em crianças, sendo sugerido o tratamento sistemático adjuvante com drogas inibidoras da bomba de prótons.

Avaliação diagnóstica

O diagnóstico e o tratamento das manifestações atípicas da DRGE, e em especial do RLF, são especialmente controversos, já que a sensibilidade e a reprodutibilidade dos exames existentes é relativamente baixa e a resposta terapêutica pode ser lenta.

Como a sensibilidade dos exames classicamente consagrados para o diagnóstico da DRGE (endoscopia digestiva alta e exames de monitoração prolongada do esôfago) é baixa para o RLF e como os principais sintomas e sinais dessa forma supraesofágica da DRGE concentram-se na laringe e na faringe, o seu diagnóstico tem se baseado na busca desses sintomas e sinais. No entanto, muitos deles são comuns a outras doenças que acometem o seguimento laringofaríngeo, tornando esses parâmetros subjetivos e, por vezes, pouco confiáveis e reprodutíveis. A fim de minimizar a subjetividade diagnóstica dos parâmetros clínicos supostamente associados ao RLF, a partir de 2000 foram desenvolvidos e validados dois instrumentos na língua inglesa, o *Reflux Symptom Index* (RSI) e o *Reflux Finding Score* (RFS), que dão pontos para a presença e a intensidade dos sintomas (RSI) e para sinais videolaringoscópicos (RFS) associados à doença. Estudos prospectivos posteriores utilizando esses sistemas de pontuação e comparando pacientes antes e após o tratamento com droga inibidora da bomba de prótons por 16 semanas, demonstraram que um RSI maior que 13 e um RFS maior que 7 denotavam uma probabilidade de mais de 95% de apresentar RLF.

Os achados laríngeos mais comuns associados ao RLF são edema e hiperemia da mucosa laríngea, em especial de seu terço posterior (**Fig. 6.18.1**). O edema em graus variados das estruturas laríngeas pode chegar a obliterar os ventrículos de Morgani (**Fig. 6.18.2**) e atingir a mucosa subglótica

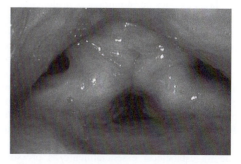

FIGURA 6.18.1 Imagem videolaringoscópica da laringe de adulto com RLF em que se observa edema e hiperemia difusos, mais acentuados nas aritenoides e na região interaritenóidea (veja colorida em www.grupoa.com.br).

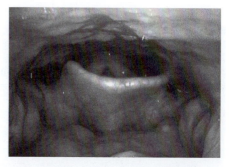

FIGURA 6.18.2 Imagem videolaringoscópica da parede posterior da faringe de adulto com RLF. O aspecto granuloso grosseiro corresponde à hiperplasia do tecido linfoide, sendo mais acentuado na oro e laringofaringe (veja colorida em www.grupoa.com.br).

(Fig.6.18.3). Os casos mais dramáticos podem apresentar úlceras e granulomas de contato nos processos vocais **(Fig. 6.18.4)**, estenoses da laringe posterior, da subglote, ou mesmo transformação maligna do epitélio.

Como uma grande parcela dos pacientes com RLF não tem alterações anatômicas ou funcionais no trato digestório, os exames de endoscopia digestiva alta e pHmetria esofágica com sensor único distal apresentam baixa taxa de positividade. No entanto, em qualquer caso suspeito de RLF é prudente a avaliação endoscópica do estômago e do esôfago devido ao risco de o tratamento clínico, que geralmente é prolongado, camuflar outras doenças do trato digestório.

Já os exames de monitoração prolongada do esôfago, como a pHmetria com sensor duplo (proximal e distal) ou a pH-impedanciometria, por serem exames mais invasivos e incômodos para os pacientes, devem ser reservados para os casos refratários ao tratamento ou para as dúvidas diagnósticas. Desses dois exames, a pH-impedanciometria é mais sensível e específica, sendo capaz de identificar refluxo gastroduodenal de teor ácido, não ácido, misto, bem como se esse refluxo é líquido ou gasoso.[1-3] A manometria esofágica, que irá estabelecer essencialmente as pressões dos esfíncteres esofagiano superior e inferior, bem como a motilidade esofágica e a eficácia dos movimentos peristálticos, é outro exame complementar que deve ser reservado para os casos de dúvida diagnóstica ou para aqueles com indicação cirúrgica.

Tratamento

O tratamento da DRGE e do RLF deve ter como pilar principal a compreensão da fisopatogenia dessas doenças. No caso específico do RLF, a grande maioria dos doentes tem pouca ou nenhuma alteração anatômica ou funcional do trato digestório, o que torna mais evidente a fundamental importância dos hábitos alimentares na gênese e na manutenção dos sintomas. Assim, a reeducação alimentar, com adequação dos tipos de alimentos ingeridos e dos horários das refeições, deve ser o primeiro foco a ser abordado com o paciente.

O tratamento medicamentoso é aconselhável toda vez que os sintomas e sinais inflamatórios laringofaríngeos forem constantes ou incapacitantes. Apesar de não haver estudos com nível de evidência alta sobre a eficácia das drogas inibidoras da bomba de prótons (IBP) no tratamento do RLF de teor ácido, na prática clínica essas drogas têm sido a escolha para o controle do teor ácido do material refluído. A administração dessas drogas deverá respeitar sua dose terapêutica e meia-vida. Partindo-se do pressuposto que o epitélio laríngeo, faríngeo e pulmonar não tem mecanismos de defesa em contato com o conteúdo gastroduodenal, a supressão ácida deve ser efetiva nas 24 horas do dia e por período suficientemente prolongado para permitir a cicatrização do epitélio-alvo. Assim, o tempo médio de tratamento é de 16 semanas, podendo atingir períodos mais prolongados até a estabilização do quadro. A maioria dos pacientes com RLF que não têm alterações mecânicas no trato digestório e que conse-

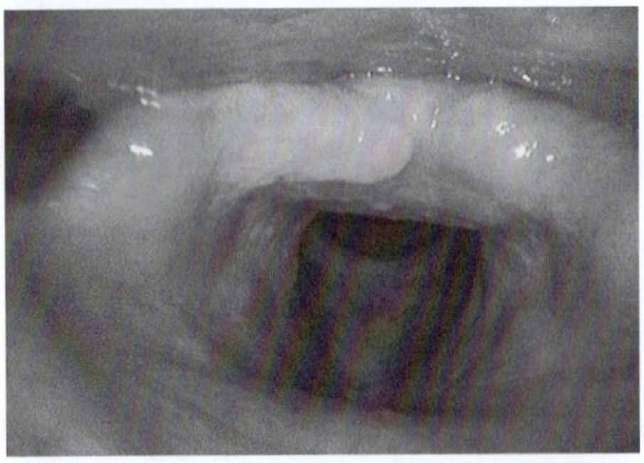

FIGURA 6.18.3 Imagem videolaringoscópica de uma laringe de adulto com RLF. O edema da mucosa subglótica confere aspecto de pseudossulco às pregas vocais (veja colorida em www.grupoa.com.br).

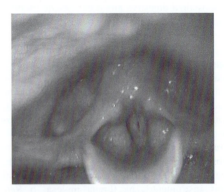

FIGURA 6.18.4 Imagem videolaringoscópica de uma laringe de criança com RLF. Observar o edema da mucosa retrocricolaríngea e das aritenoides (veja colorida em www.grupoa.com.br).

guem estabelecer hábitos alimentares saudáveis ficam sem a medicação após o período inicial de tratamento. No entanto, as recidivas são frequentes, sendo, em sua maioria, associadas ao relaxamento do controle dietético. Uma parcela pequena dos pacientes com RLF pode apresentar resistência primária ou mesmo secundária à droga IBP, sendo aconselhável mudar a classe do IBP ou aumentar a dose. Cuidados especiais com o uso prolongado das drogas IBP deve ser tomado nas mulheres menopausadas devido ao risco aumentado de desenvolver osteoporose por dificuldade de absorção de cálcio.

Outra classe de droga frequentemente usada para o tratamento da forma clássica da DRGE são os pró-cinéticos, drogas que atuam melhorando o peristaltismo, acelerando o esvaziamento gástrico e aumentando o tônus do Esfincter esofagiano inferior (EEI). Essas drogas têm efeito restrito no RLF, exceto nos casos onde há concomitância com sintomas dispépticos e de má digestão.

O tratamento cirúrgico fica reservado para o pequeno contingente de pacientes com RLF que caem em uma das seguintes situações: os que apresentam um teste terapêutico medicamentoso positivo, mas não conseguem ficar sem o uso da droga; para os pacientes com refluxo não ácido; e para aqueles que têm lesões cancerígenas ou que podem oferecer risco de morte, como as estenoses laríngeas ou traqueais, as fibroses pulmonares, entre outras.

Conclusão

As manifestações atípicas da DRGE, apesar de amplamente estudadas, ainda necessitam de maiores esclarecimentos quanto a seus mecanismos fisiopatológicos. Os desafios diagnósticos e terapêuticos dessas manifestações supraesofágicas da DRGE têm sido lentamente esclarecidos com importante melhoria da qualidade de vida dos pacientes.

Teoria versus prática

O refluxo gastresofágico ocasiona uma grande variedade de sintomas e alterações ao exame físico, mas, apesar das técnicas de investigação cada vez mais avançadas, a DRGE ainda é de difícil caracterização em muitos casos clínicos. A inexistência de um método diagnóstico com elevada acurácia acarreta, na prática clínica, o tratamento empírico da doença, indo contra a boa prática de que é preciso conhecer para melhor tratar. Apesar disso, as evidências demonstram que o médico deve iniciar o tratamento na suspeita clínica da doença, deixando como segunda opção exames complementares mais invasivos, em especial para aqueles pacientes com falhas terapêuticas.

Referências

1. Sifrim D, Holloway R, Silny J, Xin Z, Tack J, Lerut A, et al. Acid, non-acid, and gas reflux in patients with gastroesophageal reflux disease during ambulatory 24-hour pH-impedance recordings. Gastroenterology. 2001;120(7):1588-98.
2. Shay S. Esophageal impedance monitoring: the ups and downs of a new test. Am J Gastroenterol. 2004;99(6):1020-2.
3. Fass R, Achem SR, Harding S, Mittal RK, Quigley E. Review article: supra-oesophageal manifestations of gastro-oesophageal reflux disease and the role of night-time gastro-oesophageal reflux. Aliment Pharmacol Ther. 2004;20 Suppl 9:26-38.

Leituras sugeridas

Ali Mel-S. Laryngopharyngeal reflux: diagnosis and treatment of a controversial disease. Curr Opin Allergy Clin Immunol. 2008;8(1):28-33.

Altman KW, Prufer N, Vaezi MF. The challenge of protocols for reflux disease: a review and development of a critical pathway. Otolaryngol Head Neck Surg. 2011;145(1):7-14.

Belafsky PC, Postma GN, Koufman JA. Validity and reliability of the reflux symptom index (RSI). J Voice. 2002;16(2):274-7.

Belafsky PC, Postma GN, Koufman JA. The validity and reliability of the reflux finding score (RFS). Laryngoscope. 2001;111(8):1313-7.

Belafsky PC, Rees CJ. Laryngopharyngeal reflux: the value of otolaryngology examination. Curr Gastroenterol Rep. 2008;10(3):278-82.

Burati D, Duprat AC, Eckley CA, Costa HO. Doença do refluxo gastroesofágico: análise de 157 pacientes. Braz J Otorhinolaryngol. 2003;69(4):458-62.

Carrau RL, Khidr A, Crawley JA, Hillson EM, Davis JK, Pashos CL. The impact of laryngopharyngeal reflux on the pacient-report quality of life. Laryngoscope. 2004;114(4):670-4.

Eckley CA, Michelsohn N, Rizzo LV, Tadokoro CE, Costa HO. Salivary epidermal growth factor concentration in adults with reflux laryngitis. Otolaryngol Head Neck Surg. 2004;131(4):401-6.

Eckley CA, Sardinha LR, Rizzo LV. Salivary concentration of epidermal growth factor in adults with reflux laryngitis before and after treatment. Ann Otol Rhinol Laryngol. 2013;122(7):440-4.

Furuta GT, Liacouras CA, Collins MH, Gupta SK, Justinich C, Putnam PE, et al. Eosinophilic esophagitis in children and adults: a systematic review and consensus recommendations for diagnosis and treatment. Gastroenterology. 2007;133(4):1342-63.

Gupta R, Sataloff RT. Laryngopharyngeal reflux: current concepts and questions. Curr Opin Otolaryngol Head Neck Surg. 2009;17(3):143-8.

Hopkins C, Yousaf U, Pedersen M. Acid reflux treatment for hoarseness. Cochrane Database Syst Rev. 2006;(1):CD005054.

Irwin RS, Madison JM, Fraire AE. The cough reflex and its relation to gastroesophageal reflux. Am J Med. 2000;108 Suppl 4a:73S-78S.

Johnston N, Knight J, Dettmar PW, Lively MO, Koufman J. Pepsin and carbonic anhydrase isoenzyme III as diagnostic markers for laryngopharyngeal reflux disease. Laryngoscope. 2004;114(12):2129-34.

Koufman JA. Gastroesophageal reflux and voice disorders. In: Rubin J, Gould W. Diagnosis and treatment of voice disorders. New York: Igaku-Shon; c1995. p. 161-75.

Koufman JA. The otolaryngologic manifestations of gastroesophageal reflux disease (GERD): a clinical investigation of 225 patients using ambulatory 24-hour pH-monitoring and an experimental investigation of the role of acid and pepsin in the development of laryngeal injury. Laryngoscope. 1991;101(4 Pt 2 Suppl 53):1-78.

Madison JM, Irwin RS. Cough: a worldwide problem. Otolaryngol Clin North Am. 2010;43(1):1-13, vii.

Miura MS, Mascaro M, Rosenfeld RM. Association between otitis media and gastroesophageal reflux: a systematic review. Otolaryngol Head Neck Surg. 2012;146(3):345-52.

Moore JM, Vaezi MF. Extraesophageal manifestations of gatroesophageal reflux disease: real or imagined? Curr Opin Gastroenterol. 2010;26(4):389-94.

Moraes-Filho JP, Chinzon D, Eisig JN, Hashimoto CL, Zaterka S. Prevalence of heartburn and gastroesophageal reflux disease in the urban Brazilian population. Arq Gastroenterol. 2005;42(2):122-7.

Moraes-Filho JP, Navarro-Rodriguez T, Barbuti R, Eisig J, Chinzon D, Bernardo W, et al. Guidelines for the diagnosis and mangement of gastroesophageal reflux disease: an evidence-based consensus. Arq Gastroenterol. 2010;47(1):99-115.

Morice AH. Is reflux cough due to gastroesophageal reflux disease or laryngopharyngeal reflux? Lung. 2008;186 Suppl 1:S103-6.

O'Hara J, Jones NS. The aetiology of chronic cough: a review of current theories for the otorhinolaryngologist. J Laryngol Otol. 2005;119(7):507-14.

Pearson JP, Parikh S, Orlando RC, Johnston N, Allen J, Tinling SP, et al. Review article: reflux and its consequences--the laryngeal, pulmonary and oesophageal manifestations. Conference held in conjunction with the 9th International Symposium on Human Pepsin (ISHP) Kingston-upon-Hull, UK, 21-23 April 2010. Aliment Pharmacol Ther. 2011;33 Suppl 1:1-71.

Shay S, Richter J. Direct comparison of impedance, manometry and pH probe in detection reflux before and after a meal. Dig Dis Sci. 2005;50(9):1584-90.

Sherman PM, Hassall E, Fagundes-Neto U, Gold BD, Kato S, Koletzko S, et al. A global, evidence-based consensus on the definition of gastroesophageal reflux disease in the pediatric population. Am J Gastroenterol. 2009;104(5):1278-95; quiz 1296.

Spechler SJ, Genta RM, Souza RF. Thoughts on the complex relationship between gastroesophageal reflux disease and eosinophilic esophagitis. Am J Gastroenterol. 2007;102(6):1301-6.

Tack J. Review article: role of pepsin and bile in gastro-oesophageal reflux disease. Aliment Pharmacol Ther. 2005;22 Suppl 1:48-54.

Tighe MP, Afzal NA, Bevan A, Beattie RM. Current pharmacological management of gastro-esophageal reflux in children: an evidence-based systematic review. Paediatr Drugs. 2009;11(3):185-202.

van Zanten SJ, Henderson C, Hughes N. Patient satisfaction with medication for gastroesophageal reflux disease: a systematic review. Can J Gastroenterol. 2012;26(4):196-204.

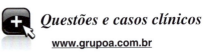

Questões e casos clínicos
www.grupoa.com.br

PARTE IV

Medicamentos em otorrinolaringologia: uma visão geral

7

Medicamentos comuns em otorrinolaringologia

7.1 Escolha medicamentosa baseada em evidências

Rafael da Veiga C. Picon

Definições

Evidência é definida como uma manifestação da verdade. Por essa acepção, a Medicina Baseada em Evidências (MBE) poderia ser entendida como a prática médica embasada pela verdade, mas isso nos levaria a inferir que outras formas de prática são fundamentadas em inverdades. Em vez disso, considera-se MBE o uso consciencioso, explícito e judicioso da melhor evidência científica disponível para a tomada de decisão no tratamento de pacientes, processo que envolve a integração entre o julgamento clínico e a experiência do médico com os dados da literatura.[1] Dessa forma, um bom estudo de caso ou de série de casos pode ser considerado como a melhor evidência disponível em cenários onde não há estudos controlados ou quando estes não são possíveis.

Existem inúmeros empecilhos à prescrição médica totalmente baseada em evidências, como preferências do paciente, circunstâncias sociais, interações medicamentosas e limitações do sistema ou do serviço de saúde.[2] Entretanto, é necessário entender o ideal da MBE para poder aplicá-lo em situações reais de atendimento com o intuito de orientar as decisões terapêuticas.

Aplicação da MBE

Considerações iniciais

A MBE deve ser incorporada na prática médica como uma ferramenta para auxiliar a tomada de decisão. De maneira alguma a MBE deve substituir o julgamento clínico ou engessar a prática do médico assistente; em vez disso, os preceitos da MBE devem se somar a esses para fornecer o melhor tratamento possível ao paciente.[1]

Buscando as evidências

Do ponto de vista da prescrição médica, sempre que nos deparamos com uma tomada de decisão terapêutica, devemos primeiro nos perguntar se há algum medicamento a ser prescrito e, se sim, qual seria esse fármaco. Para orientar a busca por evidências que embasem nossa conduta, é necessário dissecar o caso do paciente e o tratamento que oferecemos (ou que pretendemos oferecer) em quatro perguntas-chave: (1) Quem é o paciente? Isto é, quais são as características clínicas e demográficas que o definem; (2) Qual é o tratamento que pretendemos oferecer? Especificamente, qual é o nome do fármaco, posologia e via de administração; (3) Quais são as alternativas terapêuticas disponíveis? Por exemplo, outros medicamentos, intervenções cirúrgicas, conduta expectante, etc.; (4) Quais são os eventos clínicos que gostaríamos de evitar, ou ainda, quais são os benefícios clínicos que almejamos?

A Epidemiologia Clínica – ciência basilar da MBE – denomina esses quatro itens, respectivamente, população (*population*), intervenção (*inter-*

vention), comparação (*comparison*) e desfecho (*outcome*). É preciso, portanto, formular a questão PICO referente ao paciente que estamos atendendo. A resposta da questão PICO nos dará os quatro termos de pesquisa que devemos utilizar na busca por evidências.[3,4] Pode ser pertinente o acréscimo da letra N (do inglês *no conflict of interest*, sem conflito de interesse) ao acrônimo, pois é sabido que estudos clínicos financiados pelos laboratórios que fabricam os medicamentos tendem a produzir conclusões enviesadas a favor dos fármacos em estudo, prejudicando a melhor escolha terapêutica.[5] Sendo assim, o acrônimo completo seria PICON.

Fontes de evidência

Pesquisas feitas em bases de dados eletrônicas, acessíveis pela internet, são a forma mais rápida e apropriada de se buscar evidências clínicas.[6] Bases gratuitas e prontamente disponíveis são:

- PubMed.[7]
- Biblioteca Virtual em Saúde.[8]
- Lilacs.[9]
- Scientific Electronic Library Online.[10]
- Biblioteca da Cochrane.[11]

Por meio de cadastro gratuito na iniciativa Saúde Baseada em Evidências no Portal da Saúde do Ministério da Saúde,[12] é possível ter acesso a bases, como o Embase,[13] e também a *sites* dedicados à revisão contínua da literatura médica com atualizações periódicas sobre os mais diversos tópicos em medicina, como UpToDate[14] e Best Practice.[15] Há também, no Portal da Saúde, os Protocolos Clínicos e Diretrizes Terapêuticas baseados em evidências do Ministério da Saúde.[16-18]

Níveis de evidência

Dentro do paradigma da MBE, existe uma pirâmide de evidências onde a posição hierárquica de uma evidência depende, fundamentalmente, do delineamento do estudo que a originou. Os níveis de evidência para terapêutica são classificados de 1 a 5, variando conforme a robustez do delineamento em estabelecer relação de causa e efeito, ou seja, mais robusto é nível 1 e menos robusto, nível 5. Resumidamente, são eles:[19]

- *Nível 1*: (a) revisão sistemática (RS) de ensaios clínicos randomizados (ECRs) com resultados homogêneos; (b) ECR individual bem conduzido.
- *Nível 2*: (a) RS de estudos de coorte com resultados homogêneos; (b) ECR de baixa qualidade ou estudo de coorte individual; (c) estudo ecológico.
- *Nível 3*: (a) RS de estudos de casos e controles com resultados homogêneos; (b) estudo de casos e controles individual.
- *Nível 4*: série de casos e estudos de coorte ou de casos e controles de baixa qualidade.
- *Nível 5*: opinião de especialista sem apreciação crítica, ou baseada em princípios fisiológicos ou evidência de pesquisa básica (isto é, não clínica).

De acordo com as proposições da MBE, daremos sempre primazia às evidências de nível hierarquicamente superior para embasar nossa prescrição.

 Referências

1. Sackett DL, Rosenberg WMC, Gray JAM, Haynes RB, Richardson WS. Evidence based medicine: what it is and what it isn't. BMJ. 13 de janeiro de 1996;312(7023):71-2.
2. Mamdani M, Ching A, Golden B, Melo M, Menzefricke U. Challenges to Evidence-Based Prescribing in Clinical Practice. Annals of Pharmacotherapy. 15 de abril de 2008; 42(5):704-7.
3. Fletcher RH, Fletcher SW. Epidemiologia clínica: elementos essenciais. Porto Alegre: ARTMED; 2006.
4. Hulley SB, Duncan MS. Delineando a pesquisa clínica: uma abordagem epidemiológica. Porto Alegre: Artmed; 2008.
5. Lexchin J. Pharmaceutical industry sponsorship and research outcome and quality: systematic review. BMJ. 29 de maio de 2003;326(7400):1167-70.
6. Evidence-based medicine [Internet]. [citado 19 de agosto de 2013]. Recuperado de: http://www.uptodate.com/contents/evidence-based-medicine?detectedLanguage=en&source=search_result&search=evidence-based+prescribing&selectedTitle=1%7E150&provider=noProvider
7. Portal da Saúde – www.Saude.gov.br – Principal [Internet]. [citado 22 de agosto de 2013]. Recuperado de: http://portal.saude.gov.br/portal/saude/profissional/visualizar_texto.cfm?idtxt=35490

8. Protocolos clínicos e diretrizes terapêuticas: medicamentos excepcionais. Brasília: Ministério da Saúde; 2002.

9. Protocolos Clínicos e Diretrizes Terapêuticas. Brasília, DF: Ministério da Saúde; 2010.

10. CEBM > EBM Tools > Finding the Evidence > Levels of Evidence 2 > Levels of Evidence 1 [Internet]. [citado 22 de agosto de 2013]. Recuperado de: http://www.cebm.net/index.aspx?o=1025

7.2 Antipiréticos

Danilo Blank

Conceitos básicos

Doenças otorrinolaringológicas que causam elevações da temperatura do corpo, como rinossinusites, otites e tonsilites, são predominantes. Logo, no âmbito do tratamento sintomático, independentemente das suas causas, é essencial que médicos e pacientes (ou cuidadores, no caso de pacientes pediátricos) estabeleçam um entendimento claro sobre as bases do emprego de medicamentos antipiréticos. Essa discussão deve apoiar-se em evidências científicas e afastar mitos populares; começa por esclarecer o que é e o que não é febre, que ela quase nunca causa danos – ao contrário, pode ser benéfica – e, principalmente, que o foco de atenção deve ser a doença de base, e não a medida da temperatura em si (até porque não existe um consenso sobre pontos de corte).[1,2]

Quanto à definição de febre – em vista da oscilação natural da temperatura do corpo conforme a hora do dia, idade, circunstâncias individuais e externas, além da variabilidade de medidas obtidas por tipos diferentes de termômetros e locais de aferição – , a tendência atual é desenfatizar valores numéricos, necessariamente arbitrários, e utilizar definições fisiológicas reconhecidas.[2-6] Assim, um conceito sintético enfatiza as noções de defesa natural e benignidade da reação pirética do organismo: febre é uma resposta fisiológica complexa à doença, caracterizada pela ativação de sistemas imunológicos do corpo e pela elevação regulada da sua temperatura central acima da variação diária normal.[2-7]

Para pacientes que necessitam definições baseadas em números, pode-se pautar o aconselhamento pelos dados da **Tabela 7.2.1**, sempre lembrando que se trata de limites arbitrários e que toda medida terapêutica sempre visará ao conforto e ao bem-estar do paciente, em vez da simples tentativa de reduzir a temperatura.[2,8,10]

É oportuno diferençar febre de hipertermia. Na febre, ocorre um ajuste do termostato hipotalâmico para cima, regulado pelo aumento dos níveis de prostaglandina E_2, em resposta às citocinas liberadas pelos macrófagos em situações de agressão, comumente processos infecciosos. Como a temperatura central em elevação é de início inferior ao ponto regulado pelo hipotálamo, o paciente sente

TABELA 7.2.1 Níveis de temperatura corporal de interesse clínico[*]

		Axilar	Retal
Faixa usual de variação circadiana	Mínimo	36,5	37,3
	Máximo	37,2	38,0
Limite mínimo para uso de antipirético (OMS)[†]		38,2	39,0
Febre moderada (limite inferior)		38,5	39,3
Febre alta (limite inferior)		39,5	40,3
Risco de bacteriemia > 10% (em crianças)		39,7	40,5
Risco de dano neurológico		42,0	42,8

[†*] Valores arbitrários, expressos em ºC, conforme ocorrências mais comuns na literatura.
Fonte: Adaptado de Blank,[7] World Health Organization e Kluger e colaboradores.[9]

frio e apresenta calafrios. Na hipertermia, fatores externos ou internos não relacionados com a resposta imunitária – lesão cerebral, intermação, efeito de certas drogas ou simplesmente superaquecimento – levam a um aumento não regulado da temperatura do corpo acima do ponto fixado pelo hipotálamo, causando sensação de calor. Nesse caso, não têm nenhuma ação os antipiréticos, que agem inibindo a síntese da prostaglandina E_2 e restaurando o termostato hipotalâmico ao seu ajuste normal.[3,4]

Febre: tratar ou não tratar?

Até meados do século passado, prevaleceu a tradição – sem bases científicas – de que a febre deveria ser combatida.[9] Hoje, há evidências de que a supressão medicamentosa da febre, vista como uma resposta adaptativa a infecções que evoluiu por milhões de anos, poderia levar ao aumento da morbidade por muitos desses processos infecciosos.[3,5,9,11] Contudo, não há estudos mostrando que a febre facilite ou atrase a recuperação de infecções ou que aja como adjuvante ao sistema imune. Ao contrário, o uso de anti-inflamatórios não esteroides (AINEs) parece aumentar os níveis de anticorpos quando associado à vacinação anti-influenza.[11] Por outro lado, os antipiréticos têm efeitos adversos, cuja relevância cresce com o uso indiscriminado.[2,3,6]

O **Quadro 7.2.1** tenta ilustrar esse dilema ainda não resolvido e resume os prós e os contras do tratamento antipirético, à luz do conhecimento atual, ponderado por questões práticas e de bom senso.[7,10]

Condutas gerais mediante um quadro de febre

As orientações preventivas fornecidas aos leigos por profissionais de saúde precisam enfatizar os objetivos principais em caso de febre: reconhecer sinais de doenças potencialmente graves, melhorar o conforto do paciente e manter um estado adequado de hidratação.[1,2]

QUADRO 7.2.1

Benefícios e prejuízos da febre (segundo evidências científicas prevalentes) e seus respectivos contrapontos

A febre pode ser benéfica porque:	A febre pode ser prejudicial porque:
há evidências experimentais de que temperaturas elevadas estimulam a atividade imunitária e reduzem a reprodução microbiana e viral; porém, não há demonstração clínica substancial de que a terapia antipirética possa piorar a evolução das infecções comuns.	aumenta o consumo de oxigênio e prejudica o rendimento cardíaco; porém isso só tem relevância clínica em pacientes muito debilitados, com pneumonias graves ou cardiopatias.
	pode causar convulsão em crianças; porém só em casos de instalação súbita, em menos de 5% das crianças normais e, além disso, convulsões febris não causam lesão cerebral.
a curva febril auxilia o diagnóstico; porém um antitérmico dado num pico febril não altera significativamente essa capacidade.	pode causar dano neurológico; porém só ocorre com temperatura acima de 42,0°C.
sua redução pelo uso de antipiréticos pode mascarar a gravidade da doença; porém o reexame do paciente, caso continue muito prostrado depois de receber um antipirético, pode determinar a real gravidade.	se associa a outros sintomas que causam desconforto (dor muscular, irritabilidade, mal-estar, astenia e anorexia); porém os antipiréticos só aliviam a dor, não melhoram a astenia nem a anorexia.

Fonte: Adaptado de Blank e Murahovschi.[10]

O primeiro objetivo exige o reconhecimento de sinais de alerta de gravidade: crianças menores de 3 meses ou idosos; situações de imunodeficiência; mau estado geral, com letargia e/ou irritabilidade excessiva, ausência de sorriso; pele muito pálida ou moteada; respiração gemente, entrecortada ou ofegante; choro inconsolável (no caso de crianças pequenas); duração da febre maior que 72 horas. Tais circunstâncias exigem avaliação médica imediata.[10]

Um paciente com febre não deve ser despido ou muito agasalhado, mas usar a roupa mais confortável. Como o estado febril costuma causar sensação de frio, a pessoa pode ser protegida com um cobertor. O ambiente deve ser bem ventilado; o paciente pode ficar ao ar livre, sem exposição direta ao sol.

Líquidos de qualquer natureza devem ser oferecidos com frequência e insistência gentil, de acordo com o gosto e a tolerância do indivíduo. A oferta de comida deve respeitar a aceitação natural; lembrar que antipiréticos não melhoram o apetite.

Esponjar o corpo com água tépida pode reduzir temporariamente a temperatura do corpo, mas causa mais desconforto, arrepios e tremores do que qualquer benefício. Tal prática só está indicada em casos de temperatura acima de 41°C, sempre meia hora depois da administração de antipirético. Banhos com álcool misturado à água são sempre contraindicados.

Diretrizes para o uso de antipiréticos

A decisão do médico de prescrever medicação antipirética deve levar em conta os contrapontos do Quadro 7.2.1, mas principalmente que a prescrição automática e leviana de tais medicamentos denota preocupação – que os leigos não percebem como infundada – com riscos apenas presumidos da febre, promovendo um sentido de busca exagerada e indevida pela normotermia.[2,12] Todavia, a opção ponderada por prescrever antitérmicos conta com a justificativa do devido respeito pelas crenças e desejos dos pacientes, além do fato de que, apesar de a febre aumentar as funções imunológicas, não há estudos em humanos que tenham demonstrado de modo convincente que o uso desses medicamentos em infecções comuns virais ou bacterianas traga riscos clinicamente relevantes.[8]

Os antipiréticos não devem ser utilizados com o objetivo de reduzir a temperatura em si em pessoas que pareçam estar se sentindo bem. Devem ser reservados para os casos de desconforto físico ou dor. Ainda que níveis específicos de temperatura corporal não devam ser utilizados como base para condutas clínicas, há um consenso de que antipiréticos devem ser reservados para febres acima de 38,2°C.[7,8]

Os antipiréticos não previnem convulsões febris em crianças e não devem ser usados com esse objetivo.[1]

Ao optar por prescrever um antitérmico, é importante informar explicitamente ao paciente que a medicação não diminuirá a temperatura até o nível normal e não impedirá que picos febris se repitam por vários dias, enquanto a infecção durar, sob pena de ser procurado novamente porque "o remédio não baixou a febre".[6,12] Também é bom lembrar que a resposta a um antipirético não tem relação com a gravidade da infecção.[13]

Os antipiréticos devem sempre ser usados em regime de monoterapia, não superpondo ou intercalando medicamentos diferentes.[1-3, 8,12] Contudo, se o paciente não responde a uma opção, pode-se usar uma alternativa. Evitar doses de ataque maiores do que aquelas recomendadas, pois não têm efeito antipirético mais rápido ou superior.

Os três antipiréticos mais utilizados, considerados igualmente efetivos (embora causem reduções térmicas da ordem de 1 a 2°C, de relevância clínica marginal) e seguros são o acetaminofeno (ou paracetamol), a dipirona (ou metamizol) e o ibuprofeno. Estudos em humanos indicam eficácia analgésica e antipirética similar entre as duas últimas, ambas mais eficazes do que a primeira.[12,14,15] A aspirina, antitérmico clássico, tem sido abandonada como primeira escolha em pediatria, em vista da associação do seu uso com a síndrome de Reye. A dipirona, cujo emprego é predominante no Brasil, tem sua avaliação prejudicada por não ser utilizada nos Estados Unidos, de onde provêm a maioria dos estudos sobre eficácia e segurança, em virtude de uma possível associação com agranulocitose.[15] Outros AINEs, como o naproxeno e o diclofenaco, têm uso mais limitado por causa dos efeitos adversos digestivos.[3] De modo geral, a opção lógica de antipirético em infecções seria prescrever acetaminofeno ou dipirona, que reduzem a temperatura sem interferir na resposta inflamatória, deixando os AINEs para situações em que essa interferência seja desejável, como na artrite reumatoide. A Tabela 7.2.2 mostra as informações principais para a prescrição de acetaminofeno, dipirona e ibuprofeno.

Teoria versus prática

A prática de combinar antipiréticos simultânea ou alternadamente, embora desaconselhada pelos especialistas, é bastante popular tanto entre profissionais de saúde como entre leigos.[1-3,8] Entretanto, não há evidências científicas para essa prática e, além da efetividade comprovada da monoterapia, o emprego de mais de um medicamento simultaneamente aumenta a probabilidade de erros de administração e de efeitos adversos, como a nefrotoxicidade.[1,2,14]

TABELA 7.2.2 Informações sobre os antipiréticos mais comuns

	Acetaminofeno	Ibuprofeno	Dipirona
Diminuição da temperatura (°C)	1-2	1-2	1-2
Início de ação (h)	< 1	< 1	< 1
Pico do efeito (h)	3-4	3-4	3-4
Duração do efeito (h)	4-6	6-8	4-6
Dose (mg/kg)	10-15, 4/4 h	5-10, 6/6 h	15-20, 6/6 h
Idade mínima (meses)	3	6	3
Dose máxima diária (mg/kg)	90	40	80
Dose máxima diária – adulto (g/dia)	4	2,4	4

Fonte: Adaptada de Section on Clinical Pharmacology and Therapeutics e colaboradores.[2]

Referências

1. National Institute for Health and Care Excellence. Feverish illness in children: assessment and initial management in children younger than 5 years. London: NICE; 2013. Nice Clinical Guideline 160.
2. Section on Clinical Pharmacology and Therapeutics; Committee on Drugs; Sullivan JE, Farrar HC. Fever and antipyretic use in children. Pediatrics. 2011;127(3):580-7.
3. Adam HM. Fever: measuring and managing. Pediatr Rev. 2013;34(8):368-70; discussion 370.
4. Holtzclaw BJ. Managing fever and febrile symptoms in HIV: evidence-based approaches. J Assoc Nurses AIDS Care. 2013;24(1 Suppl):S86-102.
5. Sherman JM, Sood SK. Current challenges in the diagnosis and management of fever. Curr Opin Pediatr. 2012;24(3):400-6.
6. McIntyre J. Management of fever in children. Arch Dis Child. 2011;96(12):1173-4.
7. Blank D. Uso de antitérmicos: quando, como e por quê. Residencia Pediatrica. 2011;1(2):31-6.
8. World Health Organization. Programme for the Control of Acute Respiratory Infections. The management of fever in young children with acute respiratory infections in developing countries. Geneva: WHO; 1993.
9. Kluger MJ, Kozak W, Conn CA, Leon LR, Soszynski D. The adaptive value of fever. Infect Dis Clin North Am. 1996;10(1):1-20.
10. Murahovschi J. Fever in pediatric office practice. J Pediatr (Rio J). 2003;79 Suppl 1:S55-64.
11. Porat R, Dinarello CA. Pathophysiology and treatment of fever in adults [Internet]. Waltham: UpToDate; 2012 [acesso em 28 mar. 2014]. Disponível em: http://www.uptodate.com/contents/pathophysiology-and-treatment-of-fever-in-adults.
12. Greisman LA, Mackowiak PA. Fever: beneficial and detrimental effects of antipyretics. Curr Opin Infect Dis. 2002;15(3):241-5.
13. King D. Question 2: does a failure to respond to antipyretics predict serious illness in children with a fever? Arch Dis Child. 2013;98(8):644-6.
14. Purssell E. Systematic review of studies comparing combined treatment with paracetamol and

ibuprofen, with either drug alone. Arch Dis Child. 2011;96(12):1175-9.
15. Wong A, Sibbald A, Ferrero F, Plager M, Santolaya ME, Escobar AM, et al. Antipyretic effects of dipyrone *versus* ibuprofen *versus* acetaminophen in children: results of a multinational, randomized, modified double-blind study. Clin Pediatr (Phila). 2001;40(6):313-24.

7.3 Analgésicos

Lucia Miranda Monteiro dos Santos

A escolha dos fármacos a serem utilizados para que se obtenha o efeito analgésico desejado deve levar em conta as características da dor no que diz respeito a tempo (aguda ou crônica), fisiopatologia (inflamatória ou neuropática) e intensidade (leve, moderada ou forte).

Dor aguda

A dor aguda constitui um sinal de alerta, é de curta duração e associada a fatores identificáveis, como trauma, dor pós-operatória e processos infecciosos.

Dor crônica

A dor crônica não tem função biológica, apresenta duração maior do que o tempo esperado para a cura da lesão, e os fatores causais já não são identificáveis na maioria dos casos.[1-4]

Intensidade da dor

A medida da intensidade da dor é importante para orientar a escolha do esquema analgésico. Para isso, utilizam-se escalas que possibilitam a aferição, como por exemplo: a escala visual analógica (Fig. 7.3.1), escala qualitativa da dor e a escala de faces (Fig. 7.3.2).

Identificada a causa da dor e a intensidade, deve-se iniciar o tratamento analgésico, bem como a abordagem terapêutica específica da patologia que originou o quadro álgico (dor inflamatória por processos como otite, amigdalite, etc.), sendo que a dor leve a moderada responde bem aos analgésicos não opioides.

Os analgésicos não opioides são fármacos que apresentam propriedades analgésicas, antitérmicas e anti-inflamatórias, e os seus representates são a dipirona, o paracetamol e os anti-infamatórios não esteroides.

Em presença de situações que comprovadamente ocasionam dor (dor pós-operatória), está indicada a utilização da medicação analgésica a intervalos fixos e, em presença de dor moderada que não cedeu com o emprego de analgésicos não opioides em dose máxima, pode-se associar um opioide fraco (codeína ou tramadol).

Quando o paciente apresenta dor de intensidade forte, está indicado já iniciar com opioide forte

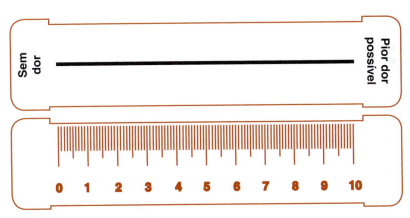

FIGURA 7.3.1 Escala visual analógica de dor.
Fonte: Adaptada de Dor.org.br.[3]

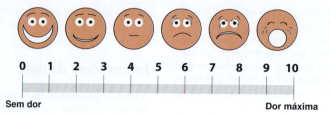

FIGURA 7.3.2 Escala de faces.
Fonte: Adaptada de Absh.org.br.[5]

(morfina, metadona ou oxicodona) em associação com os fármacos não opioides.

A dor crônica neoplásica apresenta características de dor mista (somática, visceral e neuropática), necessitando de uma abordagem terapêutica com a associação de fármacos não opioides, opioides, antidepressivo tricíclico e quando constatado o componente neuropático (compressão ou invasão de nervos ou raízes nervosas), anticonvulsivantes.

Para o tratamento da dor neoplásica, a Organização Mundial da Saúde recomenda a utilização da escada analgésica **(ver Tab. 7.3.1)**.

A dor crônica de localização craniofacial e cervical de origem miofacial pode estar associada a sintomas como zumbido e vertigens (disfunção da ATM, cervicalgias), sendo recomendado o uso de relaxantes musculares associados a analgésicos não opioides e antidepressivos tricíclicos para o tratamento sistêmico, bem como a infiltração de pontos-gatilho musculares com anestésico local e a utilização de acupuntura para analgesia e relaxamento de bandas de contratura muscular. Já na dor neuropática (neuralgia de trigêmeo) o tratamento inclui medicação anticonvulsivante e antidepressivo tricíclico.

Quando utilizado o anti-inflamatório não esteroide, deve-se levar em conta a duração do tratamento, a idade do paciente, as comorbidades e as interações medicamentosas, devido a efeitos adversos sobre o TGI, rim, retenção hídrica e alteração da glicemia.

No tratamento de pacientes com dor crônica não neoplásica, a utilização de opióides fortes deve ser criteriosa, em decorrência da tolerância e dependência, além de efeitos adversos, como constipação intestinal e alteração da atenção.

Conclusão

A dor deve ser entendida a partir de sua etiologia e classificada de acordo com várias características – tempo, tipo, intensidade e forma com impacta na vida dos pacientes – para que a escolha do tratamento seja racional e efetivo.

TABELA 7.3.1 Escada analgésica de acordo com a Organização Mundial da Saúde

Dor	Leve	Moderada	Intensa
Inflamação aguda	Fármacos não opioides (Dipirona/paracetamol/AINE)	Idem (não cede com dose máxima – ópioide fraco)	Opioides fortes + não opioides
Neoplásica crônica (somática/vieral/ neuropática)	Escada analgésica	Idem	Idem + (AD/AC)

*AC, anticonvulsivantes (compressão neural/invasão neural); AD, antidepressivos.

> **Medicamentos analgésicos:**
>
> Opióides fortes – morfina (o mais conhecido e portanto mais fácil de controlar) metadona oxicodona fentanil (que tem apresentação trans-dérmica)
>
> Opióides fracos – tramadol e codeína
>
> Analgésicos não opióides – dipirona e paracetamol
>
> Analgésicos não opióides AINE – anti-inflamatórios são esteroides (AINEs)
>
> | | |
> |---|---|
> | Não seletivos | Ibuprofeno |
> | | Naproxeno |
> | | Ketoprofeno |
> | | Diclofenaco Sódico |
> | | Indometacina |
> | | Cetoroloco |
> | | Piroxicam |
> | | Tenoxicam |
> | AINEs seletivos | Meloxicam |
> | | Celecoxibe |
> | | Lumiracoxibe |

Teoria versus *prática*

Ainda não é rotina uma avaliação sistematizada do sintoma dor. O aumento progressivo de equipes especializadas que participam no manejo de pacientes mais graves, em geral oncológicos, demonstra a importância da difusão desse conhecimento entre mais profissionais de saúde. Enquanto isso, segue frequente observar-se a escolha de um ou mais medicamentos concomitantes, onde não só a dor é mal controlada, como eventos adversos tornam-se um problema.

 Referências

1. Ballantyne JC, Fishman SM, editors. Bonica's management of pain. 4th ed. Baltimore: Lippincott Williams & Wilkins; c2010.
2. Fuchs FD, Wannmacher L, Ferreira MBC. Farmacologia clínica: fundamentos da terapêutica racional. 3. ed. Rio de Janeiro: Guanabara Koogan; 2004.
3. Dor.org.br [Internet]. São Paulo: Sociedade Brasileira para Estudo da Dor; 2014 [capturado em 6 maio 2014]. Disponível em: http://www.dor.org.br/.
4. International Association of Pain [Internet]. IASP taxonomy. Washington: IASP; c2014 [capturado em 6 maio 2014]. Disponível em: http://www.iasp-pain.org/Education/Content.aspx?ItemNumber=1698&navItemNumber=576.
5. Absh.org.br [Internet]. São Paulo: Associação Brasileira de Self-Healing; c2014[capturado em 6 maio 2014]. Disponível em: http://absh.org.br/.

 Leituras sugeridas

Portugal. Ministério da Saúde. Circular Normativa nº 9/DGCG de 14 de junho de 2003. A dor como 5º sinal vital: registro sistemático da intensidade da dor. Lisboa: Direcção-Geral da Saúde; 2003 [capturado em 6 maio 2014]. Disponível em: http://www.dgs.pt/directrizes-da-dgs/normas-e-circulares-normativas/circular-normativa-n-9dgcg-de-14062003.aspx.

Simons DG, Travell JG, Simons LS. Dor e disfunção miofascial. 2. ed. Porto Alegre: Artmed; 2005.

7.4 Antialérgicos

João Ferreira de Mello Jr.
Thiago Carvalho

A alta prevalência de alergias e sua repercussão na qualidade de vida devem receber a devida atenção dos médicos responsáveis pelo seu tratamento. A doença ainda permanece sem cura, mas o surgimento de medicações cada vez mais eficientes e com um bom perfil de segurança tem ajudado no tratamento desses pacientes. No entanto, o médico deve avaliar com atenção o melhor esquema terapêutico para cada paciente, observando as particularidades de cada antialérgico e suas repercussões naquele indivíduo.[1,2]

Diversos estudos têm mostrado altos índices de absenteísmo e presenteísmo em consequência das alergias, principalmente dos quadros respiratórios, afetando a produtividade nos adultos e o rendimento escolar nas crianças.[3,4]

Via de administração fácil e indolor, posologia simples, ação rápida, ausência de efeitos adversos e preço acessível são esperados após o diagnóstico da doença. Técnicas cirúrgicas aprimoradas e precisas possibilitam uma abordagem menos invasiva, com maior poder de resolução. Contudo, ainda existem algumas limitações, principalmente na área das doenças crônicas.

A alergia presente em um indivíduo vai acompanhá-lo por toda a vida, podendo se modificar (marcha atópica), ficar mais ou menos evidente, mas estará sempre lá.[1,2]

O tripé básico do tratamento clínico das alergias nasais corresponde a higiene ambiental, farmacoterapia (medicamentos sintomáticos e preventivos) e imunoterapia alérgeno-específica.[1,2] O ambiente no qual vive o paciente, no entanto, é decisivo na evolução do quadro, determinando uma grande responsabilidade desse indivíduo no seu tratamento.

Todos esses fatores tornam o tratamento da alergia um grande desafio, cujos maiores recursos ainda são os conceitos primordiais da medicina: uma anamnese minuciosa e orientações detalhadas. O médico deve entender o real motivo que levou aquela pessoa a procurar ajuda e suas necessidades. Nem sempre o paciente vai à consulta em busca de uma medicação – um simples diagnóstico e uma boa orientação já ajudam, sendo a informação o tratamento. A higiene ambiental tem papel relevante no controle dos sintomas. Mesmo que o paciente não perceba a melhora imediata, a quantidade de medicamentos necessários para o controle de seus sintomas será reduzida.[1,2]

O avanço da indústria farmacêutica resulta no surgimento de moléculas cada vez melhores, apresentando efeitos satisfatórios com reações adversas menores.[5,6] Desde o surgimento dos antialérgicos em 1933, várias substâncias entraram no mercado. No início, as opções eram limitadas, e os riscos elevados levaram à retirada de circulação de algumas medicações, enquanto outras foram melhoradas. Atualmente, o médico dispõe de vários antialérgicos que apresentam níveis de segurança muito maiores, mas ainda com efeitos adversos que não devem ser desconsiderados e características peculiares que podem influenciar no momento da receita.[5,7]

Na escolha do antialérgico, o médico deve considerar as reais necessidades do indivíduo e se aquela medicação pode supri-las, ou seja, a sua ação sobre os sintomas apresentados. Os possíveis efeitos adversos têm que ser considerados para não agravar o quadro inicial, e o paciente deve ser alertado sobre as reações mais comuns e o que precisa fazer caso alguma delas ocorra.[8] Considerando-se que a alergia é uma doença crônica, com uma demanda medicamentosa grande, às vezes até de forma ininterrupta, as questões financeiras também podem ser determinantes.

Os anti-histamínicos controlam os sintomas naso-oculares e têm um rápido início de ação, sendo essa sua grande vantagem. Contudo, alguns podem interagir com outras medicações, tanto por meio da via de metabolização quanto nos efeitos adversos, o que pode determinar reações importantes, como grande sedação e elevação dos seus níveis séricos. Outras doenças apresentadas pelo paciente podem interferir no prescrição dos antialérgicos.[9-11] Os corticosteroides tópicos intranasais também apresentam grande segurança e adequado efeito sobre os sintomas; todavia, quando administrados, os pacientes devem ser acompanhados quanto aos possíveis efeitos colaterais dessa classe de medicamentos.[12]

Sendo assim, o tratamento deve ser individualizado, considerando-se não apenas as queixas e comorbidades, mas também fatores sociais, familiares, ambientais e econômicos, buscando-se a melhor satisfação possível.

Grande parte dos pacientes buscam mais informações sobre a doença e seu tratamento após a consulta, pela internet ou nas bulas. Atualmente estão disponíveis na internet inúmeros *sites* com informações relacionadas à saúde, mas a maioria insatisfatória.[13] A bula possui algumas informações técnicas que podem causar confusão, interpretações equivocadas e temor, muitas vezes desnecessário. Por isso o médico deve orientar sobre detalhes importantes do tratamento, como o melhor horário para a administração, a forma de utilização, as reações adversas mais comuns, ressaltando os riscos mais importantes e tranquilizando quanto aos receios. Como exemplo, pode-se citar os antileucotrienos, que têm um ótimo perfil de segurança, podendo ser empregados até em crianças com menos de 1 ano, desde que administrados à noite.[14]

A complexidade da alergia dificulta que o tratamento ocorra de forma satisfatória com apenas uma consulta. Nas reavaliações, o médico acompanha a resposta aos medicamentos, a satisfação com o resultado e como as orientações foram colocadas em prática. Resultados negativos podem acontecer, e as causas devem ser avaliadas. A primeira impressão frente a um caso que não melhorou é de que o antialérgico não "funcionou", mas outros fatores podem ter influenciado. Para uma conclusão precisa, é necessária a revisão de todos os passos do tratamento, checando se foi adquirida a medicação prescrita, como foi usada, a frequência e a duração. Mudanças no ambiente e a persistência na exposição podem levar a resultados insatisfatórios. Pode haver uma aceitação maior pelo paciente por determinada medicação ou via de administração, o que deve ser considerado na escolha de novas opções. Os antialérgicos usados de forma correta dificilmente não proporcionam alívio dos sintomas; portanto, na persistência de um quadro, o diagnóstico pode ser revisto, assim como a existência de comorbidades.[6-11]

Houve um grande avanço dos antialérgicos, e o surgimento de moléculas novas exigem que o médico acompanhe essa evolução, disponibilizando sempre o melhor para cada paciente. A prescrição medicamentosa representa um risco e uma responsabilidade como qualquer outro ato médico e deve ser encarada dessa forma por esse profissional, exigindo cuidado, atenção e atualizações constantes.

Teoria versus prática

Ver capítulos 4.1 Rinite alérgica e 4.2 Rinite não alérgica

 Referências

1. Bousquet J, Khaltaev N, Cruz AA, Denburg J, Fokkens WJ, Togias A, et al. Allergic Rhinitis and its Impact on Asthma (ARIA) 2008 update (in collaboration with the World Health Organization, GA(2)LEN and AllerGen). Allergy. 2008;63 Suppl 86:8-160.

2. Solé D, Sakano E. III Consenso brasileiro sobre rinites. Braz J Otorhinolaryngol. 2012;75(6):Suppl:1-51.

3. Asher MI, Montefort S, Björkstén B, Lai CK, Strachan DP, Weiland SK, et al. Worldwide time trends in the prevalence of symptoms of asthma, allergic rhinoconjunctivitis, and eczema in childhood: ISAAC phases One and Three repeat multicountry cross-sectional surveys. Lancet. 2006; 368(9537):733-43.

4. Mello Jr JF, Solé D, Naspitz CK, Wingertzahn MA, Boyle JM. Prevalence, impact and treatment patterns in adults patients with allergic rhinitis from Brazil: findings from the "Allergies in Latin America Survey" [Internet]. Allergies in Latin America; 2014 [Capturado em 11 abr. 2014]. Disponível em: http://www.allergiesinlatinamerica.com/english/abstracts.html.

5. Casale TB, Blaiss MS, Gelfand E, Gilmore T, Harvey PD, Hindmarch I, et al. First do no harm: managing antihistamine impairment in patients with allergic rhinitis. J Allergy Clin Immunol. 2003; 111(5):S835-42.

6. Sadaba B, Azanza JR, Gomez-Guiu A, Rodil R. Critical appraisal of bilastine for the treatment of allergic rhinoconjunctivitis and urticaria. Ther Clin Risk Manag. 2013;9:197-205.

7. Mösges R, König V, Köberlein J. The effectiveness of modern antihistamines for treatment of allergic rhinitis - an IPD meta-analysis of 140.853 patients. Allergol Int. 2013;62(2):215-22.

8. Ferrer M, Morais-Almeida M, Guizova M, Khanferyan R. Evaluation of treatment satisfaction in children with allergic disease treated with an antihistamine: an international, non-interventional, retrospective study. Clin Drug Investig. 2010; 30(1):15-34.

9. Lukat K, Rivas P, Roger A, Kowalski M, Botzen U, Wessel F, et al. A direct comparison of efficacy between desloratadine and rupatadine in seasonal allergic rhinoconjunctivitis: a randomized, double-blind, placebo-controlled study. J Asthma Allergy. 2013;6:31-9.

10. Compalati E, Baena-Cagnani R, Penagos M, Badellino H, Braido F, Gómez RM, et al. Systematic review on the efficacy of fexofenadine in seasonal allergic rhinitis: a meta-analysis of randomized, double-blind, placebo-controlled clinical trials. Int Arch Allergy Immunol. 2011;156(1):1-15.

11. Bachert C. A review of the efficacy of desloratadine, fexofenadine, and levocetirizine in the treatment of nasal congestion in patients with allergic rhinitis. Clin Ther. 2009;31(5):921-44.

12. Mello Jr JF, Mion Ode G, Andrade NA, Anselmo-Lima WT, Stamm AE, Almeida WL, et al. Brazil-

ian Academy of Rhinology position paper on topical intranasal therapy. Braz J Otorhinolaryngol. 2013;79(3):391-400.

13. Silva LV, Mello JF Jr, Mion O. Evaluation of Brazilian web site information on allergic rhinitis. Braz J Otorhinolaryngol. 2005;71(5):590-7.

14. Montella S, Maglione M, De Stefano S, Manna A, Di Giorgio A, Santamaria F. Update on leukotriene receptor antagonists in preschool children wheezing disorders. Ital J Pediatr. 2012;38:29.

7.5 Antimicrobianos

Otavio B. Piltcher

A humanidade vive aspectos paradoxais em mais de uma esfera em relação ao tratamento de diversas doenças infecciosas. Em primeiro lugar, os avanços tecnológicos de algumas nações ainda contrastam com a falta de itens básicos de prevenção em outras (água tratada, esgoto, vacinação global, alimentação, condutas adequadas de antisepsia e esterilização em ambientes médicos, etc). Em sefundo lugar, a imunossupressão, induzida ou não, relacionada a diversas terapias necessárias para salvar vidas (tratamento de doenças oncológicas ou autoimunes) traz o resurgimento de doenças infecciosas raras. Por fim a preocupante resistência bacteriana, oriunda do uso de indiscriminado de antibióticos, possibilita a aparição de bactérias não responsívas aos medicamentos disponíveis, infelizmente ainda sem nenhuma perspectiva de surgimento de novos fármacos para tratá-la. Neste ponto, felizmente, por motivos ainda não conhecidos, a mortalidade não está crescendo na mesma proporção que a resistência bacteriana.

A definição sobre a necessidade ou não de se iniciar uma intervenção medicamentosa diante de um paciente com suspeita de processo infeccioso nas áreas abrangidas pela otorrinolaringologia, merece, como em qualquer outra especialidade reflexões: Este tratamento é necessário? Qual o seu impacto em relação à opção por medidas preventivas ou não farmacológicas?

Em uma sociedade onde os indivíduos cresceram influenciados pela ideia mágica de que os tratamentos com antibióticos têm grande impacto na mortalidade por doenças como pneumonias, endocardite, meningite, tal raciocínio fica bastante prejudicado. Os profissionais de saúde, que deveriam adquirir conhecimentos e colocá-los em prática,

disseminando a informação de que esse impacto não é sistematicamente obtido em um grande número de infecções e inflamações em otorrinolaringologia, acabam – por vários motivos – não conseguindo passar aos pacientes informações suficientes para construir um conceito mais adequado sobre a importância do uso racional desses medicamentos.

Quando as informações clínicas levam o otorrinolaringologista ao diagnóstico presuntivo de um processo infeccioso bacteriano e as questões antes citadas o fazem acreditar que o tratamento terá um impacto significativo na evolução do paciente (assim como na diminuição de complicações), a escolha do medicamento deverá ser baseada em critérios importantes. Na otorrinolaringologia, cada vez mais é essencial ressaltar a importância da eficácia bacteriológica (i. e., a capacidade do antibiótico eliminar ou inibir o processo bacteriano) já que, muitos fármacos, baseados na eficácia clínica, acabam ganhando os créditospela melhora do quadro quando a evolução natural do processo em questão tem resolução com semelhante progressão favorável (efeito Poliana). Estabelecer a eficácia bacteriológica, no entanto, só é possível a partir de métodos microbiológicos que definam a concentração inibitória mínima (MIC) do medicamento frente a microrganismos específicos. Como na grande maioria dos processos infecciosos a etiologia é presuntiva, sem coleta de material e cultura para determinação específica, essas escolhas são definidas por estudos com diferentes bactérias coletadas de situações clínicas semelhantes. Por isso, o ideal é que, sempre que possível, as coletas de material sejam preconizadas nos processos infecciosos para definição da etiologia e da eficácia dos diferentes antimicrobianos para tal processo. Com isso, ficaria viabilizada não apenas a determinação da etiologia, mas também a melhor opção terapêutica entre as alternativas disponíveis no mercado.

Por exemplo, nos três processos inflamatórios mais comuns das vias aéreas superiores (VAS) – otite média aguda, rinossinusite aguda e tonsilites – de forma geral, quando bacterianos (lembrando que a grande maioria é viral), aceita-se de modo geral a etiologia pelo *Streptococos pneumonie* e *Haemophilus influenzae* nos dois primeiros por estreptococo beta-hemolítico do grupo A (EBHGA) no último. Usando o raciocínio exposto, primeiramente o profissional de saúde deve buscar o máximo de informações na anamnese e no exame físico para definir se o quadro é viral ou bacteriano. Para S. pneumoniae e H. influenzae, as opções incluem, exceto no caso de alergia comprovada aos betalactâmicos, a amoxicilina ou a amoxicilina com inibidor da betalactamase (ácido clavulânico) nas doses-padrão (os macrolídeos ficam reservados para os casos de alergia).

O uso de cefalosporinas e macrolídeos deve ser evitado em função da forte indução de resistência cruzada a outras bactérias. A opção pela dose dobrada de amoxicilina, isoladamente ou com a dose-padrão de ácido clavulânico, deve ser lembrada se houver falha terapêutica ou recidiva precoce. Em nosso meio, a prevalência de pneumococos de resistência intermediária ou alta não justifica o uso inicial deste recurso.

Quanto às tonsilas e devido ao receio de um processo causado pelo EBHGA, a penicilina segue sendo uma escolha racional e eficaz, com um prazo de até sete dias, segundo a Organização Mundial da Saúde, para o início do tratamento visando prevenir sua principal complicação não supurativa: a febre reumática.

Conclusão

Nas afecções otorrinolaringológicas de caráter inflamatório agudo, criou-se uma "cultura" de que o sufixo "ite" é sinônimo de um processo bacteriano, quando, na realidade, os vírus costumam ser os principais agentes etiológicos. Tendo em vista a evolução dos estudos até o momento, a resistência bacteriana poderá mudar drasticamente condutas médicas em um futuro bem próximo. Enquanto, por motivos ainda desconhecidos, esses alarmantes números de resistência bacteriana não se traduzem em falhas terapêuticas e morbimortalidade elevada, urge que sejam encontrados caminhos para a tranquilização da população e dos profissionais de saúde quanto aos riscos de se continuar enfrentando os processos das VAS com base em um pseudocontrole da situação com o uso de antimicrobianos.

Além disso, é possível que em breve a prescrição desses medicamentos seja autorizada apenas mediante a identificação do agente etiológico e do sítio da infecção, bem como das características do paciente que aumentem seu risco de não estar apto a enfrentar a evolução natural do processo sem o auxílio de medicações.

O **Quadro 7.5.1** apresenta os principais antimicrobianos usados em otorrinolaringologia.

Teoria versus *prática*

É alarmante que os processos inflamatórios das VAS embora sendo em sua maioria virais, conti-

QUADRO 7.5.1
Grupo de medicamentos mais usados em otorrinolaringologia

Betalactâmicos
Penicilina G
Penicilina V
Isoxazolilpenicilinas (oxacilina, dicloxacina)
Ampicilina; amoxicilina; amoxicilina + ácido clavulânico
Ampicilina + sulbactam
Cefalosporinas
Carbapenêmicos
Macrolídeos e lincosamidas
Aminoglicosídeos
Glicopeptídeos (vancomicina e teicoplanina)
Cloranfenicol
Tetraciclinas
Quinolonas

nuem representando uma das maiores justificativas para uso de antibióticos em pacientes não internados, mesmo diante do vasto conhecimento sobre a necessidade de serem utilizados critérios rígidos para sua escolha. Estima-se que mais de 50% dos pacientes que consultam com queixas típicas virias, com maior ou menor comprometimento de uma área das vias aéreas (como rinossinusite, otite, ou faringotonsilite), recebam antimicrobianos desnecessariamente. Não faltam evidências para que essa realidade seja modificada.

 Leituras sugeridas

Adams PF, Hendershot GE, Marano MA, Centers for Disease Control and Prevention/National Center for Health Statistics. Current estimates from the National Health Interview Survey, 1996. Vital Health Stat 10. 1999;(200):1-203.

Arroll B, Kenealy T. Antibiotics for the common cold and acute purulent rhinitis. Cochrane Database Syst Rev. 2005;(3):CD000247.

Eccles R. Physiology of nasal secretion. Eur J Respir Dis. 1983;62:115-9.

Pickering LK, Baker CJ, Kimberlin DW, Long SS. Group A streptococcal infections. In: American Academy of Pediatrics. Red Book: 2012: report of the Committee on Infectious diseases. 29th ed. Elk Groove Village: AAP; 2012. p. 668-80.

Rosenfeld RM. What to expect from medical therapy. In: Rosenfeld RM, Bluestone CD, editors. Evidence-based otitis media. Saint Louis: Decker; 1999. p. 179-205.

Rosenfeld RM, Singer M, Jones S. Systematic review of antimicrobial therapy in patients with acute rhinosinusitis. Otolaryngol Head Neck Surg. 2007;137(3 Suppl):S32-45.

Rosenfeld RM, Vertrees JE, Carr J, Cipolle RJ, Uden DL, Giebink GS, et al. Clinical efficacy of antimicrobial drugs for acute otitis media: metanalisys of 5400 children from thirty-three randomized trials. J Pediatr. 1994; 124(3):355-67.

Shulman ST, Bisno AL, Clegg HW, Gerber MA, Kaplan EL, Lee G, et al. Clinical practice guideline for the diagnosis and management of group A streptococcal pharyngitis: 2012 update by the Infectious Diseases Society of America. Clin Infect Dis. 2012;55(10):e86-102.

Sih T. Tonsilite viral ou bacteriana. In: Sih T, Chinsky A, Eavey R, Godinho R, editores. IV Manual de otorrinolaringologia pediátrica da IAPO. Guarulhos: Lis; 2006. p. 57-60.

Young J, De Sutter A, Merenstein D, van Essen GA, Kaiser L, Varonen H, et al. Antibiotics for adults with clinically diagnosed acute rhinosinusitis: a meta-analysis of individual patient data. Lancet. 2008;371(9616):908-14.

7.6 Antitussígenos

Paulo Marostica

Paulo de Tarso Roth Dalcin

Introdução

O tratamento supressor da tosse, também denominado terapia antitussígena, incorpora o uso de agentes farmacológicos com efeitos mucolíticos e/ou efeitos inibitórios sobre o reflexo da tosse em si. A intenção do uso dessa terapêutica é reduzir, em um curto prazo, a frequência e/ou a intensidade da tosse.

Entretanto, para abordar esse tópico, é fundamental levar em consideração a etiologia da tosse para a qual se está procurando medicação de alívio. Deve-se reconhecer que a tosse é uma manifestação clínica de diversas doenças, sendo também um mecanismo de defesa do trato respiratório, imprescindível ao *clearance* das vias aéreas.

O reflexo da tosse é originado a partir de receptores próprios que se distribuem ao longo da nasofaringe, seios da face, ouvidos, traqueia, laringe, brônquios, esôfago, fundo gástrico, pleura, pericárdio e diafragma. A via aferente envolve o nervo glossofaríngeo e principalmente o nervo vago. Embora a tosse seja reflexa, ela pode ser modulada pelo córtex cerebral, o que quer dizer que a tosse pode ser voluntariamente suprimida ou desencadeada. As vias eferentes à glote e aos músculos respiratórios incluem o nervo laríngeo inferior, o nervo frênico e os nervos dos músculos respiratórios.

Sendo a tosse um dos sintomas mais frequentes de doenças envolvendo as vias aéreas inferiores e superiores, é evento muito comum na prática médica a solicitação de antitussígenos por parte dos pacientes e dos pais de pacientes pediátricos. É muito importante detalhar as características do sintoma, especialmente quando persistente. Causas com morbidade significativa podem estar envolvidas nessa situação, e o mero manejo do sintoma pode retardar a sua identificação.

Desse modo, é fundamental, sempre que possível, procurar identificar a causa da tosse e não simplesmente tratá-la como um sintoma isolado. Na verdade, o uso de antitussígenos na prática médica deve ser visto muito mais como uma medida excepcional do que uma conduta rotineira dos pacientes que procuram o médico por causa de tosse.

Avaliação do paciente com tosse

Classificação temporal da tosse

Um abordagem levando em consideração a duração da tosse é útil na maioria dos casos. A tosse pode ser dividida em três categorias: aguda (duração menor que três semanas), subaguda (duração de 3 a 4 semanas) e crônica (duração maior que três semanas).

A principal causa de tosse aguda é constituída pelas infecções virais do trato respiratório, em especial pelo resfriado comum. Também faringite, laringite, sinusite bacteriana aguda, bronquite aguda, rinite alérgica, pneumonia, insuficiência cardíaca esquerda e embolia pulmonar são causas a serem consideradas. Assim, o primeiro passo na abordagem é a anamnese e o exame físico, que permitem identificar as infecções virais ou bacterianas das vias aéreas superiores ou rastrear se uma condição mais grave está presente. Como a grande maioria das causas de tosse aguda é de natureza autolimitada, melhorando geralmente em até três semanas, o tratamento sintomático é indicado. Muitos lactentes que frequentam creche têm episódios recorrentes de infecções respiratórias altas, e a história deve ser cuidadosamente obtida para diferenciá-los de tosse crônica.

A principal causa de tosse subaguda é constituída pelas situações pós-infecciosas, isto é, que se seguem às infecções virais de vias aéreas superiores descritas para a tosse aguda, sendo que o sintoma permanece devido a gotejamento pós-nasal, irritação das vias aéreas superiores, sinusite bacteriana ou hiper-reatividade brônquica. Infecções pelo *Mycoplasma pneumoniae* ou vírus respiratório se associam mais frequentemente à hiper-responsividade brônquica. Deve-se lembrar que nos últimos anos tem havido um recrudescimento de casos de coqueluche em todo o mundo, cuja característica é a tosse paroxística, muitas vezes com guincho inspiratório e duração prolongada de até três meses. Em países de alta prevalência de tuberculose, como o Brasil, esta deve ser considerada entre as causas de tosse subaguda, principalmente na ausência de outro diagnóstico clínico ou mediante sintomas típicos (febre, sudorese noturna, emagrecimento) ou situações de risco (contato domiciliar com tuberculose, infecção pelo vírus da imunodeficiência humana – HIV, privação de liberdade). No Brasil, o conceito de "sintomático respiratório" (tosse por mais de três semanas) é utilizado pelo Ministério da Saúde para a busca ativa de tuberculose na atenção primária à saúde. A Organização Mundial de Saúde tem sugerido que o conceito de "sintomático respiratório", nos países de alta prevalência de tuberculose, deve abranger os pacientes com tosse por mais de duas semanas, a fim de permitir a identificação mais precoce da doença. Em termos práticos, todo paciente com tosse por mais de duas semanas, sem uma causa clínica identificada para o sintoma, deveria ser submetido a exame radiológico do tórax e a baciloscopia do escarro.

As principais causas de tosse crônica incluem: doença das vias aéreas superiores, em especial com gota pós-nasal; asma; doença do refluxo gastresofágico; bronquite crônica; uso de inibidores da enzima conversora da angiotensina (IECAs); tuberculose (DRGE); bronquiectasias; bronquite eosinofílica; câncer de pulmão; e pneumopatias intersticiais difusas. É importante salientar que, na tosse crônica, em geral mais de uma causa está envolvida na gênese do sintoma.

Anamnese e exame físico

Uma anamnese detalhada é o primeiro passo na investigação do sintoma. Além de cronologia, duração e frequência da tosse, a identificação de medicações em uso pode ser importante. O uso de IECAs ou betabloqueadores pode ser a causa da tosse. Exposição ambiental a irritantes, a alérgenos e tabagismo deve ser inquirida. Também não se deve esquecer de perguntar sobre o uso de drogas ilícitas, como maconha, cocaína e *crack*. Tosse crônica de característica ladrante ou metálica em lactentes sugere alterações anatômicas da via aérea, como a traqueomalacia. Tosse produtiva crônica sugere sinusite, bronquite crônica, bronquiectasias. Especificamente nos pacientes com fibrose cística, a presença de tosse ou a piora do seu padrão basal é um dos critérios que caracteriza as exacerbações pulmonares. Tosse seca, especialmente se recorrente e associada a sintomas de rinite alérgica, é mais frequentemente causada por asma brônquica, embora as doenças intersticiais pulmonares, bem mais raras, também cursem com esse tipo de tosse. No entanto, na asma, há frequente piora dos sintomas à noite e com exercício físico. A tosse noturna crônica deve também lembrar a possibilidade de gotejamento pós-nasal associado a rinossinusites. Opostamente, uma das marcas registradas da tosse psicogênica é que ela cessa durante o sono.

O exame físico pode ser útil, evidenciando uma prega nasal, olheiras, pólipos, gotejamento pós-nasal ou padrão em pedras de calçamento da retrofaringe, sinais que sugerem relação da tosse com doenças da via aérea superior, principalmente as atópicas ou infecciosas. O exame da orelha também se faz necessário, uma vez que a inervação aferente dessa região é feita pelo vago e afecções otológicas podem cursar com tosse. O exame do tórax pode revelar alterações, como aumento do diâmetro anteroposterior e sibilos, sugerindo uma doença obstrutiva das vias aéreas inferiores, crepitantes, associados a comprometimento alveolar ou estridor associado a obstrução das vias aéreas superiores.

Exames complementares

O exame radiológico do tórax deve ser realizado em todos os pacientes com tosse crônica e naqueles com tosse aguda ou subaguda quando a história e o exame físico de diagnóstico de doença pulmonar específica. Em adultos, na grande maioria dos casos com tosse crônica e exame radiológico do tórax normal, as principais causas envolvidas são comprometimento das vias aéreas superiores, asma ou DRGE, sozinhos ou combinados.

A espirometria deve ser realizada em todos os pacientes com tosse crônica e naqueles com tosse aguda ou subaguda com suspeita de asma ou hiper-reatividade brônquica. Pode apresentar padrão obstrutivo, restritivo ou misto, apontando para o tipo de comprometimento funcional associado ao quadro do paciente. A resposta após inalação do broncodilatador ou a broncoprovocação farmacológica podem demonstrar a presença de hiper-responsividade brônquica e auxiliar na compreensão da etiologia da tosse.

A tomografia computadorizada do tórax com cortes de alta resolução está indicada nos casos com tosse crônica atípica e nos casos em que a história, o exame físico e o exame radiológico complementar indicam alteração a ser mais bem esclarecida. A tomografia computadorizada do tórax com cortes de alta resolução é mais sensível e específica para o diagnóstico de bronquiectasias e doença pulmonar difusa.

A broncoscopia está indicada nos casos de suspeita de aspiração de corpo estranho, de tumores brônquicos e nos casos crônicos sem diagnóstico estabelecido.

A investigação da DRGE com endoscopia digestiva e monitoração da pHmetria de 24 horas está indicada nos casos atípicos sem sintomas de refluxo, nos casos que não respondem a tratamento de prova e nos casos crônicos com diagnóstico duvidoso.

Medicações antitussígenas

Mel

Uma revisão sistemática sobre o uso de mel em crianças (meia a duas colheres de chá) com tosse de evolução aguda, associada a infecção de vias aéreas superiores, demonstrou que ele reduziu a frequência da tosse quando comparado a nenhum tratamento. Deve-se recordar que crianças menores de 1 ano de idade não devem receber mel devido ao risco de contrair botulismo.

Anti-histamínicos

Embora haja algum benefício com o uso de anti-histamínicos em crianças com tosse crônica associada a rinite alérgica, não foram demonstrados benefícios consistentes para os demais pacientes.

Em adultos, a monoterapia com anti-histamínicos não é mais efetiva que placebo para tratar tosse associada a resfriado comum. Porém, quando combinada com a pseudoefedrina e fenilefrina, melhora significativamente o sintoma.

Codeína

É um opiáceo de ação central. Embora venha sendo usada há muitas gerações para o controle de tosse, tanto em crianças como em adultos, sua eficácia é questionável, não tendo sido evidenciada superioridade ao placebo em ensaios clínicos onde foi testada para a finalidade de controle de tosse aguda. Para tosse crônica, no entanto, o fármaco diminui a frequência dos episódios, podendo ser utilizado.

Dextrometorfano

O dextrometorfano é uma medicação opioide não narcótica de ação central. É empregado no controle da tosse aguda, tendo sido melhor que placebo para o controle sintomático da tosse em dois estudos realizados em adultos. Em se tratando de uma associação de fármacos, sugere-se que não seja utilizada em crianças abaixo de 6 anos de idade. Na bula, é recomendado para crianças a partir de 6 anos de idade.

Fendizoato de cloperastina

O fendizoato de cloperastina é sedativo da tosse por ação central não narcótica no tronco encefálico e também tem ação periférica, dessensibilizando as aferências vagais traqueobrônquicas. Interage com inibidores da monoaminoxidase (IMAOs).

Dropropizina e levodropropizina

A dropropizina e seu enantiômero levodropropizina reduzem a sensibilidade das fibras C vagais e são antitussígenos de ação periférica. A levodropropizina é o isômero S da dropropizina. É um agente não opioide que apresenta efeito antitussígeno por mecanismo periférico, provavelmente envolvendo a modulação dos níveis de neuropeptídeos no trato respiratório. Estudos mostraram ser mais eficazes que placebo para sedar a tosse.

Cloridrato de clobutinol

O cloridrato de clobutinol é um fármaco antitussígeno que age por ação não narcótica no tronco encefálico. Embora tivesse efeito antitussígeno significativo, essa medicação foi retirada do mercado, pois retarda a repolarização ventricular e é arritmogênica. Estudos mostraram que, em voluntários adultos sadios, causa prolongamento do intervalo QTc no traçado eletrocardiográfico. Também há relatos de anafilaxia com seu uso.

Guaifenesina

A guaifenesina é um componente de diversas preparações para tosse e para resfriado. É denominada expectorante, pois parece aumentar o volume da expectoração e diminuir a sua viscosidade, tornando a tosse mais efetiva. A despeito de sua disponibilidade por décadas, poucos estudos avaliaram seu efeito antitussígeno, mas há evidências de que ela melhore significativamente o sintoma.

Conclusão

Embora seja muito comum o uso de antitussígenos na prática clínica, esses fármacos só deveriam ser usados em situações específicas. Mais importante que buscar a diminuição da tosse é não esquecer de elucidar as suas possíveis etiologias. Enquanto em adultos há uma gama maior de fármacos disponíveis com alguma evidência de efeito benéfico para o controle da tosse, para a clientela pediátrica, as escolhas são mais restritas.

Teoria versus prática

Apesar dos alertas quanto à importância de compreender a tosse como resultado ou resposta à presença de alguma doença subjacente e da necessidade de serem evitadas medicações em excesso para o seu controle antes do esclarecimento sobre suas prováveis causas, é comum se identificar na população e na classe médica uma certa ansiedade, assim como diante da febre, no sentido da eliminação de tal sintoma.

 Leituras sugeridas

II Diretrizes brasileiras no manejo da tosse crônica. J Bras Pneumol. 2006;32(Suppl 6):S403-46.

Chang AB, Peake J, McElrea MS. Anti-histamines for prolonged non-specific cough in children. Cochrane Database Syst Rev. 2006;(3):CD005604.

Chang AB, Robertson CF, van Asperen PP, Glasgow NJ, Masters IB, Teoh L, et al. A cough algorithm for chronic cough in children: a multicenter, randomized controlled study. Pediatrics. 2013;131(5):e1576-83.

Chung KF. Currently available cough suppressants for chronic cough. Lung. 2008;186 Suppl 1:S82-7.

Chung KF. Effective antitussives for the cough patient: an unmet need. Pulm Pharmacol Ther. 2007;20(4):438-45.

Corrao WM. Chronic cough: an approach to management. Compr Ther. 1986;12(7):14-9.

Dicpinigaitis PV. Currently available antitussives. Pulm Pharmacol Ther. 2009;22(2):148-51.

Matthys H, Bleicher B, Bleicher U. Dextromethorphan and codeine: objective assessment of antitussive activity in patients with chronic cough. J Int Med Res. 1983;11(2):92-100.

Morice AH, Fontana GA, Belvisi MG, Birring SS, Chung KF, Dicpinigaitis PV, et al. ERS guidelines on the assessment of cough . Eur Respir J. 2007;29(6):1256-76.

Morice AH, McGarvey L, Pavord I. Recommendations for the management of cough in adults. Thorax. 2006;61(Suppl 1):i1-i24.

Mueller GA, Wolf S, Bacon E, Forbis S, Langdon L, Lemming C. Contemporary topics in pediatric pulmonology for the primary care clinician. Curr Probl Pediatr Adolesc Health Care. 2013;43(6):130-56.

Oduwole O, Meremikwu MM, Oyo-Ita A, Udoh EE. Honey for acute cough in children. Cochrane Database Syst Rev. 2012;(3):CD007094.

Pratter MR, Brightling CE, Boulet LP, Irwin RS. An empiric integrative approach to the management of cough ACCP evidence-based clinical practice guidelines. Chest. 2006;129(1 Suppl):222S-231S.

Smith SM, Schroeder K, Fahey T. Over-the-counter medications for acute cough in children and adults in ambulatory settings. Cochrane Database Syst Rev. 2008;(1):CD001831.

Taketomo CK, Hodding JH, Kraus DM, editors. Pediatric dosage handbook. 17th ed. Hudson: Lexi; 2011.

7.7 Antivertiginosos

Luiz Lavinsky
Joel Lavinsky

Inicialmente, a indicação do tratamento clínico para o paciente com vertigem e/ou desequilíbrio depende de uma investigação completa, especialmente do ponto vista da definição do diagnóstico topográfico, sindrômico e etiológico.[1]

A definição do diagnóstico topográfico nas vestibulopatias é fundamental, pois a tontura aguda ou crônica pode ser a manifestação de uma doença do sistema nervoso central. Nessas situações, o uso de antivertiginosos pode atrasar o diagnóstico neurológico e agravar a morbidade. Imagina-se, por exemplo, um paciente com tontura crônica sem investigação apropriada, que venha sendo tratado há diversos anos com antivertiginosos e descobre-se que a tontura era a manifestação de um tumor de fossa posterior (neurinoma do acústico) que não foi adequadamente avaliado. No caso da vertigem aguda, tome-se, como exemplo, um paciente foi tratado na sala de emergência com sedativos labirínticos por dois dias, porém não foi realizada uma avaliação otoneurológica mínima (equilíbrio estático e dinâmico, pares cranianos, pesquisa de nistagmo) na admissão hospitalar, e o paciente evoluiu a óbito em função de um acidente vascular cerebral isquêmico não diagnosticado. Portanto, a prescrição de antivertiginosos depende, no mínimo, da exclusão de doenças do sistema nervoso central.[2]

Se confirmada a topografia da tontura como periférica, inicia-se a investigação do diagnóstico sindrômico, pois o uso das diferentes drogas e posologia varia conforme a doença. Nem toda a vestibulopatia aguda necessita de medicamentos, como no caso da vertigem posicional paroxística benigna (VPPB), que pode ser resolvida com manobras de reposição otolítica à beira do leito.[3] Entretanto, em alguns tipos de vertigem aguda, como na neuronite vestibular, o uso de supressores labirínticos é fundamental. De um modo geral, os sedativos labirínticos devem ser removidos o mais precocemente possível, já que interferem no processo de compensação vestibular no nível do sistema nervoso central.[4] Entre as vestibulopatias crônicas, como na doença de Ménière, pode ser necessário o uso de antivertiginosos por períodos prolongados, sendo recomendados os de menor efeito sedativo quando possível. Alguns pacientes crônicos podem ser refratários ao tratamento medicamentoso, sendo, então, necessário complementar o tratamento com a aplicação de drogas intratimpânicas e/ou cirurgia.[5] A minoria dos pacientes com vertigem necessita de alguma intervenção cirúrgica. Em outras condições clínicas crônicas, como na hipofunção vestibular bilateral, os supressores vestibulares estão contraindicados, podendo inclusive piorar o sintoma de desequilíbrio. Nesse caso, a realização de exercícios de reabilitação vestibular são recomendados.[6] Dessa forma, fica evidente que a prescrição de medicamentos antivertiginosos depende de uma investigação da síndrome clínica de cada paciente.

Além da definição do diagnóstico, especialmente no caso da vestibulopatia crônica, é importante complementar com a investigação etiológica por meio de exames subsidiários. Quando existe uma causa subjacente detectável, o tratamento etiológico pode melhorar ou curar os sintomas vertiginosos, sendo reduzida ou até eliminada a necessidade do uso de antivertiginosos. Por exemplo, no paciente diabético descompensado, que iniciou com crises vertiginosas e foi diagnosticado com doença de Ménière, o controle da glicemia e as orientações alimentares podem ser suficientes para impedir a recorrência das crises vertiginosas.[7] Portanto, o tratamento da vertigem deve agrupar diferentes modalidades, não somente o uso do antivertiginoso isoladamente, mas também o tratamento da causa, controle de fatores agravantes, exercícios e avaliação psicológica, quando indicado.

De um modo geral, os medicamentos antivertiginosos podem não somente diminuir os sintomas nas crises vertiginosas e manifestações neurovegetativas, mas também reduzir as recorrências. Além disso, têm papel na melhora do sintoma de desequilíbrio e podem auxiliar durante o processo de reabilitação vestibular. Podem inclusive amenizar ou eliminar sintomas auditivos associados à labirintopatia. As principais classes de fármacos empregados no tratamento das vestibulopatias são os agentes anti-histamínicos, antagonistas do cálcio, anticolinérgicos, benzodiazepínicos e as substâncias vasoativas.[1]

No tratamento sintomático da vertigem aguda, as drogas antivertiginosas têm um papel importante, especialmente os supressores do sistema vestibular. Entretanto, o uso de depressores vestibulares (cinarizina, flunarizina, meclizina, dimenidrinato, prometazina, clonazepam e diazepam) por períodos prolongados está associado a um atraso no processo de compensação vestibular.[4] Portanto, de um modo geral, o uso crônico pode reduzir a incidência de crises vertiginosas, mas, a longo prazo, pode propiciar a priora do sintoma de desequilíbrio. Além disso, a longo prazo esses medicamentos podem desencadear efeitos adversos, como, por exemplo, sonolência, depressão, tremores e aumento de peso.

É importante ter cuidado na prescrição dos supressores vestibulares na população idosa, pois é frequente um quadro de hipofunção vestibular bilateral como manifestação da presbilabirintopatia. Dessa forma, o uso de supressores vestibulares poderia piorar os sintomas de desequilíbrio, instabilidade e risco de quedas.[8] Portanto, deve-se evitar o uso nessa população. Além do cuidado nesse grupo, também há restrição da prescrição desses medicamentos na população de grávidas e lactantes.[9]

A associação de antivertiginosos da mesma classe pode gerar efeitos adversos aditivos, como sedação e sonolência diurna. Por isso, deve-se evitar a utilização de dois ou mais supressores vestibulares de forma concomitante. Da mesma forma, é necessário cuidado quanto a posologia prescrita, já que está relacionada com a intensidade desses efeitos adversos.[1]

Conclusão

As drogas antivertiginosas são fundamentais na prática diária para o tratamento das tonturas. O médico não pode, no entanto, esquecer de realizar uma investigação clínica apropriada para evitar a prescrição indiscriminada e inadvertida dessas medicações no dia a dia sem uma definição diagnóstica precisa.

Antivertiginosos mais utilizados na prática clínica:

- Alprazolam
- Betaistina
- Ciclizina
- Cinarizina
- Clonazepam
- Cloxazolam
- Diazepam
- Dimenidrinato
- Domperidona
- Droperidol
- Extrato 761 de *Ginkgo biloba*
- Flunarizina
- Metoclopramida
- Meclizina
- Ondasetrona
- Pentoxifilina

Teoria versus *prática*

Apesar da insistência sobre a importância da busca do diagnóstico etiológico nos pacientes com vertigem, é frequente a identificação de indivíduos em uso crônico de medicações, na maioria das vezes depressoras da função labiríntica, sem definição da causa desse sintoma. Esse fato não só costuma levar à falta de resolução do problema, como adiciona potenciais efeitos adversos dos próprios medicamentos.

 Referências

1. Ganança MM. Tratamento clínico da vertigem. In: Lavinsky L. Tratamento em otologia. Rio de Janeiro: Revinter; c2006.
2. Lee CC, Su YC, Ho HC, Hung SK, Lee MS, Chou P, et al. Risk of stroke in patients hospitalized for isolated vertigo: a four-year follow-up study. Stroke. 2011;42(1):48-52.
3. Lynn S, Pool A, Rose D, Brey R, Suman V. Randomized trial of the canalith repositioning procedure. Otolaryngol Head Neck Surg. 1995;113(6): 712-20.
4. Baloh RW. Clinical practice. Vestibular neuritis. N Engl J Med. 2003;348(11):1027-32.
5. Lavinsky L. Quimiocirurgia com gentamicina no tratamento da doença de Ménière; In: Lavinsky L. Tratamento em otologia. Rio de Janeiro: Revinter; 2006.
6. Krebs DE, Gill-Body KM, Riley PO, Parker SW. Double-blind, placebo-controlled trial of rehabilitation for bilateral vestibular hypofunction: preliminary report. Otolaryngol Head Neck Surg. 1993; 109(4):735-41.
7. Lavinsky L. Tratamento etiológico da síndrome de Ménière. In: Lavinsky L. Tratamento em otologia. Rio de Janeiro: Revinter; 2006.
8. American Geriatrics Society 2012 Beers Criteria Update Expert Panel. American Geriatrics Society Updated Beers Criteria for potentially inappropriate medication use in older adults. J Am Geriatr Soc. 2012;60(4):616-31.
9. Leathem AM. Safety and efficacy of antiemetics used to treat nausea and vomiting in pregnancy. Clin Pharm. 1986;5(8):660-8.

Índice

A

Abscesso cerebral, 260-261, 262f
Abscesso peritonsilar, 289
Acidente isquêmico transitório (AIT), 138-139
Acidente vascular encefálico (AVE), 138-139
Acumetria, 9q
Adenoma pleomórfico, 306-307
AIDS, 392-393 *ver também* HIV
Anel de Waldeyer, hipertrofia do, 292-297
   anamnese, 294
   complicações, 296
   descrição cirúrgica, 297
   exame físico, 295
   exames complementares, 295-296
   indicação cirúrgica, 296-297
Angiorressonância magnética, 140
Aplasia de Michel, 73
Apneia do sono, 286
Audiometria, 43

C

Caxumba, 316-317
Cefaleia rinossinusal, 237-244
   alterações anatômicas predisponentes, 240-242
   alterações do septo nasal, 240-241
   células de Haller, 241
   células do *agger nasi*, 241-242
   concha média paradoxal, 241
   concha média pneumatizada, 240
   variações da bula etmoidal, 242, 243f
   variações do processo uncinado, 242
   teoria da dor referida, 239

teoria da mediação da dor e da gênese de pólipos, 239-240
   tratamento cirúrgico, 243-244
   tratamento clínico, 243
Cefaleias autonômicas, 246-247
Cinetose, 138
Cistos, 320-324
   branquiais, 322-324
   dermoides, 321-322
   tireoglossos, 320-321
Citomegalovírus, 72
Corpos estranhos, 57-60, 189-193
   de orelha, 57-60
   nasais, 189-193
     míase nasal, 191f
     radiografia com uma bateria, 191f
     radiografia com uma moeda, 192f
     rinolito, 191f
     vestibulite, 191f

D

Descongestionantes, 65, 164
Disacusia congênita, 71-80
   adquirida, 72-73
     citomegalovírus, 72
     rubéola, 72
     sífilis congênita, 72-73
     toxoplasmose, 72
   genética ou hereditária, 73-77
     formas sindrômicas, 73, 74-75t
     malformações da orelha interna, 73
     perdas auditivas genéticas não sindrômicas, 73, 76-77
   impacto econômico, 72
Disfagia(s), 285, 338-342
   nas doenças neurológicas, 338-342
     acidente vascular encefálico (AVE), 339

avaliação clínica da deglutição, 340
     doença de Alzheimer (DA), 339-340
     doença de Parkinson (DP), 339
     esclerose lateral amiotrófica (ELA), 340
     esclerose múltipla (EM), 340
     manometria, 341
     neuromiopatias, 340
     videoendoscopia, 341
     videofluoroscopia, 341
Disfonia(s), 285, 343-359
   orgânicas, 351-359
     e doenças sistêmicas, 355
     laringites agudas, 355
     laringites crônicas infecciosas, 355, 356-357t
     lesões estruturais mínimas de cobertura das pregas vocais, 352, 354t
     lesões inflamatórias benignas, 352, 353t
     lesões neurológicas, 358-359
     lesões tumorais, 355, 358
   organofuncionais, 346-350
     edema de Reinke, 349-350
     nódulos de pregas vocais, 347-348
     pólipos vocais, 348-349
   psicogênicas, 343-346
Disfunção temporomandibular, 31, 250
Displasia de Mondini, 73
Doença de Ménière, 108-120
   achados anatomopatológicos, 109q
   apresentação clínica, 108-109
   diagnóstico, 112-115
     avaliação vestibular, 112-113
     eletrococleografia e teste de desidratação, 113
     estadiamento, 112, 113q

Índice

ressonância magnética, 115
teste de PEMV, 113-115
e enxaqueca, 118-120
falha na análise epidemiológica,
109
falha no diagnóstico, 109
otopatologia, 109
tratamento, 115-118
ablativo, 116
gentamicina intratimpânica,
116
ataques agudos, 116
cirúrgico, 117-118
anomalias genéticas, 117
cirurgia do saco
endolinfático, 117
implante coclear, 117, 118t
labirintectomia cirúrgica,
117
secção do nervo vestibular,
117
de manutenção, 116
Doença do refluxo gastresofágico
(DRGE), 395-398
manifestações atípicas, 395-398
Doença micobacteriana tuberculosa,
317
Dor/dificuldade para engolir
(disfagia), 285
Dor de garganta (odinofagia),
175, 285-286
Dor de ouvido (otalgia/otidinia),
5-7
Dor facial, 245-250
de origem não sinusal, 246-250
disfunção temporomandibular,
250
dor facial atípica, 249
dor facial de origem
odontogênica, 249-250
dor neuropática trigeminal,
249
dor trigeminal por
desaferentação, 249
neuralgias craniofaciais
primárias, 246-248
cefaleias autonômicas,
246-247
neuralgias craniofaciais
secundárias, 248
de origem sinusal, 246
Dor neuropática trigeminal, 249
Dor referida, 30-33
avaliação, 30-31
anamnese, 30
exame físico, 30-31
exames complementares, 31
disfunções temporomandibulares
(DTMs), 31

doenças da coluna cervical, 33
glândulas salivares, 32
parotidite associada à
hipertrofia do músculo
masseter, 32
parotidite infecciosa, 32
sialolitíase, 32
neuralgia do glossofaríngeo, 32
neuralgia do trigêmeo, 32
neoplasias, 33
problemas dentários e da
cavidade oral, 31-32
síndrome de Eagle, 32-33
Dor trigeminal por desaferentação,
249

E

Edema de Reinke, 349-350
Empiema, 259-260, 261f
epidural, 259-260
subdural, 260, 261f
Enxaqueca e doença de Ménière,
118-120
Epistaxe, 198-205
alterações locais, 199-200
alterações sistêmicas, 200
anatomia, 199
avaliação laboratorial, 201
cauterização, 202
complicações, 205
exame otorrinolaringológico,
201
história clínica, 200
medicamentos, 203-204
tamponamento anteroposterior,
203, 204f
tamponamento nasal anterior,
202-203
Escala de House-Brackmann, 145t
Esclerose, 139, 340
lateral amiotrófica (ELA), 340
múltipla, 139
Estridor/dispneia, 286

F

Falta de ar, 286
Faringotonsilites, 287-291
incidência das, 287
papel das tonsilas, 287
situações especiais, 289
abscesso peritonsilar, 289
mononucleose infecciosa,
289
tratamento cirúrgico, 290-291
tratamento clínico, 289-290
faringotonsilite bacteriana,
289-290
faringotonsilite viral, 289

Fístulas liquóricas nasais, 193-197
diagnóstico como entidade
clínica, 194-195
diagnóstico topográfico,
195-196
tratamento cirúrgico, 196-197
tratamento clínico, 196

G

Glândulas salivares, 32, 305-310
parotidite associada à hipertrofia
do músculo masseter, 32
parotidite infecciosa, 32
sialolitíase, 32
tumores das, 305-310
benignos, 306-307
adenoma pleomórfico,
306-307
tumor de Warthin, 307
malignos, 307-309
adenocarcinoma e carcinoma
de células acinares, 308
carcinoma adenoide cístico,
308
carcinoma epidermoide, 308
carcinoma ex-tumor misto,
308, 309f
carcinoma mucoepidermoide,
308
parotídeos em crianças, 309
Gripe *ver* Resfriado comum/gripe

H

Halitose, 286, 385-387
Hemangiomas, 324
Herpes simples (VHS) tipo 1,
388-389
Hipoacusia, 9-10
HIV, 316

I

Implante coclear, 117, 118t
Infecções bacterianas, 311-316
agudas, 311-314
parotidite bacteriana aguda,
311-312, 313f
sialadenite submandibular
bacteriana aguda, 312-314
crônicas, 314-316
parotidite bacteriana crônica,
314-315
sialadenite submandibular
crônica recorrente, 315-316

L

Labirintectomia cirúrgica, 117
Laringe, 360-369, 379-385

Índice 425

estenose de, 379-385
tumores malignos da, 360-369
  anatomia e embriologia, 360-361
  classificação e estadiamento, 363, 364-365t, 365f
  reabilitação, 367-368, 369f
Laringites, 355, 356-357t
  agudas, 355
  crônicas infecciosas, 355, 356-357t
Laringomalacia, 370-377
  comorbidades, 375-376
    cardiopatias congênitas, 376
    doença neurológica, 376
    lesão secundária ou sincrônica de via aérea, 376
    refluxo gastresofágico (RGE), 375
    síndromes/anomalias congênitas, 376
  estridor laríngeo, 370-373
    avaliação do estridor, 371-373
    laringe infantil, 370-371
  tratamento cirúrgico, 376-377
Linfadenite, 302
  aguda, 302
  crônica, 302
Linfangiomas, 324
Linfomas, 303-304

M

Manobra(s), 124f, 125f, 126f, 127f, 128f, 129f
  de Dix-Hallpike, 124f
  de Epley, 126f
  de Lempert, 127f
  de Semont, 125f
  de Vannuchi-Asprella, 128f
  de Yacovino, 129f
  liberatória de Semont, 126f
Massa(s) cervical(is), 285, 299-304, 319-325
  congênitas, 319-325
    cistos branquiais, 322-324
    cistos dermoides, 321-322
    cistos tireoglossos, 320-321
    linfangiomas e hemangiomas, 324
  diagnóstico diferencial, 299-304
    anamnese, 299-301
    biópsia, 301
    causas inflamatórias/ infecciosas, 301-302
    causas neoplásicas, 302-304
    exame físico, 299-301
    exames de imagem, 301
    lesões congênitas, 301

punção aspirativa, 301
Mau hálito, 286
Medicamentos, 403-421
  analgésicos, 409-411
    dor aguda, 409
    dor crônica, 409
    intensidade da dor, 409-410
  antialérgicos, 412-413
  antimicrobianos, 414-415
  antipiréticos, 405-408
    condutas gerais mediante febre, 406-407
    diretriz para o uso, 407-408
    tratamento ou não da febre, 406
  antitussígenos, 416-419
    avaliação do paciente, 416-418
      anamnese e exame físico, 417
      classificação temporal da tosse, 416-417
      exames complementares, 417-418
    medicações, 418-419
      anti-histamínicos, 418
      cloridrato de clobutinol, 418-419
      codeína, 418
      dextrometorfano, 418
      dropropizina e levodropropizina, 418
      fendizoato de cloperastina, 418
      guaifenesina, 419
      mel, 418
  antivertiginosos, 419-421
  escolha medicamentosa baseada em evidências, 403-404
Meningite, 258
Metástases, 302-303
Migrânea vestibular, 137-138
Miíase nasal, 191f
Mononucleose infecciosa, 289
Mucosa bucal, patologias da, 387-394
  distúrbios potencialmente malignos, 390-392
  lesões ulceradas, 388
  manifestações estomatológicas da sífilis e da aids, 392-393
  patologias da língua, 389-390, 391f
  vírus do herpes simples (VHS) tipo 1, 388-389

N

Neoplasias, 33
Neuralgias craniofaciais, 246-248
  primárias, 246-248

    cefaleias autonômicas, 246-247
      em salvas, 246
      hemicrania paroxística crônica, 247
      SUNCT, 247
    neuralgia trigeminal essencial, 247-248
  secundárias, 248
Neurite vestibular, 131-134
  Head Impulse Test, 133f
Nódulos de pregas vocais, 347-348

O

Obstrução nasal, 174, 206-212, 212-227
  congênita, 206-212
    diagnóstico diferencial, 208-211
      atresia de coana, 208-209
      causas inflamatórias e infecciosas, 211
      dacriocistocele, 210-211
      estenose da abertura piriforme, 209-210
    exame físico, 207-208
    exames de imagem, 208
    história clínica, 207
  por problemas de válvula, 220-227
    septo nasal, 223-225
    válvula nasal (área valvular), 225
  relacionada a adenoides, 212-219
    anel linfático de Waldeyer, 212-219
      adenoidectomia, 219
      crescimento craniofacial, 213-214, 215q
      endoscopia nasal, 217
      polissonografia, 217-218
      tipologia facial, 214-215
Odinofagia, 285-286
Olfato, distúrbios idiopáticos, 270-275
  anamnese, 272-273
  exame físico e avaliação do limiar olfativo, 273
  teste da Universidade da Pensilvânia, 274q
  teste da Universidade de Connecticut, 274q
Orelha interna, malformações da, 73
  aplasia de Michel, 73
  displasia de Mondini, 73
Otite externa, 15-20
  circunscrita (foliculite), 17

Índice

difusa, 15-17
microbiologia, 15
necrosante, 18
otomicose, 17-18
pericondrite, 17
Otite, 20-28, 34-39, 40-45, 60-65
média aguda, 20-28
tratamento, 25-26, 27q
escolha antibiótica, 25-26
média crônica colesteatomatosa, 40-45
exames, 43
audiometria, 43
de imagem, 43
fatores de risco, 42-43
vias de formação dos colesteatomas, 41-42
média crônica com efusão, 60-65
antibióticos, 65
anti-histamínicos e descongestionantes, 65
corticosteroides, 65
fatores de risco, 62-63
ambientais, 62-63
relacionados ao hospedeiro, 63
insuflações, 65
tratamento cirúrgico, 64
média crônica não colesteatomatosa, 34-39
otite média mucoide crônica, 38
perfuração timpânica, 36-37
reabilitação auditiva, 39
retração timpânica, 37-38
tratamento cirúrgico, 38-39
timpanomastoidectomia, 39
timpanoplastia, 39
timpanotomia com colocação de tubo de ventilação, 38
tratamento medicamentoso, 38
Otomicose, 17-18
Otorragia, 9
Otorreia, 8
Otosclerose, 66-71
Otoscopia, 3-5, 8f, 10f
Ototoxicidade, 90-96
avaliações diagnósticas armadas, 93-94
drogas otoprotetoras, 95-96
fisiopatologia das lesões, 92-93
incidência de, 92
medicamentos ototóxicos, 90-92

P

Paralisia facial, 12-13, 142-149
periférica, 142-149

cuidados oculares, 148
escala de House-Brackmann, 145t
idiopática ou de Bell, 146-148
infecciosa, 148
nervo facial, 142-144
síndrome de Melkerson-Rosenthal, 147
testes eletrofisiológicos, 145-146
topodiagnóstico, 144-145
traumática, 147-148
Parotidite, 311-312, 313f, 314-315
associada à hipertrofia do músculo masseter, 32
bacteriana, 311-312, 313f, 314-315
aguda, 311-312, 313f
crônica, 314-315
infecciosa, 32
Perda auditiva, 9q, 86-90 ver também Sudez
induzida por ruído, 86-90
diagnóstico do tipo de, 9q
Perfuração timpânica, 36-37
Pericondrite, 17
Pólipos vocais, 348-349
Polissonografia, 217-218
Pregas vocais, nódulos de, 347-348
Presbiacusia, 82-86
condutivo-coclear, 83-84
corte transversal da cóclea, 84f
estrial, 83
indeterminada, 84
mista, 84
neural, 83
sensorial, 83

R

Reabilitação, 39, 140
auditiva, 39
vestibular, 140
Reflexo gastresofágico (RGE), 375
Resfriado comum/gripe, 172-177
cefaleia, 175
dor de garganta, 175
espirros, 175
obstrução nasal, 174
profilaxia, 176
rinorreia, 174-175
terapias recomendadas, 176
tosse, 175
Respirador oral sem obstrução nasal, 235-237
Ressonância magnética, 115, 139-140
Retração timpânica, 37-38
retração atical, 37f

retração de *pars tensa* em quadrante posterossuperior, 37f
retração difusa, 38f
Rinite, 161-171
alérgica, 161-166
anti-histamínicos, 164
antileucotrienos, 164-165
citológico nasal, 163
classificação, 162f
controle ambiental, 163
corticosteroides tópicos, 165
cromoglicato dissódico, 164
descongestionantes, 164
exame endoscópico das fossas nasais e rinofaringe, 163
exame físico, 162-163
imunoglobulina E específica no sangue, 163
imunoterapia, 165
sintomatologia, 162
soluções salinas, 164
teste cutâneo, 163
não alérgica, 168-171
do atleta, 171
do idoso, 170-171
eosinofílica, 169
gestacional, 170
gustativa, 171
hormonal, 170
idiopática, 168
induzida por fármacos, 170
irritativa, 169-170
medicamentosa, 170
ocupacional, 170
Rinorreia, 156-157, 174-175
Rinossinusite(s), 178-188, 251-269
aguda, 178-183
bacteriana, 181-183
viral e pós-viral, 181
complicações do sistema nervoso central, 257-263
abscesso cerebral, 260-261, 262f
empiema epidural, 259-260
empiema subdural, 260, 261f
meningite, 258
trombose de seios venosos, 261, 263t
complicações orbitárias, 251-256
crônica, 184-188
com polipose nasossinusal, 188
sem polipose nasossinusal, 187-188
em pacientes pré e pós-transplante, 264-269

Índice 427

imunodeficiências secundárias, 265-266
microbiologia, 266
Ronco e apneia do sono, 286
Ronco primário, 326-331
critérios de duração, 328
critérios de severidade, 328
enrijecimento palatal por cautério (CAPSO), 329
implantes palatais, 330
injeção roncoplástica, 330
radiofrequência, 328-329
uvulopalatoplastia assistida por laser, 328
Rouquidão (disfonia), 285
Rubéola, 72

S

Sangramento nasal, 157
Schwanoma vestibular, 97-100
manejo cirúrgico, 99f
neurofibromatose tipo 2, 97
Semiologia do trato aerodigestivo alto, 279-286
Semiologia nasossinusal, 153-159
principais queixas, 156-159
distúrbios do olfato, 158-159
dor de cabeça, 158
edema na face/órbita, 158
obstrução nasal /respirador oral, 157-158
rinorreia, 156-157
sangramento nasal, 157
Semiologia otológica, 3-14
apresentação clínica, 3, 5f, 6f, 7f
principais queixas, 5-13
otoscopia, 3-5, 8f, 10f
avaliação no consultório, 5, 8f, 9q
acumetria, 9q
diagnóstico do tipo de perda auditiva, 9q
Sialadenite submandibular, 312-316
bacteriana aguda, 312-314
crônica recorrente, 315-316
Sialoadenites, 311-318
caxumba, 316-317
doença micobacteriana tuberculosa, 317
HIV, 316
infecções bacterianas agudas, 311-314
parotidite bacteriana aguda, 311-312, 313f
sialadenite submandibular bacteriana aguda, 312-314
infecções bacterianas crônicas, 314-316

parotidite bacteriana crônica, 314-315
sialadenite submandibular crônica recorrente, 315-316
síndrome de Sjögren, 317-318
Sialolitíase, 32
Sífilis, 72-73, 392-393
congênita, 72-73
Síndrome da apneia obstrutiva do sono, 332-337
higiene do sono, 336q
sistema de estadiamento de Friedmann, 337t
tratamento clínicos, 335q
tratamentos cirúrgicos, 336q
Síndrome de Eagle, 32-33
Síndrome de Melkerson-Rosenthal, 147
Síndrome de Ménière ver Doença de Ménière
Síndrome de Ramsay Hunt, 148
Síndrome de Sjögren, 317-318
Sistema nervoso central, complicações, 257-263
Supuração, 8, 9
hemorrágica, 9
Surdez, 9-10, 101-107
súbita, 101-107
antioxidantes, 106
corticoterapia intratimpânica, 105
corticoterapia oral, 104-105
oxigenoterapia hiperbárica, 105-106
substâncias vasoativas, 106
terapia baseada em evidências, 104t
terapia com antivirais, 105
trombolíticos, 106
vasodilatadores, 106

T

Teste da Universidade da Pensilvânia, 274q
Teste da Universidade de Connecticut, 274q
Teste de PEMV, 113-115
Teste de Rinne, 9q
Teste de Weber, 9q
Timpanomastoidectomia, 39
Timpanoplastia, 39
Timpanotomia com colocação de tubo de ventilação, 38
Tontura, 10-12
Tosse, 175
Toxoplasmose, 72
Trauma temporal, 45-56
apresentação clínica, 51-54

fístula liquórica, 52-53
lesões vasculares, 53-54
paralisia facial, 51-52
perda de audição, 53
vertigem, 54
atendimento, 54-55, 56f
classificação das fraturas, 46-48
diagnóstico radiológico, 46
ferimentos por armas de fogo, 54
pseudofraturas, 48-51
Trombose de seios venosos, 261, 263t
Tumor de Warthin, 307
Tumores, 139, 228-234, 305-310, 360-369
da laringe, 360-369
das glândulas salivares, 305-310
nasossinusais, 228-234
benignos, 228q, 230-231, 232f
fibro-ósseos, 231-232, 233f
malignos, 229q, 232-234

V

Vertigem, 10-12, 122-130
central, 134-141
angiorressonância magnética, 140
diagnóstico diferencial, 137-139
acidente isquêmico transitório (AIT), 138-139
acidente vascular encefálico (AVE), 138-139
cinetose, 138
esclerose múltipla, 139
mal do desembarque, 138
migrânea vestibular, 137-138
tumores, 139
exame físico, 135-137
avaliação do equilíbrio dinâmico, 136
avaliação do equilíbrio estático, 136
pesquisa de nistagmo, 136
provas cerebelares, 136
reabilitação vestibular, 140
ressonância magnética, 139-140
crises intensas, 139-140
vertigem associada a sintomas neurológicos, 140
vertigem de posicionamento atípica, 140
posicional paroxística benigna, 122-130
central (VPPC), 129-130
de canal semicircular anterior (CSA), 128, 129f

de canal semicircular lateral
(CSL), 125-128
de canal semicircular posterior
(CSP), 124-125, 126f
manobra de Dix-Hallpike,
124f
manobra de Epley, 126f

manobra de Lempert, 127f
manobra de Semont, 125f
manobra de Vannuchi-
Asprella, 128f
manobra de Yacovino, 129f
manobra liberatória de
Semont, 126f

teste da rotação supina,
127f
Vestibulite, 191f

Z

Zumbido, 12